ALIMENTAÇÃO E NUTRIÇÃO PARA O CUIDADO MULTIPROFISSIONAL

ALIMENTAÇÃO E NUTRIÇÃO PARA O CUIDADO MULTIPROFISSIONAL

EDITORAS
Ana Maria Cervato-Mancuso
Samantha Caesar de Andrade
Viviane Laudelino Vieira

Copyright © Editora Manole Ltda. 2021, por meio de contrato com as Editoras.

Editor gestor: Walter Luiz Coutinho
Produção editorial: Retroflexo Serviços Editoriais Ltda.
Projeto gráfico: Departamento Editorial da Editora Manole
Diagramação: Acqua Estúdio Gráfico
Ilustrações: Sirio José Braz Cançado
Capa: Ricardo Yoshiaki Nitta Rodrigues
Imagem da capa: iStockphoto

CIP-BRASIL. CATALOGAÇÃO NA PUBLICAÇÃO
SINDICATO NACIONAL DOS EDITORES DE LIVROS, RJ

A41

    Alimentação e nutrição para o cuidado multiprofissional / [Adília Lemos ... [et al.]]; editoras Ana Maria Cervato-Mancuso, Samantha Caesar de Andrade, Viviane Laudelino Vieira. – 1. ed. – Barueri [SP]: Manole, 2021.
    23 cm.

    Inclui bibliografia e índice
    ISBN 978-65-5576-182-5

    1. Nutrição. 2. Crianças – Nutrição. 3. Adolescentes – Nutrição. 4. Idosos – Nutrição. 5. Gravidez – Aspectos nutricionais. 6. Hábitos alimentares. I. Lemos, Adília. II. Cervato-Mancuso, Ana Maria. III. Andrade, Samantha Caesar de. IV. Vieira, Viviane Laudelino.

20-66781   CDD: 613.2
                                                  CDU: 613.2

Camila Donis Hartmann – Bibliotecária – CRB-7/6472

Todos os direitos reservados.
Nenhuma parte deste livro poderá ser reproduzida,
por qualquer processo, sem a permissão expressa dos editores.
É proibida a reprodução por xerox.

A Editora Manole é filiada à ABDR – Associação Brasileira
de Direitos Reprográficos

Edição – 2021

Editora Manole Ltda.
Av. Ceci, 672 – Tamboré
06460-120 – Barueri – SP – Brasil
Tel.: (11) 4196-6000
www.manole.com.br | https://atendimento.manole.com.br/

Impresso no Brasil | *Printed in Brazil*

SOBRE AS EDITORAS

Ana Maria Cervato-Mancuso
Nutricionista, formada pela Universidade de São Paulo – USP (1983). Mestrado (1995) e doutorado (1999) em Saúde Pública, ambos pela USP, realizando estágio do doutorado na Universidade de Barcelona (Espanha). Tem experiência como nutricionista em Saúde Coletiva e como professora universitária. Tem como interesse os seguintes temas: educação em Alimentação e Nutrição, formação profissional, segurança alimentar e nutricional e ensino superior. Participa de eventos nacionais e internacionais sobre esses temas. Busca compartilhar conhecimentos por meio de artigos e livros. Atualmente é professora-associada do Departamento de Nutrição da USP, realizando atividades de pesquisa, ensino e extensão nos temas de interesse. Ministra disciplina na graduação sobre Educação Alimentar e Nutricional e na pós-graduação sobre Metodologias de ensino. É orientadora do Programa de Mestrado Profissional de Formação Interdisciplinar em Saúde da USP. Integrante do Grupo de Pesquisa Promoção da Saúde e Segurança Alimentar e Nutricional.

Samantha Caesar de Andrade
Nutricionista graduada pelo Centro Universitário São Camilo (2000). Especialista em Adolescentes e Equipe Multidisciplinar pela Universidade Federal de São Paulo – Unifesp (2001). Mestre em Saúde Pública (2007) e Doutora em Nutrição e Saúde Pública (2013), ambos pela Universidade de São Paulo – USP. Desde 2008 é nutricionista do Centro de Referência em Alimentação e Nutrição – CRNutri da Faculdade de Saúde Pública da Universidade de São Paulo – FSP/USP. Atualmente ocupa o cargo de coordenadora do CRNutri. Realiza atividades de pesquisa na área de análise nutricional de populações e consumo alimentar, epidemiologia nutricional, educação alimentar e nutricional e atenção básica em saúde. Integrante do Grupo de Pesquisa de Avaliação de Consumo Alimentar e colaboradora do Nutritionist Health Study (NutriHS) e do NACE Sustentarea – Núcleo de Extensão da USP sobre Alimentação Saudável, compartilhando conhecimentos por meio de congressos e publicações em artigos científicos e livros. Grande defensora do SUS, casada e mãe de dois meninos. Após o nascimento de seus filhos Caliel (2012) e Noah (2015), engajou-se na luta pelos direitos na Saúde da

Mulher e da Criança, dedicando-se a atividades educativas voltadas ao pré-natal, parto, puerpério, amamentação e alimentação complementar. Pratica a Saúde Integrativa, aprimorando seus conhecimentos nas Práticas Integrativas e Complementares, principalmente a fitoterapia, auriculoterapia e meditação.

Viviane Laudelino Vieira
Nutricionista graduada pela Faculdade de Saúde Pública da Universidade de São Paulo – FSP/USP (2004). Mestre em Saúde Pública (2007) e Doutora em Ciências pela FSP/USP (2011), com estágio do doutorado na Universidade do Porto. Atua no Centro de Referência em Alimentação e Nutrição (CRNutri) do Centro de Saúde Escola Geraldo de Paula Souza (FSP/USP), onde se dedica às intervenções nutricionais educativas em grupo. Integrante do Grupo de Pesquisa Promoção da Saúde e Segurança Alimentar e Nutricional e colaboradora do Nutritionist Health Study (NutriHS). Também produz investigações no campo da formação profissional. Depois de se tornar mãe da Manuela, vem trabalhando com a defesa da amamentação e a promoção da alimentação infantil, especialmente *baby-led weaning*. Na universidade, envolve-se com atividades de ensino, pesquisa e de extensão voltadas aos temas de interesse. Atualmente, é proprietária da página "Maternidade Sem Neura", desenvolvendo conteúdos, cursos e atenção nutricional com foco no público materno-infantil. Também compartilha conhecimentos por meio da participação em eventos nacionais e internacionais, publicação de artigos e livros.

Durante o processo de edição desta obra, foram tomados todos os cuidados para assegurar a publicação de informações técnicas, precisas e atualizadas conforme lei, normas e regras de órgãos de classe aplicáveis à matéria, incluindo códigos de ética, bem como sobre práticas geralmente aceitas pela comunidade acadêmica e/ou técnica, segundo a experiência do autor da obra, pesquisa científica e dados existentes até a data da publicação. As linhas de pesquisa ou de argumentação do autor, assim como suas opiniões, não são necessariamente as da Editora, de modo que esta não pode ser responsabilizada por quaisquer erros ou omissões desta obra que sirvam de apoio à prática profissional do leitor.
Do mesmo modo, foram empregados todos os esforços para garantir a proteção dos direitos de autor envolvidos na obra, inclusive quanto às obras de terceiros e imagens e ilustrações aqui reproduzidas. Caso algum autor se sinta prejudicado, favor entrar em contato com a Editora.
Finalmente, cabe orientar o leitor que a citação de passagens da obra com o objetivo de debate ou exemplificação ou ainda a reprodução de pequenos trechos da obra para uso privado, sem intuito comercial e desde que não prejudique a normal exploração da obra, são, por um lado, permitidas pela Lei de Direitos Autorais, art. 46, incisos II e III. Por outro, a mesma Lei de Direitos Autorais, no art. 29, incisos I, VI e VII, proíbe a reprodução parcial ou integral desta obra, sem prévia autorização, para uso coletivo, bem como o compartilhamento indiscriminado de cópias não autorizadas, inclusive em grupos de grande audiência em redes sociais e aplicativos de mensagens instantâneas. Essa prática prejudica a normal exploração da obra pelo seu autor, ameaçando a edição técnica e universitária de livros científicos e didáticos e a produção de novas obras de qualquer autor.

SOBRE OS AUTORES

Adília Lemos
Graduada em Ciências da Nutrição (Universidade do Porto, Portugal). Doutora em Biotecnologia, com especialidade em Ciências e Engenharia Alimentar, pela Universidade Católica Portuguesa. Docente e investigadora da Abertay University of Dundee (Escócia, Reino Unido).

Adriana Passanha
Nutricionista (Centro Universitário São Camilo). Aprimoramento Profissional em Nutrição em Saúde Pública (Faculdade de Saúde Pública da Universidade de São Paulo – FSP/USP). Mestrado e doutorado em Nutrição em Saúde Pública (FSP/USP). Facilitadora nacional da Estratégia Amamenta e Alimenta Brasil. Docente na Universidade Paulista.

Adriane Imbroisi Carvalho Cunha
Publicitária (Universidade Metodista de São Paulo). Especialização em Pedagogia e Psicologia. Orientadora educacional.

Alexandra Pava-Cárdenas
Nutricionista (Universidade Nacional da Colômbia; Colômbia). Mestre e Doutora em Ciências pelo programa de Pós-Graduação de Nutrição em Saúde Pública (Faculdade de Saúde Pública da Universidade de São Paulo – FSP/USP).

Aline Elise Gerbelli Belini
Fonoaudióloga (Universidade de São Paulo – USP). Aprimoramento em Atuação Fonoaudiológica no Setor Saúde (Hospital do Servidor Público Estadual Francisco Morato de Oliveira – IAMSPE) e mestrado em Linguística (USP).

Aline Martins de Carvalho
Nutricionista (Faculdade de Saúde Pública da Universidade de São Paulo – FSP/USP), com estágio em pesquisa no Department of Nutrition da Harvard School of Public Health (Estados Unidos). Mestre e doutora em Nutrição em Saúde Pública (FSP/USP). Atualmente participa do Grupo de Estudos Epidemiológicos e Inovaçao em Alimentação e Saúde da FSP/USP. É coordenadora do NACE/USP Sustentarea. Nutricionista da Coordenadoria de Alimentação Escolar (CODAE), da Secretaria Municipal de Educação da Prefeitura do Município de São Paulo, Research Scholar na University of Michigan e pesquisadora do Grupo de Estudos em Saúde Planetária da USP.

Ana Lúcia Lumazini de Moraes
Bióloga (Universidade de Guarulhos). Naturopata, terapeuta holística, massoterapeuta (Humaniversidade Holística). Aperfeiçoamento em Cinesiologia Psicológica – Integração Fisio-Psíquica (Instituto Sedes Sapientiae). Especialização em Saúde Pública. Coordenação das Práticas Integrativas e Complementares do Centro de Saúde Escola Geraldo de Paula Souza.

Ana Maria Cervato-Mancuso
Nutricionista, formada pela Universidade de São Paulo – USP (1983). Mestrado (1995) e doutorado (1999) em Saúde Pública, ambos pela USP, realizando estágio do doutorado na Universidade de Barcelona (Espanha). Tem experiência como nutricionista em Saúde Coletiva e como professora universitária. Tem como interesse os seguintes temas: educação em Alimentação e Nutrição, formação profissional, segurança alimentar e nutricional e ensino superior. Participa de eventos nacionais e internacionais sobre esses temas. Busca compartilhar conhecimentos por meio de artigos e livros. Atualmente é professora-associada do Departamento de Nutrição da USP, realizando atividades de pesquisa, ensino e extensão nos temas de interesse. Ministra disciplina na graduação sobre Educação Alimentar e Nutricional e na pós-graduação sobre Metodologias de ensino. É orientadora do Programa de Mestrado Profissional de Formação Interdisciplinar em Saúde da USP. Integrante do Grupo de Pesquisa Promoção da Saúde e Segurança Alimentar e Nutricional.

Ana Paula Gines Geraldo
Nutricionista (Faculdade de Saúde Pública da Universidade de São Paulo – FSP/USP). Doutora em Ciências (FSP/USP). Professora Adjunta do Departamento de Nutrição da Universidade Federal de Santa Catarina. Pesquisadora do Núcleo de Pesquisa de Nutrição em Produção de Refeições (NUPPRE).

Andrea D'Agosto Toledo
Nutricionista (Faculdade de Saúde Pública FSP/USP). Mestre em Ciências pelo Programa de Nutrição em Saúde Pública (FSP-USP), atualmente doutoranda pelo Programa de Nutrição em Saúde Pública (FSP/USP).

Andrea Wang Catalani
Nutricionista (Faculdade de Saúde Pública da Universidade de São Paulo – FSP/USP). Especialista em Nutrição em Saúde Pública (FSP/USP). Nutricionista na Coordenadoria de Alimentação Escolar/Prefeitura Municipal de São Paulo (CODAE/PMSP).

Arlete Antoniassi
Médica (Universidade Federal do Estado do Rio de Janeiro – UNIRIO). Especialista em Homeopatia pela Sociedade de Homeopatia do Estado do Rio de Janeiro (SOHERJ). Especialista em Saúde da Família e Comunidade pela Universidade Federal de Juiz de Fora (UFJF). Mestrado Profissional em Educação nas Profissões da Saúde pela Pontifícia Universidade Católica de São Paulo (PUC-SP). Médica na Saúde do Adulto (Clínica Médica) do Centro de Saúde Escola Geraldo de Paula Souza.

Barbara Lobo Bianconi
Nutricionista (Faculdade de Saúde Pública da Universidade de São Paulo FSP/USP). Aprimorada em Nutrição Clínica (FSP/USP), com experiência em gerontologia. Atua como nutricionista da Unidade de Referência à Saúde do Idoso Geraldo de Paula Souza e em consultório particular.

Bartira Gorgulho
Nutricionista (Faculdade de Saúde Pública – FSP/USP). Mestre e doutora em Nutrição em Saúde Pública (FSP/USP). Pós-doutorado na FSP/Nutrição. Professora do Departamento de Alimentos e Nutrição, Faculdade de Nutrição – FANUT, Universidade Federal de Mato Grosso – UFMT, Grupo de Estudos Epidemiológicos e Inovação em Alimentação e Saúde – GEIAS.

Bianca Assunção Iuliano
Nutricionista e mestre em Saúde Pública (Faculdade de Saúde Pública da Universidade de São Paulo – FSP/USP). Atualmente é sócia-diretora da consultoria NB Nutrição e Bem-estar, planejando, coordenando e executando ações e programas de Educação Alimentar e Nutricional com adultos e crianças, em empresas e escolas.

Bianca de Almeida-Pititto
Médica (Faculdade de Medicina de Valença-RJ), mestrado em Endocrinologia (Escola Paulista de Medicina – EPM/ nifesp), doutorado e pós-doutorado (Faculdade de Saúde

Pública – FSP/USP). Atualmente, médica do Departamento de Medicina Preventiva, Unifesp. Orientadora de pós-graduação pelo Programa de Pós-Graduação em Endocrinologia e Metabologia (Unifesp). Coordenadora do Departamento de Epidemiologia, Economia e Saúde Pública da Sociedade Brasileira de Diabetes.

Carlos González
Licenciado em medicina (Universidade Autônoma de Barcelona, Espanha), especialista em pediatria (Hospital Sant Joan de Déu, Barcelona). Atualmente trabalha em consultório particular e, sobretudo, como escritor e palestrante. Presidente da Asociación Catalana Pro Lactencia Materna.

Carmen Simone Grillo Diniz
Médica (Universidade Federal do Rio Grande do Norte – UFRN). Residência, mestrado e doutorado em Medicina – Medicina Preventiva (Universidade de São Paulo – USP). Pós-doutourado em Saúde Materno-infantil (Centro de Pesquisas em Saúde Reprodutiva de Campinas – Cemicamp). Pós-doutorado Womens Health Division (Kings College London, Inglaterra). É professora titular do Departamento de Saúde, Ciclos de Vida e Sociedade na Faculdade de Saúde Pública da Universidade de São Paulo (FSP/USP). Coordena o grupo Gênero e Evidências em Maternidade e Saúde (CNPq-GEMAS).

Cláudia Medeiros de Castro
Psicologa (Faculdade Paulistana de Ciências e Letras – FPCL). Doutora em Ciências, mestre em Psicologia Social. Docente do Curso de Obstetrícia e do Programa de Pós-Graduação em Mudança Social e Participação Política da Universidade de São Paulo (USP).

Cristiane Hermes Sales
Nutricionista (Universidade Federal do Rio Grande do Norte – UFRN). Mestre em Ciência de Alimentos e doutora em Ciências – área de Nutrição Experimental (Faculdade de Ciências Farmacêuticas da Universidade de São Paulo – FCF/USP). Pós-doutora em Nutrição em Saúde Pública (Faculdade de Saúde Pública da Universidade de São Paulo –FSP/USP). Atualmente atua como pesquisadora de pós-doutorado junto ao Grupo de Avaliação de Consumo da FSP/USP.

Daniel Henrique Bandoni
Nutricionista (Centro Universitário São Camilo). Mestre em Saúde Pública e doutor em Nutrição em Saúde Pública (Faculdade de Saúde Pública da Universidade de São Paulo – FSP/USP). Atualmente é professor do Instituto de Saúde e Sociedade da Universidade Federal de São Paulo (Unifesp). Líder do Grupo de Pesquisa e Práticas em Alimentação Coletiva. Coordenador do Centro de Práticas e Pesquisa em Nutrição e

Alimentação Coletiva e coordenador de gestão do Centro Colaborador em Alimentação e Nutrição Escolar da Unifesp.

Debora Regina Magalhães Diniz
Cursou Letras e Semiótica. Cofundadora do Movimento Infância Livre de Consumismo (Milc). Coordenadora da Roda Bebedubem e membro da Aliança pela Alimentação Adequada e Saudável. É professora, doula, ativista e inconformada com a sociedade desde sempre.

Denise Alves Rocha
Fisioterapeuta (Centro Universitário UNIFACISA de Campina Grande/PB). Atua como fisioterapeuta do Centro de Saúde Escola Geraldo de Paula Souza.

Dirce Maria Lobo Marchioni
Nutricionista (Faculdade de Saúde Pública da Universidade de São Paulo – FSP/USP), mestre e doutora em Saúde Pública (FSP/USP). Pós-doutora (Imperial College London – Inglaterra). Professora-associada do Departamento de Nutrição da FSP/USP. Coordenadora do Grupo de Estudos Epidemiológicos e Inovação em Alimentação e Saúde (GEIAS).

Érica Pereira Bueno
Assistente social (Faculdade Paulista de Serviço Social de São Paulo – FAPSS). Atua na Unidade de Referência à Saúde do Idoso. Possui especialização em Serviço Social em Hospital Geral (Hospital das Clínicas da Faculdade de Medicina da Universidade de São Paulo – HCFMUSP). Residência multiprofissional em Saúde do Idoso em Cuidados Paliativos (USP). Pós-graduanda no Programa de Mestrado em Serviço Social e pesquisadora pelo Núcleo de Estudos e Pesquisas sobre Identidade (Pontifícia Universidade Católica de São Paulo – PUC-SP).

Fabiana Cainé Alves da Graça
Farmacêutica (Universidade Católica de Santos). Especialista em Gestão Hospitalar (Universidade Federal de São Paulo – Unifesp). Membro da Rede IBFAN Brasil.

Fábio Luiz Pantaleão Abdalla
Médico (Universidade Federal do Triângulo Mineiro – UFTM). Residência em Clínica Médica (UFTM). Residência médica em Geriatria (Faculdade de Medicina da Universidade de São Paulo – FMUSP). Especialidade em Cuidados Paliativos (Instituto de Ensino e Pesquisa do Hospital Sírio Libanês). Docente de Geriatria da Universidade de Uberaba.

Fábio Marcon Alfieri
Fisioterapeuta (Universidade Metodista de Piracicaba – Unimep). Mestre em Fisioterapia (Unimep). Doutor em Ciências Médicas (Faculdade de Medicina da Universidade de São Paulo – FMUSP). Pós-doutorado pelo Departamento de Medicina Legal, Ética Médica e Medicina Social e do Trabalho da USP. Pesquisador do grupo "Promoção da saúde e estilo de vida para grupos especiais". Docente do curso de Fisioterapia e do Mestrado em Promoção da Saúde do Centro Universitário Adventista de São Paulo (Unasp).

Felipe Daun
Nutricionista (Faculdade de Saúde Pública da Universidade de São Paulo – FSP-USP) e mestre em Ciências pelo Programa de Nutrição em Saúde Pública (FSP-USP). Idealizador e coordenador do canal USParódia.

Fernanda Baeza Scagliusi
Nutricionista (Faculdade de Saúde Pública da Universidade de São Paulo – FSP-USP). Doutora em Educação Física pela Escola de Educação Física da USP. Pós-doutora em Nutrição em Saúde Pública (FSP-USP). Membro do Núcleo de Pesquisas Epidemiológicas em Nutrição em Saúde (NUPENS). Professoradoutora do Departamento de Nutrição da Faculdade de Saúde Pública da Universidade de São Paulo (FSP-USP).

Gabriela Buccini
Mestre e doutora em Nutrição em Saúde Pública (Faculdade de Saúde Pública da Universidade de São Paulo FSP-USP). Pós-doutora em Ciências da Implementação de Políticas em Saúde Materno-Infantil (Yale School of Public Health, Estados Unidos). Especialista em Saúde Coletiva, Gestão Pública, Desenvolvimento Infantil e Aleitamento Materno. Pesquisadora associada a Yale University. Consultora international em amamentação certificada pelo International Board of Lactation Consultants Examiners (IBLCE). Líder Executiva em Desenvolvimento Infantil (Harvard University).

Gabriela Halpern
Nutricionista (Centro Universitário São Camilo). Mestrado em Ciências Aplicadas à Pediatria (Universidade Federal de São Paulo – Unifesp). Especialização em Fitoterapia e Nutrição Funcional. Nutricionista do ambulatório de Endometriose (Unifesp).

Gill Rapley
Possui mais de 35 anos de experiência em alimentação infantil. É enfermeira, visitadora em saúde, obstetriz, consultora em amamentação e trabalhou por anos com a Iniciativa Hospital Amigo da Criança, no Reino Unido. Pioneira na abordagem de alimentação complementar conhecida como *baby-led weaning*, a qual estudou tanto no mestrado como no Doutorado.

Irene Coutinho de Macedo
Nutricionista (Faculdade de Saúde Pública da Universidade de São Paulo – FSP-USP). Mestre em Nutrição Humana Aplicada (FSP/USP) e especialista em Educação em Saúde (Universidade Federal de São Paulo – Unifesp). Professora do Centro Universitário Senac, desenvolve projetos de pesquisa e extensão nas temáticas Educação Alimentar e Nutricional e Alimentação e Sustentabilidade.

Isabel Alves
Bioquímica (Faculdade de Ciências – Universidade do Porto, Portugal). Doutora em Ciências Biomédicas (Instituto de Ciências Biomédicas Abel Salazar – Universidade do Porto). Docente no ensino superior – diretora da ESS Jean Piaget/Vila Nova de Gaia, Portugal.

Isabel Pinto
Licenciada em Ciências da Nutrição e Alimentação (Universidade do Porto, Portugal). Nutricionista do Serviço de Nutrição e Alimentação da Unidade Local de Saúde de Matosinhos, Portugal. Doutora em Ciências da Saúde (Universidade Estadual de Campinas – Unicamp). Mestre em Nutrição, Atividade Física e Saúde Pública (University of Bristol, Inglaterra).

Jaqueline Lopes Pereira
Nutricionista (Faculdade de Saúde Pública da Universidade de São Paulo – FSP-USP). Mestre e doutora em Ciências pelo Programa de Nutrição em Saúde Pública da FSP-USP, Integrante do Grupo de Pesquisa de Avaliação do Consumo Alimentar (GAC-USP).

Karine Nunes Costa Durães
Nutricionista (Centro Universitário São Camilo). Especialista em Nutrição Clínica em Pediatria (Instituto da Criança da Faculdade de Medicina da Universidade de São Paulo – FMUSP). Atendimento clínico em Consultório, docente do curso de pós-graduação do IPGS, curadora do Grupo de Estudos em Nutrição Infantil Multiplicar e organizadora do Grupo de Estudos em Nutrição Materno-Infantil Gerar. Atendimentos na gestação e na infância.

Karine Siegwart
Advogada (Universidade de Freiburg, Alemanha). Mestre em Direito Europeu (Instituto Europeu da Universidade de Saarland, Alemanha) e doutora (Universidade de Freiburg). Atualmente é vice-diretora do Escritório Federal para o Meio Ambiente FOEN, Suíça.

Kellem Regina Rosendo Vincha
Nutricionista (Universidade Federal do Paraná – UFPR). Especialista em Residência Multiprofissional em Saúde da Família e Comunidade (Universidade Federal de São

Carlos – Ufscar). Mestre e doutora em Ciências (Faculdade de Saúde Pública da Universidade de São Paulo – FSP/USP).

Laís Moreira Cruz
Nutricionista (Faculdade de Saúde Pública – Universidade de São Paulo – FSP USP). Especialista em Nutrição Clínica Funcional. Idealizadora e professora do grupo de estudos Gerar em nutrição materno-infantil. Atua em Consultório Clínico Obstétrico e Ginecológico.

Lígia Cardoso dos Reis
Nutricionista (Faculdade de Saúde Pública – FSP/USP). Mestre em Saúde Pública (FSP-USP) e doutora em Ciências (FSP/USP). Nutricionista na Coordenadoria de Alimentação Escolar – Prefeitura Municipal de São Paulo (CODAE/PMSP).

Ligia Perez Paschoal
Psicóloga (Universidade de São Paulo – USP), com aprimoramento profissional na área de Saúde da Mulher e do Recém-nascido. Mestre em Psicologia escolar e do desenvolvimento humano (Instituto de Psicologia – IP-USP). Atualmente é psicóloga do Centro de Saúde Escola e da Creche/Pré-Escola da Faculdade de Saúde Pública da USP, exercendo atividade clínica em consultório particular.

Lorena Ferreira de Araújo Félix
Farmacêutica e bioquímica (Universidade São Judas Tadeu). Especialista em Farmacologia Clínica, Farmácia Hospitalar e Farmácia Clínica. Farmacêutica responsável técnica de Unidade Básica de Saúde da Secretaria Municipal de Saúde de São Paulo.

Luana Romão Nogueira
Nutricionista (Universidade Presbiteriana Mackenzie). Mestre em Ciências pela Faculdade de Saúde Pública da Universidade de São Paulo – FSP-USP). Pesquisadora do Instituto PENSI – Fundação José Luiz Egydio Setúbal/Hospital Infantil Sabará.

Luciana Rossi
Nutricionista (Faculdade de Saúde Pública da Universidade de São Paulo – FSP-USP). Mestre em Ciência dos Alimentos (Faculdade de Ciências Farmacêuticas – FCF-USP). Doutora em Nutrição Humana Aplicada pelo Programa de Nutrição PRONUT (FSP-FCF-FEA – USP). Pós-doutora (FCF-USP). Especialista em Nutrição em Esportes pela Associação Brasileira de Nutrição (Asbran). Coordenadora do curso de Nutrição da Universidade São Judas Tadeu. Nutricionista responsável pelo Departamento de Nutrição do Projeto São Paulo Olímpico da Federação Paulista de Karatê (FPK).

Marcel Hiratsuka
Médico (Faculdade de Medicina da Universidade de São Paulo – FMUSP). Residência médica em Clínica Médica e em Geriatria pelo Hospital das Clínicas da Faculdade de Medicina da HCFMUSP). Médico geriatra titulado pela Sociedade Brasileira de Geriatria e Gerontologia. Médico assistente do serviço de geriatria do HCFMUSP. Coordenador do Centro de Desenvolvimento para Envelhecimento Saudável (CEDPES). Supervisor da Casa de Repouso Akebono/Beneficiência Nipo-Brasileira de São Paulo.

Marcia Maria Hernandes de Abreu de Oliveira Salgueiro
Nutricionista (Universidade Bandeirante Anhanguera – Uniban). Mestre e doutora em Saúde Pública pela Faculdade de Saúde Pública – FSP-USP. Docente do curso de Nutrição e do Mestrado em Promoção da Saúde (Unasp). Coordenadora de Pós-Graduação em Nutrição Clínica Hospitalar do Unasp. Nutricionista na Clínica Pro Vitae. Pesquisadora do grupo Alimentos, Alimentação e Promoção da Saúde.

Maria Carolina Batista Campos von Atzingen
Nutricionista, mestre e doutora (Faculdade de Saúde Pública da Universidade de São Paulo FSP-USP. Atualmente é nutricionista do Departamento de Nutrição da Faculdade de Saúde Pública da USP. Atendimento clínico em consultório particular.

Maria Elizabeth Machado Pinto-e-Silva
Nutricionista (Faculdade de Saúde Pública da Universidade de São Paulo – FSP-USP). Mestre em Ciência dos Alimentos (Faculdade de Ciências Farmacêuticas – FCF/USP). Doutora em Nutrição em Saúde Pública (FSP-USP). Livre-docente (FSP). Atual professora-associada do departamento de Nutrição da Faculdade de Saúde Pública da USP, pesquisadora em estudos de experimentos e análise sensorial com alimentos e escolhas e habilidades culinárias.

Maria Grossi Machado
Nutricionista formada pela Escola de Nutrição da Universidade Federal de Ouro Preto/MG (ENUT-UFOP/MG). Mestrado em Nutrição e Saúde pela Faculdade de Nutrição da Universidade Federal de Goiás (FANUT-UFG/GO). Docente e perceptora do Estágio de Nutrição em Saúde Pública do curso de nutrição da Universidade do Sagrado Coração (USC), Bauru/SP.

Maria João Gregório
Nutricionista (Universidade do Porto, Portugal). Doutorado em Ciências do Consumo Alimentar e Nutrição (Universidade do Porto, Portugal). Professora-assistente na Faculdade de Ciências da Nutrição da Universidade do Porto. Diretora do Programa Nacional para a Promoção da Alimentação Saudável da Direção-Geral de Saúde de Por-

tugal. Pesquisadora do Centro de Pesquisa em Saúde Integral da Faculdade de Ciências Médicas em Lisboa.

Maria Rita Marques de Oliveira
Nutricionista (Universidade do Sagrado Coração – USC). Mestre em Alimentos e Nutrição (Universidade Estadual Paulista Júlio de Mesquita Filho – Unesp) e doutora em Ciência dos Alimentos (Universidade de São Paulo – USP). Atualmente é docente do curso de Nutrição (Unesp). Orienta nos Programas de Pós-Graduação em Alimentos e Nutrição da Faculdade de Ciências Farmacêuticas – Campus de Araraquara, área de concentração Ciências Nutricionais. Coordena o convênio de cooperação entre a Unesp/MCTIC/SEFAE para as ações do Centro de Ciência e Tecnologia em Soberania e Segurança Alimentar e Nutricional da Unesp (INTERSSAN). É membro do Comitê assessor da plataforma NutriSSAN/RNP/MCTIC/SEFAE/RNP. Atua na articulação da Rede Latino-americana de Soberania e Segurança Alimentar e Nutricional. É secretária do Mecanismo de Facilitação da Participação das Universidades no Conselho de Segurança Alimentar e Nutricional da Comunidade dos Países de Língua Portuguesa (MU-CONSAN/CPLP). Representa a Unesp no Conselho Estadual de Segurança Alimentar e Nutricional de São Paulo.

Mariana Alvarez Arantes
Biomédica (Universidade de Uberaba – Uniube). Especialização em Hematologia Avançada pela (Academia de Ciência e Tecnologia de São José do Rio Preto). Mestrado em Ginecologia, Obstetrícia e Mastologia (Universidade Estadual Paulista Júlio de Mesquita Filho – Unesp). Doutorado em Ginecologia, Obstetrícia e Mastologia (Unesp). Atualmente é docente na Universidade Nove de Julho. Atua como docente do Núcleo Docente Estruturante (NDE) do curso de Biomedicina da Faculdade de Agudos (FAAG).

Mariana Cervato
Nutricionista (Centro Universitário Sagrado Coração – UNISAGRADO), atendimento em consultório particular.

Mariana Dimitrov Ulian
Nutricionista (Universidade Federal de São Paulo – Unifesp). Mestre em Ciências (Unifesp) e doutora em Nutrição em Saúde Pública (Faculdade de Saúde Pública da Universidade de São Paulo – FSP-USP). Pós-doutoranda em Nutrição em Saúde Pública (FSP-USP).

Mariana Machado Sá
Comunicadora social e mestre em políticas públicas. É cofundadora do Movimento Infância Livre de Consumismo (Milc), membro da Aliança pela Alimentação Adequada e Saudável e mobilizadora da Feira de Troca de Brinquedos desde 2012.

Mariana Meirelles-Ruocco
Nutricionista (Centro Universitário São Camilo). Mestranda do Programa Formação Interdisciplinar em Saúde (Universidade de São Paulo – USP). Atualmente é nutricionista, assistente da gerência de alimentação e segurança alimentar do SESC-SP – Serviço Social do Comércio.

Marilza Vieira Cunha Rudge
Médica (Faculdade de Ciências Médicas e Biológicas de Botucatu – Unesp). Doutorado em Ciências (Faculdade de Ciências Médicas –Unicamp). Livre-docência em Obstetrícia e professora titular de Obstetrícia (Unesp).

Mario Luiz de Camargo
Médico (Faculdade de Medicina da Universidade de São Paulo – FMUSP). Pós-graduado em Oftalmologia (Addenbroke's Hospital – Cambridge University, Inglaterra). Residência e especialização em Oftalmologia (Hospital das Clínicas da Faculdade de Medicina da Universidade de São Paulo – HCFMUSP). Médico do Centro de Saúde da Faculdade de Saúde Pública da USP. Ex-diretor do Centro de Saúde da Faculdade de Saúde Pública da USP. Especialista em Yoga pelo Centro Universitário de Pós-Graduação da UniFMU e professor do Núcleo de Meditação do Centro de Saúde da Faculdade de Saúde Pública da USP.

Marselle Bevilacqua Amadio
Nutricionista (Centro Universitário São Camilo). Mestre em Epidemiologia (Universidade Federal de São Paulo – Unifesp). Doutora em Saúde Coletiva (Unifesp). Especialização em Nutrição Desportiva e Qualidade de Vida pela Fefisa. Especialização em Docência no Ensino Superior pelo Centro Universitário Senac. Professora do Centro Universitário Senac, desenvolve projetos de pesquisa e extensão nas temáticas Promoção de Saúde e Alimentação e Sustentabilidade.

Mauro Fisberg
Médico (Universidade Federal de São Paulo – Unifesp). Residência e doutorado em Pediatria – Unifesp. Nutrólogo. Professor-associado do Setor de Medicina do Adolescente (Unifesp). Membro do corpo de orientadores em Pediatria e Ciências Aplicadas à Pediatria (Unifesp). Coordenador do Centro de Nutrologia e Dificuldades Alimentares do Instituto Pensi – Fundação José Luiz Egydio Setubal – Hospital Infantil Sabará. Coordenador da Força-Tarefa Estilos de Vida Saudável International Life Science Institute – ILSI Brasil. Membro do Conselho Científico e da diretoria. *Alumni* da Fundação Kellogs (Leadership Program Partners of the Americas) e da United Nations University – UNU – World Hunger Program. Chair do Projeto ELANS – projeto Latino-Americano de Saúde e Nutrição.

Michelle Cavalcante Caetano
Nutricionista (Centro Universitário São Camilo). Especialista em Nutrição Infantil (Universidade Federal de São Paulo – Unifesp). Mestrado e doutorado em Ciências Aplicadas à Pediatria (Unifesp). Docente convidada da Universidade Salesiana (Unisal) e do Centro Universitário São Camilo. Pesquisadora associada à Unidade de Psiquiatria da Infância e Adolescência da Unifesp.

Nadine Marques Nunes-Galbes
Nutricionista (Faculdade de Saúde Pública da Universidade de São Paulo – FSP-USP). Especialização em Atividade Física, Exercício Físico e os Aspectos Psicobiológicos pela Escola Paulista de Medicina da Universidade Federal de São Paulo – EPM-Unifesp). Mestre em Ciências pelo programa de Nutrição em Saúde Pública (FSP-USP). Doutoranda pelo programa de Saúde Pública (FSP-USP). Pesquisadora do Centro de Estudos em Psicobiologia e Exercício. Pesquisadora do Grupo de Pesquisa Segurança Alimentar e Nutricional: formação e atuação profissional.

Natália Cristina de Oliveira Vargas e Silva
Profissional de Educação Física (Escola de Educação Física e Esporte da Universidade de São Paulo – EEFE-USP). Especialista em Fisiologia do Exercício (Faculdade de Medicina da Universidade de São Paulo FM-USP). Mestre e doutora em Ciências Médicas pela (FM-USP). Docente e pesquisadora do Centro Universitário Adventista de São Paulo (Unasp).

Natalia Koren Simoni
Nutricionista (Faculdade de Saúde Pública da Universidade de São Paulo – FSP-USP). Realizou aprimoramento em Nutrição e Saúde Pública – FSP-USP. Mestre e doutoranda em Ciências (USP). Pesquisadora em estudos de análise sensorial, comportamento/consumo alimentar e qualidade e segurança dos alimentos. Atualmente integra a equipe da Coordenadoria de Segurança Alimentar e Nutricional na Secretaria Municipal de Desenvolvimento Econômico e Trabalho.

Natália Miranda da Silva
Nutricionista (Centro Universitário Adventista de São Paulo – Unasp). Membro do grupo de pesquisa Alimentos, Alimentação e Promoção da Saúde.

Natália Pinheiro-Castro
Nutricionista (Faculdade de Saúde Pública da Universidade de São Paulo – FSP-USP). Mestre em Ciências pelo Programa de Nutrição em Saúde Pública (FSP-USP). Doutoranda (Faculdade de Ciências Farmacêuticas – FCF-USP).

Natália Utikava
Nutricionista (Faculdade de Saúde Pública da Universidade de São Paulo – FSP-USP e Faculty of Agricultural and Environmental Sciences – McGill University, Canadá). Mestre em Nutrição em Saúde Pública (USP). Suporte nutricional em consultório particular direcionado ao aconselhamento nutricional de indivíduos vegetarianos. Docente dos cursos de pós-graduação em Alimentação Vegetariana e Estilo de Vida e Nutrição Vegetariana e Estilo de Vida do Centro Universitário Adventista de São Paulo.

Neide Feijó
Enfermeira (Escola de Enfermagem de Ribeirão Preto da Universidade de São Paulo – EERP/USP). Mestre em Enfermagem Psiquiátrica (USP). Doutora em Enfermagem (USP) e pós-doutora em Saúde Mental e Psiquiatria (Universidade do Porto, Portugal). Docente no Ensino Superior. Coordenadora do Curso de Enfermagem – ESS Jean Piaget/Vila Nova de Gaia, Portugal.

Neusa de Fátima Moura
Nutricionista (Faculdade de Saúde Pública da Universidade de São Paulo – FSP-USP) com especialização em Tratamento Multidisciplinar da Obesidade e os Aspectos Psicobiológicos (Universidade Federal de São Paulo – Unifesp) e formação internacional em Health & Wellness Coaching (Carevolution e Wellcoaches School of Coaching). Atualmente é sócia-diretora da consultoria NB Nutrição e Bem-estar, planejando, coordenando e executando ações e programas de Educação Alimentar e Nutricional com adultos e crianças, em empresas e escolas. Atua como nutricionista clínica em consultório particular e clínicas de saúde.

Nyvian Alexandre Kutz
Nutricionista (Centro Universitário Adventista de São Paulo – Unasp). Mestre em Ciências Aplicadas pelo programa de pós-graduação Interunidades em Nutrição Humana Aplicada da Universidade de São Paulo (Pronut-USP). Docente do curso de Nutrição do Unasp. Pesquisadora do grupo Alimentos, Alimentação e Promoção da Saúde.

Odete Santelle
Nutricionista (Universidade Federal do Estado do Rio de Janeiro – Unirio). Mestrado em Saúde Pública (Faculdade de Saúde Pública da Universidade de São Paulo – FSP-USP). Doutorado em Ciências (FSP-USP). Docente aposentada pelo Centro Universitário Adventista de São Paulo. Palestrante sobre alimentação e estilo de vida. Consultora em análise de pesquisa qualitativa pela técnica do Discurso do Sujeito Coletivo.

Pedro Caetano Sanches Mancuso
Engenheiro Industrial – modalidade Química (Faculdade de Engenharia Industrial da Universidade Católica). Especialista em Administração de Empresas (Escola de Administração de Empresas de São Paulo da Fundação Getulio Vargas – FGV). Especialista em Saúde Pública. Mestre e Doutor em Saúde Pública (Faculdade de Saúde Pública da Universidade de São Paulo – FSP-USP). Atualmente é professor sênior e pesquisador do Departamento de Saúde Ambiental (FSP). Membro do Centro de Apoio à FSP e do Cersa, Centro de Referência em Segurança da Água.

Pedro Graça
Nutricionista (Universidade do Porto, Portugal). Doutor em Ciências Nutricionais (Universidade do Porto). Diretor da Faculdade de Ciências da Nutrição e Alimentação da Universidade do Porto. Diretor do "European Action Network on Reducing Marketing Pressure on Children" da OMS. Responsável pelos cursos *on-line* abertos da FCNAUP "Saber Comer, Saber Viver". Representa Portugal no Grupo de Alto Nível de Nutrição e Actividade Física e da Plataforma Europeia. Responsável pela digitalização do "Nutrition Tools" (S. Clínico) para o Ministério da Saúde de Portugal. Editor do site "Pensar Nutrição".

Priscila de Morais Sato
Nutricionista (Faculdade de Saúde Pública da Universidade de São Paulo – FSP-USP). Mestre e doutora em Ciências (Universidade Federal de São Paulo – Unifesp). Pós-doutoranda em Nutrição em Saúde Pública (FSP-USP).

Régia Cristina de Oliveira
Cientista Social (Universidade de São Paulo – USP). Mestre e doutora em Sociologia pela USP. Doutora em Sociologia pela USP. Pós-doutora em Saúde Coletiva e em Ciências Sociais pela Universidade Federal de São Paulo (Unifesp). Docente, em regime de RDIDP, do Curso de Obstetrícia, na Escola de Artes, Ciências e Humanidades (EACH/USP).

Regicely Aline Brandão Ferreira
Nutricionista (Faculdade de Saúde Pública da Universidade de São Paulo – FSP-USP). Mestre em Saúde Pública (USP) e graduação em andamento em Gestão de Políticas Públicas (USP).

Regina Mara Fisberg
Nutricionista (Universidade São Camilo). Mestre em Biologia Molecular e doutora em Ciências (Universidade Federal de São Paulo – Unifesp). Professora-associada do De-

partamento de Nutrição da Faculdade de Saúde Pública (FSP-USP). Líder do Grupo de Pesquisa de Avaliação de Consumo Alimentar. Professora-associada do Departamento de Nutrição (FSP-USP).

Rosana Maria Polii Fachini De Divitiis
Cientista Social. Especialista em Processos Educacionais na Saúde. Ex-coordenadora da Rede Internacional em Defesa do Direito de Amamentar (IBFAN Brasil). Membro do Conselho Diretor da IBFAN Brasil. Avaliadora da Iniciativa Hospital Amigo da Criança/Ministério da Saúde. Facilitadora da Estratégia Amamenta e Alimenta Brasil/Ministério da Saúde. Supervisora no Projeto Aprimoramento e Inovação no Cuidado e Ensino em Obstetrícia e Neonatologia, APICE ON/Ministério da Saúde – Fundação de Desenvolvimento da Pesquisa, Fundep.

Samantha Caesar de Andrade
Nutricionista graduada pelo Centro Universitário São Camilo (2000). Especialista em Adolescentes e Equipe Multidisciplinar pela Universidade Federal de São Paulo – Unifesp (2001). Mestre em Saúde Pública (2007) e Doutora em Nutrição e Saúde Pública (2013), ambos pela Universidade de São Paulo – USP. Desde 2008 é nutricionista do Centro de Referência em Alimentação e Nutrição – CRNutri da Faculdade de Saúde Pública da Universidade de São Paulo – FSP/USP. Atualmente ocupa o cargo de coordenadora do CRNutri. Realiza atividades de pesquisa na área de análise nutricional de populações e consumo alimentar, epidemiologia nutricional, educação alimentar e nutricional e atenção básica em saúde. Integrante do Grupo de Pesquisa de Avaliação de Consumo Alimentar e colaboradora do Nutritionist Health Study (NutriHS) e do NACE Sustentarea – Núcleo de Extensão da USP sobre Alimentação Saudável, compartilhando conhecimentos por meio de congressos e publicações em artigos científicos e livros. Grande defensora do SUS, casada e mãe de dois meninos. Após o nascimento de seus filhos Caliel (2012) e Noah (2015), engajou-se na luta pelos direitos na Saúde da Mulher e da Criança, dedicando-se a atividades educativas voltadas ao pré-natal, parto, puerpério, amamentação e alimentação complementar. Pratica a Saúde Integrativa, aprimorando seus conhecimentos nas Práticas Integrativas e Complementares, principalmente a fitoterapia, auriculoterapia e meditação.

Sandra Roberta G. Ferreira Vívolo
Médica (Pontifícia Universidade Católica de Campinas – PUCCamp). Mestrado e doutado em Medicina (Endocrinologia Clínica) pela Universidade Federal de São Paulo. É professora titular na Faculdade de Saúde Pública da Universidade de São Paulo e ocupa atualmente o cargo de Chefe do Departamento de Epidemiologia desta Faculdade. Tem bolsa de produtividade em pesquisa do CNPq, nível 1-B.

Silvia Maia
Médica (Universidade Federal Fluminense –UFF). Residência médica em Pediatria (UFF). Residência médica em Neonatologia pela Faculdade de Ciências Médicas da Santa Casa de São Paulo.

Sonia Volpi Guimarães Brolio
Psicóloga (Pontifícia Universidade Católica de São Paulo – PUC-SP). Curso de Aprimoramento Profissional em Psicologia Clínica no IAMSPE. Especialização em Psicologia e Psicoterapia da Criança e Adolescente pelo GEPPI (Grupo de Estudos em Psicologia e Psicoterapia da Infância). Título de Especialista em Psicologia Clínica e Hospitalar pelo CRP-SP. Atuação como Psicóloga Clínica no Centro de Saúde Escola Geraldo de Paula Souza da FSP-USP, desde 1986. Supervisora responsável pelo Programa de Aprimoramento de Psicologia em Unidade Básica de Saúde. Atuação em consultório particular na Clínica de Adolescentes.

Suelen Franco
Nutricionista (Universidade Estadual Paulista Júlio de Mesquita Filho – Unesp). Atualmente é mestranda pelo programa de Enfermagem com concentração na área de conhecimento em Cuidado em Saúde e Gestão de Sistemas pela Faculdade de Medicina (Unesp). Atua junto à gestão do Centro de Ciência e Tecnologia em Soberania e Segurança Alimentar e Nutricional da Unesp (Interssan).

Taís Miotto
Graduanda em Nutrição (Centro Universitário Adventista de São Paulo – Unasp). Pesquisadora do Grupo Alimentos, Alimentação e Promoção da Saúde.

Tatiane Vanessa de Oliveira
Nutricionista (Universidade Federal de Alfenas – Unifal/MG). Doutora em Ciências – Doenças Cardiovasculares (Instituto do Coração da Faculdade de Medicina da Universidade de São Paulo – InCor-FMUSP). Especialização em Nutrição Clínica (Universidade Gama Filho). Professora do Centro Universitário Senac, desenvolve projetos de pesquisa e extensão nas temáticas Nutrição, Promoção e Recuperação da Saúde.

Thaís Leonel
Advogada. Bacharel em Ciências Jurídicas e Sociais (Faculdade de Direito de São João da Boa Vista). Doutoranda (Universidade de Buenos Aires – UBA, Argentina). Especialista em Direito Ambiental (Universidade de Castilla-La Mancha – UCLM, Espanha). Mestre em Direitos Difusos e Coletivos pela UNIMES. Vice-presidente da Comissão de Infraestrutura, Logística e Desenvolvimento Sustentável da OAB/SP (COINFRAS). Conselheira do Conselho Superior do Meio Ambiente (COSEMA-FIESP). Conselheira

do Conselho Estadual do Meio Ambiente (CONSEMA). Conselheira Suplente do Conselho Municipal do Meio Ambiente (CADES).

Thaís Tobaruela Ortiz Abad
Nutricionista pelo Centro Universitário São Camilo. Mestre em Pediatria e Ciências Aplicadas à Pediatria (Universidade Federal de São Paulo – Unifesp) e doutora em Pediatria e Ciências Aplicadas à Pediatria pela Unifesp. Atualmente é nutricionista do Hospital Israelita Albert Einstein.

Valéria Monteiro Mendes
Profissional de Educação Física (Universidade do Estado do Pará – UEPA). Mestrado em Ciências pela Escola de Educação Física e Esporte da Universidade de São Paulo (EEFE/USP). Integrante do grupo de pesquisa CORPUS – Educação Física + Saúde Coletiva + Filosofia + Artes da Universidade de São Paulo (USP) e colaboradora do grupo de estudos Micropolítica e Saúde da Faculdade de Saúde Pública da Universidade de São Paulo (FSP/USP). Doutoranda pelo Programa de Pós-Graduação em Saúde Pública da Faculdade de Saúde Pública da Universidade de São Paulo (FSP-USP). Atuação em pesquisas do Observatório de Políticas Públicas, Educação e Cuidado em Saúde, vinculado à Universidade Federal do Rio de Janeiro (UFRJ-*Campus* MACAÉ).

Vanessa Anacleto
Bacharel em Direito e Licenciada em Letras. Cofundadora do Movimento Infância Livre de Consumismo (Milc) e luta por um futuro sem publicidade infantil. É membro da Aliança pela Alimentação Adequada e Saudável.

Vitor de Mattos Nascimento
Nutricionista (Universidade Federal da Bahia – UFBA). Mestre em Educação em Saúde (Universidade Federal de São Paulo – Unifesp). Nutricionista na Coordenadoria de Alimentação Escolar/Prefeitura Municipal de São Paulo (CODAE/PMSP).

Viviane Laudelino Vieira
Nutricionista graduada pela Faculdade de Saúde Pública da Universidade de São Paulo – FSP/USP (2004). Mestre em Saúde Pública (2007) e Doutora em Ciências pela FSP/USP (2011), com estágio do doutorado na Universidade do Porto. Atua no Centro de Referência em Alimentação e Nutrição (CRNutri) do Centro de Saúde Escola Geraldo de Paula Souza (FSP/USP), onde se dedica às intervenções nutricionais educativas em grupo. Integrante do Grupo de Pesquisa Promoção da Saúde e Segurança Alimentar e Nutricional e colaboradora do Nutritionist Health Study (NutriHS). Também produz investigações no campo da formação profissional. Depois de se tornar mãe da Manuela, vem trabalhando com a defesa da amamentação e a promoção da alimentação infantil,

especialmente *baby-led weaning*. Na universidade, envolve-se com atividades de ensino, pesquisa e de extensão voltadas aos temas de interesse. Atualmente, é proprietária da página "Maternidade Sem Neura", desenvolvendo conteúdos, cursos e atenção nutricional com foco no público materno-infantil. Também compartilha conhecimentos por meio da participação em eventos nacionais e internacionais, publicação de artigos e livros.

Yara Maria de Carvalho
Profissional de Educação Física (Universidade Estadual de Campinas – Unicamp). Mestre em Ciências do Esporte (Unicamp). Doutora em Saúde Coletiva (Unicamp). Livre-docente em Promoção da Saúde (Faculdade de Saúde Pública da Universidade de São Paulo – FSP-USP). Pós-doutorado em Ciências Humanas e Saúde (Universidade Estadual do Rio de Janeiro – UERJ), em Antropologia da Comunicação Visual (Università La Sapienza di Roma, Itália) e em Filosofia (Universidad de Córdoba, Argentina). Professora-associada com atuação na FSP-USP e na Escola de Educação Física e Esporte (EEFE/USP). Coordenadora do Grupo de Pesquisa CORPUS – Educação Física + Saúde Coletiva + Filosofia + Artes.

SUMÁRIO

Introdução XXXI
Prefácio XLI

Parte I – Aspectos essenciais da alimentação e nutrição nos ciclos da vida

1 Nutrição e seus desafios conceituais 3
   Ana Maria Cervato-Mancuso, Alexandra Pava-Cárdenas

2 Aspectos biopsicossociais da alimentação 12
   Irene Coutinho de Macedo, Marselle Bevilacqua Amadio, Tatiane Vanessa de Oliveira

3 O ato de comer como prática social e política 22
   Ana Maria Cervato-Mancuso, Viviane Laudelino Vieira

4 Alimentação e prazer: escolhas, emoções e habilidades culinárias...... 31
   Maria Elisabeth Machado Pinto-e-Silva, Natalia Koren Simoni, Ana Paula Gines Geraldo

5 Fontes de informação em nutrição.................................... 41
   Nadine Marques Nunes-Galbes

6 Educação alimentar e nutricional 51
   Ana Maria Cervato-Mancuso

7 Guias alimentares 63
   Ana Maria Cervato-Mancuso

8 Prevenção e controle da obesidade: fatores de risco
   e oportunidades de prevenção 70
   Bianca de Almeida-Pititto, Sandra Roberta G. Ferreira Vívolo

9 Alergias alimentares.. 84
Maria Carolina Batista Campos Von Atzingen

10 Práticas integrativas e complementares e a atenção à saúde 94
Ana Lúcia Lumazini de Moraes, Arlete Antoniassi, Lorena Ferreira de Araújo Félix, Denise Alves Rocha, Mario Luiz de Camargo, Samantha Caesar de Andrade

11 Práticas corporais como práticas de cuidado e alimentação............ 106
Valéria Monteiro Mendes, Yara Maria de Carvalho

12 Sustentabilidade 118
Pedro Caetano Sanches Mancuso, Thaís Leonel, Karine Siegwart

Parte II – Manejo nutricional ampliado nos primeiros anos de vida

13 A unicidade do organismo nos primeiros anos de vida................. 129
Fabiana Cainé Alves da Graça, Aline Elise Gerbelli Belini, Adriane Imbroisi Carvalho Cunha

14 Manejo ampliado da amamentação: das políticas públicas à prática profissional 139
Gabriela Buccini, Viviane Laudelino Vieira

15 Deficiências nutricionais em lactentes 148
Adriana Passanha

16 Defesa e proteção do aleitamento materno 162
Rosana Maria Polli Fachini De Divitiis, Viviane Laudelino Vieira

17 Alimentação complementar: uma visão integral e sob novas perspectivas 173
Gill Rapley, Viviane Laudelino Vieira

18 Avaliação do crescimento 184
Silvia Maia

19 Formação e atuação do profissional de saúde em aleitamento materno ... 195
Viviane Laudelino Vieira, Carmen Simone Grillo Diniz

Parte III – Alimentação e nutrição: contexto para promoção da saúde das crianças

20 O crescimento da criança... 205
Samantha Caesar de Andrade

21 Alimentação na escola... 218
Samantha Caesar de Andrade, Aline Martins de Carvalho

22 Vulnerabilidade na infância e alimentação 231
   Samantha Caesar de Andrade, Ligia Perez Paschoal

23 A criança que não come 243
   Carlos González

24 Prevenção da obesidade infantil 254
   Michelle Cavalcante Caetano, Thaís Tobaruela Ortiz Abad, Mauro Fisberg

25 Jogos e brincadeiras.. 268
   Bianca Assunção Iuliano, Neusa de Fátima Moura

26 Marketing e alimentação infantil..................................... 278
   Andrea D'Agosto Toledo, Natália Pinheiro-Castro, Felipe Daun

Parte IV – Alimentação na adolescência: muito além do valor nutricional

27 Comer e beber na adolescência...................................... 293
   Jaqueline Lopes Pereira, Luana Romão Nogueira, Samantha Caesar de Andrade,
   Regina Mara Fisberg

28 Imagem corporal na adolescência 312
   Ligia Perez Paschoal, Sonia Volpi Guimarães Brolio

29 Ambiente alimentar.. 322
   Lígia Cardoso dos Reis, Andrea Wang Catalani, Vitor de Mattos Nascimento

30 Alimentação fora de casa 332
   Bartira Gorgulho, Dirce Maria Lobo Marchioni

31 Controle da obesidade na adolescência.............................. 341
   Marcia Maria Hernandes de Abreu de Oliveira Salgueiro, Natália Cristina de Oliveira Vargas e Silva,
   Nyvian Alexandre Kutz, Natália Miranda da Silva

32 Mídias sociais e alimentação.. 355
   Debora Regina Magalhães Diniz, Mariana Machado Sá, Vanessa Anacleto

33 Vegetarianismo: a adesão ao novo estilo de alimentação
   entre adolescentes 362
   Ana Maria Cervato-Mancuso, Odete Santelle

Parte V – Gestação e puerpério: desafios atuais do cuidado nutricional

34 Mudanças corporais e ganho de peso durante a gestação 375
   Maria Grossi Machado, Mariana Cervato

35 Gravidez na adolescência: abordagem sociológica e psicossocial 385
Cláudia Medeiros de Castro, Régia Cristina de Oliveira

36 Uso de suplementos na gestação 395
Gabriela Halpern, Karine Nunes Durães, Laís Moreira Cruz

37 Cirurgia bariátrica: implicações para a gestante, o feto e a nutriz 409
Maria Rita Marques de Oliveira, Suelen Franco, Mariana Alvarez Arantes, Marilza Vieira Cunha Rudge

38 Doenças comuns na gestação 424
Regicely Aline Brandão Ferreira

39 Vegetarianismo 435
Natália Utikava

40 A mulher no puerpério 448
Maria Grossi Machado, Mariana Cervato

Parte VI – Cuidado nutricional para adultos: ampliando o cenário da alimentação e nutrição

41 Alimentação e vida urbana 459
Maria João Gregório, Pedro Graça

42 Doenças crônicas e alimentação 471
Cristiane Hermes Sales

43 Nutrição e atividade física 481
Luciana Rossi

44 Alimentação do trabalhador 492
Daniel Henrique Bandoni

45 Autonomia no contexto das práticas alimentares 499
Kellem Regina Rosendo Vincha, Ana Maria Cervato-Mancuso

46 Alimentação e cultura 510
Mariana Meirelles-Ruocco, Ana Maria Cervato-Mancuso

47 O aconselhamento nutricional como possibilidade
   para ampliar o cuidado nutricional 522
Mariana Dimitrov Ulian, Priscila de Morais Sato, Fernanda Baeza Scagliusi

Parte VII – Alimentação e nutrição no cuidado integral à pessoa idosa

48 Qualidade de vida e idosos 535
Marcia Maria Hernandes de Abreu de Oliveira Salgueiro, Fábio Marcon Alfieri, Nyvian Alexandre Kutz

49 Autocuidado, dependência e autonomia.............................. 545
Marcia Maria Hernandes de Abreu de Oliveira Salgueiro, Fábio Marcon Alfieri,
Nyvian Alexandre Kutz, Taís Miotto

50 Integralidade do cuidado à pessoa idosa em Cuidados Paliativos –
do cuidado alimentar à sociabilidade e sentido de vida 554
Barbara Lobo Bianconi, Érica Pereira Bueno, Isabel Pinto, Fábio Luiz Pantaleão Abdalla

51 Nutrição e doenças mentais 565
Neide Feijó, Isabel Alves, Adília Lemos

52 Resgate da cultura alimentar 576
Barbara Lobo Bianconi, Marcel Hiratsuka, Natalia Koren Simoni

Índice remissivo 587

Introdução
CICLOS DE VIDA

Viviane Laudelino Vieira
Samantha Caesar de Andrade
Ana Maria Cervato-Mancuso

INTRODUÇÃO

Atenção à saúde, nas políticas atuais, refere-se ao conjunto de ações e serviços ofertados ao indivíduo, família e comunidade que considera a autonomia do ser humano, a singularidade e o contexto real em que vive. Para tanto, a formação dos profissionais de saúde, além da prevenção de doenças, deve incluir competências para o desenvolvimento de atividades de promoção e proteção à saúde e que possibilitem às pessoas viverem melhor ao longo da existência.

As diretrizes curriculares para os cursos de medicina, nutrição e enfermagem, lançadas em 2001 como parceria entre o MEC e o Ministério da Saúde, foram fundamentais para mudanças curriculares que estão acontecendo no país em termos de aproximação entre o setor responsável pela formação e o mundo do trabalho (o sistema público de saúde e o ordenador da atenção à saúde). Analisar esse documento é uma estratégia para identificar como o desenvolvimento ao longo da vida está sendo impulsionado na formação.

As diretrizes curriculares do curso de enfermagem mencionam como competência "atuar nos programas de assistência integral à saúde da criança, do adolescente, da mulher, do adulto e do idoso". Como conteúdo curricular, no tópico de estudo da ciência da enfermagem, especialmente no item relativo à assistência, especifica a inclusão de conteúdos que compõem a atenção em nível individual e coletivo prestada a diferentes grupos etários. Essa competência especifica a assistência à criança, ao adolescente, ao adulto, à mulher e ao idoso, considerando os determinantes socioculturais, econômicos e ecológicos do processo saúde-doença, bem como os princípios éticos, legais e humanísticos inerentes ao cuidado de enfermagem.[1]

Para o curso de medicina, as diretrizes nacionais apontam a competência "diagnosticar e tratar corretamente as principais doenças do ser humano em todas as fases do ciclo biológico, tendo como critérios a prevalência e o potencial mórbido das doenças bem como a eficácia da ação médica". Destacam-se nos conteúdos curriculares o diagnóstico, prognóstico, conduta terapêutica nas doenças que acometem os seres humanos em todas as fases do ciclo biológico, considerando os critérios da prevalência, de letalidade potencial, de prevenção e importância pedagógica. Além desse, outro item presente é a "promoção da saúde, compreensão dos processos fisiológicos dos seres humanos – gestação, nascimento, crescimento, desenvolvimento, envelhecimento e processo de morte, atividades físicas desportivas e as relacionadas ao meio social e ambiental". Apesar das mudanças curriculares em 2015, esses conteúdos permanecem descritos na nova versão.

Nas diretrizes curriculares nacionais para o curso de nutrição, em termos do desenvolvimento fisiológico, há menção de indivíduos e grupos populacionais enfermos ou sadios. Entretanto, os conteúdos essenciais visando à integralidade da ação do cuidado em nutrição destaca "conhecimento dos processos fisiológicos e nutricionais dos seres humanos – gestação, nascimento, crescimento e desenvolvimento, envelhecimento, atividades físicas esportivas, relacionando o meio econômico, social e ambiental no tópico das ciências da nutrição e alimentação.

É possível identificar, principalmente nas diretrizes recentes do curso de medicina e do curso de saúde coletiva, a ênfase na assistência ao usuário e à sua família com clara relação com a organização da assistência nos territórios e na atenção básica, tendo a família como estratégia. Identifica-se, em projetos pedagógicos disponíveis na internet, que a organização da assistência e demanda do SUS influenciou a organização pedagógica dos cursos na área da saúde.

O objetivo do presente capítulo é reconhecer os ciclos da vida como um componente teórico que deve estar presente na formação do profissional de saúde.

O CUIDADO E A PROMOÇÃO EM SAÚDE

A perspectiva da promoção da saúde compreende a dimensão da saúde como uma construção que opera no espaço cotidiano da vida. Esse ambiente vivo, dinâmico e reflexo de processos econômicos, históricos e culturais é um campo de ação privilegiado para melhorar a qualidade de vida, minimizar riscos e promover espaços saudáveis. Entretanto, a promoção da saúde como um processo de capacitação das pessoas para construírem e decidirem sobre oportunidades e práticas de saúde com qualidade de vida encontra dois enfoques: um enfoque objetivo, voltado para a melhoria das condições de vida, com participação na formulação de políticas públicas, integração social, capacidade de participar da vida social que implicitamente remete à ampliação de poder e mobilização para o reconhecimento da saúde como direito social; e um outro, subjetivo, que contempla os sentidos e significados da saúde e dos modos de viver, no qual promover saúde com qualidade de vida em suas múltiplas dimensões envolve tanto ações do Estado como a singularidade e a autonomia dos sujeitos. As políticas de saúde materializam a representação de interesses da sociedade civil e, por traduzirem essa dimensão, situam-se no âmbito da esfera pública.[2]

A promoção da saúde está relacionada com a autonomia e o empoderamento individuais e coletivos, com a participação para transformar e melhorar as condições de vida e saúde, incluindo aí as ações cotidianas nos serviços de saúde, no espaço micropolítico da vida de sujeitos e coletividades, mas que não remetem ao foco individual e culpabilizador baseado na comunicação autoritária que só considera o saber técnico-científico. É comum que ocorra a culpabilização daqueles que não adotam as recomendações, desconsiderando que muitas vezes as causas estão interligadas a dimensões sociais, econômicas, culturais que estão fora da governabilidade individual. Entretanto, a saúde tanto conceituada como produzida, ou seja, dinâmica, relacionada com o contexto sócio-histórico, implica compreender que o êxito das mudanças pretendidas depende da participação e protagonismo da população e usuários, que deixam de ser reconhecidos como "população-alvo" e passam a ser reconhecidos como sujeitos ativos e corresponsáveis.[3]

Nessa perspectiva, o que é ou não relevante para o sujeito varia de acordo com o momento vivido. A saúde, como bem desejado, vai estar relacionada com a capacidade desses sujeitos de atuar no cotidiano. Em estudo realizado por Frota et al. (2009), foram identificadas diferentes concepções de saúde entre crianças, adolescentes, adultos e idosos. Para as crianças, saúde é "brincar, ir para a escola, ir às atividades, não ter necessidade de 'tomar remédios' e não ter febre", enquanto para os adolescentes o foco está na viabilidade de satisfação dos valores como corpo perfeito, prazer e descobertas. Os adultos se expressam para uma concepção mais instrumental: a palavra-chave é disposição – para o trabalho, acordar cedo, fazer exercícios, atividades diárias e não preocupação com dinheiro, emprego, família. Os idosos, por outro lado, possuem uma visão mais ampliada de saúde, na qual se inclui a vida longa, paz consigo mesmo, dignidade de vida, proximidade com Deus, ter dinheiro para poder pagar suas contas, não sentir dor para poderem continuar com autonomia as atividades da vida diárias.[4]

Entretanto, nos sistemas de saúde a cobertura universal é apenas uma das dimensões, pois devem incluir pelo menos o "serviço completo" (todos os serviços necessários para atender a todas as necessidades da população na região no momento certo), "equidade" (acesso igual para todos) e "qualidade". De fato, limitar o conceito à cobertura universal não garante o direito a integralidade, equidade e qualidade na atenção à saúde.[5]

A atenção básica brasileira incorporou ao rol de atividades executadas procedimentos odontológicos, cuidados específicos em enfermagem e atenção integral a todos os ciclos de vida, transcendendo a tradicional focalização no cuidado materno infantil como forma de expandir o conceito de integralidade no cuidado.[6] Entretanto, cuidado integral é central na prática de quaisquer profissionais de saúde, exigindo, assim, que todos aqueles que se dedicam à área compreendam os elementos constitutivos do cuidado visando à integralidade. Carnut (2017), ao defender a integralidade na prática profissional, destaca que a prática do cuidado integral ganha materialidade, tanto em âmbito individual (em consultas compartilhadas e procedimentos humanizados, entre outros, que serão discutidos adiante) como nas atividades que extrapolam os muros das Unidades Básicas de Saúde (UBS) e que recorrem à intersetorialidade como forma de buscar os sujeitos nas suas experiências de vida cotidiana no território.[6]

A promoção da qualidade de vida das populações torna-se um objetivo a ser alcançado por todas as políticas públicas a partir de uma abordagem intersetorial, ampliando o entendimento do termo saúde e da implementação do cuidado integral. Ao buscar a intersetorialidade, espera-se encontrar ações conjuntas que perseguem o mesmo objetivo entre setores diferentes; entre o público e o privado e entre a sociedade civil e o Estado em instâncias nas quais essas dicotomias ainda persistem.[7]

Na atenção básica, o processo de trabalho requer a prática do cuidado familiar ampliado, efetivada por meio do conhecimento da estrutura e da funcionalidade das famílias, visando a propor intervenções que influenciem os processos de saúde/doença dos indivíduos, das famílias e da própria comunidade.[8]

CUIDADO EM SAÚDE AO LONGO DA VIDA

Pensada em termos biológicos, a vida é toda sobre crescimento, formação e geração. Do ponto de vista social, existe muito mais. O termo "curso de vida" (*life course*) é de uso comum em uma ampla gama de disciplinas e especialidades e pode ser confundido com "ciclos da vida" (*life cycle*).[9] No campo da epidemiologia, tem havido recentemente uma ênfase chamada de "abordagem do curso da vida ampla", que desafia o modelo etiológico predominante para doenças crônicas em adultos, que enfatiza os fatores de risco nos adultos e, em vez disso, chama a atenção para as experiências em fases anteriores do ciclo de vida, especialmente o desenvolvimento fetal e a infância, que podem contribuir para o desenvolvimento de doenças crônicas e outros aspectos da saúde do adulto.

O conceito de curso de vida pode ser formulado dentro de uma estrutura que inclui o *tempo histórico e biográfico*, incorporando a mudança na pessoa (*i. e.*, desenvolvimento humano e/ou envelhecimento), *estágios de ciclo de vida* e os *eventos* do curso de vida, transições e trajetórias ao longo de todo o período de vida.[9]

A estrutura do curso da vida, proposta por Kuh e Schlomo em 1997, oferece aos formuladores de políticas os meios para entender a interação entre a natureza e a criação. Esse modelo conceitual ilustra como os recursos biológicos de um indivíduo são influenciados por sua dotação genética, seu desenvolvimento pré-natal e pós-natal e seu ambiente social e físico, tanto no início da vida como durante sua trajetória de vida. A saúde é conceituada como um processo dinâmico que conecta elementos biológicos e sociais que são afetados por experiências anteriores e por circunstâncias presentes. Portanto, a exposição em diferentes estágios da vida das pessoas pode melhorar ou esgotar os recursos de saúde do indivíduo. De fato, os processos do curso de vida são de vários tipos, incluindo relacionamentos pais–filhos, níveis de privação social, aquisição de ativos emocionais e comportamentais na adolescência e efeitos em longo prazo dos riscos ocupacionais e do estresse no trabalho. Os efeitos em longo prazo da natureza e da criação combinam-se para influenciar os resultados das doenças. Foi a partir do início deste século que teorias, métodos e novos dados começaram a ser amalgamados, permitindo-nos aprofundar a compreensão da saúde ao longo da vida de maneiras que podem, eventualmente, levar a políticas de saúde mais eficazes e melhores cuidados de saúde.[10] Condições de vida ruins afetam a saúde ao longo da vida; e as condições de trabalho afetam a saúde das pessoas que trabalham.

Os comportamentos relacionados à saúde são influenciados pelos contextos material, físico e social. As condições de vida moldam condutas e criam oportunidades mais ou menos saudáveis ao longo da vida, contribuindo para a construção de uma abordagem denominada curso de vida.[11]

A abordagem do curso de vida reconhece uma estrutura que envolve a capacidade funcional dos indivíduos ao longo da vida, o bem-estar e a realização de direitos e interdependência crítica dos fatores individuais, intergeracionais, sociais, ambientais e temporais. A estrutura conceitual inclui: (i) capacidade funcional, (ii) capacidade intrínseca, (iii) bem-estar, (iv) a realização de direitos, (v) estágio de vida, (vi) resiliência, (vii) risco, e (viii) os determinantes sociais e ambientais da saúde.[12]

A abordagem do curso de vida oferece a possibilidade de investigar se desvantagens vivenciadas em períodos específicos estão associadas à maior frequência de comportamentos relacionados à saúde na vida adulta.[11] Apesar de recente, a abordagem do curso de vida tem sido elemento fundamental de políticas de saúde no Brasil.

O conceito de "curso de vida" complementa, mas ainda não suplanta, os conceitos de "duração da vida" e "ciclo de vida". Alwin (2012), ao discutir esses diferentes conceitos, relata que a concepção demográfica do curso de vida, que se refere à estrutura, sequência e dinâmica de eventos, transições e trajetórias (caminhos) que ocorrem ao longo dos estágios do ciclo de vida ou fases do ciclo de vida, provou ser a mais útil para pesquisa.[9] Segundo esse autor, subjacente à concepção sociológica do ciclo de vida está o reconhecimento de que os humanos são organismos biológicos que nascem, amadurecem e morrem.

O ciclo de vida e a segmentação etária, assim, reúnem-se em um objetivo comum: definir e atribuir a correspondência entre o estado evolutivo do sujeito e o seu estado de desenvolvimento social. Um mundo definido como global a partir de um lugar de troca comunicacional e cultural, definível como neoliberal de suas políticas de enquadramento econômico, ou pós-industrial, a partir da perspectiva sociológica, é um mundo em que a midiatização imprime a busca de invariantes para gerar sistemas de correspondência e com eles trabalhar nos campos do significado.[13]

Especialmente a partir da década de 1980, o Brasil passou por rápidas mudanças nos principais determinantes sociais da saúde e na organização dos serviços de saúde, com melhoras significativas no que se refere à saúde e à nutrição de crianças. A duração mediana do aleitamento materno, por exemplo, aumentou de 2,5 meses (em 1970) para 14 meses (em 2006-2007).[14]

Há muitos bons sinais que implicam progresso contínuo para as crianças e suas condições e um melhor respeito pelos seus direitos. Mas, com a crescente segregação em nossas sociedades, o risco é iminente de que os problemas de saúde aumentem e que alguns grupos sejam deixados para trás. Embora as ações nesse campo sejam principalmente uma responsabilidade política, as pessoas que trabalham com crianças podem fazer a diferença.[15]

Categoria social tardia, a adolescência ganhou espaço na sociedade a partir da segunda metade do século XX, boa parte em decorrência da assimilação pelo consumo e pela lógica de mercado. Demorou para ser reconhecida como tributária de políticas públicas, tratando a faixa de 10-19 anos ou "como crianças grandes ou adultos pequenos", sempre em conjunto com uma série de estigmas e tensões a respeito das mudanças biológicas. Na emergência dessa segunda década dos anos 2000, os adolescentes passam a ter maior participação cidadã e a serem vistos como elementos-chave para a renovação e o progresso global e irão, então, receber destaque na estratégia global para a saúde das mulheres, crianças e adolescentes, lançada pelo movimento internacional Cada mulher, cada criança, com apoio da ONU.[16]

O período da gestação e da maternidade, diferentemente de outros ciclos que apresentam uma correspondência etária, surge na adolescência ou em diferentes momentos da vida adulta. Normalmente priorizadas por causa de desdobramentos na saúde infantil, gestação e puerpério são fases importantes para serem discutidas, avançando os impactos biológicos à saúde da mulher para a complexidade de componentes psicossociais que a permeiam.

A gestação, mesmo constituindo-se em período natural da vida da mulher, repercute de forma significativa na sua vida, frente às mudanças físicas e emocionais comuns nessa etapa, com impactos ao longo da vida. Já o puerpério, reconhecido como momento de fragilidade, demanda dos profissionais de saúde um comprometimento na avaliação e no cuidado dispensado à mãe. Aspectos relacionados à indissociabilidade do cuidado à mãe e à criança, o aleitamento materno, o planejamento familiar e a morbimortalidade materna e infantil merecem atenção na perspectiva da integralidade, promoção da saúde e qualidade de vida.[17]

O envelhecimento é um processo que deve ser vivenciado com autonomia, reconhecimento de direitos, segurança, dignidade, bem-estar e saúde.[18] É necessário incluir a velhice no processo de desenvolvimento humano como uma fase que envolve não apenas perdas, mas, também, ganhos e conquistas. Socialmente, no entanto, ainda parece prevalecer a ideia de idoso associada a uma figura decadente, necessitada e, por isso, dependente.

Apesar da crescente incidência de doenças entre os idosos, não se pode conceber o envelhecimento como sinônimo de doença. As necessidades de saúde dos idosos referem-se a múltiplas dimensões do real e dizem respeito à singularidade dos fenômenos de saúde ou doença que afetam os indivíduos e suas famílias. Em estudo realizado, o conceito de saúde para os idosos entrevistados é: saúde é a capacidade de enfrentar as situações adversas, saúde é autonomia, saúde é equidade no acesso aos bens e serviços de saúde, saúde é atenção humanizada.[19]

A velhice deixou de representar o fim da vida e a expectativa da morte iminente, para indicar não apenas um "tempo outro" da vida, como também da inserção social e da experiência existencial. Além disso, por essa transformação relevante, a velhice perdeu a marca de ser uma "negatividade" em si mesma para se tornar uma "positividade", de fato e de direito.[20]

CONSIDERAÇÕES FINAIS

Os ciclos na vida não são recortes rígidos. Em décadas passadas, a infância era tratada no âmbito da desnutrição e do risco aumentado de doenças agudas, ao passo que a velhice era bastante curta ou, mesmo, inexistente. Ademais, com um período de adolescência pouco discutido, a existência do ser humano permeava a sua infância e a vida adulta. Especialmente no que se refere à mulher, esta era primordialmente tratada frente ao seu potencial reprodutivo.

Em função da região do planeta, ser criança, adolescente, adulto ou idoso apresenta diferentes conotações. Enquanto o idoso em sociedades orientais é reverenciado, entre as ocidentais tendem a se voltar à criança. Mais do que isso, dependendo do cenário populacional, as políticas públicas focam sua atenção para determinados grupos. Com a elasticidade da expectativa de vida, o perfil epidemiológico que coloca as gerações expostas a problemas de saúde complexos e crônicos, mas também que traz de volta doenças agudas e, inclusive, com uma nova compreensão do crescimento e do "ser jovem", entender os ciclos da vida requer contextualizações sociais e temporais.

Porém, os ciclos da vida precisam ser pensados diante de um contexto maior, considerando desdobramentos que apresentam entre si. Como exemplo clássico, investir na saúde infantil contribui para gerações futuras de adultos e idosos com melhor qualidade de vida. Em sentido inverso, o denso envelhecimento populacional pode precarizar o acesso à saúde dos grupos etários mais jovens, além de agregar demandas distintas no campo do trabalho e do convívio social.

A alimentação é um elemento estratégico para compreender a mudança ao longo da vida da pessoa sob cuidado e de sua família. Por meio da reflexão sobre o cuidado em relação à alimentação é possível identificar o contexto socio-histórico da família e os determinantes de suas práticas. Nesse sentido, buscar estratégias para a promoção da alimentação saudável e adequada para a família em seu ambiente poderá ser mais efetivo do que a busca de uma alimentação específica para cada um isoladamente.

Assim, o profissional de saúde, mesmo tendo um olhar voltado a um ciclo específico, como a puericultura ou a gerontologia, que apresenta extrema importância para atender às demandas decorrentes desse grupo, precisa ter habilidades tais que façam-no conseguir considerar um indivíduo inserido em um grupo familiar e social. Um bebê em situação de desmame pode ser reflexo de problemas de ordem econômica familiar entre seus adultos cuidadores, enquanto o abandono do idoso precisaria ser compreendido ao longo de toda a sua vida. Compreender as particularidades, potências e demandas de cada ciclo, inseridas em um cenário complexo, contribuirá, então, para a atenção em saúde mais qualificada.

REFERÊNCIAS

1. Ministério da Educação, Conselho Nacional de Educação. Parecer CNE-CES n. 1.133, de 7 de agosto de 2001. 2001;1-38. Disponível em: http://portal.mec.gov.br/index.php?option=com_content&view=article&id=12991. Acesso em: 16 jul 2019.
2. Silva KL. Promoção da saúde em espaços sociais da vida cotidiana. Universidade Federal de Minas Gerais, 2009. Disponível em: http://www.enf.ufmg.br/pos/defesas/362D.PDF. Acesso em: 16 jul 2019
3. Carvalho FFB de, Cohen SC, Akerman M. Refletindo sobre o instituído na Promoção da Saúde para problematizar "dogmas." Saúde em Debate. 2017;41(spe3):265-76. Disponível em: http://www.scielo.br/scielo.php?script=sci_arttext&pid=S0103=11042017000700265-&lng=pt&tlng-pt. Acesso em: 16 jul 2019.
4. Frota PS, Maria A, Maciel F, Braga M, Josefina M. Concepções de saúde em diferentes etapas do ciclo de vida. In: CBEN, (ed.). Congresso Brasileiro de Enfermagem. Fortaleza, Ce; 2009. p. 7873-5. Disponível em: http://www.abeneventos.com.br/anais_61cben/files/00000.pdf. Acesso em: 16 jul 2019.
5. Matida A. Por uma agenda global pós-Objetivos de Desenvolvimento do Milênio. Cien Saúde Colet. 2016;21(6):1939-46. Disponível em: http://www.scielo.br/scielo.php?script=sci_arttext&pid=S1413-81232016000601939&lng=pt&tlng=pt. Acesso em: 16 jul 2019.
6. Carnut L. Cuidado, integralidade e atenção primária: articulação essencial para refletir sobre o setor saúde no Brasil. Saúde em Debate. 2017 Dec;41(115):1177-86. Disponível em: http://www.scielo.br/scielo.php?script=sci_arttext&pid=S0103=11042017000401177-&lng=pt&tlng-pt. Acesso em: 18 jul 2018.
7. Azevedo E, Pelicioni MCF, Westphal MF. Práticas intersetoriais nas políticas públicas de promoção de saúde. Physis [Internet]. 2012 [cited 2019 Aug 20]; 22(4): 1333-1356. Disponível em: http://www.scielo.br/scielo.php?script=sci_arttext&pid=S0103-73312012000400005&lng=en.
8. Geniole LAI, Kodjaoglanian VL, Vieira CCA, Martins CC. Assistência de enfermagem por ciclos de vida. Campo Grande: UFMS, editor, 2011. 242 p.
9. Alwin DF. Integrating varieties of life course concepts. Journals of Gerontology – Series B Psychological Sciences and Social Sciences. 2012;Vol. 67 B:206-20.
10. Nicolau B, Marcenes W. How will a life course framework be used to tackle wider social determinants of health? Community Dent Oral Epidemiol. 2012;40(5):33-8. Disponível em: http://doi.wiley.com/10.1111/j.1600-0528.2012.00717.x. Acesso em: 16 jul 2019.
11. Faleiro JC, Giatti L, Barreto SM, Camelo LV, Griep RH, Guimarães J MN. et al . Posição socioeconômica no curso de vida e comportamentos de risco relacionados à saúde: ELSA-Brasil. Cad. Saúde Pública [Internet]. 2017 [cited 2019 Aug 20]; 33(3): e00017916. Disponível em: http://www.scielo.br/scielo.php?script=sci_arttext&pid=S0102-311X2017000305005&lng=en. Epub Apr 03, 2017.
12. Kuruvilla S, Sadana R, Montesinos EV, Beard J, Vasdeki JF, Araujo de Carvalho I, et al. A life-course approach to health: synergy with sustainable development goals. Bull World Health Organ. 2018;96(1):42-50. Disponível em: http://www.who.int/entity/bulletin/volumes/96/1/17-198358.pdf. Acesso em: 16 jul 2019.

13. Barea CV. Ciclos de vida. Ecologías y procesos enactivos. Comun y Medios. 2010;22:11-5. Disponível em: https://comunicacionymedios.uchile.cl/index.php/RCM/article/view/25637/26957. Acesso em: 18 jul 2018.
14. Victora CG, Aquino EM, Do Carmo Leal M, Monteiro CA, Barros FC, Szwarcwald CL. Maternal and child health in Brazil: Progress and challenges. Lancet. 2011;377(9780):1863-76. Disponível em: http://dx.doi.org/10.1016/S0140-6736(11)60138-4. Acesso em: 16 jul 2019.
15. Köhler L. Children's health in Europe – challenges for the next decades. Health Promot Int. 2017;(June):1-9. Disponível em: https://oup.silverchair-cdn.com/oup/backfile/Content_public/Journal/heapro/PAP/10.1093_heapro_dax023/1/dax023.pdf?Expires=1501021380&Signature=ZiyOo3eS-WAmRpmx~v9Oj4aTzTf-EyTbnENi3XpDEgWDBZ0mvn-4fClMg4h2Xs8JN-6XvL~jp0I3DAT7ZtCizSKakKoTv-eUS5qTP7eVnLdouIsHX.
16. Every Woman Every Child Movement. Estratégia global para a saúde das mulheres, das crianças e dos adolescentes (2016-2030). 2016. Disponível em: http://www.everywomaneverychild.org/wp-content/uploads/2017/10/EWEC_Global_Strategy_PT_inside_LogoOK2017_web.pdf. Acesso em: 14 jul 2018.
17. Andrade RD, Santos JS, Maia MAC, Mello DF de. Factors related to women's health in puerperium and repercussions on child health. Esc Anna Nery – Rev Enferm. 2015;19(1):181-6. Disponível em: http://www.gnresearch.org/doi/10.5935/1414-8145.20150025. Acesso em: 16 jul 2019.
18. Leandro-França C, Murta SG. Prevenção e promoção da saúde mental no envelhecimento: conceitos e intervenções. Psicol Ciência e Profissão. 2014;34(2):318-29.
19. Monteiro J, Pereira G, Introdu R. Concepções de saúde para idosos acompanhados em ambulatório de geriatria de uma instituição hospitalar. Soc Bras Psicol Hosp. 2015;18(2):111-28.
20. Birman J. Terceira idade, subjetivação e biopolítica. 2015;4:1267-82. Disponível em: http://dx.doi.org/10.1590/S0104-59702015000400007. Acesso em: 16 jul 2019.

PREFÁCIO

O livro *Alimentação e nutrição para o cuidado multiprofissional* é organizado por Ana Maria Cervato-Mancuso, Viviane Laudelino Vieira e Samantha Caesar de Andrade, nutricionistas como larga experiência na área de ensino, pesquisa e atendimento à Saúde da Comunidade. Ana Cervato, docente da Faculdade de Saúde Pública do Departamento de Nutrição desde 1992, coordenou o Curso de Nutrição por 5 anos, num momento de alta vulnerabilidade, quando o curso passou por grande reforma estrutural. Viviane e Samantha, nutricionistas do Centro de Saúde Escola Geraldo de Paula Souza da Faculdade de Saúde Pública (CSGPS-FSP), atuam no Centro de Referência de Alimentação e Nutrição (CRNutri) do CGSPS-FSP. As três coordenadoras, além do imenso trabalho de organizar o livro, escrevem vários capítulos, reafirmando a experiência e seus conhecimentos na área de nutrição.

O livro é organizado em sete partes, que são subdivididas em capítulos, perfazendo um total de 52. Os autores abordam com propriedade temas relevantes do indivíduo em suas diferentes fases da vida. O corpo humano é só um, com duas certezas no caminhar da vida: o nascimento e a morte. No que ele se transforma depende e dependerá de como ele é cuidado. É neste contexto que o livro apresenta seu conteúdo discutindo as principais questões entre alimentação e nutrição e o indivíduo e a sociedade.

Um tema tão abrangente como este torna-se impossível, em uma só obra, de se esgotar. Tem como eixo condutor a Alimentação e a Nutrição em seus múltiplos aspectos, levando em consideração suas necessidades e seus cuidados.

É neste contexto que os capítulos são escritos, trazem em seu bojo questões inovadoras para a área, como as práticas integrativas e complementares e a atenção à saúde, a interferência invisível e por vezes perigosa da mídia, da publicidade e do marketing sobre a alimentação e por consequência sobre a nutrição do indivíduo e da sociedade. Escrevem também sobre a cirurgia bariátrica e o vegetarianismo e suas interferências sobre a gravidez, o puerpério e o recém-nascido.

Na Parte I, denominada "Aspectos essenciais da alimentaçao e nutrição nos ciclos da vida", apresentam 12 temas: Nutrição e seus desafios conceituais; Aspectos biopsicossociais da alimentação; O ato de comer como prática social e política; Alimentação e prazer: escolhas, emoções e habilidades culinárias; Fontes de informação em nutrição; Educação alimentar e nutricional; Guias alimentares; Prevenção e controle da obesidade: fatores de risco e oportunidades de prevenção; Alergias alimentares; Práticas integrativas e complementares e a atenção à saúde; Práticas corporais como práticas de cuidado e alimentação; e Sustentabilidade.

Na Parte II, abordam temas sobre "Manejo nutricional ampliado nos primeiros anos de vida". Como capítulos, tem-se: A unicidade do organismo nos primeiros anos de vida; Manejo ampliado da amamentação: das políticas públicas à prática profissional; Deficiências nutricionais em lactentes; Defesa e proteção do aleitamento materno; Alimentação complementar: uma visão integral e sob novas perspectivas; Avaliação do crescimento; e Formação e atuação do profissional de saúde em aleitamento materno.

A seguir vem a Parte III, "Alimentação e nutrição: contexto para promoção da saúde das crianças", que discute temas hoje tão preocupantes para a sociedade e principalmente para os pais, como: O crescimento da criança; Alimentação na escola; Vulnerabilidade na infância e alimentação; A criança que não come; Prevenção da obesidade infantil; Jogos e brincadeiras; e Marketing e alimentação infantil.

Na Parte IV, "Alimentação na adolescência: muito além do valor nutricional", discutem esta fase do ciclo de vida destacando aspectos importantes que podem interferir no estado nutricional e na saúde, com os capítulos: Comer e beber na adolescência; Imagem corporal na adolescência; Ambiente alimentar; Alimentação fora de casa; Controle da obesidade na adolescência; Mídias sociais e alimentação; e Vegetarianismo: a adesão ao novo estilo de alimentação entre adolescentes.

Para expor os principais temas da "Gestação e puerpério: desafios atuais do cuidado nutricional" nessa fase da vida de grande vulnerabilidade, a Parte V possui capítulos como: Mudanças corporais e ganho de peso durante a gestação; Gravidez na adolescência: abordagem sociológica e psicossocial; Uso de suplementos na gestação; Cirurgia bariátrica: implicações para a gestante, o feto e a nutriz; Doenças comuns na gestação; Vegetarianismo; e A mulher no puerpério.

Na Parte VI, "Cuidado nutricional para adultos: ampliando o cenário da alimentação e nutrição", discutem sobre: Alimentação e vida urbana; Doenças crônicas e alimentação; Nutrição e atividade física; Alimentação do trabalhador; Autonomia no contexto das práticas alimentares; Alimentação e cultura; e O aconselhamento nutricional como possibilidade para ampliar o cuidado nutricional.

Finalmente, concluem com a parte sobre o envelhecimento, tão importante para a sociedade moderna com o aumento relevante da população acima dos 60 anos. Elas abordam: Qualidade de vida e idosos; Autocuidado, dependência e autonomia; Integralidade do cuidado à pessoa idosa em Cuidados Paliativos: do cuidado alimentar à sociabilidade e sentido de vida; Nutrição e doenças mentais; Resgate da cultura alimentar.

Para escrever uma obra como esta, as organizadoras recorreram a vários especialistas, que compuseram o corpo de autores e que, brilhantemente, discorreram sobre seus temas demonstrando *expertise* sobre eles.

Pela sua qualidade e abrangência de conteúdo, este livro servirá tanto para os profissionais da Saúde – nutricionistas, principalmente – como para estudantes de graduação em Nutrição, em Saúde Pública e nas demais áreas da saúde.

Profa. Dra. Ana Cristina d'Andretta Tanaka
Professora Titular do Departamento de Saúde, Ciclos de Vida e Sociedade (antigo Departamento de Saúde Materno-Infantil) da Faculdade de Saúde Pública da Universidade de São Paulo. Fez toda sua formação acadêmica na Universidade de São Paulo. Em 1980, obteve o título de Mestre, e o de Doutora, em 1987, ambos em Saúde Pública pela Faculdade de Saúde Pública-USP. Fez a Livre-Docência na especialidade Saúde da Mulher pelo Departamento de Saúde Materno-Infantil da Faculdade de Saúde Pública-USP em 1994. Em 2003, obteve, após concurso público, o título de Professora na área de Saúde da Mulher. Desenvolveu estudos e pesquisa na área de Saúde da Mulher em Risco Gravídico, Morbidade Materna, Morbidade Feminina, Envelhescência e Envelhecimento. Formou 39 mestres e doutores e orientou formalmente 15 alunos de iniciação científica, além de um número grande de alunos de graduação orientado informalmente. Lecionou na Graduação em Nutrição desde 1976. Foi coordenadora e orientadora do Programa Minter e Dinter com a Universidade de Caxias do Sul e orientadora da Universidade Federal do Acre e da Faculdade de Saúde Pública da USP. Foi Diretora do Centro de Saúde Escola Geraldo de Paula Souza, Faculdade de Saúde Pública da USP, por 8 anos. Após 43 anos dedicados ao ensino e à pesquisa universitária, em 2017, aposentou-se.

PARTE I

ASPECTOS ESSENCIAIS DA ALIMENTAÇÃO E NUTRIÇÃO NOS CICLOS DA VIDA

Capítulo 1
NUTRIÇÃO E SEUS DESAFIOS CONCEITUAIS

Ana Maria Cervato-Mancuso
Alexandra Pava-Cárdenas

INTRODUÇÃO

A organização da prática do profissional de saúde para o cuidado nutricional de indivíduos e de populações precisa ser estruturada, de modo a incorporar os recentes avanços do conhecimento científico. No entanto, além de uma formação profissional adequada e comprometida, é fundamental entender o cenário dos mecanismos de produção e reprodução desses avanços, organizando, assim, uma leitura mais aprimorada que forneça elementos para a criação de estratégias de atuação. Nesse contexto, serão abordadas algumas discussões nacionais e internacionais sobre as perspectivas da nutrição, do campo da alimentação e nutrição e da abordagem multidisciplinar.

LOCALIZAÇÃO E RECONHECIMENTO DAS TENSÕES QUE ENQUADRAM A NUTRIÇÃO

Entre as possibilidades contemporâneas fornecidas pela *web*, de ampla disseminação e acesso à informação para um público global, a Wikipédia define a nutrição a partir de duas abordagens. A primeira está relacionada ao conceito dentro da ciência, ou seja, Nutrição como "o estudo das relações entre os alimentos ingeridos e a doença" e pode, ainda, "ser considerada como a relação entre esses alimentos e o bem-estar". Na segunda abordagem, a nutrição é descrita como "um processo biológico em que os organismos – no caso o ser humano – utilizam os alimentos para assimilar nutrientes para suas funções vitais". Verifica-se que, como processo biológico, o foco está nos nutrientes, mas ao mencionar "bem-estar" ou "alimentos" incorpora outros objetos e processos no escopo do seu "estudo", ou seja, há outros fenômenos a serem estudados, além dos nutrientes.

Por outro lado, em uma perspectiva ligada à reflexão teórica, uma das possibilidades é entender a nutrição desde o conceito de campo, proposto por Pierre Bourdieu.[1] Esse conceito corresponde a um mundo social relativamente autônomo, composto por um poder temporal, político, relacionado com as instituições e um poder específico, que pertence ao prestígio.[2] Bosi e Prado, ao conjugarem esse conceito com a nutrição, no cenário da saúde coletiva, preocupadas por entender o assunto da constituição, da identidade e das relações, chegam à conclusão de que se trata do campo da alimentação e nutrição.[3]

Elas destacam que, com o uso de taxonomias que misturam dimensões epistemológicas diferentes, quando se entende a nutrição como um campo, se reduz a profissionalização, formação de pesquisadores, geração de conhecimento e conjunto de práticas em função apenas da cientificidade da racionalidade. Dessa forma, a nutrição como ciência seria derivada apenas do método experimental de tradição principalmente quantitativa, neutralizando, assim, a subjetividade dos processos que envolvem o ato de comer e as relações humanas das práticas alimentares, incluindo o caráter histórico, social, cultural e psicoafetivo presente na alimentação. Além disso, na lógica e terminologia de ações incorporadas pelas instituições se inclui permanentemente o termo alimentação.[2]

O cuidado nutricional praticado pelos profissionais de saúde está, em parte, subordinado às leis do campo, dentro das quais está implícito o capital científico que pode ser gerado e circular nas diferentes dimensões do campo. Entre os objetivos do campo está atingir o nível de transformação na dimensão das políticas públicas, sendo o capital científico uma parte dos subsídios para a tomada de decisões. As políticas públicas são sistematicamente orientadoras do processo alimentar, abarcando, por exemplo, os guias alimentares e a inclusão desse tema no sistema educacional. Assim, o capital científico como gerador de conhecimentos pode incidir nos conteúdos das políticas e das disciplinas presentes no desenvolvimento de competências dos diversos profissionais.

As condições de produção do conhecimento científico não são neutras, assim como também não são as ações do Estado, como nas políticas públicas.[4] Nesse sentido, a escolha do referencial teórico para a prática profissional também não será. Uma revisão bibliográfica simples sobre determinado tema pode não estar em consonância com a necessidade e prioridade da política atual ou mesmo com a necessidade para uma prática profissional. Assim, toda "novidade" ou "inovação" deve ser analisada com cautela pelo profissional, considerando os debates internos do campo à luz dos antecedentes que compõem a constituição do campo.

O conhecimento científico tem, historicamente, alavancado as políticas, mas elas são estabelecidas de modo formal em outro cenário, o campo político, que tem outros atores envolvidos, agentes, o que significa outras formas de poder, prestígio e tipos de capital.[4] Alguns estudos apontam que, a partir de 2003, o combate à fome e a segurança alimentar e nutricional foram retomados na agenda governamental, e a participação da sociedade civil na formulação e implementação de políticas públicas federais assumiu um lugar estratégico.[5] Esse modelo tem se institucionalizado, e as políticas relacionadas à nutrição, organizadas na esfera do governo, são reflexo das ações tanto da comunidade científica como da sociedade civil.

Burlandy destaca que a atuação da sociedade civil no campo da alimentação e nutrição colaborou efetivamente em diferentes formas (movimentos, campanhas, organizações de âmbito comunitário, nacional e internacional) na consolidação das principais políticas atuais. Uma das políticas referidas pela pesquisadora pertence ao setor saúde (Política Nacional de Alimentação e Nutrição – PNAN) do Ministério da Saúde. A outra é considerada suprassetorial, denominada Política Nacional de Segurança Alimentar e Nutricional (PNSAN).[5]

Historicamente, a produção científica resultou em distorções das questões alimentares. As práticas alimentares focadas no cuidado permanente em manter na alimentação o equilíbrio de nutrientes levou a um consumo racional em detrimento do prazer de comer e dos valores com que a alimentação marca o convívio social a ela associado.[6] As práticas alimentares "racionalizadas", segundo Viana et al., sinalizam preocupações centradas no conhecimento científico que, por se acomodar muito bem na lógica do processo de verificação de verdades proposto pelo método (científico-positivista), reduz a relação entre valor nutricional do alimento e saúde como única causalidade, subtraindo os componentes socioculturais das comidas e da comensalidade.[6]

Uchimura e Bosi (2003)[7] destacam que, no início da década de 1990, verificou-se o esvaziamento da preocupação com a problemática alimentar na agenda estatal e a extinção progressiva de todos os programas de alimentação e nutrição de âmbito nacional.[7] As ações no campo da alimentação e nutrição desenvolvidas até o ano de 2003 não apresentaram originalidade ou inovação, se comparadas àquelas que as antecederam.[7] Em 2004, por outro lado, surge o processo para a construção da "Estratégia Global sobre Alimentação Saudável, Atividade Física e Saúde", tendo por objetivo a prevenção e o controle das doenças crônicas não transmissíveis, na Assembleia Mundial de Saúde. A partir de então, o conceito de "alimentação saudável" passou a ser um dos novos paradigmas do campo da nutrição nesses primórdios do século XXI. No Brasil, as estratégias para a adoção de uma "alimentação saudável" foram imediatamente incorporadas pelo Ministério da Saúde e estão sendo difundidas a partir de diversas publicações e outros mecanismos de divulgação.[8]

Apesar dos grandes avanços, as práticas alimentares nos últimos 25 anos ainda não estão adequadas às recomendações dos diversos estudos no campo. Fatores como a regulação da rotulagem e da propaganda de alimentos, o desenvolvimento de guias alimentares e das várias campanhas governamentais, tanto nacionais como internacionais, e a reformulação do papel da indústria, são fatores cruciais para facilitar comportamentos alimentares positivos, ou seja, em consonância com o capital científico. Entretanto, outros elementos como a introdução de novos produtos alimentícios e a função dos alimentos na sociedade, incluindo a prática alimentar como uma opção política, revelam a complexidade da análise dessas práticas. Estudos sobre o comportamento alimentar têm sido fundamentais para essa compreensão.[9]

No que se refere às questões socioeconômicas, ainda há barreiras importantes como a informação confusa e inconsistente difundida pela mídia e o foco no nutriente em detrimento da dieta como um todo.[10]

A NOVA NUTRIÇÃO: PROJEÇÕES PARA O GANHO DE MAIOR AUTONOMIA DO CAMPO

A revista *Nutrition Public Health* publicou, em 2005, um número especial para apresentar o resultado de um projeto apoiado pela International Union of Nutritional Sciences (IUNS), de pesquisadores da área de nutrição. O documento denominado Giessen Declaration (Declaração de Giessen) subsidiou o projeto "The New Nutrition Science". A proposta é combinar conceitos anteriormente discutidos como *wholesome nutrition*, *nutrition ecology* e *sustainable nutrition* em um único conceito, com abordagem e escopo globais.[10,11] Essa declaração definiu nutrição como uma ciência social, econômica, ambiental, biológica e comportamental.[12]

No âmbito internacional, Leitzmann, dez anos após a publicação do número da revista, destaca que a adoção desse conceito da nova nutrição e a sua definição de ciência têm sido adotadas por governos nacionais e organizações. Em texto sobre isso declara, ainda, como uma visão de futuro da nutrição, que sete fatores possibilitarão um mundo melhor: a real democracia, a educação humanística, *fair trading* (comércio justo), a existência de energia renovável, fazendas com modo de produção orgânica, uma nutrição baseada em plantas e um jeito de viver prudente.[10]

De acordo com Nunes (2011), no Brasil, delimita-se claramente o campo da alimentação e nutrição com legitimação e institucionalização, ao contar com um avançado capital científico, autonomia institucional na forma de cursos, publicações, revistas e congressos.[13] No caso dos cursos de pós-graduação em Nutrição, há uma natureza multidisciplinar, a começar pelo fato de seus ingressantes serem profissionais de saúde de diferentes origens e da diversidade de seus temas de interesses.[14]

Seguindo a nomenclatura da Capes, a área de Nutrição aumentou significativamente sua produção intelectual entre 2011-2016. Até 2011, os programas da área de nutrição estavam agrupados na área de Medicina II, na qual funcionavam como uma área básica. Em junho de 2011, a área de nutrição foi oficialmente criada como campo científico composto por saberes e conhecimentos em nutrição clínica, nutrição básica e experimental, ciência e tecnologia de alimentos aplicadas à saúde, alimentação e nutrição em saúde coletiva e ciências humanas e sociais em alimentação e nutrição. Assim, para 2016, existiam 32 programas de pós-graduação em funcionamento.[15]

Exatamente por ser multidisciplinar, outros profissionais atuam no campo, em especial quando se voltam para a produção de conhecimentos e saberes, sejam eles oriundos da esfera de formação nas ciências da vida (saúde, biológicas e agrárias), nas ciências da natureza (ciências exatas e da terra, engenharias e ciências da computação) ou nas humanidades (ciências humanas, ciências sociais aplicadas, bem como linguística, letras e artes).[16] A enfermagem, por exemplo, reconhece que deve cooperar como membro da equipe de saúde em relação à nutrição do paciente. E pesquisadores sugerem que existe a necessidade da realização de pesquisas visando ao aprimoramento do ensino em nutrição durante a graduação desses profissionais, pois os conhecimentos em nutrição serão úteis na prática profissional.[17]

Consequentemente, novos desafios estão sendo apontados por pesquisadores. A ciência da nutrição precisa buscar ativamente e adotar o acréscimo de novos conceitos inovadores para estudar de forma adequada os efeitos da nutrição na manutenção da saúde e prevenção de doenças na vida real, em colaboração com outras disciplinas relevantes.[18] Um dos componentes do conjunto de condições e serviços necessários à prevenção de doenças, promoção, manutenção e recuperação da saúde e, consequentemente, melhoria da qualidade de vida de todos os brasileiros é o caráter multidisciplinar como premissa do papel dos profissionais do campo da alimentação e nutrição em saúde coletiva para a garantia do direito humano à alimentação saudável.[8]

A declaração de Giessen apoia o trabalho de muitos em adotar uma visão nova e mais holística dos processos interdependentes e complexos envolvidos nos padrões alimentares humanos. Essa visão da nutrição adota uma abordagem de sistemas integrados para conectar a compreensão, a motivação e as habilidades individuais com fatores ecológicos, como cultura e ambiente físico, combinados a impactos adicionais de políticas públicas relacionadas a esses fatores que moldam o sistema de produção e de abastecimento de alimentos.[19]

De fato, a incorporação da dimensão ecológica relacionada à nutrição tem como vantagem para o profissional da nutrição dimensionar seu campo de pensamento e ação, não somente com os conceitos de meio ambiente e saúde, mas procurando ampliar os panoramas frente aos determinantes da alimentação e da nutrição.[12] Cadavid e Giraldo (2016) reforçam que essa abordagem oferece a possibilidade de estimular esse olhar mais holístico das realidades nutricionais do mundo, compreender quais são os desafios reais e qual o papel dos profissionais da área nesses contextos. Nela está incluída, além da tríade biológico-social e ambiental, a busca em compreender o processo nutricional com questões mais do que individuais e de saúde, englobando as dimensões dos determinantes sociais, políticos, econômicos, históricos, culturais e ambientais.[12]

A ciência da nutrição pode ser compreendida atualmente como o "estudo de sistemas alimentares, alimentos e bebidas e seus nutrientes e outros constituintes; e de suas interações dentro e entre todos os sistemas biológicos, sociais e ambientais relevantes".[20] A Figura 1 mostra a ciência da Nutrição com essa nova perspectiva.

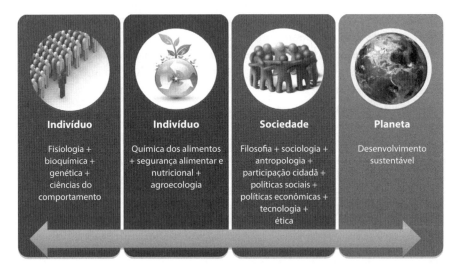

Figura 1 A complexidade atual da ciência da Nutrição como ciência social, econômica, ambiental, biológica e comportamental.

Os desafios estão em ganhar anos de vida saudável, prevenir doenças multifatoriais e multimorbidade, desenhar estratégias de nutrição personalizadas e de saúde coletiva, fornecer dietas saudáveis e seguras, mas também realizar segurança alimentar e nutricional, bem como trabalhar em um sistema alimentar sustentável. Novos métodos de pesquisa serão necessários para responder a essas questões, especialmente em colaboração com outras disciplinas. Consequentemente, será necessário se adaptar ao novo contexto social e revisitar delineamentos de pesquisa, assim como sua estrutura de organização e de financiamento.[21] Tudo isso precisa do desenvolvimento de teorias próprias do campo, que sejam capazes de contemplar os aspectos complexos da práxis da ciência em si.[22]

Os profissionais de saúde, que trabalham com a complexidade humana e a sua interação, tendem a ver o conhecimento apenas como aquilo cientificamente comprovado e, muitas vezes, desprezam o senso comum, o modo como as pessoas comuns vivem, entendem e explicam o mundo – o saber popular –, criando abismos epistemológicos questionáveis. Entretanto, e especialmente nas questões alimentares, faz-se necessário que o profissional da saúde avance e valorize isso dentro das teorias, sob um prisma filosófico, para que, a partir dos dois conhecimentos existentes, novos conhecimentos possam ser construídos, levando a ciência para a realidade de cada comunidade, sem adotar uma postura de arrogância cientificista. As experiências de vida de cada comunidade estimulam a resolução dos problemas enfrentados por elas por meio de opções diversas. Assim, as pessoas são capazes de produzir saberes, organizar e sistematizar pensamentos sobre a sociedade e, dessa forma, fazer uma interpretação que contribui para seu questionamento científico.[23]

A nova pesquisa em nutrição deverá focar as práticas alimentares, explicar os valores de saúde dos participantes e envolver os participantes na articulação de seus valores, bem como nos resultados comuns de saúde. Constituir narrativas convincentes sobre como a ciência da nutrição ajuda a obter uma melhor compreensão da interação entre hábitos alimentares, alimentos, qualidade de vida e saúde implica mudança na prática da pesquisa e na tradução de seus resultados. Para tanto, outras disciplinas precisam ser envolvidas como cocriadoras dessa nova ciência, além da inclusão de novos colaboradores não acadêmicos, como as organizações de pacientes e de consumidores. Assim, os pesquisadores desse campo terão maior credibilidade se tiverem uma retórica humilde e dividirem o comando das pesquisas e da produção e comunicação dos novos conhecimentos.[21]

CONSIDERAÇÕES FINAIS

Considerando o exposto, é possível verificar que nortear as ações profissionais baseadas somente nos aspectos biológicos é uma ação limitada e reducionista do cuidado nutricional. Esse cuidado deve emergir de um cruzamento de conhecimentos oriundos de diferentes ciências, com especial atenção às ciências humanas e sociais e às ciências da saúde. O resultado será a construção compartilhada de ações dinâmicas, significantes e viáveis a cada indivíduo ou grupo populacional.

Os componentes nutricionais dos alimentos e suas necessidades fisiológicas em diálogo com outras abordagens disciplinares da alimentação possibilitam um processo de cuidado mais compreensivo. Ou seja, a interdisciplinaridade, mais do que a multidisciplinaridade, deve estar presente, tanto para identificar as necessidades de mudanças como na proposta de intervenção e de monitoramento.

Reflexões sobre o campo da alimentação e nutrição e sobre seu objeto de estudo mostram um espaço em disputa que está se consolidando como uma nova nutrição que inclui outras dimensões das questões alimentares. Essa complexidade resulta na busca de novas abordagens investigativas, que além de fornecer conhecimentos precisam consolidar teorias. Consequentemente, uma mudança do papel da alimentação nas políticas públicas será inevitável, pois implicará ações públicas intersetoriais.

A implementação do cuidado deve estar respaldada pelo conhecimento científico disponível, em consonância e parceria com os indivíduos e a população envolvida. Essa parceria resulta de um compartilhamento de saberes, de modo a elaborar um processo de cuidado reflexivo, tanto do profissional como dos sujeitos que passam a ser incluídos no seu autocuidado.

As transformações que vêm sendo propostas indicam possíveis necessidades de alterações na formação dos profissionais de saúde e de seu aprimoramento profissional. Acompanhar e apoiar esse debate torna-se fundamental para a definição dos referenciais, tanto teóricos como políticos e técnicos na organização da prática profissional.

REFERÊNCIAS

1. Bourdieu P. A gênese dos conceitos de habitus e de campo. In: Bourdieu P. O poder simbólico. Rio de Janeiro: Bertrand Brasil; 2003. p. 59-73.
2. Prado SD, Bosi MLM, Carvalho MCVS, Gugelmin SA, Silva JK, Delmaschio KL. A pesquisa sobre alimentação no Brasil: sustentando a autonomia do campo Alimentação e Nutrição. Cien Saude Colet . 2011;16(1):107-19.
3. Bosi MLM, Prado SD. Alimentação e nutrição em saúde coletiva: constituição, contornos e estatuto científico. Cien Saude Colet. 2011;16(1):7-17.
4. Bourdieu P. Meditações Pascalianas. Rio de Janeiro: Betrand Brasil; 2001.
5. Burlandy L. A atuação da sociedade civil na construção do campo da alimentação e nutrição no Brasil: elementos para reflexão. Cien Saude Colet. 2011;16(1):63-72.
6. Viana MR, Neves AS, Camargo Junior KR, Prado SD, Mendonça ALO. A racionalidade nutricional e sua influência na medicalização da comida no Brasil. Cien Saude Colet. 2017;22(2): 447-56.
7. Uchimura KY, Bosi MLM. Programas de comercialização de alimentos: uma análise das modalidades de intervenção em interface com a cidadania. Rev Nutr. 2003;16(4):387-97.
8. Vasconcelos FAG. A ciência da nutrição em trânsito: da nutrição e dietética à nutrigenômica. Rev Nutr. 2010;23(6):935-45.
9. Haresign R, Stanner S, Lennox A, Mathers JC, Williams CM, Buttriss JL. Nutrition science – past, present and future. Nutr Bull. 2016;41(3):290-5.
10. Leitzmann C. Whole new concepts of nutrition. Eur J Clin Nutr. 2017;72(10):1-3.
11. Cannon G, Leitzmann C. The new nutrition science project. Public Health Nutr. 2005;8(6a):5-12.
12. Cadavid Castro MA, Giraldo Londoño LF. Perspectivas del pensamiento ecológico que han influenciado el campo alimentario y nutricional. Perspect en Nutr Humana. 2016;18(2).

13. Nunes ED. Espaços (inter)disciplinares: Alimentação/Nutrição/Saúde/Saúde Coletiva (Inter). Cien Saude Colet. 2011;16(1):18-30.
14. Pinho L, Martelli-Júnior H, Oliveira EA, Reis D, Martelli B. Scientific production of researchers in the Nutrition field with productivity fellowships from the National Council for Scientific and Technological Development. Rev Nutr. 2017;30(6):681-90.
15. Silva AEL, Santos SMC. Relatório de Avaliação Quadrienal 2017 Nutrição. Brasilia, DF: Ministério da Educação/Capes; 2017.
16. Kac G, Proença RPC, Prado SD. A criação da área nutrição na Capes. Rev Nutr. 2011;24(6): 905-16.
17. Feresin C, Sonzogno MC. Reflexões sobre a inserção da disciplina de nutrição na formação do enfermeiro. Rev Latino-am Enferm. 2007;15(6).
18. Negri ST De, Amestoy SC, Heck RM. Reflexões sobre a história da nutrição: do florescimento da profissão ao contexto atual da formação. Rev Context Saúde. 2017;17(32):75-84.
19. Briggs M. A new philosophy for nutrition education. Disponível em: https://www.ecoliteracy.org/article/new-philosophy-nutrition-education#. Acesso em: 29 jul 2019.
20. Beauman C, Cannon G, Elmadfa I, Glasauer P, Hoffmann I, Keller M, et al. The principles, definition and dimensions of the new nutrition science. Public Health Nutr. 2005;8(6a):783-6.
21. Penders B, Wolters A, Feskens EF, Brouns F, Huber M, Maeckelberghe ELM, et al. Capable and credible? Challenging nutrition science. Eur J Nutr. 2017;56(6):2009-12.
22. Buchanan D. Two models for defining the relationship between theory and practice in nutrition education: is the scientific method meeting our needs? J Nutr Educ Behav. 2004;36(3):146-54.
23. Rios ERG, Franchi KMB, Silva RM, Amorim RF, Costa NC. Senso comum, ciência e filosofia: elo dos saberes necessários à promoção da saúde. Cien Saude Colet. 2007;12(2):501-9.

Capítulo 2

ASPECTOS BIOPSICOSSOCIAIS DA ALIMENTAÇÃO

Irene Coutinho de Macedo
Marselle Bevilacqua Amadio
Tatiane Vanessa de Oliveira

INTRODUÇÃO

A alimentação deve ser compreendida como um fenômeno complexo, no qual estão englobados aspectos biológicos, psicológicos e sociais que permeiam decisões como o que, quanto, quando, com quem, como e onde comer.[1] A alimentação não é apenas dotada de características físicas, químicas ou biológicas, mas também uma fonte de gratificações emocionais e um meio de expressar os valores e as relações em uma sociedade.[2,3]

Assim, este texto se propõe a discutir os aspectos da alimentação organizados em biológicos (fisiológicos, patológicos e genéticos), psicológicos (influência dos outros, personalidade, humor, apetite e emoções) e sociais, com suas devidas segmentações, tal como ilustrado na Figura 1.

ASPECTOS BIOLÓGICOS

Os aspectos biológicos são subdivididos em componentes fisiológicos, patológicos e genéticos; e a idade, o gênero, as necessidades nutricionais e o estado emocional irão, muitas vezes, determinar a quantidade e a qualidade da alimentação a ser consumida, moldando o comportamento alimentar.[4]

Os componentes fisiológicos estão associados ao funcionamento do organismo e às múltiplas funções mecânicas, físicas e bioquímicas, bem como as respostas às influências do meio. Os mecanismos relacionados à alimentação podem ser divididos em pré-ingestão (busca, seleção, aquisição, preparo do alimento e aspectos sensoriais que estimulam ou induzem a escolha alimentar) e em pós-ingestão (sinais internos como os gastrintestinais, metabólicos e neuroendócrinos). Ambos, pré e pós-ingestão, determinam o começo e o fim do processo de se alimentar e são influenciados pelos determinantes psicossociais.[5]

Aspectos biopsicossociais da alimentação

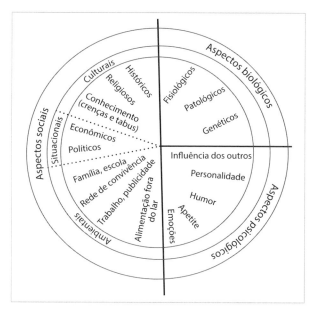

Figura 1 Aspectos biológicos, psicológicos e sociais da alimentação.

Os mecanismos pré-ingestão são influenciados de acordo com o gênero e a idade do indivíduo, ou seja, em cada ciclo da vida existem preferências alimentares e necessidades nutricionais específicas para o crescimento, desenvolvimento e manutenção da vida. No entanto, essas preferências e necessidades não se restringem apenas ao papel relacionado à manutenção da vida, mas sim ao prazer e às sensações que a alimentação pode proporcionar, decorrentes do tipo de alimento consumido, dos nutrientes presentes, dos aspectos pessoais e sensoriais (paladar, olfato, tato e visão) que influenciam na escolha alimentar.[5,6]

O sabor é considerado a soma do paladar e do olfato. O olfato é diferente entre os indivíduos e, na medida em que os diversos alimentos emanam cheiros, a memória afetiva e as sensações específicas de cada um é diferente. O aroma do alimento pode estimular a escolha e despertar o prazer no ato da alimentação ou, associado a uma memória afetiva negativa, pode criar a repulsa pelo alimento. Da mesma forma, o visual do prato pode influenciar as escolhas, uma vez que refeições coloridas e com boa apresentação tornam o prato mais atrativo.[5,7]

Os mecanismos pós-ingestão são responsáveis pelo controle da fome e da saciedade e podem ser confundidos com os termos apetite e saciação, sendo importante fazer a distinção dessas terminologias.

A **fome** está relacionada com a necessidade do organismo de receber alimento (nutrientes) e é responsiva aos aspectos fisiológicos e/ou patológicos. Já o

apetite se refere ao desejo de um determinado alimento e à vontade de se alimentar, sendo estreitamente vinculado às emoções.[8,9]

A **saciedade** está fortemente conectada aos aspectos físicos e hormonais. No decorrer da refeição, os mecanismos de absorção de nutrientes amplificam sua potência e sinalizam o momento em que uma pessoa deve parar de se alimentar e o tempo que levará para apresentar fome novamente. E a **saciação** é entendida como o ato de parar a refeição, que é estabelecido não somente pelos aspectos fisiológicos, mas, principalmente, pelo sentimento de satisfação plena proporcionado pela alimentação na qual se observa o atendimento aos desejos, à vontade e ao prazer de comer.[8]

A busca pela alimentação ou a ingestão de um alimento, no contexto fisiológico, é iniciada após a percepção da fome, e a ingestão termina quando a sensação de saciedade é alcançada.

Variações da fome são observadas nas diferentes etapas do ciclo reprodutivo, período gestacional, lactação, situações patológicas, fases da vida e gênero. Diversos sistemas participam da regulação da fome e da saciedade, entre eles destacam-se os sensoriais, o trato gastrintestinal e glândulas anexas, tecido adiposo e o cérebro (hipotálamo). O hipotálamo é o principal responsável pelo controle da fome e da saciedade, sendo capaz de estimular a fome em situações de jejum ou privação alimentar e a saciedade em momentos de oferta energética.[8,9]

Após uma refeição, o trato gastrintestinal gera estímulos hormonais que resultam na cessação da refeição e no controle da duração da saciedade. A intensidade de resposta da saciedade é correspondente ao intervalo entre refeições, à quantidade de alimento consumido, ao tipo de alimento e nutriente presente na refeição.[5,8] Após a absorção dos nutrientes, os responsáveis pelos sinais tardios da saciedade e a duração desta são os hormônios insulina e leptina.[8,9] A Figura 2 representa as conexões entre o ato de se alimentar e a regulação da fome e do apetite pela saciação e saciedade.

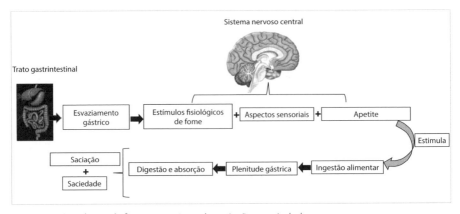

Figura 2 Regulação da fome e apetite pela saciação e saciedade.

Ainda como aspectos biológicos, estão as condições patológicas inerentes à vida humana. Situações de doenças e desordens podem demandar a necessidade de alterações de consistência dos alimentos, restrições de alimentos ou de nutrientes. Essas modificações na dieta habitual dos indivíduos podem impactar a aceitação ou consumo alimentar.[5] Para cada uma das situações patológicas, os indivíduos podem necessitar de alterações específicas e individualizadas que poderão ser temporárias ou permanentes, com vistas a melhorar as condições de saúde e a qualidade de vida.

Além da fisiologia e da patologia, a nutrição engloba os aspectos de biologia molecular e genética, pois há evidências de que a dieta e seus componentes ativos modificam a expressão gênica de maneira constante e dinâmica e interferem de forma bastante significativa nos sinais que regulam a ingestão alimentar (fome e saciedade), as vias metabólicas e as reações que controlam a homeostase do organismo.[10,11]

ASPECTOS PSICOLÓGICOS

Na alimentação, as escolhas e preferências alimentares também estão associadas ao prazer, ao sabor dos alimentos, às atitudes aprendidas desde muito cedo na família, às memórias positivas e negativas e a diversos outros fatores psicológicos.[12]

De acordo com o behaviorismo, o comportamento humano se manifesta por meio de atos, gestos, palavras, expressões, realizações, atitudes ou qualquer reação a estímulos do meio ambiente, sendo aprendido a partir dos condicionamentos induzidos por fatores extrínsecos à personalidade. Assim, cada pessoa é resultante de tudo aquilo que foi ensinado a partir de estímulos que sofreu e das reações que emitiu para adaptar-se ao ambiente ao qual foi submetida.[13]

Há uma complexa ligação entre comida, emoção e comportamentos, e assim, muitas vezes, a quantidade e a qualidade do que se come estão associadas aos estímulos de vontade (apetite) e não aos estímulos fisiológicos (fome). Muitas vezes a alimentação é utilizada para compensar emoções negativas em busca de sensações positivas, de prazer e satisfação emocional, carregando lembranças e memórias. Com a intenção de melhorar o estado de humor negativo e aliviar situações de estresse, as pessoas tendem a diminuir o consumo de alimentos tradicionais e/ou aumentar o consumo de *fast-food* ou *snacks* e, ainda, buscar alimentos específicos, ricos em carboidratos simples (doces) e em gorduras, muitas vezes de forma compulsiva.[14]

Outros fatores como o humor, a ansiedade, o estresse e a personalidade também podem influenciar o comportamento alimentar. É comum pessoas com comportamento disfuncional apresentarem alterações afetivas, com queixas sobre o sono, a falta de energia e alterações de apetite.

As alterações de comportamento alimentar apresentam influências de uma grande variedade de aspectos e são extremamente complexas, o que justifica a importância de entender o que está acontecendo com cada indivíduo, seu estado emocional, suas influências e, assim, propor mudanças que respeitem o prazer da alimentação.

ASPECTOS SOCIAIS

Os aspectos sociais estão apresentados em culturais, situacionais e ambientais.

Aspectos culturais

A alimentação pode ser compreendida como um ato social que faz com que sejam produzidos diversos sistemas alimentares impactados por fatores de ordem ecológica, cultural, histórica, social e econômica. Esses fatores, incluindo religião, classe social, renda, nível de escolaridade, acesso e disponibilidade de alimentos e suas interações são aspectos relacionados ao comedor e vão determinar as escolhas alimentares.[4,15]

A partir do estudo da humanidade é possível identificar diversos aspectos históricos relacionados à alimentação que, ainda hoje, determinam escolhas alimentares. O domínio do fogo permitiu uma ampliação de recursos alimentares de origem vegetal, além do preparo de carnes assadas, o que melhorou o aspecto sensorial e também a qualidade sanitária da alimentação. O fogo, ainda, favoreceu a comensalidade, ou seja, o hábito de fazer refeições em grupo.[16]

Nas primeiras civilizações foram documentados os rituais das refeições bem como as regras dietéticas como expressão da religiosidade, nas quais são descritas as regras alimentares que podem envolver alterações temporárias, como a alimentação no período de quaresma ou jejum ou, ainda, estabelecer proibições permanentes, como a exclusão de alimentos considerados impuros ou a mistura e combinação entre eles.[3,17]

A partilha do alimento e a preocupação em alimentar as pessoas que passam fome, proteger o pobre e amparar o debilitado têm sido práticas comuns em diferentes religiões no Brasil como símbolo do reconhecimento e merecimento divino para tal atitude. Rituais do candomblé e outras religiões africanas cultuam divindades que têm características muito humanas e, como tal, gostam de comer bem. Assim, são preparados alimentos e banquetes a fim de estabelecer uma relação entre o mundo humano e o sobrenatural.[18]

Outro aspecto cultural a ser considerado no estudo da alimentação é o conhecimento de que os indivíduos dispõem sobre a alimentação, seja ele científico ou popular expresso por mitos, crenças e tabus e que também determinam, em certa medida, o comportamento alimentar.[4,15]

O sistema de crenças e valores, existentes em qualquer cultura, está relacionado a um consumo alimentar que produza um efeito benéfico para a saúde que, muitas vezes, é expresso como: "comer isso faz bem para aquilo". Já os tabus alimentares são proibições categóricas, que podem ser permanentes ou temporárias, manifestadas em determinados períodos fisiológicos ou estados patológicos em uma determinada cultura, especialmente para os períodos de gestação ou lactação.[19]

Hábitos alimentares estabelecidos a partir de crenças e tabus são difíceis de serem alterados, pois estão ligados ao emocional, ao abstrato e à história das pessoas. No entanto, eles não são estáticos, se modificam e são incorporados à alimentação a partir de novas interpretações na produção de conhecimentos.[19]

A escolaridade é considerada como um elemento que favorece o acesso a mais informações e, via de regra, maior possibilidade de escolhas alimentares a partir do que se conhece sobre a alimentação. Considerando a associação positiva entre a escolaridade e a renda, presume-se que a população mais escolarizada tenha acesso a alimentos mais variados e de melhor qualidade. Entretanto, por mais importante que seja o conhecimento e o acesso às informações, esse fator não é determinante para escolhas isentas de influências sociais.[20]

Aspectos situacionais

Dentre os aspectos sociais da alimentação, o território geográfico é considerado como forma de identidade alimentar de uma região. Os pratos regionais, as receitas e a cozinha estão relacionados aos recursos locais, às características do clima e do solo, às formas de produção, à agricultura, à pecuária e também ao armazenamento e ao comércio de alimentos. No decorrer da história, processos migratórios e o aumento da mobilidade ao redor do mundo têm favorecido a expansão de hábitos e gostos culinários, quando os produtos locais e as técnicas de preparo de uma determinada região podem ganhar novas formas e ingredientes.[21]

No contexto econômico, os gastos com alimentos estão diretamente relacionados ao poder aquisitivo de uma determinada classe. À medida que os recursos financeiros estão mais disponíveis, observa-se uma tendência de compra de alimentos de melhor qualidade e maior variedade pelas classes econômicas mais altas quando comparadas às de poder aquisitivo mais baixo.[2,17,20] Essa relação já era observada na Idade Média, em que as camadas dominantes da sociedade manifestavam sua superioridade por meio do luxo e da ostentação alimentar.

Nos aspectos situacionais, as decisões do consumo alimentar extrapolam os individuais e culturais e caem no campo das decisões políticas, que interferem desde a produção agrícola, distribuição de alimentos, construção de novos mercados, inovações tecnológicas e tentativa de criar condições de melhoras nutricionais para a população.[21] A relação entre consumo alimentar e a política é também observada nos discursos e movimentos sociais que abordam propostas de soluções para enfrentamento dos problemas sociais e ambientais decorrentes de práticas de consumo responsável, consciente, ético ou sustentável.[22] As políticas públicas interferem diretamente na produção agrícola de alimentos, nos preços e, paralelamente, impactam as questões de geração de emprego e distribuição de renda, refletindo no acesso físico e financeiro e, consequentemente, na alteração no consumo alimentar.

Aspectos ambientais

Entre os principais aspectos ambientais relacionados à alimentação destacam-se a família, a escola, o trabalho, a rede de conveniência, a alimentação fora do lar e a publicidade. A preferência alimentar relaciona-se à cultura do ambiente em que se vive, tendo início no âmbito familiar.[15]

Após o aleitamento materno, a refeição familiar é a primeira referência da criança com o alimento. A introdução alimentar é exercida pelos pais ou cuidadores e baseia-se em aspectos culturais, sociais e subjetivos próprios ou do seu entorno, favorecendo a formação de seu hábito alimentar por meio das escolhas e saberes sobre alimentação da família.[23]

A influência da família sobre as escolhas alimentares pode se manifestar de diversas maneiras: 1) por meio da aquisição de gêneros alimentícios, que é ditada, em parte, pela renda, instrução, classe social, religião e cultura; 2) por seus comportamentos durante as refeições; 3) pelas reações aos alimentos, que podem servir de modelo para as crianças; e 4) por meio da transmissão de informações sobre os alimentos de modo geral.[15]

Refeições compartilhadas feitas no ambiente de casa são eventos importantes para cultivar e fortalecer laços positivos por meio de troca de opiniões, aquisição de bons hábitos e valorização da refeição e dos alimentos.[24]

No entanto, o ambiente familiar não é o único acessível para crianças e, posteriormente, adolescentes. Na escola, por meio de lancheiras, cantinas e a alimentação oferecida na própria escola, tem-se o contato com outras culturas alimentares. É comum, nesse momento, que a alimentação passe a ser influenciada por colegas, amigos e professores, sendo criados modelos e oportunidades para novas experiências.[25]

Destaca-se a escola como um espaço propício para fomentar os hábitos alimentares de crianças, visto que é nesse ambiente que diversos indivíduos atuam de modo a corroborar o processo educativo e, de maneira inconsciente, influenciam nas escolhas e no comportamento do indivíduo.[26]

As características do ambiente onde são realizadas as refeições influenciam na satisfação e na quantidade de alimentos consumidos. Locais limpos, tranquilos e confortáveis podem ajudar a concentração no ato de comer e favorecer que ele ocorra sem pressa, evitando excessos. Em contraponto, excessos alimentares são observados frente ao uso de celulares, televisores ligados e outros aparelhos eletrônicos, além de locais que apresentam sugestões de grandes porções de alimentos, como restaurantes que oferecem segunda ou terceira opções de pratos sem custo adicional, tal como estimulado nas redes de *fast-foods*.[24]

O ato de comer fora de casa é uma realidade que tem se expandido nos dias atuais, seja por prazer ou por necessidade, constituindo, ainda, uma oportunidade para fazer algo diferente, comemorar ou comer o que se gosta.[2] Outro aspecto da alimentação fora do lar é comer em companhia quando se está no trabalho, na escola ou entre amigos e rede de convivência. A palavra companhia significa aquele com quem se pode repartir o pão.[23] Assim, comer junto com outras pessoas pode melhorar a socialização, a troca de experiências, costumes e afeto, facilitando a interação de grupos.[24]

Com o advento da tecnologia e as facilidades da comunicação na sociedade atual, é importante considerar que as informações pertinentes à alimentação e nutrição que são transmitidas pela publicidade refletem diretamente nas escolhas alimentares. A publicidade se utiliza de diversas mídias que se prestam a submeter a comunicação entre fornecedores de produtos e seus consumidores associada a elementos de "persuasão" e "sedução", que valorizam as informações transmitidas em um discurso rico em subjetividades, ampliando a mera informação para uma tentativa de convencimento, criação de desejos, estímulo ao consumo e manipulação de vontades, especialmente no consumo alimentar.[25]

A publicidade influencia as escolhas e práticas alimentares e assumem rapidamente um papel na socialização de pessoas, sobretudo de crianças e adolescentes. Essa publicidade vem por meio da televisão, rádio, anúncios em jornais e revistas, matérias na internet, amostras grátis de produtos, ofertas de brindes, descontos e promoções, colocação de produtos em locais estratégicos dentro dos supermercados e embalagens atraentes, *blogs* e redes sociais nos quais se observa, diariamente, um volume significativo de informações que influenciam na decisão alimentar das pessoas.[24]

A publicidade para crianças utiliza-se de personagens ligados ao universo infantil para representar a comunicação de suas marcas, embalagens, ou até mesmo um personagem que constitua a própria marca, como uma espécie de mascote. Porém, na maioria das vezes, essa associação ocorre veiculada a produtos com elevado teor de gordura, açúcar e sódio.[27]

A partir desse contexto, a indústria e a publicidade de alimentos utilizam a diversão como elemento e conteúdo principal nas peças e campanhas publicitárias, sobrepondo a necessidade de informação referente aos valores nutricionais, instruções sobre o consumo moderado e os possíveis efeitos nocivos à saúde.[27] Os comerciais com a presença de alimentos ultraprocessados sugerem ao público, principalmente infantil, que esses alimentos estão ligados ao fato de se tornarem pessoas mais felizes, atraentes, fortes e socialmente aceitas.[24]

CONSIDERAÇÕES FINAIS

A alimentação humana é um sistema complexo que envolve não apenas elementos biológicos, mas, também, os psicológicos e sociais que se conectam, se modificam e impactam as escolhas individuais e coletivas que moldam e transformam novas identidades culturais expressas pela comida.

Aos profissionais da saúde envolvidos com o cuidado nutricional, especialmente aos nutricionistas que podem atuar em todas as áreas nas quais se estabelece a relação homem-alimento, compreender esses aspectos possibilitará uma abordagem mais efetiva quando da necessidade de mudança de hábitos alimentares. O respeito e a atenção às particularidades dos aspectos biopsicossociais serão fundamentais para um planejamento dietético personalizado e estratégias educativas participativas que priorizem o respeito aos saberes e anseios em suas diferentes dimensões.

REFERÊNCIAS

1. Maciel ME. Identidade cultural e alimentação. In: Canesqui AM, Garcia RWD (orgs.). Antropologia e nutrição: um diálogo possível. Rio de Janeiro: Fiocruz; 2005. p. 49-55.
2. Casotti L. À mesa com a família: um estudo do comportamento do consumidor de alimentos. Rio de Janeiro: Mauad; 2002. 160p.
3. Carneiro HS. Comida e sociedade: significados sociais na história da alimentação. História: Questões & Debates. 2005;42(1):71-80.
4. Jomori MM, Proença RPC, Calvo MCM. Determinantes de escolha alimentar. Rev Nutr. 2008;21(1):63-73.
5. Cambraia RPB. Aspectos psicobiológicos do comportamento alimentar. Rev Nutr. 2004;17(2): 217-25.
6. Mattes RD. Nutrição e sentidos químicos. In: Shills ME, Shike M, Ross AC, Caballero B, Cousins RJ. Nutrição moderna na saúde e na doença. 10.ed. Barueri: Manole; 2009. p. 745-6.
7. Araújo WMC, Montebello NP, Botelho RBA, Borgo LA. Alquimia dos alimentos. 3.ed. Brasília: Senac, 2014.
8. Benelam B. Satiation, satiety and their effects on eating behavior. Nutr Bull. 2009;34(2):126-73.
9. Landeiro FM, Quarantini LC. Obesidade: controle neural e hormonal do comportamento alimentar. Rev Cien Med Biol. 2011 Set/Dez;10(3):236-45.
10. Cintra DE, Ropelle ER, Pauli JR. Obesidade e diabetes: fisiopatologia e sinalização celular. São Paulo: Sarvier; 2011.

11. Hendriks HFJ. Use nutrigenomics endpoints in dietary interventions. Proc Nutr Soc. 2013;72(3): 348-51.
12. Birch LL. Development of food preferences. Annu Rev Nutr. 1999;19:41-62.
13. Bock AMB, Furtado O, Teixeira MLT. Psicologias: uma introdução ao estudo da psicologia. 13.ed. São Paulo: Saraiva, 2001.
14. Silva I, Ribeiro JLP, Cardoso H. Por que comemos o que comemos? Determinantes psicossociais da selecção alimentar. Psicologia, Saúde & Doenças. 2008;9(2):189-208.
15. Rossi A, Moreira EAM, Rauen MS. Determinantes do comportamento alimentar: uma revisão com enfoque na família. Rev Nutr. 2008;21(6):739-48.
16. Perlès C. As estratégias alimentares nos tempos pré-históricos. In: Flandrin JL, Montanari M (orgs.). História da alimentação. São Paulo: Estação Liberdade; 2015. p. 36-53.
17. Poulain JP. Sociologias da alimentação: os comedores e o espaço social alimentar. Florianópolis: UFSC; 2004.
18. Corrêa NF. A cozinha é a base da religião: a culinária ritual no batuque do Rio Grande do Sul. In: Canesqui AM, Garcia RWD (orgs.). Antropologia e nutrição: um diálogo possível. Rio de Janeiro: Fiocruz; 2005. p. 69-85.
19. Almeida MG. Para além das crenças sobre alimentos, comidas e sabores da natureza. Mercator. 2017;16:1-13.
20. Antonaccio C, Godoy C, Figueiredo M, Alvarenga M. Comportamento do consumidor e fatores que influenciam a escolha de alimentos. In: Alvarenga M, Figueiredo M, Timerman F, Antonaccio C (orgs.). Nutrição comportamental. Barueri: Manole; 2015. p. 101-31.
21. Leonel A, Menasche R. Comida, ato alimentar e outras reflexões consumidas. Contextos Aliment--Rev Comport Cult e Soc. 2017 Jul; 5(2):3-13.
22. Portilho F, Castañeda M, Castro IRR. A alimentação no contexto contemporâneo: consumo, ação política e sustentabilidade. Cien Saude Coletiva. 2011 Jan;16(1):99-106.
23. Weinstein M. The surprising power of family meals: how eating together makes us smarter, stronger, healthier, and happier. Hanover, NH: Steerforth Press; 2005. 257p.
24. Ministério da Saúde. Secretaria de Atenção à Saúde. Departamento de Atenção Básica. Guia alimentar para a população brasileira. 2.ed. Brasília: Ministério da Saúde; 2014. 156p.
25. Laus MF, Rebessi IP, Costa TMB, Almeida SS. Alimentação e ambiente. In: Garcia RWD, Mancuso AMC. Mudanças alimentares e educação nutricional. 2.ed. Rio de Janeiro: Guabanabra Koogan; 2017. p. 126-34.
26. Cervato-Mancuso AM, Westphal MF, Araki EL, Bogus CM. O papel da alimentação escolar na formação dos hábitos alimentares. Rev Paul Pediatr. 2013;31(3):324-30.
27. Fragoso PAD. A experiência da regulamentação das campanhas publicitárias de cigarro como subsídio para a comunicação de alimentos direcionados ao público infantil no Brasil. In: Infância e consumo: estudos no campo da comunicação; coordenado por Veet Vivarta. Brasília: Instituto Alana; 2009.

Capítulo 3

O ATO DE COMER COMO PRÁTICA SOCIAL E POLÍTICA

Ana Maria Cervato-Mancuso
Viviane Laudelino Vieira

INTRODUÇÃO

A alimentação tem sido objeto de estudo da Antropologia desde os anos de 1950, mas foi após o grande volume de publicações sobre os hábitos alimentares e o processo de globalização que muitos estudiosos da Antropologia se debruçaram sobre o tema. Do mesmo modo, pesquisadores do campo da Saúde e da Nutrição buscam compreender o fenômeno alimentar, utilizando referenciais de pesquisa que se aproximam das ciências humanas e sociais.

A alimentação pode ser organizada em quatro dimensões importantes e muito bem estabelecidas: do direito humano; biológica; psicossocial e cultural; ambiental e econômica.[1] Essas dimensões estão interligadas e entremeadas nas diversas esferas da vida em sociedade. Uma transformação duradoura nas práticas alimentares de pessoas e populações exige um investimento significativo em ações complementares e sinérgicas, que aconteçam simultaneamente ou de forma encadeada e que respondam ao complexo leque de fatores que determinam e caracterizam a questão alimentar na atualidade.[1]

O presente capítulo pretende destacar a alimentação e o processo de escolha alimentar como uma ação racionalizada e intencional na sociedade contemporânea.

SAÚDE, POLÍTICAS E PERSPECTIVA DE PODER

Dentro do campo específico da política pública, pode-se relacionar a oportunidade de se entender como e por que o governo faz ou deixa de fazer alguma ação que repercutirá na vida dos cidadãos.[2] A política pública pode ser vista como uma iniciativa dos chamados empreendedores políticos ou de políticas públicas.

Redes envolvem contatos, vínculos e conexões que relacionam os agentes entre si e não se reduzem às propriedades dos agentes individuais. Mas eles são cruciais para a sobrevivência e o sucesso de uma ideia e para colocar o problema na agenda pública, pois são pessoas que estão dispostas a investir recursos variados esperando um retorno futuro, dado por uma política pública que favoreça suas demandas. Existiriam três principais[2] mecanismos para chamar a atenção dos decisores e formuladores de políticas públicas: (a) divulgação de indicadores que desnudam a dimensão do problema; (b) eventos tais como desastres ou repetição continuada do mesmo problema; e (c) *feedback* ou informações que mostram as falhas da política atual ou seus resultados medíocres.

A diminuição da capacidade dos governos de intervir, formular políticas públicas e de governar tem sido argumentada em função de fenômenos como a globalização e o encolhimento do papel dos governos na sociedade. Entretanto, a formulação de políticas públicas tem recebido influências de segmentos como grupos de interesse e movimentos sociais, cada qual com maior ou menor influência a depender do tipo de política formulada e das coalizões que integram o governo.[2]

O ativismo político assume, cada vez mais, a tomada de diferentes espaços – virtuais, comunitários, públicos, privados, sem fins lucrativos, cotidianos e íntimos – legitimando-os como cabines eleitorais e campos de ação política. Assim, tornou-se mais difícil para os cidadãos utilizarem o processo eleitoral, os partidos nacionais, o parlamento e os legislativos nacionais, como única forma de construção de políticas públicas desafiadoras, reforçando a necessidade de repertórios alternativos e horizontalizados para fomentar a mobilização e a expressão política.[3]

Os direitos básicos podem até estar confirmados por normas legais, mas quando falhas institucionais limitam seu exercício, resultam problemas que produzem danos individuais ou coletivos. De modo geral, entende-se por "advocacia" (*advocacy*) um processo de reivindicação de direitos, ou a atividade de um grupo, visando a influir na definição ou na implementação de uma política pública. A suposição básica é que as pessoas têm direitos fundamentais que são exigíveis por meio de procedimentos legislativos, administrativos ou judiciais. Sua ação tem conotação política e se justifica quando há distribuição inadequada de autoridade ou de recursos ou quando há falhas no atendimento dos direitos (por falta de leis ou normas específicas, ou por omissões institucionais e administrativas). A advocacia, como aqui entendida, é diferente da advocacia tradicional, isto é, da prestação de serviços profissionais por um bacharel em Direito. Na advocacia tradicional, os interesses envolvidos costumam ser individuais, privados, coletivos ou de grupos, e há ainda aqueles públicos ou do Estado. Em todos esses casos, os titulares estão bem caracterizados. Mas, há outros e importantes interesses, chamados difusos, que não se referem a pessoas específicas: são aqueles mais amplos que os públicos, os quais podem ser de toda a humanidade, podendo até referir-se às gerações futuras. O advogado, na *advocacy*, pode ser qualquer pessoa, não necessariamente um bacharel em Direito.[4]

Na perspectiva da promoção da saúde, programas que trabalham com a abordagem do empoderamento comunitário são iniciados a partir da visão e da percepção da comunidade, considerando o aumento na sua capacidade e poder como importantes resultados para a melhoria da saúde. Cada vez mais surgem evidências da importância do empoderamento comunitário e individual (e de suas dimensões, tais como autoestima, autoeficácia, legitimidade política, coesão social, pertencimento e redes de apoio) para a promoção da saúde. Tanto no processo como nos resultados, identifica-se aumento do poder e da autonomia pessoal e coletiva de indivíduos e grupos sociais nas relações interpessoais e institucionais, principalmente daqueles submetidos a relações de opressão, discriminação e dominação social.[2]

Nesse sentido, um dos aspectos fundamentais do empoderamento diz respeito às possibilidades de que a ação local fomente a formação de alianças políticas capazes de ampliar o debate da opressão no sentido de contextualizá-la e favorecer a sua compreensão como fenômeno histórico, estrutural e político. O trabalho comunitário, que busca o empoderamento, contribui para o surgimento de um tecido social fortalecido pelas interações que promove, evidenciadas pelo caráter dialético e contraditório presente em todas as relações sociais e essencialmente confere "poder" ao sujeito social envolvido.[2]

Atuar na promoção e proteção da saúde e do ser humano como um todo está em consonância com o conceito de advocacia em saúde. As primeiras experiências de advocacia em saúde são demarcadas por um movimento de reivindicação de um grupo de pediatras para a garantia dos direitos das crianças e, recentemente, há uma chamada aos pediatras e profissionais da saúde para a defesa da expansão de programas nutricionais que afetam os dois primeiros anos de vida como sustentação para uma vida mais saudável e produtiva possível.[7]

Andrade (2011),[5] argumenta que o termo advocacia em saúde pode estar associado à consolidação de outros conceitos da área da saúde, como o de promoção da saúde, intersetorialidade, gestão da clínica, sistemas integrados de saúde, controle social, participação popular, entre outros, com contribuições para ampliar a saúde das crianças e de suas famílias.[5]

POLITIZAÇÃO DO CONSUMO

A alimentação humana é um ato social e cultural, que implica representações e imaginários, envolve escolhas e classificações que organizam as visões diversas de mundo, no tempo e no espaço. Considerando a mudança alimentar como resultado de um processo histórico, a alimentação é capaz de revelar as características de uma civilização, desde sua eficiência produtiva e reprodutiva até a natureza de suas representações políticas, religiosas e estéticas.[6]

A dimensão psicossocial e cultural da alimentação, segundo Castro et al.,[1] compreende tanto as relações de trabalho estabelecidas no âmbito do sistema alimentar (conjunto de elementos, produtos, técnicas, hábitos e comportamentos relativos à alimentação), como os aspectos simbólicos envolvidos com os alimentos e o ato de se alimentar.

As relações de trabalho abrangem aquelas que se dão no âmbito da produção, armazenamento, transporte e comércio de alimentos, mas também aquelas que ocorrem no âmbito da produção de refeições coletivas. Abarcam, por exemplo, questões relativas às condições objetivas de trabalho; à forma como esses trabalhadores, atores sociais imprescindíveis no sistema alimentar, são reconhecidos e valorizados em seu processo de trabalho; e aos avanços e retrocessos nos mecanismos legais de proteção dos direitos e da saúde dos trabalhadores.[1]

Os aspectos simbólicos da relação dos sujeitos e sociedades com os alimentos e com o ato de se alimentar incluem todos os rituais nele envolvidos. Abrange, por um lado, os sistemas de valores e escolhas referentes à alimentação estabelecidos em cada sociedade e, por outro, os aspectos subjetivos de cada indivíduo na sua relação com a comida e com o ato de comer, os sentidos e significados que lhe são atribuídos. Engloba, portanto, no contexto contemporâneo, a relação das pessoas com o tempo, com o trabalho, com o corpo, com o significado de saúde, com a comunicação de massa, com o ato de consumir (aí incluídos os alimentos), com a comensalidade.[1]

O que se observa é a alimentação no processo de ambientalização e politização do consumo, ou seja, a percepção e o uso do consumo como uma forma de ação política, materializando e tornando públicos valores e comprometimentos ambientais e sociais. Trata-se de um instrumento e uma estratégia de ação política que incorpora valores como solidariedade e responsabilidade socioambiental. Nesse contexto, a vida privada torna-se o lócus de um novo tipo de ação política que associa as práticas de consumo a valores como solidariedade, responsabilidade, participação social e cidadania.[7]

Comer é algo trivial, primitivo e vital, comum a todos, mas que na sociedade humana converte-se em ato sociológico: a refeição. A comida, então, ganha significados conforme é classificada, a partir de valores, que orientam preferências, prescrições e proibições nos sistemas alimentares em uma complexidade que pode envolver desigualdades, conflitos, discriminações, hierarquias e implicar constante recriação das maneiras de viver.[6]

Entre os diferentes desafios para enfrentar esse cenário de forma coletiva ou individual está a tomada de consciência do poder de cada pessoa para transformar seu cotidiano, o de seus pares e os processos da sociedade. Assim, a prática cotidiana é uma ação política com implicações para o coletivo.[1]

Em ensaio sobre eixos temáticos da pesquisa sobre alimentação, cultura e sociedade, Azevedo (2017) aponta o ativismo alimentar como um dos eixos dos estudos realizados. Nesse eixo, a autora coloca em evidência diversos movimentos transformados em repertórios de ações coletivas: agroecologia, freeganismo, locavorismo, agricultura orgânica, vegetarianismo, entre outros.[2]

Da mesma forma, Silva et al. (2018), ao analisarem o papel dos movimentos sociais, identificaram o fortalecimento de organizações da sociedade civil e a conquista de espaços institucionais para o controle social das políticas públicas no campo da saúde e da alimentação. Nesse sentido, afirmam os autores, paralelamente à construção do Sistema Único de Saúde (SUS), a Segurança Alimentar e Nutricional (SAN) tornou-se um campo de ativismo extraordinário. E, como resultado, o conceito de SAN foi refinado como o envolvimento da sociedade civil na formulação de política.[4]

O ativismo alimentar apresenta-se como uma vertente do ativismo político que emergiu na década de 1960, como uma perspectiva mais porosa, comprometida e criativa de fazer política. Presente historicamente em todo tipo de sistema político, o ativismo político, recorrentemente associado a causas progressistas e à promoção da equidade e dos direitos das minorias, privilegia a militância ou ações contínuas, inovadoras e energéticas, que objetivam uma efetiva transformação da realidade, a partir de estratégias coletivas. O ativismo político envolve processos participativos e diferentes formas de comportamentos coletivos que incluem a defesa, a propagação e a manifestação pública de ideias; o boicote no ato de consumo (*boycott*); a realização de manifestações públicas organizadas (protestos, comícios, marchas, recrutamento de simpatizantes); a prospecção porta a porta; o fomento a diferentes tipos de campanhas para levar as visões da sociedade civil local e/ou global para âmbitos políticos internacionais; e o apoio a manifestos favoráveis a uma determinada causa ou contra algo que a prejudique.[2]

INFLUENCIADORAS DIGITAIS EM ALIMENTAÇÃO E NUTRIÇÃO: DAS ESCOLHAS INDIVIDUAIS AOS IMPACTOS EM POLÍTICAS PÚBLICAS

Com o estabelecimento da internet, popularizada na década de 1990 do último século, a forma e a velocidade de comunicação ganharam novas dimensões. A partir das *webpages*, informações passaram a apresentar uma vida útil reduzida, além de estarem mais acessíveis aos usuários do meio virtual. Porém, um outro movimento inserido nesse cenário vem ganhando espaço a partir dos anos 2000: as redes sociais virtuais. Estas, além de produzirem impacto na forma como os conteúdos são veiculados, mais reduzidos e velozes, determinam uma nova forma de comportamento e de relação interpessoal. As redes virtuais são caracterizadas como uma ferramenta na qual qualquer pessoa, intitulada de usuária, cria um perfil público em um espaço de rede limitado, favorecendo sua comunicação com outros indivíduos. Assim, surge uma potência para se estabelecer e manter relações, além de permitir o compartilhamento de experiências e informações entre os usuários.[3] Sem se conhecer pessoalmente, muitas dessas pessoas adquirem o senso de pertencimento em grupos específicos com interesses semelhantes.[8]

Nesse espaço, a pessoa inserida no ambiente digital não está limitada a ser somente um receptor, mas pode ser também colaborativa, a partir da produção de conteúdos próprios, compartilhando suas ideias, experiências e opiniões sobre diferentes temas.[3] Porém, os usuários não são todos semelhantes no espaço virtual. Alguns apresentam habilidade maior para influenciar outras pessoas, sendo definidos como influenciadores digitais.[9]

Os influenciadores digitais, celebridades ou não, são reais formadores de opinião frente à capacidade de persuadir uma rede de contatos por meio da propagação de informações, exercendo uma espécie de autoridade. Por reunirem um volume grandioso de seguidores, ou seja, de outros usuários que acompanham suas publicações, suas mensagens são transmitidas de forma mais rápida e com maior credibilidade. Tais influenciadores tornam-se veículos para o anúncio de produtos ou serviços, de forma bastante sutil, diferenciando-se de propagandas clássicas, por transmitirem uma confiança contextual a um determinado produto.[10,11] Adquirem, assim, a possibilidade de monetizar sua própria imagem.[10]

O impacto dos influenciadores digitais é medido por meio de uma variável intitulada engajamento, que representa diferentes ações dos usuários como curtir ou comentar uma postagem ou marcar outra pessoa nos comentários em função de uma determinada publicação.[9]

No Brasil, diferentes redes sociais são utilizadas, como Instagram, Facebook, Twitter e Snapchat. O fenômeno parece ter se iniciado no segmento de moda,[12] mas expandiu-se para diferentes áreas, nas quais temas relativos à saúde, com foco em alimentação e nutrição, ganham destaque. Pessoas que, até então, não se apresentavam reconhecidas diante da sociedade, passam a ter número acima de três milhões de seguidores e uma única publicação "curtida" por 150 mil pessoas e com mais de 500 comentários, atingindo proporções elevadas de alcance frente ao seu engajamento.

Um dos grandes nichos dos influenciadores digitais remete a temas ligados ao condicionamento físico, emagrecimento e *fitness*, diante do apelo ligado ao cuidado estético e à imagem corporal. A mulher, tanto como influenciadora digital como alvo das publicações das redes, apresenta-se bastante presente no mundo virtual. Há evidências de que as adolescentes, público mais vulnerável e grande consumidor das mídias sociais, sofrem impactos do uso das mídias sociais na sua insatisfação com a imagem corporal.[13]

Segundo Jacob (2014), ao destacar a necessidade de alimentação e exercícios para a obtenção do corpo ideal, diferentes linguagens utilizadas pelos influenciadores digitais impactam fortemente as escolhas individuais. Inúmeros perfis de rede social voltados para os temas alimentação e corpo agregam imposições de regras para um culto à perfeição, a partir de muito esforço e cuidado relacionado ao ato de exercitar-se e de comer.[14]

Práticas alimentares de adolescentes também são atingidas pelos influenciadores digitais a partir da indução ao consumo de determinados alimentos. No ano de 2018, foi intensa a discussão sobre a tendência de influenciadores explorarem um excesso de comidas consideradas pouco saudáveis em seus vídeos, impactando mudanças como menor variedade da dieta, aumento no tamanho das porções de alimentos consumidos e incremento do peso em adolescentes usuários do Youtube e seguidores de celebridades de diferentes canais.[15]

O universo materno infantil é outro grupo com importante influência das redes sociais virtuais. Conduzidas geralmente por outras mães, sem necessariamente formação na área da saúde, há relatos de experiências e conselhos relacionados à gestação, parto e alimentação infantil, especialmente a amamentação. A partir do impacto em milhares de mulheres, essas influenciadoras digitais são alvo de ação de diferentes ramos industriais, como o produtor de alimentos. Em tempos em que há maior regulamentação da comercialização e da publicidade de alimentos destinados ao público infantil, bem como de bicos artificiais, por meio da Norma Brasileira de Comercialização de Alimentos para Lactentes e Crianças de 1ª Infância, Bicos, Chupetas e Mamadeiras (NBCAL), a utilização de blogueiras para apoiar a veiculação de produtos vem consistindo em estratégia com custo reduzido e amplo impacto. Segundo a pesquisa intitulada "Mães blogueiras: publicidade em ambientes digitais", as blogueiras possuem influência significativa na decisão de compra das leitoras, pois 74% responderam que são influenciadas, pelo menos parcialmente, por elas. Ademais, 30% afirmaram que a indicação da blogueira é fator decisório no momento da compra de um determinado produto e 62,4% já adquiriram algo em função de recomendação dessas influenciadoras.[16]

Frente ao impacto intenso nas escolhas individuais, as mídias sociais virtuais, bem como os influenciadores digitais, passam a ser considerados em momentos de formulação e de implementação de políticas públicas. Distintas áreas relacionadas aos governos federal, estadual e municipal buscam essas personalidades como porta-vozes para transmitir mensagens à sociedade.[17] Em 2014, ano de lançamento do *Guia Alimentar para a População Brasileira*, algumas influenciadoras digitais foram recrutadas para validar as mensagens contidas no documento, constituindo-se em uma explícita parceria entre os setores público e privado. Nesse mesmo período, para a reformulação de um outro documento oficial, o *Guia Alimentar para Crianças Menores de Dois Anos*, outras influenciadoras, nomeadas ativistas ligadas a movimentos sociais, foram consultadas com o objetivo de propiciar a escuta da opinião desse público quanto ao conteúdo e aplicabilidade do uso do Guia.[18]

CONSIDERAÇÕES FINAIS

Considerar esse novo contexto social é fundamental para as ações de alimentação e nutrição, tanto em âmbito individual como coletivo. O profissional precisa reconhecer os diferentes espaços em que a população está inserida e se relaciona, não somente buscando conteúdos, mas produzindo uma nova forma de existência. O objetivo não é excluir a importância das relações pessoais presenciais e tampouco negativar o uso dos meios virtuais, dos movimentos sociais ou de grupos, mas de conhecê-los com maior propriedade e reconhecê-los como um espaço real.

Esse contexto da temática da alimentação amplia oportunidades de inserção profissional a partir de diferentes perspectivas, mas também colabora na formação de pessoas. Nesse sentido, a cada dia tem-se um novo grupo de usuários dos serviços de saúde, mas também do interesse em atuar nos serviços de saúde com um olhar crítico e como prática política.

REFERÊNCIAS

1. Castro IRR de, Castro LMC, Gugelmin SA. Ações educativas, programas e políticas envolvidos nas mudanças alimentares. In: Diez-Garcia RW, Cervato-Mancuso AM (coord.). Mudanças alimentares e educação nutricional. Rio de Janeiro, Koogan, Guanabara; 2011. p. 18-34.
2. Azevedo E. Alimentação, sociedade e cultura: temas contemporâneos. Sociologias. 2017;19(44):276-307.
3. Sousa JP. Interação organizacional na sociedade em rede. In: Túñez López M, Costa-Sánchez C (eds.). Interação organizacional na sociedade em rede: os novos caminhos da comunicação na gestão das relações com os públicos. Cuadernos Artesanos de Comunicación, n. 102. La Laguna (Tenerife): Latina; 2016; p. 7-11. Disponível em: http://www.cuadernosartesanos.org/068/cuadernos/cac102.pdf. Acesso em: 13 jul 2019.
4. da Silva ACF, Recine E, Johns P, Gomes F da S, Ferraz M de A, Faerstein E. History and challenges of Brazilian social movements for the achievement of the right to adequate food. Global Public Health. 2018;0(0):1-9. Disponível em: https://doi.org/10.1080/17441692.2018.1439516. Acesso em: 14 jul 2019.
5. Andrade RD, Mello DF, Silva MAI, et al. Advocacia em saúde na atenção à criança: revisão da literatura. Rev Bras Enferm [Internet]. 2011 Aug [cited 2019 Aug 12];64(4): 738-44. Disponível em: http://www.scielo.br/scielo.php?script=sci_arttext&pid=S0034-71672011000400017&lng=en. http://dx.doi.org/10.1590/S0034-71672011000400017.

6. Menasche R, Leonel A. Comida, ato alimentar e outras reflexões consumidas. Context da Aliment – Rev do Comport Cult e Soc. 2017;5(2):3-13.
7. Portilho F, Castañeda M, Castro IRR de. A alimentação no contexto contemporâneo: consumo, ação política e sustentabilidade. Cien Saude Colet. 2011;16(1):99-106.
8. Wellman B. Computer networks as social networks. Science. 2001;293(5537):2031-4.
9. Almeida MIS, Coelho RLF, Camilo-Junior CG, Godoy RMF. Quem lidera sua opinião? Influência dos formadores de opinião digitais no engajamento. RAC, Rio de Janeiro. Jan/Fev 2018;22(1,art.6):115-37. Disponível em: http://www.scielo.br/pdf/rac/v22n1/1982-7849-rac-22-01-0115.pdf. Acesso em: 14 jul 2019.
10. Karhawi I. Influenciadores digitais: o Eu como mercadoria. In: Saad E, Silveira SC. Tendências em comunicação digital. São Paulo: ECA/USP; 2016. Disponível em: http://www.livrosabertos.sibi.usp.br/portaldelivrosUSP/catalog/download/87/75/365-1?inline=1. Acesso em: 14 jul 2019.
11. Coelho RLF, Almeida MIS, Gomes AC, Filho AC. O Impacto dos Influenciadores Digitais Espontâneos nas Métricas de Engajamento de uma Rede Social Virtual. Conference: 10º Congresso Latino-Americano de Varejo: "Big Data & Applied Retail Analytics", At São Paulo, Brazil. Sao Paulo; 2017. Disponível em: https://www.researchgate.net/publication/320358116/download. Acesso em: 14 jul 2019.
12. Fernandez, C. (2016, Agosto 22). 10 of biggest influencers to follow on Instagram [Web log post]. Disponível em: http://fashionista.com/2016/08/best-brazillian-instagrams-to-follow. Acesso em: 14 jul 2019.
13. Lira AG, Ganen AP, Lodi AS, Alvarenga MS. Uso de redes sociais, influência da mídia e insatisfação com a imagem corporal de adolescentes brasileiras. J Bras Psiquiatr. 2017;66(3):164-71. Disponível em: http://www.scielo.br/pdf/jbpsiq/v66n3/0047-2085-jbpsiq-66-3-0164.pdf. Acesso em: 14 jul 2019.
14. Jacob H. Redes sociais, mulheres e corpo: um estudo da linguagem fitness na rede social Insta Disponível em: https://casperlibero.edu.br/wp-content/uploads/2015/08/Redes-sociais-mulheres-e-corpo.pdf. Acesso em: 14 jul 2019.
15. Pains C. Pais questionam youtubers que estimulam consumo de comida "trash". Rio de Janeiro; 2018. Disponível em: https://oglobo.globo.com/sociedade/pais-questionam-youtubers-que-estimulam-consumo-de-comida-trash-22616469. Acesso em: 14 jul 2019.
16. Correa L. "Mães blogueiras: publicidade em ambientes digitais". São Paulo; 2016. Disponível em: https://pt.linkedin.com/pulse/mães-blogueiras-publicidade-em-ambientes-digitais-luciana-corrêa. Acesso em: 14 jul 2019.
17. Uribe G. Governo sondou influenciadores digitais para defender Previdência. São Paulo; 2018. Disponível em: https://www1.folha.uol.com.br/mercado/2018/02/governo-sondou-influenciadores-digitais-para-defender-previdencia.shtml. Acesso em: 14 jul 2019.
18. CGAN. Segundeira da CGAN: Revisão do Guia Alimentar para Crianças Brasileiras Menores de Dois anos. Brasília; 2018. 02 a 05 de Janeiro de 2018.

Capítulo 4
ALIMENTAÇÃO E PRAZER: ESCOLHAS, EMOÇÕES E HABILIDADES CULINÁRIAS

Maria Elisabeth Machado Pinto-e-Silva
Natalia Koren Simoni
Ana Paula Gines Geraldo

ATO DE SE ALIMENTAR: CONDIÇÕES PARA ESCOLHAS

O ato de comer está relacionado à sobrevivência, preservação da saúde, prazer, satisfação e convivência social. O indivíduo se alimenta de acordo com a sociedade a que pertence, cultura, recursos, mídia, tradições religiosas, personalidade e valores. E ao alimento se associaram mais significados que os meramente físico-químicos, porque ao ato de se alimentar se refere à ideia da refeição como uma reunião. A refeição é um momento humanizado por excelência, parte da necessidade da nutrição, não apenas da comida em si, mas dos sentidos da visão, do olfato, do tato, da audição e do paladar (sabor e aroma). Esse é um momento de relacionamento, convivência, em torno de uma mesa, ambiente adequado, aprendizado, mas atualmente deixou de ser encontro, um tempo tranquilo, para se tornar um ato de consumo automatizado.[1,2]

A escolha dos alimentos, a frequência e a quantidade são afetadas por diversas variáveis além da fome, como o apetite, custo, acessibilidade de alimentos, valores nutricionais, emoções, prazer, e as competências (habilidade para o preparo de alimentos).[3] Nem sempre essas ações são realizadas de modo consciente, se baseiam no desejo de suprir as necessidades fisiológicas e/ou vontades específicas, e excepcionalmente a seleção alimentar decorre do valor nutritivo do produto.[4,5]

As escolhas são resultantes do conjunto de características inerentes do indivíduo e do meio onde vive: família, trabalho, padrões de refeição, estresse, culpa/atitudes, crenças e conhecimento sobre alimentação. Estas definem as opções sobre o que é comestível, as proibições e os tabus alimentares que determinam a restrição de alimentos e assim conferem características aos diferentes grupos. Nas últimas décadas ocorreu uma mudança no padrão alimentar decorrente de todos esses fatores aliados aos geográficos, estímulos ambientais e sociais.[6]

A percepção do sabor dos alimentos é fator importante relacionado à qualidade de vida dos indivíduos, é um fenômeno complexo influenciado pelo contexto de consumo e pela ação de aprendizagem associativa que resulta em sinais sensoriais distintos, em particular odores e gostos. Embora essa interação possa ter um significado adaptativo quanto à identificação de alimentos, resulta em resposta hedônica para o odor e sabor que podem ser vistos como determinantes de prazer que influenciam a motivação para o consumo.[7]

O estímulo das percepções sensoriais tais como textura, gosto, aroma e aparência, juntamente com a participação no preparo, define a escolha dos alimentos e tem importância para que o momento da refeição não seja um simples ato de aquecer a preparação e sim ter prazer ao se alimentar. Nesse processo, esses estímulos são de grande importância pois podem incentivar as alterações de hábitos alimentares e gerar consequências positivas para o indivíduo, como a manutenção da saúde.

A sensibilidade gustativa é percebida por toda mucosa lingual, homogeneamente distribuída aos receptores pelas papilas, de maneira indiferente nas diversas regiões, sem existência de áreas preestabelecidas para a percepção dos gostos básicos: doce, ácido, salgado, amargo e umami. As substâncias químicas, determinantes das sensações gustativas são hidrossolúveis, dissolvem-se na saliva e, dessa forma, atingem os receptores.[8]

Algumas condições podem afetar a sensibilidade por uso de medicação, como psicotrópicos para doenças cardiovasculares, controladores de pressão antimicrobianos e anti-inflamatórios que resultam em hipogeusia (diminuição da sensibilidade) e disgeusia (alteração na sensibilidade); mucosite em indivíduos com câncer; quadros de inflamação crônica, obesidade e cirurgia bariátrica podem causar percepção diferenciada para alguns gostos básicos.[9]

Sendo o sabor um dos principais determinantes do consumo alimentar, a sensibilidade diferenciada pelos gostos básicos e a preferência por alguns alimentos podem estar relacionadas com o Índice de Massa Corporal (IMC). Simchen e colaboradores[10] observaram correlação entre idade, IMC e capacidade sensorial em adultos e idosos. Atzingen e Pinto-e-Silva[11] observaram relação entre sensibilidade ao gosto doce e estado nutricional, sendo esta menor para os indivíduos com excesso de peso. Já Salbe et al.[12] e Bartoshuk et al.[13] relatam que a preferência por alimentos altamente palatáveis (açúcares e gorduras) e sua ingestão elevada está associada com o desenvolvimento da obesidade.

As preferências e aversões alimentares se desenvolvem durante a infância e adolescência e as características sensoriais dos alimentos determinam essas escolhas.[14,15] Varela e Salvador[16] aplicaram testes em três grupos etários (5, 7 e 9 anos), com o uso de imagens para estudar a percepção holística de produtos pela criança, e demonstraram que eles conseguiram classificá-los levando em consideração a salubridade e a percepção hedônica. Testes sensoriais e de consumo com crianças podem ser muito valiosos para se conhecer as preferências, explorar suas habilidades cognitivas, estudar a compreensão nutricional das crianças e a percepção hedônica do valor dos alimentos.

Wise et al.[17] mostraram que mudanças no consumo de açúcares simples influenciam na intensidade do sabor doce percebido, entretanto não confirmam a alteração na preferência por alimentos e bebidas doces. Ainda trabalhando com crianças, o incentivo ao uso de edulcorantes de baixa caloria, como opção de redução energética e manutenção do gosto doce, pode levar a uma sensibilidade e percepção dos gostos diferenciada nos padrões de resposta ao paladar, apetite e consumo.[18]

Um estudo sobre o umami mostrou que mulheres obesas têm menor sensibilidade ao gosto de glutamato monossódico, assim preferem concentrações mais altas. E a presença dessa substância, que pode enaltecer os outros gostos básicos, auxilia na melhoria do sabor do alimento e consequentemente na sua aceitação, fato já demonstrado com crianças com câncer e com idosos.[19,20]

Estudo com idosos mostrou que estes precisaram de aproximadamente oito vezes mais sal (cloreto de sódio) e de aproximadamente quatro vezes mais açúcar do que os adultos para detectar a presença dessas substâncias. Ou seja, ocorrem alterações significativas na sensibilidade gustativa para os gostos básicos, doce e salgado nos idosos.[21]

A sensibilidade ao 6-n-propiltiouracil (PROP) é uma característica genética maior em jovens e durante a gestação, e menor em idosos. Essa substância contém o grupo tiocianato (N-C= S), responsável pelo gosto amargo e encontrado nas hortaliças da família *Brassicaceae*, como brócolis, couve, couve-flor, repolho. Os indivíduos mais sensíveis têm maior densidade de papilas fungiformes, o que reflete em respostas com maior intensidade ao sabor da cafeína, sacarose, pimenta e gordura. Essa sensibilidade pode resultar em menor consumo ou rejeição desses alimentos e dos crucíferos quando em concentrações elevadas, e assim auxiliar na compreensão da percepção alimentar, da preferência e da seleção de alguns alimentos. Estudos dessa característica genética e a identificação da sensibilidade têm sido associados à preferência por alguns gostos básicos, o que pode ser o determinante do hábito alimentar e consequentemente da orientação nutricional.[22-25]

O conhecimento dessa percepção/sensibilidade auxilia todos os profissionais envolvidos na área de alimentos, desde aqueles que participam da produção até os que orientam o seu consumo. As propriedades sensoriais dos alimentos são determinantes do consumo, saciedade e seleção dos alimentos em uma refeição. Isso reflete a complexidade do comportamento alimentar e reforça que o tratamento dietético deve considerar as motivações psicológicas e fisiológicas do ato de se alimentar para avaliar e orientar uma alimentação. Nesse contexto, a análise sensorial tem sido bastante utilizada, como coadjuvante para a compreensão do comportamento alimentar.

No entanto, existem diferenças importantes entre teoria e realidade. As percepções e preferências do consumidor estão em movimento. A cognição influencia o quê, quando e o quanto comemos, o que, por sua vez, afeta as preferências, escolhas e hábitos alimentares relacionados e na percepção dos alimentos. Essa visão geral serve para ilustrar as múltiplas interações que existem entre cognição e dieta, sua importância para a saúde e a doença, e seu impacto no pensamento sobre o papel dos processos conscientes na tomada de decisão sobre a alimentação. É um processo fundamental para desenvolvimento do comportamento alimentar, atitudes que envolvem tanto os aspectos quantitativos e qualitativos dos alimentos quanto suas características sensoriais. Deve-se ressaltar que a sensibilidade aos gostos básicos e marcadores genéticos, como o PROP, não devem ser utilizados unicamente como determinantes do comportamento alimentar, entre os quais se incluem as experiências de vida e interações emocionais.[25,26]

AS EMOÇÕES E A ALIMENTAÇÃO

Para o filósofo *gourmet* Brillat-Savarin,[2] existe uma diferença entre o prazer de comer e o prazer à mesa. A primeira é descrita como a sensação imediata da satisfação de uma necessidade, já a segunda é o reflexo das sensações derivadas de todos os acontecimentos (local, companhia, fatos etc.) que se fazem presentes durante as refeições. Apesar dessa diferença ser importante em determinados momentos, ambas estão relacionadas às alterações emocionais frente ao alimento. Essas alterações, dependendo de sua intensidade, como elas são vivenciadas e demais fatores da história do indivíduo podem motivar a busca por alimentos específicos que, em determinados casos, alteram o consumo adequado de nutrientes.[13] Por isso, existe a importância de considerar no atendimento nutricional, além dos alimentos, as emoções e as experiências vividas.

Na nutrição, as pesquisas atuais buscam abordar a alimentação em um contexto mais amplo que envolve seus aspectos fisiológicos, sociais e emocionais com o intuito de promover mudança de comportamento frente ao alimento.[27] Nesse sentido, já se sabe que a qualidade do alimento, a forma como se come e a quantidade do que é consumido são altamente influenciadas pelas emoções, podendo até levar ao ganho de peso ou obesidade.[28-30]

Um estudo realizado pelo Clinical and Health Psychology Research Centre constatou que existe uma influência entre as emoções e as escolhas alimentares. Por exemplo, crianças que são estimuladas a comer em ambientes tranquilos e alegres relacionam a alimentação às emoções positivas, enquanto aquelas que realizam as refeições em locais onde existe presença de raiva ou estresse associam o alimento às emoções negativas, alterando suas escolhas alimentares e sua relação com a comida.[7,31] Isso mostra que o ato de "gostar" e a emoção são fatores preditivos à escolha de um alimento, sendo que o gosto é a sensação que provoca maior nível de contentamento.[2]

Um estudo realizado nos Estados Unidos com 95 crianças entre 4-9 anos verificou que as crianças mais jovens consumiam mais chocolate quando expostas às emoções positivas do que neutras. Por outro lado, em crianças mais velhas o consumo do mesmo alimento ocorre em situações de emoção negativa, mostrando que a socialização pode alterar o ato de comer emocional. Esse processo pode ser moderado ou mesmo inibido dependendo dos hábitos alimentares dos modelos familiares com os quais a criança tem maior convivência.[32-34] Em adultos, as emoções podem alterar as percepções sensoriais em relação ao gosto. Os estudos já mostraram que existe uma forte associação entre as emoções positivas (alegria, amor) e o gosto doce, porém fraca ou neutra em relação aos outros gostos básicos (salgado, azedo, amargo e umami), enquanto emoções negativas têm o efeito oposto.[35,36]

As emoções são grandes responsáveis pela forma como os indivíduos interagem com o mundo, porém, a relação delas com a alimentação, escolha dos alimentos e alteração dos gostos básicos tem sido importante foco de pesquisas atuais, uma vez que elas podem ser responsáveis pelo padrão de consumo de uma população. Hoje em dia já se conhecem alguns dos influenciadores da escolha dos alimentos e sua relação com o prazer de comer, entretanto, é importante, antes de qualquer intervenção nutricional, sempre considerar o indivíduo em sua particularidade, levando em consideração suas experiências, grupos nos quais se insere em sociedade, além das condições específicas de saúde física, mental e emocional.

O impacto das memórias e emoções pessoais e comportamentos relacionados à comida também reflete a influência da restrição alimentar, ao prazer ou não de participar ou até realizar o preparo das refeições mesmo que em momentos especiais, além das experiências, pensamentos ou ações. Nesse contexto, quando a habilidade de preparar produtos alimentícios de boa qualidade resulta em prazer, a emoção está inserida e estimula os atributos sensoriais. Mas, se pensarmos em dificuldade e tempo no preparo, os estímulos sensoriais não são o foco e não atendem ao novo estilo de vida de grande parte da população.

Cozinhar é um conceito complexo, e esforços para incentivar a culinária saudável em casa devem considerar o amplo espectro da culinária, bem como as barreiras e facilitadores para o preparo da comida em casa.

HABILIDADES CULINÁRIAS

As preparações culinárias que resultam da combinação de alimentos *in natura* ou minimamente processados integram uma parte importante da cultura de uma sociedade. Por meio dos ingredientes culinários bem escolhidos é possível tornar os alimentos mais atraentes do ponto de vista sensorial, agregando cores, sabores, aromas e texturas que podem contribuir para o aumento do seu consumo.

Há um crescente número de evidências científicas que relacionam o hábito de cozinhar em casa às escolhas dietéticas mais saudáveis e melhor adesão às orientações dos guias alimentares. Assim, alguns guias alimentares incluíram como orientações à população o desenvolvimento de habilidades culinárias. Alguns exemplos dessa prática são a Pirâmide da Dieta do Mediterrâneo[37] e a Pirâmide da Alimentação Saudável Espanhola, que incluem as habilidades culinárias na base como ferramentas importantes para alcançar uma dieta saudável, e o Guia Alimentar para a População Brasileira,[38] que possui em seus dez passos para uma alimentação saudável a orientação sobre o a importância do desenvolvimento de habilidades culinárias.

O termo *habilidades culinárias* foi definido por Jomori et al.[39] como

> a confiança, a atitude e a aplicação de conhecimentos individuais para desempenhar tarefas culinárias, desde o planejamento dos cardápios e das compras até o preparo dos alimentos, sejam esses *in natura*, minimamente processados, processados ou ultraprocessados.

Essas habilidades, desenvolvidas em cada sociedade e aperfeiçoadas e transmitidas ao longo de gerações, agregam as emoções e influenciam no modo de preparo dos alimentos. Como consequência, determinam as características sensoriais das preparações culinárias, como o sabor, o aroma, a textura e a aparência que os ingredientes/alimentos *in natura* ou minimamente processados irão adquirir e o quanto eles serão apreciados pelas pessoas.

Atualmente, acredita-se que o processo de transmissão de habilidades culinárias entre gerações vem perdendo força e as pessoas mais jovens possuem cada vez menos confiança e autonomia para preparar alimentos.[38] Isso é considerado um obstáculo potencial para a adoção de uma alimentação à base de alimentos *in natura* ou minimamente processados, pois estes precisam ser selecionados, pré-preparados, temperados, cozidos, combinados a outros alimentos e apresentados na forma de preparações atraentes para que possam ser consumidos.

Em contrapartida, emerge o desenvolvimento de alimentos ultraprocessados, muitas vezes prontos para consumo ou que demandam menor tempo e o mínimo de habilidades culinárias para o preparo. Esses produtos são formulações de fontes industriais de energia e nutrientes, particularmente de gorduras insalubres, amidos, açúcares livres e sal, além de aditivos, incluindo aqueles projetados para intensificar o impacto sensorial.[40]

Quanto mais cedo se aprende a cozinhar, maior a chance de retenção dessa habilidade, da confiança no preparo e melhor a qualidade da dieta do indivíduo. Assim, alguns estudos foram desenvolvidos para verificar o impacto de intervenções no desenvolvimento de habilidades culinárias e consumo alimentar dos indivíduos. As metodologias mais utilizadas nesses estudos envolvem aulas de culinária, conhecimento dos alimentos *in natura*, atividades de degustação e realização de refeições em grupo.[41]

No Brasil, Bernardo et al.[42,43] desenvolveram um instrumento de intervenção denominado Nutrição e culinária na cozinha (NCC). O NCC é baseado no programa estadunidense Cooking with a Chef (CWC), cuja base teórica valoriza o diálogo entre os conhecimentos da ciência da nutrição, da culinária e da educação. O programa NCC é a primeira intervenção com foco no desenvolvimento das habilidades culinárias, avaliando o efeito sustentado, conduzido no Brasil, e o primeiro estudo de intervenção culinária, controlado, randomizado com seis meses de seguimento, conduzido no mundo. Os objetivos do programa incluem transmitir conhecimentos sobre nutrição e culinária, desenvolver habilidades culinárias para preparar alimentos mais saudáveis e auxiliar nas escolhas alimentares mais saudáveis fora de casa.

Esse sistema conta com o instrumento de avaliação das habilidades culinárias adaptado e validado para o Brasil por Jomori et al.[44] dividido em duas partes: I) caracterização da população de estudo (17 questões); II) habilidades culinárias (64 questões) e um programa de intervenção, com oficinas culinárias práticas (*hands-on cooking classes*), realizado com estudantes universitários. As oficinas culinárias são planejadas para ocorrerem uma vez por semana, com duração de três horas, totalizando 18 horas de curso. Cada oficina possui um objetivo específico e são desenvolvidas preparações culinárias para que os participantes aprendam diferentes técnicas culinárias.

Os resultados encontrados no estudo de intervenção realizado pelos autores, com uma amostra de estudantes universitários de uma universidade pública brasileira, sugerem que o programa de intervenção culinária NCC mostrou-se eficaz para o aumento da confiança em consumir e utilizar frutas, legumes e verduras (FLV), nas atitudes culinárias, na confiança culinária, nos conhecimentos culinários, bem como na disponibilidade e acesso a FLV em casa. O programa também pode ser adaptado para outros grupos no Brasil, uma vez que intervenções culinárias são importantes em todas as etapas da vida para resgatar o hábito de cozinhar e propiciar práticas alimentares mais saudáveis.

Assim, diante do cenário apresentado caracterizado pelo aumento do consumo de alimentos hiperpalatáveis, atraentes em suas características sensoriais, mas nem sempre saudáveis, é de importância substancial que o nutricionista utilize como uma das estratégias para melhorar as escolhas alimentares e a alimentação do indivíduo métodos para estimular as habilidades culinárias e produzir uma alimentação mais saudável.

A oferta de alimentos e preparações pelos meios de divulgação, com esforços de promoção e incentivo ao consumo tanto para os alimentos "nutricionalmente saudáveis" como para os "pouco ou nada saudáveis", mobiliza sentimentos de pertencimento a determinado grupo. Ao fazer refeições em conjunto, os indivíduos nutrem e reforçam os vínculos que garantem o esforço de reumanização cultural, a organização de determinada sociedade, assim como sua estrutura, forma de distribuição alimentar e de riqueza e as classes sociais de pertencimento. Também influenciam os hábitos e comportamentos alimentares de indivíduos e populações com suas preferências.

A história da alimentação se confunde com a história da humanidade. Alimentação é saúde, assegurando a sobrevivência, o desempenho e a conservação das espécies, além de ter um importante papel na construção da cultura, na alegria do convívio à mesa e no gosto de poder saborear nossas comidas prediletas. A alimentação é uma necessidade do ser humano, porém, o contexto de uma refeição e escolha dos alimentos envolve aspectos profundos que devem ser considerados por profissionais que atuem nesse campo. O gosto dos alimentos, as habilidades culinárias e as emoções envolvidas no momento das refeições são fundamentais para a escolha adequada dos alimentos em todas as fases da vida, garantindo a qualidade da alimentação e manutenção da saúde física e emocional.

REFERÊNCIAS

1. Gallian DMC. A desumanização do comer. Estudos avançados. 2007;21(60):179-84.
2. Brillat-Savarin J. Physiologie des Geschmacks. Books on Demand; 2012.
3. Kaya I. Motivation factors of consumers' food choice. Food and Nutrition Sciences. 2016;7: 149-54.
4. Laus MF, Rebessi IP, Costa TMB, Almeida SS. Alimentação e Ambiente. In: Diez-Garcia, Cervato-Mancuso (orgs.). 2.ed. Rio de Janeiro: Guanabara Koogan; 2013, p. 126-34.
5. Dalenberg JR, Gutjar S, ter Horst GJ, de Graaf K, Renken RJ, Jager G. Evoked emotions predict food choice. PloS one. 2014;9(12):e115388.
6. Campbell TC. Nutritional renaissance and public health policy. J Nutri Bio. 2017;2(1):124-38.
7. Gibson EL. Emotional influences on food choice: sensory, physiological and psychological pathways. Physiology & behavior; 2006;89(1):53-61.
8. Douglas CR. Fisiologia da gustação. Tratado de fisiologia aplicado às ciências médicas. Rio de Janeiro: Guanabara Koogan; 2006.

9. Ravasco, P. Aspects of taste and compliance in patients with cancer. European Journal of oncology nursing. 2005;9:S84-S91.
10. Simchen U, Koebnick C, HoyerS, Issanchou S, Zunft HJF. Odour and taste sensitivity is associated with body weight and extend of misreporting of body weight. Eur J Clin Nutr. 2006;60: 698-705.
11. Atzingen MCBC, Pinto-e-Silva MEM. Sweet and salt pleasantness are not related to nutritional status. International Journal of Food Science and Nutrition engineering. 2012;2:39-43.
12. Salbe AD, Del Parigi A, Pratley RE, Drewnowski A, Tataranni PA. Taste preferences and body weight changes in an obesity-prone population. Am J Clin Nutr. 2004;79:372-8.
13. Bartoshuk LM, Duffy VB, Hayes JE, Moskowit, HR, Snyder DJ. Psychophysics of sweet and fat perception in obesity: problems, solutions and new perspectives. Philosophical Transactions of the Royal Society B: Biological Sciences. 2006;361(1471):1137-48.
14. Atzingen MCBCV, Pinto-e-Silva MEM. Características sensoriais dos alimentos como determinantes das escolhas alimentares. Nutrire. Journal of Brazilian Society of Food Nutrition (São Paulo). 2010;35(3):183-96.
15. Negri R, Di Feola M, Di Domenico S, Scala MG, Artesi G, Valente S, et al. Taste perception and food choices. Journal of Pediatric Gastroenterology and Nutrition. 2012;54(5):624-9.
16. Varela P, Salvador A. Structured sorting using pictures as a way to study nutritional and hedonic perception in children. Food Quality and Preference. 2014,37:27-34.
17. Wise PM, Nattress L, Flammer L, Beauchamp GK. Reduced dietary intake of simple sugars alters perceived sweet taste intensity but not perceived pleasantness. Am J Clin Nutr. 2016;103:50-60.
18. Drewnowski A, Mennella JA, Johnson SL, Bellisle F. Sweetness and food preference. J. Nutr. 2012;142:1142S-8S.
19. Pepino MY, Finkbeiner S, Beauchamp GK, Mennella JA. Obese women have lower monosodium glutamate taste sensitivity and prefer higher concentrations than do normal-weight women. Obesity (Silver Spring). 2010;18(5):959-65.
20. Elman I, Soares NS, Pinto-e-Silva MEM. Análise da sensibilidade do gosto Umami em crianças com câncer. Revista Brasileira de Cancerologia. 2010;56(1):237-42.
21. Passos JG, Guimarães LC, Victoria MCV. Avaliação da percepção gustativa em idosos para os gostos básicos, doce e salgado, em comparação a jovens adultos. J Health Sci Inst. 2016;34(1): 29-32.
22. Drewnowski A, Krista LA, Cohen J. Genetic taste response to 6-n-propylthiouracil among adults: a screening tool for epidemiological studies. Chem Senses. 2001;26:483-9.
23. Tepper BJ, White EA, Koelliker Y, Lanzara C, d'Adamo P, Gasparini O. Genetic variation in taste sensitivity to 6-n-propylhiouracil and its relationship to taste perception and food selection. In: International Symposium on olfaction and taste. Ann N Y Acad Sci. 2009;1170:126-39.
24. Atzingen MCBCV, Pinto-e-Silva MEM. 6-n-propyltiouracil (PROP) taster status in Brazilian adults. Ciência e Tecnologia de Alimentos (Impresso). 2012;32:673-8.
25. Prescott J. Influence on food choice. Current Opinion in Food Science. 2015;3:47-52.
26. Tepper BJ, Banni S, Mellis M, Crnjar R, Barbarossa IT. Genetic sensitivity to the bitter taste of 6-n-propylthiouracil (PROP) and its association with physiological mechanisms controlling body mass index (BMI). Nutrients. 2014;6:3363-81.
27. Alvarenga M, Antonaccio C, Timerman F, Figueiredo M. Nutrição comportamental. Barueri: Manole; 2016.
28. Wallis DJ, Hetherington MM. Emotions and eating. Self-reported and experimentally induced changes in food intake under stress. Appetite. 2009;52(2):355-62.
29. Evers C, Adriaanse M, de Ridder DT, de Witt Huberts JC. Good mood food. Positive emotion as a neglected trigger for food intake. Appetite. 2013;68:1-7.

30. Köster EP, Mojet J. From mood to food and from food to mood: a psychological perspective on the measurement of food-related emotions in consumer research. Food Research International. 2015;76:180-91.
31. Macht M, Simons G. Emotions and eating in everyday life. Appetite. 2000;35(1):65-71.
32. Tan CC, Holub SC. Emotion regulation feeding practices link parents' emotional eating to children's emotional eating: a moderated mediation study. Journal of pediatric psychology. 2015;40(7):657-63.
33. Kim JY, Prescott J, Kim KO. Emotional responses to sweet foods according to sweet liker status. Food quality and preference. 2017;59:1-7.
34. Tan CC, Holub SC. The effects of happiness and sadness on children's snack consumption. Appetite. 2017;123:169-74.
35. Chan KQ, Tong EM, Tan DH, Koh AH. What do love and jealousy taste like? Emotion. 2013; 13(6):1142.
36. Noel C, Dando R. The effect of emotional state on taste perception. Appetite. 2015;95:89-95.
37. The Mediterranean Diet Foundation. Mediterranean Pyramid; 2010. Disponível em: http://mediterradiet.org/nutrition/mediterranean_diet_pyramid. Acesso em: 3 mar 2018.
38. Brasil, 2014. Ministério da Saúde (BR). Secretaria de Atenção à Saúde. Departamento de Atenção Básica. Guia alimentar para a população brasileira. Brasília (DF); 2014.
39. Jomori MM, Bernardo GL, Uggioni PL, Proença RPC. The concept of cooking skills: a review with contributions to the scientific debate. Revista de Nutrição. 2018;31(1):119-35.
40. Monteiro CA, Cannon G, Moubarac JC, Levy RB, Louzada MLC, Jaime PC. The UN Decade of Nutrition, the NOVA food classification and the trouble with ultra-processing. Public Health Nutr. 2018;21(1):5-17.
41. Lavelle F, Spence M, Hollywood L, McGowan L, Surgenor D, McCloat A, et al. Learning cooking skills at different ages: a cross-sectional study. International Journal of Behavioral Nutrition and Physical Activity. 2016;13(1):119.
42. Bernardo GL, Jomori MM, Fernandes AC, Colussi CF, Condrasky MD, Proença RPC. Nutrition and culinary in the kitchen program: a randomized controlled intervention to promote cooking skills and healthy eating in university students – Study Protocol. Nutrition Journal. 2017;16:1-12.
43. Bernardo GL, Jomori MM, Fernandes AC, Colussi CF, Condrasky MD, Proença RP da C. Positive impact of a cooking skills intervention among Brazilian university students: Six months follow-up of a randomized controlled trial. Appetite. 2018;130:247-55.
44. Jomori MM, Proença RPC, Bernardo GL, Echevarria-Guanilo ME, Uggioni PL, Fernandes AC. Construct validity of Brazilian cooking skills and healthy eating questionnaire by the known--groups method. British Food Journal. 2017;119(5):1003-16.

Capítulo 5
FONTES DE INFORMAÇÃO EM NUTRIÇÃO

Nadine Marques Nunes-Galbes

ALIMENTAÇÃO: MAIS DO QUE VEÍCULO PARA A NUTRIÇÃO HUMANA

A ingestão de alimentos é um comportamento necessário para o fornecimento de energia e de uma série de nutrientes e compostos que possibilitam e impulsionam todos os processos corporais, viabilizando, em última análise, a manutenção da vida. Isso é o que se pode chamar de aspecto homeostático da alimentação.[1,2]

Contudo, no curso da história da humanidade, a alimentação foi ganhando cada vez mais significados e fatores de influência que se somam e, por vezes, se sobrepõem ao aspecto homeostático. Experiências, hábitos, rituais, preferências e aversões, oportunidades, estresse, ritmos biológicos, outras prioridades ao longo de um dia, situações sociais, entre outros fatores, são alguns dos diversos aspectos não homeostáticos da alimentação, isto é, todos aqueles que nos levam a ingerir alimentos (ou até optar por não ingeri-los) sem que, necessariamente, o objetivo final seja atender às demandas nutricionais do organismo.[1]

Estudos recentes têm identificado uma relação bastante intrincada entre os aspectos homeostáticos e os não homeostáticos da ingestão de alimentos, aumentando significativamente a complexidade subjacente a esse ato.[2]

Fica evidente, portanto, que a alimentação é muito mais ampla do que o ato de ingerir alimentos em si. Considerando suas particularidades quanto aos alimentos específicos e às preparações culinárias que a compõem habitualmente, bem como os modos de comer de determinados grupos ou populações, a alimentação constitui patrimônio importante da cultura e da história das sociedades humanas. Desse modo, se consolida como uma forma marcante de expressar e desenvolver as relações sociais, valores, identidade e sentimento de pertencimento das pessoas que compõem uma sociedade, atingindo dimensões sociais, ambientais e culturais extremamente amplas.[3,4]

Estimativas de pesquisas indicam que um indivíduo pode realizar mais de 220 escolhas alimentares em um único dia, no que diz respeito a como, quando, onde, com quem, por quanto tempo, o que e quanto comer, entre outros fatores. Todas essas escolhas podem resultar, inclusive, na decisão de não comer.[5]

Por mais que, muitas vezes, as escolhas alimentares possam parecer arbitrárias, na verdade são simbólicas, multifacetadas, dinâmicas e bastante complexas, estando inseridas não somente no campo da tomada de decisões, como também no contexto do comportamento alimentar, que envolve diferentes aspectos da relação com o alimento e seu manejo.[6]

Por conta de sua complexidade, as escolhas alimentares têm sido estudadas por diferentes frentes das ciências sociais e comportamentais, e consideradas como um desafio contemporâneo.[6] Um número crescente de evidências tem demonstrado que fatores sociais desempenham um papel importantíssimo sobre as escolhas alimentares.[7]

De acordo com a modelagem social, os indivíduos buscam informações em seus pares, utilizando-os como "guia" sobre a forma mais apropriada de se alimentar, no que diz respeito a o que, quanto, quando e como.[8] Porém, a busca por informações não se restringe somente aos campos social e comportamental, extrapolando para o campo técnico.

Existe um consenso geral de que é positivo e benéfico fazer escolhas alimentares saudáveis e se alimentar bem, uma vez que a relação entre a alimentação e a saúde vem se consolidando cada vez mais na opinião pública. Contudo, os conceitos de "alimentos saudáveis" ou "escolhas alimentares saudáveis" podem variar muito entre os indivíduos.[7]

Soma-se a esse cenário o fato de que, nas sociedades pós-industriais, os alimentos mais variados podem ser encontrados praticamente a qualquer hora, em qualquer lugar, trazendo ainda mais conflitos de ideias e sentimentos, além de maior complexidade às escolhas alimentares.[5]

O caráter cotidiano e, ao mesmo tempo, vital da alimentação, as incontáveis possibilidades de escolha de alimentos, as inúmeras decisões que precisam ser tomadas a cada momento alimentar e os sentimentos conflituosos que podem ser gerados a partir de todos esses aspectos em associação estimulam os indivíduos a buscar elementos que possam fundamentar as escolhas alimentares. Um dos principais elementos é a informação, cada vez mais abundante e fugaz, em uma sociedade ávida por ela.

ERA DA INFORMAÇÃO

Pode-se dizer que, a exemplo de outras revoluções já promovidas e vivenciadas pelo homem, vivemos atualmente a chamada Revolução da Informação, possibilitada e impulsionada pelas transformações tecnológicas que vêm ocorrendo desde os anos de 1980, e adquirindo cada vez mais aceleração ao longo dos últimos anos.[9,10]

Muito desse cenário está relacionado ao processo modernista de desenvolvimento implantado a partir da segunda metade do século XX, ou a globalização capitalista da economia, que resultou em grandes mudanças não somente econômicas e sociais, políticas e culturais, como também no campo da ciência e tecnologia, ao redor de todo o mundo.[9,11]

As novas tecnologias, principalmente relacionadas à informática e à internet, possibilitam o armazenamento inteligente de imensuráveis volumes de informações, as quais podem ser acessadas de forma cada vez mais simples e flexível. O usuário da internet se configura progressivamente não somente como um receptor de informações, mas também como um emissor cada vez mais relevante. E é justamente esse contexto que define a Revolução da Informação já que essa "deixou de ser uma área ou especialidade para se tornar uma dimensão de tudo, transformando profundamente a forma como a sociedade se organiza".[9,12]

Nos dias atuais é possível adquirir informações sobre praticamente tudo, apenas com algumas palavras-chave e um "clique", algo sem precedentes. Vivemos em um mundo onde o fluxo de informações é extremamente intenso, e o conhecimento está permanentemente sujeito a expansão e mudança.[10,12] A contrapartida é que a sobreinformação obscurece a informação.[13]

A grande questão em discussão na atualidade é que se verifica hoje a abundante difusão de dados e informações, mas seu acesso não é garantia de aprendizagem, tampouco de conhecimento.[9,10]

Enquanto a informação é o dado trabalhado, com valor atribuído ou agregado, o conhecimento pode ser definido como "a informação trabalhada, possibilitando a geração de cenários, simulações e oportunidades".[14] Isso significa que o conhecimento está atrelado não somente à exposição de determinado indivíduo à informação, mas, principalmente, à sua competência de refletir diante da informação, estabelecendo conexões com outros conhecimentos a fim de utilizá-los em seu cotidiano.[10]

De fato, a informação constitui a base do conhecimento. Porém, o desenvolvimento do conhecimento vai muito além da aquisição de informação, dependendo de uma série de operações intelectuais que possibilitam a inter-relação mútua das diversas informações adquiridas ao longo da vida, gerando significados que se interiorizam.[15]

Como destaca Pellicer (1997), "na sociedade da tecnologia, o indivíduo está cada vez mais informado, mas menos provido de argumentos". Discutindo a abundância de informações à qual os indivíduos estão expostos no mundo moderno, a autora sintetiza a grande ironia que envolve o binômio informação-

-conhecimento, incluindo como atores-chave desse processo os produtores de informações:

> Enquanto o número de mensagens que uma pessoa pode receber é multiplicado de forma vertiginosa, é reduzida, ao mesmo tempo, a nossa capacidade de expressar um ponto de vista pessoal sobre a informação que nos bombardeia. A fronteira que se estabeleceu entre informação e pensamento é um dos problemas graves decorrentes da suposta neutralidade da tecnologia.[15]

Cabe aqui um destaque à fala de Coutinho e Lisbôa,[10] quando dizem que:

> Para que a sociedade da informação possa ser considerada uma sociedade do conhecimento é imprescindível que se estabeleçam critérios para que o indivíduo seja capaz de organizar e selecionar as informações, e não simplesmente ser influenciado e "moldado" pelos constantes fluxos informativos disponíveis.[10]

FONTES DE INFORMAÇÕES EM ALIMENTAÇÃO E NUTRIÇÃO

Os temas "nutrição/alimentação" e "saúde" estão entre os que despertam maior interesse na população,[16,17] o que reforça e estabelece uma relação de retroalimentação com a abundância de veículos e vozes que informam sobre os temas.

Pesquisa com a população americana apontou que, em 1991, 79% concordavam com a afirmação "dieta e nutrição são importantes para mim, pessoalmente", havendo aumento para 89% 20 anos depois, em 2011, o que confirma interesse crescente da população pelo tema.[18]

O significado social, cultural e individual da alimentação reforça o interesse pelo tema, promovendo a busca por informações, que serão encontradas nas mais variadas fontes. Na Era da informação, com marcante presença da tecnologia, não é de surpreender que a participação da internet como fonte de informações em alimentação e nutrição esteja apresentando crescimento vertiginoso.

Em uma pesquisa recente com mais de sete mil adultos australianos, verificou-se que entre 1995 e 2001 menos de 1% utilizava a internet como fonte de informações a respeito de nutrição, quantidade que aumentou para 9,1% em 2004 e novamente para 33,7% em 2012. Uma proporção de 68,8% dos participantes afirmou que o uso da internet para adquirir informações sobre nutrição é importante no sentido de auxiliar na escolha de alimentos mais saudáveis.[19]

Outro trabalho, este desenvolvido com uma amostra representativa da população francesa composta por mais de 27 mil indivíduos, identificou que 48,5% dos usuários de internet de 15-30 anos utilizam-na para propósitos de saúde.

Destes, quase 80% consideram a internet como uma fonte confiável de informações sobre saúde.[20]

Uma pesquisa *on-line* desenvolvida pelo International Food Information Council em 2017, com 1.002 norte-americanos entre 18-80 anos, buscou identificar os valores alimentares dessa população. Um dos domínios da pesquisa, denominado "*Food confusion*" (ou confusão alimentar, em tradução livre), tinha como objetivo compreender quais as fontes de informação em alimentação e nutrição que os americanos mais consultam, e em quais mais confiam (Figura 1). Vale destacar alguns dos resultados encontrados:[21]

- Os amigos e família foram a fonte mais comumente consultada, ao lado de profissionais de saúde. Contudo, os amigos e família foram identificados como fontes pouco confiáveis.
- O nutricionista aparece como segunda fonte mais confiável, mas a frequência de consulta a esse profissional como fonte foi apenas mediana.
- Corroborando os achados que apontam para o aumento vertiginoso do uso da internet como fonte de informação, foram relatados *sites* especializados em saúde; profissionais de saúde em geral, nutricionistas e professores de educação física em mídias sociais; e blogueiros como fontes de informação, mas, de forma geral, a confiança depositada nessas fontes é baixa.

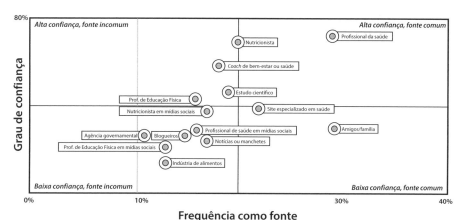

Figura 1 Fontes utilizadas pela população norte-americana *versus* grau de confiança.
Fonte: Adaptada de IFIC, 2017.[21]

Desse modo, fica evidenciada a responsabilidade dos nutricionistas e profissionais de saúde em geral de veicular informações bem embasadas cientificamente, com linguagem compatível com o grau de instrução e a capacidade de compreensão dos indivíduos, bem como esclarecer dúvidas originadas a partir de outras fontes frequentemente consultadas, como *sites* especializados e amigos/família.

DIVERSAS VOZES, POUCA HARMONIA

As transformações sociais, econômicas, culturais e tecnológicas que caracterizam a Era da informação e a sociedade contemporânea exercem importante impacto sobre a alimentação. Esse movimento tem sido conceituado como "modernidade alimentar", o qual apresenta como característica marcante o excesso, a abundância.[22]

Essa abundância fica evidente, como citado anteriormente, por meio da oferta de incontáveis opções alimentares, mas também pelo excesso de informações relacionadas à alimentação. Claude Fischler, sociólogo francês que desde meados da década de 1970 desenvolve estudos aprofundados sobre a dimensão antropológica da alimentação, propõe dois conceitos muito interessantes a respeito disso: o de polifonia dietética e o da cacofonia alimentar.[23]

A polifonia dietética se caracteriza pelas múltiplas vozes que informam sobre alimentação e nutrição: o Estado, os diferentes veículos midiáticos, os profissionais de saúde, a indústria de alimentos e, atualmente, os próprios usuários de internet que se caracterizam cada vez mais como emissores de informação. Contudo, essa polifonia não é harmônica, uma vez que se verifica que os discursos se mesclam, se confrontam ou se confundem em graus variáveis. É justamente esse cenário que origina a chamada cacofonia alimentar, ou seja, a "união não harmônica de sons diversos", segundo a definição do verbete no dicionário, no que diz respeito aos discursos provenientes dessas variadas fontes e numerosas vozes.[23]

Os resultados desses dois fenômenos que se retroalimentam são uma infinidade de conceitos, critérios, proibições e prescrições alimentares que, além de informar, promovem questionamentos constantes nos próprios indivíduos que buscam ou recebem tais informações, no que concerne à adequação ou não de cada uma de suas escolhas alimentares.[22]

Afinal, o ovo faz bem ou faz mal? Manteiga é melhor do que margarina? A gordura saturada já não é o mesmo vilão sobre o qual se alarmava há poucos anos? Adultos não devem consumir leite? Devo retirar o glúten da minha alimentação? A batata-doce é mais saudável do que a inglesa? O café pode me fazer mal? Dúvidas como essas são levantadas rotineiramente, como resultado da cacofonia alimentar. E a ciência da Nutrição tem sua credibilidade posta em xeque, já que, na percepção do comensal moderno sujeito à cacofonia alimentar, os conceitos em alimentação sofrem modificações constantes.

A polifonia dietética característica da Era da informação não está favorecendo a organização, a seleção e o estabelecimento de conexões entre as recorrentes e novas informações a outros conhecimentos já presentes no repertório do comensal moderno, o que impossibilita a utilização apropriada de tais informações em seu cotidiano, apontando para um suposto, porém compreensível, paradoxo: por mais abundantes que sejam as informações, os hábitos alimentares não estão se tornando mais adequados e saudáveis.

INFORMAÇÃO *VERSUS* HÁBITOS ALIMENTARES

O paradoxo apresentado se dá principalmente por dois fatores: a cacofonia alimentar, que muitas vezes deixa o comensal moderno confuso a ponto de não realizar escolhas mais saudáveis; e a complexidade da relação entre o "saber" e o "fazer", uma vez que são inúmeros e de naturezas diversas os fatores que exercem algum grau de influência sobre as escolhas alimentares.[22,24]

Um grupo britânico realizou uma revisão sobre o uso de mídia eletrônica interativa (*e-learning*) na facilitação do aprendizado de uma série de assuntos relativos à saúde e sua contribuição em intervenções para a mudança de comportamento alimentar. Houve grande heterogeneidade nos efeitos estimados do *e-learning* sobre os resultados relativos ao comportamento alimentar, a ponto de não ser possível firmar nenhuma conclusão. Os autores destacam, mais uma vez, que muitos fatores interferem sobre os alimentos presentes no padrão alimentar dos indivíduos, bem como nas razões pelas quais esses alimentos são escolhidos, sendo os fatores ambientais, organizacionais, populacionais e socioculturais determinantes.[25]

Em uma recente revisão sistemática, autores da Holanda e Austrália se dedicaram a examinar exatamente a relação entre o conhecimento em nutrição e a ingestão dietética em adultos (idade ≥ 18 anos), tendo avaliado 29 estudos relativos ao tema, a maioria deles realizada em populações comunitárias ao redor do mundo todo. A maior parte (63,6%) dos estudos reportou associações positivas, mas fracas, entre o elevado conhecimento em nutrição e a ingestão dietética, mais frequentemente em relação ao elevado consumo de frutas e vegetais, e consumo reduzido de gorduras. Os autores destacam que a questão em estudo tem recebido atenção limitada no campo da pesquisa científica, por mais que seja muito relevante estudá-la.[26]

NATUREZA DAS INFORMAÇÕES

Para além das fontes de informação em alimentação e nutrição, encontram-se a forma de abordagem e as mensagens contidas nas informações veiculadas.

Os diferentes meios de comunicação reproduzem e reforçam a lógica sanitária e o modelo biomédico vigentes na atualidade, segundo os quais a prática dos profissionais de saúde consiste na prescrição de comportamentos, expressa, na esmagadora maioria das vezes, no imperativo ("evite, consuma, prefira, tire, troque" etc.).[27]

Quando a mídia ecoa a prescrição de comportamentos, a permissão ou proibição do consumo de certos alimentos, o julgamento de determinado padrão alimentar como "certo ou errado", não está fomentando a formação de opiniões e determinações individuais, mas reproduzindo uma ideologia na qual a saúde, pertencente a cada indivíduo, é tratada como atribuição de um grupo de especialistas no assunto.

Analisando as mensagens em alimentação e nutrição presentes nas informações que alcançam o público por meio da mídia, verifica-se uma abordagem bastante reducionista,[28] que tem sido denominada por diferentes pesquisadores do tema como "nutricionismo", termo cunhado por Gyorgy Scrinis em 2008 em referência ao reducionismo nutricional. O nutricionismo é apontado como a ideologia ou paradigma predominante não somente na ciência da nutrição na atualidade, mas nas diferentes formas de comunicação e disseminação de informações em nutrição.[29]

Essa ideologia se manifesta de formas variadas, podendo se aplicar a nutrientes quando reduz seu estudo e comunicação às suas funcionalidades biológicas, aproximando-os da lógica medicamentosa; a alimentos, isolando-os do contexto em que são consumidos e atribuindo a eles a chancela de "heróis" ou "vilões" da alimentação; e a dietas, que são analisadas apenas sob esses dois pontos de vista (nutrientes e alimentos como veículos daqueles), mas não sob o olhar ampliado da alimentação, em todas as suas esferas.[29]

Desse modo, a abundância de fontes de informação, bem como a infinidade de informações em alimentação e nutrição disponíveis na atualidade, não necessariamente são promotoras de conhecimento, tampouco de autonomia na promoção de padrões alimentares adequados e saudáveis.

CONSIDERAÇÕES FINAIS

A complexidade intrincada na alimentação humana, ofuscada pela aparente naturalidade do ato de se alimentar, vem promovendo estudos e reflexões cada vez mais numerosos e consistentes.

Um dos fatores profundamente envolvidos nas escolhas e decisões alimentares, que ocorrem centenas de vezes ao longo de um único dia, são as informações sobre os alimentos, a alimentação e a nutrição, as quais se tornam cada vez mais abundantes no momento histórico em que vivemos.

O número de possíveis fontes de informação aumenta vertiginosamente, com participação marcante da internet em seus diferentes formatos. Contudo, ainda que a busca por profissionais de saúde não seja a mais representativa em termos de fonte de informação, é neles (ou em nós) que a população parece depositar maior grau de confiança.

Cabe a nós, portanto, refletir e ressignificar as formas de abordagem e as mensagens que são abundantemente construídas e veiculadas para o público em geral, no intuito de reduzir a chamada cacofonia alimentar e, em um movimento oposto, fortalecer o senso crítico e as capacidades de análise e de tomada de decisão pelos indivíduos e coletividades, auxiliando na escolha consciente e autônoma de alimentos seguros e adequados.

REFERÊNCIAS

1. Begg DP, Woods SC. The endocrinology of food intake. Nat Rev Endocrinol. 2013 Oct;9(10): 584-97.
2. Woods SC, Begg DP. Regulation of the motivation to eat. Curr Top Behav Neurosci. 2016;27:15-34.
3. Brasil. Ministério da Saúde. Secretaria de Atenção à Saúde. Departamento de Atenção Básica. Política Nacional de Alimentação e Nutrição. 1.ed., 1. reimpr. Brasília: Ministério da Saúde; 2013.
4. Brasil. Ministério da Saúde. Secretaria de Atenção à Saúde. Departamento de Atenção Básica. Guia alimentar para a população brasileira. 2.ed. Brasília: Ministério da Saúde; 2014.
5. Wansink B, Sobal J. Mindless eating: the 200 daily food decisions we overlook. Environ Behav. 2007;39(1):106-23.
6. Sobal J, Bisogni CA. Constructing food choice decisions. Ann Behav Med. 2009;28(suppl.1):S37-46.
7. Burger JM, Bell H, Harvey K, Johnson J, Stewart C, Dorian K, Swedroe M. Nutritious or delicious? The effects of descriptive norm information on food choice. J Soc Clin Psychol. 2010;29(2): 228-242.
8. Cruwys T, Bevelander KE, Hermans RC. Social modeling of eating: a review of when and why social influence affects food intake and choice. Appetite. 2015 Mar;86:3-18.
9. Gadotti M. Perspectivas atuais da educação. São Paulo Perspec. 2000;14(2).
10. Coutinho C, Lisbôa E. Sociedade da informação, do conhecimento e da aprendizagem: desafios para a educação no século XXI. RE. 2011;XVIII(1):5-22.
11. Melkote SR, Steeves HL. Communication for development in the third world: theories and practice for empowerment. 2.ed. Thousand Oaks, CA: Sage Publications; 2001.
12. Madeira W, Lefevre F, Lefevre AMC. Sociedade do conhecimento, empoderamento e produção de consensos na saúde. ECO-PÓS. Jan.-Jul. 2007;10(1):93-106.
13. Sousa JP. Elementos de teoria e pesquisa da comunicação e dos media. 2.ed.rev e ampl. Porto: BOCC; 2006.
14. Rezende DA, Abreu AF. Tecnologia da informação aplicada a sistemas de informações empresariais. São Paulo: Atlas; 2000.
15. Pellicer EG. La moda tecnológica en la educación: peligros de un espejismo. Pixel-Bit. Jun. 1997;(9):81-92.
16. Natansohn G. Comunicação & Saúde: interfaces e diálogos possíveis. EPTIC. Maio-Ago. 2004;6(2).
17. Cooper BE, Lee WE, Goldacre BM, Sanders TA. The quality of the evidence for dietary advice given in UK national newspapers. Public Underst Sci. Aug 2012;21(6):664-73.

18. Academy of Nutrition and Dietetics (AND). Nutrition and you: trends 2011. Disponível em: http://www.eatright.org/nutritiontrends/. Acesso em: 25 abr 2018.
19. Pollard CM, Pulker CE, Meng X, Kerr DA, Scott JA. Who uses the internet as a source of nutrition and dietary information? An Australian Population Perspective. J Med Internet Res. 2015 Aug;17(8):e209.
20. Beck F, Richard JB, Nguyen-Thanh V, Montagni I, Parizot I, Renahy E. Use of the internet as a health information resource among French young adults: results from a nationally representative survey. J Med Internet Res. 2014 May;16(5):e128.
21. IFIC – International Food Information Council. 2017 Food & Health Survey. A Healthy Perspective: Understanding American Food Values. IFIC; 2017. Disponível em: https://foodinsight.org/2017-food-and-health-survey-a-healthy-perspective-understanding-american-food-values/. Acesso em: 15 jul 2019.
22. Fonseca AB, De Souza TSN, Frozi DS, Pereira RA. Modernidade alimentar e consumo de alimentos: contribuições sócio-antropológicas para a pesquisa em nutrição. Cienc Saude Colet. 2011;16(9):3853-62.
23. Fischler C. El (h)ominívoro: el gusto, la cocina y el cuerpo. Barcelona: Editorial Anagrama; 1995.
24. Wohldmann EL. Examining the relationship between knowing and doing: training for improving food choices. Am J Psychol. 2013;126(4):449-58.
25. Harris J, Felix L, Miners A, Murray E, Michie S, Ferguson E, et al. Adaptive e-learning to improve dietary behaviour: a systematic review and cost-effectiveness analysis. Health Technol Assess. 2011;15(37).
26. Spronk I, Kullen C, Burdon C, O'Connor H. Relationship between nutrition knowledge and dietary intake. Br J Nutr. 2014 May;111(10):1713-26.
27. Lefevre F, Lefevre AMC. Promoção de saúde, ou, a negação da negação. 1.ed., 2. reimpr. Rio de Janeiro: Vieira & Lent; 2012.
28. Nunes-Galbes NM. Publicações sobre alimentação, nutrição e sua relação com a saúde nos maiores jornais paulistas: o que está sendo produzido e veiculado? Dissertação (Mestrado em Nutrição em Saúde Pública) – Faculdade de Saúde Pública, Universidade de São Paulo, São Paulo, 2016.
29. Scrinis G. On the ideology of nutritionism. JSTOR. 2008;8(1):39-48.

Capítulo 6
EDUCAÇÃO ALIMENTAR E NUTRICIONAL

Ana Maria Cervato-Mancuso

INTRODUÇÃO

Estudos sobre intervenções educativas permeiam várias pesquisas, mas há ainda pouco espaço para pesquisa na área de educação no campo da alimentação e nutrição. Entretanto, em função da necessidade de desenvolver esse tema na atividade de ensino e de extensão universitária e em outros cenários de prática profissional no setor da saúde, das políticas sociais, no terceiro setor, entre outros, há um conjunto de publicações significativas.[1] Além disso, há uma fonte inesgotável de informações sobre alimentação e nutrição e outra sobre estratégias que visam às mudanças da alimentação de indivíduos e grupos populacionais. Pesquisadores do campo da nutrição têm apontado a necessidade de estudos e pesquisas para fundamentar as práticas educativas a fim de garantir a qualificação de profissionais e de estudantes.

PRÁTICAS EDUCATIVAS

A educação abrange os processos formativos que se desenvolvem na vida familiar, na convivência humana, no trabalho, nas instituições de ensino e pesquisa, nos movimentos sociais e organizações da sociedade civil e nas manifestações culturais. A educação escolar, por outro lado, que se desenvolve predominantemente por meio do ensino, em instituições próprias, está vinculada à formação para o mundo do trabalho e à prática social.[2]

Recentemente, a educação alimentar e nutricional passou a incorporar a legislação dos sistemas de ensino nacional como um tema transversal, ou seja, que deve estar presente no projeto pedagógico, mas não como disciplina específica. Os profissionais que atuam nos diferentes ambientes de execução das políticas e programas devem levar em conta a definição de prioridades.[3] Constituem áreas prioritárias para as políticas públicas para a primeira infância a saúde, a alimentação e a nutrição, a educação infantil, a convivência familiar e comunitária, a assistência social à família da criança, a cultura, o brincar e o lazer, o espaço e o meio ambiente, bem como a proteção contra toda forma de violência e de pressão consumista, a prevenção de acidentes e a adoção de medidas que evitem a exposição precoce à comunicação mercadológica. Verifica-se, pois, que as questões alimentares constituem um dos componentes dessa prioridade, e a inclusão da EAN na escola é uma consequência dos direitos da criança.

A pesquisa realizada recentemente, sobre a produção científica no campo da educação alimentar e nutricional nas escolas, possibilitou a análise das características da EAN no ambiente escolar. Essa revisão não deixa dúvidas sobre a importância da EAN na escola e sobre a pertinência de que sejam desencadeados avanços nesse campo. A partir de 2009, observou-se um aumento nos estudos sobre a temática, em especial aqueles com educadores.[4] O desenvolvimento de abordagens que permitam abarcar as questões alimentares em uma perspectiva ampliada, por meio de estratégias problematizadoras, e desenvolver mecanismos inovadores de promoção de hábitos alimentares saudáveis transversais, contextualizados e mais bem-sucedidos no ambiente escolar e a partir dele é um grande desafio, aponta a pesquisa.

Ações educativas que possibilitem a reflexão sobre elementos culturais e ideológicos que envolvem a alimentação têm sido realizadas na escola cada vez mais.[5] Isso pode contribuir para a formação de sujeitos com uma relação diferenciada com a alimentação. Nesse sentido, os profissionais de saúde devem estar preparados para essa nova abordagem da educação alimentar e nutricional, além da produção de materiais didáticos adequados.

Abordagem coletiva

A Coordenação Geral de Educação Alimentar e Nutricional do Ministério do Desenvolvimento Social e Combate à Fome realizou atividades para construir, de forma coletiva, o documento de natureza intersetorial denominado "Marco de Referência de Educação Alimentar e Nutricional para as Políticas Públicas", que foi publicado em 2012. Esse documento tem como objetivo promover um campo comum de reflexão e orientação da prática, no conjunto de iniciativas de educação alimentar e nutricional que tenham origem, principalmente, na ação pública e que contemple os diversos setores vinculados ao processo de produção, distribuição, abastecimento e consumo de alimentos. As mudanças de abordagem e estímulo à pesquisa sobre o tema têm sido influenciadas pela implementação desse documento.[6]

Para abordar os processos de produção, abastecimento e transformação, bem como os aspectos nutricionais relacionados à alimentação e nutrição, no marco de referência, adota-se o termo "Educação Alimentar e Nutricional (EAN) e não o termo Educação Nutricional ou Educação Alimentar". E, assim, a EAN é definida como:

> [...] campo de conhecimento e de prática contínua e permanente, transdisciplinar e multiprofissional que visa promover a prática autônoma e voluntária de hábitos alimentares saudáveis. A prática da EAN deve fazer uso de abordagens e recursos educacionais problematizadores e ativos que favoreçam o diálogo junto a indivíduos e grupos populacionais, considerando todas as fases do curso da vida, etapas do sistema alimentar e as interações e significados que compõem o comportamento alimentar.[5]

O documento apresenta a EAN como disciplina e como campo de prática profissional e integra o currículo obrigatório dos cursos de graduação em nutrição. Entretanto, está descrito nesse marco de referência que outros profissionais podem e devem se envolver nas ações e, ainda, terem acesso a programas de formação e educação continuada que abordem a temática.

Intervenções em saúde são usualmente desenvolvidas no plano político e viabilizadas nas interações entre o profissional de saúde e o indivíduo e, mais recentemente, abordando a família (Programa de Saúde da Família). Contudo, a intervenção no plano alimentar é ainda incipiente, uma vez que há poucos profissionais capacitados que atuam em unidades básicas de saúde e, quando isso ocorre, são predominantes os atendimentos individuais.[7]

A educação alimentar e nutricional deve buscar um alcance coletivo, para agir sobre as tendências populacionais; uma abordagem grupal, para trabalhar com grupos que compartilham momentos ou problemas comuns; e uma abordagem individual, para atuar com competência e sensibilidade na dimensão singular da vida de cada ser humano.[8] Todo fenômeno social tem uma dimensão coletiva, uma dimensão grupal e uma dimensão individual. Todas as pessoas fazem parte de um coletivo, de um grupo de referência, mas têm também, na sua própria história, marcas que nem o coletivo nem o grupo explicam.

Segundo Carvalho-Gebran em estudo realizado na atenção primária no município de São Paulo, há diferentes profissionais desenvolvendo grupos que têm a alimentação e nutrição como temática. Destaca o autor a importância dos profissionais da saúde na EAN, pois, apesar de não terem formação específica sobre a temática, se identificaram no papel de planejar, mediar e avaliar grupos que tratam de alimentação e nutrição, o que coaduna com o preconizado pelas políticas públicas atuais de saúde. A pesquisa revela, ainda, que no papel de mediador de grupo os profissionais se assumiram com diferentes desempenhos, desde transmissor de conhecimento a criador de vínculo, porém trazendo a EAN como algo desatualizado em relação à promoção da saúde.[9]

O descompasso entre educação e promoção da saúde pode ser superado pela inclusão de abordagens mais participativas na formação acadêmica dos profissionais e na educação permanente porque, com a vivência em processos educativos ativos, eles podem ressignificar a percepção da educação, reproduzindo-a nos serviços de saúde.[10] Ser educador em grupo requer uma aproximação e um distanciamento dos usuários, um equilíbrio custoso de ser encontrado, sobretudo quando questões de alimentação e nutrição estão inseridas.[9]

As abordagens avaliativas que privilegiam aspectos objetivos da quantidade, à luz do pensamento científico tradicional positivista, parecem limitadas para as atividades que incorporam o conceito do direito humano à alimentação adequada. A avaliação com enfoque na qualidade, por outro lado, valoriza o espaço necessário ao diálogo e à expressão da produção subjetiva, assegurando que todo participante do processo possa expressar seu entendimento de todas as dimensões do programa.[7]

Em revisão sistemática sobre o tema, Cervato-Mancuso et al. identificaram que as avaliações das intervenções dos estudos analisados seguiram a perspectiva de seus objetivos por meio de indicadores quantitativos, sobretudo para análise de consumo alimentar e verificação antropométrica. As intervenções que aconteceram no cenário do território diferenciaram-se das outras, pois, além de grupais, realizaram avaliações por meio de comentários, depoimentos, entrevista, observação e outros, ampliando a visão para além dos valores numéricos.[11]

Entendendo que o aumento das ações educativas em grupo é uma tendência de atenção em saúde, mudanças de significados, sentimentos, símbolos, percepções, vivências, metáforas e estigmas podem fazer parte da intencionalidade das ações educativas em alimentação e nutrição. Na abordagem da educação popular com o objetivo de problematizar as práticas educativas para potenciar o empoderamento social em alimentação e nutrição, sugere-se:[12]

- Observação participante: anotações sobre as discrepâncias sociais de participação, diário de campo sobre as tensões de participação.
- Histórias de vida relatadas por entrevista semiestruturada ou a profundidade para entender os sentidos de participação.
- Roda de conversa para problematizar as experiências de participação e fazer mudanças.
- Grupos focais para entender a participação a partir da discussão e interação das mulheres.

Nesse sentido, pensar em intervenção grupal é pensar em prática social, em participação coletiva e em construção compartilhada que exigem do profissional preparo e habilidade para o planejamento, assim como o desenvolvimento e a avaliação da intervenção educativa em nutrição, que podem ser respaldados pelo uso do marco de referência.[11]

Abordagem individual

As abordagens técnicas e práticas em EAN devem respeitar as especificidades regulamentadoras das diferentes categorias profissionais. Em situações que envolvem indivíduos ou grupos com alguma doença ou agravo que necessitem da EAN como recurso terapêutico integrado ao processo de cuidado e cura desse agravo, as ações são de responsabilidade de profissionais com conhecimento técnico e habilitação em EAN.[6]

No cenário de necessidades de cuidados alimentares especiais, como o caso das doenças crônicas, estudos vêm sendo realizados com abordagens educativas claramente construtivistas, mas ainda preocupados com os resultados do desfecho clínico ou de avaliação nutricional.[13,14] Existem variáveis de diferentes naturezas que interferem na decisão das pessoas, dos grupos e da população. Esses dados, muitas vezes, são de natureza qualitativa e fornecem caminhos para a definição das intervenções educativas, enxergando a pessoa/grupo como parte integrante de um contexto social global.[7]

Nesse sentido, a educação alimentar e nutricional, prática presente e transversal na dimensão da nutrição clínica ampliada, tem sido considerada um dos principais esteios do aconselhamento nutricional, por exemplo, no tratamento dos transtornos alimentares. Ao nutricionista, sob essa perspectiva, caberia identificar os comportamentos disfuncionais e habituais do paciente para modificar cognições inadequadas e ensinar estratégias de mudança de comportamento e solução de problemas.[15] Técnicas cognitivo-comportamentais podem ser utilizadas em associação ao considerar que os comportamentos alimentares são um conjunto de cognições e afetos que regem as ações e condutas alimentares diante da premissa de abordagem que considera os problemas alimentares em sua complexidade, nas dimensões biológica, social e cultural. O profissional atua como facilitador na resolução das dificuldades alimentares do sujeito, valorizando seus recursos e estimulando sua responsabilidade no sucesso do tratamento a partir das mudanças alimentares conquistadas.[15]

O intuito das intervenções tem mudado ao longo das últimas décadas. Se antes centrava-se na distribuição de alimentos e no aumento do conhecimento, hoje foca a mudança do comportamento individual. Esse comportamento pode ser considerado como o resultado de relações sociais e históricas e, assim, as intervenções educativas precisam superar suas raízes biomédicas, partindo de uma responsabilidade individual para a responsabilidade coletiva, e de um conhecimento científico para a construção de um novo conhecimento em que todos participem.[11] A partir da ação educativa, e mais especificamente do processo educativo, será possível promover que indivíduos e coletividades possam problematizar e participar de forma crítica nas suas práticas alimentares e na sua relação com o contexto cotidiano.[7]

Para que um sujeito modifique seus costumes será necessária uma motivação para enfrentar situações alimentares e lidar de outras formas com elas. A motivação interna e as condições externas em direção à mudança desejada seriam, a princípio, condições facilitadoras e favoráveis às mudanças alimentares, mesmo quando desejos pessoais contrários participam dessa situação por serem parte das referências alimentares construídas ao longo do tempo, mas é preciso possibilitar mudanças paulatinamente instituídas e que oscilem para preservar estruturas e valores do sujeito.[16]

Os aspectos cognitivos envolvidos nas práticas alimentares são fundamentais para mudanças alimentares, porém, dado que a organização da vida alimentar está estabelecida em normas sociais, tais mudanças terão de atuar nesse contexto. As transformações na alimentação ocorrem em uma estrutura alimentar que sofrerá influências e na qual serão acomodadas as novas práticas. As mudanças alimentares que dependem do indivíduo (voluntárias) exigem do sujeito um movimento que irá na contramão do ambiente, caso este imprima outras normas alimentares. Nesse processo, haverá instâncias de resistência na alimentação, que estão menos sujeitas a mudanças e acomodação de novas práticas alimentares. A preservação de certas práticas é mais evidente quando elas são expostas a uma intervenção que demande uma atitude consciente de mudança. Ao contrário, nas transformações geradas pelo contexto econômico e sociocultural o sujeito sofre influências menos evidentes. Ambos os processos de preservação das práticas e acomodação das mudanças alimentares estão sustentados por alicerces simbólicos e práticos.[16]

As intervenções de caráter educativo dependem da prática dos profissionais de saúde, dos usuários dos serviços e da população em geral. Assim, identificar como esses grupos percebem, tomam decisões, agem ou reagem perante a situação-problema analisada é essencial. O diagnóstico educativo pode fornecer dados das relações interpessoais, das práticas alimentares e de saúde, do pensar e do agir dos envolvidos na situação-problema.[7] A equipe de saúde ou o profissional munido desse diagnóstico poderá realizar um plano educativo com resultados efetivos.

OBJETIVOS EDUCATIVOS

A ação educativa é uma estratégia de concretização de um projeto educativo. Toda ação educativa é parte de um projeto educativo mesmo que ele não esteja claramente definido ou explicitado. Um projeto educativo se realiza mediante um processo contínuo de reflexão sobre a prática pedagógica. O planejamento de um projeto educativo implica a discussão e escolha de valores e prioridades e a própria concepção que se tem de educação. Esse contexto será fundamental para a seleção e definição dos objetivos, das mensagens e dos canais de comunicação ou métodos educativos.[7]

A avaliação é indispensável, pois irá fornecer elementos para analisar criticamente um projeto ou atividade que tenham como propósito alterar a situação alimentar de determinada população ou mesmo de um indivíduo. Para tanto, é fundamental deixar claros os objetivos do processo.

Os objetivos educativos podem ser divididos em três áreas: cognitiva, afetiva e ativa.[7] Os objetivos cognitivos incluem desde a assimilação do conteúdo até a combinação e síntese de novas ideias e materiais. Os objetivos afetivos referem-se ao grau de aceitação ou de internalização de um conceito, comportamento ou fato. Referem-se a uma atitude ou sentimento em relação a alguma coisa. Os objetivos ativos ou situacionais referem-se a alguma atividade ou prática que deve ser adotada. Geralmente envolvem uma atividade motora.

Embora todos os três domínios (cognitivo, afetivo e ativo) tenham sido amplamente discutidos e divulgados, em momentos diferentes e por pesquisadores diferentes, o domínio cognitivo é o mais conhecido e utilizado.[17]

Parafraseando as discussões no campo da educação superior, em especial o preconizado nas Diretrizes Curriculares Nacionais de todos os cursos de graduação, "formar repetidores de informações já não é necessário para o século XXI",[18] mesmo no campo cognitivo. O conhecimento é necessário, mas saber como aplicá-lo na prática em situações reais, resolvendo problemas simples ou complexos da vida social, é o que fará sentido para os educandos e facilitará o sucesso das ações educativas.

No domínio cognitivo, os objetivos educacionais focam a aprendizagem de conhecimentos, desde a recordação e compreensão de algo estudado até a capacidade de aplicar, analisar e reorganizar a aprendizagem de um modo singular e criativo, reordenando o material ou combinando-o com ideias ou métodos anteriormente aprendidos.[19] Os comportamentos na área cognitiva são expressos por verbos como: relacionar, comparar, interpretar, distinguir, resumir, enumerar.

No domínio afetivo da aprendizagem, os objetivos dão ênfase aos sentimentos, emoções, aceitação ou rejeição de algo.[19] Os comportamentos na área afetiva são expressos por verbos como: aceitar, responsabilizar-se, reconhecer, perceber, tolerar, apreciar.

Por fim, no domínio psicomotor, os objetivos educacionais são ligados à habilidade motora, manipulação de objetos ou ações que requerem coordenação neuromuscular.[19] Os comportamentos na área ativa são expressos por verbos como: construir, confeccionar, escrever, ingerir, participar, distribuir, organizar, cooperar.[7]

DESAFIOS DAS DOENÇAS CRÔNICAS

A atenção à saúde para implementar o manejo integrado das doenças crônicas não transmissíveis (DCNT) no contexto da atenção primária à saúde (APS) tem sido tema de várias pesquisas e de interesse das organizações internacionais e nacionais. Para tanto, modelos de organização para o manejo das DCNT foram propostos e executados em âmbito internacional (com algumas experiências também no Brasil e América Latina) e contêm orientações práticas para administradores dos programas de atenção à saúde, formuladores de políticas e interessados diretos no planejamento e na prestação de serviços de alta qualidade para pessoas com DCNT e seus fatores de risco. O mais influente é o Modelo de Cuidados Crônicos que se concentra na relação entre pacientes motivados e informados e equipes de saúde proativas e preparadas e que requer um sistema de saúde organizado de maneira apropriada e conectado aos recursos necessários na comunidade em geral.[20]

A busca por modelos de atenção é decorrente das evidências do fracasso do modelo de assistência. Segundo Mendes, esse fracasso é universal e ocorre tanto no SUS como no sistema privado de saúde suplementar. O principal motivo, segundo o pesquisador, foi a transposição do modelo de atenção às condições agudas – que teve relativo sucesso no enfrentamento dessas condições – para o manejo das condições crônicas.[21]

Estudos sobre a avaliação do cuidado nutricional também vêm reportando barreiras e dificuldades para o enfrentamento das mudanças alimentares necessárias diante da ocorrência das doenças crônicas. Rezende, em um estudo qualitativo, investigou o processo educativo para pessoas com DM e HA no âmbito da Atenção Básica à Saúde. Observou que os profissionais percebiam dificuldades das ações educativas em promover práticas alimentares adequadas em decorrência das condições socioeconômicas e culturais das famílias. Esses profissionais também relataram o não seguimento das orientações/prescrições educativas como consequência da relutância ou rebeldia própria das pessoas com diabetes e/ou hipertensão e que essas pessoas estão interessadas em intervenções de caráter meramente curativo e não na prevenção.[22]

Todas as doenças crônicas são condições crônicas. As condições crônicas são aquelas condições de saúde de curso mais ou menos longo ou permanente que exigem respostas e ações contínuas, proativas e integradas do sistema de atenção à saúde, dos profissionais de saúde e das pessoas usuárias para o seu controle efetivo, eficiente e com qualidade.[21] Além da elaboração de políticas que considerem as singularidades das condições crônicas e do sistema de atenção à saúde, as mudanças devem ser feitas na organização da atenção à saúde, no desenho do sistema de prestação de serviços, no suporte às decisões, nos sistemas de informação clínica e no autocuidado apoiado.

No contexto da educação alimentar e nutricional será importante destacar que a proposta teórica metodológica e pedagógica do marco de referência está alinhada em abordagens participativas, dialógicas e problematizadoras que permitam desvelar realidades e sentimentos de (in)Segurança Alimentar e Nutricional (SAN) no âmbito individual e no coletivo. Nessa perspectiva, considera-se que o usuário e sua família encontram-se em situação de vulnerabilidade. O contexto de mudanças na alimentação decorre de políticas de diversos setores, de movimentos sociais, da forma como a vida social é organizada, entre outros. A tarefa de pensar a educação alimentar e nutricional deve buscar caminhos que estudem nossas práticas a partir da realidade dos contextos: como esta afeta o sujeito e como o sujeito reconstrói suas práticas.[16]

CONSIDERAÇÕES FINAIS

A relação entre o profissional de saúde e a pessoa sob seu cuidado incorpora o elemento de comunicação em saúde e, mais precisamente, um processo educativo. Essa relação é permeada pelos componentes desse processo: profissional educador, educando, conteúdo e meio de comunicação (Figura 1).

A aproximação para esse processo educativo no contexto da alimentação e nutrição será de responsabilidade do profissional e, para tanto, caberá a ele decidir sua forma de abordagem. E se dará a partir dessa abordagem a definição de quais objetivos educativos serão estabelecidos.

O conteúdo a ser desenvolvido também será definido por essa relação. Na perspectiva emancipatória, todos os sujeitos envolvidos dominam diferentes saberes e eles serão compartilhados. Entretanto, na perspectiva de uma prática a ser incorporada e desconhecida do usuário, o conteúdo será definido pelo profissional e o processo de ensino será baseado em uma abordagem mais tradicional de ensino. Assim, novamente, a abordagem pedagógica utilizada será um componente presente, mas que afeta a concepção do processo e não seu desenvolvimento. Serão fundamentais para determinar como será avaliado o processo educativo: mudanças de práticas, de valores ou de memorização de conteúdos.

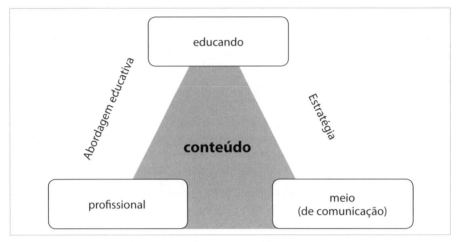

Figura 1 Componentes do processo educativo em saúde e nutrição.

As estratégias de comunicação serão aquelas pelas quais o conteúdo será desenvolvido. Na sociedade atual são inúmeras as tecnologias disponíveis. E o setor educacional está aprimorando a cada dia esse processo.

Cumpre finalizar que a saúde e a educação, como setores envolvidos no ato de "educar em alimentação e nutrição", devem agir em convergência para alcançar resultados positivos no enfrentamento das situações crônicas de saúde. Parcerias no âmbito do território, como consequências das políticas já existentes, bem como a ampliação de cenários de práticas mais coletivas, irão reverberar na formação profissional, quando presente, mais qualificada e crítica.

REFERÊNCIAS

1. Cervato-Mancuso AM. Do "Coma direito, família!" ao direito à alimentação da família brasileira: 75 anos do Curso de Nutrição da Universidade de São Paulo. Biblioteca Digital de Teses e Dissertações da Universidade de São Paulo; 2013. Disponível em: http://www.teses.usp.br/teses/disponiveis/livredocencia/6/tde-30102014-095316/pt-br.php. Acesso em: 26 jul 2018.
2. Brasil. Lei n. 9.394, de 20 de dezembro de 1996. Estabelece as diretrizes e bases da educação nacional. 1996. Disponível em: http://portal.mec.gov.br/arquivos/pdf/ldb.pdf. Acesso em: 28 jul 2019.
3. Brasil. Lei n. 13.257, de 8 de março de 2016. 2016. Disponível em: http://www.planalto.gov.br/ccivil_03/_Ato2015-2018/2016/Lei/L13257.htm#art19. Acesso em: 28 jul 2019.
4. Borsoi AT, Paz CR, Teo A, Mussio BR. Educação alimentar e nutricional no ambiente escolar: uma revisão integrativa. Rev Ibero-Americana Estud em Educ. 2016;11(11):1982-5587. Disponível em: https://dx.doi.org/10.21723/riaee.v11.n3.7413. Acesso em: 24 jul 2018.
5. Barbosa da Silva AC, Barbosa da Silva MC, Oliveira VE. Educação alimentar e nutricional, cultura e subjetividades: a escola contribuindo para a formação de sujeitos críticos e criativos

em torno da cultura alimentar. DEMETRA Aliment Nutr Saúde. 2015;10(2):247-58. Disponível em: http://www.e-publicacoes.uerj.br/index.php/demetra/article/view/14838. Acesso em: 28 jul 2019.
6. Brasil. Ministério do Desenvolvimento Social e Combate à Fome. Secretaria Nacional de Segurança Alimentar e Nutricional. Marco de Referência de Educação Alimentar e Nutricional para as Políticas Públicas. Brasília, DF; 2012. 68p.
7. Cervato-Mancuso AM. Elaboração de programas educativos em alimentação e nutrição. In: Diez-Garcia RW, Cervato-Mancuso AM (eds.). Mudanças alimentares e educação alimentar e nutricional. 2.ed. Rio de Janeiro: Guanabara Koogan; 2017. p. 386.
8. Boog MCF. Histórico da educação alimentar e nutriconal no Brasil. In: Cervato-Mancuso AM, Diez-Garcia RW (eds.). Mudanças alimentares e educação alimentar nutricional. 2.ed. Rio de Janeiro: Guanabara Koogan; 2017. p. 386.
9. Carvalho-Gebran FW, Vincha KRR, Cervato-Mancuso AM. The role of educator in food and nutrition by health professionals in the context of Family Health Care. Rev Nutr. 2018 Feb;31(1):71-81. Disponível em: http://www.scielo.br/scielo.php?script=sci_arttext&pid=S1415-52732018000100071&lng=en&tlng=en. Acesso em: 28 jul 2019.
10. Vieira VL, Leite C, Cervato-Mancuso AM. Formação superior em saúde e demandas educacionais atuais: O exemplo da graduação em nutrição. Educ Soc Cult. 2013;39:25-42.
11. Cervato-Mancuso AM, Vincha KRR, Santiago DA, Cervato-Mancuso AM, Vincha KRR, Santiago DA. Educação alimentar e nutricional como prática de intervenção: reflexão e possibilidades de fortalecimento. Physis Rev Saúde Coletiva. 2016 Mar;26(1):225-49. Disponível em: http://www.scielo.br/scielo.php?script=sci_arttext&pid=S0103-73312016000100225&lng=pt&tlng=pt. Acesso em: 28 set 2017.
12. Pava-Cárdenas A, Vieira VL, Alzate-Yepes T, Cervato-Mancuso AM. Concepções e aplicações da avaliação de processo educativo. In: Cervato-Mancuso AM, Diez-Garcia RW (eds.). Mudanças alimentares e educação alimentar nutricional. Rio de Janeiro: Guanabara Koogan; 2017. p. 386.
13. Vieira LP, Nobre MRC, da Silveira JAC. Effects of nutrition education on recurrent coronary events after percutaneous coronary intervention: a randomized clinical trial. BMC Nutr. 2016;2(1):72.
14. Cervato-Mancuso AM, Salgueiro MMH de A de O. Effects of a nutrition counseling on functional constipation in the brazilian elderlies: a pilot study. J Aging Res Clin Pract. 2012;1(3):248-51.
15. Pessa RP. Abordagem educacional nos transtornos alimentares. In: Cervato-Mancuso AM, Diez-Gacia RW (eds.). Mudanças alimentares e educação alimentar e nutricional. 2.ed. Rio de Janeiro: Guanabara Koogan; 2017. p. 386.
16. Diez-Garcia RW. Mudanças alimentares e educação alimentar e nutricional. In: Diez-Garcia RW, Cervato-Mancuso AM (eds.). Mudanças alimentares e educação alimentar e nutricional. 2.ed. Rio de Janeiro: Guanabara Koogan; 2017. p. 386.
17. Ferraz AP do CM, Belhot RV. Taxonomia de Bloom: revisão teórica e apresentação das adequações do instrumento para definição de objetivos instrucionais. Gestão & Produção. 2010;17(2):421-31. Disponível em: http://www.scielo.br/scielo.php?script=sci_arttext&pid=S0104-530X2010000200015&lng=pt&tlng=pt. Acesso em: 21 maio 2018.
18. Paula A, Beleza S, Nelciclébio J, Pontes DA, Marques A. O uso da taxonomia de Bloom no contexto da avaliação por competência. 2016;10(20):12-22.
19. Trevisan AL, Amaral RG. A taxonomia revisada de Bloom aplicada à avaliação: um estudo de provas escritas de matemática. 2016;(2):451-64. Disponível em: http://dx.doi.org/10.1590/1516-731320160020011. Acesso em: 3 ago 2018.

20. Organização Pan-Americana da Saúde (OPAS). Cuidados inovadores para condições crônicas: organização e prestação de atenção de alta qualidade às doenças crônicas não transmissíveis nas Américas. Washington DC: OPAS; 2015. p. 1-102. Disponível em: https://www.paho.org/hq/dmdocuments/2015/ent-cuidados-innovadores-InnovateCCC-digital-PT.pdf. Acesso em: 1 ago 2018.
21. Mendes EV. Entrevista: a abordagem das condições crônicas pelo Sistema Único de Saúde. Cien Saude Colet. 2018;23(2):431-5. Disponível em: http://www.scielo.br/pdf/csc/v23n2/1413-8123-csc-23-02-0431.pdf. Acesso em: 1 ago 2018.
22. Rezende AMB. Ação educativa na Atenção Básica à Saúde de pessoas com diabetes mellitus e hipertensão arterial: avaliação e qualificação de estratégias com ênfase na educação nutricional. Tese (Doutorado) – Universidade de São Paulo, São Paulo, 2011.

Capítulo 7
GUIAS ALIMENTARES

Ana Maria Cervato-Mancuso

INTRODUÇÃO

Os guias alimentares baseados em alimentos, ou simplesmente guias alimentares, estão relacionados às políticas de saúde e atenção à saúde das pessoas na medida em que servem de base para a formulação de políticas de alimentação e nutrição, de saúde e de agricultura, assim como são bases para programas de educação alimentar e nutricional destinados a estimular hábitos alimentares e modos de vida saudáveis. Desse modo, trata-se de uma ferramenta importante e representa uma oportunidade única de impacto sobre o sistema alimentar desde a produção até o consumo.

A Organização das Nações Unidas para a Alimentação e a Agricultura, uma das agências das Nações Unidas, apoia e incentiva os Estados-membros para a elaboração, revisão e aplicação dos guias alimentares. No *site*, a entidade deixa claro que há guias baseados em alimentos e guias de alimentos, mas que vários países abordam combinações de alimentos (comida), modalidades de alimentação, considerações sobre a inocuidade alimentar, estilo de vida e, mais recentemente, a sustentabilidade.[1]

A representação gráfica de todas ou de algumas das mensagens presentes nos guias é específica para cada país. Essa representação gráfica (ícone) pode se converter em um elemento importante na estratégia de educação e comunicação dos guias. Em geral, incluem grupos de alimentos, mas também podem mostrar mensagens sobre estilo de vida, recomendações de atividade física, advertências sobre a ingestão de álcool, entre outros.

O processo de construção de um guia alimentar, independentemente do país, é complexo e abrange diversas etapas até a sua implantação e divulgação. O processo de elaboração de cada guia envolve questões sociais, culturais, econômicas, políticas, entre outras, próprias de cada contexto. Andrade e Bocca (2016), por meio de análise documental, analisaram três guias alimentares atuais (Brasil, Estados Unidos e Portugal), com o intuito de identificar semelhanças e diferenças entre eles. Em termos de conteúdo, o estudo apontou que os guias alimentares analisados são muito distintos entre si. O guia português se mostra de forma mais sucinta, o que pode facilitar a leitura pela população. No entanto, não tem a riqueza de informações dos demais. O americano apresenta suas recomendações de forma mais técnica, enquanto o brasileiro tem o foco no alimento e não no nutriente, como o americano, enfatizando a importância das dimensões sociais e culturais nas práticas alimentares.[2]

Em 2008, pesquisadores brasileiros fizeram uma revisão da literatura sobre a elaboração dos guias alimentares em vários países e, a partir desse texto, é possível recuperar um pouco da história do processo de implantação dos guias alimentares nesses países.[3] Apesar de algumas diferenças no desenvolvimento e na implantação dos guias analisados, verificou-se que o setor saúde é aquele que, primordialmente, desencadeia esse processo.

Fischer e Garnett, ao analisar os guias alimentares disponíveis, verificaram que tanto aqueles que incorporam a sustentabilidade como aqueles que não incorporam têm o processo liderado pelo Ministério da Saúde (ou seu equivalente). Esses autores afirmam que outros ministérios estão envolvidos apenas na medida em que as diretrizes afetam suas políticas. Da mesma forma, a maioria dos especialistas externos ao Ministério da Saúde envolvidos na formulação desses guias é originária do campo da nutrição e da saúde pública, mesmo quando as diretrizes incorporam preocupações de sustentabilidade. Nesse sentido, sugerem que uma gama muito maior de especialidades precisa ser explorada, abrangendo, por exemplo, a avaliação do ciclo de vida ambiental, as ciências agrícolas e ambientais, a economia, a sociologia e o bem-estar animal. Os autores reforçam, ainda, que a coordenação por um único ministério – neste caso, a saúde – é necessária, mas outros também precisam ser incluídos no desenvolvimento e na implementação dos guias.[4]

FINALIDADE DOS GUIAS ALIMENTARES

O conceito de alimentação saudável é construído de acordo com as experiências de vida, fontes de informação, mudanças nas regras sociais, prioridades, restrições, valores, fatores antropológicos e psicológicos, bem como as características demográficas e culturais.[5] O guia alimentar de um país será a referência para a implementação de programas educativos ou para pesquisas no campo da alimentação e nutrição, tanto nos aspectos conceituais como de práticas (Figura 1).

Bento et al. (2015), utilizando o guia alimentar brasileiro, analisou as percepções de responsáveis por pré-escolares matriculados em uma creche em Belo

Horizonte/MG, acerca do que entendem por alimentação saudável e suas dificuldades para se alimentarem de maneira adequada. Os pesquisadores observaram, de uma maneira geral, que os responsáveis têm uma noção do que é uma alimentação saudável quando comparados com o guia alimentar vigente à época da pesquisa. Os achados da pesquisa indicaram que é possível que tenham adquirido esse conhecimento por meio da televisão, do médico, da internet e do nutricionista.[5]

Pesquisadores americanos, por outro lado, investigaram os padrões alimentares autorrelatados de 200 estudantes universitários. Foi realizada uma pesquisa baseada na internet para identificar a proximidade com que os entrevistados seguiram o guia alimentar para os Americanos (Dietary Guidelines for Americans, de 2005) e se seus padrões alimentares estavam relacionados ao seu conhecimento sobre orientação alimentar. Observou-se que, para frutas, laticínios, proteínas e grãos integrais, o aumento do conhecimento estava relacionado ao aumento da probabilidade das práticas atenderem às diretrizes alimentares. Além disso, quando questionados sobre escolhas alimentares individuais, o conhecimento nutricional estava relacionado a fazer escolhas mais saudáveis em todos os casos. Em última análise, o aumento do conhecimento estava relacionado positivamente a padrões alimentares mais saudáveis como aqueles preconizados pelo guia.[6]

Outro estudo brasileiro, realizado em uma Unidade Básica de Saúde (UBS) de Belo Horizonte/MG, em amostra composta por seus usuários, verificou o consumo alimentar comparado com o preconizado pelo Guia Alimentar para a População Brasileira em vigor na época da pesquisa. Os resultados do consumo alimentar se apresentaram bastante inadequados, segundo os autores da pesquisa. Eles também destacaram a importância de ações de aconselhamento por profissionais de saúde para as mudanças nesse perfil alimentar.[7]

Os guias alimentares são constituídos por diferentes informações, além do conceito e detalhamento das recomendações alimentares. Cada setor irá "traduzir" essas informações para o desenvolvimentos de suas políticas e/ou programas.

Em 2005, o Ministério do Desenvolvimento Social e Combate à Fome (MDS) desenvolveu materiais educativos sobre alimentação e nutrição para serem distribuídos às séries iniciais do ensino fundamental em todas as escolas públicas. Foram desenvolvidos três temas, apresentados em quadrinhos sob a forma de cartilhas educativas que estão inseridas no contexto do projeto denominado "Criança saudável – educação dez": *O que é educação alimentar?*, *Proteínas e carboidratos* e *Vitaminas e minerais*. Essas cartilhas pretendiam produzir e difundir conhecimentos científicos específicos, relacionados à alimentação e à nutrição, para um público bem definido – estudantes das séries iniciais do ensino fundamental – e em uma circunstância específica – para o professor trabalhar os temas com os alunos. Foram encontradas inconsistências na elaboração do material relacionadas à presença de aspectos de discriminação racial, ao incentivo ao consumo de produtos industrializados e à presença de erros conceituais relacionados à alimentação e nutrição presentes no guia alimentar.[8]

A interpretação equivocada dos conceitos presentes em guias alimentares não é prerrogativa dos outros setores. O próprio setor saúde, em suas diferentes esferas de governo, pode provocar inconsistências na organização e realização de suas atividades. Ao analisar a implementação do cuidado nutricional na cidade de Santos, Neves et al. (2017) identificaram contradições entre a prática profissional na atenção básica do município e os conteúdos preconizados pelo guia brasileiro. Destacam os autores que a abordagem utilizada para a promoção de hábitos alimentares era prescritiva, apesar da disponiblidade física no local de exemplares do guia alimentar.[9]

A principal finalidade dos guias alimentares é fornecer informações para aprendizagens e divulgação de conceitos e de recomendações para práticas dos serviços em diferentes esferas de governo, da prática profissional e da prática alimentar (Figura 1).

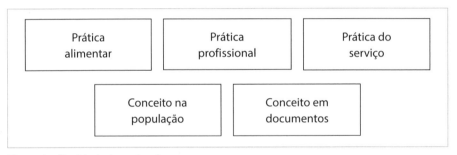

Figura 1 Finalidade dos guias alimentares.

GUIA ALIMENTAR BRASILEIRO

No *site* do Ministerio da Saúde há vários documentos descrevendo o guia alimentar publicado em 2014. A publicação é para todas as pessoas, individualmente e como membros de famílias e comunidades. Ela apresenta um " conjunto de informações, análises, recomendações e orientações sobre escolha, combinação, preparo e consumo de alimentos que objetivam promover a saúde de pessoas, famílias e comunidades e da sociedade brasileira como um todo".[10]

A síntese das recomendações presentes no guia para a população brasileira está descrita em dez recomendações denominadas de "Passos para uma Alimentação Saudável", a saber:

- *Fazer de alimentos in natura ou minimamente processados a base da alimentação*: em grande variedade e predominantemente de origem vegetal, alimentos *in natura* ou minimamente processados são a base ideal para uma alimentação balanceada do ponto de vista nutricional, saborosa, culturalmente apropriada e promotora de um sistema alimentar social e ambientalmente sustentável. Variedade significa alimentos de todos os tipos – grãos, raízes, tubérculos, farinhas, legumes, verduras, frutas, castanhas, leite, ovos e carnes – e variedade dentro de cada tipo – feijão, arroz, milho, batata, mandioca, tomate, abóbora, laranja, banana, frango, peixes etc.
- *Utilizar óleos, gorduras, sal e açúcar em pequenas quantidades ao temperar e cozinhar alimentos e criar preparações culinárias*: utilizados com moderação em preparações culinárias com base em alimentos *in natura* ou minimamente processados, óleos, gorduras, sal e açúcar contribuem para diversificar e tornar mais saborosa a alimentação sem torná-la nutricionalmente desbalanceada.
- *Limitar o consumo de alimentos processados*: os ingredientes e métodos usados na fabricação de alimentos processados – como conservas de legumes, compota de frutas, pães e queijos – alteram de modo desfavorável a composição nutricional dos alimentos dos quais derivam. Em pequenas quantidades, podem ser consumidos como ingredientes de preparações culinárias ou parte de refeições baseadas em alimentos *in natura* ou minimamente processados.
- *Evitar o consumo de alimentos ultraprocessados*: por causa de seus ingredientes, alimentos ultraprocessados – como biscoitos recheados, "salgadinhos de pacote", refrigerantes e "macarrão instantâneo" – são nutricionalmente desbalanceados. Por conta de sua formulação e apresentação, tendem a ser consumidos em excesso e a substituir alimentos *in natura* ou minimamente processados. Suas formas de produção, distribuição, comercialização e consumo afetam de modo desfavorável a cultura, a vida social e o meio ambiente.
- *Comer com regularidade e atenção, em ambientes apropriados e, sempre que possível, com companhia*: procure fazer suas refeições em horários semelhantes todos os dias e evite "beliscar" nos intervalos entre as refeições. Coma sempre devagar e desfrute o que está comendo, sem se envolver em outra atividade. Procure comer em locais limpos, confortáveis e tranquilos e onde não haja estímulos para o consumo de quantidades ilimitadas de alimento. Sempre que possível, coma em companhia, com familiares, amigos, colegas de trabalho ou escola. A companhia nas refeições favorece o ato de comer com regularidade e atenção, combina com ambientes apropriados e amplia o desfrute da alimentação. Compartilhe também as atividades domésticas que antecedem ou sucedem o consumo das refeições.

- *Fazer compras em locais que ofertem variedades de alimentos in natura ou minimamente processados*: procure fazer compras de alimentos em mercados, feiras livres e feiras de produtores e outros locais que comercializam variedades de alimentos *in natura* ou minimamente processados. Prefira legumes, verduras e frutas da estação e cultivados localmente. Sempre que possível, adquira alimentos orgânicos e de base agroecológica, de preferência diretamente dos produtores.
- *Desenvolver, exercitar e partilhar habilidades culinárias*: se você tem habilidades culinárias, procure desenvolvê-las e partilhá-las, principalmente com crianças e jovens, sem distinção de gênero. Se você não tem habilidades culinárias – e isso vale para homens e mulheres –, procure adquiri-las. Para isso, converse com as pessoas que sabem cozinhar, peça receitas a familiares, amigos e colegas, leia livros, consulte a internet, eventualmente faça cursos e... comece a cozinhar!
- *Planejar o uso do tempo para dar à alimentação o espaço que ela merece*: planeje as compras de alimentos, organize a despensa doméstica e defina com antecedência o cardápio da semana. Divida com os membros de sua família a responsabilidade por todas as atividades domésticas relacionadas ao preparo de refeições. Faça da preparação de refeições e do ato de comer momentos privilegiados de convivência e prazer. Reavalie como você tem usado o seu tempo e identifique quais atividades poderiam ceder espaço para a alimentação.
- *Dar preferência, quando fora de casa, a locais que servem refeições feitas na hora*: no dia a dia, procure locais que servem refeições feitas na hora e a preço justo. Restaurantes de "comida a quilo" podem ser boas opções, assim como refeitórios que servem "comida caseira" em escolas ou no local de trabalho. Evite redes de *fast-food*.
- *Ser crítico quanto a informações, orientações e mensagens sobre alimentação veiculadas em propagandas comerciais*: lembre-se de que a função essencial da publicidade é aumentar a venda de produtos, e não informar ou, menos ainda, educar as pessoas. Avalie com crítica o que você lê, vê e ouve sobre alimentação em propagandas comerciais e estimule outras pessoas, particularmente crianças e jovens, a fazerem o mesmo.

Além dos passos para a população em geral, há passos organizados por ciclos da vida: gestante, crianças até dois anos, adolescentes e idosos, abordados em outros capítulos dessa obra.

A leitura completa do guia e das recomendações fornece elementos importantíssimos para a abordagem do cuidado nutricional, tanto individual, em grupos ou mesmo para coletividades. Entretanto, o consumo informado não é suficiente para as mudanças alimentares. Mudar as escolhas alimentares implica uma abordagem integrada com múltiplas ações além da intervenção dos profissionais de saúde. Nesse sentido, estão incluídas ações no âmbito da escola, da educação, da intervenção sobre a publicidade, da rotulagem, das compras públicas, bem como da (in)disponibilidade de determinados alimentos nas escolas e cantinas,[11] entre outras medidas de foco multidisciplinar.

REFERÊNCIAS

1. Organização de las Naciones Unidas para la Alimentación y la Agricultura – FAO. Guías alimentarias basadas en alimentos [Internet]. 2018. Disponível em: http://www.fao.org/nutrition/educacion-nutricional/food-dietary-guidelines/home/es/. Acesso em: 9 set 2018.
2. De Andrade LM, Bocca C. Análise comparativa de guias alimentares: proximidades e distinções entre três países. Demetra Aliment Nutr Saúde. 2016;11(4). Disponível em: http://www.e-publicacoes.uerj.br/index.php/demetra/article/viewFile/20414/19084. Acesso em: 2 ago 2018.
3. Barbosa RMS, Colares LGT, Soares EDA. Desenvolvimento de guias alimentares em diversos países. Rev Nutr. 2008;21(4):455-67.
4. Gonzalez Fischer C, Garnett T. Plates, pyramids and planets. Developments in national healthy and sustainable dietary guidelines: a state of play assessment. 2016. Disponível em: www.fao.org/. Acesso em: 2 ago 2018.
5. Bento IC, Esteves JM de M, França TE, Bento IC, Esteves JM de M, França TE. Alimentação saudável e dificuldades para torná-la uma realidade: percepções de pais/responsáveis por pré-escolares de uma creche em Belo Horizonte/MG, Brasil. Cien Saude Colet. 2015 Aug; 20(8):2389-400. Disponível em: http://www.scielo.br/scielo.php?script=sci_arttext&pid=S1413-81232015000802389&lng=pt&tlng=pt. Acesso em: 6 set 2017.
6. Kolodinsky J, Harvey-Berino JR, Berlin L, Johnson RK, Reynolds TW. Knowledge of current dietary guidelines and food choice by college students: better eaters have higher knowledge of dietary guidance. J Am Diet Assoc. 2007;1409-13.
7. Andrade KA de, Toledo MTT de, Lopes MS, Carmo GES do, Lopes ACS. Aconselhamento sobre modos saudáveis de vida na atenção primária e práticas alimentares dos usuários. Rev da Esc Enferm da USP. 2012;46(5):1117-24.
8. Oliveira KS. Avaliação do material didático do projeto "Criança saudável – educação dez", ano 2005. Interface. 2008;12(25)401-10.
9. Neves JA, Zangirolani LTO, de Medeiros MAT. Evaluation of nutritional care of overweight adults from the perspective of comprehensive health care. Rev Nutr. 2017;30(4):511-24.
10. Ministerio da Saúde. Guia Alimentar para a População Brasileira. Disponível em: http://portalms.saude.gov.br/promocao-da-saude/alimentacao-e-nutricao/guia-alimentar-para-a-populacao-brasileira. Acesso em: 18 set 2018.

Capítulo 8

PREVENÇÃO E CONTROLE DA OBESIDADE: FATORES DE RISCO E OPORTUNIDADES DE PREVENÇÃO

Bianca de Almeida-Pititto
Sandra Roberta G. Ferreira Vívolo

INTRODUÇÃO

A prevenção e o controle da obesidade representam um dos maiores desafios da saúde pública global. Segundo a Organização Mundial da Saúde,[1] em 2014, 1,9 bilhão de pessoas no mundo apresentavam excesso de peso (índice de massa corporal – IMC ≥ 25 kg/m²), sendo 600 milhões obesas (IMC ≥ 30 kg/m²), estimando-se que ao menos 2,8 milhões morrem a cada ano em decorrência dessa condição. No Brasil, dados do sistema de vigilância de fatores de risco e proteção para doenças crônicas por inquérito telefônico (Vigitel) de 2016, obtido na população com 18 anos ou mais, revelaram 53,8% de sobrepeso e 18,9% de obesos.[2]

A relevância da obesidade se dá não apenas pela alta prevalência, mas por ser fator de risco para doenças crônicas não transmissíveis (DCNT) que impactam a qualidade de vida e sobrevida. No Brasil, o impacto das DCNT é semelhante ao descrito no mundo, uma vez que são responsáveis por praticamente dois terços das causas de morte.[3]

Diante do cenário da obesidade, que impacta a saúde das pessoas e os sistemas de saúde, aprofundar o conhecimento sobre sua história natural é essencial, frente à expectativa de que possa contribuir para instituição de medidas preventivas mais eficazes sobre fatores de risco que auxiliem no controle da epidemia. Neste capítulo serão abordados fatores de risco não genéticos, os quais podem ser alvos de intervenção.

FATORES DE RISCO PARA OBESIDADE: EMBASANDO MEDIDAS DE PREVENÇÃO

A explicação simplista do acúmulo de gordura corporal se baseou muito tempo somente no comportamento individual, no qual a obesidade decorreria da escolha de estilo de vida caracterizado por um desequilíbrio entre a ingestão e o gasto energético. Hoje já é consenso que tanto fatores ambientais como genéticos participam na gênese da obesidade. Além disso, o conhecimento tem evoluído no sentido de se desvendar como esses fatores interagem entre si, induzindo modificações epigenéticas no organismo. Certamente, a exposição a uma gama de fatores ambientais no ciclo da vida, que vão além da alimentação e atividade física, é capaz de modular a expressão gênica, resultando em anormalidades predisponentes ao acúmulo de gordura corporal e contribuindo, portanto, para o cenário observado nos dias de hoje. Vale ressaltar, ainda, a importância da programação fetal da adiposidade corporal. Eventos intrauterinos são capazes de provocar mudanças estruturais e funcionais no feto que, combinadas com seus fatores pós-natais, favoreceriam a obesidade e outras DCNT. Nas diferentes fases do ciclo de vida, os fatores de risco já identificados representam potenciais alvos de intervenção, os principais deles abordados a seguir.

DIETA

A restrição calórica é a base das abordagens de perda e manutenção de peso. Além da restrição calórica total, diversos estudos passaram a ressaltar também a importância da qualidade dos nutrientes, sua distribuição nas refeições e padrões da dieta como um todo.

Já foi aventada uma teoria que defende que o organismo humano precisaria de uma dada quantidade de proteínas, e, havendo redução do teor de proteína da dieta, o organismo compensaria essa deficiência com o aumento de valor calórico total da dieta, contribuindo para a obesidade.[4] Estudos mais longos e adequados não confirmaram tal hipótese.[5,6] Além do mais, não se constata que a epidemia da obesidade tenha sido acompanhada de aumento no consumo de proteína ao longo do tempo.[5] Alimentos ricos em gordura são sabidamente de alto valor calórico, pouco sacietógenos e resultam em menor gasto calórico pós-prandial. É fato que o aumento da obesidade vem sendo acompanhado pela elevação do teor de gordura na alimentação, mas há evidências de que intervenções dietéticas caracterizadas por baixo teor de gordura não foram mais efetivas para perda de peso do que outros tipos de dieta.[5,7]

A base da suposição de que dietas ricas em carboidratos contribuem para elevar as taxas de obesidade se baseia na habilidade fisiológica dos carboidratos de aumentar a insulinemia e, assim, direcionar o acúmulo de gordura em tecido adiposo em vez de favorecer sua oxidação por tecidos metabolicamente ativos.[8] Em paralelo a isso, tem sido verificado que o aumento dos carboidratos na composição da dieta ocorre de forma concomitante com o aumento da prevalência da obesidade ao longo dos anos.[5] Porém, novamente, os estudos não têm sido capazes de demonstrar que dietas com restrição de carboidratos são mais efetivas em longo prazo do que outros tipos de dieta em reduzir e manter o peso.[9] Por outro lado, alimentos ricos em açúcar e líquidos açucarados – como sucos industrializados e refrigerantes – têm sido associados a importante ganho de peso e incapacidade de se manter eutrófico. Essas evidências têm embasado intervenções e políticas públicas no Brasil e no mundo que buscam limitar seu consumo, distribuição em escolas e propaganda.[9-11]

A literatura já foi capaz de mostrar que o aumento da disponibilidade e do acesso a alimentos nas últimas décadas está associado à elevação do total de calorias da dieta das populações e à frequência de obesidade.[12] O aumento da oferta de alimentos se baseia especialmente naqueles baratos, de fácil utilização, processados e de alto valor calórico. Do ponto de vista de intervenções, já foi verificado que o efeito a longo prazo para perda de peso não depende de um único macronutriente predominante, e sim do valor calórico total.[13] Em longo prazo, já foi confirmado que ter feito uma mudança para uma dieta considerada mais saudável – ou seja, rica em frutas, verduras, grãos integrais e castanhas – é mais eficiente para a manutenção de peso adequado.[14]

Diante dos estudos atuais, diversas intervenções foram pensadas para estimular o consumo de frutas e verduras e influenciar positivamente a prevenção e o controle da obesidade:

- Criar conselhos para ações que norteiem uma alimentação mais saudável no âmbito de Estado ou localidades específicas: evidências mostram aumento no consumo de alimentos saudáveis quando o acesso a frutas e verduras é facilitado, como ocorre com a agricultura sustentável, hortas comunitárias, entre outras.[7]
- Aumentar acesso a locais que vendem frutas e verduras: trazer estabelecimentos comerciais que aumentem acesso de alimentos saudáveis a comunidades, em especial as de baixo nível socioeconômico, tem mostrado sucesso em aumentar a disponibilidade de frutas e verduras à população residente nessas áreas.[15]
- Estimular programas fazenda-instituição em escolas e ambientes de trabalho e mercado de fazendeiros. Esses programas viabilizam que fazendeiros vendam seus produtos diretamente a comunidades e instituições.
- Estimular parcerias de apoio de comunidades à agricultura: indivíduos da comunidade pagariam uma taxa de associado a um produtor rural e poderiam ter direito a uma parcela da produção de frutas e vegetais para consumo próprio. Revisão atual mostra que membros dessa parceria relatam aumento e maior variedade no consumo de frutas e verduras, bem como melhora no padrão dietético familiar.[16]

- Assegurar acesso a frutas e verduras em locais de trabalho: disponibilização desses alimentos em locais de fácil acesso na rotina diária, na cafeteria ou nos refeitórios e em locais de reuniões. Metanálise mostra que intervenções realizadas em ambiente de trabalho têm impacto positivo no comportamento dietético.[17]
- Promover hortas residenciais e comunitárias: colaboradores dividem a manutenção e os produtos das hortas, podendo ser em residências, comunidades e ambientes de trabalhos. Estudo mostra que participantes de hortas comunitárias ou residenciais consomem até três vezes mais frutas e verduras quando comparados com pessoas que não fazem parte desse tipo de ação.[18]
- Estabelecer atividades com frutas e verduras nas escolas: as atividades podem ser desenvolvidas nas áreas de agricultura, ciências, culinária e saúde, por meio de cultivo, reconhecimento, degustação e preparo de receitas envolvendo diversos tipos de frutas e verduras, além de receber visitas de fazendeiros e promover saídas pedagógicas. Estudos evidenciaram que os estudantes envolvidos apresentaram maior consumo e maior propensão a provar novas frutas e verduras e a fazer escolhas alimentares mais saudáveis, além de influenciarem o hábito de consumo da família.[7,19]

ATIVIDADE FÍSICA

O gasto energético por meio da atividade física é outro importante fator que contribui para a perda de peso e, principalmente, para a manutenção do peso perdido. Recomendações atuais estimulam que adultos, inclusive idosos, a depender da capacidade funcional, realizem de 150-250 minutos de atividade física de leve a moderada intensidade ou 75 minutos de atividade vigorosa por semana.[20] Para crianças, devem-se garantir atividades aeróbicas vigorosas pelo menos três vezes por semana que associem reforço muscular e atividade de moderada intensidade de pelo menos 60 minutos por dia.[20] Além disso, estudos apontam que o tempo de atividade física não programada tem papel crucial na epidemia da obesidade e que deve ser levado em consideração ao se propor medidas de prevenção e controle da obesidade em âmbito individual e populacional.[21] Muitas estratégias têm sido propostas para se aumentar a atividade física:

1. Campanhas comunitárias: uma revisão de dez estudos sugere que essas campanhas em mídias de comunicação associadas a estímulos para atividade física e alimentação adequada resultam em cerca de 4% de pessoas que iniciam atividade física e aumento de 16% em gasto energético da população envolvida.[22]

2. Encorajamento para uso de escadas: sinalização próxima a escadas para estimular seu uso parece ser efetiva para que as pessoas optem pela escada em sua rotina.[22]
3. Intervenções para promover mudanças de comportamento em indivíduos: ajudar o indivíduo a aumentar sua atividade física, levando em conta suas necessidades, como proporcionar maior socialização ou promover mudanças baseadas em autorrecompensa e resolução de problemas. A incorporação de *e-mail* e *web sites* para estimular mudança de estilo de vida tem tido bons resultados em intervenções individuais e coletivas.[20]
4. Aumento de educação física nas escolas: essa medida é bastante efetiva em aumentar de 10-50% o tempo de atividade física nas escolas[20] com educação física ou períodos complementares ao pedagógico tradicional.
5. Aumento de acesso a locais para atividade física: essa medida depende do trabalho em conjunto de instituições governamentais, empresas e comunidades. Estudos foram capazes de mostrar que essas medidas resultam em 25% de aumento na proporção da população fisicamente ativa, acompanhado de perda de peso.[20,22]
6. Políticas de urbanização e transporte: melhorar os locais para prática de atividade física com iluminação, melhor segurança e acesso a esses locais, promoção de um trânsito mais calmo e criação de pistas de caminhadas, ciclismo ou corridas. Estudos mostram 34% no aumento de atividade física, até 161% no aumento de ciclistas ou pessoas caminhando nas vias criadas.[23]

EDUCAÇÃO E RENDA

Na maior parte dos países, quanto menor o nível socioeconômico, maior a prevalência de obesidade. Nas últimas décadas, o custo baixo dos alimentos ricos em açúcares, gorduras e ultraprocessados pode ser apontado como um dos fatores que associa renda e escolaridades mais baixas ao excesso de peso.[24] Enquanto isso, melhor nível socioeconômico tem sido associado a maior capacidade de compra dos alimentos *in natura* e de baixo teor calórico – como frutas e verduras – e mais acesso a atividade física programada, favorecendo a manutenção de um peso saudável nos indivíduos de classes sociais mais abastadas e escolaridade mais elevada. Do ponto de vista ambiental, essa relação entre situação socioeconômica e obesidade poderia ser explicada por uma vizinhança que desfavoreça a atividade física e o consumo alimentar saudável,[25] a presença de disruptores endócrinos[26] e elevados índices de poluentes[26] em locais de residência e trabalho.

Nesse contexto, alguns estudos foram capazes de demonstrar que tornar alimentos saudáveis, como frutas e verduras, economicamente mais acessíveis pode ser uma boa forma de prevenção da obesidade e controle do peso. Em relação à escolaridade, pode-se aventar a hipótese de que a educação de uma população possa ser um veículo de prevenção do aumento da obesidade.

OUTROS FATORES AMBIENTAIS

Poluição atmosférica, temperatura ambiente e uso de tecnologia

Alguns estudos vêm mostrando a associação da poluição atmosférica com inflamação subclínica e aumento da adiposidade corporal.[27] Apesar de os resultados de estudos mostrarem um impacto pequeno da poluição do ar na adiposidade corporal, a exposição ampla e constante à qualidade do ar pode representar uma relevante medida para a prevenção da obesidade.

Neutralidade térmica é um termo usado para definir uma temperatura ambiente na qual a energia para manter o corpo humano em temperatura ideal é minimizada. Pesquisadores nessa área aventam a hipótese de que o uso de ambientes climatizados e a menor exposição dos indivíduos a trabalhos ao ar livre podem ter contribuído para um menor gasto energético de forma crônica, potencializando o ganho de peso.[28]

O uso em excesso de tecnologias e aumento do tempo de tela têm sido associados com obesidade.[29] Intervenções que enfatizem a redução do tempo de tela têm sido associadas com melhor controle de peso.[20]

Convívio social

A obesidade pode ser influenciada pelo convívio social. Análise do Framigham Heart Study mostrou que indivíduos cujos amigos haviam se tornado obesos nos últimos 4 anos apresentavam um aumento de 57% na chance de se tornarem também obesos.[30] No sentido inverso, estudos de intervenção para perda de peso incluem componente de relacionamento social que estimule hábitos saudáveis, embora evidências da eficácia desse tipo de abordagem ainda sejam escassas.[31]

OUTROS FATORES COMPORTAMENTAIS

Privação de sono

Já foi bem documentado que muitos obesos evoluem com alterações do sono, como roncos e apneia obstrutiva do sono (AOS), e que, por sua vez, esses distúrbios do sono levam à alteração do eixo corticotrófico que favorece o acúmulo de gordura corporal. Estudos experimentais em humanos comprovaram que a privação de sono pode contribuir para o aparecimento da obesidade em longo prazo,[32] decorrente de uma gama de mecanismos, como redução nos níveis de leptina e aumento de grelina (estimulando o apetite), aumento de tempo de exposição ao consumo alimentar, redução na disposição a uma vida mais ativa.[33]

Existem evidências de que < 6 ou > 8 h de sono por dia para adultos e < 10-11 h de sono nas crianças são associadas com ganho de peso.[33] Estudo de coorte avaliou se a trajetória de sono dos 11-18 anos de idade se associava com aumento de peso aos 18 anos de idade em adolescentes de ambos os sexos, mostrando que houve aumento do IMC quando o sono era inadequado (< 8 h de sono) aos 11 anos de idade e adequado (> 8 h) aos 18 anos comparado com aqueles que sempre tiveram sono adequado desde os 11 anos de idade.[34]

Redução de tabagismo

A epidemia da obesidade coincide também com a redução do tabagismo em várias populações. A nicotina tem efeitos anorexígenos e aumenta a taxa de metabolismo basal, portanto, sua suspensão pode favorecer o aparecimento de excesso de peso. Por razões bem conhecidas, o risco à saúde atrelado ao fumo reforça a importância de se manter as campanhas para redução do tabagismo. Essas constatações, portanto, servem para identificar potenciais momentos desencadeadores do ganho de peso, como parar de fumar, em que medidas para prevenção de ganho de peso devem ser associadas às condutas de cessação do tabagismo.

NOVAS PERSPECTIVAS DE PREVENÇÃO E CONTROLE DA OBESIDADE

Microbiota intestinal

O microbioma humano desempenha um papel na manutenção da saúde e também pode servir para atenuar ou exacerbar os riscos genéticos e ambientais, garantindo ambiente menos propício ao crescimento de bactérias patogênicas, promovendo imunoestimulação e participando da digestão de vitaminas e ácidos graxos.[35] Indivíduos apresentam composição de grupos de bactérias diferentes, sendo em parte definida geneticamente e em outra por características individuais e ambientais, como modo de nascimento (parto normal ou cesariana), idade e hábitos alimentares, o que resulta em uma variabilidade intra e interindividual.[36]

Uma microbiota intestinal denominada saudável é capaz de digerir fibras dietéticas, metabolizando-as em ácidos graxos de cadeia curta (AGCC), principalmente acetato, propionato e butirato.[37] Os AGCC podem atuar estimulando células L enteroendócrinas, por meio da ligação em receptores celulares, a liberarem hormônios relacionados à saciedade, como o PYY e GLP-1.[38] Por outro lado, uma microbiota não saudável, ou uma disbiose da microbiota intestinal, pode favorecer acúmulo de gordura, inflamação subclínica e resistência à insulina. Em algumas situações, como quando há alta ingestão de gorduras, encontra-se aumento das bactérias gram-negativas que apresentam em sua superfície celular os lipolissacárides (LPS). A passagem de LPS para a circulação e sua capacidade de ativação de citocinas inflamatórias caracterizam a condição denominada endotoxemia metabólica, a qual tem sido associada a inflamação subclínica e resistência à insulina.[39,40] As bactérias intestinais são responsáveis por competição por sítio de adesão, produção de bacteriocinas e fortalecimento da barreira intestinal (espessura do muco e *tight junctions*), evitando a instalação de uma flora intestinal patogênica e garantindo uma menor permeabilidade da mucosa intestinal a antígenos potencialmente agressores e ao LPS.[41]

O potencial da pesquisa de microbiomas humanos reside na compreensão das ações desses microrganismos na saúde humana e dos fatores ambientais que possam promover uma microbiota mais saudável, com a perspectiva futura de ser foco de prevenção de diversos agravos, entre eles a obesidade e a resistência à insulina. Além disso, pesquisas têm levantado possibilidades do uso de prebióticos e probióticos como modalidades terapêuticas para manipular o microbioma e favorecer o controle de peso.[42]

Eventos precoces da vida

No final de 1930, pesquisadores mostraram que condições ambientais na vida intrauterina e na infância estavam associadas com determinação de sobrevivência de cada geração.[43,44] Os achados sugeriam uma nova ponte de causalidade, inferindo a possibilidade de adaptações metabólicas precocemente na vida que culminariam em morbidades na vida adulta, como obesidade. A resposta adaptativa preditiva sugere que um organismo é capaz de predizer o ambiente no qual irá crescer utilizando sinais hormonais maternos como os da placenta e os da lactação. Pesquisadores liderados inicialmente por Barker em 1990,[45] seguido por Dorner e Lucas,[46] exploraram esse conceito de que muitas doenças crônicas, como obesidade, diabetes e hipertensão, seriam biologicamente programadas no útero ou nos primeiros anos de vida. Essa teoria se assenta no conceito de plasticidade do desenvolvimento e epigenética, ou seja, a capacidade de um genótipo poder originar diferentes estados morfológicos ou fisiológicos em resposta a exposições diferentes durante o desenvolvimento, que pode ser na vida intrauterina ou nos primeiros anos de vida.[47]

O fato de o desenvolvimento pré e pós-parto, na infância, poder alterar a função de alguns órgãos e predispor a doenças na vida adulta tem chamado atenção de pesquisadores em todo o mundo e representa uma área de relevância para se identificar focos passíveis de prevenção e atuação em saúde pública. Fases da vida passíveis de medidas preventivas estão relacionadas a seguir.

Gestação

Obesidade materna e excesso de ganho de peso na gestação têm sido relacionados com obesidade dos filhos, em concordância com o papel de fatores genéticos na gênese da obesidade. O papel do ambiente provavelmente obesogênico de uma família também explicaria essa associação. Porém, a hipótese é de que o ambiente intrauterino exerça um papel relevante na adaptação e programação fetal, como descrito anteriormente. Estudos sobre associação de peso ao nascer e comorbidades na vida adulta reforçam essa hipótese. Os estudos iniciais de Barker mostraram a associação de baixo peso ao nascer e doenças crônicas na vida adulta, como obesidade, e estudos subsequentes corroboraram tal achado.[48] Sabe-se também que bebês que nascem grandes para a idade gestacional, ou provenientes de gestantes com diabetes, têm maior chance de se terem obesidade e diabetes tipo 2 na vida adulta.[49]

Estudos experimentais têm investigado a plausibilidade biológica dessas associações. Alguns mostram que excesso de alimentação e de peso durante a gestação tem sido associado com elevação de leptina na mãe e hiperfagia na prole. Já foi descoberto que a leptina é um importante fator modulador neurotrófico no feto, atuando na formação do sistema nervoso central, inclusive no hipotálamo, onde está o centro da saciedade.[49] A hipótese aventada é a de que o hipotálamo formado nesse contexto apresenta maior resistência à ação da leptina mais tardiamente na vida, quando atua como sinalizador da saciedade.[50] Uma outra via explicativa é a de que a obesidade e o excesso alimentar na gestação estão associados a menor gasto energético basal em recém-nascidos humanos e em prole de mais idade proveniente de estudos em animais, decorrente de menor massa muscular.[49,51] Além disso, alguns estudos com animais comprovam que a qualidade da dieta na gestação pode ter impacto na inflamação e disfunção endotelial na prole.[52]

Metanálise recente mostrou que existem evidências robustas de que o peso pré-gestacional e o ganho de peso durante a gestação estão diretamente associados a aumento de peso e de percentual de massa gorda nos filhos, tanto logo após o nascimento como aos 9 anos de idade.[53] Nesse mesmo sentido, considerando benefícios do controle de peso, revisões sistemáticas sobre ganho de peso na gestação mostraram que intervenções dietéticas foram capazes de reduzir o ganho de peso gestacional excessivo e risco de complicações maternas e neonatais, sem incorrer em diferença na incidência de recém-nascidos pequenos para a idade gestacional.[54,55] Em linha com os achados mencionados, a orientação para se engravidar com peso adequado e evitar excesso de ganho de peso na gestação pode ser vista como medida preventiva de obesidade na geração seguinte.

Peso nos primeiros anos de vida

Muitos estudos têm mostrado de forma consistente a relação entre baixo peso ao nascer e a ocorrência de diabetes melito tipo 2 (DM2) e obesidade na vida adulta. O risco aumentado para doença cardiovascular (DCV)[56] e obesidade[57] em indivíduos que ganharam peso excessivamente entre o nascimento e a idade escolar ou adolescência, especialmente se apresentaram baixo peso ao nascer, tem sido mostrado de forma consistente por vários estudos. Dessa forma, medidas que previnam o baixo peso ao nascer, a obesidade infantil e, principalmente, o excesso de peso entre a adolescência e a vida adulta, podem ter impacto benéfico no controle da epidemia da obesidade.

Tipo de parto

A associação entre cesariana e obesidade em longo prazo também tem sido estudada, porém com resultados controversos. Estudo conduzido nos EUA, que avaliou 200 mil adolescentes, referiu que crianças nascidas de parto cesáreo (PC) tinham 40% mais chance de ter sobrepeso.[58] Goldani et al. em coorte de adultos jovens de 23-24 anos de idade mostraram que a chance de obesidade aumentava cerca de 50% se o parto fosse cesariana.[59] Uma das explicações para essa associação é a hipótese de que o parto cesáreo e o parto normal impactam diferentemente na formação e composição da microbiota intestinal do recém-nascido, repercutindo futuramente em maior chance de evolução de obesidade.[60] Outros fatores que podem explicar essa associação vêm sendo aventados: maior prevalência de IMC elevado materno e de diabetes melito gestacional,[61] e menores taxas de aleitamento materno[62] entre os casos de cesariana.

Amamentação

As taxas de prevalência de sobrepeso/obesidade e diabetes melito tipo 2 foram mais baixas entre aqueles que receberam aleitamento materno.[63] As evidências mostram essa associação mesmo em estudos com grande número de participantes, e ajustados para situação socioeconômica e estado nutricional dos pais. Políticas de incentivo ao aleitamento materno têm sido veiculadas e podem ter impacto benéfico na prevenção de obesidade.

CONSIDERAÇÕES FINAIS

O cenário epidemiológico aponta para a importância da prevenção e do controle da obesidade. Evidências mostram a efetividade de estratégias para aumento de atividade física e dieta mais rica em frutas e verduras, que têm sido o cerne de intervenções individuais e populacionais para controle de excesso de peso. Mais recentemente, fatores de risco associados a meio ambiente e estilo de vida em diferentes fases do ciclo da vida vêm sendo apontados como contribuintes para o aumento da prevalência de obesidade em populações. Entre estes, destacam-se a poluição atmosférica, disruptores endócrinos, a composição da microbiota intestinal e a programação fetal da adiposidade corporal. Nesse sentido, intervenções para prevenção e controle da obesidade devem ampliar seu foco de ação, aliando o conhecimento dos novos fatores de risco às evidências relacionadas a dieta e atividade física, visando a uma maior efetividade em âmbito populacional.

REFERÊNCIAS

1. The Global Burden of Diseases (GDB) 2015 Obesity Collaborators. The effects of overweight and obesity in 195 countries over 25 years. N Engl J Med. 2017;377:13-27.
2. Brasil. Ministério da Saúde. Secretaria de Vigilância em Saúde, Departamento de Vigilância de Doenças e Agravos não transmissíveis e Promoção da Saúde. VIGITEL Brasil 2016: Vigilância de fatores de risco e proteção para doenças crônicas por inquérito telefônico. Brasília (DF): Ministério da Saúde; 2017.
3. Schmidt MI, Duncan BB, Azevedo e Silva G, Menezes AM, Monteiro CA, Barreto SM, et al. Chronic non-communicable diseases in Brazil: burden and current challenges. Lancet. 2011;377(9781):1949-61.
4. Hall KD. Did the food environment cause the obesity epidemic? Obesity. 2018;26:11-3.
5. Martens EA, Lemmens SG, Westerterp-Plantenga MS. Protein leverage affects energy intake of high-protein diets in humans. Am J Clin Nutr. 2013;97:86-93.
6. Simpson SJ, Raubenheimer D. Obesity: the protein leverage hypothesis. Obes Ver. 2005;6:133-42.
7. Centers for Disease Control and Prevention. Strategies to prevent obesity and other chronic diseases: the CDC Guide to Strategies to Increase the Consumption of Fruits and Vegetables. Atlanta: U.S. Department of Health and Human Services; 2011.
8. Silveira PP, Portella AK, Goldani MZ, Barbieri MA. Developmental origins of health and disease (DOHaD). Pediatr. 2007;83(6):494-504.
9. Malik VS, Willett WC, Hu FB. Global obesity: trends, risk factors and policy implications. Nat Rev Endocrinol. Jan 2013;9(1):13-27.
10. Malik VS, Pan A, Willett WC, Hu FB. Sugar-sweetened beverages and weight gain in children and adults: a systematic review and meta-analysis. Am J Clin Nutr. Oct 1 2013;98(4):1084-102.
11. Hu FB. Resolved: there is sufficient scientific evidence that decreasing sugar-sweetened beverage consumption will reduce the prevalence of obesity and obesity-related diseases. Obes Rev. Aug 1 2013;14(8):606-19.
12. Swinburn BA, Sacks G, Hall KD, et al. The global obesity pandemic: shaped by global drivers and local environments. Lancet. 2011;378:804-14.
13. Sacks FM, Bray GA, Carey VJ, Smith SR, Ryan DH, Anton SD, et al. Comparison of weight-loss diets with different compositions of fat, protein, and carbohydrates. N Engl J Med. Feb 26 2009;360(9):859-73.
14. Mozaffarian D, Hao T, Rimm EB, Willett WC, Hu FB. Changes in diet and lifestyle and long-term weight gain in women and men. N Engl J Med. 2011;364(25):2392-404.

15. Lang B, Manon M. Stimulating supermarket development: a new day for New York. The Food Trust, 2009. Disponível em: https://nyshealthfoundation.org/resource/stimulating-supermarket-development-a-new-day-for-new-york. Acesso em: 16 jul 2019.
16. Vasquez A, Sherwood NE, Larson N, Story M. Community-supported agriculture as a dietary and health improvement strategy: a narrative review. J Acad Nutr Diet. 2017 Jan;117(1):83-94.
17. Matson-Koffman DM, Brownstein JN, Neiner JA, Greaney ML. A site-specific literature review of policy and environmental interventions that promote physical activity and nutrition for cardiovascular health: what works? Am J Health Promot. 2005;19(3):167-93.
18. Gomes FS, Silva GA, Castro IRR. Effect of home vegetable gardening on the household availability of fruits and vegetables. Rev. Nutr. 2017;30(2).
19. Evans A, Ranjit N, Rutledge R, Medina J, Jennings R, Smiley A, et al. Exposure to multiple components of a garden-based intervention for middle school students increases fruit and vegetable consumption. Health Promotion Program. 2012;13(5):608-16. Disponível em: https://doi.org/10.1177/1524839910390357. Acesso em: 16 jul 2019.
20. Centers for Disease Control and Prevention. Increasing physical activity: a report on recommendations of the Task Force on Community Preventive Services. MMWR Recomm Rep. 2001;50(RR-18):1-14.
21. Church TS, Thomas DM, Tudor-Locke C, et al. Trends over 5 decades in U.S. occupation-related physical activity and their associations with obesity. PLoS One. 2011;6:e19657.
22. Kahn EB, Ramsey LT, Brownson RC, et al. The effectiveness of interventions to increase physical activity: a systematic review. Am J Prev Med. 2002;22(4 Suppl):73-107.
23. NICE Public Health Collaborating Centre – Physical Activity. Physical activity and the environment: review one: transport. Leicestershire (UK): National Institute for Health and Clinical Excellence; 2006. Disponível em: https://www.nice.org.uk/guidance/ng90/evidence/transport-evidence-review-summary-pdf-172342130580. Acesso em: 11 mar 2020.
24. Levine JA. Poverty and Obesity in the U.S. Diabetes. Nov 1 2011;60(11):2667-8.
25. McCormack GR, Shiell A. In search of causality: a systematic review of the relationship between the built environment and physical activity among adults. Int J Behav Nutr Phys Act. 2011;8:125.
26. Regnier SM, Sargis RM. Adipocytes under assault: environmental disruption of adipose physiology. Biochim Biophys Acta. Mar 2014;1842(3):520-33.
27. Hersoug LG, Sjodin A, Astrup A. A proposed potential role for increasing atmospheric CO_2 as a promotor of weight gain and obesity. Nutr and Diabetes. 2012;2:e31.
28. Keith SW, Redden DT, Katzmarzyk PT, et al. Putative contributors to the secular increase in obesity: exploring the roads less traveled. Int J Obes, 2006;30:1585-94.
29. Rosen LD, Lim AF, Felt J, et al. Media and technology use predicts ill-being among children, preteens and teenagers independent of the negative health impacts of exercise and eating habits. Comput Human Behav. 2014;35:364-75.
30. Leroux JS, Moore S, Dubé L. Beyond the "I" in the Obesity Epidemic: a review of social relational and network interventions on obesity. J Obes. 2013;2013:1-10.
31. Davis RAH, Plaisance EP, Allison DB. Complementary hypotheses on contributors to the obesity epidemic. Obesity. 2018;26:17-21.
32. Knutson KL, Spiegel K, Penev P, Van Cauter E. The metabolic consequences of sleep deprivation. Sleep Med Rev. 2007;11(3):163-78.
33. Lyytikäinen P, Rahkonen O, Lahelma E, Lallukka T. Association of sleep duration with weight and weight gain: a prospective follow-up study. J Sleep Res. Jun 2011;20(2):298-302.

34. Schäfer AA, Domingues MR, Dahly DL, Meller FO, Gonçalves H, Wehrmeister FC, et al. Sleep duration trajectories and body composition in adolescents: prospective birth cohort study. PLoS ONE. 2016;11(3): e0152348.
35. Clarke SF, Murphy EF, Nilaweera K, Ross PR, Shanahan F, O'Toole PW, et al. The gut microbiota and its relationship to diet and obesity: new insights. Gut Microbes. Jun 2012;3(3):186-202.
36. Penders J, Thijs C, Vink C, Stelma FF, Snijders B, Kummeling I, et al. Factors influencing the composition of the intestinal microbiota in early infancy. Pediatrics. 2006;118(2):511-21.
37. Hansen TH, Gøbel RJ, Hansen T, Pedersen O. The gut microbiome in cardio-metabolic health. Genome Med. 2015;7(1):33.
38. Moraes ACF, Tande IS, Almeida-Pititto B, Ferreira SRG. Intestinal microbiota and cardiometabolic risk: mechanisms and dietetic modulation. Arquivos Brasileiros de Endocrinologia e Metabologia. 2014;58(4):317-27.
39. Caesar R, Tremaroli V, Kovatcheva-Datchary P, Cani PD, Bäckhed F. Crosstalk between gut microbiota and dietary lipids aggravates WAT inflammation through TLR signaling. Cell Metab. 2015;22(4):658-68.
40. Canani RB, Costanzo MD, Leone L, Pedata M, Meli R, Calignano A. Potential beneficial effects of butyrate in intestinal and extraintestinal diseases. World J Gastroenterol. 2011;17(12):1519-28.
41. Cani PD, Amar J, Iglesias MA, Poggi M, Knauf C, Bastelica D, et al. Metabolic endotoxemia initiates obesity and insulin resistance. Diabetes. 2007;56:1761-72.
42. Cani PD, Lecourt E, Dewulf EM, Sohet FM, Pachikian BD, Naslain D, et al. Gut microbiota fermentation of prebiotics increases satietogenic and incretin gut peptide production with consequences for appetite sensation and glucose response after a meal. Am J Clin Nutr. 2009;90(5):1236-43.
43. Kermack WO, McKendrick AG, Mckinlay PL. Death-rates in Great Britain and Sweden. Some general regularities and their significance. Lancet. 1934:698-703.
44. Ravelli GP, Stein ZA, Susser MW. Obesity in young men after famine exposure in utero and early infancy. N Engl J Med. 1976;295:349-53.
45. Barker DJP. Fetal and infant origins of adult disease. London: BMJ Publishing; 1992.
46. Lucas A, Fewtrell MS, Cole TJ. Fetal origins of adult disease – the hypothesis revisited. Br Med J. 1999;319(7204):245-9.
47. Gluckman PD, Hanson MA. Living with the past: evolution, development, and patterns of disease. Science. 2004;305(5691):1733-6.
48. Newsome CA, Shiell AW, Fall CH, Phillips DI, Shier R, Law CM. Is birth weight related to later glucose and insulin metabolism? – A systematic review. Diabet Med. 2003;20:339-48.
49. Rooney K, Ozzane SE. Maternal over-nutrition and offspring obesity predisposition: targets for preventative interventions. International Journal of Obesity. 2011;35:883-90.
50. Morris MJ, Chen H. Established maternal obesity in the rat reprograms hypothalamic appetite regulators and leptin signaling at birth. Int J Obes. 2009;33:115-22.
51. Bayol SA, Macharia R, Farrington SJ, Simbi BH, Stickland NC. Evidence that a maternal "junk food" diet during pregnancy and lactation can reduce muscle force in offspring. Eur J Nutr. 2009;48:62-5.
52. Fan L, lindsey SR, Comstock SM, Takahashi DL, Evans AE, He G-W, et al. Maternal high-fat diet impacts endothelial function in nonhuman primate offspring. International Journal of Obesity. 2013;37:254-62.
53. Castillo-Laura H, Santo IS, Quadros LCM, Matijasevich A. Maternal obesity and offspring body composition by indirect methods: a systematic review and meta-analysis. Cad Saúde Pública. 2015;31(10):2073-92.

54. Tanentsapf I, Heitmann BL, Adegboye ARA. Systematic review of clinical trials on dietary interventions to prevent excessive weight gain during pregnancy among normal weight, overweight and obese women. BMC Pregnancy Childbirth. 2011;11(1):81.
55. Thangaratinam S, Rogozinska E, Jolly K, Glinkowski S, Roseboom T, Tomlinson JW, et al. Effects of interventions in pregnancy on maternal weight and obstetric outcomes: meta-analysis of randomised evidence. BMJ. 2012;344:e2088.
56. Bettiol H, Sabbag Filho D, Silva AA, Portella AK, Silveira PP, Goldani MZ. Do intrauterine growth restriction and overweight at school age increase the risk for elevated body mass index in young adults? Braz J Med Biol Res. 2007;40(9):1237-43.
57. Eriksson JG, Forsen T, Tuomilehto J, Osmond, Barker DJ. Early growth and coronary heart disease in later life: longitudinal study. BMJ. 2001;322:949-53.
58. Utz RL. Can prenatal care prevent childhood obesity? In policy perspectives, vol. 4. Utah: University of Utah; 2008.
59. Goldani HA, Bettiol H, Barbieri MA, Silva AA, Agranonik M, Morais MB, et al. Cesarean delivery is associated with an increased risk of obesity in adulthood in a Brazilian birth cohort study. Am J Clin Nutr. 2011;93:1344-7.
60. Turnbaugh PJ, Ley RE, Mahowald MA, Magrini V, Mardis ER, Gordon JI, et al. An obesity-associated gut microbiome with increased capacity for energy harvest. Nature. 2006;444:1027-31.
61. Chu SY, Kim SY, Schmid CH, Dietz PM, Callaghan WM, Lau J, et al. Maternal obesity and risk of cesarean delivery: a meta-analysis. Obes Rev. 2007;8:385-94.
62. Prior E, Santhakumaran S, Gale C, Philipps LH, Modi N, Hyde MJ, et al. Breastfeeding after cesarean delivery: a systematic review and meta-analysis of world literature. Am J Clin Nutr. 2012;95:1113-35.
63. Victora CG, Aquino EM, do Carmo Leal M, Monteiro CA, Barros FC, Szwarcwald CL. Maternal and child health in Brazil: progress and challenges. Lancet. 2011;377:1863-76.

Capítulo 9
ALERGIAS ALIMENTARES

Maria Carolina Batista Campos von Atzingen

INTRODUÇÃO

A alergia alimentar é um importante tópico a ser discutido em termos de saúde pública, considerando-se seu significativo aumento nas últimas décadas em todo o mundo, com impacto sobre a qualidade de vida dos indivíduos e geração de demandas crescentes sobre os recursos dos serviços de saúde.[1-3]

A alergia alimentar é decorrente de uma resposta imunológica específica, desencadeada pela exposição repetida a determinados alérgenos, normalmente proteínas.[4] A maior parte das reações alérgicas decorre da sensibilização a alérgenos alimentares com formação de anticorpos da classe IgE, que se ligam a receptores presentes em mastócitos e basófilos. Contatos posteriores com esse mesmo alérgeno e sua ligação a moléculas de IgE ocasionam a liberação de mediadores vasoativos, que induzem às manifestações clínicas de hipersensibilidade imediata.[5] Várias são as reações desencadeadas por tal processo: reações cutâneas (dermatite atópica, urticária, angioedema), gastrintestinais (edema e prurido de lábios, língua ou palato, vômito, diarreia), respiratórias (asma, rinite) e reações sistêmicas (anafilaxia com hipotensão e choque).[5,6]

As manifestações não mediadas por IgE compreendem as reações citotóxicas, reações por imunocomplexos e aquelas que envolvem a hipersensibilidade mediada por células. Tais manifestações não são tão imediatas e estão associadas a quadros de proctocolite e enterocolite.[4]

Nas reações do tipo mista, os mecanismos fisiopatológicos envolvidos incluem, além de IgE, linfócitos T e citocinas pró-inflamatórias e, neste caso, as manifestações clínicas são esofagite eosinofílica, gastrite eosinofílica, gastrenterite eosinofílica e dermatite atópica.[5]

As reações imediatas ocorrem em um período de até 2 horas após a ingestão do alimento, enquanto as tardias em um período de 36-48 horas, podendo ocorrer manifestações em até uma semana após a exposição ao alérgeno.[7,8]

O diagnóstico da alergia alimentar é feito a partir da história clínica do paciente, além de testes cutâneos, testes laboratoriais específicos e teste de provocação oral.[5]

Em termos de prevalência, a alergia alimentar afeta aproximadamente 5% dos adultos e 8% das crianças,[9,10] e 60-80% das crianças desenvolverão tolerância até os 2 anos de idade.[11]

Entre os fatores de risco associados ao desenvolvimento de alergia alimentar, destacam-se: predisposição genética, introdução precoce de leite de vaca, uso de fórmulas ou suplementos nos primeiros dias após o nascimento e infecções do trato gastrintestinal em crianças de baixa idade (doença diarreica aguda e persistente).[3,12] A hipótese da higiene é outro possível fator causal, explicada por uma desregulação do sistema imune decorrente de reduzida exposição microbiana no início da vida e alteração da composição da microbiota intestinal.[13,14]

ALIMENTOS

Mais de 90% das alergias alimentares são causadas por alérgenos presentes no leite de vaca, ovos, amendoim, soja, nozes, crustáceos, peixe e trigo.[8] Leite de vaca e ovo são responsáveis pela maior parte dos casos de alergia alimentar na infância.[15]

As alergias a leite, ovo, soja e trigo em crianças tendem a desaparecer com o passar do tempo, entretanto, aquelas a peixe, frutos do mar, amendoim e nozes podem perdurar por toda a vida.[3]

Em alguns grupos de alimentos, especialmente castanhas e frutos do mar, a alergia a um dos componentes desses grupos pode indicar alergia a outro componente do mesmo grupo. Nesse sentido, um indivíduo alérgico a camarão pode também ser alérgico a lagosta, fato conhecido como reatividade cruzada.[16]

A maioria dos alérgenos alimentares causam reações mesmo após serem submetidos ao calor, entretanto, estudos demonstram que metade das crianças com alergia ao leite e ao ovo tolera tais alimentos quando submetidos a calor intenso em produtos forneados.[16] A incorporação de tais produtos na alimentação pode contribuir para a dessensibilização de indivíduos alérgicos, destacando-se que a introdução de uma maior variedade de alimentos promoverá um melhor estado nutricional e qualidade de vida das crianças.[17]

A seguir, serão discutidas as alergias alimentares mais prevalentes na população.

Leite

A alergia à proteína do leite de vaca (APLV) é a mais frequente na infância. Estudo realizado nas cinco regiões brasileiras detectou prevalência de APLV de 5,4% em crianças menores de 24 meses. O mesmo estudo também observou importantes déficits nutricionais em tais crianças, com consequente comprometimento do crescimento.[18] Dessa forma, observa-se que é de extrema relevância um adequado acompanhamento por profissionais da saúde de tais crianças, visando à promoção de sua saúde.

O LV contém várias proteínas e, entre elas, a caseína e as β-lactoglobulinas são as principais responsáveis pela APLV.[19] Essas proteínas apresentam propriedades físico-químicas compatíveis para serem categorizadas como alérgenos: peso molecular entre 10 e 70 kDa, são glicoproteínas hidrossolúveis, termoestáveis e resistentes ao processamento digestivo.[20]

Ovo

A alergia ao ovo de galinha, desencadeada principalmente pelas proteínas da clara, pode acometer até 2% das crianças, das quais 70% deixam de apresentar tal condição clínica até os 16 anos de idade. Indivíduos alérgicos a ovo de galinha também podem ser alérgicos a ovos de outras aves.[6]

Manifestações cutâneas, respiratórias e gastrintestinais são as mais comuns.[6] Geralmente tais manifestações são imediatas e envolvem mecanismos mediados por imunoglobulina E.[21]

Trigo

Dados referentes à prevalência de alergia ao trigo variam entre 0,4-1,0%.[22,23]

As reações adversas relacionadas ao trigo incluem formas IgE mediadas além de mecanismos mistos, com manifestações que variam desde urticária e angioedema até sintomas gastrintestinais. As albuminas, globulinas e prolaminas são importantes alérgenos do trigo.[24,25]

Peixes e frutos do mar

A prevalência de alergia a frutos do mar varia entre 0,5-2,5% da população.[26] Reações clínicas associadas a alergia às proteínas parvalbuminas e tropomiosinas presentes em peixes e frutos do mar, como urticária, rinite, asma, angioedema, náuseas e vômitos, são IgE mediadas, e os indivíduos alérgicos a tais alimentos tendem a permanecer clinicamente reativos pelo resto de suas vidas.[5,27] As manifestações alérgicas não ocorrem somente a partir da ingestão do alimento, mas também com a exposição ao vapor proveniente da cocção de frutos do mar.[28]

A reatividade cruzada entre os crustáceos é muito comum, além disso, os moluscos contêm proteínas similares às dos crustáceos e, dessa forma, alérgicos a um grupo podem apresentar sintomas também a partir da ingestão do outro grupo.[28]

Amendoim e castanhas

A alergia ao amendoim é a principal causa de morte por anafilaxia nos Estados Unidos, sendo observada prevalência de 2% de tal alergia nessa população.[10,29] A alergia às glicoproteínas do amendoim são IgE mediadas e desencadeiam sintomas cutâneos, gastrintestinais, respiratórios, podendo haver reação anafilática em muitos dos casos.[30]

Alergia às oleaginosas (nozes e castanhas) são raras na população brasileira, sendo a maior incidência observada na população norte-americana.[30,31]

Soja

Estudos relatam prevalência de alergia à proteína de soja que varia entre 0,4-1,2%.[32]

As globulinas da soja, entre outras proteínas, promovem sintomas variados, associados tanto a manifestações IgE-mediadas como não IgE-mediadas, como sintomas cutâneos, respiratórios e gastrintestinais.[33] É importante destacar que entre 10-14% dos indivíduos alérgicos à proteína do leite de vaca apresentam também alergia à proteína da soja.[34]

Fórmulas à base de proteína isolada de soja não são recomendadas para menores de 6 meses, tanto pelas sociedades internacionais como pelas nacionais em decorrência do teor de taninos, alumínio, manganês e fitoestrógenos da soja.[12,34-36]

CUIDADO NUTRICIONAL

Prevenção

O aleitamento materno exclusivo, durante os 6 primeiros meses de vida, assim como a continuação até 2 anos ou mais, constitui uma medida de extrema importância na prevenção das alergias alimentares. Tal conduta vai ao encontro do recomendado pela Organização Mundial da Saúde (OMS), o Fundo das Nações Unidas para a Infância (Unicef) e o Ministério da Saúde do Brasil (MS).[37]

Em lactantes com alergia à proteína do leite de vaca, o aleitamento materno também é indicado, devendo a mãe ser orientada a seguir uma dieta com exclusão de leite e derivados. Em comparação ao aleitamento com fórmulas infantis, o leite materno possui algumas vantagens como: promover melhor desenvolvimento cerebral e melhores padrões de crescimento, além de desenvolvimento do sistema imune mais favorável ao bebê, o que garante, entre outros desfechos, uma menor incidência de infecções.[38]

A recomendação de dietas diferenciadas durante a gestação, com o intuito de prevenir alergias alimentares, ainda é controversa. Não há evidências de que o consumo de leite, ovo e amendoim durante a gestação contribua para o desenvolvimento de alergias alimentares no bebê. Dessa forma, a maioria das sociedades científicas internacionais orienta as gestantes e lactantes a consumirem dietas sem restrições, com vistas a evitar possíveis déficits nutricionais na mãe e no bebê.[39-42]

Tratamento

O tratamento da alergia alimentar baseia-se na exclusão completa dos alérgenos associados ao desencadeamento de sintomas. Tal conduta deve ser cuidadosamente respeitada, pois o aparecimento de sintomas não é dose-dependente, ou seja, mesmo o contato com doses pequenas pode desencadear reações.[43]

Indivíduos alérgicos à proteína do leite de vaca devem excluir leite em todas as suas formas: iogurte, manteiga, margarina, nata, queijos, creme de leite. Além disso, recomenda-se a exclusão de produtos alimentícios que contenham em sua composição caseína, caseinato, lactoalbumina, lactoglobulina, lactoferrina, leitelho, coalhada, proteína de leite hidrolisada, lactose, alguns corantes e saborizantes, chocolate, nougat, lactulose, soro do leite.[44]

A substituição do leite em preparações alimentícias é possível a partir do conhecimento da melhor forma de combinar ingredientes para a obtenção de produto final com características sensoriais adequadas.

Indivíduos alérgicos a ovo devem excluir, além do ovo propriamente dito, produtos que contenham os seguintes ingredientes: albumina, clara de ovo liofilizada, ovo em pó, globulina, lisozima, lecitina, ovalbumina, ovoglicoproteínas, ovomucina, flavoproteína. A substituição do ovo em preparações alimentícias dependerá do tipo de preparação; se ele é utilizado como espessante, em cremes, por exemplo, é possível a substituição por amido de milho. Outra substituição possível é a utilização de linhaça ou gelatina incolor em bolos, com atenção especial em todos os casos, para a correta combinação de ingredientes e técnicas de preparo.[45,46]

Dietas isentas de trigo devem restringir todas as preparações com trigo, além dos cuidados com possível contaminação cruzada. Nesse caso, os substitutos possíveis também dependerão do tipo de preparação, o que inclui, por exemplo, amido de milho, farinha de milho, polvilho, fécula de batata, entre outros.[47]

Para as demais alergias, recomendam-se a exclusão do alimento e os cuidados pertinentes para evitar ingestão acidental do alérgeno, via contaminação cruzada.[48]

Fórmulas infantis

Em caso de crianças não amamentadas ao peito ou quando a nutriz não consegue seguir adequadamente uma dieta isenta de leite e derivados, devem ser utilizados substitutos do leite nutricionalmente adequados. Fórmulas extensamente hidrolisadas (hidrolisados proteicos) são toleradas por 95% das crianças com APLV e são a primeira opção de escolha, contudo, caso os sintomas permaneçam, devem ser utilizadas fórmulas à base de aminoácidos, as únicas consideradas não alergênicas.[12,49]

Fórmulas à base de proteína isolada de soja podem ser utilizadas em crianças maiores de 6 meses, que não apresentem comprometimento intestinal.[12] Outros leites como o de cabra e ovelha não são indicados, em virtude da possibilidade de reatividade cruzada.[50]

POLÍTICAS PÚBLICAS

As alergias alimentares produzem um significativo impacto na qualidade de vida, não apenas pela condição clínica propriamente dita como também pelo comprometimento das relações sociais, com possíveis efeitos psicológicos nos indivíduos afetados e suas famílias.[10] Dessa forma, iniciativas capazes de contribuir para a melhoria da qualidade de vida da população portadora de alergias alimentares devem ser promovidas.

Nesse contexto inserem-se as políticas públicas de segurança alimentar e nutricional. Portanto, o Estado deve reconhecer que o tema da restrição alimentar constitui uma agenda prioritária e deve ser encarada como uma política de Estado e não apenas de um governo.[51] Entretanto, as políticas direcionadas à população com alergias alimentares constituem um assunto relativamente novo na esfera do Sistema Nacional de Segurança Alimentar e Nutricional (Sisan).[52]

Tais políticas devem ser desenvolvidas por meio de ações articuladas de vários atores da sociedade. Espera-se que o poder público promova assistência adequada a crianças com APLV, a partir da oferta de fórmulas especiais, acompanhamento médico, fornecimento de orientações nutricionais para os pais e cuidadores das crianças, além de diretrizes para a escola e profissionais.[53]

Com vistas a garantir a segurança do consumidor, a Agência Nacional de Vigilância Sanitária (Anvisa) publicou a resolução n. 26 (RDC n. 26), que dispõe sobre os requisitos para rotulagem obrigatória dos principais alimentos que causam alergias alimentares. Tal resolução "se aplica aos alimentos, incluindo as bebidas, ingredientes, aditivos alimentares e coadjuvantes de tecnologia embalados na ausência dos consumidores, inclusive aqueles destinados exclusivamente ao processamento industrial e os destinados aos serviços de alimentação".[54]

Em consonância com esses cuidados com o consumidor a Anvisa publicou o Guia sobre Programa de Controle de Alergênicos. Tal guia é um documento de caráter orientativo, para as indústrias de alimentos e o Sistema Nacional de Vigilância Sanitária (SNVS), que expressa o entendimento sobre as práticas recomendadas para a identificação e o controle de substâncias alergênicas nos alimentos. A aplicação do Programa de Controle de Alergênicos permite prevenir a contaminação cruzada por substâncias alergênicas no produto final. Dessa forma, é importante para todas as empresas que atuam na cadeia produtiva de alimentos.[55]

Outro exemplo de medida pública para a proteção da população alérgica a alimentos é a Resolução/CD/FNDE n. 26, de 17 de junho de 2013. Tal resolução dispõe sobre o atendimento da alimentação escolar aos alunos da educação básica no âmbito do Programa Nacional de Alimentação Escolar (PNAE) e contempla alunos com necessidades especiais da rede pública de ensino, devendo os cardápios atenderem aos alunos com alergias alimentares, entre outras necessidades.[56]

CONSIDERAÇÕES FINAIS

Os cuidados direcionados ao indivíduo com alergia alimentar requerem atuação de diversos atores da sociedade que promovam saúde e inclusão social, visando a garantir adequada qualidade de vida à população. Profissionais da área de saúde articulados com outros segmentos da sociedade têm papel fundamental nesse processo. Dessa forma, ações efetivas, como melhoria da rotulagem de alimentos, capacitação de profissionais que lidam com indivíduos alérgicos, oferta de alimentos próprios em diversos locais frequentados por tais indivíduos, entre outras, devem ser estimuladas.

Ademais, espera-se que o profissional de saúde desenvolva uma compreensão ampliada do processo saúde-doença, de modo que possa trabalhar vários aspectos diferentes, indo muito além da alergia alimentar em si, permeando sua atuação sob o prisma de questões econômicas, culturais, étnicas, sociais e afetivas.

REFERÊNCIAS

1. Cianferoni A, Spergel JM. Food allergy: review, classification and diagnosis. Allergol Inter. 2009;58(4):457-66.
2. Lieberman JA, Sicherer SH. The diagnosis of food allergy. Am J Rhinol Allergy. 2010;24(6):439-43.
3. Burks AW, Tang M, Sicherer S, Muraro A, Eigenmann PA, Ebisawa E, et al. ICON: food allergy. The J Allergy Clin Immunol. 2012;129(4):906-20.

4. NIAID – Sponsored Expert Panel, Boyce JA, Assa'ad A, Burks AW, Jones SM, Sampson HA, et al. Guidelines for the diagnosis and management of food allergy in the United States: report of the NIAID – sponsored expert panel. J Allergy Clin Immunol. 2010;126(Supl 6):S1-58.
5. AMMG – Associação Médica de Minas Gerais, CRM-MG – Conselho Regional de Medicina de Minas Gerais, Coopmed – Cooperativa Editora e de Cultura Médica Ltda, FCMMG – Faculdade de Ciências Médicas de Minas Gerais, FM/UFMG – Faculdade de Medicina da UFMG, Fencom – Federação Nacional das Cooperativas Médicas et al. Suplemento do Consenso Brasileiro sobre Alergia Alimentar: 2007. Rev Med Minas Gerais. 2008;18(1 Supl 1):S1-44.
6. ACAAI. American College of Allergy, Asthma & Immunology. Food Allergy. Disponível em: https://acaai.org/allergies/types/food-allergy. Acesso em: mar 2018.
7. Lifschitz C, Szajewska H. Cow's milk allergy: evidence-based diagnosis and management for the practitioner. Eur J Pediatr. 2015;174(2):141-50.
8. Koletzko S, Niggemann B, Arato A, Dias JA, Heuschkel R, Husby S, et al. European Society of Pediatric Gastroenterology, Hepatology, and Nutrition. Diagnostic approach and management of cow's-milk protein allergy in infants and children: ESPGHAN GI Committee practical guidelines. J Pediatr Gastroenterol Nutr. 2012;55(2):221-9.
9. Sicherer SH, Sampson HA. Food allergy: epidemiology, pathogenesis, diagnosis, and treatment. J Allergy Clin Immunol. 2014;133(2):291-307.
10. Gupta RS, Springston EE, Warrier MR, Smith B, Kumar R, Pongracic J, et al. The prevalence, severity, and distribution of childhood food allergy in the United States. Pediatrics. 2011; 128:e9-e17.
11. ASBAI – Associação Brasileira de Alergia e Imunologia. Declaração (statement) sobre prevalência de alergia ao leite de vaca. São Paulo: ASBAI; 2016.
12. Secretaria de Estado da Saúde – SS. Resolução SS – 336, de 27/11/2007. Aprova Protocolo Clínico para Normatização da Dispensação de Fórmulas Infantis Especiais a pacientes com Alergia à proteína do leite de vaca, atendidos pelo Sistema Único de Saúde – SUS, do Estado de São Paulo. SS; 2007.
13. West CE, Renz H, Jenmalm MC, Kozyrskyj AL, Allen KJ, Vuillermin P, et al. The gut microbiota and inflammatory noncommunicable diseases: associations and potentials for gut microbiota therapies. J Allergy Clin Immunol. 2015;135:3-13.
14. Abrahamsson TR, Jakobsson HE, Andersson AF, Björkstén B, Engstrand L, Jenmalm MC. Low diversity of the gut microbiota in infants with atopic eczema. J Allergy Clin Immunol. 2012;129:434-40.e1-e2.
15. Nwaru BI, Hickstein L, Panesar SS, Roberts G, Muraro A, Sheikh A, et al. Prevalence of common food allergies in Europe: a systematic review and meta-analysis. Allergy. 2014;69:992-1007.
16. American Academy of Allergy, Asthma & Immunology – AAAAI. Food allergy. Disponível em: http://www.aaaai.org/conditions-and-treatments/allergies/food-allergies. Acesso em: mar 2018.
17. Robinson ML, Lanser BJ. The role of baked egg and milk in the diets of allergic children. Immunol Allergy Clin North Am. 2018;38(1):65-76.
18. Vieira MC, Morais MB, Spolidoro JVN, Toporovski MS, Cardoso AL, Araujo GTB, et al. A survey on clinical presentation and nutritional status of infants with suspected cow' milk allergy. BMC Pediatrics. 2010;10:25.
19. Schulmeister U, Hochwallner H, Swoboda I, Focke-Tejkl M, Geller B, Nystrand M, et al. Cloning, expression, and mapping of allergenic determinants of alphaS1-casein, a major cow's milk allergen. J Immunol. 2009;182(11):7019-29.
20. Jacob CMA, Gushken AKF, Castro APBM. Alergia ao leite de vaca. In: Castro FFM, Jacob CMA, Castro APBM, Yang AC (orgs.). Alergia alimentar. Barueri: Manole; 2010. p. 87-98.

21. Yang AC, Varalda DB. Alergia ao ovo. In: Castro FFM, Jacob CMA, Castro APBM, Yang AC (orgs.). Alergia alimentar. Barueri: Manole; 2010. p. 99-114.
22. Zuidmeer L, Goldhahn K, Rona RJ, Gislason D, Madsen C, Summers C, et al. The prevalence of plant food allergies: a systematic review. J Allergy Clin Immunol. 2008;121:1210-8.
23. Inomata N. Wheat allergy. Curr Opin Allergy Clin Immunol. 2009;9:238-43.
24. Mäkelä MJ, Eriksson C, Kotaniemi-Syrjänen A, Palosuo K, Marsh J, Borres M, et al. Wheat allergy in children – new tools for diagnostics. Clin Exp Allergy. 2014;44(11):1420-30.
25. Castro APBM, Yonamine GH. Alergia ao trigo. In: Castro FFM, Jacob CMA, Castro APBM, Yang AC (orgs.). Alergia alimentar. Barueri: Manole; 2010. p. 115-22.
26. Woo CK, Bahna SL. Not all shellfish "allergy" is allergy! Clin Transl Allergy. 2011;1:1-7.
27. Lima AMF, Yang AC. Alergia a peixes, crustáceos e moluscos. In: Castro FFM, Jacob CMA, Castro APBM, Yang AC (orgs.). Alergia alimentar. Barueri: Manole; 2010. p. 123-37.
28. Khora SS. Seafood-associated shellfish allergy: a comprehensive review. Immunol Investigations. 2016;45:504-30.
29. Volerman A, Cifu AS. Peanut Allergy Prevention. JAMA. 2018;319(9):927-8.
30. Castro APBM, Fomin ABF, Yonamine GH. Alergia a castanhas e sementes. In: Castro FFM, Jacob CMA, Castro APBM, Yang AC (orgs.). Alergia alimentar. Barueri: Manole; 2010. p. 139-53.
31. McWilliam V, Koplin J, Lodge C, Tang M, Dharmage S, Allen K. The prevalence of tree nut allergy: a systematic review. Curr Allergy Asthma Rep. 2015;15:1-13.
32. Bruno G, Giampietro PG, Del Guercio MJ, Gallia P, Giovannini L, Lovati C, et al. Soy allergy is not common in atopic children: a multicenter study. Pediatr Allergy Immunol. 1997;8(4):190-3.
33. Kattan JD, Cocco RR, Järvinen KM. Milk and soy allergy. Pediatr Clin North Am. 2011;58(2):407-26.
34. Zeiger RS, Sampson HA, Bock SA, et al. Soy allergy in infant and children with IgE-associated cow's milk allergy. J Pediatr. 1999;134(5):614-22.
35. Seidman EG, Singer S. Therapeutic modalities for cow's milk allergy. Ann Allergy Asthma Immunol. 2003;90:104-11.
36. Muraro MA. Soy and other protein sources. Pediatr Allergy Immunol. 2001;12:85-90.
37. Brasil. Ministério da Saúde. Rede Amamenta Brasil: Caderno do Tutor. Brasília: Ministério da Saúde; 2009.
38. Fiocchi A, Dahda L, Campoy C, Fierro V, Nieto A. Cow's milk allergy: towards an update of DRACMA guidelines. World Allergy Organ J. 2016;9(1):35.
39. Savage J, Johns CB. Food allergy: epidemiology and natural history. Immunol Allergy Clin North Am. 2015;35(1):45-59.
40. Wang Y, Allen KJ, Koplin JJ. Dietary intervention for preventing food allergy. Curr Opin Pediatr. 2017;29(6):704-10.
41. Muraro A, Halken S, Arshad SH, Beyer K, Dubois AE, Du Toit G, et al. EAACI Food Allergy and Anaphylaxis Guidelines Group. EAACI food allergy and anaphylaxis guidelines. Primary prevention of food allergy. Allergy. 2014;69(5):590-601.
42. Australasian Society of Clinical Immunology and allergy. ASCIA guidelines for infant feeding and allergy prevention. 2016. Disponível em: http://www.allergy.org.au/patients/allergy-prevention/asciaguidelines-for-infant-feeding-and-allergy-prevention. Acesso em: maio 2018.
43. Afify SM, Pali-Schöll I. Adverse reactions to food: the female dominance – A secondary publication and update. World Allergy Org J. 2017;10:43.
44. Mendonça RB, Kotchetkoff E, Pinto-e-Silva MEM, Yonamine GH. Dietas isentas de leite e derivados. In: Pinto-e-Silva MEM, Yonamine GH, von Atzingen MCBC (orgs.). Técnica dietética aplicada à dietoterapia. Barueri: Manole; 2015. p. 19-30.

45. Food Allergy Research & Education – FARE. Cooking and baking tips. Disponível em: http://www.foodallergy.org/tools-and-resources/managing-food-allergies/cooking-and-baking. Acesso em: mar 2018.
46. Pinotti R, Pinto-e-Silva MEM, Yonamine GH. Dietas isentas de ovos. In: Pinto-e-Silva MEM, Yonamine GH, von Atzingen MCBC (orgs.). Técnica dietética aplicada à dietoterapia. Barueri: Manole; 2015. p. 31-41.
47. Atzingen MCBCV, Pinto-e-Silva MEM. Dietas isentas de glúten. In: Pinto-e-Silva MEM, Yonamine GH, von Atzingen MCBC (orgs.). Técnica dietética aplicada à dietoterapia. Barueri: Manole; 2015. p. 1-17.
48. Comité Nacional de Alergia. Alergia alimentaria en pediatría: recomendaciones para su diagnóstico y tratamiento. Arch Argent Pediatr. 2018;116(Supl 1):S1-19.
49. Taylor RR, Sladkevicius E, Panca M, Lack G, Guest JF. Cost-effectiveness of using an extensively hydrolysed formula compared to an amino acid formula as first-line treatment for cow milk allergy in the UK. Pediatr Allergy Immunol. 2012;23(3):240-9.
50. Restani P, Beretta B, Fiocchi A, Ballabio C, Galli CL. Crossreactivity between mammalian proteins. Mann Allergy Asthma Immunol. 2002;89(Supl 1);S11-5.
51. Maia C. Cozinha inclusiva – por uma ruptura com o paradigma da indiferença alimentar. In: Correa L (org.). Direito à alimentação, políticas públicas e restrições alimentares: entre a invisibilidade e o reconhecimento. Livro eletrônico. Juiz de Fora: Faculdade de Direito da Universidade Federal de Juiz de Fora; 2017. p. 84-96.
52. Correa LA, Pereira MHS. Políticas públicas de segurança alimentar e nutricional, inovações institucionais e as necessidades alimentares especiais: construção da agenda regulatória no âmbito da Anvisa a partir da perspectiva institucionalista. In: Correa L (org.). Direito à alimentação, políticas públicas e restrições alimentares: entre a invisibilidade e o reconhecimento. Livro eletrônico. Juiz de Fora: Faculdade de Direito da Universidade Federal de Juiz de Fora; 2017. p. 182-97.
53. Chaddad MCC, de Oliveira VA. Políticas públicas e práticas pedagógicas inclusivas: qual o papel da escola e da sociedade? In: Correa L (org.). Direito à alimentação, políticas públicas e restrições alimentares: entre a invisibilidade e o reconhecimento. Livro eletrônico. Juiz de Fora: Faculdade de Direito da Universidade Federal de Juiz de Fora; 2017. p. 97-107.
54. Agência Nacional de Vigilância Sanitária – Anvisa. Resolução da Diretoria Colegiada – RDC n. 26, de 2 de julho de 2015. Dispõe sobre os requisitos para rotulagem obrigatória dos principais alimentos que causam alergias alimentares. Brasília: Anvisa; 2015.
55. Agência Nacional de Vigilância Sanitária – Anvisa. Guia sobre Programa de Controle de Alergênicos. Brasília: Anvisa; 2016.
56. Ministério da Educação. Fundo Nacional de Desenvolvimento da Educação. Resolução n. 26 de 17 de junho de 2013. Dispõe sobre o atendimento da alimentação escolar aos alunos da educação básica no âmbito do Programa Nacional de Alimentação Escolar – PNAE. Brasília: Ministério da Educação; 2013.

Capítulo 10

PRÁTICAS INTEGRATIVAS E COMPLEMENTARES E A ATENÇÃO À SAÚDE

Ana Lúcia Lumazini de Moraes
Arlete Antoniassi
Lorena Ferreira de Araújo Félix
Denise Alves Rocha
Mario Luiz de Camargo
Samantha Caesar de Andrade

INTRODUÇÃO

O campo das práticas integrativas e complementares (PIC), o qual é também denominado pela Organização Mundial da Saúde (OMS) de medicina tradicional e complementar/alternativa (MT/MCA), envolve abordagens que buscam estimular os mecanismos naturais de prevenção de agravos e recuperação da saúde por meio de tecnologias eficazes e seguras, com ênfase na escuta acolhedora, no desenvolvimento do vínculo terapêutico e na integração do ser humano com o meio ambiente e a sociedade.[1]

Com a normatização sobre as políticas nacionais de saúde no Sistema Único de Saúde (SUS), de acordo com a consolidação da Política Nacional de Práticas Integrativas e Complementares (PNPIC),[2] muitos profissionais vêm incorporando técnicas e desenvolvendo abordagens que complementam o tratamento, buscando meios terapêuticos simples, menos dependentes de tecnologia científica dura, e que estimulam a construção da busca pela autonomia.[3]

Este capítulo aborda as práticas integrativas e complementares na atenção básica e a experiência de implantação em uma unidade de saúde, discute a integralidade do cuidado e a formação do profissional da saúde para atuar com as PIC.

Em 3 de maio de 2006, as PIC foram institucionalizadas no SUS, com a publicação da Portaria n. 971 do Ministério da Saúde, por meio da aprovação da Política Nacional de Práticas Integrativas e Complementares (PNPIC).[4,5]

As PIC são agrupadas e subdivididas em: sistemas médicos alternativos (homeopatia, medicina ayurvédica, medicina tradicional chinesa – MTC); intervenções mente e corpo (meditações, relaxamentos); terapias biológicas (fitoterapia, alimentos e suplementos naturais); terapias energéticas (reiki, bioenergia, entre outros); e, por fim, métodos de manipulação corporal e baseados no corpo (massagens, exercícios).[4]

Em 27 de março de 2017, pela Portaria n. 849, foram incluídas 14 práticas, atualizadas a partir do documento *Estratégia da OMS sobre Medicinas Tradicionais para 2014-2023*, institucionalizando no SUS 19 práticas integrativas: ayurveda, homeopatia, medicina tradicional chinesa, medicina antroposófica, plantas medicinais/fitoterapia, arteterapia, biodança, dança circular, meditação, musicoterapia, naturopatia, osteopatia, quiropraxia, reflexoterapia, reiki, shantala, terapia comunitária integrativa, termalismo social/crenoterapia e yoga.

A portaria n. 633, de 28 de março de 2017, atualizou na tabela de serviço especializado do Sistema de Cadastro Nacional de Estabelecimentos de Saúde (CNES) o serviço especializado 134 Práticas Integrativas e Complementares, conforme Quadro 1 a seguir. Observa-se a diversidade de profissionais da saúde, identificados pela Classificação Brasileira de Ocupações (CBO), que podem atuar com as PIC e ampliar o cuidado com a saúde.[5,6]

Em 12 de março de 2018, na abertura do 1º Congresso Internacional de Práticas Integrativas e Complementares, o Ministro da Saúde assinou a nova portaria com a inclusão de dez novas práticas na PNPIC, publicada na Portaria n. 702 de 21 de março de 2018, sendo incluídas: aromaterapia, apiterapia, bioenergética, constelação familiar, cromoterapia, geoterapia, hipnoterapia, imposição de mãos, ozonioterapia e terapia de florais.[7]

Atualmente, a PNPIC apresenta 29 práticas para garantir a integralidade na atenção à saúde, com objetivos, diretrizes e responsabilidades institucionais em âmbito federal, estadual e municipal, para a implantação e implementação das PIC.[*]

---

[*] O glossário das PIC, lançado em 2018 pelo Ministério da Saúde, pode ser encontrado em <http://portalarquivos2.saude.gov.br/images/pdf/2018/marco/12/glossario-tematico.pdf>.

Quadro 1 Serviços especializados do Sistema CNES, relativos às Práticas Integrativas e Complementares instituídas segundo a Portaria n. 633/2017, do Ministério da Saúde, considerando as Portarias de 2006-2017

PORTARIAS	PRÁTICAS INTEGRATIVAS E COMPLEMENTARES	CÓDIGO DE ATIVIDADE	GRUPO CBO Grupos de profissionais
GM/MS n. 971/2006	Medicina tradicional chinesa/acupuntura	001	13 grupos (médicos clínicos, enfermeiros, fisioterapeutas, psicólogos, biomédicos, cirurgião dentista clínico ou da estratégia de saúde da família, farmacêutico, farmacêutico PIC, fonoaudiólogo, terapeuta ocupacional, profissional de educação física na saúde e naturólogo)
	Plantas medicinais e fitoterapia	002	19 grupos (médicos clínicos, enfermeiros, biomédico, cirurgião dentista clínico ou da estratégia saúde da família, farmacêutico, farmacêutico PIC, fisioterapeuta clínico ou acupunturista ou do trabalho, nutricionista, fonoaudiólogo, terapeuta ocupacional, profissional de educação física na saúde, naturólogo, psicólogo clínico ou do trabalho ou acupunturista e assistente social)
	Homeopatia	005	6 grupos (médicos clínicos, enfermeiros, cirurgião dentista clínico ou da estratégia saúde da família, farmacêutico e farmacêutico PIC)
GM/MS n. 971/2006	Termalismo social/ crenoterapia	006	17 grupos (médicos clínicos, enfermeiros, biomédico, cirurgião dentista clínico ou da estratégia saúde da família, farmacêutico, farmacêutico PIC, fisioterapeutas, nutricionista, fonoaudiólogo, terapeuta ocupacional, profissional de educação física na saúde, naturólogo, psicólogo clínico ou do trabalho ou acupunturista e assistente social)
	Medicina antroposófica	007	22 grupos (médicos clínicos, enfermeiros, biomédico, cirurgião dentista clínico ou da estratégia saúde da família, farmacêutico, farmacêutico PIC, fisioterapeuta clínico ou acupunturista ou do trabalho, nutricionista, fonoaudiólogo, terapeuta ocupacional, profissional de educação física na saúde, naturólogo, psicólogo clínico ou do trabalho ou acupunturista, assistente social, musicoterapeuta, técnico de enfermagem ou da estratégia saúde da família ou agente comunitário de saúde)

(continua)

Quadro 1 Serviços especializados do Sistema CNES, relativos às Práticas Integrativas e Complementares instituídas segundo a Portaria n. 633/2017, do Ministério da Saúde, considerando as Portarias de 2006-2017 (*continuação*)

PORTARIAS	PRÁTICAS INTEGRATIVAS E COMPLEMENTARES	CÓDIGO DE ATIVIDADE	GRUPO CBO Grupos de profissionais
GM/MS n. 849/2017	Arteterapia	008	CBO da área de saúde
	Ayurveda	009	16 grupos (médicos clínicos, enfermeiros, cirurgião dentista clínico ou da estratégia saúde da família, farmacêutico, farmacêutico PIC, fisioterapeutas, nutricionista, fonoaudiólogo, terapeuta ocupacional, profissional de educação física na saúde, naturólogo, psicólogo clínico ou do trabalho ou acupunturista e assistente social)
	Biodança	008	CBO da área de saúde
	Dança circular	008	CBO da área de saúde
	Meditação	004	CBO da área de saúde
	Musicoterapia	008	CBO da área de saúde
	Naturopatia	010	16 grupos (médicos clínicos, enfermeiros, cirurgião dentista clínico ou da estratégia saúde da família, farmacêutico, farmacêutico PIC, fisioterapeutas, nutricionista, fonoaudiólogo, terapeuta ocupacional, profissional de educação física na saúde, naturólogo, psicólogo clínico ou do trabalho ou acupunturista e assistente social)
	Osteopatia	004	CBO da área de saúde
	Quiropraxia	004	CBO da área de saúde
	Reflexoterapia	004	CBO da área de saúde
	Reiki	004	CBO da área de saúde
	Shantala	004	CBO da área de saúde
	Terapia comunitária integrativa	008	CBO da área de saúde
	Yoga	009	16 grupos (médicos clínicos, enfermeiros, cirurgião dentista clínico ou da estratégia saúde da família, farmacêutico, farmacêutico PIC, fisioterapeutas, nutricionista, fonoaudiólogo, terapeuta ocupacional, profissional de educação física na saúde, naturólogo, psicólogo clínico ou do trabalho ou acupunturista e assistente social)

CBO: Classificação Brasileira de Ocupações.

Fonte: Manual de Implantação de Serviços de PICS no SUS; Ministério da Saúde (www.dab.saude.gov.br) em informes e legislação: Portaria n. 633, de 28 de março de 2017.[6]

As PIC podem ser utilizadas como primeira opção terapêutica ou de forma complementar segundo o projeto terapêutico individual. Podem estar em qualquer ponto da rede, desde a atenção primária até o nível terciário, organizadas segundo as necessidades de saúde locais. Como exemplo, destaca-se o emprego da acupuntura em centros da dor, a homeopatia na atenção à saúde das crianças e idosos, a fitoterapia na atenção à saúde da mulher e da criança, os jardins terapêuticos e as farmácias vivas em ações intersetoriais e saúde prisional. As práticas de automassagem, como o Do in e a Shantala, podem ser adotadas em maternidades e nas unidades de saúde; a meditação, em cuidados paliativos e nas doenças crônicas.

A alimentação e nutrição nas PIC são abordadas e utilizadas na singularidade do indivíduo pela medicina tradicional chinesa, antroposofia, naturopatia (alimentos *in natura* e uso de alimentos, plantas e ervas em cataplasmas), aromaterapia (uso de extratos vegetais e óleos essenciais), apiterapia (produtos produzidos pelas abelhas), fitoterapia (uso de plantas medicinais), terapia de florais, termalismo (uso da água), entre outras.[8]

A seguir destacam-se algumas PIC desenvolvidas por profissionais da saúde na atenção básica e sua relação com a alimentação e as diferentes formas de nutrir corpo, mente ou alma.

SHANTALA: O AFETO COMO ALIMENTO

Ao se deparar com uma cena de plena interação e afeto entre mãe e filho em uma viagem à Índia, o médico francês Frédérick Leboyer, observando uma técnica de massagem em um momento de extrema beleza e harmonia, sentiu que precisava ser difundida no Ocidente, recebendo o nome de Shantala, em homenagem àquela mãe.[9]

A Shantala pode ser introduzida a partir do primeiro mês de vida e ter continuidade durante a primeira infância. Pesquisas realizadas no Instituto de Pesquisa do Toque na Faculdade de Medicina da Universidade de Miami demonstraram os efeitos benéficos do toque para a saúde de bebês prematuros, que ganharam 47% mais peso que os bebês da mesma idade com a mesma ingestão calórica, além de ficarem aproximadamente seis dias a menos em internação hospitalar e apresentarem melhor temperamento nas dimensões da sociabilidade e da confortabilidade.[10]

Por meio do toque ocorrem os estímulos neurológicos que favorecem o desenvolvimento psicomotor da criança e a ativação da produção de endorfinas, proporcionando à criança ficar mais relaxada, com sono mais calmo e profundo; diminuição das cólicas; facilitação da amamentação; ampliação do vínculo mãe e filho; possibilita, também, um desenvolvimento acelerado da criança, além de maior progresso alimentar e motilidade gástrica.[10,11]

MEDITAÇÃO: *MINDFUL EATING*

A meditação é um fenômeno cultural muito amplo que, além de doutrinas, preceitos e teorias, inclui também técnicas físicas e práticas psíquicas. Mais correto e preciso seria denominar práticas meditativas em vez de meditação.[12] Dentro desse título serão encontrados também exercícios respiratórios, técnicas mentais, além de preceitos comportamentais, éticos e morais que exigem empenho, dedicação e disciplina.[13]

As práticas interiores de concentração da atenção e de desenvolvimento de um estado de consciência plena do momento presente constituem o objetivo central da meditação. Estado que possibilita alcançar o objetivo supremo, que consiste na transcendência da noção de individualidade.[14]

A prática da meditação vem sendo cada vez mais utilizada na prevenção, promoção e tratamento de várias patologias em todo o mundo.[15,16] Suas principais vantagens são o baixo custo, a autonomia do paciente e o fato de ser uma terapia simples, de efeito rápido e natural. Pesquisas mostram que meditadores com cinco anos ou mais de prática reduzem em até 70% sua procura pelo Sistema de Saúde.[17]

Dr. Jon Kabat-Zinn, da Universidade de Massachusetts (USA), pesquisador e praticante da meditação tipo *mindfulness*, introduziu o conceito de *mindful eating* na década de 1990, difundindo esse termo pelo mundo todo.[18]

Mindfulness ou atenção plena é uma prática que significa: *estar consciente e atento ao momento presente*. Pode ser aplicada durante qualquer atividade cotidiana, que poderá ser executada com mais consciência, por exemplo, conversar, fazer exercícios, tomar banho, escovar os dentes e, claro, comer, como é o caso do *mindful eating*; essa prática se baseia em um conjunto de técnicas com exercícios de meditação que tem como objetivo trazer a atenção total para o que está se passando no momento, com a finalidade de se tornar consciente do que se leva para dentro da boca, e, assim, conseguir um maior controle voluntário da alimentação.

A prática da meditação auxilia também no trabalho do próprio profissional, tornando-o mais consciente do que está acontecendo no momento presente e, dessa forma, tendo mais facilidade para praticar a escuta ativa.

ANTROPOSOFIA

A antroposofia (*"antropo"* = homem; *"soph"* = sabedoria, conhecimento) foi introduzida pelo filósofo Rudolf Steiner (1861-1925) como uma ciência espiritual ou conhecimento da natureza do ser humano no universo.[19] Assim, utilizando-se dessa imagem espiritual do homem, considera o ser humano constituído por quatro elementos ou membros: corpo físico, corpo vital, corpo anímico (psíquico) e um Eu (cerne espiritual individual).

Em 1920, a medicina clínica foi ampliada, por meio da imagem do homem à luz da ciência espiritual da antroposofia, a partir de diversas conferências feitas pelo filósofo austríaco Rudolf Steiner para médicos. A palavra *ampliada* refere-se ao fato de que a medicina convencional foi aprofundada pela compreensão do ser humano no mundo.[20]

Na concepção quadrimembrada, o ser humano possui sua organização em comum com os elementos e reinos da natureza: corpo físico à terra (mineral), o corpo vital à água (vegetal), o corpo da alma ao ar (animal) e o Eu (específico do ser humano) ao fogo.[21]

Outro princípio fundamental da antroposofia baseia-se na trimembração do ser humano: o sistema neurossensorial, representado pelo cérebro e órgão dos sentidos (pensar); o sistema metabólico locomotor, formado pelo abdome e membros inferiores (agir); e o sistema rítmico, composto por coração e pulmão (sentir), no centro do corpo e responsável pela manutenção do equilíbrio entre as polaridades neurossensorial e metabólica.[22]

Para a antroposofia, o homem saudável tem suas constituições quadrimembrada e trimembrada em equilíbrio, de modo que a doença seria a manifestação do desequilíbrio da sua organização constitucional.

Cada ser humano é único! Em sua constituição física, anímica, espiritual, a individualidade conduz sua história de vida, em um contexto sociofamiliar, cultural e religioso singular.

FITOTERAPIA

A fitoterapia deriva do grego *phyton* que significa "vegetal" e de *therapeia*, "tratamento". É um método de tratamento caracterizado pela utilização de plantas medicinais em suas diferentes preparações sem a utilização de substâncias ativas isoladas, ainda que de origem vegetal,[23] utilizando como matérias-primas partes de plantas como folhas, raízes, sementes e flores.

A fitoterapia estabelece essa interação entre o homem e o ambiente, acessando as potencialidades da natureza a fim de ajudar o organismo a normalizar funções fisiológicas, restaurar a imunidade enfraquecida, promover a desintoxicação e o rejuvenescimento.[24]

No Brasil, a utilização de ervas medicinais tem base na prática indígena, que, influenciada pelas culturas africana e portuguesa, gerou uma vasta cultura popular. O Brasil é o país de maior biodiversidade do planeta que, associada a uma rica diversidade étnica e cultural, fazem-no detentor de importante conhecimento tradicional associado ao uso de plantas medicinais. Porém, os estudos acerca da fitoterapia ainda são precários no Brasil, sendo necessário o desenvolvimento de pesquisas nessa área, que enriqueceriam o conhecimento dos profissionais e estudantes da saúde, auxiliando e tornando mais segura e eficaz a implementação das práticas fitoterápicas no SUS.[25]

A Política Nacional de Plantas Medicinais e Fitoterápicos foi aprovada por meio do Decreto n. 5.813, de 22 de junho de 2006, visando à garantia do acesso seguro e uso racional de plantas medicinais e fitoterápicos e ao desenvolvimento de tecnologias e inovações.[23] A regulamentação da fitoterapia traz grandes desafios, tendo em vista o amplo espectro de conhecimentos e habilidades indispensáveis e que não estão presentes na matriz curricular dos cursos de graduação dos profissionais de saúde. Atualmente, cada conselho profissional determina o que é permitido prescrever; por exemplo, sem título de especialista, ao nutricionista é permitida, somente, a prescrição de plantas e chás medicinais.

PIC NA FORMAÇÃO DO PROFISSIONAL DE SAÚDE

A formação em PIC não está presente nos cursos de graduação dos profissionais de saúde. As iniciativas de ensino a respeito se dão, em geral, por meio de disciplinas optativas, projetos de extensão e, atualmente, residências. Portanto, é essencial haver ação governamental dos Ministérios da Saúde e Educação para que conteúdos básicos sobre algumas PIC façam parte do projeto pedagógico de cursos de graduação na saúde e estímulo à criação de núcleos de práticas, pesquisas e ensino, para que mais profissionais sejam capacitados.

Com o objetivo de qualificar a gestão em PIC no SUS e promover educação permanente aos profissionais de saúde que compõem a atenção básica, o Ministério da Saúde oferta cursos introdutórios sobre: práticas corporais e mentais da medicina tradicional chinesa, medicina tradicional chinesa, antroposofia aplicada à saúde, além de um curso sobre gestão de práticas integrativas e complementares em saúde, e outro voltado para agentes comunitários sobre o uso de plantas medicinais e fitoterápicos.[**]

IMPLANTAÇÃO DAS PIC NO SUS: EXPERIÊNCIA EM UM CENTRO DE SAÚDE ESCOLA

A implantação das PIC no SUS é uma ação de cuidado transversal e "compete ao gestor municipal elaborar normas técnicas para inserção da PNPIC na rede

---

[**] Esses cursos estão disponíveis no site do Departamento de Atenção Básica: http://dab.saude.gov.br/portaldab/ape_pic.php?conteudo=cursos.

municipal de saúde e definir recursos orçamentários e financeiros. Dessa maneira, é de competência exclusiva do município a contratação dos profissionais e a definição das práticas a serem ofertadas".[5]

A implantação e o fortalecimento das PIC estão diretamente relacionados à divulgação e informação dos conhecimentos para os profissionais de saúde, gestores e usuários do SUS, ao desenvolvimento das práticas em caráter multiprofissional, à articulação entre as políticas, ao desenvolvimento de estratégias de qualificação para profissionais do SUS, às ações inovadoras de informação e divulgação em diversas linguagens culturais, ao incentivo à pesquisa, ao estabelecimento de intercâmbio técnico-científico, entre outras estratégias.

A implantação das PIC ocorreu no Centro de Saúde Escola Geraldo de Paula Souza (CSEGPS), órgão da Faculdade de Saúde Pública da Universidade de São Paulo, criado em 1925. A história e a missão desse centro de saúde, desde a sua criação, seguem com intervenções e premissas pautadas na visão ampliada de saúde. Por ser considerado um centro de aprendizado, passou a servir como campo de formação técnica, preparo de profissionais e treinamento de alunos de diversos cursos, atuando no ensino e pesquisa para suas diversas cadeiras.[***]

A implantação das PIC começou na década de 1990 com a homeopatia e a acupuntura e, na mesma época, ocorreu a introdução de atividades físicas inseridas em grupos de diabetes e hipertensão, desenvolvida por um profissional do CSEGPS.

Frente às necessidades de gestão para atuar na prevenção, promoção e reabilitação da saúde, principalmente pelo aumento das doenças crônicas na população, as atividades de PIC foram sendo organizadas por meio de profissionais que buscaram formações nas diversas práticas, muitas ainda não contempladas na PNPIC. Em 2002, foi introduzida a dança sênior, a calatonia e os toques sutis. A inclusão de técnicas da naturopatia ocorreu logo em seguida, em 2004.

Em 2012, foi criado o 1º Simpósio de Ciência, Espiritualidade e Saúde, com a organização e coordenação de profissionais da unidade, com o objetivo de refletir sobre os benefícios da espiritualidade positiva, por meio do aprendizado e vivências das PIC, dentro de uma abordagem do ser integral para o cuidado e atenção à saúde.

As atividades junto à Comissão de Cultura e Extensão (CCEx) propiciaram disseminar e incorporar as PIC na comunidade da USP, como também em outras instituições públicas e privadas, institucionalizando, assim, o foco na inter e transdisciplinaridade, atuando na introdução das práticas nos diversos ciclos de vida. Entre as atividades desenvolvidas estão: organização de palestras, oficinas, partici-

---

[***] Disponível em: http://www.fsp.usp.br/csegps/pics/.

pação em datas comemorativas de calendário da CCEx, como o Dia Mundial da Saúde, Dia Mundial da Alimentação, Dia Internacional da Mulher, Semana da Amamentação, Dia Mundial da Paz, entre outras (2012-2018); cursos disponibilizados no Programa Universidade Aberta à Terceira Idade (Unati) de 2015-2017; a criação do 1º Seminário de Práticas Integrativas e Complementares (2017).

Em 2014, após o 3º Simpósio "Ciência, Espiritualidade e Saúde", com novo gestor do centro de saúde, foi criada a coordenação de implantação de PIC. O primeiro trabalho da coordenação foi caracterizar a população da área de abrangência do CSEGPS. A análise do território evidenciou uma população com características do processo de envelhecimento; apesar de a proporção de adultos se apresentar maior que a proporção de idosos na população, a prevalência de idosos foi de 22,1% de acordo com o censo de 2010, refletindo a necessidade de programas e políticas públicas voltados ao envelhecimento populacional, embasados na qualidade de vida, bem-estar e envelhecimento ativo.[26]

O principal desafio para implantação das PIC no CSEGPS foi a escassez de recursos humanos e de profissionais capacitados. Por causa do interesse de profissionais da unidade está sendo possível manter práticas desenvolvidas desde o ano de 2000, como: atividade física/alongamento, dança sênior, calatonia, toques sutis e naturopatia. A ampliação veio em 2017 com a prática de meditação.

Parcerias permitiram e delinearam a abertura de um leque maior de inclusão nas PIC como: práticas de yoga (2015-2018), *self healing* (autocura) (2015-2018), naturopatia/naturologia (2017), que foram implantadas por meio de acordos de cooperação com instituições de ensino.

Em 2016, houve inclusão de atendimentos individuais com uso terapêutico de argila (geoterapia) e, a partir de 2018, a inclusão de grupo educativo e terapêutico de geoterapia para usuários, profissionais, alunos e estagiários, com associação de outras práticas no cuidado ampliado de caráter multiprofissional. Desde 2017, o centro de saúde é um dos cenários de práticas da Residência Multiprofissional em Práticas Integrativas e Complementares em Saúde (RMPICS), na Coordenadoria de Atenção Básica.

Foi criado o grupo educativo de Práticas Integrativas e Complementares, que propiciou a diminuição de atendimentos individuais de retaguarda de PIC no acolhimento/escuta qualificada. As atividades são de caráter multidisciplinar, destinadas a usuários, profissionais e alunos da área de saúde, com atuação da preceptoria e residentes de PIC. As abordagens são de caráter transdisciplinar, nas diversas culturas e racionalidades, da participação social, da ampliação do conceito de saúde e de vivências nas práticas, com inclusão de usuários na ótica da singularidade do indivíduo.

Além do grupo educativo de PIC, as demais atividades são desenvolvidas em grupos multiprofissionais com participação de preceptoria e residentes, nas diversas áreas e programas da saúde, como: grupos de nutrição (2016-2018), grupo de sala de espera de pediatria, grupos de geriatria, entre outros. Destacam-se também grupos específicos de PIC com participação de equipe multiprofissional como: grupo de tai-chi pai lin (2017), dança circular (2017-2018), rodas de chá (2018) e práticas corporais da medicina tradicional chinesa (2018).

As PIC são ferramentas poderosas para atuar na prevenção, promoção e reabilitação da saúde em todos os ciclos de vida e níveis de atenção, alcançam níveis de cuidado e de visão integral da saúde inseridos no ambiente e no cotidiano da vida, na singularidade do indivíduo e de seus agravos, atuando de forma a estabelecer o equilíbrio biopsicofísico e social, a integração com o mundo e o universo, transcendendo aos valores espirituais, desenvolvendo a percepção corporal, o autoconhecimento, o autocuidado e a autonomia.[5]

REFERÊNCIAS

1. Brasil. Ministério da Saúde. Secretaria de Atenção à Saúde. Experiência brasileira na Integração da Medicina Tradicional e Complementar é apresentada a países das Américas. Notícias. 22 jun 2017. Disponível em http://dab.saude.gov.br/portaldab/noticias.php?conteudo=_&cod=2398. Acesso em: 5 jun 2018.
2. Brasil. Ministério da Saúde. Secretaria de Atenção à Saúde. Departamento de Atenção Básica. Política Nacional de Práticas Integrativas e Complementares no SUS – Atitude de Ampliação de Acesso. Brasília (DF); 2008.
3. Brasil. Ministério da Saúde. Portaria n. 2, de 28 de setembro de 2017. Consolidação das normas sobre as Políticas Nacionais de Saúde do SUS. Disponível em: http://www.brasilsus.com.br. Acesso em: 5 jun 2018.
4. Brasil. Ministério da Saúde. Secretaria de Atenção à Saúde. Departamento de Atenção Básica. Manual de Implantação de serviços de Práticas Integrativas e complementares no SUS. Brasília (DF); 2018.
5. Brasil. Ministério da Saúde. Secretaria de Atenção à Saúde. Departamento de Atenção Básica. Política Nacional de Práticas Integrativas e Complementares no SUS – PNPIC-SUS / Ministério da Saúde, Secretaria de Atenção à Saúde, Departamento de Atenção Básica. Brasília: Ministério da Saúde; 2006. 92p. (Série B. Textos Básicos de Saúde).
6. Brasil. Ministério da Saúde. Portaria n. 633 de 28 de março de 2017. Atualiza o serviço especializado 134 Práticas Integrativas e Complementares na tabela de serviços do Sistema de Cadastro Nacional de estabelecimentos de Saúde (CNES). 2017. Disponível em: http://189.28.128.100/dab/docs/portaldab/documentos/prt_633_28_3_2017.pdf. Acesso em: 5 jun 2018.
7. Brasil. Ministério da Saúde. Portaria n. 702, de 21 de março de 2018. Altera a Portaria de consolidação n. 2/GM/MS, de 28 de setembro de 2017, para incluir novas práticas na Política Nacional de Práticas Integrativas e Complementares – PNPIC, p. 1-8. Disponível em: http://www.brasilsus.com.br. Acesso em: 29 jul 2019.
8. Brasil. Ministério da Saúde. Secretaria Executiva. Secretaria de Vigilância em Saúde. Glossário temático: promoção da saúde. Brasília (DF): Ministério da Saúde; 2018.
9. Leboyer F. Shantala: uma arte tradicional massagem para bebês. 7.ed. São Paulo: Ground; 1998.

10. Victor JF, Moreira TMM. Integrando a família no cuidado de seus bebês: ensinando a aplicação da massagem Shantala. Acta Scientiarum. Health Sciences Maringá. 2004;26(1):35-9.
11. Veronese L. A prática da massagem terapêutica sob a ótica da psicologia corporal. In: Encontro Paranaense, Congresso Brasileiro de Psicoterapias Corporais, XIV, IX, 2009. Anais. Curitiba: Centro Reichiano; 2009.
12. Hermógenes JA. O que é Yoga. Rio de Janeiro: Nova Era; 2004.
13. Goleman D. A mente meditativa. São Paulo: Ática; 1966.
14. Feuerstein G. Uma visão profunda do Yoga. São Paulo: Pensamento; 2005.
15. Anderson JW, et al. Blood pressure response to meditation. Am J Hypertension. 2008;21:310.
16. Schneider R, et al. Long term effects of stress reduction on mortality in person with systemic hypertension. Amer J Cardiology. 2005;95:1060.
17. Infanti J, et al. Catecholamine levels in practioners of transcendental meditation. Physiology and Behaviour. 2001;72:141.
18. Kabat-Zinn J, et al. Effectiveness of a meditation-based stress reduction program in the treatment anxiety disorders. American Journal of Psychiatry. 1992;149:936-43.
19. Ministério da Saúde; Secretaria de Atenção à Saúde; Departamento de Atenção Básica. Glossário Temático – Práticas Integrativas e Complementares em Saúde. Brasília (DF); 2018.
20. Steiner R. Fisiologia oculta. 4.ed. São Paulo: Antroposófica; 2007. Cap 8. p. 131-55.
21. Gardin NE. Quadrimembração: as quatro organizações que constituem o ser humano de acordo com a antroposofia. Arte Médica Ampliada. 2015;35(3):101-9.
22. Burkhard G. Novos caminhos da alimentação – Alimentação em diferentes situações de vida e idades (cardápios e dietas) Vol 3. São Paulo: Antroposófica; 2009. p. 113-60.
23. Brasil. Ministério da Saúde. Secretaria de Ciência, Tecnologia e Insumos Estratégicos. Departamento de Assistência Farmacêutica. Política nacional de plantas medicinais e fitoterápicos/ Ministério da Saúde, Secretaria de Ciência, Tecnologia e Insumos Estratégicos, Departamento de Assistência Farmacêutica. Brasília: Ministério da Saúde; 2006. 60p.
24. França ISX, et al. Medicina popular: benefícios e malefícios das plantas medicinais. Revista Brasileira de Enfermagem. 2008;61(2):201-8.
25. Santos RL, et al. Análise sobre a fitoterapia como prática integrativa no Sistema Único de Saúde. Rev. Bras. Plantas Med., Botucatu. 2011;13(4):486-91.
26. Moraes ALL. Caracterização Sanitária do Território do Distrito Jardim Paulista no município de São Paulo [Trabalho de Conclusão de Curso – Curso de Especialização em Saúde Pública] São Paulo: Faculdade de Saúde Pública; 2016.

Capítulo 11

PRÁTICAS CORPORAIS COMO PRÁTICAS DE CUIDADO E ALIMENTAÇÃO

Valéria Monteiro Mendes
Yara Maria de Carvalho

INTRODUÇÃO

Este capítulo aborda a construção cotidiana de apostas que ajudam a produzir interlocuções entre as diferentes áreas de formação, como possibilidade de propor modos de cuidar que considerem as necessidades e as singularidades das distintas formas de viver fabricadas pelas pessoas, contrapondo-se aos modos de agir-pensar que tendem a privilegiar a doença e/ou o *risco de adoecer* em detrimento da interação com *a vida* de sujeitos adoecidos ou não. O exercício de interrogar permanentemente tais modos de agir-pensar abre visibilidades sobre como construímos as relações e as ofertas nos/entre os serviços e para fora destes. Assim, este texto é parte do que se produziu no encontro com as profissionais e com as vidas que demandam o cuidado no serviço de nutrição do Centro de Saúde Escola Geraldo de Paula Souza (CSEGPS), a partir de um estudo com práticas corporais.[*]

PELAS TRILHAS DO CAMPO DA SAÚDE

A interlocução entre educação física e nutrição tem sido reduzida à equação *consumo versus gasto de energia*, evidenciando as características do cuidado *procedimental-irrefletido*, decorrente de pressupostos e atravessamentos forjados a partir do modelo hegemônico de formação em saúde: disciplinador, moralizador e funcionalista.[1] Tal modelo, por sua vez, é parte de um certo ordenamento de mundo que estrutura *modos de ser* e *de estar* nas distintas dimensões que

---

[*] Trata-se da pesquisa de mestrado intitulada "As práticas corporais e a Clínica Ampliada: a educação física na atenção básica", defendida na Universidade de São Paulo em 2013, sob orientação da Profa. Yara Maria de Carvalho.

compõem nossas vidas, entre os quais saúde, corpo, cuidado, doença, alimentação, uso de medicamentos, moradia, trabalho, consumo de bens e serviços, as próprias relações.

Aproximando essas questões do trabalho em saúde, tem-se que a produção de práticas de assujeitamento e objetificação tende a não reconhecer o outro (estudantes, trabalhadores, gestores, docentes, usuários, famílias, comunidades) como um interlocutor *válido*,[2] evidenciando a perda da dimensão cuidadora na produção da saúde.[3]

Isso remete a um aspecto pouco problematizado na formação e no trabalho em saúde: o lugar ocupado por usuários e trabalhadores no cuidado. Nesse âmbito, coloca-se a necessidade de produzirmos apostas voltadas à descontrução do lugar predominantemente ocupado nas práticas de saúde pelas existências denominadas como *usuários*, que, de modo geral, são reduzidos a um *corpo biológico adoecido*, ou ainda aos *riscos de adoecer*, com base na noção de que a doença é o resultado particular de um fenômeno geral. Construir processos que favoreçam outro olhar para a vida das pessoas, reconhecendo a multiplicidade de planos relacionados a seus modos de produzir a saúde, pode favorecer a desconstrução do lugar ocupado pelos trabalhadores, pois há que ser convocado para a cena um conjunto de elementos que precisam ser considerados na construção do cuidado e que ultrapassam a lógica de identificação daquilo que se inscreve no corpo biológico e nos procedimentos que os núcleos de formação podem mobilizar.[4]

Nesse contexto, outras questões mobilizaram nosso interesse por estar "na ponta", problematizando a necessidade de aprofundarmos a discussão sobre as ações produzidas pela educação física e pelas demais subáreas. Destas, o aumento nos últimos anos de iniciativas com práticas corporais/atividade física em serviços pertencentes e/ou articulados à atenção básica, nos quais elas são consideradas como um elemento mobilizador de ações de promoção à saúde, particularmente em vista de algumas proposições do Ministério da Saúde: a Política Nacional de Promoção da Saúde (2006),[†5] os Núcleos de Apoio à Saúde da Família – NASF (2008),[6] a Política Nacional de Práticas Integrativas e Complementares (2006),[7] o Programa Academia da Saúde (2011),[8] o Programa de Educação para o Trabalho em Saúde – PET-Saúde (2008)[9] desenvolvido em parceria com o Ministério da Educação. Nesse âmbito foi fundamental também considerar a Política Nacional de Humanização (2003) e a Política de Atenção Básica (Portaria n. 648/2006), bem como o processo de construção da reforma sanitária brasileira e do SUS.

Essas políticas podem ser exemplos de estratégias e ações que visam a construir movimentos no campo do cuidado, especialmente considerando que a

---

[†] Com a Portaria n. 2.446/2014, os termos atividade física e práticas corporais foram separados, evidenciando a necessidade de análises sobre as disputas, atravessamentos e efeitos desta revisão.

Política Nacional de Promoção da Saúde (PNPS) contempla ações relativas às práticas corporais/atividades físicas; a Política Nacional de Práticas Integrativas e Complementares (PNPIC) privilegia as práticas corporais relacionadas à medicina tradicional chinesa; a criação dos Núcleos de Apoio à Saúde da Família (NASF) viabiliza a participação do profissional de educação física nas equipes de apoio matricial, e o Programa Academia da Saúde busca contribuir com a promoção da saúde por meio da implantação de centros de atividade física/ práticas corporais, de lazer e modos de vida saudáveis denominados de Polos da Academia da Saúde.[10]

Na tentativa de responder ao desafio de problematizar a visão disciplinar e fragmentada da educação física na saúde e de produzir outras *experimentações-conexões*, propôs-se um projeto com práticas corporais no Centro de Saúde Escola Paula Souza. Assim, foram experimentados conceitos e conexões poucos explorados pela educação física, considerando as noções de corresponsabilidade, coprodução de autonomia, vínculo e o trabalho com a subjetividade, que possibilitaram a produção de visibilidades sobre as práticas corporais como tecnologias leves.

AS PRÁTICAS CORPORAIS NO SUS – TECENDO CONTRAPONTOS

Dos contrapontos, serão destacadas as ações relacionadas às práticas corporais. Antes, porém, serão situadas duas vertentes relacionadas à pesquisa-intervenção do SUS: a da *bioeducação física*[‡] e a das práticas corporais. A primeira define o papel do profissional de educação física como voltado à implementação de programas que enfatizam o aspecto biológico (combate ao sedentarismo e aos fatores de risco), prescindindo do reconhecimento dos modos de viver e da construção de intervenções orientadas para uma compreensão menos superficial, tecnicista e moralizante do processo saúde-doença-cuidado.[§,11-16]

A segunda tendência, a das *práticas corporais*, está orientada para a produção de diálogos com a saúde coletiva, as ciências humanas e sociais e as humanidades e com os princípios e valores do SUS. As investigações priorizam a experimentação de conceitos como a interprofissionalidade, o trabalho com a subjetividade, a produção de responsabilidade, vínculo e autonomia, alinhando-se aos pressu-

---

[‡] O termo foi aqui adotado a partir das considerações do Prof. Dr. Gastão Campos que mencionou no exame de qualificação que, considerando as vertentes da educação física, a relação da subárea com a saúde está baseada em uma lógica tradicional e reduzida do processo saúde-doença-intervenção em detrimento da complexidade da vida, conforme ocorre na biomedicina e nas demais subáreas.

[§] Outras referências deste levantamento podem ser localizadas no capítulo "Reflexões sobre a Educação Física e a produção da saúde" do livro *As práticas corporais e a Clínica Ampliada* (Mendes e Carvalho, 2016, p. 37-45).[26]

postos, questões e desafios do SUS e ao entendimento do cuidado como uma *produção*.[¶17-21]

A questão é que a atividade física não tem como pressuposto compor modos de agir que se aproximem de um trabalho compartilhado e inventivo. As proposições limitam-se a colocar os músculos em movimento para o consumo de calorias acima dos níveis basais.[22] Assim, o que se entende por atividade física é construído a partir de conferências/ações da comunidade científica, para a qual o movimento é tomado como um marcador fisiológico.[23] Nesse contexto, quando se fala e se escreve a respeito do movimento (na mídia impressa e televisiva, nos periódicos científicos e nas conversas diárias), o conceito central é o da atividade física em sua relação com a atenção ao corpo, vinculando-a à saúde, ao sedentarismo e à alimentação e nutrição. Tal discussão é justificada pela "necessidade" de chamar a atenção das pessoas e dos coletivos para a atividade física como um caminho para o combate de doenças. Disso, prioriza-se uma determinada atividade física que é associada ao gasto de energia (caminhar 30 minutos consumirá uma quantidade específica de calorias), à alimentação (ingerir 2.500 calorias demandará correr por um determinado tempo para não haver acúmulo de gordura) e à prevenção da doença (praticar determinada atividade evitará hipertensão e diabetes).[24]

A atividade física fundamenta-se na física clássica, newtoniana, como sinônimo de gasto de energia: "se você ingerir mais calorias será necessário fazer mais atividade física". Essa associação é propagada por mensagens que pretendem influenciar, por exemplo, aqueles que querem ou precisam perder peso. Essa aparente solução para os problemas de saúde-doença associados à alimentação (sobrepeso, obesidade), qual seja, a prática de atividade física, tem reforçado equívocos que contribuem com o ato de pensar, falar, escrever e agir sobre a doença (como ocorre em relação às doenças e agravos não transmissíveis – DANT), aumentando a dificuldade das instituições, serviços de saúde e gestores de apostarem em ações voltadas à saúde individual e coletiva como algo que se inscreve como uma produção compartilhada. Não se trata de deixar de lado a doença, mas de colocar em análise que, a depender do modo como consideramos a doença, desloca-se o foco do sujeito doente para o *fenômeno doença* e perde-se a *pessoa adoecida*, transformando a doença em estigma para o doente.[24]

Outro aspecto importante nesse contexto é o privilégio para a difusão de informações sobre os benefícios da atividade física em detrimento da prática da atividade em si, vinculando as ações dos profissionais à prescrição de modelos que buscam incutir na população informações sobre seus benefícios. Assim,

---
¶ Outras referências deste levantamento podem ser localizadas no capítulo "Reflexões sobre a educação física e a produção da saúde" do livro *As práticas corporais e a Clínica Ampliada* (Mendes e Carvalho, 2016, p. 45-54).[1]

opera-se uma "nova crença físico-sanitária" segundo uma "estratégia pedagógico-sanitária". E nesse processo produz-se o "mapeamento das identidades marginais" por meio de classificações que induzem o reconhecimento das pessoas como *sedentárias, gordas, fumantes, estressadas, drogadas* que abrem caminho para a determinação de *normas de vida saudável*. Aprofunda-se o modelo voltado à dominação do imaginário social, em detrimento de ações destinadas à ampliação do número de praticantes de atividade física.[25]

Nesse âmbito, as práticas corporais colocam-se como um contraponto a esse modelo de pensar-agir *bio*.[26] Elas reconhecem os modos de expressão da cultura corporal historicamente construídos de determinado grupo, que carregam sentidos e significados atribuídos pelas pessoas. As práticas corporais são componentes da cultura corporal de diferentes povos, dizem respeito ao homem em movimento, à sua gestualidade, aos seus modos de se expressar corporalmente. Nesse sentido, reúnem as mais diversas formas do ser humano de se manifestar por meio do corpo e contemplam as duas racionalidades: a ocidental (ginásticas, modalidades esportivas e caminhadas podem ser exemplos) e a oriental (tai-chi, yoga e lutas, entre outras).[24]

As práticas corporais não se enquadram em uma taxonomia redutora do movimento, pois parte-se do pressuposto de que é fundamental considerar as necessidades e singularidades das existências, o que exige a transposição de fronteiras entre as ciências e as artes.[24,27] A atuação nessa perspectiva situa-se em um campo de disputas com a lógica dominante, que pressupõe a reprodução no SUS (UBS, CAPS, CECCO, entre outros espaços) de suas concepções e valores. Práticas corporais e atividade física não são sinônimos. Não se trata de um mero jogo semântico que aposta na substituição de um termo pelo outro com o sentido de transformar as práticas corporais na "bola da vez". Não interessa às práticas corporais habitar o lugar da atividade física, que no discurso defende *a saúde* e no cotidiano opera segundo a lógica que enfatiza a doença e desconsidera as distintas dimensões da vida do sujeito (adoecido ou não). As práticas corporais implicam a produção de encontros que favoreçam a experimentação do cuidado por meio de ações partilhadas entre profissionais, usuários, familiares e comunidades, privilegiando-se a construção de vínculos, de corresponsabilidade, de autonomia e de apropriação dos espaços públicos para a produção de saúde.[24]

OUTRAS TRILHAS DE CUIDADO – AS PRÁTICAS CORPORAIS E A NUTRIÇÃO NO CSE PAULA SOUZA

Considerando os objetivos anteriormente citados, propôs-se um arranjo metodológico que privilegiou a composição de um grupo aberto e não segmentado por condição de saúde, idade ou gênero como possibilidade de experimentarmos algumas noções comuns entre a Clínica Ampliada e as práticas corporais, a saber, produção do vínculo e construção compartilhada de responsabilidade, de autonomia e do cuidado. Evidencia-se a conexão da Clínica Ampliada, que propõe "[...] uma clínica centrada nos sujeitos, nas pessoas reais, em sua existência concreta, também considerando a doença como parte dessa existência",[28] com as práticas corporais como práticas de cuidado, cujo pressuposto é a produção de encontros, que ensinam sobre o cuidado, pois "[...] é no modo de viver que está o segredo".[28]

O percurso do projeto no CSE foi produzido no cotidiano do cuidado. Assumiram-se as práticas corporais e as rodas de conversa como dispositivos voltados à produção de encontros, de trocas de saberes e de aprendizagens sobre modos de cuidar, articulando os temas relacionados à experimentação das práticas às questões, necessidades e expectativas dos participantes do grupo e aos referenciais adotados. Esse arranjo teórico-metodológico possibilitou: a construção de espaços partilhados, incluindo as ações com o serviço de nutrição; a criação de redes de conversa com os profissionais e outros grupos; o exercício da composição entre os saberes dos profissionais e dos usuários e a abertura de visibilidades sobre as práticas corporais, como tecnologias leves na produção do cuidado.

O conjunto de experiências vivenciadas com os estudantes e profissionais da nutrição do CSE também se fez de modo processual e dinâmico. O ponto de partida foi dado quando buscamos apoio para trabalhar temas explicitados na ficha de inscrição para o grupo em formação, com falas dos participantes, que também apontavam diferentes temas, considerando a questão "quais os temas relacionados à saúde que mais lhe chamam a atenção?". O acolhimento de nossas proposições por uma das nutricionistas possibilitou a construção conjunta da primeira roda de conversa com duas aprimorandas, de várias outras produzidas no decorrer do projeto. Nesse encontro foi abordado o papel dos profissionais da nutrição e os objetivos da orientação nutricional, além de experimentações sobre a elaboração de refeições pelos participantes de modo a articular questões do grupo e os saberes com os das profissionais. A experiência ajuda a pensar que o grupo de práticas corporais pode ser um espaço privilegiado para o acolhimento de distintas necessidades, sendo fundamental qualificarmos a escuta e apostarmos na composições com outros núcleos de saberes. É possível trabalhar com os protocolos de *modo vivo*, assumindo-os como uma ferramenta que possibilita o reconhecimento das necessidades e dos saberes em vez de um recurso voltado à definição de ofertas que pouco dialogam com a vida das pessoas.[29]

As ações estiveram baseadas na noção de *apoio*, assumido como um recurso para a produção de espaços mais partilhados entre trabalhadores e usuários.[30] O apoio e a comunicação *entredisciplinar,* entendida como o que nos convoca a partirmos "do território do não saber e não do intersaber [...] operado no acontecimento com os outros nos processos de formação, do ato para o saber",[31] passaram a ser produzidos no sentido contrário, ou seja, do serviço de nutrição em direção ao grupo de práticas corporais.

Esse encontro inicial abriu outras trilhas. Entre estas, o convite para que se participasse do Grupo de Manutenção,** abordando a importância da prática de atividade física para o bem-estar e para a saúde e sugerindo atividades que pudessem ser realizadas no cotidiano. O convite apontava para a produção de encontros. Era nítida a oportunidade de se construir novamente ações partilhadas. Contudo, impôs-se a necessidade de construir aproximações entre as nutricionistas-aprimorandas recém-chegadas e a linha de trabalho com as práticas corporais. Assim, apostou-se na aproximação entre os núcleos de saberes e na interação das aprimorandas com o grupo de práticas corporais, o que possibilitou reconhecer os participantes de ambos os grupos (condição de saúde, necessidades, interesses) e discutir o que poderia ser proposto. Realizou-se encontro compartilhado entre os grupos, pois, para além de orientações sobre atividade física, tratava-se de favorecer a experimentação de um encontro *na presença*. Entre os efeitos dessa construção destacam-se: a entrada no grupo de práticas corporais de participantes do encontro coletivo; outros encontros entre os grupos da nutrição e práticas corporais; e a abordagem conjunta de questões das usuárias com o seguimento no *Grupo de Continuidade*. Uma participante relatou sentir, há meses, angústia por não conseguir seguir as orientações das aprimorandas, embora soubesse "o que deveria ser feito", provocando retrocessos em suas conquistas (aumento de peso). Outra participante também relatou angústia por temer decepcionar as nutricionistas na "semana da pesagem", ocasionando uma brusca redução de alimentos naquele período, mesmo não sentindo necessidade de emagrecer por estar feliz com seu corpo. Esta relatou ainda dificuldades de lidar com o consumo de doces, embora estivesse "conseguindo resistir", o que significava recusar um passeio habitual com sua filha para tomar chá com bolo, algo que lhe trazia alegria.

As narrativas provocaram ações em duas direções: discussões no grupo de práticas corporais, que desencadearam a troca de experiências e sugestões de

---

** No Centro de Referência em Alimentação e Nutrição (CRNutri), da Faculdade de Saúde Pública da USP, coordenado por duas nutricionistas, ocorre um curso de aprimoramento em nutrição clínica e em saúde pública. A entrada dos usuários ocorre por meio de triagem inicial que define o tipo de atendimento (individual ou em grupo) e de ambulatório (geral, síndrome metabólica, excesso de peso, diabetes, dislipidemia – três encontros com intervalos semanais seguidos de avaliação). Os usuários que necessitam de seguimento são encaminhados para atendimentos individual ou em grupo, havendo o Grupo de Continuidade (quatro encontros com intervalos quinzenais seguido de alta) e/ou o Grupo de Manutenção (seis encontros com intervalos mensais). Há ainda oficinas de alimentação saudável visando à orientação e à produção de receitas (cinco encontros).

receitas entre suas integrantes; e o compartilhamento das questões com as coordenadoras do serviço, que se mostraram abertas ao diálogo, sugerindo que a dinâmica do grupo (de periodicidade quinzenal) nem sempre favorecia a percepção das dificuldades individuais, o que também poderia estar relacionado ao vínculo incipiente entre as usuárias e as recém-chegadas aprimorandas. As nutricionistas ressaltaram a importância de um contato permanente, que possibilitasse a atuação conjunta diante de situações que nem sempre poderiam ser identificadas sem o apoio de um profissional com maior vínculo, como o que ocorria no grupo de práticas corporais. Disso decorreram mudanças no acompanhamento das usuárias, que passaram a ser atendidas individualmente (uma por meio de seguimento e a outra por meio de conversas). Nessa linha, também foram realizadas conversas com esta última (antes ou depois do grupo de práticas corporais), o que, segundo ela, contribuiu para que lidasse de outra maneira com suas questões, inclusive quanto ao prazer que lhe traziam os encontros com sua filha, considerando as questões por ela relatadas ao grupo.

O encontro com as singularidades das questões dessas usuárias abriu caminho para outra experimentação: a oficina de pão integral. Pensou-se nesse encontro quando participantes do grupo compartilharam receitas que faziam no cotidiano, com baixo teor de gordura e açúcar. O propósito era favorecer simultaneamente a troca de saberes e experiências no grupo, o protagonismo de uma usuária – considerando sua timidez –, que realizaria a receita e a aproximação das aprimorandas recém-chegadas com o grupo e com as participantes que relataram suas questões, o que novamente demandou o exercício de construção compartilhada, do qual resultaram outras "oficinas".

Esse recorte das experiências com a equipe de nutrição mostra que é possível acolher e trabalhar questões individuais também no plano coletivo e vice-versa. Contudo, impõe-se uma permanente atualização de nossa implicação em reconhecer as necessidades e potencialidades das pessoas e em produzir conexões com outros núcleos de saberes e racionalidades, que permitam a invenção de formas de cuidar mais compartilhadas nos/entre os serviços e para fora destes.

Exercitar a possibilidade de recorrer aos saberes de outros trabalhadores ensina novas formas de pensar sobre como conduzir um problema de modo compartilhado e enriquece a capacidade de lidar com a imprevisibilidade e a incerteza que se apresentam no cotidiano.[30] Para tanto, é fundamental que se enfrente o desafio de criar espaços de comunicação e de troca no serviço, pautando os modos de viver como um elemento central na produção do cuidado.[27,32]

Assim, abriu-se uma visibilidade que conecta as práticas corporais como práticas de cuidado[24,27,32] às tecnologias leves.[33-35] As linhas de conexão são identificadas à medida que as práticas corporais nos ensinam sobre a relação corpo e mente, na perspectiva espinosana, também valorizando os modos de viver como pressuposto para a produção do cuidado.[27,32] Concomitantemente a esse processo, as tecnologias leves se colocam a serviço do usuário, à medida que suas histórias de vida e suas formas de "compor os processos de cuidado"[31] exigem do trabalhador de saúde também um cuidado consigo e com suas propostas e práticas, tendo em vista que se trata de um "trabalho vivo em ato que circula de todos os lados como agires muitas vezes não visíveis, mas que definem muito do que ocorre nos processos de cuidar" (p. 258),[34] ou seja, as tecnologias leves têm como questão a produção daquilo que se inscreve no *entre*, na relação, e que por isso mesmo somente existe em ato.[35]

O CAMINHO É O DA COMPOSIÇÃO

Pensar-agir na perspectiva das práticas corporais é um movimento de resistência que interroga a todo momento a racionalidade que incita a produção de estratégias voltadas à definição de modos de viver a partir da lógica dominante e que produz sofrimento, medo, culpa e dependência do profissional, cujas ações fixam-se no combate ao risco de adoecer do corpo biológico em detrimento da construção de responsabilização e de autonomia sobre outros modos de fabricar e conduzir a vida.

A potência que se inscreveu no encontro com o serviço de nutrição reforça a necessidade de se trilhar caminhos de cuidado por meio de ações que ajudem as pessoas a lidar com suas necessidades do ponto de vista individual e coletivo, em oposição aos efeitos da transposição irrefletida dos modos de agir hegemônicos que se fundamentam em ações funcionalistas, medicalizantes e assujeitadoras.

Os encontros e as experimentações apontam para uma pluralidade de caminhos possíveis de serem percorridos na atenção básica quando se tem como questão a produção do cuidado orientada por teorias, saberes, práticas e metodologias que põem em cena os distintos modos de organizar e compor a vida e manejar a doença, os sofrimentos e os problemas.

O arranjo desenvolvido ao longo da pesquisa e dos encontros inventados mostrou a potencialidade da Clínica Ampliada para orientar as ações do profissional de educação física, bem como as de outros núcleos de saberes. Especialmente no que se refere ao modo de planejar e operacionalizar o trabalho em saúde, foi possível viver as implicações e as decorrências dessa iniciativa, sobretudo na ressignificação do processo de trabalho e na valorização da singularidade das pessoas no projeto de cuidado. E, nessa trilha, ensejaram-se visibilidades sobre as práticas corporais como tecnologias leves que remetem a caminhos surpreendentes, ainda pouco explorados na área da saúde, e que nos levam para as múltiplas e indizíveis conexões entre trabalhadores e usuários e suas famílias, comunidades/territórios.

Ressignificar as próprias ações demanda a composição com outros modos de estar com o outro, deixando-se invadir pelas diferentes formas de viver como algo que ocorre em ato, na presença. Para tanto, é preciso problematizar os incessantes atravessamentos que nos afastam da produção de espaços de disputa, de resistência e de invenção. Sem desconsiderar os distintos desafios nos campos da formação e do cuidado, é necessário pensar que é pela via da composição que se produzirão ações mais inventivas nos distintos espaços do SUS e para além deste.

São necessárias ações menos assujeitadoras e mais porosas à singularidade das existências e de seus modos de conduzir o viver, sobretudo nestes tempos de movimentos voltados à supressão de um conjunto de direitos, entre os quais o da Seguridade Social que inclui a saúde e o SUS.

REFERÊNCIAS

1. Mendes VM, Carvalho YM. Práticas corporais e clínica ampliada. São Paulo: Hucitec; 2016.
2. Merhy EE. O conhecer militante do sujeito implicado: o desafio de reconhecê-lo como saber válido. In: Franco TB, Peres MAA (orgs.). Acolher Chapecó: uma experiência de mudança do modelo assistencial, com base no processo de trabalho. São Paulo: Hucitec; 2004. p. 21-45.
3. Merhy EE. A perda da dimensão cuidadora na produção da saúde – uma discussão do modelo assistencial e da intervenção no seu modo de trabalhar a assistência. In: Reis AT, Santos AF, Campos CR, Malta DC, Merhy EE (orgs.). Sistema Único de Saúde em Belo Horizonte: reescrevendo o público. São Paulo: Xamã; 1998. p. 103-20. parte II.
4. Feuerwerker LCM. Micropolítica e saúde: produção do cuidado, gestão e formação. Porto Alegre: Rede Unida; 2014.
5. Brasil. Portaria n. 687 MS/GM, de 30 de março de 2006. Ministério da Saúde. Política Nacional de Promoção da Saúde. Brasília: Ministério da Saúde; 2006.
6. Brasil. Portaria GM n. 154, de 24 de janeiro de 2008. Núcleo de Apoio à Saúde da Família. Brasília: Ministério da Saúde; 2008.
7. Brasil. Portaria n. 971, de 03 de maio de 2006. Ministério da Saúde. Política Nacional de Práticas Integrativas e Complementares (PNPIC) no Sistema Único de Saúde.
8. Brasil. Portaria n. 719, de 7 de abril de 2011. Programa academia da saúde no âmbito do Sistema Único de Saúde. Diário Oficial da União, Brasília. Seção 1, n. 68, p.52.
9. Brasil. Portaria interministerial n. 1.802. Programa de Educação pelo Trabalho para a Saúde – PET – Saúde. 2008.
10. Freitas FF, Carvalho YM, Mendes VM. Educação física e saúde: aproximações com a Clínica Ampliada. Rev Bras Ciênc Esporte, Campinas. 2013;35(3):639-56.
11. Guimarães AC, Rocha CAQC, Gomes ALM, et al. Efeitos de um programa de atividade física sobre o nível de autonomia de idosos participantes do programa de saúde da família. Fit Perf J, Rio de Janeiro. 2008;7(1):5-9.

12. Siqueira FV, Facchini LA, Piccini RX, et al. Atividade física em adultos e idosos residentes em áreas de abrangência de unidades básicas de saúde de municípios das regiões Sul e Nordeste do Brasil. Cad Saude Publica, Rio de Janeiro. 2008;24(1):39-54.
13. Costa BV, Bottcher LB, Kokubun E. Aderência a um programa de atividade física e fatores associados. Motriz, Rio Claro. 2009;15(1):25-36.
14. Mello D, Rosa G, Portela BO, et al. Efeitos de um programa de caminhada sobre parâmetros biofísicos de mulheres com sobrepeso assistidas pelo Programa de Saúde da Família (PSF). Rev Bras Ativ Fís Saúde, Pelotas. 2010;15(4):224-8.
15. Mendonça BCA, Toscano JJO, Oliveira ACC. Do diagnóstico à ação: experiências em promoção da atividade física programa academia da cidade Aracaju: promovendo saúde por meio da atividade física. Rev Bras Ativ Fís Saúde, Pelotas. 2009;14(3):211-6.
16. Silva MP, Santos JWS, Souza AN, et al. Programa multidisciplinar para promoção da saúde envolvendo atividade física supervisionada: ações do PAFIPNES na atenção à saúde de mulheres em uma Unidade Básica de Saúde de São José do Rio Pardo-SP. Rev Bras Ativ Fís Saúde, Pelotas. 2011;16(3):362-6.
17. Fraga AB, Carvalho YM, Gomes IM. As práticas corporais no campo da saúde. In: Fraga AB, Carvalho YM, Gomes IM (orgs.). As práticas corporais no campo da saúde. São Paulo: Hucitec; 2013. p. 11-21.
18. Freitas FF. A educação física no serviço público de saúde. São Paulo: Hucitec; 2007. 157p.
19. Warschauer M, D'Urso L. Ambiência e formação de grupo em programa de caminhada. Saude Soc., São Paulo. 2009;18(2):104-7.
20. Wachs F, Jardim C, Paulon SM, et al. Processos de subjetivação e territórios de vida: o trabalho de transição do hospital psiquiátrico para serviços residenciais terapêuticos. Physis, Rio de Janeiro. 2010;20(3):895-912.
21. Abib LT, Fraga AB, Wachs F, et al. Práticas corporais em cena na saúde mental: potencialidades de uma oficina de futebol em um centro de atenção psicossocial de Porto Alegre. Pensar a Prática, Goiânia. 2010;13(2):1-15.
22. Caspersen C J, Powell KE, Christenson GM. Physical activity, exercise, and physical fitness: definitions and distinctions for health-related research. Public Health Reports. 1985;100(2): 126-31.
23. Fraga AB, Carvalho YM, Gomes IM. Políticas de formação em educação física e saúde coletiva. Trab. educ. saúde, Rio de Janeiro. 2012;10(3):367-86.
24. Campos GWS. Promoção da saúde, práticas corporais e atenção básica. Revista de Saúde Família, Brasília. 2006;11(7):33-45.
25. Fraga AB. Exercício da informação: governo dos corpos no mercado da vida ativa. Campinas: Autores Associados; 2006.
26. Mendes VM, Carvalho YM. Sem começo e sem fim... com as práticas corporais e a Clínica Ampliada. Interface – Comum e Saúde. 2015;19(54).
27. Campos GWS. As práticas corporais como práticas de saúde e de cuidado no contexto da promoção da saúde. 2010. 67p. Tese (Livre-docência em Promoção da Saúde) – Faculdade de Saúde Pública, Universidade de São Paulo, São Paulo, 2010.
28. Campos GWS. Educação física e filosofia. In: Carvalho YM, Rubio K (orgs.). Educação física e ciências humanas. São Paulo: Hucitec; 2001.
29. Campos GWS. Um método para análise e cogestão de coletivos. São Paulo: Hucitec; 2000. 236p.
30. Campos GWS. A clínica do sujeito por uma clínica reformulada e ampliada. In: Campos GWS (org.). Saúde Paidéia. São Paulo: Hucitec; 2003. p. 51-67.

31. Merhy EE. Vivenciar um campo de formação de profissionais de saúde: dobrando em mim o fazer da Unifesp Baixada Santista. In: Capozzolo AA, Casetto SJ, Henz AO (orgs.). Clínica comum: itinerários de uma formação em saúde. São Paulo: Hucitec; 2013. p. 19-34.
32. Campos GWS. Práticas corporais e comunidade: um projeto de educação física no Centro de Saúde Escola Samuel B. Pessoa. In: Fraga AB, Wachs F (org.). Educação física e saúde coletiva. Porto Alegre: Editora da UFRGS; 2007. p. 63-72.
33. Merhy EE, Onocko R. Agir em Saúde: um desafio para o público. São Paulo: Hucitec; 1997.
34. Merhy EE. Saúde: a cartografia do trabalho vivo. São Paulo: Hucitec; 2002.
35. Merhy EE, Feuerwerker LCM. Novo olhar sobre as tecnologias de saúde: uma necessidade contemporânea. In: Mandarino ACS, Gomberg E (org.). Leituras de novas tecnologias e saúde. São Cristóvão/Salvador: Editora Univ. Feira Santana e UFBA; 2009.

Capítulo 12

SUSTENTABILIDADE

Pedro Caetano Sanches Mancuso
Thaís Leonel
Karine Siegwart

INTRODUÇÃO

Em agosto de 2015, foram concluídas as negociações internacionais que culminaram na adoção, em setembro, dos Objetivos de Desenvolvimento Sustentável (ODS), por ocasião da Cúpula das Nações Unidas para o Desenvolvimento Sustentável.*

Segundo esse processo iniciado em 2013, e que foi emanado da Conferência Rio+20, os ODS deverão orientar as políticas nacionais e as atividades de cooperação internacional nos próximos 15 anos, sucedendo e atualizando os Objetivos de Desenvolvimento do Milênio.

O Brasil participou de todas as sessões da negociação intergovernamental, contribuindo para um acordo que contemplou 17 objetivos e 169 metas, envolvendo temáticas diversificadas, como erradicação da pobreza, segurança alimentar e agricultura, saúde, educação, igualdade de gênero, redução das desigualdades, energia, água e saneamento, padrões sustentáveis de produção e de consumo, mudança do clima, cidades sustentáveis, proteção e uso sustentável dos oceanos e dos ecossistemas terrestres, crescimento econômico inclusivo, infraestrutura e industrialização, governança, e meios de implementação.

Nesse contexto, dois conceitos foram amplamente utilizados: o de sustentabilidade e o de desenvolvimento sustentável.

O conceito de sustentabilidade possui duas origens.[1] Uma está relacionada à biologia e à ecologia, com base na capacidade de suporte, recuperação e reprodução dos ecossistemas (resiliência) em face das realizações humanas sobre o meio; e a outra se relaciona com a economia, como mitigação a ser valorada no

---

* Para outras informações, acesse a plataforma http://www.agenda2030.com.br/.

desenvolvimento, em resposta aos problemas ocasionados pelo modo de produção e consumo ostentado pela sociedade.

Em síntese, pode-se aceitar como sustentável tudo aquilo que supre as necessidades hodiernas dos cidadãos, sem esgotar os recursos naturais para o futuro, desconsiderando, para tanto, o processo pelo qual se confirmaria a equação. Ao processo dá-se o nome de desenvolvimento sustentável.

Como corolário, a sustentabilidade contempla práticas que permitem garantir os direitos do homem, satisfazendo as necessidades presentes e futuras, sem causar danos irreversíveis ao ecossistema e sem comprometer o futuro das gerações vindouras.

Embora o homem seja apenas um em cerca de 10 milhões de espécies de seres vivos, ele ocupa um quarto da produção da biomassa total da planta da superfície da Terra para sua sobrevivência.

Como consequência dessa megaocupação e das atividades voltadas à sua sobrevivência e manutenção da espécie, o produto interno bruto do planeta, o consumo de energia, o uso de fertilizantes, o consumo de água e a necessidade de alimentos cresceram acentuadamente a partir da metade do século XX.

Assim, conhecimento sobre os limites de resiliência planetária foi incorporado na formulação dos Objetivos de Desenvolvimento Sustentável e nas estratégias nacionais correspondentes para o desenvolvimento sustentável. A fim de não exceder os limites do planeta e colocar o futuro em um meio de vida seguro, a economia e a sociedade devem reduzir suas pegadas ambientais. Nesse sentido, um passo essencial para o reconhecimento e a efetivação de tal afirmativa é a dissociação do crescimento econômico do consumo de recursos.

Para realizar o ideal de um habitat sustentável e intacto, são necessárias mudanças fundamentais na forma de pensar e agir que reverberem a possibilidade de desenvolvimento sem o esgotamento dos recursos naturais.

No que tange às questões alimentares, uma ampla gama de alimentos e bebidas implica um alto consumo de energia e recursos ao longo de toda a cadeia de produção, havendo necessidade de um planejamento em que as ações devem ser pautadas pela sustentabilidade.

Os profissionais de saúde voltados para a atenção nutricional individual e coletiva têm em suas mãos a enorme responsabilidade de desenvolver mecanismos que possibilitem suas ações, a despeito de uma tendência que vem se verificando em todo o planeta: o surgimento de megacentros urbanos e de megavazios em territórios desérticos. Ambos decorrentes de gigantescos movimentos migratórios.

Em todo ramo das atividades humanas, as ações locais mostram-se cada vez menos eficientes. Em que pese a existência das fronteiras políticas e geográficas, ações que não levem em conta a sustentabilidade de todo o planeta serão de eficiência cada vez menor e mais limitadas.

Nessas condições, é imperioso que a incorporação do conceito de sustentabilidade seja adotada por todos os pesquisadores, em particular aqueles que trabalham com a nutrição do ser humano.

UM GRANDE DESAFIO: A PRODUÇÃO DE ALIMENTOS

Atualmente, a taxa de crescimento populacional mundial, inferior a 1,2% ao ano, está em constante declínio. Porém, a expectativa de vida está em ascensão em virtude dos avanços na medicina, saneamento ambiental, maiores preocupações com a saúde, entre outros fatores. Sendo assim, o número de habitantes no mundo continua aumentando.

Hoje a população do planeta é de 6,908 bilhões habitantes, dos quais 900 milhões passam fome. A previsão é de que em 2050 haverá cerca de 9 bilhões de habitantes e, como tal, será necessário um aumento de 60% na produção de alimentos[2] e um aspecto que não deve ser negligenciado é a necessidade de água para produção de alimentos.

Dados da Organização das Nações Unidas para a Alimentação e a Agricultura (FAO) dão conta da necessidade de cerca de 2.000-5.000 litros diários de água para produzir os alimentos consumidos por uma pessoa, o que dá a ideia da real dimensão da importância da água para a sobrevivência do homem.[3]

Em que pese haver divergência no tema, em especial por conta da corrente que defende que os avanços tecnológicos reverterão esse quadro, cremos que as reservas de água doce são um recurso esgotável, não chegando a atender 7 bilhões de pessoas no mundo. Esse dado, sem dúvida, ressalta a possibilidade de inviabilização da existência humana e de outras formas de vida.

Além da questão do abastecimento para consumo humano, mundialmente cerca de 660-820 milhões de pessoas, entre trabalhadores e famílias, dependem da água para a pesca como alimento e como fonte de rendimento.[4] Além disso, estima-se que a produção agrícola utiliza na irrigação cerca de 7,4 trilhões de litros de água, em um único dia.[5]

O grande problema da atualidade diz respeito aos movimentos migratórios já referidos. Historicamente eles propiciaram o povoamento do mundo, expandindo etnias, línguas, religiões e conhecimento, em um emaranhado processo que acabou por configurar a população mundial tal como se apresenta.

Nos dias atuais, eles relacionam-se, principalmente, a duas causas: a busca por melhores condições de vida e a fuga de regiões em conflito. Apesar de mobilizações existirem em todos os países, é no continente africano que se desencadeia a maior quantidade desses movimentos. São legiões de refugiados vagando pelo espaço local à procura de abrigo, fugindo de guerras tribais, instabilidades políticas, questões raciais e religiosas e golpes militares que impedem sua sobrevivência.

Como áreas de repulsão citam-se América Latina, África, Ásia e Leste Europeu; e como áreas de atração identificam-se América Anglo-Saxônica e Europa Ocidental. Em que pese o fato de o envelhecimento da população e a necessidade de mão de obra barata, em alguns países como o Japão essas populações são bem-vindas. Em outros, questões ligadas à falta de postos de trabalho e à xenofobia têm causado sérios problemas.

Em nosso país, em virtude da intensa urbanização decorrente da rápida transição de uma economia agrário-exportadora para um modelo econômico urbano e industrial, o êxodo rural, ou seja, a transferência da população do campo para as cidades foi o fator causador dos grandes impactos urbanos e agrícolas. Entre os fatores causadores da expulsão dos trabalhadores para as cidades destacam-se a mecanização agrícola, a concentração fundiária e a alteração das relações de trabalho na agricultura.

Apesar do crescimento e da mobilidade populacional, estima-se que cerca de 1/3 dos alimentos produzidos não é consumido, o que corresponde a 1,3 bilhão de tonelada perdida por ano. Essas perdas, somadas ao desperdício alimentar, são responsáveis pela emissão de 8% dos gases de efeito estufa.[6]

Considerando somente a carne, é de se ter em conta que são produzidos 263 milhões de toneladas por ano no mundo, e cerca de 20% dessa quantidade é perdida ou desperdiçada. Além disso, é importante ressaltar que na produção de produtos de origem animal consome-se mais energia e outros recursos do que na produção agrícola.

Em alguns países como o Brasil, o consumo de carne bovina é extremamente alto. Conforme indicadores da Embrapa,[7] em 2017 o país aparece em 4º lugar no *ranking* de consumo mundial. Já em Portugal, a preocupação também é com a produção de pescados, pois cada pessoa consome, aproximadamente, 20 kg de peixe por ano,[8] o que equivale a 10 kg a mais do que há 57 anos.[9]

Verifica-se, também, que a demanda pela água vem sendo sistematicamente restringida em áreas urbanas. Essa restrição, por sua vez, é decorrente da redução da disponibilidade em função do crescimento populacional, da expansão da indústria e da degradação dos mananciais.[10]

Segundo Hespanhol[10] na agricultura, setor da economia grande demandante de água, a perspectiva é de aumento do consumo superando os 70% do total consumido em 2003. Essa tendência poderá resultar em conflitos de uso que hoje já ocorrem na maioria das bacias hidrográficas, mas poderão se agravar naquelas com desenvolvimento agrícola e urbano significativo, se não existirem ações para o uso sustentável da água.

A Índia já explorou praticamente 100% de seus recursos de solo arável, enquanto Bangladesh dispõe de apenas 3% para expansão. Paquistão, Filipinas e Tailândia ainda têm um potencial de expansão de aproximadamente 20%.

A taxa global de expansão de terra arável diminuiu de 0,4%, durante a década de 1970, para 0,2%, no período de 1980-1987. Nos países em vias de desenvolvimento e em estágio de industrialização, a taxa de crescimento também caiu, de 0,7% para 0,4%.[10]

Além das causas já citadas, essa super exploração de terras aráveis tem empurrado grandes contingentes populacionais para as zonas urbanas, exaurindo também os recursos hídricos desses centros.

NECESSIDADE DE CAPTAÇÃO, TRATAMENTO E DISPOSIÇÃO FINAL DOS RESÍDUOS LÍQUIDOS E SÓLIDOS GERADOS NESSES MEGACENTROS URBANOS

Tradicionalmente, as cidades, para contornar os problemas de enchentes localizadas por conta do alto grau de impermeabilização do solo, lançaram mão de galerias pluviais projetadas para conduzir água de forma rápida e invisível, transferindo o problema para comunidades a jusante.

Além desses problemas, a impermeabilização do solo propiciou a retenção do calor irradiado pelo sol, aumentado a temperatura e o desconforto nas cidades, poluição das águas superficiais, contaminação do solo, alteração do microclima local com a formação de "ilhas de calor", diminuição da recarga de aquífero, perda de biodiversidade e de solo fértil.

Como consequência, a água necessária ao consumo humano passou a ser captada cada vez mais distante dos centros urbanos, com o efeito perverso e inevitável da geração de esgotos e de resíduos sólidos no interior desses centros.

No caso particular da Região Metropolitana de São Paulo, o abastecimento de água e o decorrente controle da poluição dos seus corpos hídricos estão entre os maiores desafios, como ficou claro na chamada "crise hídrica" de 2014-2015.

Embora esse episódio tenha desencadeado amplo debate público, a ideia de que se tratava de uma crise e, portanto, de evento excepcional fora da normalidade, escamoteou o fato de que, além da falta de chuvas, houve desleixo na proteção das nascentes e mananciais e na contenção das invasões que ocuparam as margens dos reservatórios, algo recorrente em outras partes do país.[11]

Em virtude desses problemas, torna-se evidente que é insustentável continuar planejando, projetando e gerindo as cidades de forma independente de seu suporte biofísico e de seus processos naturais.

Trata-se de um *modus operandi* econômico, social e ambientalmente inviável, como mostra uma série de problemas comuns às grandes cidades em todo o planeta, em que podemos destacar o colapso da mobilidade, do saneamento básico, da moradia e da inviabilidade da produção e distribuição de gêneros alimentícios para consumo local.

DESEQUILÍBRIO E EQUILÍBRIO ECOLÓGICO DO PLANETA

Por abrigar defensores e opositores com posições bastante fundamentadas, a questão do equilíbrio ecológico do planeta tem suscitado ferrenhos debates, sobretudo com base nas ideias de João Bernardo.[12]

Esse autor sustenta que, do ponto de vista ideológico, a ecologia apresenta-se como uma defesa do restabelecimento do equilíbrio entre as sociedades humanas e o mundo natural, que teria sido rompido pelo desenvolvimento industrial nas últimas décadas.

Argumenta também que falar de equilíbrio e de ruptura de equilíbrio entre sociedade e natureza é trabalhar em cima de um conceito filosófico. Todos os elementos da natureza exercem permanentemente efeitos recíprocos, de forma que a estrutura de suas relações está em contínua transformação.

Enquanto elemento integrante do mundo natural, o homem é aquele que maior amplitude consegue dar à ação sobre os restantes por ser o único que, simultaneamente, fabrica utensílios que multiplicam a sua força individual e se organiza em sociedades que são também mais fortes do que a pura soma das forças dos membros componentes.

A interferência do homem junto aos restantes elementos da natureza não é um fenômeno recente. Desde que se constituíram as primeiras sociedades e se fabricaram os primeiros utensílios, ou seja, desde que o homem é homem, ele produziu modificações drásticas e gerais em todos os restantes elementos naturais e nas alterações do equilíbrio ecológico de cada época.

Foi esse processo que permitiu a multiplicação da capacidade alimentar, levando, há vários milênios, a um surto demográfico e à constituição das primeiras grandes concentrações populacionais urbanas, que determinaram a invenção da escrita e as demais manifestações culturais.

Quanto mais rudimentares eram as técnicas, menos intensiva era a sua ação e mais se exercia em extensão. Por isso, os modos de produção arcaicos eram obrigados a proceder grandes modificações das paisagens naturais, muito mais amplas do que à primeira vista poderá pensar quem tenha apenas em conta o volume diminuto da população e a escassa produção.

Dessa forma, é completamente equivocado julgar que um grupo humano reduzido, com uma técnica rudimentar, respeite as paisagens naturais. Pelo contrário, tem então de levar a cabo vastas modificações para poder sobreviver e expandir-se. Quanto mais elementares as técnicas, tanto mais amplos são os seus efeitos secundários relativamente às capacidades produtivas.

Foi assim que, ao longo de centenas de milênios, as sociedades humanas alteraram a superfície terrestre, de forma que desde há muito cada sociedade não faz mais do que voltar a modificar as paisagens que veio encontrar. A poluição e a ruptura do equilíbrio entre a humanidade e a natureza não são, pois, características da civilização industrial contemporânea, mas aspectos inseparáveis de todas as formas históricas de organização social.

Assim sendo, fica claro que as capacidades humanas de destruição de um equilíbrio são, simultaneamente, capacidades de reposição de novo equilíbrio. A poluição não é um fenômeno novo, característico das sociedades contemporâneas. Todas as sociedades criam novas poluições, e criam novos meios de responder com novo equilíbrio.

Por fim, o autor citado[12] complementa que em todas as épocas as sociedades alteraram os equilíbrios existentes e organizaram outros, poluindo em alguns casos, conseguindo por vezes evitar alguns efeitos poluentes de certas ações, modificando e adaptando-se continuamente.

É exatamente aqui que reside o cerne da discussão entre as várias correntes de pensamento: as propostas de diminuição da produção pecam por não darem conta da manutenção do crescimento populacional. Em nenhum momento elas contemplam o conceito de produção sustentável como a saída racional para esse problema.

CONSIDERAÇÕES FINAIS

Para problemas planetários, políticas públicas de natureza planetária

A fim de não exceder os limites de sustentabilidade do planeta, são necessárias políticas públicas que levem em conta produção e externalidades ambientais perversas, uma vez que as fronteiras entre países são de natureza política, não inibindo essas externalidades.

Ainda de acordo com o polêmico autor citado,[12] a chamada "revolução do neolítico", isto é, a transformação das sociedades humanas em cultivadores e criadores de gado sedentário não foi um processo relativamente brusco ocorrido há cerca de oito milênios. Foi, sim, um processo muito lento, que demorou mais de 300 mil anos, durante o qual a humanidade, mediante uma demorada seleção das espécies vegetais e o cruzamento dos animais domesticados, pôde transformá-los, aumentando sua capacidade nutritiva ou reforçando a resistência das fibras nas plantas destinadas ao fabrico de recipientes, indumentárias e instrumentos, transformando radicalmente a natureza, de modo a permitir a expansão demográfica.

O pensamento ecológico veio recentemente dar nova vida ao mito do "esgotamento da natureza", que em uma primeira abordagem enfatiza o caráter não renovável de um certo número de recursos minerais, cujo ciclo de renovação se processa em um tempo de escala muitíssimo superior ao das sociedades humanas, mas não se aprofunda no fato de uma parte desses recursos ser reciclável.

Assim, pensar em sustentabilidade nos ciclos da alimentação não se mostra tarefa simplista. Pelo contrário, mostra-se altamente complexa de acordo com as teias que se formam ao redor da temática e requer uma abordagem de interligação, com necessidade da adoção de políticas integradas que viabilizem o atingimento de metas propostas em médio e longo prazos.

Nessas condições, as diversas linhas de pensamento devem ser repensadas e compatibilizadas com um desenvolvimento econômico pautado na preservação ambiental. Assim, uma visão ampliada de alimentação saudável e sustentável envolve saberes e práticas de diversos atores e campos do conhecimento que se relacionam com a alimentação e o sistema alimentar.[13]

Para tanto, é urgente a reinvenção de soluções efetivas, com vistas a possibilitar o crescimento da produção com maior preservação dos recursos e a adoção de práticas que possam dar condições de atingir os Objetivos do Desenvolvimento Sustentável e as metas propostas, visando a garantir, assim, que a sustentabilidade seja o fio condutor da sobrevivência digna da espécie humana.

REFERÊNCIAS

1. Nascimento EP. Trajetória da sustentabilidade: do ambiental ao social, do social ao econômico. Revista Estudos Avançados. 2012;74(26):51.
2. FAO. Food and Agriculture Organization of the United Nations, 2016. Food and Agriculture: key to achieving the 2030 agenda for sustainable development. Rome: Food and Agriculture Organization of the United Nations; 2016.
3. FAO. Food and Agriculture Organization of the United Nations. Sustainable Development Goal 6: Ensure availability and sustainable management of water and sanitation for all. Disponível em: http://www.fao.org/sustainable-development-goals/goals/goal-6/en/. Acesso em: 13 mar 2017.
4. HLPE. High Level Panel of Experts on Food Security and Nutrition of the Committee on World Food Security. Sustainable fisheries and aquaculture for food security and nutrition. A report by the High Level Panel of Experts on Food Security and Nutrition of the Committee on World Food Security. Rome; 2014.
5. UNO-IDfA. United Nations Office to Support the International Decade for Action. Unturbe J., et al. Water and sustainable development. Water for Life. 2005-2015. Disponível em: http://www.un.org/waterforlifedecade/pdf/wm-iii-eng.pdf. Acesso em: 21 mar 2017.
6. FAO. Food and Agriculture Organization of the United Nations. Global food loss and waste. Food wastage footprint & climate change. Disponível em: http://www.fao.org/3/a-bb144e.pdf. Acesso em: 13 mar 2017.
7. Embrapa. Empresa Brasileira de Pesquisa Agropecuária. Ministério de Agricultura, Pecuária e Abastecimento. Embrapa Suíno e Aves. Disponível em: https://www.embrapa.br/suinos-e-aves/cias/estatisticas/suinos/mundo. Acesso em: 30 maio 2018.

8. Lopes C., et al. Inquérito alimentar nacional e de atividade física (IAN-AF) 2015-16. Universidade do Porto; 2017.
9. FAO. Food and Agriculture Organization of the United Nations. The state of world fisheries and aquaculture. Contributing to food security and nutrition for all. Rome: Food and Agriculture Organization of the United Nations; 2016.
10. Hespanhol I. Potencial de reúso de água no Brasil: agricultura, indústria, município e recarga de aquíferos. In: Mancuso PCS, Santos FS. Reúso de água. 1.ed. Barueri: Manole; 2003. p. 37-95.
11. Bonzi RS. A dimensão infraestrutural da paisagem: uma estratégia para a "crise hídrica" da Grande São Paulo. Memorial de qualificação de Doutorado. FAU/USP, São Paulo; 2017.
12. Bernardo J. O inimigo oculto. Ensaio sobre a luta de classes. Manifesto anti-ecológico. Porto, Portugal: Afrontamento Editora; 1979.
13. Ribeiro H, Jaime PC, Ventura D, Ribeiro H, Jaime PC, Ventura D. Alimentação e sustentabilidade. Estud Avançados. 2017;31(89):185-98.

PARTE II

MANEJO NUTRICIONAL AMPLIADO NOS PRIMEIROS ANOS DE VIDA

Capítulo 13
A UNICIDADE DO ORGANISMO NOS PRIMEIROS ANOS DE VIDA

Fabiana Cainé Alves da Graça
Aline Elise Gerbelli Belini
Adriane Imbroisi Carvalho Cunha

INTRODUÇÃO

Da concepção ao segundo aniversário, o ser humano experimenta o mais acelerado crescimento e o mais intenso desenvolvimento de toda sua vida. Nesses primordiais primeiros mil dias, enquanto a criança cresce estatural e ponderalmente, estabelece sinapses que são, ao mesmo tempo, fruto de suas experiências e possibilidade de novas conquistas. Capacidades neuropsicomotoras evidenciam-se mensalmente e reflexos desse início de vida estarão presentes até a fase adulta.

O bebê nasce equipado para sobreviver,. ser capaz de se alimentar e de solicitar proteção. No período neonatal, mãe e bebê estão em simbiose. Com suas características físicas, o bebê cativa a mãe, cuidadora primordial, hormonalmente modificada para identificar-se com ele.[1,2]

A partir das vivências pelas quais seus cinco sentidos passam, o cérebro do bebê vai formando marcas de experiências e gerando aprendizados. A natureza humana prevê que os estímulos cotidianos resultem em multiplicação celular e conexões neurais, de forma que aguarda 15 meses para o completo fechamento da fontanela anterior.[3]

Esse é um período de ouro nos âmbitos físico, emocional e cognitivo. Tais dimensões são interdependentes e inseparáveis. O desenvolvimento multidimensional de cada bebê é exclusivo e apresenta ritmo único. As habilidades e dificuldades individuais manifestam-se em etapas cumulativas e simultâneas, e uma aquisição não depende necessariamente de outra, porém, as vivências de cada pessoa em uma determinada área geram maturações globais nas experiências saudáveis, ou seja, aquelas em que o indivíduo experimenta o equilíbrio biopsicossocial.

NUTRIDO PELA MÃE: DO VENTRE AO MUNDO EXTERNO

No ambiente intrauterino, contato e preenchimento oral e gástrico são constantes. No caso de nascimentos fisiológicos, o bebê apreende o mundo extrauterino com grande prontidão e, estando à sua disposição os estímulos ambientais pertinentes e originalmente previstos (sobretudo a mãe), demonstram surpreendente organização reflexa que os permite encontrar a fonte de alimento e aprender a mamar. Alguns bebês, então, entram em uma homeostase, período durante o qual estão em adaptação ao novo meio, fechados a estímulos desnecessários. Estar em contato pele a pele com suas mães favorece a busca do alimento quando necessário e no volume ideal.[6] Assim, também a natureza endocrinológica materna tenderá a responder às necessidades nutricionais, sensoriais e afetivas do bebê.[1,2,7]

Ao nascimento do bebê, a sobrevivência de mãe e filho depende da passagem do crânio pelo canal vaginal. A teoria da exterogestação[7] sugere que a gestação dos humanos se encerra antes do que seria o término do desenvolvimento do feto, para possibilitar essa passagem. Dessa forma, o ser humano precisa terminar seu desenvolvimento após o nascimento. O pediatra norte-americano Harvey Karp[8] definiu o tempo de exterogestação até o terceiro mês de vida do bebê (quarto trimestre da gestação). O ato de engatinhar, que ocorre por volta dos nove meses de idade, seria o limite máximo do tempo da exterogestação – período equivalente ao da uterogestação.[7]

Fora do útero, o bebê inicia o reconhecimento do mundo pela boca, região muito potente no humano. Essa cavidade multifuncional é a via principal de conhecimento do mundo pelo bebê. Após o nascimento, a criança experimenta pela primeira vez, em sua sensorialidade global, diversas sensações, como a fome. O bebê busca prazer por meio da boca e leva tudo a ela. Sugar representa, mais do que a ingestão de alimentos, reconhecimento, aprendizagens, sensações, segurança e o conforto na referência à mãe (ou cuidador que o alimenta).

Com os múltiplos desenvolvimentos paulatinamente orquestrados, a criança pode, por meio de outros preenchimentos, suportar a experiência de uma ausência (fome), de forma relativamente equilibrada. A alternância presença/ausência é constitutiva de diversos funcionamentos orgânicos e nos leva a estabelecer saudáveis ritmos na rotina, como alimentação e jejum, vigília e sono, atividade e repouso.[5,19] Tal alternância é também a base das trocas dialógicas.

Exercitando a boca, o bebê passa do extremo desconforto ao pleno conforto.[5] A sucção, realizada desde o útero, tem a consequência de acalmar o bebê e induzir seu sono – seja na modalidade nutritiva ou na modalidade não nutritiva.[9]

O aprendizado de sabores e odores tem início por meio do contato com os fluidos maternos. Fisiologicamente, a criança tem preferência pelos sabores doces e salgados e costuma rejeitar os sabores azedo e amargo. O desenvolvimento das habilidades gustativas, olfativas e dos hábitos alimentares vem desde a gestação, por meio das mudanças das características do líquido amniótico, de acordo com a alimentação da mãe. Após o nascimento, o bebê experimenta o leite materno, cujos sabores também são influenciados pela dieta da mãe e têm odor semelhante ao líquido amniótico. É possível que as experiências intrauterinas contribuam para as preferências de sabores.[10]

Imediatamente após o nascimento, o alimento essencial e mais seguro para crianças é o leite humano.[11,12] Recomenda-se a iniciação precoce do aleitamento materno (na primeira hora de vida),[12] seguindo de forma exclusiva até os seis meses de idade e, a partir dessa idade, complementado com alimentos saudáveis, até os dois anos de idade ou mais.[11]

O leite materno contém nutrientes e substâncias bioativas exclusivas que seus substitutos não conseguem replicar.[13] Ao considerar esse alimento o padrão-ouro para bebês e crianças pequenas, em virtude da sua alta digestibilidade e assimilação, observam-se prejuízos ao desenvolvimento integral da criança na sua ausência, independentemente das circunstâncias de vida, local onde vivem, cultura, classe social e renda.

Seus efeitos persistem ao longo da vida, favorecendo o desenvolvimento físico, emocional e cognitivo como nenhum outro alimento. Quando complementado na época oportuna, de forma adequada, com alimentos saudáveis, preferencialmente *in natura* ou minimamente processados, proporcionam mais saúde, menos morbidades e melhor desenvolvimento da criança.[11,13,14]

A amamentação favorece o vínculo mãe-bebê.[2] Nas primeiras horas após o nascimento do bebê, a mãe experimenta uma intensa descarga de ocitocina, que atua na ejeção do leite, na contração uterina e oferece à mãe uma sensação de bem-estar. Nesse momento ocorre o maior pico de ocitocina experimentado na vida da dupla mãe-bebê.[1,15,16]

Dessa forma, proporcionar o contato físico mãe-bebê durante esse período é essencial para a mudança de comportamento dessa mãe. É nesse período que a mulher se mostra mais disponível para o bebê. "As crianças que usufruem desse período de sensibilidade da mãe têm seu desenvolvimento e personalidade favorecidos."[16]

A amamentação proporciona esse contato simbiótico, vital para o desenvolvimento, embora durante muitos anos a mulher tenha sido desencorajada a esse ato, em função dos apelos culturais de épocas em que amamentar era considerado um ato "inferior" ao ser humano moderno pela força da indústria de concorrentes do aleitamento frente aos profissionais, que desempoderavam as mulheres da sua capacidade de alimentar seus filhos.[17]

O apoio à mulher favorece a amamentação, já um ambiente hostil pode interferir negativamente no manejo da lactação e no ganho de peso do bebê e em seu desenvolvimento pleno.[2,5,13]

A saúde, o crescimento e o desenvolvimento ideal da criança dependem, além da alimentação adequada e oferecida oportunamente, do vínculo afetivo mãe-filho. A forma como a criança tem o vínculo estabelecido com sua mãe interfere em seu relacionamento futuro com as outras pessoas ao seu redor, assim, os primeiros anos de vida de uma criança constroem a base da sua saúde emocional.[7]

CONQUISTAS: DO AMBIENTE A SI MESMO

Reconhecendo sua própria mão, o bebê a conecta à boca, descobre os objetos, experimentando-os e passando-os pelo corpo na casualidade inicial e, posteriormente, na intencionalidade, descobrindo o mundo externo. Nessa descoberta, inicia sua percepção e consequente seleção das pessoas à sua volta; com movimentos corporais e expressões faciais reage a elas, exigindo também reação do ambiente.

Cria-se um canal de comunicação entre a criança e o seu entorno, fundamental para seu desenvolvimento emocional e cognitivo. Os estímulos externos, como movimentos e voz humana, provocam respostas da criança e a intencionalidade ganha seu espaço.

Integrar informações sensoriais é uma tarefa complexa. O fortalecimento das vias sensoriais e a integração das percepções vivenciadas promovem consciência corporal.

Controlando as mãos, rolando, aprendendo que seus comportamentos atraem a atenção das pessoas ao redor, a criança praticará exibições em busca das recompensas da interação social.

A comunicação também progride rapidamente. De forma inteligente e econômica, o humano exerce diferentes funções usando os mesmos órgãos. A boca que alimenta é a mesma que expressa.[18] O organismo bem nutrido e bem hidratado progride, crescendo e permitindo ao bebê, com o desenvolvimento dos órgãos dos sentidos e com o aumento da força e das habilidades motoras, a ampliação das experiências, levando ao desenvolvimento integral.

O mecanismo da respiração é aproveitado para a produção de voz. A laringe funciona desde o nascimento, produzindo o choro do bebê. Esse choro segue modulando-se e expressando, de forma progressivamente mais nítida, as suas necessidades e desejos.[5,18,20] Em conjunto com a expressão corporal e facial, a expressão vocal produz efeitos nos cuidadores e nos ambientes, e, a partir da repetição das vivências de recompensa, que fortalecem as noções de causalidade e consequência, o bebê percebe-se reconhecido como comunicador. Assim, ao mesmo tempo que, nas primeiras semanas de vida, seus atos reflexos são significados pelos demais ao seu redor, vão passando a ocorrer emissões voluntárias. É assim com o choro, o sorriso e o balbucio.

Com o amadurecimento do bebê, observa-se ampliação das funções comunicativas expressas. Inicialmente, é comum a exploração das possibilidades corporais, a autoestimulação vocal, o jogo autocentrado. A obtenção da atenção do outro é uma função fundamental da voz do bebê. Essa busca de atenção torna-se mais voluntária e modulada. Os protestos e pedidos podem ampliar a gama de objetos envolvidos, e a reciprocidade vai se delineando com o reconhecimento do outro, com o jogo compartilhado.[22]

De sons vocálicos ou guturais menos diferenciados, com movimentações mais eventuais dos articuladores (mandíbula, bochechas, lábios, língua, véu palatino), evoluem exercícios variadíssimos de sons, que podem ser muito divertidos na interação face a face, em que tem lugar a imitação e o estabelecimento de turnos, ora o bebê, ora o adulto.

Os bebês são capazes de produzir acidentalmente sons que compõem os idiomas nos quais estejam ou não imersos. Porém, o controle voluntário dos articuladores para produzir esses sons de forma organizada requer habilidades motoras que demandam amadurecimento. Assim sendo, com o passar dos meses, as crianças apresentam diversas aproximações de sua fala à fala-modelo.[25]

Diversos fatores contribuem para o desenvolvimento ótimo da linguagem oral, entre os quais se destacam as entradas visual e auditiva. O bebê comunicador é, a um só tempo, emissor e receptor.[23,24]

A amamentação prevê crescimento craniofacial harmônico, musculatura orofacial equilibrada, respiração nasal e evita hábitos orais prejudiciais. A saúde sensório-motora oral é essencial, incluindo respiração nasal, tônus e mobilidade adequados da língua, lábios e bochechas para as melhores condições de produzir os sons da fala. Essas estruturas têm seu equilíbrio muscular e o mais adequado crescimento possível, em termos de proporção facial, no caso da ordenha da mama – e podem ser comprometidas pela exposição a bicos artificiais.[25]

O início do segundo semestre de vida da criança é o momento oportuno para a introdução dos alimentos sólidos. Nessa fase do desenvolvimento, a criança consegue manter-se sentada e com a coluna ereta, o reflexo de protrusão da língua deixa de existir e observa-se maturidade gástrica, facilitando a digestão dos novos alimentos.[11]

A alimentação complementar amplia generosamente a gama de estimulação sensorial à qual o bebê é exposto. O contato com os diferentes sabores, temperaturas, tamanhos, consistências e texturas alimentares exige variada atividade mecânica que envolve lábios, bochechas, língua, gengivas e/ou dentes.

Segundo os *Dez passos para uma alimentação saudável – guia alimentar para crianças menores de dois anos*,[11]

> [...] torna-se inquestionável a importância da alimentação da criança nessa fase, uma vez que deficiências nutricionais ou condutas inadequadas quanto à prática alimentar podem não só levar a prejuízos imediatos na saúde da criança, elevando a morbimortalidade infantil, como também deixar sequelas futuras como retardo de crescimento, atraso escolar e desenvolvimento de doenças crônicas não transmissíveis.

Nessa etapa, passa a haver emissão de padrões silábicos mais controlados, repetidos ao passo que se mostram funcionais. As articulações visualmente mais nítidas na mímica facial, que participam em geral das primeiras palavras com significado.[24,26]

Com tônus muscular mais ativo, sustentação de pescoço, pernas e braços ágeis, o bebê está pronto para sentar e transformar sua percepção e sua interação com o meio. Começa a participar de pequenas brincadeiras quando entende que simples ações têm consequências e sua habilidade de enxergar objetos em movimento se aperfeiçoa.

Já apto a controlar a cintura pélvica, sua inserção nas interações familiares ao redor da mesa, mesmo que por breves períodos, pode fortalecer o hábito de estar ali em família; mesmo podendo participar da cena da refeição familiar desde o nascimento, a partir desse período, ocorre maior interface. A família é responsável pela estruturação do hábito alimentar da criança,[11,27] sendo os pais os primeiros educadores nutricionais que interferem positiva ou negativamente na aquisição das preferências, assim como na possibilidade de autonomia e autocontrole de consumo alimentar da criança.

O ambiente de refeição tem influência na quantidade de alimento ingerida e no prazer da alimentação. É importante que o ritual das refeições seja parte da rotina de convívio e interação. Refeições compartilhadas cultivam e fortalecem laços, tão importantes nessa fase do desenvolvimento da criança. O núcleo familiar tem na refeição o marco do encontro em ambiente seguro para trocas, promovendo a aproximação, em um hábito que poderá ser mantido nas próximas fases da vida.[11,27]

Emocionalmente, o bebê de quase um ano, com a intensidade de trocas feitas até então, tem um campo no qual suas vocalizações, gestos, são a expressão de inúmeros sentimentos e sensações, de tristeza a fome, de alegria a dor, e essas manifestações atendidas pelos adultos vão se graduando e podem ser identificadas e discriminadas muito detalhadamente.

Ao final do primeiro ano de vida, a criança começa a testar mais possibilidades de ações com intencionalidade, desenvolvendo seus aprendizados de causa e efeito. Com o melhor autoconhecimento motor, a coordenação motora se aperfeiçoa, a mobilidade física grossa e fina começa a ganhar mais funções, o movimento ocupa lugar de destaque no desenvolvimento infantil e a autonomia tem início.

Passado o primeiro ano de vida, o cérebro do bebê aumenta em volume de massa a sua capacidade,[3,28,29] em virtude de tantas sinapses, conexões, "musculação cerebral" feita pelos estímulos adquiridos no período; percebemos que a natureza humana foi feita para ser alimentada, estimulada e ganhar massa muscular, inclusive cognitivamente, nessa fase tão mágica do ciclo da vida.

Os resultados de um estudo sobre crianças pequenas demonstram que o volume total do cérebro aumenta em 101% ao longo do primeiro ano de vida, e mais 15% durante o segundo ano. Ao longo do primeiro ano, o crescimento mais importante é de substância cinzenta (149%), sendo o aumento da substância branca bem menor (11%). O volume do cerebelo aumenta 240% durante o primeiro ano, enquanto hemisférios cerebrais aumentam em 90%.[3]

DESCOBERTAS: DE SI MESMO À LINGUAGEM

Com a conquista da marcha, por meio da qual exercita sua separação da mãe e fortalece a percepção de si como indivíduo, a criança adquire maior independência e ocupa seu lugar no espaço de uma nova forma.

Explorando, experimentando e investigando o mundo, a criança faz novas descobertas, por meio dos cinco sentidos e da maior autonomia motora.

Grandes construções emocionais surgem a partir dos primeiros contatos com os conceitos de certo e errado, com o sim e o não. A insistência diante de limites e as inevitáveis experiências de frustração, que são absolutamente necessárias para o desenvolvimento, podem gerar reações como desorganização corporal e comportamental, expressando os conflitos entre querer e poder.

Ao ingressar no mundo dos símbolos, a criança, com o pensamento mais ativo e ainda sem muitas palavras para expressar, utiliza os gestos como vias de comunicação e representação que estimulam o próprio processo imaginativo.[26,29]

A descoberta do uso do dedo indicador para apontar coincide com a evolução da forma como a criança se relaciona com os objetos. Inicialmente, explorava somente suas propriedades físicas, agora adquire a percepção do objeto em relação aos outros objetos e identifica suas funcionalidades, utilizando também miniaturas de forma convencional.[4,22,26]

Dentro dos movimentos projetivos da criança, a imitação (indução de um ato por um modelo exterior) e a simulação (fazer parecer real algo que não é) se apresentam como meios de representação. Com essas estratégias, os brinquedos têm sentido semelhante aos próprios utensílios do mundo adulto, o faz de conta ganha um lugar sagrado e a brincadeira invertida traz muito prazer.

Ao longo de toda vida, a capacidade de compreensão de linguagem superará a capacidade de expressão. A sensação de impotência diante dos limites comunicativos, que a criança ainda experimenta, pode gerar irritabilidade e manifestações auto ou heteroagressivas, como a mordida, que comumente ocorre como forma de expressão.

No aspecto comunicativo, a recepção de linguagem evolui: além dos aspectos vocais (tom de voz, prosódia) e gestuais (expressões faciais e corporais), as verbalizações são também compreendidas com maior amplitude e precisão.

As primeiras palavras ocorrem em conjunto com os meios comunicativos gestual e vocal – que, por serem menos precisos em boa parte das situações, conforme possível, vão sendo acompanhados ou substituídos pela fala,[22] o que torna a comunicação progressivamente efetiva. Em seguida, vão sendo empregadas, além das holófrases (palavras únicas com significado frasal), também as frases simples, com justaposição de vocábulos – em geral substantivos concretos e verbos.[22,26]

Na tentativa de reprodução da fala-padrão, é esperado que os bebês suprimam sílabas das palavras ou aproveitem um mesmo som repetidamente em lugar de outro, o que pode dificultar a compreensão de sua fala.[25] O conhecimento do contexto comunicativo e o grau de convivência entre os interlocutores interferem no grau de inteligibilidade da fala da criança.

Gradativamente, surge uma forma particular de expressão da criança, a imitação diferida. Na imitação de modelos externos, ela imprime seu ritmo e seus diferenciais, que vão tornando as imitações modelos autorais e contribuindo com a elaboração mental e emocional das vivências, com grande importância no desenvolvimento psicológico.

Com o aumento progressivo da autonomia, a criança passa a tentar realizar por si as atividades que eram feitas por outras pessoas e se abre para mais tentativas autônomas, gerando aprendizagem, fortalecendo sua autoestima e manifestando seus primeiros traços de personalidade.

Concebendo o desenvolvimento em sua integralidade, é oportuna e positiva a tendência da saúde pública de nosso país em englobar fatores socioafetivos na observação da saúde dos bebês. Isso ocorre em um momento histórico em que, com o controle da desnutrição e, posteriormente, das infecções, surge a possibilidade de considerar a saúde global do indivíduo para além do orgânico.

Dessa forma, de 0 a 2 anos se dá a etapa mais importante do desenvolvimento humano, especialmente em condições de nutrição física, emocional e cognitiva adequadas. O cérebro humano está apto a aprender até seu envelhecimento, porém com menor facilidade do que nos primeiros anos de vida – breves, se comparados à expectativa de vida, porém muito ricos no tocante ao desenvolvimento integral do indivíduo.

REFERÊNCIAS

1. Odent M. A cientificação do amor. 2.ed. Florianópolis: Saint Germain; 2002.
2. Winnicott DW. Os bebês e suas mães. 3.ed. São Paulo: Martins Fontes; 2006.
3. Tremblay RE, Boivin M, Peters RDeV, Paus T, et al. Síntese. In: Cérebro: Tema Enciclopédia sobre o Desenvolvimento na Primeira Infância. Disponível em: http://www.enciclopedia-crianca.com/cerebro/sintese. Atualizada: Agosto 2013. Acesso em: 28 fev 2018.
4. Bühler KEB, Flabiano FC, Limongi SCO, Befi-Lopes DM. Protocolo para Observação do Desenvolvimento Cognitivo e de Linguagem Expressiva (PODCLE). Rev Soc Bras Fonoaudiol. 2008; 13(1):60-8.
5. Spitz RA. O primeiro ano de vida. 2.ed. São Paulo: Martins Fontes; 1998.
6. Healthy Children Project (Internet). The nine instinctive stages. Disponível em: http://www.skin2skin.org/9stages.html. Acesso em: 13 abr 2018.
7. Montagu A. Tocar: o significado humano da pele. 3.ed. São Paulo: Summus; 1988.
8. Karp H. The fourth trimester and the calming reflex: novel ideas for nurturing young infants. Midwifery Today Int Midwife. 2012 Summer;(102):25-6, 67.
9. Ministério da Saúde. Atenção humanizada ao recém-nascido de baixo peso: método mãe canguru. Brasília: MS; 2002.
10. Valle JMN, Euclydes MP. A formação dos hábitos alimentares na infância: uma revisão de alguns aspectos abordados na literatura nos últimos dez anos. Revista APS. Jan./jun. 2007;10(1):56-65.
11. Ministério da Saúde. Dez passos para uma alimentação saudável: guia alimentar para crianças menores de dois anos. 2.ed. Brasília: MS; 2013.
12. OMS, Unicef. Protecting, promoting and supporting Breastfeeding in facilities providing maternity and newborn services: the revised Baby – friendly hospital initiative. Geneva: OMS; 2018.
13. Victora CG, Bahl R, Barros AJ, França GV, Horton S, Krasevec J, et al. Amamentação no século 21: epidemiologia, mecanismos e efeitos ao longo da vida. Lancet. 2016 Jan;387(10017):475-90.
14. Ministério da Saúde. Guia alimentar para a população brasileira. 2.ed. Brasília: MS; 2014.
15. Odent M. A primeira hora depois do nascimento. In: Odent, M. O renascimento do parto. Florianópolis: Saint Germain; 2002.
16. Lana APB. O livro de estímulo à amamentação: uma visão biológica, fisiológica e psicológica comportamental da amamentação. São Paulo: Atheneu; 2001.
17. Nunes CN. Amamentação e o design da mamadeira: por uma avaliação da produção industrial. Rio de Janeiro: Ed. PUC-Rio/São Paulo: Reflexão; 2013.
18. Steiner R. Os primários anos da infância: material de estudo dos jardins de infância Waldorf. 2.ed. São Paulo: Antroposófica; 2013.
19. Sales L. (org.) Pra que essa boca tão grande? Questões acerca da oralidade. Salvador: Álgama; 2005.
20. Culere-Crespin, G. A clínica precoce: o nascimento do humano. São Paulo: Casa do Psicólogo; 2004.
21. Amato CAH, Fernandes FDM. Aspectos funcionais da comunicação: estudo longitudinal dos primeiros três anos de vida. J SocBrasFonoaudiol. 2011;23(3):277-80.
22. Ceron MI, Keske-Soares M. Desenvolvimento fonológico. In: Lamônica DAC, Britto DBO (orgs.). Tratado de linguagem: perspectivas contemporâneas. Ribeirão Preto: Book Toy; 2017.
23. American Speech-Language-Hearing Association (ASHA). How does your child hear and talk? Disponível em: http://www.asha.org/public/speech/development/chart. Acesso em: 13 abr 2017.
24. Fernandes FDM, Molini-Avejonas DR. Processos de intervenção nos distúrbios de linguagem infantil. In: Lamônica DAC, Britto DBO (orgs.). Tratado de Linguagem: perspectivas contemporâneas. Ribeirão Preto: Book Toy; 2017.

25. Gomes CF, Oliveira K. Anatomia e fisiologia do sistema estomatognático. In: Carvalho MR, Gomes CF. (orgs.). Amamentação: bases científicas. 4.ed. Rio de Janeiro: Guanabara Koogan; 2017.
26. Hage SRV, Pinheiro LAC. Desenvolvimento típico de linguagem e a importância para a identificação de suas alterações na infância. In: Lamônica DAC, Britto DBO (orgs.). Tratado de linguagem: perspectivas contemporâneas. Ribeirão Preto: Book Toy; 2017.
27. Ramos M, Stein LM. Desenvolvimento do comportamento alimentar infantil. J Pediatr. 2000; 76(Supl.3):s229-s37.
28. Antunes C. As inteligências múltiplas e seus estímulos. 17.ed. Campinas: Papirus; 2012.
29. Jerusalinsky J. Temporalidade na clínica com bebês. In: Jerusalinsky J. Enquanto o futuro não vem: a psicanálise na clínica interdisciplinar com bebês. Salvador: Álgama; 2002.

Capítulo 14
MANEJO AMPLIADO DA AMAMENTAÇÃO: DAS POLÍTICAS PÚBLICAS À PRÁTICA PROFISSIONAL

Gabriela Buccini
Viviane Laudelino Vieira

INTRODUÇÃO

A realização da amamentação, de forma exclusiva, até o sexto mês e continuada por, pelo menos, até os dois anos de idade é sustentada por múltiplas evidências científicas[1] e considerada um passo fundamental para atingir os Objetivos do Desenvolvimento Sustentável até 2030.[2] Benefícios clássicos relacionados às menores prevalências de mortalidade infantil[3] são complementados com diferentes vantagens. Metanálise conduzida por Victora et al.[4] indicou proteção contra infecções na infância, má oclusão dentária, aumento nos níveis de inteligência e provável influência na redução do sobrepeso e diabetes. A mulher que amamenta também se beneficia com a proteção contra o câncer de mama, o espaçamento intrapartos e provável proteção contra o câncer de ovário e o diabetes tipo 2.[4,5] Outra importante constatação é o impacto do aleitamento materno (AM) no microbioma da criança, diminuindo o processo inflamatório, além de auxiliar no amadurecimento intestinal, no metabolismo e no sistema imune,[6] bem como contribuir com a prevenção da obesidade.[4,7] Também são evidenciados benefícios relacionados a maior nível educacional e de renda[8] em âmbito individual, mas também são evidenciados os impactos econômicos positivos em âmbito mundial relacionados à promoção da amamentação,[2] sendo a forma mais sustentável para se alimentar bebês.[9]

Tais evidências ratificam a proteção e o apoio à amamentação como um direito humano, que deve ser visto como um direito da mãe e também da criança. Nesse sentido, o direito à amamentação significa que nenhuma força externa tem a prerrogativa de interferir na relação entre a mãe e a criança.[10] Assim, é responsabilidade do Estado assegurar esse direito em diversas instâncias, desde a realização do pré-natal de qualidade, a viabilização do aleitamento exclusivo e continuado, até o incentivo às instalações de saúde "amigas" da amamentação, além de garantir que nenhuma mulher seja impedida de amamentar.[10,11] Nessa concepção ampla de direitos, qualquer fator social, econômico, político, legal ou biomédico que colida com a realização desse direito pode ser enquadrado como uma injustiça social.[11]

Dados internacionais apontam que somente 37% das crianças menores de seis meses são amamentadas exclusivamente em países de média e baixa renda.[4] A tendência da amamentação no Brasil se assemelha deveras ao contexto mundial.[12] Houve rápida e crescente expansão da prática da amamentação desde a década de 1970. Entretanto, recente análise da tendência da amamentação no Brasil, incorporando informações provenientes da Pesquisa Nacional de Saúde (PNS/2013), constatou de forma inédita uma estabilização em indicadores de amamentação. Usando o indicador de aleitamento materno exclusivo (AME) como exemplo, verifica-se expansão entre 1986-2006, passando de 3,1 para 37,1% e posterior estabilização em 2013 (36,6%).[13]

POLÍTICAS PÚBLICAS DE AMAMENTAÇÃO NO BRASIL

Diante do atual cenário epidemiológico, é necessária ampla articulação das estratégias e políticas públicas nos níveis individual, contextual e estrutural.[2]

Com vistas a promover uma base para discussão da Política Nacional de Promoção, Proteção e Apoio ao Aleitamento Materno e acelerar o ritmo de crescimento do AME e oferecer suporte a grupos vulneráveis, o Ministério da Saúde propôs um modelo lógico com oito componentes e uma série de indicadores para compor a linha de cuidado de amamentação no Brasil.[14] A **gestão e articulação política** são componentes que visam a coordenar e desenvolver, integrando e otimizando a implementação e o monitoramento das atividades de promoção, proteção e apoio à amamentação. O componente de **proteção legal à amamentação** inclui a NBCAL (Norma Brasileira de Comercialização de Alimentos) e as ações de proteção à mulher trabalhadora que amamenta. No âmbito dos serviços e mudanças das práticas de saúde, a política postula o componente na atenção básica (Estratégia Amamenta e Alimenta Brasil); e no âmbito hospitalar (Iniciativa Hospital Amigo da Criança – IHAC, Método Canguru e Rede Brasileira de Bancos de Leite Humano). O componente **educação, comunicação e mobilização social** tem como objetivo desenvolver competências, difundir conhecimento, incentivar e induzir a mobilização social em torno do AM, enquanto o componente **monitoramento e avaliação** é direcionado a acompanhar a situação dos indicadores do AM no país e as intervenções relacionadas à política, além de incentivar e apoiar pesquisas sobre o tema.[14]

Com relação às ações voltadas à mulher trabalhadora, dados disponíveis sugerem que a licença-maternidade é efetiva em aumentar o aleitamento materno exclusivo (RR 1,52 [1,03; 2,23]).[15] Ações nesse âmbito são fundamentais, dado que o trabalho feminino é uma das principais razões para o não aleitamento materno exclusivo ou desmame precoce. Promover a amamentação no local de trabalho pode ter benefícios para as mulheres, para o bebê e também para o empregador. A redução das barreiras para mães trabalhadoras amamentarem por meio da provisão de salas de aleitamento e pausas para amamentar são intervenções de baixo custo que podem reduzir o absenteísmo e melhorar o desempenho, o comprometimento e a retenção da força de trabalho.[16]

Vale destacar que a IHAC consiste em iniciativa com maior efetividade para as melhorias das taxas de amamentação.[17] Por meio dos "Dez passos para o sucesso do aleitamento materno", revisados em 2018, ela visa à mudança nas práticas hospitalares para promover e oferecer suporte à amamentação. A IHAC está inserida na Estratégia Global para a Alimentação de Lactentes e Crianças de Primeira Infância da OMS e do Unicef, foi lançada em 1991 e adotada no Brasil como uma política pública um ano depois.

Ainda no âmbito dos sistemas de saúde, uma experiência exitosa na atenção básica, com impacto favorável na promoção do AME foi a Iniciativa Unidade Básica Amiga da Amamentação (IUBAAM), que, assim como a IHAC, recomenda a implementação de dez passos, porém nas unidades primárias de saúde, inserindo a atenção básica na promoção, proteção e apoio ao AM.[18] O atual programa adotado pelo MS para qualificar as ações de promoção, proteção e apoio à amamentação na atenção básica é a Estratégia Amamenta e Alimenta Brasil (EAAB), por meio da capacitação dos profissionais para implementarem as recomendações contidas nos *Dez Passos para uma Alimentação Saudável*. Apesar de ainda não existirem avaliações relativas ao impacto da EAAB na melhoria das taxas de amamentação exclusiva e amamentação continuada, estudo realizado no Sul do Brasil encontrou que, ao realizar visitas domiciliares para promover a amamentação com base nos *Dez Passos para uma Alimentação Saudável*, houve aumento significativo da amamentação exclusiva aos 4 meses (RR = 1,58; IC95%: 1,21-2,06) e 6 meses (RR = 2,34; IC95%: 1,37-3,99) e amamentadas aos 12 meses (RR = 1,26; IC95%: 1,02-1,55) no grupo que recebeu a intervenção.[19]

O modelo brasileiro de políticas públicas contém todas as engrenagens consideradas essenciais para a implementação em escala de programas e intervenções em AM[20] e, por isso, tem sido alvo de amplo reconhecimento internacional.[2]

Buccini e Perez-Escamilla,[21] em reflexão sobre o modelo das engrenagens no contexto brasileiro de estabilização dos indicadores de amamentação no país na última década, reconhecem que, por um lado, ter um modelo de políticas com todas as engrenagens favorece a incorporação e potencial sucesso da implementação de intervenções em larga escala; por outro lado, adiciona o desafio de se desenvolver intervenções inovadoras que sejam entregues de maneira relevante aos diversos contextos, para que assim se impulsionem as práticas de amamentação rapidamente e de forma positiva. Dessa forma, três diferentes análises realizadas em diferentes momentos históricos da amamentação no Brasil produziram recomendações que podem guiar o avanço da amamentação no país: (1) urgência na revisão das políticas e programas nacionais de promoção, proteção e apoio ao AME com incorporação de novas estratégias para que a prevalência de AME continue a progredir no país;[13] (2) acelerar o ritmo de crescimento do AME;[12] (3) necessidade de continuar a promover essa prática até o final do 6º mês, considerando grupos mais vulneráveis da população, como mulheres trabalhadoras formais e trabalhadoras informais, bebês prematuros e baixo peso ao nascer, entre outros.[22] Essas recomendações reforçam a necessidade de o Brasil revitalizar as "porcas e parafusos" de seu modelo político de engrenagens para avançar em direção a melhores práticas de amamentação.[21]

Manejo clínico da amamentação no contexto ampliado de políticas públicas

Os profissionais de saúde são fundamentais na promoção e no apoio ao aleitamento materno e necessitam ter conhecimentos sobre o manejo da amamentação, bem como habilidades teórico-práticas para auxiliarem as mães. O manejo clínico da amamentação é entendido como as ações e cuidados assistenciais para o estabelecimento do aleitamento materno, produção láctea, tratamento e prevenções de problemas comuns na amamentação. Esse manejo resulta de uma abordagem de cuidado ao aleitamento materno, segundo as competências clínicas, habilidades técnicas e de aconselhamento dos profissionais. Assim, é possível compreender que esse manejo não se limita às orientações relativas ao aleitamento materno, mas abrange um conjunto de técnicas que envolve a compreensão da fisiologia, anatomia, psicologia e técnicas de comunicação.[23]

No manejo da amamentação três princípios-chave são necessários para um aconselhamento de sucesso: (1) a observação da mamada; (2) o aconselhamento; e (3) o acompanhamento longitudinal (Quadro 1).

No contexto do manejo clínico da amamentação, o trabalho em equipe multidisciplinar é imprescindível. É importante que os profissionais que estão acompanhando a dupla mãe-bebê estejam alinhados com relação às condutas e estratégias para manutenção da amamentação. Dessa forma, a comunicação entre esses profissionais deve ser prioridade, especialmente em casos de maior risco de desmame. Da mesma forma, é importante que o profissional que, basicamente, está guiando a família reconheça seus limites clínicos e encaminhe o caso para profissional de outra especialidade o mais breve possível após o reconhecimento dessa necessidade.

Quadro 1 Três princípios-chave para o sucesso do aconselhamento em amamentação

1. A OBSERVAÇÃO DA MAMADA. A **observação da mamada** em conjunto com a anamnese (i. e., a coleta de dados sobre o histórico da mãe, da gestação, do bebê, da amamentação, incluindo metas e desejos da mulher relacionados à amamentação do bebê) é o ponto de partida para qualquer tomada de decisão no processo do manejo clínico da amamentação.

2. O ACONSELHAMENTO. Utilizar **habilidades de aconselhamento**, i. e., ouvindo e aprendendo com e sobre a mãe, desenvolvendo sua confiança e encorajando-a, o profissional realiza o mapeamento das dificuldades e do tipo de manejo clínico que a dupla mãe e bebê necessitam. Nessa etapa, o profissional oferece ajuda prática. A ajuda prática, ou seja, o uso das **habilidades de manejo clínico** mostra que o profissional está pronto para ajudar e apoiar a dupla em cada uma de suas dificuldades iniciais. Empoderar a mãe com informações e instruções claras necessárias para aquele momento, incluindo o passo a passo por escrito do que a mãe irá fazer nas próximas mamadas quando o profissional não estiver assistindo à mamada.

3. ACOMPANHAMENTO LONGITUDINAL. Fazer o **acompanhamento da mãe e do bebê** é fundamental. Esse acompanhamento deve acontecer até que as dificuldades na amamentação estejam resolvidas e/ou a mãe esteja confiante para seguir sem suporte profissional e/ou as metas desejadas pela mãe forem atingidas. Esse acompanhamento pode variar de duas a mais consultas ou encontros a depender da demanda e evolução de cada mãe e bebê. É aconselhável que a cada novo encontro seja realizada (1) uma nova avaliação da mamada para que se acompanhe as evoluções, (2) condutas do manejo clínico sejam revistas e (3) se pactue se o acompanhamento irá continuar e como continuará. Esse ciclo de três princípios-chave que podem ser adaptados e usados de forma contínua no acompanhamento de mães e bebês ajuda o profissional a guiar sua prática clínica com base nas necessidades da mãe e do bebê.

Considerações sobre o uso de chupetas e bicos artificiais

A OMS, por meio do passo 9 da IHAC, recomenda que pais sejam aconselhados sobre o uso e os riscos de mamadeiras, bicos e chupetas.[24] A oferta da chupeta e bicos artificiais para lactentes é prevalente no Brasil e também ao redor do mundo e tem sido associada à menor duração da amamentação.[25,26]

Uma das proposições sobre a relação de causalidade é de que a exposição do bebê ao bico artificial pode influenciar sua habilidade oral para realizar a ordenha no peito, fenômeno conhecido como "confusão de bicos", que é descrito como a dificuldade do bebê em encontrar a correta configuração oral para realizar a pega e a ordenha na mama após a exposição a um bico artificial.[27] Estudos indicaram que o uso precoce da chupeta (antes do primeiro mês de vida do bebê) e uso extensivo (mais que 2 h por dia) associou-se a maiores problemas de amamentação.[28,29]

As implicações do uso de chupeta para a saúde infantil são amplamente descritas na literatura. As principais evidências encontradas sobre o efeito negativo do uso de chupeta foram sistematizadas e agrupadas segundo as consequências em cada aspecto da saúde da criança: (1) funções orais e amamentação; (2) dentição; (3) otite média aguda; (4) segurança química, física e imunológica; (5) níveis de inteligência; e (6) vícios orais na vida adulta.

Sendo assim, é importante investir no diálogo e na escuta atenta e cuidadosa dos pais da criança e familiares durante todo o acompanhamento da criança, considerando os aspectos singulares a cada contexto, apoiando as decisões das famílias e adequando as recomendações/estratégias. Ao se privilegiar uma comunicação mais efetiva, emoções que geram culpa, dor, pressão social e obrigação, as quais são frequentes, podem ser acolhidas pelos profissionais de saúde e aproveitadas para uma reflexão sobre os diferentes sentidos que a amamentação e o uso de chupeta podem ter para as pessoas envolvidas nesse processo. Cabe aos profissionais conduzir essa reflexão para que mães/pais/famílias encontrem o seu ponto de equilíbrio.[30]

Considerações sobre desmame

O desmame, que se constitui no momento final do processo de amamentação, apresenta literatura menos densa, em especial no que se refere ao aprofundamento das suas causas e, principalmente, à atuação profissional nessa fase. Para o ser humano, relaciona-se a fatores socioculturais e representa um tema complexo, que permeia questionamentos, culpa, orientações desencontradas e tabus, tanto por parte da mulher e sua família, como pela sociedade e por profissionais de saúde.[31] Dado que metade das crianças desmama antes dos doze meses,[13] há o estranhamento da amamentação entre bebês até próximo ou além dos dois anos de vida.[32]

As principais causas do desmame estão relacionadas com o trabalho materno, uso de chupetas, problemas no manejo, percepção de leite fraco, introdução de fórmulas infantis, entre outros.[33] Somam-se a essas causas a pressão realizada por profissionais de saúde, companheiros e familiares, além da crença de que aleitamento materno após determinada idade torna-se prejudicial para a criança sob o ponto de vista psicológico ou, mesmo, pressão.[31]

A amamentação prolongada é vista, inclusive por parte dos profissionais de saúde, como um distúrbio inter-relacional entre a mãe e o bebê[31] e, por isso, algumas mães omitem tal informação, para não enfrentarem o preconceito da sociedade.[34] Porém, o desestímulo à manutenção do aleitamento materno não se justifica, especialmente considerando que seus benefícios independem da idade.[4]

Tal como aponta Giugliani,[31] "assim como nenhuma criança começa a andar antes de estar pronta, nenhuma criança deveria ser desmamada antes de atingir a maturidade para tal". Não há evidências de riscos físicos ou psicológicos em bebês que mantiveram aleitamento materno para além dos dois anos de idade e, tampouco, em caso de nova gestação, sendo esta de baixo risco.[34]

O desmame pode ocorrer de diferentes formas e, sendo praticado naturalmente, tende a acontecer dos dois aos quatro anos de vida da criança.[35] Nesse cenário, evolui gradativamente e dialoga com o processo de desenvolvimento da criança, na medida em que esta vai adquirindo competências para tal. A mãe, por sua vez, contribui com o desmame por ser responsiva aos sinais do filho, sugerindo passos quando a criança estiver pronta para aceitá-los e impondo limites adequados à idade.[31]

Enquanto o desmame natural constitui-se em uma transição mais tranquila para o binômio mãe-filho, preenchendo as necessidades fisiológicas, imunológicas e psicológicas da criança e fortalecendo a relação mãe-filho, o desmame abrupto deve ser desencorajado, pois pode desencadear sentimentos de insegurança e alterações de comportamento. Para a mãe, o desmame que não foi bem concebido pode precipitar tanto problemas físicos como ingurgitamento mamário e mastite, além de tristeza e luto pela perda da amamentação ou pelas mudanças hormonais.[35]

No processo de decisão, o apoio do profissional de saúde faz-se primordial para acolhimento das demandas que surgirem. Inclusive, cabe ao profissional o apoio frente à decisão da mulher de continuar ou não a amamentação, sendo importante conhecer as experiências e sentimentos dessas mulheres na tentativa de compreender sua escolha.[34] Ao se deparar com a situação da mulher que deseja ou precisa do desmame, recomenda-se que o profissional acolha suas motivações, dialogando com relação a possíveis causas que possam ser contornadas. Cabe ao profissional ouvir a mãe e ajudá-la na tomada de decisão. Porém, a decisão da mulher sempre deve prevalecer.[36]

CONSIDERAÇÕES FINAIS

Evidências sobre os benefícios individuais, sociais e ambientais da proteção, promoção e suporte à amamentação estão bem estabelecidos. O atual cenário epidemiológico do país, em relação aos índices de amamentação, requisita inovações tanto na formulação e implementação das políticas públicas como na capacitação profissional e entrega do aconselhamento e manejo da amamentação. Neste capítulo, apresentamos brevemente pilares essenciais do conceito ampliado de manejo da amamentação, trazendo importantes evidências científicas e referências para a prática profissional no contexto das políticas públicas brasileiras.

REFERÊNCIAS

1. Kramer MS, Kakuma R. Optimal duration of exclusive breastfeeding. Cochrane Database Syst Rev. 2012 Aug 15;(8):CD003517. doi: 10.1002/14651858.CD003517.
2. Rollins NC, Bhandari N, Hajeebhoy N, Horton S, Lutter CK, Martines JC, et al. Why invest, and what it will take to improve breastfeeding practices? Lancet. 2016;387(10017):491-504.
3. Jones G, Steketee RW, Black RE, Bhutta ZA, Morris SS. Bellagio Child Survival Study Group. How many child deaths can we prevent this year? Lancet. 2003;362:65-71.
4. Victora CG, Bahl R, Barros AJ, França GV, Horton S, Krasevec J, et al. Breastfeeding in the 21st century: epidemiology, mechanisms, and lifelong effect. Lancet. 2016;387(10017):475-90.
5. Chowdhury R, Sinha B, Sankar MJ, Taneja S, Bhandari N, Rollins N, et al. Breastfeeding and maternal health outcomes: a systematic review and meta-analysis. Acta Paediatr. 2015 Dec;104(467):96-113.
6. O'Sullivan A, Farver M, Smilowitz JT. The influence of early infant-feeding practices on the intestinal microbiome and body composition in infants. Nutr Metab Insights. 2015;8(Suppl.1):1-9.
7. Gale C, Logan KM, Santhakumaran S, Parkinson JRC, Hyde MJ, Modi N. Effect of breastfeeding compared with formula feeding on infant body composition: a systematic review and meta-analysis 1-3. Am J Clin Nutr. 2012;95:656-69.
8. Victora CG, Horta BL, Loret de Mola C, Quevedo L, Pinheiro RT, Gigante DP, et al. Association between breastfeeding and intelligence, educational attainment, and income at 30 years of age: a prospective birth cohort study from Brazil. Lancet. 2015 Apr;3(4):e199-205.
9. Silva LR, Giugliani ERJ. Amamentação, economia e sustentabilidade. Rio de Janeiro: Sociedade Brasileira de Pediatria; 2016. Disponível em: http://www.sbp.com.br/fileadmin/user_upload/2016/08/Correio-Braziliense_amamentao.pdf. Acesso em: 7 maio 2018.
10. Kent G. Child feeding and human rights. Int Breastfeed J. 2006;1:27.
11. Pérez-Escamilla R, Sellen D. Equity in breastfeeding: where do we go from here? J Hum Lact. 2015 Feb;31(1):12-4.
12. Venancio SI, Saldiva SRDM, Monteiro CA. Tendência secular da amamentação no Brasil. Rev Saude Publica. 2013;47(6):1205-8.
13. Boccolini CS, Boccolini PMM, Monteiro FR, Giugliani ERJ, Venancio SI. Tendência de indicadores do aleitamento materno no Brasil em três décadas. Rev Saude Publica. 2017;51:108.
14. Ministério da Saúde do Brasil. Bases para a discussão da Política Nacional de Promoção, Proteção e Apoio ao Aleitamento Materno. Ministério da Saúde; 2017.
15. Monteiro FR, Buccini GS, Venâncio SI, Costa TH. Influence of maternity leave on exclusive breastfeeding. J Pediatr, Rio de Janeiro. 2017;93:475-81.
16. Abdulwadud OA, Snow ME. Interventions in the workplace to support breastfeeding for women in employment. Cochrane Database of Systematic Reviews 2012, Issue 10. Art. No.: CD006177. DOI: 10.1002/14651858.CD006177.pub3).
17. Sinha B, et al. Interventions to improve breastfeeding outcomes: a systematic review and meta-analysis. Acta Pædiatrica. 2015;104:114-35.
18. Alves ALN, de Oliveira MIC, de Moraes JR. Iniciativa Unidade Básica Amiga da Amamentação e sua relação com o aleitamento materno exclusivo. Rev Saude Publica. 2013;47(6):1130-40.
19. Vitolo MR, Bortolini GA, Feldens CA, Drachler ML. Impactos da implementação dos dez passos da alimentação saudável para crianças: ensaio de campo randomizado. Cad. Saude Publica. 2005 Oct;21(5):1448-57. Disponível em: http://www.scielo.br/scielo.php?script=sci_arttext&pid=S0102-311X2005000500018&lng=en. Acesso em: 8 maio 2018.

20. Venâncio SI, Escuder MML, Saldiva SRDM, Giugliani ERJ. A prática do aleitamento materno nas capitais brasileiras e Distrito Federal: situação atual e avanços. J. Pediatr, Rio de Janeiro. 2010 Aug;86(4):317-24. Disponível em: http://www.scielo.br/scielo.php?script=sci_arttext&pid=S0021--75572010000400012&lng=en. Acesso em: 8 maio 2018.
21. Buccini GS, Perez-Escamilla. Sistemas adaptativos complexos para implementação em escala de programas de proteção, promoção e apoio ao aleitamento materno. Instituto de Saúde (no prelo).
22. Rea MF. A review of breastfeeding in Brazil and how the country has reached ten months' breastfeeding duration. Cad Saude Publica. 2003;19(Suppl 1):S37-45.
23. Azevedo ARR, Alves VH, Souza RMP, Rodrigues DP, Branco MBLR, Cruz AFN. O manejo clínico da amamentação: saberes dos enfermeiros. Esc Anna Nery. 2015;19(3):439-45.
24. Organização Mundial da Saúde (OMS). Ten steps to successful breastfeeding (revised 2018). Genebra: OMS; 2018. Disponível em: http://www.who.int/nutrition/bfhi/ten-steps/en/. Acesso em: 7 maio 2018.
25. Buccini GS, Pérez-Escamilla R, Paulino LM, Araújo CL, Venancio SI. Pacifier use and exclusive breastfeeding interruption: systematic review and meta-analysis. Maternal & Child Nutrition. 2016. doi: 10.1111/mcn.12384
26. Soares MEM, Giugliani ERJ, Braun ML, Salgado ACN, Oliveira AP, Aguiar PR. Pacifier use and its relationship with early weaning in infants born at a child-friendly hospital. J Pediatr, Rio de Janeiro. 2003;79(4):309-16.
27. Neifert M, Lawrence R, Seacat J. Nipple confusion: toward a formal definition. J Pediatr. 1995;126(6):S125-9.
28. Righard L. Breastfeeding and the use of pacifiers. Birth. 1997;24(2):118-22.
29. Righard L. Are breastfeeding problems related to incorrect breastfeeding technique and the use of pacifier and bottles? Birth. 1998;25(1):40-4.
30. Sociedade Brasileira de Pediatria (SBP). Uso de chupeta em crianças amamentadas: prós e contras. Guia prático de atualização. Rio de Janeiro: SBP; 2017.
31. Giugliani ERJ. Desmame: fatos e mitos. Rio de Janeiro: SBP; 2016.
32. Mortensen K, Tawia S. Sustained breastfeeding. Breastfeed Rev. 2013 Mar;21(1):22-34.
33. Alvarenga SC, Castro DS, Leite FMC, Brandão MAG, Zandonade E, Primo CC. Fatores que influenciam o desmame precoce. Aquichán. 2017 Jan;17(1):93-103. Disponível em: http://www.scielo.org.co/scielo.php?script=sci_arttext&pid=S1657-59972017000100093&lng=en. http://dx.doi.org/10.5294/aqui.2017.17.1.9. Acesso em: 8 maio 2018.
34. Asociación Española de Pediatría (AEP). Lactancia materna em niños mayores o "prolongada". Madri: AEP; 2015.
35. Brasil. Ministério da Saúde. Secretaria de Atenção à Saúde. Departamento de Atenção Básica. Saúde da criança: aleitamento materno e alimentação complementar. 2.ed. Brasília: Ministério da Saúde; 2015.
36. Cruz NM, Melo MCP, Silva LS, Silva SPC. Vivência das mães na transição para o desmame natural. Arq. Ciênc. Saúde. 2017 jul-set;24(3)19-24.

Capítulo 15
DEFICIÊNCIAS NUTRICIONAIS EM LACTENTES

Adriana Passanha

INTRODUÇÃO

Os primeiros anos de vida são marcados por acelerados fenômenos de crescimento e desenvolvimento,[1] e, para que ocorram com sucesso, é fundamental que a criança receba todos os nutrientes necessários desde o nascimento.[2,3] Condutas alimentares inadequadas nesse período podem resultar em diversos desfechos negativos em curto, médio e longo prazos, como desnutrição, retardo de crescimento, oferta insuficiente de nutrientes essenciais, desenvolvimento de doenças crônicas não transmissíveis, aquisição de hábitos alimentares não saudáveis, diminuição no desempenho intelectual e prejuízos na vida laboral, os quais, dependendo do período e da gravidade, serão difíceis de apresentar reversão posteriormente.[1-3] Logo, os primeiros anos de vida compõem uma fase crítica em que os nutrientes influenciam o desenvolvimento nas suas várias vertentes: psicomotora, sensorial, cognitiva e comportamental.[3,4] Sendo assim, pode-se afirmar que atingir a alimentação ótima de crianças pequenas é considerado um componente essencial para garantir a segurança alimentar e nutricional de uma população.[1,5,6]

Uma alimentação balanceada corresponde àquela em que há equilíbrio entre a quantidade de calorias ingeridas e necessárias, além da distribuição de macronutrientes e ingestão de micronutrientes adequadas. O planejamento e a avaliação de dietas devem seguir as recomendações da Ingestão Dietética de Referência (*Dietary Reference Intakes*);[7] porém, é importante ressaltar que tais recomendações são resultantes de estudos em grupos populacionais com boas condições de saúde e crescimento e que não apresentam deficiências nutricionais, e estas últimas podem ocorrer em situações como erros alimentares, aproveitamento insuficiente dos nutrientes e depleção de reservas.[8] Assim, na presença dessas condições, as recomendações se tornam maiores.

Neste capítulo, serão abordados aspectos básicos relacionados a deficiências nutricionais de lactentes, com vistas a prevenir agravos à saúde (imediatos e posteriores). Embora aqui a descrição das possíveis deficiências nutricionais nessa população esteja separada por nutriente, é fundamental que pais e responsáveis sejam orientados sobre a importância dos alimentos e não do nutriente isolado para o adequado estado nutricional dos lactentes, a fim de incentivar o consumo alimentar saudável em vez da administração de suplementos. Ademais, ao realizar o planejamento de sua alimentação, é necessário considerar as limitações fisiológicas de seu organismo, pois nos primeiros meses de vida o trato gastrintestinal, os rins, o fígado e o sistema imunológico encontram-se em fase de maturação.[9] Deve-se destacar, ainda, que o leite materno é completo do ponto de vista nutricional e o melhor alimento a ser oferecido a menores de seis meses, e que nascidos a termo amamentados de forma exclusiva ao seio no primeiro semestre de vida dificilmente apresentam carências de nutrientes nesse período.

MACRONUTRIENTES

Carboidratos

Carboidratos são a principal fonte de energia proveniente da alimentação (4 kcal/g) e são essenciais no início da vida, pois a necessidade energética do recém-nascido a termo é de 90-120 kcal/kg/dia (é de três a quatro vezes maior que a do adulto).[6,8] A falta desse macronutriente em lactentes pode ser prejudicial porque o cérebro utiliza a glicose como principal substrato energético para a realização de suas funções. Quando há reduzida quantidade de carboidratos na dieta, o organismo ativa os processos de glicogenólise e gliconeogênese, ocasionando desregulação do metabolismo, pois as proteínas e os lipídios são desviados de suas funções originais para obtenção de energia. A deficiência de carboidratos na dieta de lactentes é considerada rara, mas, caso ocorra, pode causar sérias complicações para a saúde, como hipoglicemia, cetose, vômitos e dificuldade respiratória.[6,8]

As principais fontes alimentares de carboidratos são: arroz, pães, batata, mandioca, milho, macarrão e alimentos à base de amido de milho/farinhas. Recomenda-se que lactentes entre 6-12 meses consumam, diariamente, três porções de carboidratos; a partir dos 12 meses, até os 24 meses, a recomendação é de cinco porções diárias. Exemplos de porções: 2 colheres (sopa) de arroz/macarrão, 1 unidade média de batata, ½ unidade de pão tipo francês, 1 colher (sopa) de amido de milho/farinha.[1]

Ressalta-se que açúcar e alimentos ricos em açúcares (doces, guloseimas, bolachas, gelatina) também são fontes de carboidratos; entretanto, seu consumo deve ser desencorajado por estarem associados a desfechos negativos à saúde do lactente, como cáries, anemia e outras deficiências nutricionais.[1] As fibras, por se constituírem em carboidratos indigeríveis, não fornecem energia; porém, apresentam benefícios à saúde do lactente, principalmente em relação à melhora do trânsito intestinal e ao estímulo do crescimento de bifidobactérias no cólon. Ademais, não parece haver evidências de que as fibras interfiram negativamente na absorção de micronutrientes ou no processo de crescimento.[6] A principal consequência da quantidade insuficiente de fibras na alimentação de lactentes é a constipação intestinal. Fibras são encontradas em frutas, legumes, verduras, leguminosas, aveia, farelos e grãos integrais.

Proteínas

As proteínas são componente central na constituição dos seres humanos, apresentando uma série de funções no organismo, entre as quais: transporte de substâncias, proteção imunológica, relaxamento e contração muscular, transmissão de impulsos nervosos, função estrutural, função hormonal, função catalítica, e, em alguns casos, fornecimento de energia (4 kcal/g).[6] A maioria dos aminoácidos é considerada essencial para os lactentes, e, para que seu aproveitamento seja máximo, é importante a associação com a ingestão energética adequada; caso contrário, parte dos aminoácidos será destinada à produção de energia, com consequente declínio no crescimento.[6]

Em crianças, a desnutrição calórico-proteica se define como a queda de peso para a idade (<-2 escore-z), à qual se agrega a diminuição do peso para a altura (em caso de perda de peso recente) e o comprometimento de altura para a idade (se o quadro for crônico). A desnutrição calórico-proteica severa, caracterizada pela maior deficiência de proteína em relação à energia – *kwashiorkor* –, manifesta-se com edema e marasmo (os quais resultam, principalmente, de ingestão energética inadequada). O déficit proteico no segundo e no terceiro semestres de vida é especialmente preocupante, pois pode prejudicar o desenvolvimento psicomotor aos dois anos de idade.[4] Enfermidades como infecção e diarreia podem agravar esse quadro, além de condições como alergias alimentares, cirurgias, doenças intestinais ou outras situações clínicas que interferem na ingestão, digestão e absorção alimentar. Entre crianças em condições de pobreza ou marginalidade, essas manifestações são ainda mais graves, pela dificuldade em consumir as quantidades necessárias de proteínas. Além da oferta adequada de energia e micronutrientes, lactentes em tratamento para recuperação nutricional apresentam necessidades aumentadas de proteínas: aproximadamente 0,23 g para cada grama extra de tecido depositado.[6]

Carnes, aves, peixes, ovos, miúdos, lácteos e leguminosas constituem importantes fontes proteicas, sendo os alimentos de origem animal considerados proteínas de alto valor biológico: cada 100 g de carnes, peixes e ovos fornecem, aproximadamente, 20 g desse tipo de proteínas.[4] Recomenda-se, diariamente, que lactentes entre 6-24 meses consumam duas porções de carnes, miúdos ou ovos e duas porções de leguminosas. Exemplos de porções: 2 colheres (sopa) de carnes/miúdos, 1 ovo, 1 colher (sopa) de leguminosas. Deve-se ressaltar que, até os dois anos, o leite materno pode ser a única fonte láctea da alimentação de lactentes. No caso daqueles completamente desmamados, recomenda-se o consumo diário de três porções de lácteos dos 6-24 meses de idade. Exemplos de porções: 1 copo (americano) de leite (ou a quantidade equivalente em fórmula infantil), 1 pote de iogurte natural/coalhada caseira, 1 fatia fina de queijo.[1]

Lipídios

Os lipídios são determinantes para a densidade energética da alimentação infantil – fornecem 9 kcal/g – e constituem o maior depósito de energia corporal.[6] Atuam na estruturação das membranas celulares, na maturação do sistema nervoso central e da retina, e na mielinização.[4,6] Ácidos graxos ômega-3 e ômega-6 são considerados essenciais também nos primeiros anos de vida.[9] A deficiência de ômega-3 pode provocar alterações na acuidade visual e prejudicar, posteriormente, o raciocínio lógico, a atenção e a orientação.[6]

No primeiro ano de vida não existem recomendações em relação à quantidade de lipídios presente na dieta; é necessário apenas promover o equilíbrio entre os ácidos graxos (saturados e insaturados) e a ingestão energética adequada dos demais macronutrientes.[7] Os Comitês de Nutrição da Academia Americana de Pediatria e da Associação Americana de Cardiologia recomendam que não deve haver restrição de gordura e colesterol durante os dois primeiros anos de vida, considerando que ambos são importantes para a mielinização. Para lactentes entre um e dois anos com quadro de obesidade, o uso de alimentos com baixo teor de gorduras deve ocorrer sob supervisão, para evitar deficiências nutricionais e déficit de crescimento.[9]

Como os lipídios já estão naturalmente presentes nas carnes e no preparo de refeições salgadas, deve-se ter cautela ao adicionar gorduras aos alimentos consumidos pelos lactentes. Recomenda-se que, entre 6-24 meses, o consumo diário seja de, no máximo, duas porções de óleos e gorduras. Exemplos de porção: 1 colher (sobremesa) de óleo vegetal; 1 colher (chá) de manteiga.[1] O leite materno constitui-se em importante fonte de ômega-3 e ômega-6. Óleos vegetais são boas fontes de ômega-6, enquanto é possível encontrar o ômega-3 em nozes, linhaça, salmão, sardinha, tainha, e óleos de soja e de canola.[9] Não há recomendações de suplemento de ácidos graxos poli-insaturados para lactentes.[6]

MICRONUTRIENTES

Cálcio

O cálcio é o mineral mais comum no organismo humano, sendo essencial para mineralização de ossos e dentes.[6] A ingestão adequada de cálcio nos primeiros anos de vida é de extrema importância para o pico de massa óssea, que ocorrerá ao longo da infância e da adolescência. O cálcio também participa dos processos de contração muscular, transmissão de impulsos nervosos e liberação de hormônios, como a insulina.[4,6,10]

Os efeitos da ingestão reduzida de cálcio em crianças pequenas ainda não estão totalmente elucidados, sobretudo em virtude do fato de que a baixa ingestão de cálcio nessa fase em geral associa-se à baixa ingestão de outros nutrientes e/ou à presença concomitante de alguma doença, dificultando a interpretação e os efeitos do déficit isolado de cálcio. Ademais, em decorrência da questão ética, estudos de intervenção com baixas quantidades de cálcio em longo prazo tornam-se inviáveis.[6]

O cálcio é encontrado no leite e seus derivados, nas verduras verde-escuras (brócolis, couve-manteiga, espinafre), e em alguns tipos de peixe (como a sardinha). Entretanto, a presença de fitato, fosfato, oxalato e celulose nos alimentos vegetais pode prejudicar a absorção desse mineral, enquanto a lactose – presente naturalmente nos alimentos lácteos –, alguns aminoácidos (como lisina e arginina) e a vitamina D auxiliam na sua absorção. Dessa forma, os alimentos lácteos constituem as principais fontes alimentares de cálcio.[6,8,10] Como a alimentação de boa parte dos lactentes é predominantemente láctea, sobretudo daqueles menores de um ano, a deficiência de cálcio nessa fase pode ser considerada rara.

Recomenda-se que o leite materno seja o único alimento lácteo da dieta até os dois anos (ou mais). No caso de lactentes desmamados, o consumo de três porções de leite e derivados suprirá, além das necessidades proteicas, a quantidade necessária de cálcio entre os 6-24 meses (para exemplos de porções de tais alimentos, vide tópico "Proteínas" deste capítulo). Em situações de intolerância ao leite, é importante que haja um cuidado maior para que a ingestão recomendada de cálcio seja assegurada; nessas condições, pode ser necessária a utilização de alimentos enriquecidos com cálcio ou suplemento medicamentoso.[8]

Ferro

O ferro é um nutriente que merece atenção especial porque sua carência pode interferir na mielinização dos neurônios, levar a atraso no desenvolvimento psicomotor[4,6] e resultar em anemia ferropriva, a qual se constitui em um dos maiores problemas nutricionais da infância na atualidade, tanto em países desenvolvidos como naqueles em desenvolvimento.[5] A carência de ferro se instala de maneira lenta e gradual: no primeiro estágio ocorre diminuição da ferritina sérica, e na etapa mais grave há a diminuição dos níveis de hemoglobina.[6,10] Lactentes com mais de seis meses representam o principal grupo de risco para deficiência de ferro, pois nesse período seus estoques estão reduzidos, a velocidade de crescimento é rápida (o que aumenta suas necessidades) e a ingestão alimentar geralmente não alcança as recomendações nutricionais desse mineral.[6,10]

O leite materno contém ferro de alta biodisponibilidade: absorção de 50% – quatro vezes maior que o leite de vaca. Porém, a partir do momento em que o lactente começa a receber outros alimentos, essa absorção diminui consideravelmente.[1,6,10] A curta duração da amamentação exclusiva, somada à oferta precoce de alimentos pobres em ferro, aumenta o risco da deficiência desse mineral entre lactentes.[10]

Carnes e vísceras contêm ferro heme, de boa biodisponibilidade (absorção de 15-20%). Alimentos de origem vegetal (como leguminosas e verduras verde-escuras) possuem ferro não heme, que tem baixa biodisponibilidade (absorção de 5-10%); para auxiliar a sua absorção, recomenda-se a ingestão concomitante de alimentos ricos em vitamina C (como boa parte das frutas) ou de fontes de ferro heme.[8,10,11] Ademais, o consumo de alimentos ricos em ferro deve ocorrer em horários distintos dos alimentos lácteos, pois o cálcio diminui a biodisponibilidade do ferro – o elevado consumo de leite de vaca entre menores de dois anos é um dos grandes responsáveis pela alta incidência de anemia ferropriva nessa faixa etária. Deve-se evitar, também, que lactentes consumam alimentos que contenham agentes inibidores da absorção do ferro, como café, chocolate, chá e refrigerante.[9,10]

Os alimentos complementares devem fornecer de 70-80% das necessidades de ferro no primeiro ano de vida, e quase 100% no segundo ano; por essa razão, dificilmente é possível atender às recomendações desse mineral somente por meio da alimentação entre os seis meses e os dois anos de vida.[12] O Ministério da Saúde orienta a suplementação profiláctica de ferro para lactentes de 6-24 meses de maneira universal, na dosagem diária de 1 mg de ferro elementar/kg de peso.[11] É importante ressaltar que, no Brasil, as farinhas de trigo e de milho são fortificadas com ferro (4,2 mg de ferro/100 g de farinha).[13]

Zinco

O zinco é um mineral essencial para o desenvolvimento por ser cofator de mais de 300 enzimas e por participar do metabolismo no hormônio do crescimento, sendo fundamental, portanto, para a adequada velocidade de crescimento. O zinco também tem papel importante no sistema imune, no desenvolvimento sexual e cognitivo[6,10] e na manutenção da concentração normal de vitamina A no plasma.[4] A deficiência de zinco pode levar à desaceleração do crescimento, prejuízos na maturação sexual, comprometimento das funções cognitivas, diminuição do apetite e do paladar, deficiências no sistema imune, além de afetar o processo de cicatrização.[4,6,8,10] Sua carência está associada à anemia falciforme; ademais, atribui-se a quantidades insuficientes de zinco uma doença rara denominada acrodermatite enteropática, que se desenvolve durante os primeiros meses após o desmame.[6]

A deficiência isolada de zinco é rara,[8] e normalmente ocorre em associação com a carência de ferro e proteínas, considerando que se tratam das mesmas fontes alimentares.[6] A absorção intestinal de zinco pode ser diminuída na presença de taninos, fitato, oxalato e polifenóis; porém, a fermentação do pão e de grãos pode auxiliar na hidrólise do fitato, diminuindo sua ação inibitória. Proteínas de origem animal, ácidos orgânicos e fosfatos podem facilitar a absorção do mineral.[6] As principais fontes alimentares de zinco são: carnes vermelhas, fígado, miúdos, ovos e alguns frutos do mar.[10] A partir dos seis meses, recomenda-se que 50-70% das necessidades de zinco sejam supridas pelos alimentos complementares.[9]

Iodo

O iodo é necessário para a síntese de hormônios tireoidianos, os quais têm papel importante no crescimento físico e neurológico e na manutenção do fluxo de energia.[4,10] Segundo o Conselho Internacional para o Controle das Doenças causadas pela Deficiência de Iodo, a carência de iodo é a causa mais comum e prevenível de retardo mental e danos cerebrais no mundo.[4] Sua deficiência é mais séria entre recém-nascidos e crianças pequenas, levando à maior incidência de mortalidade neonatal, aborto espontâneo, anormalidades congênitas, cretinismo, danos neurológicos irreversíveis, atraso no desenvolvimento cerebral, além de prejuízos no ganho de estatura, na capacidade motora, na fala e na audição.[4,10]

Peixes, animais marinhos e sal de cozinha são boas fontes de iodo.[9] No Brasil, desde a década de 1950, é obrigatória a iodação do sal destinado ao consumo humano; a dosagem estipulada pela legislação atual é de 15-45 mg de iodo/kg de sal.[14]

Vitamina A

A vitamina A é necessária para manutenção, crescimento e proliferação de células epiteliais, desenvolvimento pulmonar, integridade do trato respiratório e saúde ocular.[6,10] Ainda, em virtude de seu importante papel no sistema imunológico, pode reduzir a gravidade das doenças e a mortalidade entre lactentes.[8] Sua carência está associada à desnutrição energético-proteica[10] e ao maior número de infecções[8]. Prematuros, muitas vezes, apresentam déficit dessa vitamina ao nascimento, podendo desenvolver problemas respiratórios, retinopatia e imunodeficiência.[6,10] A deficiência da vitamina A é considerada uma das principais causas evitáveis de cegueira no mundo.[10,15]

A partir dos seis meses, é importante atentar-se ao consumo de alimentos de cor amarela ou alaranjada que sejam cultivados localmente, por conterem carotenoides (precursores de vitamina A). A oferta de fígado e ovos também é recomendada, por serem importantes fontes da vitamina.[1,10] No Brasil, o Programa Nacional de Suplementação de Vitamina A determina que, em regiões com alta prevalência de deficiência dessa vitamina, além dos cuidados com a alimentação, seja realizada sua suplementação medicamentosa na forma de megadoses por via oral: uma dose de 100.000 UI para lactentes de 6-11 meses, e doses semestrais de 200.000 UI para crianças de 12-59 meses.[15]

Vitamina D

A vitamina D é fundamental para a homeostase do cálcio e para o desenvolvimento ósseo. Sua deficiência pode resultar em fraturas, osteoporose, osteomalácia e raquitismo[6] – esta última condição pode ocorrer em lactentes que se alimentam exclusivamente do leite materno por mais de seis meses e que não são expostos ao sol.[10]

Além do leite materno, são poucos os alimentos que contêm vitamina D na forma natural, os quais incluem alguns tipos de peixe (como sardinha e salmão), óleo de fígado de peixe e gema de ovo; com isso, a quantidade diária recomendada dessa vitamina é muito difícil de ser alcançada apenas pela alimentação. A maior parte da vitamina D é adquirida por meio da síntese cutânea mediante exposição ao sol; portanto, para que não haja deficiência, recomenda-se a exposição direta da pele à luz solar a partir da segunda semana de vida, sendo suficiente a cota de seis a oito minutos por dia, três vezes por semana, se a criança estiver usando apenas fralda, ou de 17 minutos diários, se só a face e as mãos estiverem expostas ao sol. Como os efeitos de tal exposição sobre a síntese da vitamina D são menores em lactentes com pele escura e/ou sob efeito de protetor solar, nesses casos, é necessário aumentar o tempo de exposição à luz solar. Lactentes que não são amamentados e que não são expostos ao sol, bem como aqueles desmamados que recebam menos de 500 mL/dia de fórmula infantil, devem ser suplementados diariamente com 400 UI de vitamina D até os 18 meses.[6,9]

Vitamina E

A vitamina E é um dos antioxidantes utilizados pelo lactente para prevenir problemas pulmonares, visuais e no sistema imunológico. Sua deficiência é rara nos primeiros anos de vida; entretanto, recém-nascidos prematuros apresentam baixas reservas de vitamina E, com absorção intestinal limitada.[10] Naqueles de muito baixo peso ao nascer, a suplementação pode ser necessária a fim de evitar uma possível deficiência.[6,10] A Sociedade Americana de Nutrição Clínica e a Academia Brasileira de Pediatria recomendam suplementação diária na dosagem de 2,8-7,0 UI para recém-nascidos de 0,5-1,5kg.[6]

As principais fontes alimentares da vitamina E são: azeite, óleos vegetais, manteiga, gema de ovo, cereais integrais e folhas verdes.[9,10] Lactentes que recebem leite materno dificilmente terão deficiência da vitamina; já aqueles que não são mais amamentados precisam receber fórmulas que contenham vitamina E e ácidos graxos poli-insaturados em sua composição para prevenir a carência dessa vitamina.[6]

Vitamina K

A vitamina K é cofator essencial para reações que participam do processo de coagulação sanguínea. Como alguns fatores de coagulação são dependentes da síntese hepática de vitamina K, sua carência pode induzir à hemorragia no lactente. O uso de anticoagulantes pela mãe também pode levar à deficiência de vitamina K entre lactentes.[10]

Recém-nascidos prematuros têm maior risco de desenvolver o quadro de hemorragia em virtude da dificuldade de absorção de gorduras nos primeiros dias de vida; portanto, necessitam de maior atenção a fim de evitar essa complicação, que pode ocorrer até os três meses de idade. Com o objetivo de evitar a doença hemorrágica nessa população, administra-se vitamina K na dose de 1 mg por via intramuscular logo após o nascimento.[6,9,10] Não há evidências de que a administração de vitamina K em gestantes (imediatamente antes do parto ou mesmo iniciada no último mês de gestação) previna, de forma significativa, a doença hemorrágica.[16]

A única fonte de vitamina K nos primeiros meses de vida é a alimentar, pois a flora intestinal de lactentes ainda é estéril e não há, portanto, síntese dessa vitamina pelo seu organismo. A vitamina K é encontrada em vegetais folhosos verdes, óleos vegetais, manteiga e fígado.[6,10]

Vitamina C (ácido ascórbico)

A vitamina C está envolvida na síntese de colágeno e de carnitina, é componente essencial do tecido conjuntivo, tem função antioxidante e auxilia na absorção de ferro não heme. Sua deficiência é rara entre lactentes, mas pode acometer aqueles que não são amamentados, que consomem poucas frutas e hortaliças, ou que são alimentados com fórmulas deficientes em vitamina C. O escorbuto é a doença clássica da carência dessa vitamina, caracterizada por sangramento no tecido conjuntivo que dá suporte aos ossos, inadequado desenvolvimento ósseo, disfunção pulmonar, hemorragia e perda de apetite e de peso.[6,10]

São fontes alimentares de vitamina C: frutas cítricas (laranja, limão, tangerina), acerola, morango, goiaba, caju, tomate, pimentão e verduras verde-escuras.[6,9,10] Como é amplamente encontrada em diversos alimentos, no caso de deficiência em bebês deve-se avaliar individualmente a necessidade de suplementação.

Vitaminas do complexo B

Tiamina (vitamina B1)

A tiamina possui funções enzimáticas e não enzimáticas, sendo importante para o metabolismo de carboidratos e lipídios. A principal causa da deficiência entre lactentes é a amamentação cujas mães estejam com dieta deficiente em tiamina. Sua carência pode ocasionar beribéri, uma doença que afeta os sistemas cardiovascular e nervoso e, quando grave, pode evoluir para óbito. As principais fontes alimentares de tiamina são cereais integrais e carnes, podendo ser encontrada também em verduras, leite e derivados, frutas e ovos.[10]

Riboflavina (vitamina B2)

A riboflavina é essencial para o crescimento, a reparação dos tecidos e a produção de coenzimas que atuam no metabolismo de carboidratos, lipídios e proteínas. Sua deficiência é mais comum em lactentes de muito baixo peso ao nascer; nesses casos, a suplementação pode ser necessária.[6] Leite e derivados, ovos e carnes são importantes fontes alimentares de riboflavina.[10]

Niacina (vitamina B3)

A niacina participa da formação de importantes coenzimas. Sua deficiência causa pelagra, cujos sintomas são caracterizados por alterações digestivas (vômitos e diarreia), neurológicas e, principalmente, cutâneas (semelhantes a queimaduras solares), e costuma estar associada à carência de outros micronutrientes. A niacina é amplamente encontrada em alimentos de origem animal e vegetal, como carnes, fígado, cereais e legumes.[10]

Piridoxina (vitamina B6)

A piridoxina atua como coenzima no metabolismo de carboidratos e lipídios, auxilia no transporte de oxigênio pela hemoglobina e participa de diversas reações no sistema nervoso. Em lactentes, a deficiência pode ocasionar anemia microcítica e convulsões. As fontes alimentares de piridoxina são: fígado, cereais integrais, leguminosas, batata, banana e aveia.[10]

Ácido fólico (vitamina B9)

O ácido fólico é essencial para síntese de DNA e RNA e, portanto, para o crescimento e divisão celular. Também é necessário para a formação de células sanguíneas.[6,10] Sua carência pode ocasionar retardo de crescimento, alterações funcionais no intestino e retardo na maturação cerebral.[10] Os estoques dessa vitamina são reduzidos ao nascimento e, em função do crescimento acelerado, são rapidamente depletados. Prematuros apresentam necessidades aumentadas pela baixa reserva hepática, formada no segundo trimestre de gestação.[10] Um dos indicadores de sua deficiência é a elevação dos níveis séricos de homocisteína.[6] Vísceras, carnes, ovos, feijão e vegetais folhosos verde-escuros são importantes fontes alimentares. No leite materno, a concentração depende do estado de ácido fólico na mulher.[10] Além do ferro, as farinhas de trigo e milho também são fortificadas com ácido fólico no Brasil (150 µg de ácido fólico/100 g de farinha).[13]

Cobalamina (vitamina B12)

A cobalamina também atua como cofator enzimático e está envolvida na síntese de DNA.[6,10] Sua deficiência pode ser evidenciada pelo aumento dos níveis plasmáticos de homocisteína (semelhante ao ácido fólico), e representa risco elevado de comprometimento do crescimento cerebral, déficit pôndero-estatural, anemia megaloblástica, regressão psicomotora, hipotonia muscular, retardo da mielinização, neuropatia periférica e, mais excepcionalmente, microcefalia e atrofia cerebral.[4,6,10] Normalmente, os estoques de cobalamina estão adequados até o primeiro ano de vida, mesmo quando a concentração no leite materno for insuficiente; entretanto, pode ocorrer depleção em lactentes que recebem dietas vegetarianas ou veganas,[4] ou que são amamentados exclusivamente por mães que, há muitos anos, são vegetarianas restritas ou veganas, ou que apresentem quadro de anemia perniciosa.[6,8,10] As principais fontes de cobalamina são os alimentos de origem animal: carnes, fígado, leites e derivados.[6,8,10]

Biotina (vitamina H)

A biotina atua como cofator enzimático no metabolismo de carboidratos, proteínas e lipídios. Sua deficiência é muito rara, mas pode ser um fator importante para a morte súbita na infância, e, quando acontece durante a gestação (o que ocorre principalmente no primeiro trimestre), pode ser teratogênica em virtude do aumento na concentração de ácidos graxos. São fontes alimentares de biotina: gema de ovo, fígado, soja, couve-flor e espinafre.[10]

OUTROS ASPECTOS RELEVANTES SOBRE DEFICIÊNCIAS NUTRICIONAIS EM LACTENTES

Alimentação do lactente doente

Infecções frequentes podem desencadear um ciclo vicioso e comprometer o estado nutricional de lactentes; portanto, deve-se sempre considerar a redução do apetite e o risco de deficiências nutricionais nessas condições. Para lactentes doentes, recomenda-se o aleitamento materno sob livre demanda, e a oferta de seus alimentos complementares saudáveis preferidos em pequenas quantidades e em maior número de vezes ao dia. Ainda, pode ser necessária a modificação da consistência (alimentos mais pastosos), para facilitar a aceitação. Após o processo infeccioso, estando convalescente, o lactente estará pronto para recuperar o desenvolvimento (fase anabólica); portanto, necessitará da oferta frequente e adequada de nutrientes.[1,9]

Alimentos ultraprocessados

Alimentos ultraprocessados se constituem de formulações industriais que envolvem diversas etapas de processamento e adição de ingredientes como sal, açúcar, gorduras e substâncias de uso exclusivamente industrial. São exemplos de alimentos ultraprocessados: vários tipos de guloseimas (balas, chicletes, pirulitos), bebidas açucaradas (refrigerante, sucos artificiais), biscoitos recheados, salgadinhos de pacote, macarrão instantâneo e embutidos.[17] Alimentos ultraprocessados possuem alta densidade energética e baixo valor nutricional, e podem associar-se à anemia, ao excesso de peso e às alergias alimentares, prejudicar a digestão e absorção de nutrientes e interferir negativamente no consumo de alimentos mais nutritivos.[1,3] Ademais, muitas vezes alimentos ultraprocessados não são consumidos entre as principais refeições, e sim substituindo-as, o que torna seu consumo ainda mais preocupante entre lactentes. O consumo excessivo desses alimentos pode ser acompanhado de importantes deficiências de vitaminas e minerais. A essa situação contraditória atribui-se o nome de "fome oculta", um quadro que não está vinculado à pobreza ou à desnutrição e é caracterizado pela desnutrição por nutrientes específicos que demora a apresentar sinais clínicos.[6]

Fórmulas infantis

Lactentes que não se encontram em aleitamento materno e estão recebendo fórmulas infantis precisam de atenção especial. Quando administradas na diluição correta e em quantidades adequadas para cada faixa etária, a oferta de nutrientes normalmente atinge as recomendações nutricionais, não sendo necessária a suplementação de vitaminas e minerais.[9] Porém, a administração de fórmulas muito diluídas, em quantidades insuficientes ou com composição inadequada pode levar a deficiências nutricionais importantes. Destaca-se ainda que, por mais adaptadas e modificadas que sejam, fórmulas infantis não possuem componentes relevantes para o adequado desenvolvimento infantil, como fatores imunológicos, enzimas e fatores de crescimento, os quais são encontrados somente no leite materno; portanto, deve-se sempre estimular a amamentação nos primeiros anos de vida. Ademais, considerando a adição de inúmeras substâncias que as fórmulas infantis sofrem na tentativa de se equiparar ao leite materno, é pertinente questionar se esses produtos não podem ser classificados como "alimentos ultraprocessados".

CONSIDERAÇÕES FINAIS

Considerando a importância da alimentação no crescimento e desenvolvimento infantil, na prevenção de agravos à saúde e na formação de hábitos alimentares saudáveis, é fundamental a promoção de uma alimentação balanceada logo nos primeiros anos de vida. A fase da alimentação complementar é considerada delicada do ponto de vista nutricional porque pode levar a deficiências importantes de nutrientes, se não houver o consumo de diferentes grupos alimentares e se a diversidade na ingestão entre alimentos de um mesmo grupo for insuficiente, considerando que os nutrientes estão distribuídos nos alimentos de forma variada. O incentivo ao aleitamento materno exclusivo no primeiro semestre de vida e sua continuidade até os dois anos ou mais, bem como a oferta de alimentos saudáveis e de forma variada a partir do sexto mês de vida, contribuirão para melhores desfechos em saúde em curto, médio e longo prazos.

Sendo assim, é essencial que o nutricionista e a equipe de saúde estejam atentos a esses aspectos. Cada nutriente apresenta funções diferenciadas e específicas no organismo, mas que se complementam. As deficiências nutricionais se manifestam de formas variadas, mas dificilmente ocorrem de forma isolada. A avaliação completa e detalhada dos lactentes que acompanham, de forma ampliada e integral, contribuirá para a promoção do desenvolvimento infantil saudável e para a prevenção de possíveis deficiências nutricionais.

REFERÊNCIAS

1. Brasil. Ministério da Saúde. Secretaria de Atenção à Saúde, Departamento de Atenção Básica. Dez passos para uma alimentação saudável: guia alimentar para menores de dois anos – um guia para o profissional da saúde na atenção básica. 2.ed. Série A: normas e manuais técnicos. Brasília (DF): Ministério da Saúde; 2010. 72p.

2. Organização Mundial da Saúde (OMS). The optimal duration of exclusive breastfeeding: a systematic review. Geneva: WHO; 2002. 47p.
3. Pan American Health Organization, World Health Organization. Guiding principles for complementary feeding of the breastfed child. Washington (DC): PAHO; 2003. 40p.
4. Comissão de Nutrição da Sociedade Portuguesa de Pediatria. Alimentação e Nutrição do Lactente. Acta Pediatr Port. 2012;43(Supl 2):17-40.
5. Brasil. Ministério da Saúde. Secretaria de Atenção à Saúde, Departamento de Atenção Básica. Saúde da criança: aleitamento materno e alimentação complementar (Cadernos de Atenção Básica, n. 23). 2.ed. Brasília (DF): Ministério da Saúde; 2015. 184p.
6. Fisberg M, Barros de MJL. O papel dos nutrientes no crescimento e desenvolvimento infantil. 1.ed. São Paulo: Sarvier; 2008. 186p.
7. National Academy of Sciences. Dietary Reference Intakes Tables and Application – Table: DRI Values Summary. Washington (DC); 2011 [atualizado em 27 jul 2017]. Disponível em: http://nationalacademies.org/DRIs. Acesso em: 25 mar 2018.
8. Sangalli CN, Vitolo MR. Recomendações nutricionais para crianças. In: Vitolo MR. Nutrição: da gestação ao envelhecimento. 2.ed. Rio de Janeiro: Rubio; 2015. p. 191-201.
9. Sociedade Brasileira de Pediatria. Manual de orientação para alimentação do lactente, do pré-escolar, do escolar, do adolescente e na escola. 3.ed. Rio de Janeiro: Sociedade Brasileira de Pediatria; 2012. 148p.
10. Cardoso MA. Nutrição humana. Rio de Janeiro: Guanabara Koogan; 2013. 345p.
11. Brasil. Ministério da Saúde. Secretaria de Atenção à Saúde, Departamento de Atenção Básica. Programa Nacional de Suplementação de Ferro: manual de condutas gerais. Brasília (DF): Ministério da Saúde; 2013a. 24p.
12. Organização Mundial da Saúde (OMS). Complementary feeding of young children in developing countries: a review of current scientific knowledge. Geneva: WHO; 1998. 228p.
13. Brasil. Resolução RDC n. 344, de 13 de dezembro de 2002. Revoga a Resolução RDC n. 15, de 21 de fevereiro de 2000. Diário Oficial da União. 18 dez 2002. Seção 1:58.
14. Brasil. Resolução RDC n. 23, de 13 de abril de 2013. Dispõe sobre o teor de iodo no sal destinado ao consumo humano e dá outras providências. Diário Oficial da União. 25 abr 2013. Seção 1:55.
15. Brasil. Ministério da Saúde. Secretaria de Atenção à Saúde, Departamento de Atenção Básica. Manual de condutas gerais do Programa Nacional de Suplementação de Vitamina A. Brasília (DF): Ministério da Saúde; 2013. 34p.
16. Crowther CA, Crosby DD, Henderson-Smart DJ. Vitamin K prior to preterm birth for preventing neonatal periventricular haemorrhag. Cochrane Database Sist Rev. 2010;20(1). 55p.
17. Brasil. Ministério da Saúde. Secretaria de Atenção à Saúde, Departamento de Atenção Básica. Guia alimentar para a população brasileira. 2.ed. Brasília (DF): Ministério da Saúde; 2014. 156p.

Capítulo 16

DEFESA E PROTEÇÃO DO ALEITAMENTO MATERNO

Rosana Maria Polli Fachini De Divitiis
Viviane Laudelino Vieira

INTRODUÇÃO

Quando as famílias não recebem apoio, informações corretas e assistência qualificada da equipe de saúde, é provável que sejam influenciadas por práticas de promoção comercial de alimentos para "substituir" a amamentação, o que leva ao desmame precoce. Tais práticas, muitas vezes não éticas, são usadas para influenciar não somente as famílias, mas também os que podem prescrever (pediatras e nutricionistas) produtos para serem usados como alternativa alimentar.[1]

Diante desse cenário, no Brasil, há dispositivos legais distintos que, direta ou indiretamente, protegem a amamentação.[2] É imperativo que o profissional de saúde conheça-os, visando a favorecer tanto o início como a manutenção da amamentação.

Assim, os objetivos deste capítulo são conhecer os instrumentos de proteção legal do aleitamento materno no Brasil, além dos direitos trabalhistas assegurados pela legislação nesse campo.

INSTRUMENTOS DE PROTEÇÃO LEGAL DA AMAMENTAÇÃO

A fabricação e a comercialização de fórmulas infantis e de artigos de puericultura, como mamadeiras e chupetas, historicamente apresentam-se crescentes e com amplo impacto econômico. Ao longo do século XIX, entretanto, também se tornou mais evidente a relação entre o desmame precoce e a publicidade de alimentos. Em 1939, a pediatra Cicely Williams, em palestra no Rotary Club de Singapura intitulada *"Milk and Murder"*, denunciou as mortes infantis, declarando que a propaganda enganosa sobre alimentação infantil deveria ser punida. Em

1960, essas advertências também foram feitas por outros profissionais, especialmente Derrick Jelliffe, do Instituto de Alimentação e Nutrição da Jamaica. Nos anos de 1970, algumas pesquisas em diferentes partes do mundo, inclusive em cidades brasileiras, documentaram o desmame precoce e abandono da prática de amamentar.[3] A criação da rede International Baby Food Action Network (IBFAN), em 1979, a partir da união de um grupo de profissionais de diferentes países com o objetivo de controlar e monitorar as estratégias de *marketing* das empresas, também se constituiu em valioso passo.[4]

Na tentativa de restringir a comercialização inadequada, existem regras legais de proteção ao aleitamento materno. A primeira iniciativa brasileira no campo da proteção legal data de 1988, quando foi aprovada a Norma de Comercialização de Alimentos para Lactentes (NCAL), seguindo a recomendação da Assembleia Mundial de Saúde (AMS) que instituiu o Código Internacional de Comercialização de Substitutos do Leite Materno.[2] Esse Código continha o mínimo necessário para que os signatários ampliassem e adotassem medidas para coibir práticas de publicidade "não éticas" provenientes do setor produtivo.

Dada a subjetividade da NCAL, a primeira revisão na legislação ocorreu em 1992, com a publicação da Norma Brasileira de Comercialização de Alimentos para Lactentes.[5] Entre 2001 e 2002, ocorreu a segunda revisão, resultando na publicação de três documentos, a Portaria do Ministério da Saúde n. 2.051/2001[6] e as Resoluções da Diretoria Colegiada (RDC) da Agência Nacional de Vigilância Sanitária (Anvisa), RDC n. 221/2002[7] e RDC n. 222/2002.[8] A composição desses três documentos ficou conhecida como a Norma Brasileira de Comercialização de Alimentos para Lactentes e Crianças de Primeira Infância, Bicos, Chupetas e Mamadeiras (NBCAL), que revela a atuação do Estado na prática de políticas públicas, amparada pela Constituição Federal, pelo Estatuto da Criança e do Adolescente e pelo Código de Defesa do Consumidor, portanto, de caráter cogente.

O objetivo da Portaria Ministerial n. 2.051/2001 é regulamentar as diversas formas de promoção comercial dos produtos que competem com a amamentação quanto aos aspectos relativos à produção de material educativo e técnico-científico sobre alimentação infantil, à atuação dos fabricantes junto aos serviços, profissionais de saúde e suas entidades de classe.[6] A RDC n. 221/2002 dispõe sobre a promoção e comercialização de bicos, chupetas, mamadeiras e protetores de mamilo,[7] e a RDC n. 222/2002 sobre os aspectos relativos à promoção e comercialização dos alimentos para lactentes e crianças de primeira infância.[8]

Mais adiante, em 3 de janeiro de 2006, foi aprovada a Lei n. 11.265, considerada uma conquista no âmbito da proteção legal.[9] Apesar de possuir superioridade hierárquica no campo jurídico e aparentemente facilitar a fiscalizar o seu cumprimento, a Lei, por ter texto mais conciso do que a NBCAL, poderia trazer perdas significativas conquistadas por resoluções e portarias anteriores. Ademais, a lei não é autoaplicável, exigindo regulamentação, conforme disposto no art. 29, que ocorreu nove anos após com a publicação do Decreto n. 8.552, de 3 de novembro de 2015,[10] que, por sua vez, foi abarcado pelo Decreto n. 9.579/2018.[11]

A fim de sanar as dúvidas e conferir a devida efetividade, a Anvisa elaborou um Informe Técnico indicando que a Lei n. 11.265/2006 não revogava as normas preexistentes que compõem a NBCAL, exceto os dispositivos conflitantes.[12]

Todos esses instrumentos estão alinhados às recomendações para alimentação de lactentes e crianças de primeira infância, visando a regulamentar a comercialização, a publicidade e as informações do uso apropriado de alimentos para crianças de até 3 anos e artigos de puericultura correlatos, bem como proteger e incentivar o aleitamento materno exclusivo até os 6 meses e continuado até os 2 anos de idade ou mais. A IBFAN Brasil (Rede internacional em defesa do Direito de amamentar – Internacional Babt Food Action Network), nesse sentido, constitui-se em importante parceiro do Ministério da Saúde para a realização de treinamentos do pessoal de saúde e realização de monitoramentos nacionais de forma sistemática e contínua para verificar o cumprimento da legislação.

Alguns artigos desse conjunto de legislações estão direta ou indiretamente relacionados ao cotidiano dos profissionais de saúde. O Decreto n. 9.579/2018[11] indica que as instituições responsáveis pela formação e capacitação de profissionais de saúde devem considerar os conteúdos do decreto como parte das disciplinas que abordem a alimentação infantil. Também aponta que os profissionais de saúde devem estimular e divulgar a prática do aleitamento materno conforme a recomendação da OMS, e que as instituições de ensino fundamental e médio devem promover a divulgação do disposto nesse decreto.

A partir do presente exposto, abordaremos alguns temas da legislação ligados à prática dos profissionais de saúde, subdivididos em comércio e publicidade; amostras, doações e patrocínios; e educação e informação ao público.

Comércio e publicidade

Profissionais de saúde, especialmente pediatras, são alvos de estratégias promocionais das indústrias frente ao seu papel como formadores de opinião, estabelecendo uma relação de confiança com os pais e familiares.[13] A Portaria n. 2.051/2001,[6] em seu art. 3º, define promoção comercial como o conjunto de atividades informativas e de persuasão, vindo de empresas responsáveis pela produção e/ou manipulação, distribuição e comercialização de produtos, com o objetivo de induzir a sua aquisição ou venda. O contato direto ou indireto da empresa com profissionais de saúde é considerado entratégia de divulgação, exceto para o fornecimento de informação técnico-científica sobre produtos. Já a Lei n. 11.265/2006[9] e o Decreto n. 9.579/2018,[11] na definição de promoção comercial, desconsideram o contato direto ou indireto com os profissionais de saúde, como um meio de promover produtos.

Outro aspecto que merece destaque são as regras para promoção comercial e publicidade das fórmulas infantis dietoterápicas mencionadas na abrangência do decreto. Segundo a Lei n. 11.265/2006[9] e o Decreto n. 9.579/2018,[11] as embalagens ou rótulos de fórmulas infantis para atender às necessidades dietoterápicas deverão exibir informações sobre as características do alimento, sem indicar condições de saúde para as quais o produto possa ser utilizado, como os termos "antirregurgitação", "antialérgica", entre outros. Porém, não há clareza sobre como a promoção comercial desses produtos deve ocorrer quando o foco é o profissional de saúde.

Relativamente às regras por parte do setor comercial, é importante que o profissional de saúde saiba, a fim de alertar os familiares e cuidadores, para quais produtos é vedada a promoção comercial (fórmulas de nutrientes apresentadas ou indicadas para recém-nascidos de alto risco, fórmulas infantis para lactentes e fórmulas infantis de seguimento para lactentes, mamadeiras, bicos e chupeta), assim como a necessidade da existência das frases de advertência exigidas pela legislação para publicidade de produtos, cuja promoção é permitida, com restrições. Também é relevante citar que é vedada a promoção comercial, como exposições especiais e de descontos de preço, cupons de descontos, prêmios, brindes, vendas vinculadas a produtos não sujeitos ao disposto no decreto, apresentações especiais ou outras estratégias estabelecidas em regulamentação da Anvisa.[9]

Para a promoção de outros itens que são apresentados como apropriados para lactentes ou crianças na primeira infância (alimentos de transição e alimentos à base de cereais, outros alimentos ou bebidas à base de leite ou não, fórmulas infantis de seguimento, leites fluidos ou em pó, leites modificados e similares de origem vegetal), estes deverão incluir, com destaque visual ou auditivo, observando os meios de divulgação, mensagens com recomendações do Ministério da Saúde, enfatizando a importância e/ou a duração do aleitamento materno, dependendo da especificidade do produto.[9]

Amostras, doações e patrocínios

A distribuição de amostras e até mesmo doações em grandes quantidades às maternidades, que eram repassadas às mães durante a internação e/ou alta, eram comuns antes da adoção do Código Internacional.[13] Nessa situação, as famílias apresentavam a percepção de que se tratava de uma recomendação dos médicos e do hospital e, enquanto isso, as maternidades tornaram-se dependentes dessas doações.[3] No campo da distribuição de amostras, tanto a NBCAL como a lei e o decreto estabelecem regras.

No que se refere à definição, todos os documentos definem amostra como "*1 (uma) unidade de um produto fornecida gratuitamente, por 1 (uma) única vez*". Quanto à sua distribuição, é proibida a distribuição de amostras de mamadeiras, bicos, chupetas e fórmulas de nutrientes indicadas para recém-nascidos de alto risco. A desconsideração da proibição de distribuição de amostras de fórmulas infantis para necessidades dietoterápicas constitui-se em importante fragilidade, pois, assim, o fabricante poderá atingir pediatras e nutricionistas.

Outra fragilidade da lei é a permissão para que o fabricante ou representante da indústria envie amostra sem solicitação prévia dos profissionais. A RDC n. 222/2002 e o decreto são mais restritivos ao citar que o produto somente pode ser ofertado mediante solicitação prévia e será acompanhado de protocolo de entrega, com cópia para o profissional de saúde.[7,9,14]

Ainda com relação à distribuição de amostras aos pediatras e aos nutricionistas, há uma exceção, dado que ela pode ocorrer por ocasião do lançamento do produto. Sobre o prazo para lançamento desses produtos, os dispositivos mencionam o máximo de 18 meses. No relançamento do produto, é proibido distribuir amostras segundo a RDC n. 222/2002. A lei e o decreto acrescentaram que a distribuição desses produtos é vedada se não houver modificação significativa na sua composição nutricional.[9,14]

Os protetores de mamilo, que antes tinham distribuição de amostras vedada pela RDC n. 221, não são citados nos itens de abrangência na lei e no decreto. Assim, em atividades de monitoramento e fiscalização, é necessário se reportar à RDC n. 221, ainda vigente.

No tocante às **doações**, os dispositivos proíbem doação ou venda subsidiada desses produtos às maternidades ou a outras entidades que prestem assistência às crianças. No entanto, em situações excepcionais (individuais ou coletivas), permitem doações, com critérios de uma autoridade fiscalizadora.[6,14]

Relativamente aos **patrocínios**, todos os dispositivos impõem restrições. O decreto considera como patrocínio o custeio total ou parcial de materiais, de programa de rádio ou de televisão, de páginas e demais conteúdos da internet, além de outros tipos de mídia, de eventos, de projetos comunitários, de atividades culturais, artísticas, esportivas, de pesquisa ou de atualização científica, ou custeio direto ou indireto de profissionais da área da saúde para participação em atividades ou incentivo de qualquer espécie.[9] Com isso, está mais claro que é vedado o patrocínio a pessoas físicas e, portanto, o profissional de saúde não pode receber custeio ou incentivo de qualquer espécie.[15]

Educação e informação ao público

É comum que os profissionais e os serviços de saúde elaborem cartilhas ou outros materiais contendo informações e orientações sobre aleitamento e alimentação infantil. É importante atentar para as regras estabelecidas pela legislação para a confecção e conteúdo desses materiais.

Quanto às definições, *material educativo* é todo material escrito ou audiovisual destinado ao público, que visa a orientar quanto à alimentação de lactentes e de crianças de primeira infância ou sobre a adequada utilização de produtos destinados a lactentes e crianças de primeira infância, tais como folhetos, livros, artigos, materiais de áudio ou de imagem, sistema eletrônico de informações. Já *material técnico-científico* é aquele elaborado para profissionais e pessoal de saúde que contém informações comprovadas sobre produtos ou relacionadas ao domínio de conhecimento da nutrição e da pediatria.[16]

Segundo a legislação, ambos materiais devem conter informações explícitas, de forma clara, legível e compreensível sobre: (1) os benefícios da amamentação e sua superioridade quando comparada aos seus substitutos; (2) a alimentação da gestante e da nutriz; (3) as implicações econômicas pela opção dos alimentos substitutivos do leite materno; (4) os inconvenientes relativos ao preparo dos alimentos e à higienização desses produtos; (5) a importância de hábitos culturais e da utilização dos alimentos consumidos pela família; e (6) os efeitos negativos do uso de mamadeiras, bicos e chupetas e os prejuízos causados à saúde do lactente pelo uso desnecessário ou inadequado de alimentos artificiais. Além disso, não conterão imagens ou textos, incluindo os de profissionais de saúde, que recomendem ou possam induzir o uso dos produtos abrangidos pela NBCAL ou de outros alimentos para substituir o aleitamento materno.[6,7,9,14,16]

Atualmente, é comum encontrarmos orientações sobre alimentação infantil em páginas eletrônicas e mídias sociais dos fabricantes. A regra é que os materiais que tratam de alimentação de lactentes não poderão ser produzidos ou patrocinados por distribuidores, fornecedores, importadores ou fabricantes de produtos abrangidos por esses regulamentos. Com isso, muitas empresas passaram a ser notificadas por produzirem material educativo em desacordo com a legislação, principalmente em suas páginas eletrônicas e, por isso, respondem às notificações argumentando que os materiais não são sobre produtos, mas sim sobre alimentação infantil. Mesmo assim, é evidente que sempre haverá conflito de interesses na intenção das empresas que produzem material informativo e fabricam ou comercializam os produtos de abrangência dos dispositivos.[17]

Compete aos fiscais da vigilância sanitária (estadual ou municipal) a inspeção e aplicação de medidas cabíveis aos infratores, previstas na Lei n. 6.437/77. A Lei

n. 11.265/2006 e o Decreto n. 9.579/2018, em relação aos profissionais de saúde, aos agentes de saúde e ao sistema de saúde, são de natureza obrigatória e, uma vez não cumpridas, penalizam os seus infratores.[15] Ademais, os dispostivos somente terão efetividade se forem conhecidos, divulgados e cumpridos por todos os setores envolvidos. Os profissionais de saúde, em seu âmbito de atuação, devem adotar medidas para garantir o fiel cumprimento e fazer valer a lei.

OUTROS DISPOSITIVOS LEGAIS PARA A PROTEÇÃO DO ALEITAMENTO MATERNO

A amamentação consta no Estatuto da Criança e do Adolescente (ECA), por meio da Lei n. 8.069, de 1990, que indica que cabe ao poder público, às instituições e aos empregadores propiciar condições adequadas ao aleitamento materno, inclusive aos filhos de mães submetidas à medida privativa de liberdade.[18] Segundo a Lei n. 13.257, de 2016, os profissionais da atenção primária à saúde devem desenvolver ações sistemáticas visando ao planejamento, à implementação e à avaliação de ações de promoção, proteção e apoio ao aleitamento materno.[19] Enquanto isso, os serviços de unidades de terapia intensiva neonatal deverão dispor de banco de leite humano ou, ao menos, unidade de coleta de leite humano. Frente a isso, é responsabilidade do Estado conferir apoio aos pais e promover a importância do aleitamento materno perante a sociedade.[20]

O início da amamentação é um importante ponto de intervenção. A Portaria MS/GM n. 1.016/2003 obriga hospitais e maternidades vinculados ao SUS, próprios e conveniados, a implantarem alojamento conjunto, ou seja, manter mãe e filho juntos no mesmo quarto, 24 horas por dia.[21]

Outro aspecto importante a ser regulamentado relaciona-se ao trabalho materno, dado que este pode interferir negativamente na manutenção do aleitamento materno exclusivo.[22] Para tanto, é garantido à mulher trabalhadora em regime da Consolidação das Leis do Trabalho (CLT) o direito à licença-maternidade, segundo o art. 10 da Constituição Federal, de 120 dias consecutivos, que pode ser iniciada até 28 dias que antecedem o parto. Já a Lei 11.770, de 2008, assegura licença de 180 dias às empresas que aderem ao Programa Empresa Cidadã,[23] o que facilitaria a realização do aleitamento materno exclusivo, tal como preconiza a Organização Mundial da Saúde.[19]

Para aquelas mulheres que não dispõem dos 180 dias de licença, é garantido, segundo a Lei 13.509, de 2017, nos 6 meses pós-parto, o direito a dois descansos especiais, de meia hora cada um, durante a jornada de trabalho, além dos intervalos normais para repouso e alimentação. Essas pausas poderiam ser substituídas pela saída do trabalho 60 minutos antes do expediente normal. Dependendo da saúde do bebê, segundo atestado médico, esse direito pode ser ampliado para além dos 180 dias.[24]

Outra defesa importante relacionada ao trabalho materno se refere à garantia de espaços de cuidado desse bebê. Ao término da licença, segundo a CLT, os estabelecimentos em que trabalham pelo menos 30 mulheres com mais de 16 anos de idade devem ter local apropriado onde seja permitido às empregadas deixar, sob vigilância e assistência, os seus filhos durante a amamentação. Como forma alternativa, empresas ou empregadores estão autorizados a adotar o sistema de reembolso-creche.[25]

De modo complementar, secretarias municipais de educação, como a de São Paulo, vêm criando mecanismos para a manutenção do aleitamento materno enquanto as crianças estiverem em centros de educação infantil públicos, seja por meio da recepção do leite ordenhado, seja propiciando a entrada da mãe na instituição para amamentar. Dessa forma, diminuir-se-ia a exposição do bebê às fórmulas e ao uso de mamadeiras, que interferem negativamente na manutenção da amamentação, além de predispor a criança a outros problemas de saúde.[26]

Outra importante estratégia de defesa ao aleitamento refere-se à garantia do emprego ao longo de toda a gestação e até cinco meses após o parto, segundo o art. 10 da Constituição Federal de 1988.[27] Assim, a mulher terá maiores condições de obter os cuidados necessários durante a gravidez e, depois, voltar-se ao bebê, incluindo o que se refere à amamentação. Isso é reforçado pela CLT, no art. 391, que indica que o fato de a mulher estar grávida não se constitui em motivo para a rescisão do contrato de trabalho.[25]

Situações de maior vulnerabilidade apresentam legislação adicional. Mulheres estudantes, de acordo com a Lei n. 6.202, de 1975, terão o direito de receber o conteúdo das matérias escolares em sua residência a partir do oitavo mês de gestação e durante os 3 meses após o parto, ficando assistidas pelo regime de exercícios domiciliares.[28] Já mulheres privadas de liberdade, segundo a Lei n. 12.962, de 2014, podem permanecer com seus filhos por 120 dias após o parto.[29] Casos de prematuridade passam a ser contemplados no Projeto de Lei do Senado n. 241/2017, ao estabelecer o início da contagem da licença à parturiente, de 120 dias, somente após a alta hospitalar do bebê prematuro.[30]

O incentivo ao fortalecimento da rede de apoio, por sua vez, é assegurado pela licença-paternidade, que é de cinco dias segundo o art. 7º da Constituição Federal, e pelo art. 10 do Ato das Disposições Constitucionais Transitórias (ADCT). Avanço é mostrado pela Lei n. 13.257/2016, que designa ampliação para 20 dias, apenas para os trabalhadores de empresas inscritas no Programa Empresa Cidadã.[23]

Também vale reforçar a defesa do direito de amamentar sem distinção do ambiente, que vem sendo assegurado por leis municipais e estaduais. No estado de São Paulo, por exemplo, a Lei n. 16.047, de 2015, assegura à criança o direito ao aleitamento materno nos estabelecimentos de uso coletivo, públicos ou privados.[31]

CONSIDERAÇÕES FINAIS

Profissionais de saúde são formadores de opinião, estabelecendo uma relação de confiança com os pais e familiares. Contudo, influenciados pelo discurso promocional e pelos materiais recebidos, passam a atuar como promotores indiretos da indústria, disseminando marcas comerciais às mães e familiares. Assim, conhecer o impacto dessa prática, bem como as legislações que a coíbem, torna-se fundamental.

Todos esses dispositivos legais vêm contribuindo para a melhoria das prevalências de aleitamento materno, vislumbradas da década de 1980 ao início do século. A legislação brasileira é considerada uma das mais avançadas com relação ao amparo legal do aleitamento materno. Porém, atingir a recomendação de aleitamento materno exclusivo por 6 meses e continuado por, pelo menos, dois anos ainda é desafiador, tendo em vista que o apoio legal é insuficiente para tal, mas também para situações de não cumprimento daquilo que está estabelecido, seja por falta de conhecimento ou pela limitada fiscalização e aplicação de penalidades.

REFERÊNCIAS

1. Amorim STSP. Alimentação infantil e o marketing da indústria de alimentos. Brasil, 1960-1988. História: Questões & Debates. 2005;42:95-111.
2. Brasil. Ministério da Saúde. Conselho Nacional da Saúde. Resolução n. 5, de 20 de dezembro de 1988. Normas para comercialização de alimentos para lactentes. Diário Oficial da União, 23 dez. 1988.
3. Sokol EJ. Em defesa da amamentação: manual para implementar o código de mercadização de substitutos do leite materno. Tradução de Isabel Allain. São Paulo: IBFAN Brasil; 1999.
4. Brasil. Ministério da Saúde. Secretaria de Atenção à Saúde. Departamento de Ações Programáticas Estratégicas. A legislação e o *marketing* de produtos que interferem na amamentação: um guia para o profissional de saúde. Brasília: Ministério da Saúde; 2009.
5. Brasil. Ministério da Saúde. Conselho Nacional da Saúde. Resolução n. 31, de 8 de outubro de 1992. Norma brasileira para comercialização de alimentos para lactentes. Diário Oficial da União, 13 out 1992.
6. Brasil. Ministério da Saúde. Portaria n. 2.051, de 8 de novembro de 2000. Novos critérios da Norma Brasileira de Comercialização de Alimentos para lactentes e crianças de primeira infância, bicos, chupetas e mamadeiras. Diário Oficial da União, 9 nov. 2001. Seção 1.
7. Brasil. Ministério da Saúde. Agência Nacional de Vigilância Sanitária. Resolução RDC n. 221, de 5 de agosto de 2002. Regulamento técnico sobre chupetas, bicos, mamadeiras e protetores de mamilo. Diário Oficial da União, 6 ago. 2002. Seção 1.

8. Brasil. Ministério da Saúde. Agência Nacional de Vigilância Sanitária. Resolução RDC n. 222, de 5 de agosto de 2002. Regulamento técnico para promoção comercial dos alimentos para lactentes e crianças de primeira infância. Diário Oficial da União. 6 ago. 2002. Seção 1.
9. Brasil. Lei n. 11.265, de 3 de janeiro de 2006. Regulamenta a comercialização de alimentos para lactentes e crianças de primeira infância e também a de produtos de puericultura correlatos. Diário Oficial da União. 4 jan. 2006.
10. Brasil. Presidência da República. Casa Civil. Subchefia para Assuntos Jurídicos. Decreto n. 8.552 de 03 de novembro de 2015 que regulamenta a Lei 11.265/2006 de 03 de janeiro de 2006, que dispõe sobre a comercialização de alimentos para lactentes e crianças de primeira infância e de produtos de puericultura correlatos. Diário Oficial da União, 4 nov. 2015. Seção 1.
11. Brasil. Presidência da República. Casa Civil. Decreto n. 9.579, de 22 de novembro de 2018, que consolida atos normativos editados pelo Poder Executivo federal que dispõem sobre a temática do lactente, da criança e do adolescente e do aprendiz, e sobre o Conselho Nacional dos Direitos da Criança e do Adolescente, o Fundo Nacional para a Criança e o Adolescente e os programas federais da criança e do adolescente, e dá outras providências. Diário Oficial da União, 23 nov 2018. Seção 1.
12. Brasil. Ministério da Saúde. Secretaria de Atenção à Saúde. Departamento de Ações Programáticas Estratégicas. A legislação e o marketing de produtos que interferem na amamentação: um guia para o profissional de saúde. Brasília: Ministério da Saúde; 2016.
13. Rea MF, Toma TS. Proteção do leite materno e ética. Rev. Saúde Pública. 2000;34(4):388-95.
14. Divittis RMPF. A Lei 11.265/2006 e o Decreto 8.552/2015: subsídios para uma postura crítica. In: Brasil. A legislação e o *marketing* de produtos que interferem na amamentação: um guia para o profissional de saúde. 2.ed. Série A. Normas e Manuais Técnicos. Brasília-DF (no prelo).
15. Dantas NJO. A responsabilidade do profissional de saúde no cumprimento da Lei n. 11.265/2006. In: Brasil. A legislação e o *marketing* de produtos que interferem na amamentação: um guia para o profissional de saúde. 2.ed. Série A. Normas e Manuais Técnicos. Brasília-DF (no prelo).
16. Brasil. Decreto n. 8.551, de 29 de outubro de 2015. Altera o Decreto n. 8.407, de 24 de fevereiro de 2015, que dispõe sobre a realização, no exercício de 2015, de despesas inscritas em restos a pagar não processados. Diário Oficial da União. 30 out. 2015. Seção 1.
17. Brasil. Lei n. 8.069, de 13 de Julho de 1990. Dispõe sobre o Estatuto da Criança e do Adolescente e dá outras providências. Diário Oficial da União. 16 jul 1990. Seção 1. p. 13563.
18. Brasil. Lei n. 13.257, de 8 de Março de 2016. Dispõe sobre as políticas públicas para a primeira infância e altera a Lei n. 8.069, de 13 de julho de 1990 (Estatuto da Criança e do Adolescente), o Decreto-Lei n. 3.689, de 3 de outubro de 1941 (Código de Processo Penal), a Consolidação das Leis do Trabalho (CLT), aprovada pelo Decreto-Lei n. 5.452, de 1º de maio de 1943, a Lei n. 11.770, de 9 de setembro de 2008, e a Lei n. 12.662, de 5 de junho de 2012. Diário Oficial da União. 9 mar 2016. Seção 1. p. 1.
19. Brasil. Ministério da Saúde. Secretaria de Atenção à Saúde. Departamento de Atenção Básica. Cadernos de Atenção Básica 23. Saúde da criança: aleitamento materno e alimentação complementar. 2.ed. Brasília: Ministério da Saúde; 2015. 184p.
20. Brasil. Resolução n. 171, de 4 de setembro de 2005. Dispõe sobre o Regulamento Técnico para o funcionamento de Bancos de Leite Humano. Diário Oficial da União. 5 set 2006. Seção 1. p. 1.
21. Ministério da Saúde (BR). Portaria n. 1.016, de 26 de agosto de 1993. Decide aprovar as normas Básicas para a implantação do sistema "Alojamento Conjunto", contidas no anexo I. Diário Oficial União. 1 set 1993. Seção 1. p. 13.066.
22. Franco SC, Nascimento MBR, Reis MAM, Issler H, Grisi SJFE. Aleitamento materno exclusivo em lactentes atendidos na rede pública do município de Joinville, Santa Catarina, Brasil. Rev. Bras. Saude Mater. Infant. 2008;8(3):291-7.

23. Brasil. Lei n. 11.770, de 7 de Setembro de 2008. Cria o Programa Empresa Cidadã, destinado à prorrogação da licença-maternidade mediante concessão de incentivo fiscal, e altera a Lei n. 8.212, de 24 de julho de 1991. Diário Oficial da União. 10 set 2008. Seção 1. p. 3.
24. Brasil. Decreto-Lei n. 5.452, de 1º de Maio de 1943. Aprova a Consolidação das Leis do Trabalho. Diário Oficial da União. 1º maio 1943. Seção 1. p. 11937.
25. Brasil. Lei n. 13.509, de 22 de Novembro de 2017. Dispõe sobre adoção e altera a Lei n. 8.069, de 13 de julho de 1990 (Estatuto da Criança e do Adolescente), a Consolidação das Leis do Trabalho (CLT), aprovada pelo Decreto-Lei n. 5.452, de 1º de maio de 1943, e a Lei n. 10.406, de 10 de janeiro de 2002 (Código Civil). Diário Oficial da União. 23 nov 2017;1.
26. Secretaria Municipal de Educação. Coordenadoria de Alimentação Escolar. Prefeitura lança campanha inédita para incentivar amamentação em creches municipais. São Paulo: Codae, 2017. Disponível em: http://portal.sme.prefeitura.sp.gov.br/ceiamigodopeito . Acesso em: 16 abr 2018.
27. Brasil, Constituição (1988). Constituição da República Federativa do Brasil. Brasília-DF: Senado Federal; 1988.
28. Brasil. Lei n. 6.202, de 17 de Abril de 1975. Atribui à estudante em estado de gestação o regime de exercícios domiciliares instituído pelo Decreto-lei n. 1.044, de 1969, e dá outras providências. Diário Oficial da União. 17 abr 1975;4473.
29. Brasil. Lei n. 12.962, de 8 de Abril de 2014. Altera a Lei n. 8.069, de 13 de julho de 1990 – Estatuto da Criança e do Adolescente, para assegurar a convivência da criança e do adolescente com os pais privados de liberdade. Diário Oficial da União. 9 abr 2014. Seção 1. p. 1.
30. Brasil. Projeto de Lei do Senado n. 241, de 2017. Altera os arts. 392 § 3º da Consolidação das Leis do Trabalho (CLT), aprovada pelo Decreto-Lei n. 5.452, de 1º de maio de 1943, para que em caso de parto prematuro o período de internação não seja descontado do período da licença maternidade. Brasília, DF; 2017. Disponível em: https://www25.senado.leg.br/web/atividade/materias/-/materia/130185. Acesso em: 16 abr 2017.
31. São Paulo (Estado). Lei n. 16.047, de 4 de Dezembro de 2015. Dispõe sobre o direito ao aleitamento materno, e dá outras providências. Diário Oficial Executivo. 5 dez 2015;3.

Capítulo 17
ALIMENTAÇÃO COMPLEMENTAR: UMA VISÃO INTEGRAL E SOB NOVAS PERSPECTIVAS

Gill Rapley
Viviane Laudelino Vieira

INTRODUÇÃO

Segundo a Organização Mundial da Saúde[1] e o Ministério da Saúde[2], recomenda-se que, a partir do sexto mês, ocorra a introdução da alimentação complementar. A realização da alimentação complementar compreende um período de grande importância ao lactente. Tradicionalmente, o componente nutricional é o que mais acarreta preocupação, tanto para os profissionais como para as famílias, dado que as necessidades de energia e de nutrientes não serão mais satisfeitas por meio do aleitamento materno exclusivo ou pela fórmula infantil.[3]

Atualmente, nutrientes são discutidos em outras perspectivas. Estudos experimentais e ensaios clínicos mostram evidências de que fatores nutricionais e metabólicos, em fases iniciais do desenvolvimento humano, têm efeito em longo prazo na programação (*programming*) da saúde na vida adulta e impactam, inclusive, as próximas gerações.[4]

Um olhar mais ampliado sobre esse período nos permite refletir sobre sua importância para a formação dos hábitos alimentares e da memória afetiva com relação à alimentação. Também tende a ser um dos primeiros momentos em que o bebê começa a se socializar com o seu entorno, pois conquista a possibilidade de compartilhar ambientes com outras crianças e adultos, comportando-se de forma semelhante e com grande tendência a querer imitar seus cuidadores durante as refeições.[5] Ademais, quando um bebê é exposto aos alimentos, estimula-se o fortalecimento da musculatura da cavidade oral e da mandíbula, os movimentos da língua, a fala, o crescimento dos dentes e a coordenação motora.[6]

O TEMPO CERTO

Até o quarto mês de vida, a criança ainda não atingiu o desenvolvimento fisiológico necessário para que possa receber alimentos sólidos; e é por volta do sexto mês que o grau de tolerância gastrintestinal e a capacidade de absorção de nutrientes tendem a atingir um nível satisfatório e, por sua vez, a criança está se adaptando física e fisiologicamente para, enfim, alimentar-se de outros alimentos, além do leite.[7]

Além do desenvolvimento fisiológico, alguns sinais físicos apontam para a prontidão para que o bebê se alimente. O primeiro sinal a ser observado é o bebê conseguir ficar sentado com o mínimo de apoio e tendo as mãos livres para manusear objetos, inclusive os alimentos. A manutenção do tronco ereto no momento da refeição favorece todo o processo de digestão. Para o bebê, há uma justificativa adicional, relacionada à sua segurança. Sentado inadequadamente, o bebê pode perder o controle do alimento que está dentro de sua boca e engoli-lo indevidamente, aumentando o risco de engasgos.[8]

Outro sinal de prontidão é quando o bebê leva objetos à boca, segurando-os com firmeza, alternando-os entre as mãos e, além disso, fazendo movimento de sugar e de roer. Quando é nítido esse sinal de prontidão, há maior probabilidade de o bebê conseguir levar um alimento à boca e de iniciar o processo de mastigação.[8]

Porém, uma característica que é confundida como um sinal de prontidão é o interesse que os bebês passam a mostrar pela alimentação. Na verdade, o bebê está, nesse momento, indicando curiosidade pelo universo que ainda não lhe pertence e apresenta o desejo de reproduzir os movimentos dos seus cuidadores. Como o bebê ainda não entende que a comida pode lhe saciar, seu aparente interesse pelos alimentos não deve ser considerado um sinal de prontidão para comê-los.

O ALEITAMENTO MATERNO DURANTE A INTRODUÇÃO DE ALIMENTOS COMPLEMENTARES

O início da oferta de outros alimentos constitui-se na primeira etapa de um processo que é nomeado de desmame. Porém, não significa que o bebê abandonará o aleitamento materno repentinamente. O leite materno permanece sendo o alimento mais importante, sendo recomendada a manutenção da sua oferta sob livre demanda. Além do valor nutricional, ele é importante pelos fatores de proteção que fazem parte da sua composição.[2] O leite materno não contém grandes quantidades de ferro, dados mostram mudanças na regulação da absorção de ferro dos seis aos nove meses, em bebês em aleitamento materno, que diminuem o risco de deficiência desse nutriente.[9]

O aleitamento materno também é responsável por: proporcionar melhor autocontrole da ingestão, possibilitando a distinção das sensações de fome, durante o jejum, e de saciedade, após a alimentação; favorecer a aceitação de alimentos, inclusive aqueles mais saudáveis[10,11] e no preparo da cavidade bucal para mastigação.[11] Outro fator está relacionado ao componente emocional do bebê. A restrição da oferta do leite materno nesse período poderá, em vez de auxiliar no apetite do bebê, limitar sua predisposição a experimentar algo novo, frente à perda do único elemento que ele reconhece como alimento.

Assim, o desmame precoce pode levar à ruptura do desenvolvimento motor-oral adequado, podendo prejudicar as funções de mastigação e deglutição, impactando diretamente a oferta da alimentação complementar e evolução da consistência.[12]

POR QUE UM BEBÊ COMEÇA A COMER?

Quando um bebê inicia a alimentação complementar, ele não a reconhece como algo que satisfaz uma necessidade básica que sente, a fome, que continua sendo saciada por meio do leite recebido. Com o passar do tempo, o bebê passa a perceber que outros alimentos são capazes de proporcionar-lhe boas sensações e satisfazê-lo. Para que esse reconhecimento ocorra, é importante que as motivações do bebê com relação à refeição sejam consideradas e respeitadas.[13]

Inicialmente, a motivação que o bebê tem pela comida é a mesma que tem por um brinquedo: a curiosidade. Assim, por um tempo variável da alimentação complementar, é esperado que o bebê não coma. Independentemente disso, essa etapa apresenta extrema importância, pois permitirá que ele se familiarize com a aparência, texturas e sabores dos alimentos. Além disso, contribui para a construção da memória afetiva positiva com relação aos alimentos, diminuindo a chance de aversões por diferentes texturas e à "sujeira" que o alimento em contato com seu corpo, roupas e superfícies provocará.

Quando o alimento adquire o papel de brinquedo, o bebê quebra a barreira da "obrigação para comer" e existirá valiosa contribuição para seu desenvolvimento cognitivo e motor, dado que o alimento tende a ser uma experiência muito mais rica do que um brinquedo especialmente desenvolvido para sua faixa etária. Frente a isso, é importante que o bebê participe das refeições em família e seja exposto aos alimentos, mesmo que ele não coma ou coma menos do que o esperado. Envolvendo-se com as refeições, ele estará aprendendo que os alimentos são seguros, além de iniciar sua participação nas conversas da família e perceber como se portar à mesa.

O Quadro 1 sintetiza algumas características distintas relativas ao comportamento alimentar do bebê, além de estratégias diferenciadas de lidar durante as refeições.

Quadro 1 Características do comportamento do bebê, do seu modo de agir com relação à alimentação complementar e possíveis intervenções do adulto

MOMENTO I	MOMENTO II
Alimentos são vistos como brinquedos	Alimentos são reconhecidos por saciar a fome
O bebê leva alimentos à boca pela curiosidade, pela imitação do adulto e pela fase oral (conhece o mundo pela boca)	O bebê leva alimentos à boca porque percebe que eles conseguem saciá-lo
O bebê explora os alimentos, amassando-os, empurrando-os, esfregando-os em objetos e no corpo	O bebê tende a se concentrar mais e se esforça para levar os alimentos à boca
O bebê lambe e mastiga a comida. Se um pedaço se soltar, ele pode mastigá-lo com rapidez, mas ele geralmente cairá de volta da boca	O bebê morde os pedaços de comida, mastiga-os e os engole
O momento da refeição deve ser lúdico e pautado no ato de brincar (dando liberdade ao bebê)	O momento da refeição deve ser descontraído e prazeroso
Deve ser oferecida ao bebê a possibilidade de participar das refeições sempre que ele estiver desperto e feliz (sem fome ou cansado)	O bebê está mais ajustado aos horários da família
O bebê está interessado em tudo ao seu redor, então é melhor evitar objetos de confusão, como copos e talheres, que disputarão o interesse do bebê pela comida	O bebê agora pode começar a copiar o uso de talheres de seus pais e pode querer tentar por si mesmo
Deixar o bebê com poucas roupas e/ou roupas confortáveis	Babadores passam a ser mais funcionais e mais bem-aceitos
O bebê não deve ser forçado ou induzido a comer	O bebê não deve ser forçado ou induzido a comer

A FAMÍLIA E O AMBIENTE ALIMENTAR

Nesse período, o bebê encontra-se na fase oral e, assim, tende a levar diferentes objetos à boca, inclusive os alimentos. Porém, o alimento apresenta uma representação social diferente de qualquer outro brinquedo, refletindo em reações do cuidador no momento em que ele decide levar algo à boca ou, então, quando perde o interesse pela refeição que está disponível. O ambiente alimentar e a postura dos cuidadores são facilmente percebidos pelo bebê, com possíveis impactos no seu comportamento.

Comer em família favorece a imitação. Savage et al.[5] apontam que o processo de transição alimentar do bebê para um padrão "adulto" é norteado pela disponibilidade de alimentos que o cercam. O modelo parental desempenha papel importante no desenvolvimento das suas preferências alimentares.

Além dos tipos de alimentos, o contexto da realização das refeições auxilia na alimentação infantil. Segundo Berge et al.,[14] associações significativas foram identificadas entre dinâmica familiar considerada positiva, ou seja, acolhedora, afetuosa e com reforço positivo dos pais, e risco reduzido de excesso de peso, sugerindo a importância do trabalho com as famílias para melhorar a dinâmica no momento das refeições e relacionada à alimentação. Nesse sentido, é oportuno que as famílias sejam alertadas quanto à importância de adquirirem melhores hábitos e realizarem escolhas mais adequadas de alimentos.

REFLEXÕES SOBRE VARIEDADE E QUANTIDADE DOS ALIMENTOS

A capacidade gástrica de um bebê com 6 meses é de 150-200 mL, quando repleto. Por isso, é contraindicada a oferta de alimentos batidos ou peneirados, com consistência líquida ou cremosa, que não garantem densidade energética e nutricional adequadas, além de não contribuir com o desenvolvimento da mastigação.[2]

O número de refeições nas quais o bebê se alimenta tende a aumentar gradativamente de acordo com o seu interesse, e, entre os sete e oito meses de vida, ele já poderia receber os lanches, além de almoço e jantar, sendo incentivado que consuma os alimentos do hábito da família.

Como o bebê não comerá grandes volumes, é importante estimular a variedade dos alimentos ao longo das refeições.[7] Alimentos que não são recomendados nessa idade são aqueles ultraprocessados, os que contêm açúcar, quantidade excessiva de gorduras e de sódio.[2]

Com relação à oferta de líquidos, o único necessário ao bebê, além do leite, será a água, destacando que é comum que o bebê ainda satisfaça sua sede com o leite materno. Os sucos, por sua vez, devem ser evitados para não comprometer a capacidade gástrica, bem como para se ofertar quantidades adequadas de calorias, nutrientes e fibras.[7]

Assim que o bebê passa a comer maior quantidade durante as refeições, é natural que ele apresente a tendência de escolher os mesmos alimentos em várias refeições ou, até mesmo, ao longo dos dias. É necessário que os cuidadores sustentem a rotina de compartilhamento das refeições, além de ser proporcionada diversidade de alimentos para que o bebê tenha acesso.[13] Independentemente da idade, o cuidador deve estar muito atento aos sinais de cansaço, frustração ou tédio do bebê e encerrar a refeição se ele demonstrar estresse.

Oscilações de apetite e de interesse pela comida são comuns nessa fase. Por ser um período que envolve diversas descobertas, é esperado que o bebê tenha momentos mais ousados e de curiosidade enquanto terá outros de maior observação e de estranhamento. Somadas à fase inicial da alimentação complementar, outras habilidades estão sendo conquistadas pelo bebê – como a da fala e a de andar –, implicando estresse e ansiedade e, consequentemente, impactando o seu apetite e a solicitação do leite materno. O nascimento dos dentes, a ocorrência de doenças típicas da idade, bem como o afastamento da figura materna, normalmente intensificado pelo fim da licença-maternidade, podem refletir em mudanças do apetite.

Cabe ao cuidador a compreensão das características do bebê ao longo do primeiro ano de vida, a fim de respeitar as diferentes motivações do bebê pela comida. Ademais, é importante que a família seja capaz de lidar com suas próprias expectativas, ansiedades e frustrações, que tendem a interferir negativamente no bebê.[13]

SEGURANÇA NA ALIMENTAÇÃO COMPLEMENTAR

Em geral, um bebê, em diferentes momentos da alimentação complementar, apresenta alguns reflexos que ocorrerão para mantê-lo seguro. O *gag reflex*, ou reflexo de gag, refere-se a um movimento da língua para trazer de volta o alimento que o bebê apresenta dificuldade para engolir, para que, então, possa ser mastigado novamente. Nesse caso, o alimento está afastado das vias aéreas, que, então, não estão sob ameaça. O *gag reflex* tende a ser mais silencioso porque as vias aéreas estão fechadas pelos músculos da garganta, mas não pelo alimento, e não é perceptível um desconforto do bebê posterior ao episódio. Em função dos episódios de *gag reflex*, o bebê aprenderá a perceber mais adequadamente os tamanhos e quantidades de alimentos que levará à boca.[15]

Ocasionalmente, um pedaço de comida pode proporcionar a abertura das vias aéreas. Nesse caso, o bebê produzirá outro reflexo, um episódio de tosse vigorosa, para trazer o alimento de volta. Ele pode ficar com o rosto vermelho, mas não corre nenhum perigo imediato e, desde que esteja em pé ou inclinado para a frente, normalmente irá limpar as vias aéreas sem ajuda.[15]

As situações que precisam ser prevenidas são aquelas que colocam o bebê em risco de sufocamento, o que habitualmente é nomeado como engasgo. Nesse caso, há a obstrução grave das vias aéreas por algum corpo estranho, como o alimento, e o bebê não consegue apresentar nenhum reflexo, acarretando uma condição em que a respiração é interrompida e o bebê apresenta alterações de cor da face e pode perder a consciência.[16] Estratégias para a prevenção de engasgos constam no Quadro 2.

Quadro 2 Estratégias para a prevenção de engasgos

- Não oferecer alimentos inteiros com consistência muito dura, como castanhas, nozes e pipoca.
- Alimentos que possuem consistência mais rígida, quando crus, como maçã e cenoura, podem ser cozidos quando será o bebê quem guiará sua alimentação.
- Na mesma situação de autoalimentação, alimentos muito lisos e pequenos, como tomate cereja e uvas, devem ser cortados pela metade, no sentido do comprimento.
- Evitar alimentos que vão esfarelar na boca com muita facilidade, podendo, quando misturados com a saliva, formar um bolo mais consistente e grande, como pães com muito miolo.
- O bebê deve estar sentado adequadamente perpendicular ao solo.
- Alimentos em pedaços não devem ser colocados diretamente à boca do bebê, eles devem ser colocados ao alcance do bebê ou entregues à sua mão.

ALIMENTAÇÃO COM COLHER OU COM AUTONOMIA?

Na maioria das culturas, principalmente ocidentais, alimenta-se com talheres ao longo da vida e isso é reproduzido já no início da alimentação complementar, com a diferença de que o bebê é alimentado por outra pessoa. Por muito tempo, isso permaneceu sem contestamentos, mas, em 2001, o surgimento da abordagem conhecida como *baby-led weaning (BLW)* trouxe novas reflexões.

A oferta da alimentação por meio da colher foi fundamental quando o início da introdução de alimentos tinha recomendação de ocorrer ao quarto mês de vida. Nesse momento, sem desenvolvimento físico e cognitivo adequados, a alimentação, em consistência que variava de pastosa a líquida, era oferecida pelo cuidador para que o bebê conseguisse engoli-la sem grandes dificuldades. Aos seis meses de idade, um bebê pode sentar-se na posição vertical, estender a mão para pegar objetos e, então, levá-los à boca. Ele também está adquirindo as habilidades de morder e de mastigar. Assim, sua comida não precisaria ser amassada previamente para ser oferecida (i. e., purê)[17] e, tampouco, precisaria ser oferecida a ele com uma colher:[18] o bebê é capaz de desempenhar um papel mais ativo em sua alimentação. Frente à recomendação de início da alimentação complementar ao sexto mês, a forma como a alimentação é oferecida merece reflexões.

Desde o seu nascimento, o bebê já possui reflexos suficientes para receber o leite. Por meio da amamentação oferecida sob livre demanda, o bebê é um agente ativo e coordena a quantidade de alimento que recebe e, inclusive, modula a qualidade nutricional do seu alimento.[13] Esse bebê apresenta, então, um autocontrole da sua fome e saciedade.

Quando a alimentação complementar passa a ser oferecida por outra pessoa, o bebê torna-se passivo no processo da alimentação. Ele pode decidir se aceita ou não a colherada, mas pouco consegue indicar o que quer comer, em qual velocidade quer receber os alimentos e em qual quantidade. Nesse formato, a oportunidade para o exercício da autonomia pelo bebê torna-se reduzida por estar prioritariamente centrada na figura do cuidador. Por mais responsivo que seja esse cuidador, ele ainda não saberá como aquele bebê gostaria de receber o alimento e quão desenvolvido está seu organismo para tal. O BLW permite que o bebê tenha o controle da sua alimentação. Ele que decide quando sentirá os sabores dos primeiros alimentos e com qual velocidade que os alimentos da sua família substituirão a alimentação láctea.[16] O bebê será aquele que escolherá o que comer, quanto comer e com qual velocidade, em resposta aos sinais do seu corpo.

A abordagem do BLW considera que a transição do bebê para os alimentos sólidos acontece tal como outros marcos de desenvolvimento se dão, como rolar, andar ou falar. Todos eles ocorrem no tempo determinado pelo bebê, desde que lhe seja dada a oportunidade para adquiri-los. Quando são incluídos nas refeições da família e possuem alimentos saudáveis disponíveis em formas, tamanhos e texturas que facilitam que sejam pegos, manuseados e mastigados, os bebês começam a explorar e a experimentar os alimentos espontaneamente.

Ainda é importante destacar que, mesmo sendo direcionada pela colher a alimentação complementar, pretende-se, em um futuro breve, que esse bebê resgate sua autonomia, em um momento em que será capaz de dominar o uso de talheres. Entretanto, faz-se importante considerar que a percepção da sua fome e saciedade podem ter sido prejudicadas. Além disso, situações nas quais a alimentação é oferecida ao bebê podem repercutir na aceitação futura dos alimentos, caso o bebê vivencie experiências de ser induzido ou pressionado a comer em um momento em que não está interessado ou preparado para tal.

Tornando realidade o *baby-led weaning*

O BLW é mais do que oferecer alimentos em pedaços ao bebê a partir do sexto mês de idade. Essa abordagem está relacionada com o compartilhamento das refeições da família com o bebê, confiando na sua capacidade de perceber o que precisa e respeitando habilidades e instintos com relação aos alimentos. O alimento é *oferecido*, em vez de ser *dado* e é apresentado em formatos e tamanhos nos quais o bebê consegue manuseá-lo com facilidade. Inicialmente, isso significa alimentos cortados na forma de palitos ou em tiras, como de carne, por exemplo, com comprimento maior do que a mão fechada do bebê. Outra opção adequada consiste em alimentos aos pedaços, como o brócolis, que possui uma haste para facilitar a pega com as mãos. Conforme a habilidade para agarrar diferentes tamanhos de objetos aumenta, pedaços menores de alimentos podem ser oferecidos, inclusive deixando disponíveis os talheres a partir do momento em que o bebê mostra interesse em imitar seus pais comendo com o garfo ou com a colher. É fundamental que seja dada oportunidade de tempo e espaço adequados, tanto para o bebê explorar o alimento – olhando, tocando, esmagando, cheirando, degustando – como para comer qualquer quantidade de acordo com o seu apetite. No BLW, não deve acontecer nenhuma tentativa de persuasão para que o bebê coma, ou elogios quando ele come, tampouco tentar oferecer colheradas de alimentos ao final da refeição a fim de fazê-lo comer mais. O papel dos cuidadores é disponibilizar o alimento ao alcance do bebê, enquanto, ao mesmo tempo e no mesmo espaço, comem sua própria comida, contribuindo para que ele perceba os comportamentos do adulto no momento da refeição.

Benefícios do *baby-led weaning*

O BLW está associado a uma alimentação responsiva,[19] com maior potencial de se iniciar a alimentação complementar conforme a recomendação ao sexto mês,[20] e com maior duração do aleitamento materno exclusivo.[21] É considerado também uma abordagem viável para a maioria das crianças.[22]

Dois elementos são importantes no BLW para que o bebê seja livre para explorar alimentos em seu próprio tempo e atenda ao seu apetite: a autonomia no momento da refeição e a não utilização de elementos relacionados à premiação ou à pressão para que coma, tão comuns na alimentação infantil. Alimentos são tratados de forma mais simples, sem serem classificados como saudáveis (como as hortaliças) ou prazerosos (doces). Apesar de ainda não existirem evidências suficientes relacionadas à redução do risco de obesidade, o BLW parece levar à maior satisfação com a alimentação e à menor ocorrência de seletividade alimentar,[21,23] bem como maior percepção de saciedade[19] e, possivelmente, menor preferência por alimentos doces.[24] Realizado adequadamente, o BLW também é considerado seguro quanto ao risco de asfixia, de deficiências nutricionais ou distúrbios de crescimento.[21] Ademais, por incentivar o contato com alimentos sólidos desde o início da alimentação complementar, o BLW evita a dificuldade de transição de consistências da alimentação pastosa, algo que, realizado tardiamente, pode contribuir com dificuldades futuras na alimentação.[25]

O BLW apresenta potenciais benefícios que precisam ser mais bem estabelecidos. Por exemplo, por estar contextualizado no momento de refeição da família, a socialização proporcionada pode apoiar o desenvolvimento da fala e da linguagem, bem como o estabelecimento de diálogos e o compartilhamento. O consumo de alimentos do hábito da família tende a facilitar a exposição mais precoce do bebê a maior variedade, o que incentiva a maior aceitação da dieta, inclusive para novos alimentos.[26] A oportunidade de manipular alimentos com as mãos, tendo contato com diferentes texturas, formatos e tamanhos que normalmente não estariam acessíveis aos bebês, tem o potencial de aumentar a destreza e a coordenação óculo-manual, que é a habilidade de realizar ações que requerem o uso simultâneo dos olhos e das mãos. Já a oportunidade de mastigar e de controlar o ritmo da alimentação tende a estimular o bebê a comer com segurança, por influenciar positivamente o desenvolvimento do maxilar e as habilidades relativas à cavidade bucal.

As evidências sugerem que os bebês aproveitam mais o momento da refeição quando eles estão no controle da sua alimentação. A oportunidade de explorar os alimentos e observar outras pessoas comendo a mesma comida satisfaz uma necessidade biológica inata de garantir que aquilo que é colocado à boca seja seguro.[27] É possível que o cerceamento dessa necessidade esteja relacionado à neofobia alimentar e de outros problemas alimentares enfrentados por tantas famílias com crianças. Possivelmente, um benefício principal relatado pelos pais que realizaram o BLW é a redução do estresse e de conflitos relacionados à alimentação, a partir da realização das refeições em um ambiente familiar mais saudável.

CONSIDERAÇÕES FINAIS

Compreender que a alimentação complementar apresenta função meramente nutricional é reduzir o papel desse período, ignorando as representações sociais e emocionais da alimentação, sua relação direta com o desenvolvimento físico e cognitivo do bebê, além da contribuição para a formação dos hábitos alimentares e de uma relação saudável com a comida.

Ao passo que o profissional de saúde compreende a importância do aleitamento materno e confia na sua capacidade de atender à boa parte das necessidades nutricionais do lactente no seu primeiro ano de vida, amplia-se a possibilidade de incentivar famílias e demais cuidadores a se preocuparem com a forma como os alimentos serão oferecidos ao bebê e com a importância do ambiente alimentar, além da qualidade nutricional daquilo que lhe é dado.

REFERÊNCIAS

1. Organização Mundial da Saúde – OMS. Infant and young child feeding model chapter for textbooks for medical students and allied health professionals. Geneva: WHO; 2009.
2. Brasil. Ministério da Saúde. Secretaria de Atenção Primária à Saúde. Departamento de Promoção da Saúde. Guia alimentar para crianças menores de dois anos. Brasília: Ministério da Saúde; 2019.
3. Butte NF, Lopez-Alarcon MG, Garza C. Nutrient adequacy of exclusive breastfeeding for the term infant during the first six months of life. Geneva: WHO; 2002.
4. Victora CG, et al. Breastfeeding in the 21st century: epidemiology, mechanisms, and lifelong effect. The Lancet. 2016;387(10017):475-90.

5. Savage JS, Fisher JO, Birch LL. Parental influence on eating behavior: conception to adolescence. J Law Med Ethics. 2007;35(1):22-34.
6. Kiliaridis S. The importance of masticatory muscle function in dentofacial growth. Seminars in orthodontics. 2006;12(2):110-9.
7. Sociedade Brasileira de Pediatria. Manual de alimentação da infância à adolescência. Rio de Janeiro: SBP; 2018.
8. Rapley G. Baby-led weaning: a developmental approach to the introduction of complementary foods. In: Moran VM (org.). Maternal and infant nutrition and nurture: controversies and challenges. 2.ed. Londres: Quay Books; 2013. p. 261-83.
9. Domellöf M, Lönnerdal B, Abrams SA, Hernell O. Iron absorption in breast-fed infants: effects of age, iron status, iron supplements, and complementary foods. Am J Clin Nutr. 2002;76:198-204.
10. Mennella JA. Development of food preferences: Lessons learned from longitudinal and experimental studies. Food quality and preference. 2006;17(7-8):635-7.
11. Viggiano D, Fasano D, Monaco G, Strohmenger L. Breast feeding, bottle feeding, and non-nutritive sucking; effects on occlusion in deciduous dentition. Arch Dis Child. 2004;89(12):1121-3.
12. Neiva FCB, Cattoni DM, Ramos JLA, Issler H. Desmame precoce: implicações para o desenvolvimento motor-oral. Jornal de Pediatria. 2003;79(1):7-12.
13. González C. Meu filho não come. São Paulo: Timo; 2016.
14. Berge JM, et al. Childhood obesity and interpersonal dynamics during family meals. Pediatrics. 2014;134(5):923-32.
15. Rapley G, Murkett T. Baby-led weaning: o desmame guiado pelo bebê. São Paulo: Timo; 2017.
16. Brasil. Ministério da Saúde. Secretaria de Atenção à Saúde. Protocolos de Intervenção para o SAMU 192 – Serviço de Atendimento Móvel de Urgência. Brasília: Ministério da Saúde; 2016.
17. Rapley G. Are puréed foods justified for infants of 6 months? What does the evidence tell us? Journal of Health Visiting. 2016;4(6):289-95.
18. Rapley G. Is spoon feeding justified for infants of 6 months? What does the evidence tell us? Journal of Health Visiting. 2016;4(8):414-9.
19. Brown A, Lee M. Maternal control of child feeding during the weaning period: Differences between mothers following a baby-led or standard weaning approach. Maternal and Child Health Journal. 2011;15(8):1265-71.
20. Moore AP, Milligan P, Goff LM. An online survey of knowledge of the weaning guidelines, advice from health visitors and other factors that influence weaning timing in UK mothers. Maternal & Child Nutrition. 2014;10(3):410-21.
21. Taylor RW, Williams SM, Fangupo LJ, Wheeler BJ, Daniels L, Fleming EA, et al. Effect of a baby-led approach to complementary feeding on infant growth and overweight: a randomised clinical trial. JAMA Pediatrics. 2017;171(9):838-46.
22. Wright CM, Cameron K, Tsiaka M, Parkinson KN. Is baby-led weaning feasible? When do babies first reach out for and eat finger foods? Maternal & Child Nutrition. 2011;7(1):27-33.
23. Daniels L, et al. Impact of a modified version of baby-led weaning on iron intake and status: a randomised controlled trial. BMJ Open. 2018;8:e019036.
24. Townsend E, Pitchford NJ. Baby knows best? The impact of weaning style on food preferences and body mass index in early childhood in a case-controlled sample. BMJ Open. 2012;2:e000298.
25. Northstone K, Emmett P, Nethersole F, the ALSPAC Study Team. The effect of age of introduction to lumpy solids on foods eaten and reported feeding difficulties at 6 and 15 months. Journal of Human Nutrition and Dietetics. 2001;14(1):43-54.
26. Gerrish CJ, Mennella JA. Flavor variety enhances food acceptance in formula-fed infants. American Journal of Clinical Nutrition. 2001;73:1080-5.
27. Rapley G. Starting solid foods: does the feeding method matter? Early Child Development and Care. 2016;1-15.

Capítulo 18
AVALIAÇÃO DO CRESCIMENTO

Silvia Maia

INTRODUÇÃO

O processo de crescimento e desenvolvimento infantil ocorre durante um longo período da vida da criança, desde a fase intrauterina até a adolescência. Esse complexo processo decorre da interação da criança, e seu material genético, com o meio em que ela vive e seus fatores nutricionais, socioeconômicos, culturais e comportamentais que podem levar a mudanças temporárias ou permanentes nas chamadas curvas de crescimento.[1]

A ida periódica ao pediatra é essencial, mesmo na ausência de queixas. Nessa avaliação o médico realizará a anamnese completa, um exame físico minucioso e as medidas antropométricas de acordo com a idade: peso e comprimento/estatura em todas as faixas etárias e perímetro cefálico no caso das crianças menores de dois anos. A periodicidade mínima sugerida pelo Ministério da Saúde é de sete consultas de rotina no primeiro ano de vida (na 1ª semana, no 1º mês, 2º mês, 4º mês, 6º mês, 9º mês e 12º mês), além de duas consultas no segundo ano de vida (no 18º e no 24º mês). A Academia Americana de Pediatria sugere avaliações similares no primeiro ano de vida, porém, no segundo ano, as consultas dever ser trimestrais até o 24º mês.

É de suma importância compreender que o crescimento físico disfuncional é multicausal e, diante de uma criança com suspeita de baixa estatura ou excesso de peso, por exemplo, é imperativo que o médico procure conhecer toda a história, desde a gestação até o momento atual, e avalie todos os possíveis fatores contribuintes, intrínsecos ou extrínsecos àquela criança.

O organismo materno é um fator preponderante para que cada feto atinja o seu crescimento-alvo. Crianças geneticamente grandes, nascidas de mães pequenas, apresentam peso de nascimento mais baixo que o esperado para o seu potencial, assim como crianças geneticamente pequenas, nascidas de mães grandes, podem apresentar peso de nascimento acima do esperado. Logo, tais crianças nascidas com peso diferente de seus potenciais genéticos, provavelmente, irão mudar seu canal de crescimento para comprimento e peso, ao longo dos seus primeiros 18 meses de vida, sem que tais mudanças necessitem de investigação.[2]

As crianças que sofrem retardo de crescimento intrauterino e nascem com peso abaixo do percentil 10 para a idade gestacional são chamadas de pequenas para a idade gestacional (PIG). Esses bebês serão classificados em simétricos, quando o perímetro cefálico também está abaixo do percentil, e assimétricos, quando o perímetro cefálico é adequado para a idade gestacional. Entender tais diferenciações é importante, já que os dois grupos apresentam crescimento e desenvolvimento diversos. Os PIG simétricos comumente se mantêm em percentis baixos para peso, estatura e perímetro cefálico, enquanto os assimétricos tendem a se recuperar nutricionalmente entre seis e doze meses de vida. A recuperação do perímetro cefálico antes de um ano de idade é associada a melhor prognóstico neurológico. O crescimento intrauterino retardado pode decorrer de fatores maternos, fetais, genéticos ou placentários, e até de uma soma desses fatores, podendo levar a múltiplas complicações, incluindo crescimento deficitário. Entre as possíveis causas maternas estão o intervalo entre gestações muito curto (menor de 6 meses) ou muito longo (maior de 10 anos), uso de medicações como varfarina e corticosteroides, índice de massa corporal (IMC) menor que 20 e/ou peso menor que 45 kg ou maior que 75 kg ao engravidar, doenças gestacionais, como infecções do grupo TORCH (rubéola, toxoplasmose, herpes, sífilis e citomegalovírus, entre outras), diabetes e pré-eclampsia, ou crônicas, como lúpus e asma. Entre as causas placentárias estão os nós verdadeiros de cordão umbilical e múltiplos infartos placentários. As malformações fetais, síndromes genéticas, erros inatos do metabolismo e gestação múltipla figuram entre as causam fetais.[3]

Os hábitos nutricionais da gestante, incluindo a cafeína[4] e uso de substâncias lícitas e ilícitas,[3] além da exposição a poluentes ambientais durante a gravidez, também podem afetar a idade gestacional, peso de nascimento e o crescimento pós-natal.[5]

Os dados antropométricos do nascimento, bem como a idade gestacional, além da restrição de crescimento já citada, têm grande relação com o ganho pôndero-estatural pós-natal. Um recém-nascido prematuro (nascido antes de 37 semanas de gestação) geralmente demonstra grande dificuldade na recuperação nutricional logo após o nascimento. Tal recuperação tende a ocorrer após os dois anos de idade, o que aumenta o risco de complicações cardiovasculares e aumento da resistência à insulina na idade adulta.[6] Idealmente, a recuperação nutricional do prematuro deveria ocorrer entre 12-18 meses de idade corrigida, já que isso evitaria o desenvolvimento de síndrome plurimetabólica na idade adulta.[7,8] Porém, na prática clínica é comum a criança prematura apresentar déficit no crescimento pôndero-estatural por um longo período e, entre 2-3 anos de idade, ocorrer a recuperação, principalmente do peso, já que a estatura final tende a ser discretamente menor que a média dos recém-nascidos a termo.[9]

Acompanhar o crescimento e o estado nutricional infantil tem como objetivo evitar que desvios do crescimento possam comprometer a saúde atual e sua qualidade de vida futura. Mesmo em situações de ingestão calórica adequada, a oferta inadequada de micronutrientes como zinco, vitamina A e ferro pode comprometer o crescimento.[10,11] Portanto, a dieta da criança deve ser analisada rotineiramente, a fim de garantir a ingestão de todos os nutrientes necessários ao crescimento e desenvolvimento.

Recém-nascidos e lactentes submetidos à introdução de fórmulas lácteas têm risco aumentado para obesidade em 20%. Investiga-se se esse risco está associado ao início precoce na ingestão de fórmulas que contêm grandes quantidades de proteína.[12]

Crianças que ficam restritas em espaços pequenos, sem atividade física não programada, típica da infância, podem ter seu crescimento e desenvolvimento prejudicados.[1,13]

Embora raro, bebês privados de atenção e afeto podem sofrer uma cascata de eventos que culminam em crescimento inadequado.[1,14]

Além disso, é de suma importância compreender que nos primeiros dois anos de vida é comum acontecerem mudanças nas curvas de peso e estatura de uma criança, tanto para cima como para baixo, inclusive durante episódios de doenças agudas, como viroses. Os fatores nutricionais terão também grande influência nesse período. Após os dois anos de idade as crianças tendem a manter a mesma curva de crescimento até a puberdade.[1]

Como citado anteriormente, os fatores socioeconômicos também possuem grande peso sobre o crescimento pôndero-estatural e, dentre eles, a renda *per capita* desempenha um importante papel no crescimento infantil.[15-17] Famílias com menos recursos, chefiadas por mulheres sozinhas, são associadas a maiores déficits no crescimento infantil.[18]

Além da renda familiar por si só, comumente há a associação de outros determinantes no estado de saúde e crescimento infantil, como acesso à educação, saneamento básico, moradia adequada, atendimento médico e alimentação.[19] Mães com baixo nível de escolaridade ou sem instrução também impõem um risco maior isolado de retardo no crescimento.[17]

O crescimento físico na infância depende também da produção, durante a gestação, de diversos hormônios, entre eles a insulina e o hormônio de crescimento (GH) placentário. Já no período pós-natal, a produção de hormônios tireoidianos e sexuais é determinante para que a criança atinja seu potencial genético.

ANTROPOMETRIA E ÍNDICES

Os dados antropométricos (peso, comprimento/estatura, perímetro cefálico e torácico) não devem ser avaliados de modo isolado para determinar a adequação do crescimento físico de uma criança.
Eles são necessários para a criação dos seguintes índices:

- Curva de peso por idade.
- Curva de comprimento/estatura por idade.
- Índice de massa corporal (IMC) por idade.
- Índice ponderal (peso por comprimento/estatura).
- Perímetro cefálico por idade.

Esses índices são avaliados de acordo com o sexo; e é a combinação deles, juntamente com o desenvolvimento neuropsicomotor, que vai possibilitar uma avaliação adequada do crescimento.

Um peso ou estatura alterada pontualmente não devem ser superestimados.[20] É muito importante uma sequência de avaliações para determinar se de fato há queda persistente na velocidade do crescimento.

A inclusão do IMC na avaliação do crescimento físico infantil permitiu que a relação peso × comprimento (para menores de 2 anos) e peso × estatura (para maiores de 2 anos) seja mais bem compreendida e interpretada, além de se mostrar um bom preditor do IMC na idade adulta.[21,22] O IMC é um bom marcador de adiposidade e sobrepeso e se coaduna com outros marcadores de avaliação de gordura corporal, como a prega cutânea e a bioimpedância eletromagnética.[22,23]

A curva de peso por idade é limitada quando avaliada de modo isolado, por conseguir apenas demonstrar se a criança está com peso abaixo ou acima do recomendado para a sua idade, não mostrar se tal peso é adequado em relação à sua estatura e, especialmente nos casos de baixo peso, falha em determinar se a estatura já está também comprometida.

Embora o IMC não seja um índice infalível, já está determinada a associação de seus valores em crianças menores de 2 anos com a obesidade na adolescência e na idade adulta.[24] Por isso, recomenda-se o seu uso desde o nascimento.[23,24]

O cálculo do IMC depende da mensuração de peso e comprimento/estatura da criança. As crianças menores de 2 anos terão seu comprimento avaliado na posição deitada, enquanto os maiores de 2 anos terão sua estatura aferida na posição vertical.

Fórmula para cálculo do IMC:

$$IMC = Peso\ (kg) / Estatura^2\ (m)$$

CURVAS DE CRESCIMENTO

As curvas de crescimento foram mudando ao longo dos anos, na busca pela curva ideal, que pudesse predizer de forma acurada o estado nutricional da população avaliada.

Atualmente, são utilizadas as curvas da Organização Mundial da Saúde (OMS) criadas a partir de um estudo multicêntrico e multidisciplinar conduzido em mais de 140 países,[20,26] incluindo o Brasil,[20,25,26] e tendo como base diferentes grupos étnicos e colocando o aleitamento materno exclusivo nos primeiros seis meses como base para o crescimento ideal. Incluem curvas de velocidade de crescimento e a relação entre o desenvolvimento físico e moto.[20,26] As novas curvas[26] não se pretendem simples referências para avaliação do crescimento físico infantil como as que as antecederam. Elas conseguem demonstrar o padrão de crescimento ideal e, por isso, têm se mostrado mais adequadas para a detecção de déficits pôndero-estaturais, possibilitando intervenções mais precoces. Outra inovação que tais curvas trazem é a acurácia na predição do sobrepeso e obesidade, alarmantes no mundo atual, especialmente no Brasil.[27]

Tais curvas são revolucionárias por partirem da premissa de que a variabilidade genética ocupa um pequeno papel no potencial de crescimento infantil, colocando os fatores ambientais, altamente variáveis, como peça-chave. Significa dizer que crianças de carga genética e origem étnica totalmente diversas, se submetidas às mesmas condições ambientais ideais, crescerão igualmente.[20]

Essas curvas foram implementadas em três etapas pela OMS: em 2006, para as crianças menores de 5 anos, possibilitando as seguintes avaliações: Peso × Idade, Comprimento/Estatura × Idade, Peso × Comprimento/Estatura, IMC × Idade e Desenvolvimento motor.

Em 2007, houve a implementação das curvas adequadas às crianças a partir dos 5 anos e adolescentes até 19 anos, que é a idade-limite utilizada pela OMS para a população dita pediátrica.[28] Atualmente, já existem estudos a favor da expansão da adolescência até 24 anos de idade.[29] Essas curvas contemplavam perímetro cefálico, circunferência braquial e pregas cutâneas tricipitais e subescapulares.

Em 2008, houve a implementação da última etapa, possibilitando a avaliação das curvas de velocidade de crescimento infantil e perda de peso materno pós-parto.

É fato que, mesmo essas curvas atuais sendo mais abrangentes e fidedignas, nenhuma curva consegue incluir de modo absoluto todos os indivíduos, então sempre se faz necessária uma análise crítica individual.

As curvas foram criadas para possibilitar a avaliação dos índices já citados (peso por idade, comprimento/estatura por idade, perímetro cefálico por idade, peso por comprimento/estatura e IMC por idade) em longo prazo. A mensuração dos dados antropométricos de uma criança em ocasiões subsequentes, quando avaliados nas curvas específicas para idade e sexo, vai permitir a criação da curva individual dessa criança, que deverá ser comparada aos valores preestabelecidos em cada uma dessas curvas.

Tais curvas são desenhadas separadamente para meninos e meninas e separadas dos 0-5 anos e dos 5-19 anos, de modo geral. Elas são confeccionadas a partir de dois parâmetros diferentes: percentil e de escore-z. Escore-z e percentil são formas de comparar a posição relativa do peso ou IMC de uma determinada criança, dentro de um todo. A curva em escore-z é criada a partir da quantificação da distância de um valor, como o IMC, por exemplo, de uma determinada criança em relação à mediana do IMC de uma população de mesmo sexo e idade. A curva de percentil também expressa a posição relativa ocupada por determinado peso, comprimento/estatura ou IMC no interior de uma distribuição. Os percentis de uma curva de peso, por exemplo, derivam da divisão de uma série de pesos observados em uma dada população em 100 partes iguais, estando os dados ordenados do menor para o maior, em que cada ponto de divisão corresponde a um percentil. Ambas as curvas são intercambiáveis, e o percentil 50 da curva em percentil equivale à curva escore-z 0.

AVALIAÇÃO DO CRESCIMENTO

Ao avaliar o crescimento físico de uma criança é necessário conhecer seus dados antropométricos de nascimento para entender o ritmo de crescimento individual. Além disso, é crucial que o pediatra, ou outro profissional que seja responsável pela condução da consulta de puericultura, esteja familiarizado com a expectativa média de crescimento ao longo da infância, desde o nascimento até a adolescência, levando sempre em consideração o desenvolvimento intrauterino e suas peculiaridades que podem afetar diretamente o crescimento e desenvolvimento infantis.

O objetivo da avaliação do crescimento é apontar situações passíveis de correção, como a oferta insuficiente ou excessiva de alimentos, presença de doenças agudas ou crônicas e atividade física inadequada. Tal monitorização tem sido questionada quanto à sua real capacidade para avaliar situações de risco, já que depende de regularidade e adequada interpretação.

Atualmente, a monitorização da velocidade de crescimento linear é a forma mais importante para a avaliação individual do crescimento. Para isso, é necessária uma sequência de avaliações que permitem o cálculo da média de ganho mensal ou anual e também a utilização das curvas de referência para idade e sexo.

O Quadro 1, a seguir, mostra a média de crescimento linear de acordo com faixas etárias.[1] É importante lembrar que, embora haja uma grande variabilidade no crescimento infantil, é possível detectar um certo padrão. Essa média de crescimento pós-natal está relacionada ao comprimento médio de nascimento citado na figura e não leva em conta uma série de situações em que há uma menor velocidade de crescimento, por exemplo, as crianças que nascem acima do padrão familiar e que crescerão mais lentamente após o nascimento, as crianças prematuras e as pequenas para a idade gestacional. Tais crianças terão crescimento constante, porém abaixo da média-padrão. O mais importante é ficar alerta à criança que repentinamente começa a reduzir a velocidade média de crescimento. Nos casos em que são utilizadas as curvas de referência para peso ou estatura, é preocupante quando a medida da criança cruza dois grandes percentis, para cima ou para baixo, o que demonstra desaceleração ou aceleração acima do normal no crescimento.

Quadro 1 Velocidade média de crescimento da infância à adolescência

- Nascimento: 48 a 50 cm
- 1º semestre: 15 cm em 6 meses
- 2º semestre: 10 cm em 6 meses
- 1 ano: em média 75 cm
- 1-2 anos: 12-13 cm por ano
- 2-4 anos: 5-8 cm por ano
- 4 anos: em média 1 m
- 4-9 anos: 5-7 cm por ano
- Estirão da puberdade: 8-9 cm por ano (meninas) ou 10-11 cm por ano (meninos)

Quanto ao peso, é universalmente sabido que, após o nascimento, os recém-nascidos a termo perdem em torno de 8-10% de seu peso, enquanto os prematuros podem perder até 15% do peso de nascimento. O principal fator de risco para uma perda ponderal acima do esperado nos bebês nascidos entre 37-42 semanas é o parto cesáreo, além do uso de fototerapia para tratamento de icterícia neonatal e o excesso de roupa, incompatível com a temperatura ambiente. Discute-se se essa perda de peso maior, no caso do parto cesáreo, está associada à ausência de contato pele a pele na primeira hora de vida e de amamentação precoce e, com isso, retardo na produção e descida do leite, também conhecida como lactogênese.[30] No caso da fototerapia e do excesso de roupas, a perda ponderal está associada ao aumento da perda insensível de água. É importante dizer que a perda ponderal acima do esperado tem sido bastante valorizada pelos médicos na atualidade, mesmo na ausência de sinais de alarme, levando à introdução de fórmula láctea e desmame precoce. Outro ponto a ser discutido é o tempo necessário para recuperação do peso perdido. É usual que ocorra perda ponderal nos primeiros três a cinco dias de vida. O recém-nascido a termo tende a recuperar o peso de nascimento em torno dos 7 dias de vida, enquanto o prematuro o faz em torno do 11º dia. A partir de então, a criança inicia seu ganho pôndero-estatural. De posse desses fatos, é fundamental que o pediatra que avalia uma criança em sua primeira consulta, que deve ocorrer em torno de sete dias de vida, faça uma análise dessa criança como um todo, levando em conta não somente o peso perdido, que mesmo quando excede o esperado não deve ser avaliado isoladamente. O médico deve também levar em conta se há ganho de estatura e perímetro cefálico, sinais de desidratação, presença de diurese abundante, cor e aspecto das fezes e exame neurológico completo, incluindo reflexos primitivos. Há que se lembrar das crianças geneticamente pequenas que nascem com peso acima do esperado por terem sido geradas por mães diabéticas, por exemplo. Tais crianças vão permanecer abaixo da curva esperada para o peso de nascimento, mas alcançarão ganho de peso constante e estabilidade na curva de peso, ainda que em percentil abaixo do esperado. Deve exigir atenção a criança que se mantém perdendo peso mesmo após a primeira semana de vida e não retoma o peso de nascimento.

De modo geral, após a retomada do peso de nascimento é esperado que o recém-nascido ganhe 20-30 g por dia em média nos três primeiros meses. Algumas crianças em aleitamento materno exclusivo fogem do padrão esperado e ganham 50-60 g ao dia nos primeiros meses, enquanto outros bebês ganharão apenas 15 g ao dia. Isso não significa que os bebês que ganharam peso acima do esperado estão de fato em sobrepeso, embora na curva de crescimento eles ficarão temporariamente situados em percentis acima do esperado para o nascimento, e também não significa que os recém-nascidos e lactentes que ganham peso abaixo do esperado estejam muito magros e necessitem de complemento de fórmula láctea, embora eles permaneçam abaixo do percentil esperado para o peso de nascimento. O mais importante é que haja sempre ganho pôndero-estatural. No segundo trimestre de vida, geralmente a criança ganha 20 g ao dia, no terceiro ganha 15 g ao dia e, nos últimos três meses do primeiro ano de vida, a criança tende a ganhar em média 10 g ao dia. Geralmente, aqueles lactentes que fugiram do padrão e ganharam peso bem acima do esperado nos primeiros três meses de vida compensarão ganhando menos que o esperado nos três trimestres subsequentes, levando ao peso esperado em torno do fim do primeiro ano de vida. Já as crianças que ganharam peso abaixo do esperado no início da vida, usualmente vão ficar estáveis ao longo do primeiro ano, sem reduzir o ganho ponderal ao longo dos trimestres seguintes, também alcançando o peso esperado com um ano de idade. Significa dizer que tais crianças constroem sua própria curva de crescimento e, geralmente, conseguem alcançar no fim do primeiro ano o mesmo peso e estatura das crianças que seguem o padrão esperado ao nascimento.

No segundo ano de vida, as crianças tendem a ganhar em torno de 2,5 kg ao ano. Entre dois e quatro anos de idade, na fase pré-escolar, a criança ganhará 2 kg ao ano. E é geralmente nesta fase e na fase seguinte, a idade escolar, que começa aos 5 anos e na qual a criança ganha entre 2,5 e 3,5 kg ao ano, que passamos a detectar os casos de sobrepeso e obesidade. Lembrando que o IMC isoladamente não é um bom indicador já que não sabe diferenciar massa gorda de massa muscular e óssea. Na adolescência, o ganho ponderal acompanhará o ganho estatural.

É importante pontuar que, em condições ideais, as crianças tendem a alcançar seu potencial genético entre um e dois anos de idade, ou seja, atingir seu biótipo. Crianças que nascem com comprimento superior ao padrão familiar tendem a ter um crescimento linear mais lento para poder equiparar sua estatura ao seu biótipo, o que significa dizer que permanecerá em um percentil abaixo do esperado para o comprimento de nascimento.

Quanto ao perímetro cefálico, o crescimento é mais rápido nos primeiros seis meses de vida, quando há aumento de 1,6 cm por mês.[31] Ao todo, no primeiro ano de vida, o lactente tende a ganhar em média 12 cm. No segundo ano de vida o perímetro tende a crescer menos de 2 cm ao ano, o que coincide com o fechamento da fontanela anterior.

É importante saber que o crescimento físico pode não ocorrer de forma padrão. Em um determinado mês a criança pode ganhar mais peso que o esperado para o período e não ganhar centímetros em comprimento, enquanto na avaliação seguinte essa mesma criança ganhará em comprimento, ao passo que o peso pouco se alterará. Por isso, a avaliação do crescimento não deve ser feita com base nos dados antropométricos de uma ou duas consultas. É necessário identificar o ritmo de crescimento de cada criança, de modo a evitar diagnósticos errôneos de baixo peso ou baixa estatura, o que geraria extrema preocupação para os pais e exames complementares desnecessários para a criança.

É sabido que até os dois anos de idade a criança pode mudar seu canal de crescimento em relação ao peso e estatura, sem que isso desperte alarme. O mesmo não ocorre com o perímetro cefálico, cujo crescimento adequado nos primeiros seis meses tem correlação com bom desenvolvimento neurológico. Portanto, diante de uma criança que se mantém constante em um dado percentil, mesmo que o percentil esteja abaixo do esperado para a idade, isso não é conclusivo de baixo peso ou baixa estatura. Lembrando que a queda em dois percentis maiores é que preocupa, ou seja, quando a criança não permanece estável em nenhum percentil e mantém-se em queda.

Atualmente, a obesidade infantil vem crescendo em virtude do uso excessivo de telas, como televisão, *tablet* e celulares, na infância e adolescência, que geralmente se associam à redução de tempo de sono e à ingestão de bebidas e alimentos pouco nutritivos e com conteúdo calórico excessivo.[32]

REFERÊNCIAS

1. Finger ME, Puccini RF, Strufaldi MW. Crescimento. In: Sucupira ACSL, Kobinger ME, Saito MI, Bourroul ML, Zuccolotto SM. Pediatria em Consultório. 5.ed. São Paulo: Sarvier; 2010. p. 35-48.
2. Ministério da Saúde. Secretaria de Políticas de Saúde. Departamento de Atenção Básica. Saúde da Criança: acompanhamento do crescimento e desenvolvimento infantil. Série Cadernos de Atenção Básica n. 11. Brasília; 2002. Disponível em: http://bvsms.saude.gov.br/bvs/publicacoes/crescimento_desenvolvimento.pdf. Acesso em: 27 jun 2019.
3. Sharma D, Shastri S, Sharma P. Intrauterine growth restriction: antenatal and postnatal aspects. Clin Med Insights Pediatr. 2016;10:67-83. doi:10.4137/CMPed.S40070.
4. Papadopoulou E, Botton J, Haugen M, Alexander J, Meltzer HM, Bacelis J, et al. Maternal caffeine intake during pregnancy and child growth and overweight: results from a large Norwegian prospective observational cohort study. BMJ. 2018 Apr;8(3):e018895.
5. Gonzalez-Casanova I, Stein AD, Barraza-Villarreal A, Feregrino RG, DiGirolamo A, Hernandez-Cadena L, et al. Prenatal exposure to environmental pollutants and child development trajectories through 7 years. Int J Hyg Environ Health. 2018 Apr;S1438-4639(17):30761-7.
6. Barker DJ, Osmond C, Forsen TJ, Kajantie E, Eriksson JG. Trajectories of growth among children who have coronary events as adults. N Eng J Med. 2005 Oct 27;353(17):1802-9.
7. Lapillonne A, Griffin IJ. Feeding preterm infants today for later metabolic and cardiovascular outcomes. J Pediatr. 2013;162:S7-S16. doi: 10.1016/j.jpeds.2012.11.048.
8. Raaijmakers A, Allegaert K. Catch-up growth in former preterm neonates: no time to waste. Nutrients. 2016;8(12):817. doi:10.3390/nu8120817.
9. Euser AM, de Wit CC, Finken MJJ, Rijken M, Wit JM. Growth of preterm born children. Horm Res. 2008;70:319-28.
10. Pedraza DF, Queiroz D. Micronutrientes no crescimento e desenvolvimento infantil. J Hum Grow Dev. 2011;21(1):156-71.
11. Silva LSM, Giugliani ERJ, Aerts DRGC. Prevalência e determinantes de anemia em crianças de Porto Alegre, RS, Brasil. Rev Saúde Pública. 2001;35(1):66-73. doi: 10.1590/S0034-89102001000100010.
12. Oddy WH. Infant feeding and obesity risk in the child. Breastfeed Rev. 2012 Jul;20(2):7-12.
13. Kohl HW III, Cook HD (eds.). Educating the student body: taking physical activity and physical education to school. Committee on physical activity and physical education in the school environment; Food and Nutrition Board; Institute of Medicine. Washington (DC): National Academies Press (US); 2013.
14. National Guideline Alliance (UK). Faltering Growth – recognition and management. London: National Institute for Health and Care Excellence (UK); 2017 Sep; n. 75. Disponível em: https://www.ncbi.nlm.nih.gov/books/NBK458459/. Acesso em: 27 jun 2019.
15. Amigo H, Bustos P. Programas y políticas referentes al déficit de crecimiento: repercusiones de una linea de investigación realizada en Chile. Arch Latinoam Nutr. 1998;48:281-6.
16. Sousa FJPS. Pobreza, desnutrição e mortalidade infantil: condicionantes socioeconômicos. Fortaleza. Unicef; 1992.
17. Engstrom EM, Anjos LA. Déficit estatural nas crianças brasileiras: relação com condições sócio-ambientais e estado nutricional materno. Cad Saúde Pública. 1999;15:559-67.

18. Desai S. Children at risk: the family structure in Latin America and West Africa. Popul Dev ver. 1992;18:689-717.
19. Romani SAM, Lira PIC. Fatores determinantes do crescimento infantil. Rev Bras Saude Mater Infant. 2004;4(1):15-23.
20. Ferreira AA. Avaliação do crescimento das crianças: a trajetória das curvas de crescimento. Demetra. 2012;7(3):191-202.
21. Lynch J, Wang XL, Wilcken DEL. Body mass index in Australian children: recent changes and relevance of ethnicity. Arch Dis Child, 2000;82:16-20.
22. Rosner B, Prineas R, Loggie J, Daniels SR. Percentiles for body mass index in US children 5-17 years of age. J Pediatr. 1998;132:211-22.
23. Pietrobelli A, Faith MS, Allison DB, Gallaher D, Chiumello G, Heymsfield SB. Body mass index as a measure of adiposity among children and adolescents: a validation study. J Pediatr. 1998;132:204-10.
24. Araújo CL, Albernaz E, Tomasi E, Victora CG. Implementation of The WHO Muticentre Growth Reference Study in Brazil. Food Nutr Bull. 2004;25(1):S53-8.
25. Organização Mundial da Saúde (OMS). WHO child growth standards: methods and development. Length/ height-for-age, weight-for-age, weight-for-length, weight-for-height and body mass index-for-age. 2006. Disponível em: http://www.who.int/entity/childgrowth/standars/technical_report.pdf. Acesso em: 20 abr 2012.
26. Arbex AK, Rocha DRTW, Aizenberg M, Ciruzzi MS. Obesity Epidemic in Brazil and Argentina: A Public Health Concern. J Health Pop Nutr. 2014;32(2):327-34.
27. Canadian Paediatric Society. Age limits and adolescents. Paediatr Child Health. 2011;8(9):577.
28. Sawyer SM, Azzopardi PS, Wickremarathne D, Patton GC. The age of adolescence. Lancet Child Adolesc Health. 2018 Jan;2(3):223-8.
29. Mezzacappa MA, Ferreira BG. Excessive weight loss in exclusively breastfed full-term newborns in a Baby-Friendly Hospital. Rev Paul Pediatr. 2016 Set;34(3):281-6. Disponível em: http://doi.org/10.1016/j.rppede.2016.03.003. Acesso em: 27 jun 2019.
30. Jaldin MG, Pinheiro FS, Santos AM, Muniz NC, Brito LM. Crescimento do perímetro cefálico nos primeiros seis meses em crianças em aleitamento materno exclusivo. Rev Paul Pediatr. 2011;29(4):509-14.
31. Robinson TN, Banda JA, Hale L, Lu AS, Fleming-Milici F, Calvert SL, et al. Screen media exposure and obesity in children and adolescents. Pediatrics. 2017 Nov;140(2).

Capítulo 19

FORMAÇÃO E ATUAÇÃO DO PROFISSIONAL DE SAÚDE EM ALEITAMENTO MATERNO

Viviane Laudelino Vieira
Carmen Simone Grillo Diniz

INTRODUÇÃO

O aleitamento materno, prática com múltiplas importâncias ao bebê, à mulher e à sociedade,[1] apresenta taxas deficientes, tanto em âmbito internacional como no Brasil. Dados brasileiros mostram que a prevalência de aleitamento materno exclusivo (AME) é de 37,1%[2] e levantamentos mais recentes de Boccolini et al. (2017)[3] apontam para dificuldade de evolução dos diferentes indicadores utilizados.

Reforça-se, assim, a necessidade de se intensificar as ações implementadas e desenvolver novas propostas para a promoção, proteção e apoio ao aleitamento materno, mobilizando diversos setores da sociedade.[3] Nesse sentido, o profissional de saúde apresenta um importante papel, tornando realidade os diferentes conhecimentos científicos que detém.[4]

CENÁRIOS DE PRÁTICA PROFISSIONAL

Desenvolvidas por diferentes profissionais, intervenções relativas à amamentação são propícias no pré-natal, no parto e no puerpério, no período de volta ao trabalho remunerado pela mãe e em outras situações de separação, no momento de realização da alimentação complementar e, inclusive, no apoio ao desmame.[4] Segundo a Iniciativa Hospital Amigo da Criança (IHAC), todas as gestantes devem ser informadas sobre os benefícios e sobre o manejo do aleitamento materno.[5] Também se preconiza a possibilidade da amamentação nos primeiros 30 minutos após o nascimento, por meio da garantia do contato pele a pele após o nascimento e o apoio efetivo ao estabelecimento da amamentação, que estão diretamente ligados ao sucesso do aleitamento materno.[6]

Campo estratégico de atuação são os bancos de leite humano (BLH), responsáveis por criar oportunidade para que bebês em situação de risco consigam receber leite materno de suas mães ou de doadoras, realizando, nesse caso, procedimentos sanitários adequados para garantir a segurança do alimento. Os BLH também acolhem e apoiam mulheres com dificuldades na amamentação, auxiliando no manejo adequado.[7]

Cenários de assistência ao bebê também são fundamentais para a amamentação, visando ao auxílio para lidar tanto com as dificuldades iniciais, que podem permear o aleitamento materno, como na sua continuidade e no apoio ao desmame. Essa assistência é dispensada na atenção primária à saúde e também em consultórios e clínicas particulares. No que se refere ao setor público, foi criada uma iniciativa federal intitulada Unidade Básica Amiga da Amamentação, que visa à promoção, proteção e apoio ao aleitamento materno por meio da mobilização das unidades básicas de saúde para o cumprimento dos "Dez Passos para o Sucesso da Amamentação".[8] Nesse contexto, além da atenção individualizada, grupos de apoio ou educativos são efetivos por proporcionar o acolhimento, a escuta, o compartilhamento de experiências e a identificação de vivências que podem agregar benefícios à mulher na prática do aleitamento materno.[9]

É importante citar o aumento de profissionais que se intitulam "consultores de amamentação". Essa não é uma atuação oficializada em âmbito nacional, mas diferentes profissionais podem obter certificação internacional pelo International Board of Lactation Consultant Examiners (IBLCE).[10] Tal certificação, que ocorre mediante aprovação de exame, tem por objetivo beneficiar o público por meio do estabelecimento de critérios mínimos para a prática dos profissionais que se dedicam ao aleitamento materno. Entretanto, é importante atentar para o crescente número de consultores que não apresentam certificação e, inclusive, não têm formação mínima para tal, o que pode impactar negativamente a assistência dispensada.

Por fim, vale destacar a importância do trabalho em cenários que não são vinculados ao setor da saúde, como o da educação infantil, que pode apoiar a manutenção da amamentação, mesmo na ausência materna durante o período de permanência na instituição. A Secretaria de Educação do município de São Paulo, por exemplo, vem desenvolvendo um programa para apoiar as unidades a acolherem as mães e receberem, condicionarem e oferecerem adequadamente o leite materno e/ou possibilitar a entrada da mãe para a amamentação do seu bebê.[11]

HABILIDADES E COMPETÊNCIAS PARA ATUAÇÃO PROFISSIONAL

Para a atuação profissional no campo da amamentação, distintas habilidades e competências fazem-se necessárias. Indiscutivelmente, cabe ao profissional a realização adequada do manejo clínico da amamentação. Verifica-se que profissionais de saúde tendem a apresentar o conhecimento teórico relativo às vantagens do aleitamento materno, mas possuem desempenho insuficiente em relação à técnica da amamentação e ao manejo dos principais problemas da lactação.[12] O Quadro 1 detalha as informações que compreendem a realização do manejo adequado da amamentação.

Quadro 1 Aspectos relativos ao manejo clínico da amamentação

- Técnicas da amamentação (pega correta e posicionamento adequado da mãe).
- Reconhecimento de comportamentos esperados do bebê (choro, sono, necessidade de colo e de sucção).
- Estímulo à livre demanda.
- Não incentivo do uso de bicos artificiais.
- Conhecimento das características do leite materno.
- Abordagem sobre alimentação e cuidado da mãe.
- Condutas em situações de afastamento entre mãe e bebê: ordenha, armazenamento, preparo e oferta do leite.
- Prevenção e tratamento de problemas, como mamilos planos ou invertidos, dor e feridas nas mamas, ingurgitamento mamário, candidíase, fenômeno de Reynaud, ductos lactíferos bloqueados, mastite, abscesso mamário, galactocele.
- Manejo em situações especiais, como nova gestação, gemelaridade, crianças com malformações orofaciais e/ou portadoras de distúrbios neurológicos, refluxo gastresofágico.

Fonte: adaptado de Brasil.[13]

No manejo, é fundamental que o profissional possua também habilidades para acolher as demandas da mãe e do bebê e construir vínculo com essa mulher e com sua rede de apoio.[14] A construção do vínculo envolve a necessidade de conhecer a realidade do outro, a demonstração de interesse pelas demandas da mulher e pela sua história, além da construção de um diálogo significativo, sem a imposição de normas.[15]

Outra competência importante refere-se à comunicação. O Ministério da Saúde sugere a utilização do aconselhamento (Quadro 2) para ajudar a mulher a tomar decisões,[13] além de auxiliar no desenvolvimento de confiança no profissional.[16]

Quadro 2 Habilidades de comunicação relativas ao aconselhamento

- Praticar a comunicação não verbal, como sorrir, balançar a cabeça afirmativamente, tocar na mulher ou no bebê de forma apropriada.
- Remover barreiras como mesa, papéis, para maior aproximação.
- Usar linguagem simples e acessível.
- Propiciar a fala da mulher, dedicando tempo para ouvir, prestando atenção ao que a mãe está dizendo e ao significado de suas falas. Realizar perguntas abertas, que começam por "como?", "o quê?", "quando?", "onde?" e "por quê?". Outra técnica que pode incentivar as mulheres a falarem mais é devolver o que a mãe diz, repetindo, com outras palavras, a sua fala.
- Explicitar empatia, ou seja, mostrar à mãe que os seus sentimentos são compreendidos, colocando-a no centro da situação e da atenção do profissional.
- Evitar palavras que soam como julgamentos, por exemplo: certo, errado, bem, mal etc.
- Aceitar e respeitar os sentimentos e as opiniões das mães, sem, no entanto, precisar concordar ou discordar do que ela pensa.
- Reconhecer e elogiar aspectos em que a mãe e o bebê estão indo bem, para aumentar a confiança da mãe.
- Oferecer poucas e relevantes informações, de forma detalhada.
- Fazer sugestões em vez de dar ordens.
- Oferecer ajuda prática.

Fonte: adaptado de Brasil.[13]

Por fim, também é necessária a habilidade do trabalho interdisciplinar e em equipe. Hoddinott et al.[17] mostram que uma intervenção que envolve distintas áreas tende a ser mais eficaz do que uma abordagem especialista, pois os profissionais sentem-se mais capacitados quando conhecimentos e experiências são compartilhados dentro e entre as equipes.

PROFISSIONAL: PROMOTOR OU LIMITADOR DA AMAMENTAÇÃO?

A formação na área de saúde, pautada ainda em modelo que privilegia a visão biologicista, confere ênfase à doença, com conteúdos fragmentados e desarticulados entre si, desconsiderando os aspectos sociais e emocionais que permeiam as demandas de saúde. Frente a isso, observa-se uma formação da área da saúde com disciplinas isoladas, que hipervaloriza a transmissão de conteúdos e a especialização.[18]

Em 2018, cerca de 10% dos profissionais apresentaram a pediatria como especialidade, enquanto, em 1996, esse valor era de 13,6%. Além dessa queda, esses médicos tendem a se distribuir de forma heterogênea, concentrando-se em áreas urbanas, o que diminui o cuidado de bebês em grande parte do território nacional. Também, cada vez menos, dedicam-se à puericultura, optando pela maior especialização.[19] Pesquisas relacionadas ao campo da formação e atuação profissional voltadas ao aleitamento materno ratificam o desinteresse por parte dos estudantes e a falta de preparo proporcionado pelos cursos,[4] com pouca ênfase ao tema na graduação, além de não serem planejadas adequadamente as estratégias educativas e delineados os modelos de educação para a sala de aula.[20] As limitações da formação não se restringem, porém, à área médica. Na enfermagem, relata-se a formação insuficiente sobre aleitamento materno, com necessidade de incremento da carga horária relacionada ao aconselhamento.[14] Quanto à formação em nutrição, segundo Araújo,[21] esta ainda não se encontrava, no seu todo, comprometida com a questão do aleitamento materno, além de não se ocupar das peculiaridades culturais e subjetivas que envolvem sua prática.

Com frequência, os aspectos relativos ao gênero e à sexualidade são omitidos na formação, resultando em uma importante lacuna na formação das várias carreiras de saúde, que, ao assistirem à mulher em processo de amamentação, tendem a ter suas práticas sustentadas em abordagem limitada aos aspectos biomédicos.[22]

Limitações na formação, inevitavelmente, refletem na prática profissional. Watkins e Dodgson[23] verificaram, segundo relatos maternos, que a equipe de saúde, incluindo o médico, proporciona informações escassas relacionadas ao ato de amamentar. Já Vieira[24], em pesquisa via redes sociais com 657 mães, verificou que 31,3% delas foram orientadas por profissionais de saúde a aumentar o intervalo entre as mamadas; 27,2% foram orientadas quanto ao tempo do bebê em cada mama; 25,9% receberam indicações quanto à necessidade de ter horários para o bebê mamar; 23,5% foram incentivadas quanto ao desmame noturno e 20,4% foram orientadas para o uso de chupetas. No mesmo trabalho, Vieira[24] mostra que 73,7% das mães entrevistadas foram incentivadas a desmamar, das quais 58,5% eram profissionais de saúde, especialmente pediatras.

Outro limitante da prática está relacionado ao cenário de atuação. Brow et al.[25]. indicam que possíveis causas relacionadas à prática profissional inadequada estão relacionadas à falta de tempo e de recursos. Na atenção primária, um médico, de forma geral, atenderia 16 pessoas em um período de 4 h, o que torna impossível a realização do aconselhamento em aleitamento materno.[26]

Por outro lado, investimentos na qualificação desses profissionais parecem trazer importantes resultados na prática, refletindo no maior apoio à mulher na amamentação. Oliveira e Camacho[27] observaram impactos positivos no aleitamento materno em função do desenvolvimento de um conjunto de ações, que aliavam o apoio emocional à orientação prática no manejo da amamentação e à veiculação face a face de informações de interesse das mulheres. A IHAC também vem se consolidando como ação que qualifica a atuação em maternidades e hospitais.[28]

CONFLITOS DE INTERESSE NA PRÁTICA DO PROFISSIONAL DE SAÚDE

A relação entre profissionais de saúde e a indústria relacionada ao desmame é bastante antiga, com registros que datam de 1890, quando surgiram as primeiras fórmulas infantis, ou, pouco depois, quando enfermeiras promoviam o uso de leite condensado entre mães de lactentes. Após isso, especialmente nos anos de 1970 e 1980, a presença maciça da indústria no campo da formação dos profissionais, bem como na atuação junto aos seus consultórios, era exacerbada.[29]

Frente a isso, em 2006, a Lei n. 11.265[30] passou a regulamentar a atuação profissional com relação a produtos que podem interferir negativamente na amamentação (Quadro 3).

Quadro 3 Tópicos existentes na Lei n. 11.265[30] referentes à prática profissional com relação a produtos que podem interferir negativamente na amamentação

Art. 6º Não é permitida a atuação de representantes comerciais nas unidades de saúde, salvo para a comunicação de aspectos técnico-científicos dos produtos aos pediatras e nutricionistas.
Art. 7º Os fabricantes, distribuidores e importadores somente poderão fornecer amostras de produtos a pediatras e nutricionistas por ocasião do lançamento do produto.
Art. 8º Os fabricantes, importadores e distribuidores dos produtos somente poderão conceder patrocínios às entidades científicas de ensino e pesquisa ou às entidades associativas de pediatras e de nutricionistas reconhecidas nacionalmente, vedada toda e qualquer forma de patrocínio a pessoas físicas.
§ 1º As entidades beneficiadas zelarão para que as empresas não realizem promoção comercial de seus produtos nos eventos por elas patrocinados e limitem-se à distribuição de material técnico-científico.
§ 2º Todos os eventos patrocinados deverão incluir nos materiais de divulgação a informação relativa ao patrocínio.

Lacunas existentes na legislação, ou mesmo uma atuação ilegal, consistem em uma realidade. Aliás, em função da Norma Brasileira de Comercialização de Alimentos para Lactentes e Crianças de 1ª Infância, Bicos, Chupetas e Mamadeiras (NBCAL), que também impactou em limitações na rotulagem, na comercialização e na publicidade, estratégias voltadas aos profissionais de saúde têm crescido.[31] Tal como aponta Colameo,[29] é frequente que associações e universidades recebam patrocínio das indústrias de alimentos infantis na maioria dos eventos pediátricos que realizam. Outra estratégia utilizada consiste na distribuição gratuita de materiais promocionais revestidos de conteúdos técnico-científicos, realização de eventos de caráter científico voltados aos profissionais e apropriação de conceitos oriundos de pesquisas científicas em campanhas que, mesmo sem promoção de produtos, divulgam uma marca como defensora da infância.[24]

CONSIDERAÇÕES FINAIS

Repensar os currículos das instituições formadoras, articulando-os de fato às políticas públicas, além de fortalecer os diferentes espaços de atuação profissional, são urgentes para a defesa, apoio e proteção ao aleitamento materno. Faz-se necessário o estabelecimento de normas nacionais para a educação nessa área, com conteúdos mínimos, além de serem providos maiores esforços para o desenvolvimento de vivências práticas, a partir de atividades de extensão e de estágios.

REFERÊNCIAS

1. Victora CG, Bahl R, Barros AJ, França GV, Horton S, Krasevec J, et al. Breastfeeding in the 21st century: epidemiology, mechanisms, and lifelong effect. Lancet. 2016;387(10017):475-90.
2. Brasil. Ministério da Saúde. Secretaria de Atenção à Saúde. Departamento de Ações Programáticas e Estratégicas. II Pesquisa de Prevalência de Aleitamento Materno nas Capitais Brasileiras e Distrito Federal. Brasília: Ministério da Saúde; 2009.
3. Boccolini CS, Boccolini PMM, Monteiro FR, Giugliani ERJ, Venancio SI. Tendência de indicadores do aleitamento materno no Brasil em três décadas. Cad Saude Publica. 2017;51:1-9.
4. Almeida JA, Luz SAB, Ued FV. Apoio ao aleitamento materno pelos profissionais de saúde: revisão integrativa da literatura. Rev Paul Pediatr. 2015;33(3):355-62.
5. Brasil. Ministério da Saúde. Iniciativa hospital amigo da criança: revista, atualizada e ampliada para o cuidado integrado. Módulo I – Histórico e implementação. Brasília: Editora do Ministério da Saúde; 2008 (Série A. Normas e Manuais Técnicos) Disponível em: http://bvsms.saude.gov.br/bvs/publicacoes/iniciativa_hospital_amigo_crianca_modulo1.pdf. Acesso em: 19 jun 2018.
6. Moore ER, Anderson GC, Bergman N, Dowswell T. Early skin-to-skin contact for mothers and their healthy newborn infants (review). New Jersey: John Wiley & Sons; 2012 Disponível em: http://onlinelibrary.wiley.com/doi/10.1002/14651858.CD003519.pub3/pdf. Acesso em: 19 jun 2018.
7. Maia PRS, Almeida JAG, Novak FR, Silva DA. Rede Nacional de Bancos de Leite Humano: gênese e evolução. Rev Bras Saúde Matern Infant. 2006;6(3):285-92.
8. Organização Mundial da Saúde/Fundação das Nações Unidas para a Infância (OMS/Unicef). Ten steps to successful breastfeeding. Geneva: OMS/Unicef; 2018 Disponível em: http://www.who.int/nutrition/bfhi/bfhi-poster-A2.pdf?ua=1. Acesso em: 19 jun 2018.
9. Hoga LAK, Reberte LM. Pesquisa-ação como estratégia para desenvolver grupo de gestantes: a percepção dos participantes. Rev Esc Enferm. USP. 2007;41(4):559-66.
10. International Board of Lactation Consultant Examiners. Strategic plan. Disponível em: https://iblce.org/about-iblce/strategic-plan. Acesso em 9 ago 2019.
11. Secretaria Municipal de Educação (SME). CEI Amigo. Disponível em: http://portal.sme.prefeitura.sp.gov.br/ceiamigodopeito. Acesso em: 19 jun 2018.
12. Caldeira AP, Aguiar GN, Magalhães WAC, Fagundes GC. Knowledge and practices in breastfeeding pro- motion by family health teams in Montes Claros, Brazil. Cad Saude Publica. 2007;23:1965-70.
13. Brasil. Ministério da Saúde. Secretaria de Atenção à Saúde. Departamento de Atenção Básica. Saúde da criança: aleitamento materno e alimentação complementar. 2.ed. Brasília: Ministério da Saúde; 2015.

14. Galvão DG. Formação em aleitamento materno e suas repercussões na prática clínica. Rev Bras Enferm. 2011;64(2):308-14.
15. Ilha S, Dias MV, Backes DS, Backes MTS. Vínculo profissional-usuário em uma equipe da estratégia saúde da família. Ciência, Cuidado e Saúde. 2014;13(3):556-62.
16. Bueno LGS, Teruya KM. Aconselhamento em amamentação e sua prática. J Pediatr. (Rio J.). 2004;80(5 Suppl):s126-s30.
17. Hoddinott P, Pill R, Chalmers M. Health professionals, implementation and outcomes: reflections on a complex intervention to improve breastfeeding rates in primary care. Fam Pract. 2007;24(1):84-91.
18. Vieira VL, Leite C, Cervato-Mancuso AM. Formação superior em saúde e demandas educacionais atuais: O exemplo da graduação em Nutrição. Educação, Sociedade & Culturas. 2013;39:25-42.
19. Sociedade Brasileira de Pediatria (SBP). Brasil já conta com quase 40 mil pediatras, contudo especialidade sofre com a má distribuição pelos estados. Rio de Janeiro: SBP; 2018. Disponível em: http://www.sbp.com.br/imprensa/detalhe/nid/brasil-ja-conta-com-quase-40-mil-pediatras--contudo-especialidade-sofre-com-a-ma-distribuicao-pelos-estados/. Acesso em: 19 jun 2018.
20. Badagnan HF, Oliveira HS, Monteiro JCS, Gomes FA, Nakano AMS. Conhecimento de estudantes de um curso de Enfermagem sobre aleitamento materno. Acta Paul Enferm. 2012;25(5):708-12.
21. Araújo RMA. O aleitamento materno na pós-graduação stricto sensu em nutrição no Brasil. Diss. Rio de Janeiro: Instituto Fernandes Figueira; 2008.
22. Florencio A, et al. Sexualidade e amamentação: concepções e abordagens de profissionais de enfermagem da atenção primária em saúde. Rev Esc Enferm USP. 2012;46(6):1320-6.
23. Watkins AL, Dodgson JE. Breastfeeding educational interventions for health professionals: a synthesis of intervention studies. J Spec Pediatr Nurs. 2010;15:223-32.
24. Vieira VL. Qual é o apoio dos profissionais da saúde para o incentivo à amamentação? In: Anais do XIV Encontro Nacional de Aleitamento Materno e IV Encontro Nacional de Alimentação Complementar Saudável; 22-25 nov 2016; Florianópolis. Florianópolis: ENAM/ENACS; 2016. p. 304.
25. Brow A, Raynor P, Lee M. Healthcare professionals 'and mothers' perceptions of factors that influence decisions to breastfeed or formula feed infants: a comparative study. J Adv Nurs. 2011;67:1993-2003.
26. Prefeitura Municipal de São Paulo. Diretrizes operacionais: Unidade Básica de Saúde. São Paulo: PMSP; 2015. Disponível em: http://www.prefeitura.sp.gov.br/cidade/secretarias/upload/saude/Documentosdiretrizesversaorevisada201015diagramadobaixaATUALIZADA(1).pdf. Acesso em: 19 jun 2018.
27. Oliveira MIC, Camacho LAB. Impacto das unidades básicas de saúde na duração do aleitamento materno exclusivo. Rev Bras Epidemiol. 2002;5(1):41-51.
28. Oliveira MIC, Hartz ZMA, Nascimento VC, Silva KS. Avaliação da implantação da Iniciativa Hospital Amigo da Criança no Rio de Janeiro, Brasil. Rev Bras Saúde Mater Infant. 2012;12(3):281-95.
29. Colameo AJ. A ética profissional, a amamentação e as indústrias. In: Brasil. Ministério da Saúde. Secretaria de Atenção à Saúde. Departamento de Ações Programáticas Estratégicas. A legislação e o marketing de produtos que interferem na amamentação: um guia para o profissional de saúde. Brasília: Ministério da Saúde; 2016.
30. Brasil. Lei n. 11.265, de 3 de janeiro de 2006. Regulamenta a comercialização de alimentos para lactentes e crianças de primeira infância e também a de produtos de puericultura correlatos. Diário Oficial da União. 4 jan 2006. Seção 1, página 1.
31. Rede Internacional em Defesa do Direito de Amamentar (IBFAN). Relatório do monitoramento da Norma Brasileira de Comercialização de Alimentos para Lactentes e Crianças de Primeira Infância, Bicos, Chupetas e Mamadeiras. São Paulo: IBFAN; 2004.

PARTE III

ALIMENTAÇÃO E NUTRIÇÃO: CONTEXTO PARA PROMOÇÃO DA SAÚDE DAS CRIANÇAS

Capítulo 20
O CRESCIMENTO DA CRIANÇA

Samantha Caesar de Andrade

Ao falar em crescimento da criança logo pensa-se em comida, "será que essa criança está comendo o suficiente para crescer?", isso se deve ao fato de desde muito cedo atribuir "se você não comer não vai crescer!". Mas qual será a quantidade suficiente de alimentos que uma criança precisa para se desenvolver? Como saber se uma criança está crescendo adequadamente? Essas perguntas nortearão este capítulo.

O processo de crescimento é influenciado por fatores intrínsecos (genéticos) e extrínsecos (ambientais), entre os quais se destacam a alimentação, a saúde, a higiene, a habitação e os cuidados gerais com a criança, que atuam acelerando ou restringindo tal processo.[1] Deve-se valorizar também o crescimento intrauterino, pois diversos estudos atestam que alterações no crescimento fetal e infantil podem ter efeitos permanentes na saúde do adulto.[2]

O crescimento longitudinal, isto é, o ganho de altura, é proporcionalmente mais lento que o aumento de peso. Uma criança, no primeiro ano de vida, triplica o seu peso de nascimento, enquanto a estatura aumenta em 50% no mesmo período. Assim, na ocorrência de déficit nutricional em qualquer idade, a altura não sofre um impacto imediato, mas o peso sim. Por essa razão muitos profissionais de saúde se preocupam tanto com o peso e levam essa preocupação para as famílias.[3] Porém, o quanto é necessário se preocupar com o peso?

AVALIAÇÃO DO CRESCIMENTO

A Organização Mundial da Saúde (OMS) e o Ministério da Saúde recomendam a utilização das curvas da OMS de 2006 (para crianças menores de 5 anos) e 2007 (para a faixa etária de 5-19 anos) como valores de referência para o acompanhamento do crescimento e do ganho de peso.[4]

As curvas de 2006 representam o crescimento infantil sob as condições ambientais adequadas. Teve como base crianças sadias de quatro continentes e tem o objetivo de avaliar crianças de qualquer país independentemente de etnia, condição socioeconômica e tipo de alimentação.[4] Como a monitoração do crescimento é um processo contínuo até o final da adolescência, a utilização desse novo referencial gerou a necessidade de definir um padrão para continuar o acompanhamento após os cinco anos de idade. Em 2007, a própria OMS publicou um novo conjunto de curvas elaborados a partir de um referencial anterior, proposto em 2000 pelos Centers for Disease Control (CDC) dos Estados Unidos, cujos dados foram revistos e reprocessados, resultando em um referencial bastante adequado, com pequenas diferenças em valor absoluto da Curva da OMS 2006 e que, ao final da adolescência, tem pontos de corte para definir alterações de índice de massa corporal (IMC) próximos aos aceitos para adultos jovens.[5]

Entre os aspectos inovadores das curvas de 2006/2007, destacam-se a definição do aleitamento materno como parâmetro para o crescimento ideal, a inclusão do IMC em relação à idade e a saída do índice peso-para-estatura.[6]

O Ministério da Saúde disponibiliza a Caderneta de Saúde da Criança, em que constam as curvas de crescimento e devem ser preenchidas corretamente em todas as consultas, servindo de referência para o profissional de saúde e como um instrumento facilitador da comunicação entre responsáveis pela criança e profissionais.[7] A Caderneta pode ser acessada por meio dos *links*: http://bvsms.saude.gov.br/bvs/publicacoes/menina_final.pdf e http://bvsms.saude.gov.br/bvs/publicacoes/menino_final.pdf.

A Caderneta de Saúde da Criança utiliza como parâmetros para avaliação do crescimento de crianças (menores de 10 anos) os seguintes gráficos: perímetro cefálico (de 0-2 anos), peso para a idade (de 0-2 anos, de 2-5 anos e de 5-10 anos), comprimento/estatura para a idade (de 0-2 anos, de 2-5 anos e de 5-10 anos), IMC para a idade (de 0-2 anos, de 2-5 anos e de 5-10 anos).

O cálculo do IMC é feito pela mensuração de peso e altura por meio da fórmula IMC (kg/m^2) = peso (kg)/altura^2 (m^2). Crianças maiores de 2 anos já podem ser mensuradas em pé.

A avaliação do IMC permite que a criança seja avaliada em relação ao seu peso e altura, o que é limitado quando se avalia unicamente por meio da curva de peso/idade ou estatura/idade. O IMC já foi validado em crianças como bom marcador de adiposidade e sobrepeso.[8] Além disso, o IMC mensurado na infância pode ser preditivo em relação ao IMC na idade adulta.[9] Já existem evidências da associação dos valores do IMC em crianças menores de 2 anos com obesidade na adolescência e na idade adulta.[10]

O acompanhamento do crescimento e do ganho de peso permite a identificação de crianças com maior risco de morbimortalidade[11] por meio da sinalização precoce da subnutrição e da obesidade.[12] Existem pontos de corte para a avaliação do crescimento da criança que podem ser classificados a partir do registro dos dados antropométricos nas curvas de crescimento (Quadro 1).

Quadro 1 Critérios adotados para classificação do estado nutricional de acordo com os índices antropométricos

VALORES CRÍTICOS		ÍNDICES ANTROPOMÉTRICOS					
		0-5 anos incompletos			5-10 anos incompletos		
		Peso/idade	IMC/idade	Estatura/idade	Peso/idade	IMC/idade	Estatura/idade
< Percentil 0,1	< Escore-z -3	Muito baixo peso para a idade	Magreza acentuada	Muito baixa estatura para a idade	Muito baixo peso para a idade	Magreza acentuada	Muito baixa estatura para a idade
≥ Percentil 0,1 e < Percentil 3	≥ Escore-z -3 e < Escore-z -2	Baixo peso para a idade	Magreza	Baixa estatura para a idade	Baixo peso para a idade	Magreza	Baixa estatura para a idade
≥ Percentil 3 e < Percentil 15	≥ Escore-z -2 e < Escore-z -1	Peso adequado para a idade	Eutrofia	Estatura adequada para a idade	Peso adequado para a idade	Eutrofia	Estatura adequada para a idade
≥ Percentil 15 e ≤ Percentil 85	≥ Escore-z -1 e ≤ Escore-z +1						
> Percentil 85 e ≤ Percentil 97	> Escore-z +1 e ≤ Escore-z +2	Risco de sobrepeso			Sobrepeso		
> Percentil 97 e ≤ Percentil 99,9	> Escore-z +2 e ≤ Escore-z +3	Peso elevado para a idade	Sobrepeso		Peso elevado para a idade	Obesidade	
> Percentil 99,9	> Escore-z +3		Obesidade			Obesidade grave	

Fonte: Adaptado de Brasil (2011).[13]

Escore-Z e percentil são formas de expressar, de modo padronizado, a posição relativa de uma observação no interior de uma distribuição. Para avaliação do estado nutricional, assume-se que os valores antropométricos de uma população de referência seguem uma distribuição normal, em que a média e a mediana são iguais. Nesse contexto, cada valor de escore-z apresenta um valor de percentil correspondente. O escore-z 0 corresponde ao percentil 50, isto é, em uma população saudável, espera-se encontrar 50% dos indivíduos acima e 50% dos indivíduos abaixo desse valor.

As curvas de crescimento são ferramentas utilizadas por diferentes profissionais de saúde e consideradas fundamentais para a avaliação e o monitoramento do estado de saúde da criança.[14] Quando avaliada individualmente, é essencial acompanhar a evolução da criança nas curvas para entender como é o seu padrão de ganho de peso e de crescimento, lembrando que "peso adequado" não significa "acima da média". Metade das crianças saudáveis são, por definição, acima ou abaixo da média, e três em cada cem estão abaixo do percentil 3 ou acima do percentil 97.

Uma criança avaliada no percentil 3 de IMC/idade aos 5 anos, não necessariamente apresenta peso baixo para a estatura; ela pode ser uma criança que sempre se apresentou com uma estatura "abaixo da média", portanto seu peso pode estar adequado. O mesmo acontece com uma criança acima do percentil 97 de peso/idade, que pode apresentar uma estatura "acima da média", e, quando avaliada em relação ao IMC/idade, podemos encontrar um percentil 50. Portanto, é extremamente necessário acompanhar o estado nutricional e saber interpretar as curvas de crescimento. Ao identificar uma criança que apresenta curvas de acompanhamento descendentes é necessária uma avaliação cautelosa, pode ser uma infecção, uma parasitose, uma doença celíaca, uma alergia alimentar ou qualquer outro problema que cause perda de peso e que, se não tratado, poderá ocasionar déficit de estatura.

VIGILÂNCIA ALIMENTAR E NUTRICIONAL E O MONITORAMENTO DO CRESCIMENTO

A vigilância nutricional e o monitoramento do crescimento objetivam promover e proteger a saúde da criança e, quando necessário, por meio de diagnóstico e tratamento precoce,[15] evitar que desvios do crescimento possam comprometer sua saúde atual e sua qualidade de vida futura.[16] Estudos sobre a epidemiologia do estado nutricional têm dado mais atenção ao peso e ao IMC do que à altura,[15] porém, a altura também tem sido associada a vários desfechos e causas de mortalidade.[17] O déficit estatural representa atualmente a característica antropométrica mais representativa do quadro epidemiológico da desnutrição no Brasil.[18]

A Vigilância Alimentar e Nutricional (VAN) nos serviços de saúde inclui a avaliação antropométrica (medição de peso e estatura) e do consumo alimentar, cujos dados são consolidados no Sistema de Vigilância Alimentar e Nutricional (Sisvan), apoiando gestores e profissionais de saúde no processo de organização e avaliação da atenção nutricional e permitindo que sejam observadas prioridades a partir do levantamento de indicadores de alimentação e nutrição da população assistida. O Sisvan permite o registro dos dados da população atendida na atenção básica, com destaque para os beneficiários do Programa Bolsa Família.

Para colocar em prática as ações de VAN é necessário estabelecer com a equipe o fluxo de atividades que serão incorporadas como rotina, contemplando o acolhimento dos indivíduos, o encaminhamento para a realização da antropometria, a realização da avaliação do estado nutricional e dos marcadores de consumo alimentar e seu registro em formulários adequados. No caso da atenção individual, esse fluxo contribuirá para que os profissionais tomem a melhor decisão quanto ao cuidado a ser ofertado. E, a partir da inserção dessas informações individuais no Sisvan, é possível gerar relatórios consolidados que permitirão interpretar a situação alimentar e nutricional da coletividade.

NECESSIDADES NUTRICIONAIS DA CRIANÇA

A nutrição é um dos fatores determinantes para garantir crescimento e desenvolvimento adequados em crianças, favorecendo o alcance de seus potenciais genéticos. No entanto, a determinação das necessidades nutricionais é bastante complexa, tendo em vista a grande variabilidade existente entre os seres humanos, tanto em termos de características genéticas como biológicas, sociais e culturais. Acredita-se que, mesmo estando em uma mesma faixa etária e sexo, ainda existam variações das necessidades entre indivíduos.[19]

Com o propósito de auxiliar no planejamento alimentar e na avaliação da ingestão de nutrientes para indivíduos saudáveis, de acordo com o estágio da vida e gênero, os Comitês de Especialistas do Food and Nutrition Board, o Institute of Medicine (IOM) da National Academy of Sciences dos Estados Unidos e o Health Canada desenvolveram extensas publicações que abordam o desenvolvimento e a aplicação dos valores de referência de ingestão dietética (Dietary Reference Intakes – DRI) para a população americana e canadense.[20] Os valores de referência são publicados desde 1997, na forma de relatórios parciais, visando à implementação de inovações, como a criação de novos conceitos de avaliação e planejamento de dietas, em virtude da disponibilidade de informações atualizadas sobre necessidades e ingestão de nutrientes; o estabelecimento dos níveis máximos de ingestão com surgimento do conceito de redução do risco de doenças crônico-degenerativas e a subdivisão dentro de cada faixa etária, em função das demandas diferenciadas de nutrientes para cada ciclo da vida.

Além dos cálculos de necessidade estimada de energia (EER) estabelecida para crianças com peso dentro da faixa de normalidade, foram desenvolvidos cálculos de gasto energético total (GET) para as crianças com excesso de peso, com o propósito de promover perda gradual de gordura corporal, por meio da manutenção do peso, acompanhando o crescimento da criança (Quadros 2 e 3).

Essa proposta se baseia na contraindicação de uma perda de peso rápida em crianças em virtude dos riscos de retardo no crescimento e desenvolvimento, bem como deficiências de micronutrientes.

Quadro 2 Necessidade estimada de energia para crianças eutróficas de 1-8 anos

Crianças de 13-36 meses: EER = (89 × peso [Kg] - 100) + 20*	**Fator atividade (FA):** **Sedentários:** 1,0
Meninos de 3-8 anos: EER = 88,5 - (61,9 × idade [anos]) + [**FA** × (26,7 × peso [Kg] + 903 × altura [m])] + 20	**Pouco ativos:** 1,13 (meninos) e 1,16 (meninas) **Ativos:** 1,26 (meninos) e 1,31 (meninas)
Meninas de 3-8 anos: EER = 135,3 - (30,8 × idade [anos]) + [**FA** × (10,0 × peso [Kg] + 934 × altura [m])] + 20	**Muito ativos:** 1,42 (meninos) e 1,56 (meninas)
* Kcal para deposição de energia	

Fonte: Adaptado de Institute of Medicine (2005).[21]

Quadro 3 Necessidade estimada de energia para crianças com excesso de peso de 3-8 anos

Meninos de 3-8 anos: GET = 114 - (50,9 × idade [anos]) + [**FA** × (19,5 × peso [Kg] + 1161,4 × altura [m])]	**Fator atividade (FA):** **Sedentários:** 1,0
Meninas de 3-8 anos: GET = 389 - (41,2 × idade [anos]) + [**FA** × (15,0 × peso [Kg] + 701,6 × altura [m])]	**Pouco ativos:** 1,12 (meninos) e 1,18 (meninas) **Ativos:** 1,24 (meninos) e 1,35 (meninas) **Muito ativos:** 1,45 (meninos) e 1,60 (meninas)

Fonte: Adaptado de Institute of Medicine (2005).[21]

A tabela com os valores de referência das recomendações diárias (DRI) de micronutrientes para as crianças é dividida em faixas etárias estabelecidas, utilizando o critério biológico da maior velocidade de crescimento que ocorre durante o período de 1-3 anos. A categoria de 4-8 anos foi estabelecida em função das maiores mudanças biológicas em relação à velocidade de crescimento e mudanças endócrinas que ocorrem nesse período. Como o conhecimento atual aponta para um desenvolvimento da puberdade mais precoce, crianças de nove e dez anos foram incluídas no grupo dos adolescentes[6] (Apêndice) (Os valores de referência para cada faixa etária podem ser encontrados em http://www.nap.edu).

A porcentagem de energia proveniente de gordura recomendada é de 30-40% para crianças de 1-3 anos e de 25-35% de 4-18 anos. Para carboidratos, o percentual é similar ao adulto, deve estar entre 45-65% e, para proteínas, é de 5-20% do total energético diário para crianças de 1-3 anos e 10-30% para 4-18 anos.

Segundo uma revisão sistemática realizada por Carvalho et al.[22], o consumo alimentar de crianças brasileiras é marcado por prevalências elevadas de inadequação de micronutrientes, sobretudo ferro, vitamina A e zinco. Inadequações são apresentadas também pelos excessos, revelando a baixa qualidade da dieta dessas crianças, apesar de atingir as necessidades de energia. Reflexões são feitas em relação às inadequações observadas e as práticas alimentares incorretas na infância, representadas pela interrupção precoce do aleitamento materno, introdução inadequada da alimentação complementar e consumo excessivo de produtos industrializados. A institucionalização parece exercer um efeito protetor sobre as crianças no que se refere à melhor adequação nutricional, pois complementa as refeições feitas no domicílio.

O Programa Nacional de Alimentação Escolar (PNAE) é o mais antigo programa social do governo federal e constitui uma importante estratégia governamental para a garantia da segurança alimentar e nutricional da população.[23] Um dos objetivos do programa é atender às necessidades nutricionais de alunos da rede pública, durante o tempo em que estes encontram-se na escola, a fim de contribuir para o desenvolvimento e a aprendizagem adequados, bem como para a melhora do rendimento escolar.[24] Nas creches onde as crianças permanecem por tempo integral, o conjunto das refeições oferecidas deve fornecer no mínimo 70% das necessidades nutricionais diárias. Supõe-se a complementação das necessidades com as refeições feitas no domicílio, as quais podem conduzir tanto à adequação nutricional como a excessos.[25]

MUITO ALÉM DO PESO E DO CÁLCULO DE NECESSIDADES NUTRICIONAIS

Os instrumentos de avaliação são importantes para os profissionais de saúde conseguirem acompanhar o desenvolvimento da criança e verificar se as necessidades nutricionais estão sendo atingidas, mas, na prática clínica, observa-se que a alimentação depende de muitos outros fatores que influenciam direta e indiretamente *o que* a criança come, *como* a criança come, *onde* a criança come, *por que* a criança come, *com quem* a criança come e *o quanto* a criança come. A alimentação não é a única responsável pelo crescimento dessa criança.

É essencial estabelecer o vínculo com a criança e os responsáveis, entender a história desde a gestação da mãe, detalhar a rotina de atividades, cuidados, alimentação e sono, avaliar física e clinicamente a criança e contar com uma equipe interprofissional para ampliar o cuidado de saúde. Em geral, ajustar a rotina da criança e melhorar a qualidade da alimentação da família já é suficiente para atingir as necessidades nutricionais e melhorar sua relação com o alimento.

Boas ou más práticas alimentares, principalmente nos primeiros 1.000 dias, que vão desde a gestação até os dois anos de idade, têm repercussões por toda a vida. Shim et al.[26] constataram que a combinação entre o aleitamento materno exclusivo por seis meses e a introdução da alimentação complementar após essa idade reduz as chances de a criança desenvolver comportamento alimentar seletivo na fase de dois a três anos.

Vários estudos mostram a relação de desmame precoce com o risco de enfermidades futuras, tais como hipertensão, dislipidemias, síndrome metabólica, diabetes e até mesmo alguns tipos de câncer.[27] Além disso, o consumo excessivo de produtos industrializados na população, presumidamente com alto teor de sódio e açúcar, nos primeiros dois anos de vida tem sido alarmante, reforçando as crescentes evidências da importância de se evitar esses alimentos para formação de hábitos alimentares saudáveis e, consequentemente, prevenção de doenças crônicas não transmissíveis.

Baseando-se na recomendação do Ministério da Saúde de que a criança deve consumir a comida da família, respeitando suas cultura e costumes, é necessário focar na educação dos pais e das crianças no sentido de se promover hábitos saudáveis de alimentação para toda a família.

CONSIDERAÇÕES FINAIS

Uma alimentação adequada na infância reflete no crescimento, no desenvolvimento fisiológico, na saúde e no bem-estar do indivíduo. É na infância que o hábito alimentar será construído e guiará as escolhas alimentares da vida adulta.

O período de 2-6 anos caracteriza-se pela diminuição no ritmo de crescimento e, por consequência, pela diminuição das necessidades nutricionais e do apetite.[28,29] O comportamento alimentar nessa fase é imprevisível, variável e transitório, mas, se não for conduzido adequadamente, poderá ocasionar dificuldades alimentares e perdurar em fases posteriores.[30]

A abordagem familiar é uma estratégia fundamental para o entendimento da estrutura e da dinâmica familiar. Os bons hábitos alimentares devem ser transmitidos aos pais e demais familiares para estimular que todos possam adquiri-los.[31]

Os pais, na maioria dos casos, são os principais influenciadores dos hábitos alimentares da criança, pois são responsáveis pelo processo de introdução alimentar, pelo padrão alimentar oferecido e pelos exemplos de atitudes perante o alimento.[32] As preferências alimentares das crianças são aprendidas a partir de experiências repetidas do consumo de determinados alimentos. Esses hábitos refletem em sua ingestão alimentar, condicionada às consequências fisiológicas e ao contexto social em que a criança vive.

É fundamental criar condições favoráveis para promover o crescimento adequado da criança. Como reflexão final destacam-se algumas ações de prevenção e promoção de saúde que podem mudar o estado nutricional e o desenvolvimento de uma criança:

- Incluir a amamentação como rotina nas consultas de pré-natal.
- Organizar plantões de consultoria em amamentação em Unidades de Saúde.
- Realizar visitas domiciliares para mulheres no puerpério a fim de apoiar a amamentação exclusiva até os seis meses de vida do bebê.
- Orientar os responsáveis pelo bebê sobre a alimentação complementar, que começa por volta dos seis meses de idade, e a importância da continuidade do aleitamento materno.
- Acompanhar as curvas de crescimento da criança.
- Incentivar os pais a ofertarem para a criança diferentes tipos e texturas de alimentos, de acordo com as condições socioeconômicas da família.
- Orientar a família sobre a importância de manter uma alimentação saudável para todos.
- Incentivar os pais a realizarem as refeições juntamente com a criança.
- Orientar os pais sobre a importância de se proporcionar um ambiente calmo e tranquilo na hora da refeição, sem televisão ligada ou quaisquer outras distrações, como brincadeiras e jogos. É importante que a atenção esteja centrada no ato de se alimentar para que o organismo possa desencadear seus mecanismos de saciedade.
- Orientar os responsáveis para que a criança participe do processo de compra, armazenamento e preparação dos alimentos.
- Incentivar atividades de lazer das crianças juntamente com os familiares.
- Trabalhar o ambiente para proporcionar maior disponibilidade de alimentos: hortas comunitárias, incentivo à agricultura familiar e alimentos orgânicos etc.
- Promover educação alimentar e nutricional no ambiente escolar e nos demais equipamentos sociais.

REFERÊNCIAS

1. Brasil. Ministério da Saúde. Secretaria de Políticas de Saúde. Saúde da Criança. Acompanhamento do crescimento e desenvolvimento infantil. Brasília: MS; 2002. (Série Cadernos de Atenção Básica, 11. Série A: Normas e manuais técnicos, 173).
2. Barros FC, Victora CG. Maternal-child health in Pelotas, Rio Grande do Sul State, Brazil: major conclusions from comparisons of the 1982, 1993, and 2004 birth cohorts. Cad. Saúde Pública. Rio de Janeiro. 2008; 24, Suplemento 3.
3. Vitolo MR. Nutrição: da gestação à adolescência. Rio Grande do Sul: Reichmann & autores editores; 2003.

4. Brasil. Ministério da Saúde. Secretaria de Atenção à Saúde. Departamento de Atenção Básica. Coordenação-Geral da Política de Alimentação e Nutrição. Incorporação das curvas de crescimento da Organização Mundial da Saúde de 2006 e 2007 no SISVAN. Disponível em: <http://dtr2004.saude.gov.br/nutricao/documentos/curvas_oms_2006_2007.pdf>. Acesso em: 21 maio 2018.
5. Leone C, Bertoli CJ, Schoeps DO. Novas curvas de crescimento da Organização Mundial da Saúde: comparação com valores de crescimento de crianças pré-escolares das cidades de Taubaté e Santo André, São Paulo. Rev Paul Pediatr. 2009;27(1):40-7.
6. Organização Mundial da Saúde (OMS). WHO child growth standards: methods and development. Length/ height-for-age, weight-for-age, weight-for-length, weight-for-height and body mass index-for-age. 2006. Disponível em: <http://www.who.int/entity/childgrowth/standards/Technical_report.pdf>. Acesso em: 20 abr 2018.
7. Tanaka T, et al. Association between birth weight and body mass index at 3 years of age. Pediatrics International, Carlton. 2001;43(6):641-6.
8. Lynch J, Wang XL, Wilcken DE. Body mass index in Australian children: recent changes and relevance of ethnicity. Archives of Disease in Childhood, London. 2000;82(1):16-20.
9. Brock RS, Falcão MC, Leone C. Body mass index references values for newborns according to gestational age. Clinical Nutrition, Edinburgh. 2004;23:766.
10. Cardoso LEB, Falcão MC. Importância da avaliação nutricional de recém-nascidos pré-termo por meio de relações antropométricas. Revista Paulista de Pediatria, São Paulo. 2007;25(2).
11. Brasil. Ministério da Saúde. Secretaria de Políticas de Saúde. Fundamentos técnico-científicos e orientações práticas para o acompanhamento do crescimento e desenvolvimento. mar. 2001. Disponível em: <http://www.educacaofisica.com.br/biblioteca/fundamentos-tecnico-cientificos-e-orientacoes-para-o-acompanhamento-do-crescimento-e-desenvolvimento.pdf>. Acesso em: 7 maio 2018.
12. Brasil. Ministério da Saúde. Secretaria de Atenção à Saúde. Coordenação Geral da Política de Alimentação e Nutrição. Manual de atendimento da criança com desnutrição grave em nível hospitalar. Brasília: MS; 2005.
13. Brasil. Ministério da Saúde. Secretaria de Atenção à Saúde. Departamento de Atenção Básica. Orientações para a coleta e análise de dados antropométricos em serviços de saúde: Norma Técnica do Sistema de Vigilância Alimentar e Nutricional – SISVAN/Ministério da Saúde, Secretaria de Atenção à Saúde, Departamento de Atenção Básica. Brasília: Ministério da Saúde; 2011. 76 p.: il. (Série G. Estatística e Informação em Saúde).
14. Organização Mundial da Saúde (OMS). Physical status: the use and interpretation of anthropometry. Report of a WHO Expert Committee. World Health Organ Tech Rep Ser. 1995;(854):1-452.
15. Araújo CLP, et al. Size at birth and height in early adolescence: a prospective birth cohort study. Cadernos de Saúde Pública, Rio de Janeiro. 2008;24(4).
16. Aerts DR, Giugliani ER. Vigilância do estado nutricional da criança. In: Duncan B, Schmidt MI, Giugliani ER. Medicina ambulatorial: condutas clínicas em atenção primária. 3.ed. Porto Alegre: Artmed; 2004. p. 180-9.
17. Sorensen HT, et al. Birth weight and length as predictors for adult height. American Journal of Epidemiology, Baltimore. 1999;149(8):726-9.
18. Romani SAM, Lira PIC. Fatores determinantes do desenvolvimento infantil. Rev. Bras. Saúde Matern. Infant. 2004;4(1):15-23.
19. Amâncio OMS. Novos conceitos das Recomendações de Nutrientes. Cad Nutr. 1999;18:55-8.
20. Gebhardt SE, Holden JM. Consequences of changes in the dietary reference intakes for nutrient databases. J Food Composit Anal. 2006;19:S91-5.

21. Institute of Medicine. Dietary References Intakes for energy, carbohydrate, fiber, fat, fatty acids, cholesterol, protein and amino acids. Washington, DC: National Academic Press; 2005.
22. Carvalho CA, Fonsêca PCA, Priore SE, Franceschini SCC, Novaes JF. Consumo alimentar e adequação nutricional em crianças brasileiras: revisão sistemática. Rev. Paul. Pediatr. 2015 Jun;33(2):211-21.
23. Villar BS, Schwartzman F, Januario BL, Ramos JF. Situation of the municipalities of São Paulo state in relation to the purchase of products directly from family farms for the National School Feeding Program (PNAE). Rev Bras Epidemiol. 2013;16:223-6.
24. Brasil. Ministério da Educação. Fundação Nacional de Desenvolvimento da Educação. Coordenação Geral do Programa Nacional de Alimentação Escolar. Manual de orientação para a alimentação escolar na educação infantil, ensino fundamental, ensino médio e na educação de jovens e adultos. 2.ed. Brasília: Ministério da Saúde; 2012.
25. Longo-Silva G, Toloni MH, Goulart RM, Taddei JA. Evaluation of food consumption at public day care centers in São Paulo, Brazil. Rev Paul Pediatr. 2012;30:35-41.
26. Shim JE, Kim J, Mathai RA, STRONG Kids Research Team. Associations of infant feeding practices and picky eating behaviors of preschool children. J Am Diet Assoc. 2011;111:1363-8.
27. Rao S, Simmer K. World Health Organization growth charts for monitoring the growth of Australian children: time to begin the debate. J Paediatr Child Health. 2012;48(2):E84-90.
28. Vitolo MR, et al. Impactos da implementação dos dez passos da alimentação saudável para crianças: ensaio de campo randomizado. Cadernos de Saúde Pública, Rio de Janeiro. 2005;21(5).
29. Urrestarazu DM, Colugnati FAB, Sigulem DM. Factores de protección para la anemia ferropriva: estudio prospectivo en niños de bajo nivel socioeconómico. Archivos Latinoamericanos de Nutrición, Caracas. 2004;54(2):174-9.
30. Sociedade Brasileira de Pediatria. Departamento de Nutrologia. Manual de orientação: alimentação do lactente, alimentação do pré-escolar, alimentação do escolar, alimentação do adolescente, alimentação na escola. São Paulo; 2006.
31. American Academy of Pediatrics. Policy Statement. Organizational principles to guide and define the child health care system and/or improve the health of all children. 2005. Disponível em: <http://www.aap.org>. Acesso em: 7 maio 2018.
32. Maranhão HC, Aguiar RC, Lira DTJ, Sales MUF, Nóbrega NAN. Dificuldades alimentares em pré-escolares, práticas alimentares pregressas e estado nutricional. Rev. Paul. Pediatr. 2018 Mar;36(1):45-51.

APÊNDICE

Tabela 1 Valores de referência das recomendações diárias (DRI) de micronutrientes para crianças de 1-8 anos

Nutriente	Idade	EAR	RDA	AI	UL
Vitamina C	1-3	13 mg	15 mg	-	400 mg
	4-8	22 mg	25 mg	-	650 mg
Vitamina E	1-3	5 mg	6 mg	-	200 mg
	4-8	6 mg	7 mg	-	300 mg
Selênio	1-3	17 µg	20 µg	-	90 µg
	4-8	23 µg	30 µg	-	150 µg
Vitamina A[a]	1-3	210 µg	300 µg	-	600 µg
	4-8	275 µg	400 µg	-	900 µg
Vitamina K	1-3	-	-	30 µg	-
	4-8	-	-	55 µg	-
Cromo	1-3	-	-	11 µg	-
	4-8	-	-	15 µg	-
Cobre	1-3	260 µg	340 µg	-	1 mg
	4-8	340 µg	440 µg	-	3 mg
Iodo	1-3	65 µg	90 µg	-	200 µg
	4-8	65 µg	90 µg	-	300 µg
Ferro	1-3	3,0 mg	7 mg	-	40 mg
	4-8	4,1 mg	10 mg	-	40 mg
Manganês	1-3	-	-	1,2 mg	2 mg
	4-8	-	-	1,5 mg	3 mg
Molibdênio	1-3	13 µg	17 µg	-	0,3 mg
	4-8	17 µg	22 µg	-	0,6 mg
Zinco	1-3	2,5 mg	3 mg	-	7 mg
	4-8	4 mg	5 mg	-	12 mg
Cálcio	1-3	-	-	500 mg	2.500 mg
	4-8	-	-	800 mg	2.500 mg
Fósforo	1-3	380 mg	460 mg	-	3 g
	4-8	405 mg	500 mg	-	3 g
Magnésio[b]	1-3	65 mg	80 mg	-	65 mg
	4-8	110 mg	130 mg	-	110 mg
Vitamina D	1-3	-	-	5 µg	50 µg
	4-8	-	-	5 µg	50 µg
Flúor	1-3	-	-	0,7 mg	1,3 mg
	4-8	-	-	1 mg	2,2 mg
Tiamina	1-3	0,4 mg	0,5 mg	-	-
	4-8	0,5 mg	0,6 mg	-	-
Riboflavina	1-3	0,4 mg	0,5 mg	-	-
	4-8	0,5 mg	0,6 mg	-	-

(continua)

Tabela 1 Valores de referência das recomendações diárias (DRI) de micronutrientes para crianças de 1-8 anos (*continuação*)

Nutriente	Idade	EAR	RDA	AI	UL
Niacina[c]	1-3	5 mg	6 mg	-	10 mg
	4-8	6 mg	8 mg	-	15 mg
Vitamina B_6	1-3	0,4 mg	0,5 mg	-	30 mg
	4-8	0,5 mg	0,6 mg	-	40 mg
Folato[d]	1-3	120 µg	150 µg	-	300 µg
	4-8	160 µg	200 µg	-	400 µg
Vitamina B_{12}	1-3	0,7 µg	0,9 µg	-	-
	4-8	1,0 µg	1,2 µg	-	-
Ácido pantotênico	1-3	-	-	2 mg	-
	4-8	-	-	3 mg	-
Biotina	1-3	-	-	8 µg	-
	4-8	-	-	12 µg	-
Colina	1-3	-	-	200 mg	1 g
	4-8	-	-	250 mg	1 g

[a] A unidade para a vitamina A é µg de equivalentes da atividade do retinol (RAE), que corresponde a 1 RAE = 1µg de retinol ou 12 µg de betacaroteno ou 24 µg de outros carotenoides pró-vitamina A. [b] O UL de magnésio considera apenas agentes farmacológicos, não alimentos; [c] o UL de niacina considera suplementos, alimentos fortificados e agentes farmacológicos. [d] A unidade para o folato é µg de equivalentes de folato dietético (DFE), que corresponde a DFE = µg de folato dietético + (1,7 × µg de ácido fólico sintético), assumindo-se uma biodisponibilidade de ácido fólico adicionado aos alimentos de 85% e do folato dietético de 50% (1,7 vez maior).

EAR: Necessidade média estimada; RDA: Ingestão dietética recomendada; AI: Ingestão adequada; UL: Limite superior tolerável de ingestão.

Fonte: Adaptada de Institute of Medicine, 2005. Dietary Reference Intakes for Energy, Carbohydrate, Fiber, Fat, Fatty Acids, Cholesterol, Protein, and Amino Acids. Washington, DC: The National Academies Press. Disponível em: https://doi.org/10.17226/10490. Vieira M, Japur C, Resende C, Monteiro J. Valores de Referência de Ingestão de Nutrientes para Avaliação e Planejamento de Dietas de Crianças de Um a Oito Anos. Medicina (Ribeirão Preto Online) [Internet]. 30 mar 2008 [citado 28 mar 2020];41(1):67-6. Disponível em: http://www.revistas.usp.br/rmrp/article/view/257.

Capítulo 21
ALIMENTAÇÃO NA ESCOLA

Samantha Caesar de Andrade
Aline Martins de Carvalho

CRIANÇA E O MEIO SOCIAL

"Como nossas crianças estão se alimentando?", "De que essas crianças têm fome?" são apenas algumas perguntas que traduzem inquietações sobre as consequências do estilo de vida contemporâneo, observadas por meio de atitudes como a regulamentação da merenda escolar nas instituições de ensino brasileiras e a progressiva definição da obesidade como questão de saúde pública. O consumo alimentar de "nossas crianças" integra diferentes cenários de discussões, envolvendo diversos atores sociais, tendo, ainda, o conflito entre a autonomia infantil e o discurso hegemônico regulador das práticas e visões do mundo de nossas instituições, bem como o da sociedade civil.[1]

O presente capítulo traz uma reflexão sobre o papel da escola, família, governo e sociedade no consumo alimentar infantil, buscando referências no Programa de Alimentação Escolar e trazendo a experiência do Centro de Referência em Alimentação e Nutrição (CRNutri) e do Núcleo de Apoio às Atividades de Cultura e Extensão da Universidade de São Paulo (Sustentarea). Tal reflexão se dá em torno da responsabilidade institucional do espaço escolar na gestão de temas tradicionalmente considerados da esfera privada, seja estimulando a discussão sobre a necessidade de revisão de hábitos alimentares familiares, seja debatendo a questão da autonomia infantil e da autoridade dos pais.

INFLUÊNCIA DA ESCOLA NA FORMAÇÃO DA CRIANÇA

A escola como um espaço de relações é ideal para o desenvolvimento do pensamento crítico e político, na medida em que contribui na construção de valores pessoais, crenças, conceitos e maneiras de conhecer o mundo, além de interferir diretamente na produção social da saúde.[2]

A experiência cotidiana de professores com crianças de diferentes faixas etárias oferece condições para planejar, organizar ambientes e atividades variadas, de maneira que a mediação do educador com o aluno seja de acordo com a necessidade de cada um. O educador deve saber mediar as experiências da criança de modo a contribuir positivamente para o seu desenvolvimento e aprendizagem; nesse sentido, deve auxiliar a criança a utilizar as diferentes linguagens para aprender sobre si e sobre o mundo que a cerca.[3]

Estudos já discutem a importância do educador como incentivador e promotor de hábitos alimentares saudáveis. O papel do professor incentivador, que orienta e está ao lado no momento da refeição, apareceu, como referido pelos gestores pedagógicos entrevistados na pesquisa realizada por Cervato-Mancuso et al.,[4] como promotor da aceitabilidade do cardápio oferecido, propiciando a realização de atividades motivadoras integradas às experiências cotidianas.

A integração de temas relativos à alimentação no projeto político-pedagógico é preconizada pelo Programa Nacional de Alimentação Escolar (Pnae) e garantida pela Lei n. 11.947/2009, que inclui a educação alimentar e nutricional (EAN) no processo de ensino e aprendizagem, que perpassa pelo currículo escolar, abordando o tema alimentação e nutrição e o desenvolvimento de práticas saudáveis na vida, na perspectiva da segurança alimentar e nutricional.[5]

Além do professor, é essencial que as práticas em educação e saúde considerem os diversos contextos com o objetivo de realizar construções compartilhadas de saberes sustentados pelas histórias individuais e coletivas, com papéis sociais distintos (professores, educadores, merendeiras, porteiros, pais, mães, avós etc.). A alimentação permeia todos, desde a escolha do alimento na elaboração do cardápio, a percepção das preferências e aceitações pelas merendeiras, a inclusão nas temáticas das aulas, o envolvimento da comunidade em hortas e espaços comuns e a influência dos hábitos alimentares dos responsáveis e professores.

A alimentação escolar auxilia no desenvolvimento dos hábitos alimentares das crianças e estas, por sua vez, podem se tornar multiplicadores em suas casas, de modo a incentivar os pais a consumirem alimentos diferentes dos usuais.

Segundo Holzman,[3] a relação criança, escola e família é importante para o conhecimento de si próprio, pois é na interação com outros sujeitos e com outros grupos sociais que a criança constrói sua identidade.

PROIBIÇÃO × EDUCAÇÃO: CANTINAS ESCOLARES

As ações do Pnae abrangem de forma integrada a oferta de refeições e a realização de ações de EAN, abordando a alimentação como um ato pedagógico e tema essencial na formação dos estudantes. Entretanto, a oferta de alimentos por outras fontes no interior da escola é fato presente e polêmico. A existência de cantinas no ambiente escolar é constante tema de debate.

O debate em torno da regulamentação de medidas que possam transformar as cantinas em locais que garantam alimentos e refeições saudáveis, com o aumento da oferta de frutas, legumes, verduras e restrição de alimentos com alto teor de gorduras e sódio, e bebidas com alto teor de açúcares, vem assumindo dimensão internacional. Diversos países estão construindo alternativas para o ambiente escolar, procurando intervir nos números de sobrepeso e obesidade.[6]

Experiências de regulamentação da comercialização de alimentos em cantinas têm ocorrido em alguns estados e municípios brasileiros, sendo o município do Rio de Janeiro e o estado de Florianópolis os pioneiros, seguidos pelo estado de Santa Catarina, Paraná, São Paulo, Distrito Federal e, mais recentemente, o estado do Amazonas. De forma geral, essas regulamentações abordam:

- Proibição do comércio de: bebidas alcoólicas; balas, pirulitos e gomas de mascar; refrigerantes; sucos artificiais; salgadinhos industrializados; salgados fritos e pipocas industrializadas.
- Oferta de duas opções de frutas sazonais diariamente.
- Presença obrigatória de mural ou material de comunicação visual para divulgação de informações relacionadas a alimentação e nutrição.
- Proibição de exposições de cartazes publicitários que estimulem a aquisição e o consumo de balas, gomas de mascar, salgadinhos e refrigerantes.

Visando a guiar os donos de cantinas escolares, o Ministério da Saúde, no ano de 2010, publicou o Manual das Cantinas Escolares Saudáveis: promovendo a alimentação saudável.[7] Além disso, cursos *on-line*, oferecidos pela Rede de Alimentação e Nutrição do Sistema Único de Saúde (RedeNutri), trabalham desde conceitos de alimentação saudável até cronogramas de atividades para implantação da Cantina Escolar Saudável.[8]

Algumas dessas regulamentações se estendem para a rede privada, o que tem gerado polêmica e contradições no âmbito da sociedade, com alunos, donos de escolas e cantinas dividindo opiniões de satisfação e insatisfação perante normatizações, o que amplia a discussão para o quanto a escola está preparada para acolher essas crianças e propiciar um ambiente favorável à criação de hábitos alimentares saudáveis, com os gestores articulados e dispostos a incentivar seus funcionários, o educador capacitado e estimulado a incorporar atividades de EAN no projeto pedagógico, e o governo incentivando e oferecendo recursos para essas ações.

POLÍTICAS PÚBLICAS E A ALIMENTAÇÃO DO ESCOLAR

O Ministério da Saúde e o da Educação são corresponsáveis por assegurar a implantação da Política Nacional de Alimentação e Nutrição e, consequentemente, de parte da Política Nacional de Promoção da Saúde nas escolas, em consonância com os critérios de execução do Programa Nacional de Alimentação Escolar.[9]

O Programa Nacional de Alimentação Escolar

O Pnae é uma das maiores, mais abrangentes e duradouras políticas públicas de segurança alimentar e nutricional do mundo, oferece alimentação escolar e ações de EAN a mais de 40 milhões de estudantes da educação básica pública.[10] O Pnae tem por objetivo contribuir para o crescimento e o desenvolvimento do aluno, melhorando o rendimento escolar e promovendo a formação de hábitos saudáveis, por meio de ações de EAN e da oferta de refeições que cubram as necessidades nutricionais durante o período em que os alunos permanecem na escola.[11]

Atualmente, o programa atende a alunos matriculados em escolas públicas, filantrópicas e em entidades comunitárias, por meio da transferência de recursos financeiros a estados, municípios e escolas federais. Os valores têm caráter suplementar para a cobertura dos 200 dias letivos, conforme o número de matriculados em cada rede de ensino.[10]

Segundo as recomendações do FNDE, os cardápios devem ser planejados a fim de atender às necessidades nutricionais dos alunos de acordo com suas faixas etárias e período de tempo que permanecem na Unidade Escolar, contendo alimentos variados, seguros, que respeitem a cultura, tradições e hábitos alimentares saudáveis. Devem ser oferecidas, pelo menos, três porções de frutas e hortaliças por semana (200 g por aluno, por semana) nas refeições ofertadas. É proibido servir bebidas com baixo teor nutricional como refrigerantes, refrescos artificiais e outras bebidas similares. A oferta de doces fica limitada a duas porções/semana, equivalente a 110 kcal/porção.[12]

Além disso, a alimentação escolar deve suprir:

- No mínimo 20% das necessidades nutricionais diárias dos alunos matriculados em período parcial, quando oferecida uma refeição; e 30% quando oferecidas duas ou mais refeições.
- No mínimo 30% das necessidades nutricionais diárias dos alunos matriculados em escolas localizadas em comunidades indígenas ou quilombolas, quando oferecida uma refeição, e 70% quando em período integral.

O Programa também é fiscalizado por meio dos Conselhos de Alimentação Escolar (CAE) formado por membros da sociedade civil, pelo FNDE, pelo Tribunal de Contas da União (TCU), pela Controladoria Geral da União (CGU) e pelo Ministério Público. A responsabilidade técnica pela alimentação escolar nos estados, no Distrito Federal, nos municípios e nas escolas federais é do **nutricionista** responsável.

O município de São Paulo, por exemplo, conta com uma equipe de mais de 60 nutricionistas e técnicos como agrônomos e veterinários, que atuam exclusivamente para o atendimento de mais de duas milhões de refeições servidas por dia nas mais de 3.000 unidades escolares, divididas em três tipos principais: Centros de Educação Infantil (CEI), Escola Municipal de Ensino Infantil (Emei) e Escola Municipal de Ensino Fundamental (Emef). Entre essas há três escolas em reservas indígenas nas regiões de Pirituba e Capela do Socorro. Ao todo são mais de 973 mil alunos atendidos. Cada escola tem autonomia de decisão quanto ao padrão de cardápio (refeição principal e lanche), e considera as particularidades dos alunos atendidos, o horário a ser fornecido de acordo com o tempo que os alunos permanecem na escola e com a presença de projetos extracurriculares no contraturno. Os CEI, em sua maioria, atendem aos alunos em período integral e, por isso, fornecem cinco refeições por dia (café da manhã, colação, almoço, lanche e refeição da tarde), as Emei e Emef parciais, em geral, recebem uma refeição e um lanche.[13]

O cardápio é elaborado e publicado semanalmente no diário oficial, cumprindo as recomendações do FNDE, e apresentando alimentos diferenciados para as escolas indígenas, como a inclusão de fubá e mandioca.

Outro avanço atendido na Prefeitura de São Paulo é que os alunos atendidos na rede municipal de ensino que possuem necessidades alimentares diferenciadas, como alergias, intolerâncias alimentares e patologias também têm garantido o fornecimento de alimentação adequada, desde a primeira infância, com a oferta de fórmulas infantis especiais, até a administração de fórmulas enterais. Cada aluno possui um protocolo de atendimento individualizado, no qual constam os alimentos proibidos e suas substituições.

Mais informações sobre a alimentação escolar da prefeitura de São Paulo podem ser encontradas no site: http://portal.sme.prefeitura.sp.gov.br/Main/Page/PortalSMESP/Coordenadoria-de-Alimentacao-Escolar.

ATUAÇÃO DO NUTRICIONISTA NA ALIMENTAÇÃO DO ESCOLAR

O Conselho Federal de Nutricionistas (CFN) propôs a Resolução n. 358, de 2005, com as atribuições do nutricionista no Pnae, reforçando a importância do profissional para assumir a Responsabilidade Técnica do Programa de Alimentação Escolar, bem como para desenvolver projetos de EAN.[14] Em 2010, o CFN publicou a Resolução n. 465, que define as atividades obrigatórias para o nutricionista.[15]

O nutricionista também é responsável por realizar testes de aceitabilidade para receitas e produtos novos, prestação de contas, esclarecimento de dúvidas dos profissionais da escola e pais, acompanhamento de alunos com dietas especiais, elaborar o plano anual de trabalho do Pnae, assessorar o CAE, interagir com os agricultores familiares, entre outras atividades.[16]

PROGRAMAS QUE SUSTENTAM AS AÇÕES DE ALIMENTAÇÃO E NUTRIÇÃO NO AMBIENTE ESCOLAR

No eixo Promoção da alimentação saudável em ambientes – Escolas, o Pnae propõe apoiar a promoção da alimentação saudável no âmbito do Programa Saúde na Escola (PSE), apoiar a promoção da alimentação saudável no âmbito do Programa Mais Educação (ampliação da jornada escolar na perspectiva da educação integral) e apoiar as discussões de regulamentação do comércio de alimentos nas escolas.

Programa Saúde na Escola

O Programa Saúde na Escola (PSE), instituído pelos Ministérios da Saúde e da Educação, em 2007, pelo Decreto Presidencial n. 6.286, possui como principais estratégias de desenvolvimento o trabalho intersetorial entre os profissionais de saúde da Atenção Básica e da escola, a articulação de saberes, a participação de estudantes, responsáveis, comunidade escolar e sociedade em geral na construção e no acompanhamento de suas ações do Programa, ao mesmo tempo que favorece a participação social nas políticas de educação e saúde locais.[17]

Segundo Bógus et al.,[18] para o alcance dos objetivos tão almejados pelo PSE, a intersetorialidade, o planejamento conjunto e estratégias de construção de cidadania e participação dos alunos na construção de sua própria saúde, ainda precisam ser objetos de atenção pelos interessados na implementação da Política Nacional de Promoção da Saúde.

Para fortalecer a EAN, o Pnae também propõe ações para ampliar o Projeto Educando com a Horta Escolar nas entidades executoras, promovendo a formação de professores e de atores (conselheiros, nutricionistas, gestores) de alimentação escolar.

O Decreto Municipal n. 56.913, de 2016, que regulamenta a Lei n. 16.140, de 2015, declara que um dos planos de ação para se atingir a segurança alimentar e nutricional (SAN) no âmbito escolar é a utilização de hortas escolares como instrumento de educação em SAN. Assim, o decreto prevê a implantação de hortas escolares nas unidades escolares municipais progressivamente. Em 2017, cerca de 300 escolas municipais de São Paulo apresentavam hortas e em 2018 foram realizadas formações de servidores escolares a fim de aumentar cada vez mais o número de hortas na rede.[19]

APROXIMANDO A SAÚDE E A EDUCAÇÃO: EXPERIÊNCIAS EXITOSAS NAS ESCOLAS

Centro de Referência em Alimentação e Nutrição (CRNutri)

O Centro de Referência em Alimentação e Nutrição (CRNutri), inaugurado em 2009, é responsável pelo atendimento nutricional do Centro de Saúde Escola Geraldo de Paula Souza (CSEGPS). O CSEGPS é o primeiro Centro de Saúde Escola do Brasil e está vinculado à Faculdade de Saúde Pública da USP. O Centro de Saúde tem como objetivo funcionar como unidade-modelo no estado de São Paulo e no Brasil na implementação de programas novos que norteiam ações do Ministério da Saúde e das Secretarias da Saúde Estadual e Municipal.[20]

Desde 2014 o CSEGPS desenvolve ações de educação e promoção de saúde em instituições de ensino em sua área de abrangência, sendo o CRNutri responsável pela elaboração e execução de atividades relacionadas com a temática "Alimentação e Nutrição".

Com o objetivo de caracterizar os alunos segundo o estado nutricional e delinear estratégias e ações de promoção da saúde dentro do ambiente escolar, segue um breve relato da experiência desenvolvida na Emei Antonio Branco Lefevre no ano de 2017.

A avaliação do estado nutricional por meio do peso e estatura, utilizando como indicador o Índice de Massa Corporal (IMC), é uma etapa fundamental para identificar riscos e definir prioridades de ação. Nessa experiência os resultados de 227 alunos indicaram que 20% dos escolares menores de 5 anos estavam em risco de sobrepeso e 13% com excesso de peso, seguindo a mesma tendência para as crianças com 5 anos ou mais, sendo 33% classificadas com excesso de peso.

Outro aspecto fundamental da avaliação é compartilhar. O CRNutri optou por apresentar os dados em reuniões, tanto para os funcionários da escola como para os familiares dos alunos, visando a compartilhar os cuidados e sensibilizar os diferentes atores para ampliar a visão sobre a saúde da criança. Além da apresentação, foi enviada para as famílias uma carta contendo o resultado individual da avaliação nutricional de cada aluno. Pensando que as informações contidas nas cartas poderiam levantar dúvidas para as famílias, outra estratégia foi organizar, pela equipe de nutrição, plantões nos horários de entrada e saída das crianças para que os familiares conversassem com um nutricionista.

A etapa seguinte é o planejamento das atividades, optando-se por trabalhar juntamente com os professores para que estes sejam estimulados a incluir e desenvolver atividades sobre "alimentação e nutrição" como estratégia pedagógica; portanto, foram realizados encontros com a coordenação da escola e com os professores para discussão de propostas de atividades a serem trabalhadas.

Foram realizados três encontros, quinzenalmente, com um grupo de seis professoras. O primeiro encontro propôs uma discussão ampla iniciada com o questionamento sobre "O que é saúde", adentrando na temática de alimentação e nutrição.

Para o segundo encontro, foram solicitadas fotos tiradas pelos próprios professores com momentos relacionados à saúde dentro do território da escola. Essas fotos foram utilizadas para continuar a discussão sobre saúde e montar um mural de reflexão a respeito da importância do educador na saúde do escolar.

Após consolidar e alinhar as ideias do grupo a respeito da temática "Saúde" foi proposto um encontro para focar no tema "Alimentação e Nutrição". Nesse momento foram apresentados para os professores portais *on-line* em que é possível realizar cursos gratuitos sobre nutrição, além de buscar inspirações para atividades de EAN. Além dos portais foi apresentado também o Guia Alimentar para a População Brasileira e discutidos os dez passos para uma alimentação saudável.

Todas as atividades desenvolvidas precisam de uma etapa de avaliação, que pode ocorrer por meio de diferentes estratégias para atingir objetivos distintos. Pode ser uma avaliação de equipe de trabalho, do ambiente escolar, do comportamento do aluno, da percepção dos responsáveis pela criança, ou até mesmo uma avaliação física. Na experiência relatada, a avaliação foi realizada por meio de uma roda de conversa com os educadores e os profissionais de saúde para avaliar se a atividade sensibilizou e fortaleceu os educadores a fim de que eles possam utilizar estratégias e desenvolver ações de alimentação e nutrição dentro do ambiente escolar.

Além do incentivo à realização de atividades de EAN na escola, a avaliação antropométrica das crianças é realizada anualmente e estabelecido o encaminhamento para a Unidade Básica de Referência daquelas com alteração no estado nutricional.

É essencial fortalecer o canal de comunicação entre a escola e a equipe de saúde. O CRNutri se faz presente com reuniões de equipe, para discussão de casos e auxílio na inserção de assuntos relacionados a alimentação e nutrição no projeto político-pedagógico da escola, além de solicitar sempre um espaço nas reuniões de pais e responsáveis.

SustentAREA A Rede Alimentar

O SustentAREA A Rede Alimentar é um Núcleo de Apoio às Atividades de Cultura e Extensão (Nace) da Universidade de São Paulo (USP) com uma visão global da alimentação (considerando desde a produção até o consumo de alimentos), que visa a ajudar a construir e manter um hábito saudável na população, a fim de reduzir o risco de doenças crônicas e o impacto ambiental. Seus objetivos principais são baseados em temas estabelecidos na literatura para alcançar uma alimentação adequada. São eles: reduzir o consumo de carne vermelha e processada; incentivar o consumo de frutas, verduras e legumes; reduzir o consumo de alimentos ricos em açúcar, sal e gorduras; incentivar a aquisição de produtos com baixo impacto ambiental.

Participam do Nace, de forma voluntária, alunos de graduação, pós-graduação, funcionários e professores da Faculdade de Saúde Pública da USP. O projeto surgiu em 2012 e, atualmente, conta com 10 participantes que ajudam no desenvolvimento de materiais educativos sobre alimentação saudável e adequada, desenvolvimento de receitas, revistas, livros, entre outros. Os materiais são publicados no *site* e nas redes sociais do Nace e podem ser acessados gratuitamente.

Em 2016, o SustentAREA publicou um livro contando sua história, além de 50 receitas culinárias para os leitores testarem em casa.[21] Todos os materiais e o livro podem ser encontrados gratuitamente no site www.sustentarea.com.br e nas redes sociais do projeto.

Além disso, o SustentAREA desenvolve atividades sobre alimentação e sustentabilidade, como rodas de conversa e oficinas em escolas públicas de São Paulo, estimulando o engajamento e a reflexão dos alunos, professores, pais e merendeiras na melhora de seus hábitos alimentares e divulgação dessa ideia entre seus amigos e familiares. No ano de 2017, foi feita uma intervenção na Emei Nelson Mandela, localizada no bairro do Limão, em São Paulo.

No fim de 2016 e início de 2017, foram feitas reuniões de aproximação, apresentação do projeto, apresentação da escola e um diagnóstico nutricional. Participaram desse processo: membros do SustentAREA, professores e a direção da unidade. A participação de todos os envolvidos na alimentação escolar ajudou muito na efetividade das ações.

No diagnóstico nutricional foram observadas questões relacionadas à alimentação, como grande desperdício de alimentos por parte dos alunos, baixa aceitação de hortaliças em geral, peixe e proteína de soja, além dos hábitos alimentares dos alunos. A partir daí, houve uma conversa intensa com a unidade escolar para pensar em estratégias viáveis para atuar nessas questões. A participação da unidade foi fundamental para avaliar as possibilidades e propor melhores alternativas para uma intervenção mais efetiva.

Para avaliação nutricional dos alunos, foi utilizado o IMC para idade (n = 291) e observou-se que menos de 1% das crianças estava abaixo do peso; 73% estavam com o peso adequado; 15% estavam com sobrepeso e 12% estavam obesas. Verificou-se, também, que os alimentos preferidos das crianças eram arroz, feijão e macarrão; e os alimentos de que menos gostavam eram saladas em geral e peixe. Estimou-se que os restos de alimentos servidos e não consumidos pelos alunos poderiam resultar em um desperdício de cerca de duas toneladas de lixo por ano. Esses dados foram apresentados à comunidade escolar para que todos tivessem conhecimento e pudessem tomar medidas para minimizar o problema.

Foi realizada uma formação de professores para que houvesse um empoderamento destes sobre alimentação infantil adequada, o que foi fundamental para o andamento das atividades, mesmo quando o SustentAREA não estava presente.

Sabemos que o envolvimento dos pais, alunos, equipe escolar e merendeiras é fundamental para que todo o processo de melhora da alimentação seja efetivo. Assim, foi proposto um dia para que a família fosse à escola, no fim de semana, para a apresentação aos pais do documentário *Fonte da Juventude*, que trouxe uma rica discussão sobre alimentação saudável e alimentação escolar; atividades de experimentação de frutas, verduras e legumes com as crianças por meio do tato, olfato e paladar; oficina culinária com as merendeiras sobre técnicas culinárias e dicas de preparo para os alimentos que as crianças menos aceitavam.

No fim do encontro houve uma celebração entre todos os envolvidos e discussão sobre cada atividade. A conversa entre os envolvidos foi muito interessante e auxiliou no entendimento do processo da alimentação, as responsabilidades de cada um e a reflexão sobre possíveis ações diárias para conquistar o objetivo comum de alimentação adequada aos alunos.

A avaliação da intervenção foi feita por meio de uma roda de conversa e formulário *on-line* enviado aos professores, também observou-se que foram feitas reflexões sobre a importância da alimentação infantil em casa e na escola, e os professores mostraram-se mais envolvidos e capacitados para incluir e desenvolver atividades sobre "alimentação e nutrição" como estratégia pedagógica. Além disso, os alunos de graduação e pós-graduação do SustentAREA puderam atuar de maneira prática, ajudando a problematizar situações reais nas suas áreas de especialização.

COMO AMPLIAR A ATUAÇÃO DO NUTRICIONISTA E AUMENTAR A EFICÁCIA DA INTERVENÇÃO NUTRICIONAL NA ESCOLA

Padrões rígidos de ensino e aprendizagem dos séculos anteriores dão lugar a um debate sobre o perfil do estudante que se deseja formar e o papel do currículo escolar, buscando uma concepção de currículo para além de um desenho com poder de aprisionar e reduzir os conhecimentos da cultura humana em modelos inflexíveis que devem ser transmitidos de geração a geração. A grade curricular tem dado lugar a uma construção coletiva das ações e dos trabalhos pedagógicos a serem desenvolvidos na escola, a partir das demandas reais.[22]

Destaca-se a importância de superar a formação do nutricionista tecnicista, orientador de uma prática de EAN centrada na relação entre alimentos e sua composição nutricional, em direção a promover a integração do conhecimento, buscando construir um processo de partilha e complementaridade entre os diferentes saberes e que se fazem presentes por meio dos diferentes atores.

Faz-se necessário consolidar no espaço escolar um novo entendimento de alimentação, não se limitando ao fornecimento da refeição com qualidade e adequação nutricional, mas, sim, reforçando a percepção da alimentação escolar como estratégia pedagógica, que não se restringe ao ato mecânico de servir o alimento na escola.

É fundamental a constituição de espaços para formação continuada, integrando conhecimentos e possibilitando a promoção sistemática dessas ações no âmbito dos currículos escolares, contemplando o disposto na política de alimentação escolar, que qualifica a oferta de alimentos na escola, precedida, concomitantemente, – e sucedida – por ações educativas sobre alimentação, em todas as suas dimensões, inclusive nutricional.

Deve-se enfatizar a responsabilidade que a família e a comunidade exercem na formação de nossas crianças, bem como a importância da aproximação da sociedade com a política e os diferentes programas ministeriais, entendendo seus direitos e deveres e, assim, favorecendo a alimentação e nutrição de qualidade, satisfazendo nossas crianças em todas as esferas.

REFERÊNCIAS

1. Almeida DRC. Consumo alimentar infantil: quando a criança é convertida em sujeito. Soc. Estado. 2015 Aug;30(2):451-69.
2. Brasil. Ministério da Saúde. Secretaria de Atenção à Saúde. Departamento de Atenção Básica. Instrutivo PSE/Ministério da Saúde. Secretaria de Atenção à Saúde. Departamento de Atenção Básica. Brasília: Ministério da Saúde; 2011.
3. Holzman L. Vygotsky at work and play. 2.ed. Nova York: Routledge; 2017. 204p.
4. Cervato-Mancuso AM, Westphal MF, Araki EL, Bógus CM. O papel da alimentação escolar na formação de hábitos alimentares. Rev. Paul. Pediatr. 2013;31(3):324-30.
5. Brasil. Resolução/CD/FNDE Lei n. 11.947, de 16 de julho de 2009. Dispõe sobre o atendimento da alimentação escolar aos alunos da educação básica no Programa Nacional de Alimentação Escolar (PNAE). Diário Oficial da União 2009; 17 jun.
6. Brasil. Ministério da Saúde. Secretaria de Atenção à Saúde. Departamento de Atenção Básica. Experiências estaduais e municipais de regulamentação da comercialização de alimentos em escolas no Brasil: identificação e sistematização do processo de construção e dispositivos legais

adotados / Ministério da Saúde, Secretaria de Atenção à Saúde, Departamento de Atenção Básica. Brasília: Ministério da Saúde; 2007.
7. Brasil. Ministério da Saúde. Secretaria de Atenção à Saúde. Departamento de Atenção Básica. Manual das cantinas escolares saudáveis: promovendo a alimentação saudável / Ministério da Saúde, Secretaria de Atenção à Saúde, Departamento de Atenção Básica. Brasília: Editora do Ministério da Saúde; 2010. 56p.
8. RedeNutri – Rede de Alimentação e Nutrição do Sistema Único de Saúde. Disponível em: http://ecos-redenutri.bvs.br/tiki-index.php?page=cursos_off. Acesso em: 31 jul 2020.
9. Brasil. Ministério da Saúde. Secretaria de Vigilância em Saúde. Secretaria de Atenção à Saúde. Política Nacional de Promoção da Saúde / Ministério da Saúde, Secretaria de Vigilância em Saúde, Secretaria de Atenção à Saúde. 3.ed. Brasília: Ministério da Saúde; 2010.
10. FNDE. Programa Nacional de Alimentação Escolar. Disponível em: http://www.fnde.gov.br/programas/pnae. Acesso em: 18 mar 2018.
11. Ministério da Educação. Fundo Nacional de Desenvolvimento Humano. Coordenação Geral do Programa Nacional de Alimentação Escolar. Cartilha Nacional de Alimentação Escolar. Brasília (DF): ME; 2015.
12. Brasil. Ministério da Educação (MEC). Fundo Nacional de Desenvolvimento da Educação. Resolução FNDE n. 26, de 17 de junho de 2013. Dispõe sobre o atendimento da alimentação escolar aos alunos da educação básica no âmbito do Programa Nacional de Alimentação Escolar – PNAE. 2013.
13. CODAE. Coordenadoria de Alimentação Escolar da Prefeitura de São Paulo. Disponível em: http://portal.sme.prefeitura.sp.gov.br/Main/Page/PortalSMESP/conheca-a-codae. Acesso em: 18 mar 2018.
14. Conselho Federal de Nutricionistas. Resolução/CFN n. 358/2005. Dispõe sobre as atribuições do nutricionista em âmbito do programa de alimentação escolar (PNAE) e dá outras providências. Diário Oficial da União 2005; 18 jun.
15. Conselho Federal de Nutricionistas (CFN). Resolução/CFN n. 465/2010. Dispõe sobre as atribuições do nutricionista, estabelece parâmetros numéricos mínimos de referência no âmbito do Programa de Alimentação Escolar e dá outras providências. Diário Oficial da União 2010; 25 ago. Disponível em: http://www.cfn.org.br/novosite/arquivos/Resol-CFN-465-atribuicao-nutricionista-PAE.pdf. Acesso em: 1 jul 2019.
16. Ministério da Educação. Fundo Nacional de Desenvolvimento Humano. Coordenação Geral do Programa Nacional de Alimentação Escolar. O papel do Nutricionista no Programa Nacional de Alimentação Escolar (PNAE) – Manual de instruções operacionais para nutricionistas vinculados ao PNAE. 2.ed. Brasília, DF: MEC/FNDE; 2012. 38p.
17. Brasil. Ministério da Saúde. Caderno do gestor do PSE. Ministério da Saúde, Ministério da Educação. Brasília: Ministério da Saúde; 2015.
18. Bógus CM, Westphal MF, Mendes R, de Andrade EA, dos Santos KF. Promoção da saúde no ambiente escolar. In: Diez-Garcia RW, Cervato-Mancuso AM (coords.). Mudanças alimentares e educação alimentar e nutricional. 2.ed. Rio de Janeiro: Guanabara Koogan; 2017. p. 195-201.
19. Brasil. Decreto 56.913, de 05/04/2016 regulamenta a Lei n. 16.140, de 17 de março de 2015, que dispõe sobre obrigatoriedade de inclusão de alimentos orgânicos ou de base agroecológica na alimentação escolar no âmbito do Sistema Municipal de Ensino de São Paulo. Disponível em: http://documentacao.camara.sp.gov.br/iah/fulltext/decretos/D56913.pdf. Acesso em: 18 mar 2018.
20. Vieira VL, Andrade SC, Giovannetti A, Cervato-Mancuso AM. CRNutri – Integração, Pesquisa e Ensino em Cenário de Cuidado Nutricional. In: Diez-Garcia RW, Cervato-Mancuso AM

(coords.). Mudanças alimentares e educação alimentar e nutricional. 2.ed. Rio de Janeiro: Guanabara Koogan; 2017. p. 262-8.
21. Carvalho AM, Selem SSC, Levy J, Negrão CN, Marchioni DM. SustentAREA a rede alimentar: a história do projeto de extensão da USP sobre comida gostosa, saudável e sustentável. São Paulo: Universidade de São Paulo. Faculdade de Saúde Pública; 2016, v. 1. p. 140.
22. Barbosa NVS, Machado NMV, Soares MCV, Pinto ARR. Alimentação na escola e autonomia – desafios e possibilidades. Ciênc. saúde coletiva. 2013 Apr;18(4):937-45.

Capítulo 22
VULNERABILIDADE NA INFÂNCIA E ALIMENTAÇÃO

Samantha Caesar de Andrade
Ligia Perez Paschoal

INTRODUÇÃO

A infância consiste em uma fase peculiar do desenvolvimento humano. As experiências pelas quais passamos nesses primeiros anos de vida, aliadas às características genéticas e do contexto sociocultural, contribuem para a formação de hábitos, valores e personalidade. Nossas primeiras vivências estruturam nosso modo de estar no mundo. Dada a sua importância, esse ciclo da vida tem se consolidado como foco de atenção de políticas públicas e pesquisas científicas.

No âmbito da legislação brasileira, alguns avanços ocorreram nas últimas décadas do século XX, sendo o principal deles o Estatuto da Criança e do Adolescente (ECA),[1] que definiu crianças e adolescentes como pessoas em situação peculiar de desenvolvimento, merecedoras de atenção e cuidados específicos. Uma contribuição ainda mais fundamental foi a inserção desses indivíduos no campo dos direitos humanos, uma vez que, a partir do ECA, as crianças e os adolescentes passaram a ser considerados "sujeitos de direitos".[2] Portanto, para além da satisfação de suas necessidades básicas e de sobrevivência, passaram a ter direito à saúde, à liberdade, à educação, à convivência familiar e comunitária, ao respeito e à alimentação adequada.

Mas nem sempre foi assim. No célebre texto "História social da infância e da família", Ariès (1981)[3] apresenta sua tese de que o surgimento do sentimento de infância tal qual a concebemos hoje é algo recente na história da humanidade. Ariès demonstra que as crianças viviam uma espécie de anonimato social na velha sociedade tradicional, passando a serem vistas em suas especificidades apenas na Idade Moderna. No século XVIII, as crianças provenientes das classes mais abastadas foram separadas dos adultos, internadas em colégios de rígida conduta religiosa. Paralelamente ao enclausuramento da infância, podemos observar também nesse período uma espécie de enclausuramento da família, o qual atribuiu à unidade familiar um caráter de afeição entre os cônjuges e entre pais e filhos. O investimento afetivo concedido às crianças, até então existente de maneira muito incipiente, conferiu a elas um lugar que ainda não ocupavam.

Nessa perspectiva, a infância consiste em uma construção social, cultural e econômica – e não um fenômeno natural – e as crianças não mais podem ser vistas como organismos que irão naturalmente crescer e amadurecer, mas como pessoas que dependem das relações estabelecidas com os outros e com os elementos da cultura para se constituir como sujeitos.

Assim, ao pensarmos em um país com dimensões continentais como o Brasil, precisamos pensar na existência de múltiplas infâncias, construídas e vivenciadas de diferentes maneiras de acordo com a região do país, as condições socioeconômicas, os valores e crenças familiares etc. A depender destas, as crianças podem estar mais ou menos vulneráveis no que se refere à garantia de seus direitos, entre eles, a saúde e a alimentação adequadas.

Este capítulo nos faz refletir sobre a diferença entre risco e vulnerabilidade, as diferentes dimensões para avaliar as vulnerabilidades e seus impactos na alimentação e nutrição da criança e no desenvolvimento infantil.

No campo das políticas e ações de prevenção e promoção de saúde, uma primeira consideração a ser feita consiste na distinção entre os conceitos de risco e vulnerabilidade. O primeiro está relacionado à probabilidade de ocorrência de um evento no futuro e é bastante utilizado em estudos epidemiológicos para identificar fatores, grupos e comportamentos de risco associados a uma condição de doença como desfecho. Por exemplo, a associação entre obesidade e problemas cardiovasculares, que leva à identificação de pessoas obesas como grupo de risco para doenças cardíacas. A partir da identificação de associações probabilísticas regulares e estatisticamente significantes, são definidas estratégias de intervenção e prevenção de forma a minimizar tais riscos, como campanhas baseadas na premissa de que a conscientização dos riscos levaria a uma mudança de comportamento por meio da combinação entre informação e vontade individual.[4] No entanto, para Ayres (2003),[4] a principal limitação dessa noção consiste na potencialidade da culpabilização individual, uma vez que deixa de fora os componentes econômicos, culturais e políticos na definição dos comportamentos humanos.

O conceito de vulnerabilidade surgiu, na década de 1990, como uma forma de abarcar essas demais variáveis na compreensão das razões que levariam a maior ou menor suscetibilidade de determinados indivíduos ou grupos ao adoecimento, compreendido como resultante de uma série de condições sociais, coletivas e contextuais que os deixam mais expostos a isso.

De acordo com Ayres (2011),[5] a avaliação da vulnerabilidade deve levar em conta a análise de três dimensões: individual, social e programática (Quadro 1).

Quadro 1 Diferentes dimensões da vulnerabilidade

Individual: refere-se ao grau e à qualidade da informação de que cada indivíduo dispõe, à capacidade de elaboração desta, e ao interesse e viabilidade de aplicação das mudanças.

Social: refere-se ao conjunto de fatores sociais que definem e constrangem a vulnerabilidade individual como as relações de gênero, o acesso aos bens culturais, as condições de moradia e educação, o poder de influência nas decisões políticas etc.

Programática: refere-se às ações desenvolvidas pelas instituições (públicas ou privadas) no sentido de reproduzir, acentuar ou minimizar as condições de vulnerabilidade socialmente dadas. Definição e planejamento de políticas públicas, acesso e qualidade dos serviços, e participação social sãos alguns dos aspectos a serem considerados.

Fonte: Ayres (2011).[5]

A seguir serão abordadas as diferentes dimensões da vulnerabilidade e sua relação com os possíveis prejuízos à alimentação da criança e, consequentemente, ao desenvolvimento infantil (Figura 1).

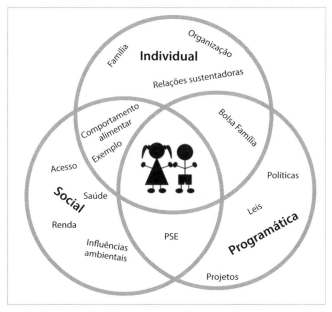

Figura 1 Diferentes dimensões da vulnerabilidade e fatores que influenciam na alimentação da criança e no desenvolvimento infantil.

VULNERABILIDADE INDIVIDUAL

É sabido que o bebê depende absolutamente de um outro que dele se ocupe para que sua sobrevivência seja garantida. A imaturidade da espécie confere aos nossos filhotes uma condição de particular vulnerabilidade e suscetibilidade às características do ambiente que os circunda.

O desenvolvimento da criança deve ser apoiado por relações sustentadoras contínuas, permitindo à criança desenvolver a empatia e a socialização. Essas relações são influenciadas pela estrutura familiar, os laços afetivos e a rede social de apoio ao desenvolvimento infantil.[6]

O comportamento alimentar da criança é construído a partir de experiências vivenciadas mesmo antes da concepção. Discute-se a possibilidade de que, já no útero, os bebês "experimentem", por meio do líquido amniótico, sabores diversos provenientes da alimentação materna, que poderiam influenciar suas preferências alimentares no futuro.[7]

É provável que o aleitamento materno forneça efeito protetor contra o desenvolvimento de um comportamento alimentar seletivo na infância, visto que reduz a chance de introdução precoce de alimentos e estimula o lactente a reconhecer sabores de alimentos consumidos pela mãe.[8]

Mulheres que foram submetidas a situações de vulnerabilidade, como subnutrição, fome, escassez de recursos de saúde, podem não garantir a proteção física e segurança para os seus filhos. Segundo Silva et al. (2013),[9] a proteção física e a segurança são expressas pelo acompanhamento pré-natal, tipo de parto e idade gestacional, condições fisiológicas da criança, cuidado à saúde e prevenção de agravos à criança, exposição a agentes ou situações danosos e, consequentemente, a construção do padrão alimentar.

O ambiente doméstico proporcionado pela família influencia diretamente no que as crianças vão comer. A familiaridade com o alimento será maior, quanto maior a demonstração e o exemplo de consumo pelos próprios pais.

Fazer as refeições com a família pode ser considerado um fator de proteção contra transtornos alimentares futuros, além de auxiliar na incorporação de hábitos alimentares saudáveis. Estudos já demonstram que as chances de as crianças apresentarem sobrepeso diminuem em 12% quando realizam as refeições em família, isso porque distrações adversas são evitadas.[10]

Com o decorrer do crescimento, o apetite torna-se mais sensível às influências ambientais extradomiciliares, e o prazer e o interesse da criança pelo alimento diminuem. Esses fatores podem contribuir para a maior prevalência de Dificuldades Alimentares (DA). Diante disso, Caton et al. sugerem que, quanto mais precoce é a exposição a novos alimentos, melhor é a aceitação, desde que em momento apropriado. A disponibilidade frequente e acessível de frutas, verduras e legumes em casa está relacionada à maior aceitação e consumo pelas crianças.[11]

A criança, por meio da família e de seus cuidadores, necessita de limites, organização e expectativas, que a orientam para organizar suas atividades, demonstrar interesse pelas atividades cotidianas e a participar das atividades domésticas de acordo com sua idade e capacidade.[5] Estudos reforçam maior ocorrência de DA em famílias com rotinas desreguladas e mães com perfil controlador.[12]

Almeja-se evitar a restrição de alimentos e o estresse emocional, posto que o comportamento impositivo dos pais não prediz mudança de comportamento das crianças e a pressão diminui ainda mais o prazer dos filhos durante as refeições.[13]

VULNERABILIDADE SOCIAL

As crianças que se encontram em situação de vulnerabilidade social são aquelas que vivem negativamente as consequências das desigualdades sociais; da pobreza e da exclusão social; da falta de vínculos afetivos na família; da passagem abrupta da infância à vida adulta; da falta de acesso à educação, trabalho, saúde, lazer, alimentação e cultura; da falta de recursos materiais mínimos para sobrevivência; da exploração do trabalho infantil; do alto índice de reprovação e/ou evasão escolar; da oferta de integração ao consumo de drogas.[14]

Assim, quando ocorre a violação do direito humano à alimentação e não é assegurado o acesso permanente a alimentos de qualidade e de quantidade suficiente ou às condições para sua obtenção, são geradas situações de insegurança alimentar. A insegurança alimentar relaciona-se com a vulnerabilidade social por resultar de uma combinação de fatores que podem produzir uma deterioração do nível de bem-estar de pessoas, famílias ou comunidades, conforme a exposição a determinados tipos de riscos.[15]

Um bom estado nutricional não depende apenas da segurança alimentar, mas também do acesso a outras condições para uma vida saudável como moradia, abastecimento de água, condições sanitárias, acesso a serviços de saúde, educação etc.

A criança pode ter problemas de desnutrição, mesmo que tenha acesso a uma alimentação abundante e variada, se tiver, por exemplo, frequentes diarreias causadas por água contaminada.[16] Pode ainda apresentar risco aumentado para doenças crônicas não transmissíveis por estar mais vulnerável socialmente, seja pela falta de vínculo afetivo com a família, ou por maior exposição a eletrônicos e propagandas de TV. Além disso, a criança pode desenvolver algum tipo de transtorno alimentar por atitudes inadequadas impostas ou por aquelas que sirvam de exemplos negativos.

Renda e educação

A condição socioeconômica e educacional reflete no desenvolvimento e na saúde da criança, está relacionada com a qualidade e variedade da alimentação da família e, consequentemente, com a oferta e a disponibilidade de alimentos, interferindo na formação do hábito e no comportamento alimentar da criança. Está interligada à vulnerabilidade no desenvolvimento infantil, pois pode produzir subnutrição, carência social e prejuízos nas atividades educacionais,[17] bem como dificultar à família o desenvolvimento de relações sustentadoras contínuas com a criança.[5]

Além da renda, segundo Molina et al. (2010),[18] a baixa escolaridade materna aumenta a probabilidade de a criança não consumir uma alimentação de boa qualidade, seja pela falta de acesso a alimentos saudáveis e informações ou pela incapacidade de discernir o que é saudável.

Estudos têm demonstrado que dietas baseadas em carnes magras, peixes e frutas e vegetais frescos são menos acessíveis financeiramente quando comparadas às dietas compostas por grãos refinados, açúcares e gorduras adicionadas.[19,20]

Ambiente alimentar

A disponibilidade física e tipos de lojas de alimentos e restaurantes também influenciam as escolhas alimentares. Bairros ou comunidades com pequeno ou nenhum acesso a grandes lojas que oferecem alimentos *in natura* e a preços razoáveis também criam uma situação de vulnerabilidade, tornando os indivíduos mais suscetíveis a práticas alimentares não saudáveis.

Um estudo conduzido no município de São Paulo concluiu que estabelecimentos comerciais de alimentos localizados em bairros de maior nível socioeconômico apresentam maior número de opções saudáveis, quando comparados àqueles localizados nas periferias. Bairros com baixo nível socioeconômico tendem a apresentar mais mercearias e bares, com menores ofertas de restaurantes e supermercados, portanto, apresentando menor disponibilidade e variedade de alimentos, principalmente *in natura* e, raramente, alimentos orgânicos. Áreas com maior concentração de feiras livres apresentaram maiores taxas de consumo de frutas e hortaliças.[21]

Ambiente escolar

Com a introdução da criança no ambiente escolar, a influência externa se acentua, seja por meio da modelagem, da pressão exercida pela sociedade, ou até mesmo pelas próprias crenças sobre o que é uma alimentação saudável. Estudos demonstram que as crianças em companhia de outras tendem a fazer escolhas alimentares diferentes das suas, baseadas nas preferências dos pares.[22] Portanto, ter um ambiente escolar que favoreça a prática alimentar saudável, envolvendo diversos atores (professores, alunos, diretores, coordenadores e demais funcionários) pode ser uma estratégia para diminuir a vulnerabilidade social.

Por outro lado, temos algumas situações que podem tornar as crianças mais vulneráveis no ambiente escolar, como a não aceitabilidade da refeição oferecida, permitindo que a criança permaneça muito tempo sem se alimentar, contribuindo com a oferta insuficiente de energia e de nutrientes, afetando o aprendizado. Outra situação seria uma alimentação descontrolada em relação à quantidade e a horários irregulares, sugerindo que a criança realize "refeições principais" próximas, em casa e na escola, em virtude de horários de almoço antecipados pela instituição.

As cantinas escolares também são grandes influenciadoras do comportamento alimentar, a maioria das escolas conta com estabelecimentos que fornecem alimentos de baixo valor nutricional, como salgados, sucos industrializados e balas. Em muitos estados brasileiros já vigoram leis que regulamentam a venda de alguns produtos industrializados nas cantinas de escolas públicas, porém, não há legislação que controle a venda de produtos nas escolas particulares.[23]

Atitudes alimentares

Nascemos com a habilidade de comer quando estamos com fome e parar de comer quando estamos satisfeitos, livres de mensagens da sociedade sobre comida e corpo e com sabedoria interna para regular nossa alimentação de acordo com nossas necessidades.[24] Ao longo da vida regras alimentares são inseridas, como quantidades, qualidade e horários, e vamos nos distanciando da nossa qualidade interna de entender os sinais de fome e saciedade.

Satter (2007)[25] demonstrou que crianças "reguladas" com comida pelos pais, na tentativa de serem mais preocupadas com a alimentação, acabam ficando com medo de não ter o suficiente para comer e mais suscetíveis a comer demais quando tiverem oportunidade. Portanto, é importante respeitar a fome biológica, a vontade, a saciedade e valorizar o prazer de comer.

Porém, muito se discute sobre "o limite" no processo de desenvolvimento da criança. Segundo Outeiral (2003),[26] significa a criação de um espaço e o estabelecimento de um tempo em que a criança pode exercer sua criatividade e espontaneidade sem receio ou riscos. Os limites permitem a eles dominarem sua agressividade natural; adquirirem autoconfiança; sentirem-se amados, assumirem valores morais, responsabilidades; desenvolverem o sentido do dever e das obrigações em relação ao outro.[27] Por isso, durante o processo de desenvolvimento da criança, os limites servem para ajudá-la na organização de sua mente. Estabelecer limites requer suportar e sobreviver às reclamações das crianças, negociar com elas e, principalmente, enfrentar dificuldades juntos. Esse é o verdadeiro exercício da autoridade: estabelecer regras e valores, permitindo ao mesmo tempo atos de negociação e neutralização de desvios de comportamento que se afastam das expectativas coletivas.[28] Quando os pais entendem essa função e sua importância na vida de seus filhos, possibilitam a eles compreender o poder que têm, de modo a construir sua autonomia e assumir diferentes responsabilidades. Segundo Pereira (2009),[28] a presença de referências sólidas que possibilitem a articulação entre os limites e o potencial criativo da criança permite que os momentos de dificuldades e decisões importantes tornem-se mais fáceis de ser enfrentados.

Portanto, variáveis relacionadas ao modo de vida, como ter tempo e lugar específico para realizar as refeições, comer em família, ter bons exemplos em relação à quantidade e qualidade de alimentos ingeridos, influenciam positivamente no comportamento alimentar da criança, tornando-a menos vulnerável a riscos nutricionais. Por exemplo, a exposição exagerada de crianças à programação de televisão pode influenciar o comportamento alimentar, a escolha dos alimentos e o consumo das crianças, fato este já considerado de extrema influência para o aumento nas taxas de obesidade infantil. A grande parte de alimentos veiculados na televisão é considerada não saudável, sendo raras propagandas veiculando frutas, verduras ou legumes.[28,29]

VULNERABILIDADE PROGRAMÁTICA

O compromisso político dos governos em estabelecer programas de proteção e promoção do bem-estar infantil pode diminuir as desigualdades e influenciar na alimentação e nutrição, no desenvolvimento infantil e, consequentemente, na diminuição de mortes infantis. Esse cenário é caracterizado por compromisso político, sustentabilidade institucional e material das políticas, recursos humanos e materiais, definição de políticas específicas ao desenvolvimento infantil, atividades intersetoriais, responsabilidade social e jurídica dos serviços, controle social do planejamento e execução das políticas.[30]

Lei Orgânica de Segurança Alimentar e Nutricional

Segundo a Lei Orgânica de Segurança Alimentar e Nutricional (Losan – n. 11.346, de 15 de setembro de 2006), por Segurança Alimentar e Nutricional (SAN) entende-se a realização do direito de todos ao acesso regular e permanente a alimentos de qualidade, em quantidade suficiente, sem comprometer o acesso a outras necessidades essenciais, tendo como base práticas alimentares promotoras de saúde que respeitem a diversidade cultural e que sejam ambiental, cultural, econômica e socialmente sustentáveis. Os compromissos assumidos pelo governo federal desde 2003, ao objetivar o combate à fome e à miséria no país, trilharam a construção da agenda da SAN enquanto uma política de estado, em um amplo processo intersetorial e com participação da sociedade civil, definindo os marcos legais e institucionais dessa agenda: a criação do Sistema Nacional de Segurança Alimentar e Nutricional (Sisan); a recriação do Conselho Nacional de Segurança Alimentar e Nutricional (Consea); a instalação da Câmara Intersetorial de Segurança Alimentar e Nutricional (Caisan); e a elaboração do Plano Nacional de Segurança Alimentar e Nutricional (Plansan 2012/2015).[31]

Já em 2004, Hoffmann[32] verificou, por meio da análise dos dados da pesquisa sobre segurança alimentar implementada pelo IBGE, que a baixa renda domiciliar *per capita* é o determinante mais importante da insegurança alimentar, o que mostra a importância de programas de transferência de renda como o Programa Bolsa Família (PBF), bem como investimentos na área da educação.[33]

Programa Bolsa Família

É um programa de transferência de renda de forma direta às famílias pobres e extremamente pobres, que vincula o recebimento do auxílio financeiro ao cumprimento de compromissos nas áreas de saúde e educação, com a finalidade de promover o acesso das famílias aos direitos sociais básicos. Sob a responsabilidade do Ministério do Desenvolvimento Social e Combate à Fome, representa uma oportunidade de melhoria na qualidade de vida das famílias. Esse efeito será muito maior se composto com outros programas governamentais ou não governamentais promotores de sua maior participação na sociedade: alfabetização de adultos, geração de emprego e renda e outros.[34]

No Brasil, o PBF é de extrema importância no panorama das políticas sociais. É conhecido seu impacto na redução da pobreza e na desigualdade de renda, na maior frequência escolar e na garantia de que as crianças beneficiárias não se submetam ao trabalho infantil.

Programa Saúde na Escola (PSE)

O PSE foi criado a partir do Decreto n. 6.286, de 5 de dezembro de 2007, com o intuito de contribuir para a formação integral dos estudantes da rede pública da educação básica por meio de ações de prevenção, promoção e atenção à saúde. A partir da Portaria Interministerial n. 1.413, de 10 de julho de 2013, todos os municípios brasileiros tornaram-se aptos a aderir ao programa e as ações foram expandidas às creches e pré-escolas. É um programa intersetorial, entre a política de saúde e de educação. Por isso, a gestão do PSE é realizada por grupos de trabalho intersetoriais em âmbito federal, estadual e municipal, sendo obrigatória a representação das Secretarias de Saúde e de Educação e, facultativamente, de outros atores, como representantes de políticas sociais, de movimentos sociais, da sociedade civil, entre outros. As ações do PSE estão previstas para serem implementadas a partir de um trabalho pedagógico no qual haja a participação e elaboração conjunta entre as equipes da atenção básica de saúde e os profissionais da educação básica.[35]

CONSIDERAÇÕES FINAIS

As estratégias de redução das vulnerabilidades estão para além de informar sobre o problema, elas precisam de mobilização para que as pessoas atuem como sujeitos sociais, a fim de superarem as barreiras materiais, culturais e políticas que as mantêm suscetíveis ao adoecimento.

No Brasil, ainda existe um grande número de famílias sem acesso a uma alimentação adequada, muitas vezes porque não têm renda suficiente para se manter com dignidade. Por outro lado, boas condições financeiras não garantem uma alimentação saudável, pois as escolhas alimentares são determinadas por muitos fatores, como preferências alimentares individuais, disponibilidade dos alimentos no mercado, e, também, pela influência das propagandas no mercado, na televisão. É fundamental, portanto, que as famílias tenham renda adequada para adquirir alimentos de qualidade, em quantidade suficiente, culturalmente aceita e que tenham acesso à informação, para que possam realizar escolhas saudáveis.

O desenvolvimento infantil pode ser influenciado pelas diretrizes e implementação político-programáticas, que constituem a forma como os serviços de atenção à criança desenvolvem seu processo de trabalho e seu modelo assistencial no provimento de suas necessidades. Trata-se da implementação de estratégias estruturantes nos sistemas de saúde, que visam a reorientar o modelo de atenção à saúde e firmar uma nova dinâmica na organização de serviços e ações de saúde. As diretrizes políticas, conformadas em programas de saúde, despertam questões importantes sobre necessidades de saúde, vulnerabilidades, cidadania e direitos humanos. Os profissionais de saúde devem contribuir para a implantação, execução e avaliação dos programas de saúde e incentivar a comunidade a exigir seus direitos e cumprir seus deveres.

REFERÊNCIAS

1. Brasil. Presidência da República. Lei n. 8.069, de 13 de julho de 1990. Dispõe sobre o Estatuto da Criança e do Adolescente e dá outras providências. Brasília: Diário Oficial da União, 1990.
2. Rossetti-Ferreira MC, Ramon F, Silva APS. Políticas de atendimento à criança pequena nos países em desenvolvimento. Cadernos de Pesquisa. 2002;(115):65-100.
3. Ariès P. História social da criança e da família. Trad. Dora Flaksman. 2.ed. Rio de Janeiro: Zahar; 1981. p. 279.
4. Ayres JR, França Júnior I, Calazans GJ, Saletti Filho HC. O conceito de vulnerabilidade e as práticas de saúde: novas perspectivas e desafios. In: Czeresnia D, Freitas CM, (eds.). Promoção da saúde: conceitos, reflexões, tendências. Rio de Janeiro: Fiocruz; 2003. p. 117-39.
5. Ayres JRCM, Paiva V, França Junior I. From natural history of disease to vulnerability. In: Parker R, Sommer M. Routledge handbook in global public health. New York: Routledge; 2011. p. 98-107.

6. Alexandre AMC, Labronici LM, Maftum MA, Mazza VA. Map of the family social support network for the promotion of child development. Rev Esc Enferm USP. 2012;46(2):272-9.
7. Mennella JA, Jagnow CP, Beauchamp GK. Prenatal and postnatal flavor learning by human infants. Pediatrics. 2001;107:E88.
8. Beauchamp GK, Menella JA. Early flavor learning and its impact on later feeding behavior. J Pediatr Gastroenterol Nutr. 2009;48(Suppl 1):S25-30.
9. Silva DI, Chiesa AM, Verissimo MOR, Mazza VA. Vulnerabilidade da criança diante de situações adversas ao seu desenvolvimento: proposta de matriz analítica. Rev. Esc. Enferm. USP. 2013 Dec;47(6):1397-1402. [cited 2018 June 02]
10. Fiese BH, Jones BL, Jarick JM. Family mealtime dynamics and food consumption: an experimental approach to understanding distractions. Couple Family Psychol. 2015;4(4):199.
11. Caton SJ, Blundell P, Ahern SM, Nekitsing C, Olsen A, Hausner H, et al. Learning to eat vegetables in early life: the role of timing, age and individual eating traits. PLoS One. 2014;9:e97609. DOI: https://doi.org/10.1371/journal.pone.0097609.
12. Micali N, Simonoff E, Elberling H, Rask CU, Olsen EM, Skovgaard AM. Eating patterns in a population-based sample of children aged 5 to 7 years: association with psychopathology and parentally perceived impairment. J Dev Behav Pediatr. 2011;32:572-80.
13. Gregory JE, Paxton SJ, Brozovic AM. Maternal feeding practices, child eating behaviour and body mass index in preschool-aged children: a prospective analysis. Int J Behav Nutr Phys Act. 2010;7:55.
14. Abramovay M, Castro GM, Pinheiro LC, Lima FS, Martinelli CC. Juventude, violência e vulnerabilidade social na América Latina: desafios para políticas públicas. Brasília: Unesco/BID; 2002.
15. Fundação SEADE. Espaços e dimensões da pobreza nos municípios do estado de São Paulo. Disponível em: http://www.seade.gov.br/produtos/ ipvs/analises/subprefeitura/butanta.pdf. Acesso em: 30 maio 2018.
16. Hoffmann R. Pobreza, insegurança alimentar e desnutrição no Brasil. Estud. Av., São Paulo. Aug. 1995;9(24):159-72.
17. Mazza VA, Chiesa AM. Family needs on child development in the light of health promotion. OnlineBraz J Nurs. 2008;7(3). Disponível em: http://www. objnursing.uff.br/index.php/nursing/article/view/j.1676- 4285.2008.1852. Acesso em: 12 fev 2018.
18. Molina MCB, Lopéz PM, Faria CP, Cade NV, Zandonade E. Preditores socioeconômicos da qualidade da alimentação de crianças. Rev Saude Publica. 2010;44(5):785-732.
19. Ricardo CZ, Claro RM. Custo da alimentação e densidade energética da dieta no Brasil, 2008-2009. Cad Saúde Pública 2012;28(12):2349-61.
20. Rio de Janeiro. Instituto de Geografia e Estatística (IBGE). Pesquisa de Orçamentos Familiares 2008-2009: análise do consumo alimentar pessoal no Brasil. Rio de Janeiro: IBGE; 2011.
21. Jaime PC, Duran AC, Sarti FM, Lock K. Investigating environmental determinants of diet, physical activity, and overweight among adults in São Paulo, Brazil. J Urban Health. 2011;88:567-81.
22. Poínhos R. Influência dos pares nos hábitos alimentares de crianças e adolescentes. Alim Hum. 2010;16(2):19-30.
23. Porto EB, Schmitz BA, Recine E, et al. School canteens in the Federal District, Brazil and the promotion of Healthy eating. Rev Nutr. 2015;28(1):29-41.
24. Birch LL, Johnson SL, Andersen G, Peters JC, Schulte MC. The variability of young children's energy intake. New England J Med. 1991;324:232-5.
25. Satter EM. Eating competence: definition and evidence for the Satter Eating Competence Model. J Nutr Educ Behav. 2007;39:S142-53.
26. Outeiral, J. Adolescer: estudos revisados sobre adolescência. Rio de Janeiro: Revinter; 2003.

27. Bolle DBM. Da revolta contra os pais à revolta dos pais. In: Araújo JNG, Souki SG, Faria CAP (orgs.). Figura paterna e ordem social. Belo Horizonte: Autêntica; 2001. p. 41-57.
28. Pereira SEFN. Redes sociais de adolescentes em contexto de vulnerabilidade social e sua relação com os riscos de envolvimento com o tráfico de drogas. 2009. 320f. Tese (Doutorado em Psicologia Clínica e Cultura) – Instituto de Psicologia, Universidade de Brasília, Brasília, 2009.
29. Boyland EJ, Halford JC. Television advertising and branding. Effects on eating behaviour and food preferences in children. Appetite. 2013;62:236-41.
30. Didonet V (org.). Plano Nacional pela Primeira Infância [Internet]. Brasília: Rede Nacional pela Primeira Infância, 2010. Disponível em: http://primeirainfancia.org.br/wp-content/uploads/2015/01/PNPI-Completo.pdf. Acesso em: 2 fev 2018.
31. Brasil. Lei Orgânica de Segurança Alimentar Nutricional (Losan). Lei n. 11.346, de 15 de setembro de 2006. Cria o Sistema Nacional de Segurança Alimentar e Nutricional-SISAN com vistas a assegurar o direito humano à alimentação adequada e dá outras providências. Diário Oficial da União 2006; 18 set.
32. Hoffmann R. Determinantes da insegurança alimentar no Brasil. In: Anais do 14º Congresso da Sociedade Latinoamericana de Nutrición. Florianópolis, BR; 2006.
33. Pereira de AP, Vieira VL, Fiore EG, Cervato-Mancuso AM. Insegurança alimentar em região de alta vulnerabilidade social da cidade de São Paulo. Segurança Alimentar e Nutricional, Campinas. 2006;13(2):34-42.
34. Brasil. Presidência da República. Lei n. 10.836, de 9 de janeiro de 2004. Cria o Programa Bolsa Família e dá outras providências. Brasília: Diário Oficial da União; 2004.
35. Brasil. Presidência da República. Decreto n. 6.286, de 5 de Dezembro de 2007. Institui o Programa Saúde na Escola – PSE, e dá outras providências. Brasília: Diário Oficial da União; 2007.

Capítulo 23

A CRIANÇA QUE NÃO COME

Carlos González

INTRODUÇÃO

O sobrepeso e a obesidade na infância constituem um problema sério e crescente em todo o mundo, inclusive no Brasil.[1] Mesmo assim, a "criança que não come" é um problema comum na consulta médica. É comum encontrar uma criança com excesso de peso que, segundo os pais, milagrosamente "não come nada". Muitos pais parecem incapazes de ver que os filhos estão acima do peso,[2] enquanto crianças com peso adequado destacam-se no ambiente social por parecerem magras demais.

Neste capítulo, trataremos apenas sobre crianças que, apesar da preocupação familiar, estão comendo sim, como demonstra o peso adequado para sua altura (lembre-se que "peso adequado" não significa "acima da média". Metade das crianças saudáveis está, por definição, abaixo da média, e três em cada cem estão abaixo do percentil 3). Quando uma criança não está realmente comendo o suficiente, seja por um baixo peso para a estatura ou por perda de peso, é preciso diagnosticar e tratar a causa. Uma infecção, parasitose, doença celíaca, alergia alimentar ou qualquer outro problema que cause perda de peso não será resolvido forçando a criança a comer ou fornecendo remédios "para abrir o apetite".

FORÇAR A COMER

A maioria dos pais já caiu no erro de pressionar os filhos a comer "um pouco mais". Duas das frases que as mães geralmente dizem para os filhos já adultos em cada visita são "filha, você está mais magra" e "você está comendo bem?". Se as pressões forem leves e esporádicas, provavelmente não haverá consequências adversas; mas, quando a pressão é intensa e repetida, inevitavelmente implica rejeição infantil e aversão à comida. A rejeição é maior quanto maior a insistência dos pais, e, fatalmente, os pais insistem mais com os alimentos mais saudáveis, motivo pelo qual muitas crianças acabam aceitando apenas *junk food*, comida não saudável. Na grande maioria das famílias, há uma luta diária em torno da comida, o que acaba prejudicando o relacionamento e afetando o comportamento da criança em outros momentos.

Os pais recorrem a mil truques para que os filhos comam:

- Distrair: fazendo aviãozinho com a colher, cantando, mostrando vídeos de desenhos.
- Enganar: dar à criança a chupeta e trocá-la pela colher com comida.
- Forçar fisicamente: segurando a criança, abrindo a boca, apertando as bochechas.
- Insistir: "vamos, só mais uma colher", "muito bem, como minha garota come bem".
- Encenar: pais comendo na frente da criança com expressões exageradas de satisfação.
- Ameaçar: "se você não comer, você não vai crescer".
- Punir: "sem sobremesa", "sem jogar", "sem assistir TV". Em algumas escolas, impede-se que as crianças brinquem no quintal até esvaziarem seus pratos, ou as humilham, mandando-as comer com os pequenos.
- Comparar: "olha o Popeye, ele é forte porque come espinafre".
- Camuflar: colocando alguns vegetais nas almôndegas ou hambúrgueres, ou enganando-se a si mesmo, ao pensar que o *ketchup* conta como um tomate.
- Subornar: "se você terminar o legume, você pode brincar com o *tablet*".
- Chantagear emocionalmente: "preparei com tanto carinho esta couve-flor, e agora você me despreza", "se você não comer, mamãe ficará triste".
- Negociar: "você tem que comer dois pedaços de peixe", "este e este aqui", "ah, não, esses são menores! Se você pegar esses pedaços, então tem que comer meia cenoura".
- Culpar: "deveria ter vergonha, deixar a comida enquanto crianças passam fome".
- Desenvolver culinária criativa: fazendo carinhas com arroz, orelhas de cenoura.
- Oferecer medicamentos: como vitaminas ou estimulantes de apetite.
- Oferecer alimentos "especiais", fabricados pela indústria farmacêutica.
- Oferecer alimentos cada vez menos saudáveis: se você não quer frutas, um iogurte "sabor fruta", se não, adicione (ainda mais) açúcar ao iogurte, se não, um saco de batatas fritas, se não, um saco de salgadinho [...] "Custou-me duas horas, mas pelo menos ele comeu bolacha com leite e achocolatado e não foi para a cama sem jantar".

AS ALEGAÇÕES DA CRIANÇA

Raramente somos conscientes do grave perigo que o excesso de comida representa. Calcula-se que, para acumular um grama de gordura corporal, deve-se consumir 10,8 calorias,[3] portanto, para ganhar 10 g bastaria consumir as calorias de um iogurte de fruta ou "sabor fruta" (a maioria apresenta grande quantidade de açúcar de adição), ou uma caixinha de suco de frutas de 250 mL.

Uma criança que diariamente come "o de sempre", e também um iogurte "extra", engordaria 300 g por mês. Ao final de um ano, em vez de oito, pesaria 11,6 kg. Aos dez anos, em vez de 30 pesaria 66 kg. Aos vinte anos, em vez de 60 pesaria 133 kg. Mas os pais desesperados, que procuram o pediatra ou o nutricionista afirmando que seus filhos "não comem nada", não ficariam satisfeitos se o seu filho consumisse apenas um iogurte a mais a cada dia. Eles querem, para além do que já come a criança, incluir vários iogurtes e copos de leite, um grande prato de macarrão ou arroz, um bom pedaço de carne ou peixe (ou ambos) e, claro, muitas frutas e legumes, que são saudáveis; para a sobremesa, como prêmio, pudim ou sorvete; e para beber, em vez de água, eles vão dar suco, "que tem vitaminas". Uma criança que já tem um peso e tamanho normais "sem comer", ao acrescentar à dieta tudo o que seus pais gostariam, não engordaria dez, mas 100 ou 200 g por dia. A criança seria uma obesa mórbida em poucos meses e morreria antes de atingir a idade adulta.

As crianças têm de se defender. Elas não podem comer mais um iogurte todos os dias. Elas não podem comer umas colheradas a mais a cada dia (com isso, ganhariam gramas a mais, acumulando um excesso de peso de mais de 7 kg em vinte anos). Comer duas colheres a mais, para uma criança que "não come" (i. e., que só come cinco colheradas) não é "um pouco mais", é um aumento de 40% na ingestão.

A primeira defesa da criança consiste em fechar a boca e virar a cabeça (ou, se a criança for mais velha, dizer que não quer). Nesse momento, é preciso parar de insistir. Nem uma única colherada a mais. Quando os pais continuam insistindo, forçando-a a comer, muitas crianças recorrem à segunda linha de defesa: acumular a comida na boca, sem conseguir engolir, até formar uma bola que acabam cuspindo. E se, apesar de tudo, os pais insistirem e forçá-la a engolir, a criança não tem escolha a não ser vomitar.

AS ORIGENS

As causas do conflito são variadas. Pais e avós podem ter lembranças de uma época em que a perda de apetite de uma criança costumava anunciar tuberculose ou outra doença grave. Ou, talvez, tenham crescido na pobreza, acostumados a aproveitar cada migalha, e acreditam na obrigação de garantir que seus filhos "nunca passem fome". Mas, certamente, os profissionais de saúde contribuíram intensamente para o problema de gerar angústia nos pais, com indicações de pesos e ao fazerem recomendações nutricionais sem base científica, até se aproximarem de paranoias como: "depois de seis meses, às 13 h, um purê de legumes com 50 g de cenoura, 50 g de ervilhas [ ] ao que depois dos sete meses se acrescentará, nas segundas-feiras e quintas-feiras, 30 g de peito de frango grelhado [...]". Já em 1932, Brennemann[4] resumia assim: "Com toda a nossa pesagem e medição, e todas as nossas regras e regulamentos a respeito de quando, onde, o que e quanto para alimentar as crianças, conseguimos fazer apenas uma coisa – estamos acabando com o apetite delas."

Precisamos mudar nossos conselhos e a nossa linguagem. Os alimentos não são "introduzidos", e, sim, "oferecidos". Não recomende quantidades ou horários. Mesmo que seja recomendado começar a alimentação complementar aos seis meses, alguns bebês pedem comida antes, enquanto outros não querem nada mais do que o leite materno, absolutamente nada, até oito ou dez meses ou mais. Frequentemente, o bebê come "tudo" no início, mas, depois de fazer um ano, começa a diminuir a quantidade e a variedade, até chegar ao típico "cardápio infantil" (macarrão, arroz, batatas fritas, frango etc.).

AS NECESSIDADES NUTRICIONAIS

Os valores de ingestão calórica encontrados por Butte[5] em 2000, após um estudo experimental minucioso, são 25% inferiores às recomendações feitas pela FAO, OMS e Universidade das Nações Unidas em 1985. A Tabela 1, extraída do trabalho de Dewey e Brown,[6] compara essas recomendações com as da OMS e Unicef em 1998.

Tabela 1 Ingestão recomendada (kcal/dia)

Idade (meses)	FAO/OMS/ONU, 1985	OMS/Unicef, 1998	Butte, 2000
6-8	784	682	615
9-11	949	830	684
12-23	1.170	1.092	894

Fonte: Dewey e Brown.[6]

A Tabela 1 não mostra os resultados originais da Dra. Butte; os resultados apresentados por Dewey e Brown correspondem a uma derivação feita para poder compará-los com as recomendações anteriores. Na verdade, os dados da Dra. Butte são separados para meninos e meninas, para aqueles que estão sendo amamentados e para aqueles que estão em aleitamento artificial (as crianças amamentadas, mesmo com dois anos e que consomem outros alimentos, consomem menos calorias por dia comparadas com aquelas não amamentadas).

A Tabela 2 foi elaborada a partir dos dados da Dra. Butte para meninos e meninas amamentados. Em vez de apresentar a ingestão média (medida enganosa porque apresenta que metade come menos e metade come mais do que a ingestão média), optou-se por utilizar os desvios-padrão abaixo e acima da média, o que abrange 95% da população normal.

Tabela 2 Variabilidade das necessidades energéticas de crianças amamentadas

Idade (meses)	Necessidades de energia (kcal/dia)	
	Meninos (+ 2 DP)	Meninas (+ 2 DP)
6	491-779	351-819
12	479-1.159	505-1.013
24	729-1.301	661-1.273

DP: Desvios-padrão.
Fonte: Butte, 2000.[5]

A variabilidade das necessidades energéticas é muito grande. Segundo os cálculos, 2,5 de cada 100 meninos precisam, com 12 meses de idade, de menos de 479 kcal/dia, enquanto outros 2,5 meninos podem precisar de mais de 1.159 kcal/dia.

Há crianças saudáveis que comem menos da metade, quase a terceira parte comparada com outras crianças igualmente saudáveis da mesma idade. A Dra. Butte[7] encontrou em crianças de 3 a 5 anos um gasto calórico entre 842-1.402 kcal/dia para meninas e 813-1.581 kcal/dia para meninos. A variabilidade do consumo tende a aumentar com a idade, pelo menos até 6 anos e, provavelmente, também depois dessa idade.[8,9]

A ingestão calórica recomendada varia consideravelmente de um país para outro e está baseada em dados obsoletos.[10] Não surpreende que, apesar da epidemia de obesidade infantil, a ingestão média de crianças inglesas de sete anos esteja abaixo das recomendações oficiais.[11]

Quando essas recomendações, já superestimadas, tornam-se conselhos práticos para as famílias, elas, inevitavelmente, são arredondadas e levadas ao aumento em quantidade recomendada, por exemplo, não aconselhamos dar 32 g de frango ou 78 g de arroz, elas serão 50 ou 100 g. Quase nenhuma criança alcança as quantidades recomendadas, a maioria fica com metade, muitas não comem nem um terço; os pais ficam angustiados, achando que seu filho "não come o que o médico disse que ele tinha que comer", e os índices da obesidade infantil não param de crescer.

ALIMENTAÇÃO COMPLEMENTAR SEM CONFLITOS

Para evitar o surgimento e desenvolvimento de conflitos em torno da comida devemos entender que o propósito da alimentação complementar não é nutrição e sim a educação: aprender a comer. O leite, se possível materno, deve continuar sendo a principal parte da dieta. Muitos acreditam, de forma errônea, que depois de seis meses o bebê já não tem o suficiente com o leite materno e, portanto, precisa de algo melhor, quando é exatamente o contrário. É o recém-nascido, por sua rápida velocidade no crescimento, que precisa de uma alimentação perfeita: o leite materno ou, se não for possível, a fórmula infantil especialmente concebida para se parecer com o leite materno. Após os seis meses, a taxa de crescimento da criança diminui, e ela pode tolerar alimentos menos nutritivos: proteínas de menor valor biológico como as presentes nos cereais, alimentos vegetais isentos de vitamina B12, e alimentos com baixo teor de gordura e cálcio etc. A crença, por exemplo, de oferecer fruta porque "precisam de vitamina C" vem de um século atrás, quando os bebês alimentados com mamadeira poderiam sofrer escorbuto porque a vitamina C é destruída por leite fervido em casa. As fórmulas modernas têm vitamina C suficiente e o leite materno sempre teve a vitamina C necessária para o bebê.

O verdadeiro objetivo da alimentação complementar não é, portanto, fornecer os nutrientes que faltam, é mais para que a criança aprenda a comer como um adulto, pois ela não pode ter aleitamento a vida toda. A comida normal tem de ser ingerida da maneira normal. Devemos considerar o objetivo em médio prazo: o que queremos que essa menina coma quando tiver dez, cinco, dois anos de idade? Queremos que coma um purê preparado especialmente para ela, diferente do que os pais comem, ou um pó comprado na farmácia e misturado com água, ou queremos que coma comida normal, pão, macarrão, feijão e frango? Queremos que a mãe forneça comida usando a força ou queremos que coma com a própria mão, mastigando e engolindo alimentos sólidos? Uma vez que o objetivo é decidido, vamos em direção a ele, não na direção oposta.

Também é necessário entender que a recomendação para começar aos seis meses é apenas uma orientação. O aspecto da idade sofreu inúmeras variações, de doze meses no início do século XX passou a menos de um mês nos anos de 1950. Algumas crianças começam a levar comida à boca um pouco antes dos seis meses (embora nem sempre consigam engolir), enquanto outras não querem levar nada à boca, além do peito, até oito ou dez meses ou mais. Assim, é preciso dar para as crianças a oportunidade de comer uma variedade de alimentos; mas se elas rejeitam tudo e são geralmente assintomáticas e continuam aumentando de peso, não tem por que se preocupar (em alguns casos é aconselhável administrar um suplemento de ferro).

Segundo a ESPGHAN,[12] não existe fundamento para recomendar uma ordem específica de introdução de alimentos, um calendário, uma hora do dia, uma quantidade específica e nem um método de preparação. Longe de pressionar a criança a comer, você tem de "responder aos seus sinais de fome ou saciedade".

Durante seis meses, o bebê tomou leite materno exclusivo e sob livre demanda. Nem a mãe nem o pediatra sabiam quanto leite ele estava bebendo. Eles também não sabiam qual era a composição daquele leite. No final da mamada, o leite contém muito mais gordura (e, portanto, calorias) do que no começo. Sugar 100 mL de uma mama única não é o mesmo que amamentar 80 e 20 mL, ou 60 e 40 mL, pois estaria deixando o leite final da primeira mama para tomar o leite inicial da segunda.

O bebê come o que quer e quando quer e isso funcionará, sendo essa a melhor nutrição. O que nos faz pensar que depois de seis meses deixa de ser assim? Para uma criança saudável, muitas vezes, é recomendada uma dieta mais rigorosa e detalhada (alimentos, quantidades, horários, dias da semana e métodos de preparação) do que a de um adulto com diabetes. A amamentação sob livre demanda pode ser seguida por alimentação complementar sob livre demanda, e as crianças podem autorregular a ingestão de alimentos.[13]

Normalmente, o suficiente é colocar a comida ao alcance do bebê; ele vai colocar tudo na boca! É muito triste ouvir os pais dizerem "essa criança vê a colher e começa a chorar". Sendo um menino que suga as chaves do carro e o dedo do avô e que tem sido necessário tirar da boca dele, em mais de uma ocasião, areia de parquinhos ou papéis de revistas, por quais experiências o menino passou para que a colher tenha se tornado a única coisa no mundo que ele não quer que entre em sua boca? Basta simplesmente permitir que ele coma em seu próprio ritmo, curtindo a experiência.

Comida comum, a mesma que os pais comem, ligeiramente adaptada e cortada em pedaços de tamanho adequado. Era recomendado cozinhar sem sal, separar a parte do bebê e, em seguida, colocar sal no prato dos pais. Isso é um erro. Após seis meses, um bebê pode ingerir mais sódio por quilo de peso corporal do que um adulto.[14] Não é aconselhável evitar o sal porque seja especialmente perigoso para os bebês, mas para que eles sejam acostumados a uma dieta mais saudável. Não obstante, a estratégia falhou: as crianças comem sem sal por seis meses, algumas por um ou dois anos, e depois seguem para a dieta habitual da família, com enormes quantidades de sal e açúcar e alimentos ultraprocessados. É preferível recomendar que sejam os pais os que tenham uma dieta saudável (com pouco sal, poucos doces, beber apenas água, não abusar de batatas fritas, não esquecer das verduras e legumes e das frutas como sobremesa etc.) e fornecer isso ao filho desde os seis meses. A pergunta não deveria ser "será saudável para meu filho o que eu vou comer?", mas, "por que eu vou comer algo que suspeito que não seja saudável?". Melhorar a alimentação de toda a família terá uma influência na saúde da criança em longo prazo.

Eu não acredito que seja necessário preparar purês e papas de aveia em momento algum, nem comprar alimentos especiais "de bebê". A partir dos seis meses, os bebês podem comer alimentos perfeitamente normais, cortados ou esmagados com o garfo, e podem comer com a própria mão ou com os próprios talheres. Isso, agora conhecido pelo nome em inglês de *baby-led weaning*, ou seja, a alimentação guiada pelo bebê, nada mais é do que o que tem sido feito há milhões de anos. Nossas avós não tinham um processador e, portanto, não davam purês aos nossos pais.

Se os pais preferirem alimentar os filhos com purês, eles podem, é claro. Mas devemos lembrar três pontos importantes:

- Quase todos os bebês tentam pegar a colher. É preciso permitir que eles comam com suas próprias mãos, mesmo se eles ficarem sujos.

- Se é preciso alimentar o bebê com uma colher, não se deve colocar a colher na boca, mas aproximá-la para que seja ele quem move a cabeça (e, se não fizer isso, é porque ele não quer comer e acabou). Quando se coloca uma colher na boca aberta, produz-se angústia e náusea. Confira isso pedindo para alguém alimentar você.

- Por volta dos 8-10 meses, é preciso começar com pedaços de comida.[12] Continuar com os purês por muito tempo pode causar problemas. Cada vez mais observamos crianças de três anos que só comem purês ou papas, às vezes administrados na mamadeira, sendo incapazes de mastigar e engolir alimentos sólidos. No final, todos aprendem, é claro, mas o que poderia ter sido fácil e rápido aos oito meses é lento e difícil aos dois anos.

QUANDO ELES DEIXAM DE COMER

A maioria das crianças come de tudo (embora às vezes em quantidades muito pequenas) antes de um ano, mas, depois de um ano, elas começam a reduzir a quantidade e variedade de sua ingestão. São fases normais na evolução do comportamento alimentar. Na adolescência, ou logo depois, eles se interessarão por novos alimentos. Observa-se que a clientela de restaurantes étnicos e exóticos é formada principalmente por adultos jovens. Os idosos frequentemente rejeitam alimentos "raros" e só querem comida "normal", o que significa "o que minha mãe costumava preparar para mim".

É normal que as pessoas tenham preferências alimentares. No Natal, comemos mais porque a comida é melhor. Mas, embora possamos pagar financeiramente, não repetimos a refeição de Natal todos os dias porque seria entediante e porque entendemos que a graça da comida especial é que ela só é comida em dias especiais.

Geralmente, as crianças preferem alimentos de alta densidade calórica; talvez porque o estômago seja pequeno e custaria obter energia suficiente com alimentos pobres em caloria. Quase todo mundo gosta de macarrão, muitos rejeitam lentilhas e muito poucos são entusiasmados com vegetais. Isso não significa que você tenha que dar macarrão todos os dias. Simplesmente, sabemos que o dia em que tiver macarrão dirá "uhmmm!" e comerá um pouco mais, e o dia em que tiver vegetais comerá menos e fazendo beicinho. Não é para fazer nada, não insista, não pressione. Simplesmente, se quiser, come, se não quiser, não come. E se não quiser o primeiro prato, pode comer o segundo. Se tiver, por exemplo, frango com arroz, pode comer apenas o frango e recusar o arroz, ou pode comer arroz e recusar o frango. Será colocada no prato uma pequena quantidade; não o que nós queremos que a criança coma, mas sim o que sabemos por experiência que ela provavelmente irá comer (ou um pouco menos, para que possa, se quiser, repetir). Assim que ela for capaz (aos três ou quatro anos), será incentivada a se servir da quantidade que quiser no prato (mas, é claro, não é obrigada a comer de tudo o que for servido; os adultos também calculam mal e deixam comida no prato). Mesmo que não tenha comido outra coisa, pode comer a sobremesa. "Eu só não quero que ele coma tanto bolo"; então, não vamos colocar bolo para a sobremesa. Vamos colocar frutas. Mas se hoje tem bolo, a criança tem direito ao bolo, mesmo que não tenha comido nada mais.

É responsabilidade dos pais terem apenas comidas saudáveis em casa, mas, dentro dessas ofertas, as crianças podem decidir o que, quanto e quando comem. Não é adequado ter refrigerantes, sucos e produtos lácteos açucarados na geladeira, biscoitos, doces e salgadinhos no armário e querer que as crianças comam de forma saudável.

Se uma criança não quer comer o que está na mesa, mas espontaneamente faz um pedido razoável (*i. e.*, uma comida saudável que podemos lhe dar com facilidade: iogurte, banana, pão, ovo etc.), pode dar sem problemas, sem censuras ou comentários. Mas só se a criança pedir espontaneamente. Para não sobrecarregar a criança com ofertas: "mas você não comeu nada, tem de comer alguma coisa, você quer um iogurte, você quer um pudim, você quer um pudim de chocolate ...". Se a criança não pede nada, ela não quer nada. E se ela pede algo que não é razoável, então educadamente isso é negado: "Não, querida, não temos doces", "não, me desculpe, eu não tenho tempo para preparar macarrão, hoje tem lentilhas".

Você nunca deve forçar uma criança a comer. Jamais. Com método nenhum, sob qualquer circunstância, por qualquer motivo. Nem brigando (com gritos, ameaças e castigos) nem agradando (com distrações, elogios ou prêmios). O costume de usar comida como recompensa ou punição por ter comido uma comida diferente é particularmente perigoso, porque nunca diremos a uma criança algo como: "se você terminar o chocolate, eu lhe darei espinafre". É sempre "se você terminar o espinafre, eu lhe darei chocolate". Então, estamos ensinando nossos filhos que alguns alimentos (como legumes ou peixe) são tão ruins que ninguém os comeria se não houvesse recompensa, enquanto outros, como doces e sorvetes, são tão bons que constituem um prêmio para eles mesmos.

ESTIMULANTES DO APETITE

Alguns médicos oferecem para as famílias multivitaminas, desnecessárias e ineficazes, mas geralmente inofensivas, às vezes por ignorância e às vezes como placebo, porque eles sentem que não têm tempo ou não são capazes de convencer os pais a pararem de forçar a criança a comer, e, além disso, os médicos temem que as famílias adquiram uma droga mais perigosa por conta própria. Mas outros médicos prescrevem essas drogas perigosas, que contêm ciproeptadina ou algum ingrediente ativo semelhante. A ciproeptadina é um fármaco psicotrópico que atua no controle do apetite, geralmente produz sonolência que pode afetar o desempenho escolar, mas acima de tudo é perigoso porque é eficaz: a criança come mais, quando já estava comendo o suficiente! Se a droga for administrada por um período limitado, terá um efeito rebote: a criança vai comer menos do que antes por alguns dias, até que o excesso de peso acumulado seja perdido. Se, para evitar esse efeito rebote, continua-se a administração de ciproeptadina por meses ou anos, o risco de efeitos colaterais se multiplicará e a criança sofrerá de sobrepeso e até mesmo de obesidade.

Algumas empresas viram na falta de apetite das crianças e na ansiedade dos pais uma excelente oportunidade de negócio. Preparações hipercalóricas vitamínicas para crianças proliferam. Esses produtos podem ser especialmente decepcionantes, pois os pais acreditam que eles "abrirão o apetite", mas a criança, depois de consumir alimentos concentrados, vai comer menos do que antes. Eles só substituem alimentos normais por uma preparação de farmácia e mantêm o filho longe de uma dieta normal.

CONSIDERAÇÕES FINAIS

Nunca force uma criança a comer. Os profissionais de saúde devem recomendar desde o início a alimentação sob livre demanda, sem calendário, horários ou quantidades específicas. É preciso recomendar uma dieta saudável para toda a família – e não apenas para as crianças – e explicar aos pais que as mudanças nas preferências e no apetite das crianças são normais. Quando uma criança perde peso, tentar forçá-la a comer é inútil, sendo preciso diagnosticar a causa do problema e estabelecer o tratamento apropriado.

REFERÊNCIAS

1. Sousa CP, Olinda RA, Pedraza DF. Prevalence of stunting and overweight/obesity among Brazilian children according to different epidemiological scenarios: systematic review and meta-analysis. Sao Paulo Med J. 2016 May-Jun;134:251-62.
2. Santos DFB, Strapasson GC, Golin SDP, Gomes EC, Wille GMFC, Barreira SMW. Implicações da pouca preocupação e percepção familiar no sobrepeso infantil no município de Curitiba, PR, Brasil. Cienc Saude Colet. 2017;22(5):1717-24.
3. Fomon SJ. Nutrición del lactante. Madrid: Mosby/Doyma libros; 1995.
4. Brennemann J. Psychologic aspects of nutrition in childhood. J Pediatr. 1932;1:145-71.
5. Butte NF, Wong WW, Hopkinson JM, Heinz CJ, Mehta NR, Smith EOB. Energy requirements derived from total energy expenditure and energy deposition during the first 2 years of life. Am J Clin Nutr. 2000;72:1558-69.
6. Dewey KG, Brown KH. Update on technical issues concerning complementary feeding of young children in developing countries and implications for intervention programs. Food Nut Bull. 2003;24:2-28.
7. Butte NF, Wong WW, Wilson TA, Adolph AL, Puyau MR, Zakeri IF. Revision of Dietary Reference Intakes for energy in preschool-age children. Am J Clin Nutr. 2014;100:161-7.
8. de Castro MA, Verly E Jr, Fisberg M, Fisberg RM. Children's nutrient intake variability is affected by age and body weight status according to results from a Brazilian multicenter study. Nutr Res. 2014 Jan;34:74-84.
9. Merkiel S. Dietary intake in 6-year-old children from southern Poland: part 1-energy and macronutrient intakes. BMC Pediatr. 2014 Aug 3;14:197.
10. Prentice A, Branca F, Decsi T, Michaelsen KF, Fletcher RJ, Guesry P, et al. Energy and nutrient dietary reference values for children in Europe: methodological approaches and current nutritional recommendations. Br J Nutr. 2004;92(Suppl 2):S83-146.
11. Glynn L, Emmett P, Rogers I, ALSPAC Study Team. Food and nutrient intakes of a population sample of 7-year-old children in the south-west of England in 1999/2000 – what difference does gender make? J Hum Nutr Diet. 2005 Feb;18:7-19.
12. Fewtrell M, Bronsky J, Campoy C, et al. Complementary feeding: a position paper by the European Society for Paediatric Gastroenterology, Hepatology, and Nutrition (ESPGHAN) Committee on Nutrition. Journal of Pediatric Gastroenterology and Nutrition. 2017;64:119-32.
13. Fox MK, Devaney B, Reidy K, Razafindrakoto C, Ziegler P. Relationship between portion size and energy intake among infants and toddlers: evidence of self-regulation. J Am Diet Assoc. 2006 Jan;106(1 Suppl):S77-83.
14. Institute of Medicine. Recommended Dietary Allowance and Adequate Intake Values, Vitamins and Elements. Disponível em: http://nationalacademies.org/HMD/Activities/Nutrition/SummaryDRIs/DRI-Tables.aspx. Acesso em: 30 jun 2019.

Capítulo 24

PREVENÇÃO DA OBESIDADE INFANTIL

Michelle Cavalcante Caetano
Thaís Tobaruela Ortiz Abad
Mauro Fisberg

INTRODUÇÃO

O excesso de peso (EP) é o principal problema de saúde pública na faixa etária pediátrica. De acordo com a Organização Mundial da Saúde (OMS), o número de crianças abaixo de 5 anos com EP aumentou de 32 milhões, em 1990, para 41 milhões, em 2016, e 74% delas estão nos países em desenvolvimento.[1] Entre as crianças e adolescentes de 5-19 anos, mais de 340 milhões (18%) estavam com EP em 2016.[1]

No Brasil, de acordo com os dados da Pesquisa de Orçamentos Familiares (POF),[2] coletados entre 2008-2009, 15% das crianças na faixa de 5-9 anos estavam obesas e 37%, com excesso de peso. Na faixa de 10-19 anos, as taxas de excesso de peso eram de 34,8% para meninos e 32% para meninas, e de obesidade eram de 16,6 e 11,8%, respectivamente.[2]

Segundo dados da Sociedade Brasileira de Pediatria, quatro em cada cinco crianças obesas permanecerão obesas quando adultas.[3] Os períodos mais críticos para o desenvolvimento da obesidade são: fase intrauterina, os primeiros dois anos de vida e a adolescência.[4]

Mais recentemente, o estudo populacional de base escolar Erica2 (Estudo de Risco Cardiovascular em Adolescentes) constatou taxa de obesidade de 8,4% entre os adolescentes, sendo mais alta na região Sul, atingindo 12,5% do total. O excesso de peso foi constatado em 17,1% do total de estudantes.[5]

A obesidade na infância pode levar ao aumento do risco de desenvolvimento de complicações na vida adulta, tais como doenças cardiovasculares, dislipidemias, esteatose hepática não alcoólica, resistência à insulina, desordens musculoesqueléticas, síndrome do ovário policístico (SOP), apneia obstrutiva do sono e alguns tipos de cânceres.[6,7]

Além do comprometimento físico, o EP é caracterizado por repercussões emocionais e sociais, como baixa autoestima,[8] isolamento social[9] e transtornos depressivos.[7]

Muitos países de baixa e média rendas continuam a lidar com os problemas das doenças infecciosas e desnutrição, e também sucumbem a uma epidemia de doenças não transmissíveis como o EP, particularmente em áreas urbanas. Não é raro encontrar subnutrição e obesidade coexistindo no mesmo país.[10,11]

Crianças em países de baixa e média rendas são mais vulneráveis à nutrição inadequada, principalmente nos períodos pré-natal, lactentes e crianças pequenas. Concomitantemente ao fornecimento de comida inadequada em quantidade e qualidade, essas crianças são expostas a alimentos de alto teor de gordura, açúcar refinado, sal, calorias e pobres em micronutrientes, que tendem a ser mais acessíveis do ponto de vista econômico. Esses padrões alimentares, em conjunto com baixos níveis de atividade física, resultam em aumento da obesidade, enquanto persistem problemas relacionados à desnutrição.[11]

A identificação dos fatores de risco para o EP permite traçar estratégias eficazes de tratamento, bem como políticas públicas de prevenção e promoção de saúde.[10,12-17]

DIAGNÓSTICO

O EP é caracterizado pelo aumento da adiposidade (massa gorda) proveniente do excesso de calorias ingeridas e pela redução do gasto calórico que se traduzem em balanço energético positivo.[18]

O EP pode ser estimado pelo índice de massa corporal (IMC), que expressa a relação entre o peso do indivíduo e o quadrado da estatura. Na infância, o IMC para idade é amplamente recomendado no diagnóstico individual e coletivo do EP, considerando-se que incorpora a informação da idade e sexo da criança e adolescente e foi validado como indicador de gordura corporal total nos escores z superiores a +1, sendo capaz de proporcionar continuidade em relação ao indicador utilizado entre adultos.[3]

A recomendação da OMS, endossada pelo Ministério da Saúde, é pela utilização do referencial OMS 2006, apresentado nos Quadros 1, 2 e 3, considerando-o prescritivo, ou seja, o padrão de crescimento ideal a ser seguido pelas crianças e adolescentes.[19]

Quadro 1 Índices antropométricos adotados para classificação do estado nutricional de acordo com a faixa etária

Faixa etária	Crianças de 0-5 anos incompletos	Crianças de 5-10 anos incompletos	Adolescentes (10-19 anos)
Índice antropométrico	Peso para idade	Peso para idade	-
	Peso para estatura	-	-
	IMC para idade	IMC para idade	IMC para idade
	Estatura para idade	Estatura para idade	Estatura para idade

Quadro 2 Critérios adotados para classificação do estado nutricional de crianças de acordo com os índices antropométricos

Valores		Índices antropométricos						
		Crianças de 0-5 anos incompletos				Crianças de 5-10 anos incompletos		
		Peso para idade	Peso para estatura	IMC para idade	Estatura para idade	Peso para idade	IMC para idade	Estatura para idade
< Percentil 0,1	< Escore-z -3	Muito baixo peso para a idade	Magreza acentuada	Magreza acentuada	Muito baixa estatura para a idade	Muito baixo peso para a idade	Magreza acentuada	Muito baixa estatura para a idade
≥ Percentil 0,1 e < percentil 3	≥ Escore-z -3 e < Escore-z -2	Baixo peso para idade	Magreza	Magreza	Baixa estatura para a idade	Baixo peso para idade	Magreza	Baixa estatura para a idade
≥ Percentil 3 e < percentil 15	≥ Escore-z -2 e < Escore-z -1	Peso adequado para a idade	Eutrofia	Eutrofia	Estatura adequada para a idade	Peso adequado para a idade	Eutrofia	Estatura adequada para a idade
≥ Percentil 15 e ≤ percentil 85	≥ Escore-z -1 e ≤ Escore-z +1							
> Percentil 85 e ≤ percentil 97	> Escore-z +1 e ≤ Escore-z +2		Risco de sobrepeso	Risco de sobrepeso			Sobrepeso	
> Percentil 97 e ≤ Percentil 99,9	> Escore-z +2 e ≤ Escore-z +3	Peso elevado para a idade	Sobrepeso	Sobrepeso		Peso elevado para a idade	Obesidade	
> Percentil 99,9	> Escore-z +3		Obesidade	Obesidade			Obesidade grave	

Fonte: adaptado de Onis et al. (2006).[19]

Quadro 3 Critérios adotados para classificação do estado nutricional de adolescentes de acordo com os índices antropométricos

Valores		IMC para idade	Estatura para idade
< Percentil 0,1	< Escore-z -3	Magreza acentuada	Muito baixa estatura para a idade
> Percentil 0,1 e < percentil 3	≥ Escore-z -3 e < Escore-z -2	Magreza	Baixa estatura para a idade
≥ Percentil 3 e < percentil 15	≥ Escore-z -2 e < Escore-z -1	Eutrofia	
≥ Percentil 15 e ≤ percentil 85	≥ Escore-z -1 e ≤ Escore-z +1		Estatura adequada para idade
> Percentil 85 e ≤ percentil 97	> Escore-z +1 e ≤ Escore-z +2	Sobrepeso	
> Percentil 97 e ≤ percentil 99,9	> Escore-z +2 e ≤ Escore-z +3	Obesidade	
> Percentil 99,9	> Escore-z +3		

Fonte: adaptado de Onis (2006).[19]

FATORES DE RISCO PARA OBESIDADE

A Figura 1 ilustra o modelo ecológico do EP. Nele, diversos fatores têm sido elencados como de risco para o desenvolvimento da obesidade, incluindo fatores sociais relacionados ao bairro em que a criança mora (macrossistema), às redes sociais e de apoio/escola (mesossistema) e à família e ao relacionamento entre pais e filhos (microssistema).[21] Seguindo o modelo ecológico para o EP, podemos esquematizar os fatores relacionados na Figura 1.

Especialmente na América Latina, particularidades regionais criaram uma complexa teia que impacta o EP na faixa etária pediátrica, ou seja, a rápida urbanização e a globalização que trouxeram alimentos industrializados e empresas de bebidas aumentou o acesso e o consumo de alimentos ultraprocessados, a redução do consumo de alimentos frescos, diminuiu o tempo de preparo de alimentos e reduziu o espaço para lazer e atividade física.[11]

A América Latina sofreu profundas mudanças no ambiente alimentar na década de 1990, com a profusão de supermercados, lojas de conveniência, restaurantes de *fast-food* e máquinas de venda automática.[11] Nesses estabelecimentos são vendidos alimentos com alta densidade energética. No México, mais de 58% das calorias consumidas entre indivíduos com mais de 2 anos de idade vêm de alimentos industrializados. Mais da metade das calorias ingeridas no Brasil vem de alimentos ultraprocessados.[11,16,17]

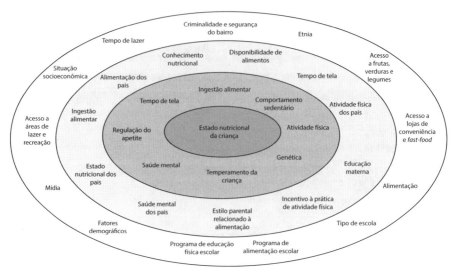

Figura 1 Modelo ecológico do EP.

A falta de informação sobre alimentação e a precária disponibilidade e acessibilidade de alimentos saudáveis contribuem para o EP. Soma-se, ainda, à desinformação e o *marketing* agressivo de alimentos com alto teor calórico e de bebidas açucaradas para crianças e famílias. Ressaltam-se, também, alguns padrões culturais (p. ex., a crença generalizada de que um bebê gordinho é um bebê saudável) que podem encorajar as famílias a alimentarem excessivamente seus filhos.[16,17]

O mundo cada vez mais urbanizado e digitalizado oferece menos oportunidades para a atividade física por meio de brincadeiras saudáveis. Estar com EP reduz ainda mais a prática de atividades físicas de grupo.[11,16,17]

PREVENÇÃO

Uma vez que as intervenções para reversão do EP são pouco efetivas a partir do momento em que a obesidade é estabelecida, reforça-se a necessidade da prevenção primária.[10-12, 22-25]

A prevenção da obesidade é uma prioridade de saúde pública mundial e deve ocorrer em vários níveis, cada qual dando a sua contribuição para a promoção da alimentação saudável e a prática de atividade física como hábitos de vida.[17,26]

Programação metabólica

A prevenção da obesidade infantil pode iniciar na fase intrauterina e nos primeiros anos de vida da criança. Todos os aspectos do ambiente em que crianças são geradas, nascidas e criadas podem contribuir para o EP.[12,14,15,24,26]

- Alimentação saudável e atividade física adequada para evitar ganho excessivo de peso durante a gestação e complicações como diabetes gestacional.
- Estimular o aleitamento materno (AM): iniciar a amamentação na primeira hora após o nascimento, manter o AM exclusivo durante os primeiros seis meses de vida e complementado até os dois anos ou mais. Evidências sugerem que o AM reduz a obesidade em 20-30%, pois promove a autorregulação do apetite e o controle da saciedade, pela presença de hormônios relacionados ao tecido adiposo (leptina, adiponectina, grelina), pela composição nutricional do leite materno (ampla variação durante a mamada e ao longo da lactação, menor conteúdo de proteína) e pelo menor ganho de peso: sem prejuízo no crescimento (protetor em longo prazo).
- Iniciar a introdução alimentar nutricionalmente adequada e variada, com alimentos sólidos e nutritivos. A escolha de alimentos saudáveis para lactentes e crianças jovens é crucial, pois as preferências alimentares são estabelecidas no início da vida.

Família

- Favorecer o acesso à alimentação saudável, com oferta de frutas, verduras e legumes, além de cereais integrais e oleaginosas.
- Limitar a ingestão de alimentos com alta densidade calórica e pobre em nutrientes, como: refrigerantes e bebidas adoçadas, salgadinhos, doces, frituras.
- Inserir atividade física regular, promover atividades familiares.
- Diminuir o comportamento sedentário e restringir o tempo de tela.
- Favorecer um ambiente tranquilo durante as refeições, com televisão desligada.
- Diminuir a porção dos alimentos ofertados.
- Respeitar a saciedade da criança.

Profissionais de saúde

- Identificar os fatores de risco familiares: diabetes, doenças cardiovasculares, hipertensão arterial, dislipidemia e determinados tipos de câncer, entre outros fatores.

- Avaliar e monitorar o estado nutricional da gestante e da criança, a fim de identificar de forma precoce os desvios na curva de crescimento.
- Estimular o aleitamento materno (AM).
- Orientar sobre alimentação saudável.
- Orientar sobre a prática de atividade física ou lazer ativo, de acordo com a faixa etária.
- Orientar sobre a rotina de sono.
- Envolver os familiares na mudança de comportamento.
- Realizar atualizações e produções científicas.

Escola

- Educar e capacitar os diversos profissionais envolvidos com a criança.
- Inserir educação nutricional no currículo escolar.
- Favorecer o acesso à alimentação saudável na merenda escolar e cantinas.
- Orientar os pais sobre os tipos de alimentos que podem fazer parte da lancheira enviada para a escola.
- Promover atividade física estruturada, voltada à promoção da saúde.
- Realizar atividades no horário do recreio, após a escola e nos finais de semana, com envolvimento ativo da família.

Indústria de alimentos

- Reduzir a quantidade de gordura, açúcar e sal dos alimentos processados.
- Garantir que alimentos saudáveis e nutritivos estejam disponíveis e acessíveis para todos os consumidores.
- Praticar o *marketing* responsável, principalmente para aqueles produtos destinados a crianças e adolescentes.
- Apoiar a prática regular de atividade física.

Mídias

- Evitar propaganda de alimentos de alta densidade energética e pobre em nutrientes no horário de programação infantil na televisão.
- Estimular um estilo de vida saudável.

Políticas públicas

- Determinar rotulagem nutricional adequada e clara para os consumidores.

- Estabelecer maior tributação para alimentos ricos em açúcar, gordura e sódio.
- Restringir propaganda para o público infantil.
- Criar áreas de lazer e recreação.
- Promover eventos de lazer ativo e esportivo.
- Criar espaços para pedestres e ciclovias seguras.
- Promover acesso adequado à saúde.

TRATAMENTO

O tratamento da obesidade na infância envolve mudança no estilo de vida, com ajustes na dinâmica familiar, ingestão de alimentos, prática de atividade física e apoio psicossocial. O envolvimento familiar é fundamental para melhorar a adesão do paciente às orientações e garantir o sucesso do tratamento. Visto que a obesidade é uma doença multifatorial e com várias morbidades associadas, a abordagem interdisciplinar é extremamente benéfica.[27,28]

As recomendações que se concentram em mudanças pequenas, mas permanentes, podem ter melhores resultados que uma série de mudanças em curto prazo que não pode ser sustentada. No tratamento de crianças com EP, a ênfase principal deve recair sobre a evitação de ganho de peso acima do que é apropriado para os aumentos esperados na altura.[4] Quanto mais precoce for a implementação do tratamento, maiores serão as chances de sucesso.

Tratamento dietético

A orientação nutricional deve ser realizada de forma individualizada, respeitando os hábitos alimentares, preferências e aversões, com a prescrição de uma alimentação saudável, balanceada, com adequação de macro e micronutrientes, evitando-se dietas rígidas e extremamente restritivas que podem prejudicar o crescimento e levar a distúrbios alimentares.[3]

Todas as mudanças devem ser discutidas e acordadas com o paciente e a família, respeitando o grau de compreensão, motivação e capacidade de realizar as orientações propostas. É importante trabalhar com metas pequenas e possíveis, além de salientar que o paciente e a família são os grandes responsáveis pelas mudanças.[3]

Nas situações em que a perda de peso gradual é indicada, a redução energética deve promover uma redução de 0,5 kg por semana, em adolescentes que já completaram o estirão puberal. Nas demais, a redução diária de 108 kcal leva à perda de 15 g ao dia.[3]

Associar o atendimento individual com grupos de educação nutricional pode apresentar melhores resultados.[3,4]

Os programas intensivos de modificação de estilo de vida são efetivos em promover controle de peso em crianças no curto prazo. Implementar um programa de manutenção após o tratamento é importante para a manutenção do peso perdido.[4,27]

Segundo as recomendações da Sociedade Brasileira de Pediatria, a conduta nutricional pode ser dividida em cinco etapas.[3,4]

Etapa 1 – Esclarecimento/mudança conceitual

Conhecer os hábitos da criança e do adolescente para a determinação de metas viáveis e factíveis, de curto e longo prazos. Ressalta-se, ainda, nessa fase, a importância da educação nutricional com a quebra de conceitos equivocados, mitos e tabus. Quanto mais esclarecidos e seguros estiverem o paciente e a família, melhor será a adesão.

Etapa 2 – Avaliação do comportamento

É necessário avaliar comportamentos comuns como: pular refeições (em especial café da manhã), mastigação rápida, comer assistindo à TV ou *tablet*, horários inadequados ou a ausência deles para as refeições, ingestão habitual de alimentos de alta densidade energética e ultraprocessados (especial atenção deve ser dada à ingestão de bebidas açucaradas). As mudanças devem ser realizadas de forma paulatina e, preferencialmente, começando pelos comportamentos que a família julgue mais fáceis de serem modificados. Ao final desta etapa, espera-se que a criança faça seis refeições por dia, com intervalo de cerca de três horas em local adequado e agradável, na companhia de familiares.

Etapa 3 – Quantidade

Deve-se encorajar a redução gradativa da ingestão de alimentos que são consumidos em excesso. Não são recomendadas mudanças drásticas. A partir das quantidades relatadas é possível estabelecer metas para a redução de repetições e porções:

- Diminuição gradativa da quantidade de alimentos consumidos.
- Consumo das porções de lanches e refeições adequadas sem repetição.
- Adequação do local de refeição (sem estímulos como telas/TV) e em horários preestabelecidos, bem como comer com a família.
- Observação da mastigação (propor que, durante as garfadas, os talheres descansem no prato).

- Visualização das porções das refeições, dos lanches, de guloseimas e líquidos que são consumidos. Alimentos fritos e ricos em gorduras devem ser contabilizados de maneira mais rigorosa.

Etapa 4 – Qualidade

A última etapa do tratamento prevê a melhora da qualidade da dieta, quando já se atingiu o controle do peso e se obteve adequação de quantidades e comportamentos alimentares. Deve-se incentivar o consumo crescente de alimentos saudáveis (frutas, verduras, legumes, leguminosas, oleaginosas, água).

Etapa 5 – Manutenção

Já é possível a utilização das informações e dos aprendizados adquiridos nas fases anteriores para a adaptação às diversas situações (festas, viagens, cotidiano), controlando excessos, realizando substituições e mantendo uma alimentação saudável.

- Reduzir o consumo de *fast-food*.
- Reduzir o consumo de açúcar de adição e eliminar o consumo de bebidas adoçadas com açúcar.
- Reduzir o consumo de xarope de milho e melhorar a visualização nos rótulos de alimentos que contêm esse ingrediente.
- Reduzir o consumo de alimentos processados ricos em gordura e sódio.
- Consumir frutas em vez de sucos de frutas.
- Educar sobre o controle de porções.
- Reduzir a ingestão de gordura saturada para crianças e adolescentes acima de dois anos.
- Ingestão de fibra dietética, frutas e verduras, refeições regulares, em horários adequados, e evitar "beliscar", especialmente depois da escola e depois do jantar.
- Reconhecer os sinais no ambiente da criança ou do adolescente que levam a comer, como tédio, estresse, solidão ou tempo de tela.
- Encorajar o consumo de porções individuais de alimentos e melhorar a rotulagem nutricional, a fim de se tornar de fácil uso para os consumidores.

Atividade física

A atividade física, tanto lúdica como recreacional, deve fazer parte do cotidiano da criança desde os primeiros anos de vida.[3,4]

Na ausência de restrição calórica, exercícios de intensidade moderada não promovem perda de peso, entretanto, em combinação com redução da ingestão energética, é possível alcançar e manter uma significativa perda de peso.[27]

O aconselhamento deve ser focado em reduzir as atividades sedentárias, com a retirada de televisão dos quartos, desligamento da televisão durante as refeições, limitação do tempo de tela (televisão, *videogame*, computador) para, no máximo, duas horas por dia. A Academia Americana de Pediatria não recomenda telas para crianças menores de 2 anos. Além disso, incentiva a adoção de um estilo de vida mais ativo, com orientações para que os indivíduos entendam a importância de serem fisicamente ativos e os benefícios da atividade física para o fortalecimento dos ossos, controle da pressão arterial, redução do estresse e ansiedade, aumento da autoestima e manutenção do peso adequado.[26-28,30]

Crianças e adolescentes devem participar em pelo menos 60 minutos de atividade física de intensidade moderada na maioria dos dias da semana e todos os dias, se possível (caminhar, pular corda, jogar futebol e dançar). Realizar 20 minutos de atividades aeróbicas, 5 dias por semana, por 13 semanas, pode reduzir a gordura corporal total e a gordura visceral.[4,27]

O envolvimento da família também é fundamental, e a prescrição de exercícios deve ser adaptada à idade e às limitações decorrentes, com estabelecimento de metas possíveis.[3,4,27]

Apoio psicossocial

A obesidade está associada com pior qualidade de vida e com comorbidades psicossociais, como baixa autoestima, aumento do risco de desenvolver depressão e ansiedade, bem como risco acima da média de desenvolver transtornos alimentares e abuso de substâncias, como cigarro e álcool.[4,27]

A reação dos pais em relação ao peso do filho afeta o modo como a criança responde. O *bullying* entre os colegas e familiares contribui para a má imagem corporal e prejudica o funcionamento psicossocial.[27]

Em virtude das altas taxas de depressão, ansiedade e transtornos alimentares em adolescentes obesos, todos os pacientes com EP devem ser assistidos do ponto de vista psicossocial. Avaliação e aconselhamento realizados com psicólogos são indicados e a prescrição de medicações antidepressivas devem ser usadas com cautela.[27]

Tratamento medicamentoso

O uso de medicamentos para obesidade é contraindicado em crianças e adolescentes menores de 16 anos de idade, com excesso de peso, mas não obesos, exceto quando inserido em ensaios clínicos. Medicação em crianças ou adolescentes deve ser prescrita em situações em que a modificação do estilo de vida não conseguiu limitar o ganho de peso ou amenizar comorbidades.[26-28,30]

Os medicamentos devem ser utilizados em conjunto com modificações de estilo de vida (hábitos alimentares e prática de atividade física) e não isoladamente. Devem ser usados de forma limitada em adolescentes severamente obesos, incapazes de diminuir a adiposidade e reduzir seus riscos de morbidade, suficientemente maduros para entender os possíveis riscos associados.[4,26-28,30]

É importante ressaltar a descontinuidade da medicação e reavaliação, caso o paciente não apresente redução de 4% no IMC após uso de medicação por 12 semanas.[27,31]

Tratamento cirúrgico

A Sociedade Americana de Cirurgia Pediátrica sugere que o adolescente elegível para cirurgia bariátrica deve ter comorbidades associadas à magnitude da obesidade, ter falhado após seis meses de tratamento conservador e, ainda, ter plena capacidade de decisão e garantia do envolvimento familiar. No Brasil, a cirurgia pode ser indicada para adolescentes acima de 16 anos, desde que o Z-IMC seja igual ou superior a +4, a placa de crescimento epifisária esteja fechada e haja uma concordância entre o responsável legal e a equipe multidisciplinar. Abaixo de 16 anos de idade, a cirurgia só pode ser realizada sob as normas do CEP/Conep, sendo considerada experimental.[4,31]

As principais contraindicações para a cirurgia bariátrica são a ausência de tratamento clínico, a existência de doenças psiquiátricas não estabilizadas, tais como depressão e transtornos psicóticos, dependência ou uso crônico de álcool e/ou drogas ativas, doenças que ameaçam a vida em curto prazo e incapacidade do paciente de cuidar de si próprio, sem família ou apoio social.[31]

Dessa forma, a cirurgia bariátrica em crianças e adolescentes é indicada em situações bastante especiais e requer centros especializados com equipes experientes, além de adequado acompanhamento e monitoramento metabólico e psicossocial.[27,31]

REFERÊNCIAS

1. Organização Mundial da Saúde (OMS). Investing in mental Health. Department of Mental Health and Substance Dependence, Noncommunicable Diseases and Mental Health. World Health Organization. Geneva, Switzerland; 2003. Disponível em: http://www.who.int/mental_health/en/investing_in_mnh_final.pdf. Acesso em: 29 jun 2019.
2. Pesquisa de orçamentos familiares 2008-2009: Antropometria e análise do estado nutricional de crianças e adolescentes no Brasil. 3.ed. Rio de Janeiro: IBGE; 2010.

3. Sociedade Brasileira de Pediatria. Obesidade na infância e adolescência: Manual de Orientação/ Sociedade Brasileira de Pediatria. Departamento de Nutrologia. São Paulo; 2008.
4. Brasil. Ministério da Saúde. Secretaria de Atenção à Saúde. Departamento de Atenção Básica. Estratégia para o cuidado da pessoa com doença crônica: obesidade. Brasília: Ministério da Saúde; 2014.
5. Bloch KV, Cardoso MA, Sichieri R. Study of Cardiovascular Risk Factors in Adolescents (ERICA): results and potentiality. Rev Saude Publica. 2016;50(Suppl 1):2s.
6. Corvalán C, Uauy R, Kain J, Martorell R. Obesity indicators and cardiometabolic status in 4-y-old children. Am J Clin Nutr. 2010;91(1):166-74.
7. Sijtsma A, Bocca G, L'abée C, Liem ET, Sauer PJ, Corpeleijn E. Waist-to-height ratio, waist circumference and BMI as indicators of percentage fat mass and cardiometabolic risk factors in children aged 3-7 years. Clin Nutr. 2014;33(2):311-5.
8. Strauss RS. Childhood obesity and self-esteem. Pediatrics. 2000;105(1):e15.
9. Strauss RS, Pollack HA. Social marginalization of overweight children. Arch Pediatr Adolesc Med. 2003;157(8):746-52.
10. Ebbeling CB, Pawlak DB, Ludwig DS. Childhood obesity: public-health crisis, common sense cure. Lancet. 2002;360(9331):473-82.
11. Kline L, Jones-Smith J, Jaime Miranda J, Pratt M, Reis RS, Rivera JA, et al. A research agenda to guide progress on childhood obesity prevention in Latin America. Obes Rev. 2017;18(Suppl 2):19-27.
12. Flodmark CE, Marcus C, Britton M. Interventions to prevent obesity in children and adolescents: a systematic literature review. Int J Obes (Lond). 2006;30(4):579-89.
13. Davison KK, Birch LL. Childhood overweight: a contextual model and recommendations for future research. Obes Rev. 2001;2(3):159-71.
14. Webb KL, Hewawitharana SC, Au LE, Collie-Akers V, Strauss WJ, Landgraf AJ, et al. Objectives of community policies and programs associated with more healthful dietary intakes among children: findings from the Healthy Communities Study. Pediatr Obes. 2018.
15. Glenny AM, O'Meara S, Melville A, Sheldon TA, Wilson C. The treatment and prevention of obesity: a systematic review of the literature. Int J Obes Relat Metab Disord. 1997;21(9):715-37.
16. Nishtar S, Gluckman P, Armstrong T. Ending childhood obesity: a time for action. Lancet. 2016;387(10021):825-7.
17. Swinburn B, Vandevijvere S. WHO report on ending childhood obesity echoes earlier recommendations. Public Health Nutr. 2016;19(1):1-2.
18. Niehues JR, Gonzales AI, Lemos RR, Bezerra PP, Haas P. Prevalence of overweight and obesity in children and adolescents from the age range of 2 to 19 years old in Brazil. Int J Pediatr. 2014;2014:583207.
19. de Onis M, Onyango AW, Borghi E, Garza C, Yang H, Group WMGRS. Comparison of the World Health Organization (WHO) Child Growth Standards and the National Center for Health Statistics/WHO international growth reference: implications for child health programmes. Public Health Nutr. 2006;9(7):942 7.
20. Butte NF, Garza C, de Onis M. Evaluation of the feasibility of international growth standards for school-aged children and adolescents. J Nutr. 2007;137(1):153-7.
21. Bronfenbrenner U. Ecological models of human development. In: Husen T, Postlethwaite TN (eds.). International encyclopedia of education. 2nd ed. Oxford, England: Elsevier; 1994. v. 3, p. 1643-7.
22. Sichieri R, Souza RA. Strategies for obesity prevention in children and adolescents. Cad Saude Publica. 2008;24(Suppl 2):S209-23; discussion S24-34.

23. Birch LL, Ventura AK. Preventing childhood obesity: what works? Int J Obes (Lond). 2009;33(Suppl 1):S74-81.
24. Gerards SM, Sleddens EF, Dagnelie PC, de Vries NK, Kremers SP. Interventions addressing general parenting to prevent or treat childhood obesity. Int J Pediatr Obes. 2011;6(2-2):e28-45.
25. Baker-Henningham H. The role of early childhood education programmes in the promotion of child and adolescent mental health in low- and middle-income countries. Int J Epidemiol. 2014;43(2):407-33.
26. Waters E, de Silva-Sanigorski A, Hall BJ, Brown T, Campbell KJ, Gao Y, et al. Interventions for preventing obesity in children. Cochrane Database Syst Rev. 2011(12):CD001871.
27. Styne DM, Arslanian SA, Connor EL, Farooqi IS, Murad MH, Silverstein JH, et al. Pediatric Obesity-Assessment, Treatment, and Prevention: An Endocrine Society Clinical Practice Guideline. J Clin Endocrinol Metab. 2017;102(3):709-57.
28. Wilfley DE, Tibbs TL, Van Buren DJ, Reach KP, Walker MS, Epstein LH. Lifestyle interventions in the treatment of childhood overweight: a meta-analytic review of randomized controlled trials. Health Psychol. 2007;26(5):521-32.
29. Barlow SE, Dietz WH. Obesity evaluation and treatment: Expert Committee recommendations. The Maternal and Child Health Bureau, Health Resources and Services Administration and the Department of Health and Human Services. Pediatrics. 1998;102(3):E29.
30. Foster BA, Farragher J, Parker P, Sosa ET. Treatment interventions for early childhood obesity: a systematic review. Acad Pediatr. 2015;15(4):353-61.
31. Associação Brasileira para o Estudo da Obesidade e da Síndrome Metabólica. Diretrizes Brasileiras de Obesidade 2016/ABESO. Associação Brasileira para o Estudo da Obesidade e da Síndrome Metabólica. 4.ed. São Paulo; 2016.

Capítulo 25
JOGOS E BRINCADEIRAS

Bianca Assunção Iuliano
Neusa de Fátima Moura

INTRODUÇÃO

Era uma vez a Paula... Que "levava muito jeito" com crianças e decidiu trabalhar com elas. Apesar de se relacionarem bem, ela não encontrava formas de ensiná--las a terem uma alimentação saudável. Quando uma atividade funcionava com um grupo, com outro grupo as crianças ficavam "dispersas", "não se interessavam". Ela pensava: "Essas crianças 'só querem saber de brincar', como 'vou ensinar' algo a elas?" Até que um dia ela encontrou o estudo de Tremblay et al.,[1] recomendando aprendizagem por meio de jogos e brincadeiras. E se perguntou: "Então educação alimentar e nutricional infantil agora é brincadeira?" [...]

Começar este capítulo "contando" uma história foi uma forma de utilizar um método educativo lúdico, adequado para despertar a curiosidade e envolver você, adulto. É importante que o profissional de saúde perceba que a eficácia da EAN com jogos e brincadeiras depende de inúmeros fatores. Na história inicial, o jogo ou brincadeira estava adequado apenas a um dos públicos-alvo e, por isso, teve sucesso só com esse grupo.

[...] Paula foi revisitar o Marco de referência de educação alimentar e nutricional para as políticas públicas[2] e refletiu novamente sobre o conceito de EAN: "[...] A prática da EAN deve fazer uso de abordagens e recursos educacionais problematizadores e ativos que favoreçam o diálogo junto a indivíduos e grupos populacionais, considerando todas as fases do curso da vida, etapas do sistema alimentar e as interações e significados que compõem o comportamento alimentar". Ela exclamou: "Realmente não me atentei à importância de adequar a abordagem à fase de desenvolvimento da criança! Elas mudam tão rápido!

Preciso me aprofundar para conseguir ajudar meus pequenos. Será que agora eles vão 'parar de brincar' e 'me escutar'?" [...]

DESENVOLVIMENTO DE JOGOS E BRINCADEIRAS

Para usar jogos e brincadeiras na EAN infantil, é fundamental dominar conteúdos técnicos essenciais e planejar com rigor metodológico, a fim de garantir o alcance dos seus objetivos. É imprescindível conhecer o comportamento alimentar do público-alvo, de acordo com sua realidade e fase da vida, como ele se relaciona com a comida e com o ato de comer[3] que geram necessidades e motivações específicas e que evoluem a cada fase do desenvolvimento.

Piaget[4] agrupa as características das fases do desenvolvimento por faixa etária, apesar da sequência das fases ser mais importante que a idade. A seguir descrevemos cada fase, com um exemplo de brincadeira que utilizamos com o objetivo de aumentar o consumo de alimentos naturais, e outro exemplo de frutas:

- Sensório–motor (até 2 anos): predominam os reflexos básicos involuntários, que evoluem para coordenação sensorial e motora. Em atividades de exploração e conhecimento do meio, a criança testa, repete e aprende o que é ela e o que é o mundo.
    - Vivência de manipulação de texturas de alimentos naturais em painel ou saquinhos; Vivência de aromas e sabores de frutas, inteiros e em pedaços. Ambas podem ser brincadeiras livres ou mutuamente dirigidas, com falas ou perguntas sobre nomes, formas, cores, sabor, se é gostoso etc., mesmo se a criança ainda não fala.
- Pré-operatório (2-7 anos): surge a capacidade simbólica (associa e não consegue distinguir realidade e fantasia) e as imitações, que permitem à criança usar a imaginação e o faz de conta. Para ela só existe sua visão da realidade, por isso brinca sozinha, mesmo quando está em grupo. É intuitiva (se banana verde dá dor de barriga, toda fruta verde também dá) e desenvolve a coordenação motora fina. Explora possibilidades de cores, formas, tamanhos, dentro e fora, encaixes, letramento/alfabetização etc.
    - A cesta da Chapeuzinho: contação de história com fantoches e montagem de cesta de alimentos naturais para a vovó se curar; Batata quente das frutas (Quadro 1).
- Operatório concreto (7-12 anos): torna-se sociável e avessa à fantasia, raciocina de maneira lógica a partir do concreto: fase do "ver para crer". Capaz de combinar, separar, ordenar e transformar objetos e ações, baseada no repertório adquirido na fase anterior. Consegue identificar partes do todo e separá-las, mas sabe que cada parte compõe o todo.

- ○ *Caixa surpresa da cozinha*: jogo de competição com times que correm e classificam alimentos naturais em grupos de nutrientes; *Jogo da atenção*: detetives degustam, identificam e desenham ingredientes da torta de frutas individualmente.
- Operatório formal (após 12 anos): consegue resolver problemas (abstrair, criar hipóteses, testá-las e concluir) operando com todas as suas possíveis combinações. Cada vez mais consciente da sua capacidade mental, questiona o que pode realizar em seu meio.
  - ○ *De onde vem sua comida?*: dramatização (teatro) sobre alimentos naturais e agroecologia e *Cine-Debate: Super Size Me – A dieta do palhaço*: discussão sobre a mídia e o consumo de frutas *versus* ultraprocessados no país.

Esse encadeamento de Piaget é explorado por Baskale et al.[5] para EAN na fase pré-operatória, estudo no qual recomendam o contato intensivo com alimentos por meio de brincadeiras e jogos cooperativos, a fim de ampliar o repertório de informação para as próximas fases, como: assistir desenho animado sobre comida e conversar sobre isso, construir calendário de frutas, montar quebra-cabeça com imagens de alimentos etc.

[...] estudando mais, Paula entendeu que brincar é a forma como a criança aprende e se comunica. E que as brincadeiras devem ser planejadas para cada grupo, pois, mesmo com idades parecidas, as crianças podem estar em fases de desenvolvimento diferentes. E decidiu: "Bora planejar o brincar!" [...]

Para o desenvolvimento de jogos e brincadeiras em EAN, apresentamos uma sugestão de ficha técnica no Quadro 1, adaptado de Motta e Boog.[6] A proposta inclui:

Quadro 1 Ficha técnica da atividade educativa Batata Quente das Frutas

Nome da atividade	BATATA QUENTE DAS FRUTAS		
Público-alvo	5-6 anos	Capacidade	30
Duração	40-50 minutos	Profissionais	2 profissionais
Objetivo geral	Incentivar o consumo de frutas		
Objetivos específicos	1. Conhecer frutas variadas		
	2. Utilizar a memória e os sentidos para explorar as frutas (praticar alfabetização)		
	3. Saber que é importante comer frutas todos os dias		
Método pedagógico	Jogo de adivinhação e roda cantada. Brincadeira dirigida		
Conteúdo técnico	Importância, consumo recomendado e formas de preparo e consumo de frutas		

(continua)

Jogos e brincadeiras 271

Quadro 1 Ficha técnica da atividade educativa Batata Quente das Frutas (*continuação*)

Nome da atividade		BATATA QUENTE DAS FRUTAS	
Público-alvo	5-6 anos	Capacidade	30
Duração	40-50 minutos	Profissionais	2 profissionais
DESENVOLVIMENTO	Organização	Sentar as crianças no chão em formato de roda ou semicírculo	
	Apresentação	"Sou [nome e profissão] e eu vim brincar com vocês! E eu trouxe uma convidada especial pra brincar!"	
	Introdução da atividade	Outro profissional entra com a capa da Chapeuzinho Vermelho e diz: "Quem sabe quem sou eu? A Chapeuzinho Vermelho! Hoje eu vim brincar de batata quente. Quem já brincou disso levanta a mão!"	
		"Nossa batata quente será especial. A minha vovozinha está muito doente (mostrar foto da vovó). O médico disse que ela precisa comer frutas TODOS os dias para melhorar logo e brincar comigo. E disse que eu também preciso para: crescer, brincar, ficar bonita e aprender! Mas eu não conheço muitas frutas... Vocês me ajudam?"	
DESENVOLVIMENTO	Execução da atividade (hora de brincar!)	Explicar a brincadeira:	
		Entregar uma batata para uma das crianças da roda	
		Escolher uma criança, colocá-la de costas para a roda e pedir para ela cantar "batata quente, quente, quente..."	
		Enquanto isso, as crianças passam a batata uma pra outra até que a criança vendada pare e diga: "queimou!"	
		Quem ficou com a batata na mão escolhe uma fruta dentro da caixa (tampa fechada). SEM falar o nome da fruta, entrega na mão da criança vendada para que ela adivinhe qual fruta é, usando o tato e as dicas de todos	
		Incentivar o grupo a ajudar a criança vendada a adivinhar qual é a fruta dando dicas sobre cor, formato, preparo ou consumo (suco, torta, amassada...), sabor (doce, amarga...), **primeira letra do nome** da fruta etc.	
		Quando a criança adivinhar, coloca a fruta em um recipiente transparente no centro da roda e volta para a roda	
		Pedir para levantar a mão quem: conhece essa fruta? Já comeu? E escolher algumas crianças para contar sua experiência, e perguntar: como comeu? (inteira, picada, vitamina etc.) Onde? Que gosto tem? Gosta do cheiro?	
		Em seguida, a criança que pegou a batata é vendada para recomeçar a brincadeira	
	Fechamento	Chapeuzinho diz: "Chegamos ao fim! Quantas frutas gostosas a gente conheceu! Se a vovó comer pelo menos uma fruta todos os dias ela vai melhorar logo! Eu também vou comer para crescer mais, ficar forte e inteligente!"	
		"Tenho um desafio: preparar com a família um suco de fruta natural. Depois desenhar a fruta no caderno da escola."	
		"Quem gostou da brincadeira levanta a mão!" "Até a próxima!"	
RECURSOS		Por criança	Por atividade
Sala fechada adequada à capacidade da atividade			1

(*continua*)

Quadro 1 Ficha técnica da atividade educativa Batata Quente das Frutas (*continuação*)

Nome da atividade	BATATA QUENTE DAS FRUTAS		
Público-alvo	5-6 anos	Capacidade	30
Duração	40-50 minutos	Profissionais	2 profissionais
Mesa pequena de apoio (para colocar os recursos da atividade)			1
Caixa com tampa (para colocar os recursos da atividade)			1
Capa da Chapeuzinho Vermelho			1
Frutas diferentes (alimentos de plástico ou isopor ou *in natura*)			15
Bowl grande transparente			1
Imagem da vovozinha da Chapeuzinho Vermelho doente (impressa)			1

- **Público-alvo: quem pode brincar?**

Pessoas de qualquer idade podem brincar, mas agrupar pessoas da mesma fase em brincadeiras coletivas facilita a sintonia de interesses e a condução do educador.

- **Objetivo geral: qual comportamento alimentar pretendo mudar?**

Trata-se dos comportamentos alimentares que se deseja mudar em médio e longo prazos[6] e podem ser estabelecidos com base no atual Guia Alimentar para a População Brasileira[7] e nos marcadores de consumo alimentar,[8] como: consumo de frutas ou realização de refeições à mesa.

O objetivo geral exemplificado no Quadro 1 é um componente atitudinal coerente com o resultado esperado na atividade (sentir-se incentivado a consumir frutas), que deve ser avaliado ao final da brincadeira. Quando a atividade faz parte de um programa, o objetivo geral do programa pode ser melhorar um comportamento alimentar, planejando-se atividades com objetivos específicos para diversos componentes desse comportamento e que vão contribuir para a sua mudança gradual ao longo do programa.

- **Objetivo(s) específico(s): o que de fato espero mudar ao final da atividade?**

Devem ser descritos aqueles pertinentes à atividade e que se pretende alcançar ao final da brincadeira, como etapas necessárias para se atingir o objetivo geral, com base nos componentes do comportamento,[3,6] estágios de mudança de comportamento[9] e habilidades das fases de desenvolvimento.[10] No Quadro 1 os objetivos estão adequados à fase pré-operatória. Caso o mesmo objetivo geral fosse utilizado, por exemplo, para a fase sensório-motora, os específicos poderiam ser: manipular as frutas e explorar sensorialmente as frutas. Podem ser definidos objetivos específicos nutricionais e não nutricionais para o desenvolvimento integral da criança (psico-sócio-cognitivo).

- **Método: o que fazer?**

Os jogos e brincadeiras podem ser classificados por seus objetivos: de adivinhação e raciocínio rápido; de perseguição; teatrais; cooperativos; educativos; entre outros.[11] É essencial garantir os indicadores de ludicidade na ótica da criança: ter prazer funcional, ser desafiador, criar possibilidades criativas, possuir dimensão simbólica e permitir sua expressão de modo construtivo ou relacional.[12] As dinâmicas de relação e os desafios propostos devem ser escolhidos de acordo com os objetivos específicos e interesses de aprendizagem da fase de desenvolvimento. A contação de história do Quadro 1 usa a relação afetiva das crianças com os avós e o simbólico: o que é bom para a vovó, é bom para a criança. Para o operatório formal, poderíamos usar um jogo de perguntas sobre uma notícia de jornal.

- **Desenvolvimento: como se relacionar?**

Para permitir a troca de experiências e saberes entre o profissional de saúde e a criança, o conteúdo técnico deve ser traduzido em algo que faça sentido para ela e em linguagem própria.[13,14] Deve-se usar o repertório de palavras e relacionar o conteúdo com situações que ela conheça, despertando seu interesse. Dialogar e problematizar. Fazer mais perguntas do que afirmações facilita o acesso aos conhecimentos e saberes que a criança já possui, para transformá-los em novos. Solicite que ela encontre soluções dentro de seu repertório.[15] As mensagens devem ser positivas e incentivar uma melhor relação com a comida, evitando a classificação de alimentos como "bons" ou "ruins", mas sim "alimentos que comemos todo dia" ou "alimentos que ajudam a crescer, ficar forte, brincar e aprender" *versus* "alimentos que comemos de vez em quando",[5] "que fazem bem" *versus* "que não ajudam a crescer, ficar forte, brincar e aprender".

No Quadro 1 é explorada a memória e fantasia da criança da fase pré-operatória que quer ajudar a vovó. Orientações com pausas e perguntas curtas, claras e objetivas são essenciais à compreensão de cada instrução e exploração de suas estruturas cognitivas.

- **Recursos: espaço, pessoas e materiais**

Jogos e brincadeiras podem ser realizados em qualquer espaço que o profissional de saúde julgue adequado, como consultórios, cozinhas, unidade básica de saúde, brinquedotecas, escolas ou parques.[13] O importante é que local e materiais utilizados permitam o envolvimento e movimento das crianças com segurança, de acordo com o tipo de atividade e a quantidade de crianças.[14]

- **Avaliações: o que mudou?**
O sucesso da brincadeira é mensurado pelo alcance ou não dos objetivos específicos propostos, quantitativa e/ou qualitativamente. Podem-se realizar observação da criança durante a atividade, desenhos, perguntas orais[5] ou questionário com perguntas simples para as crianças (alfabetizadas), pais ou professores, e ainda avaliação de satisfação, por questionário com escala hedônica (carinhas)[16] ou pedindo para levantar a mão quem gostou da atividade ao final desta.

Por fim, pode-se ainda acrescentar o item "Variações" à ficha técnica, com adaptações possíveis em cada atividade. Por exemplo, no Quadro 1, utilizar frutas frescas permite explorar também aroma e sabor na adivinhação, e usar venda para os olhos da criança inclui o elemento mistério, porém, tudo depende dos recursos que estiverem disponíveis.

JOGOS E BRINCADEIRAS PARA A PROMOÇÃO DE ALIMENTAÇÃO SAUDÁVEL: TODOS PODEM CONTRIBUIR!

A *promoção de alimentação adequada e saudável* tem um sentido amplo, no qual todos – indivíduos, comunidade e Estado – exercem corresponsabilidade na garantia desse direito às crianças.[13] Para auxiliar educadores e profissionais da saúde, o Ministério da Saúde publicou manuais de apoio para o ensino infantil[17] e fundamental I.[18]

Para favorecer a formação de hábitos alimentares saudáveis desde a infância, o envolvimento de pais, mães, escolas, educadores e cuidadores é essencial, ressalta o Relatório da Comissão sobre o fim da obesidade infantil.[19] Todos podem criar oportunidades para promover a alimentação saudável por meio de jogos e brincadeiras simples, que favoreçam uma boa relação da criança com a comida, ampliando o contato da criança com alimentos variados, preferencialmente naturais, e com as situações que envolvem o ato de comer: comprar, armazenar, cozinhar, colocar a mesa etc. E é possível transformar muitas situações do cotidiano, da educação formal e de saúde em brincadeira. Por exemplo, uma criança que está aprendendo a descrever características de objetos na escola pode ser vendada e estimulada a adivinhar qual fruta está em sua mão: qual o formato?; É cheirosa?; Nasce em árvore?; Até que adivinhe que é, por exemplo, um limão!

RELATO DE EXPERIÊNCIA: PROGRAMA DE EDUCAÇÃO ALIMENTAR E NUTRICIONAL BASEADO EM JOGOS E BRINCADEIRAS NA ESCOLA

Em 2016, teve início o Programa Comer Brincando em escola municipal de Osasco (SP), desenvolvido com escolares e comunidade escolar, com o objetivo geral de melhorar a relação da criança com a comida. Os objetivos específicos foram aumentar a atenção ao comer e o consumo de alimentos naturais, reduzir o consumo de alimentos ultraprocessados e melhorar o estado nutricional dos escolares. Foram acompanhados aproximadamente 168 escolares, durante o 1º e o 2º anos do ensino fundamental.

Realizaram-se palestras com pais, educadores e manipuladores de alimentos, além de encontros mensais com as crianças, com atividades baseadas em jogos e brincadeiras, incluindo a do Quadro 1. Foram utilizadas contação de histórias, degustações, adivinhações e experiências sensoriais. Em cada atividade, um informativo foi enviado para casa com orientações sobre o tema e um desafio para a família. A tarefa era verificada e carimbada, como incentivo ao envolvimento no programa e forma de avaliar a adesão.

Como toda brincadeira não tem certo e errado e todo conhecimento é legítimo, em nossos diálogos as crianças nunca estão erradas. Elas são convidadas a refletirem em conjunto sobre suas respostas, como visto no Quadro 1, até que cheguem a um consenso. O conteúdo das atividades não é focado em nutrientes e saúde, pois isso ainda não faz sentido para as crianças, mas sim na relação com a comida, com desafios em que elas queiram se envolver.

Resultados do primeiro ano do Programa[20] demonstraram diminuição na prevalência de sobrepeso (19 para 17,9%), aumento na prevalência de crianças que consomem verduras "2-4 vezes por semana" (18 para 49%) e redução no consumo de bebidas doces ultraprocessadas "2 ou mais vezes por dia" (17,8 para 8,9%).

Além dos resultados quantitativos, os qualitativos foram obtidos por observação de indicadores que podem ter impacto, em longo prazo, na relação da criança e da família com a comida e na saúde destas. Identificou-se que a maioria das crianças realizou os desafios em casa; quase todas experimentaram as preparações nas atividades e observou-se crescente conhecimento sobre alimentação com as respostas obtidas durante o programa.

Observou-se, ainda, expectativa, interesse e prazer das crianças nas brincadeiras e a cada novo alimento descoberto, sem que ninguém precisasse forçá-las, mas por sentirem-se respeitadas como cidadãs, com direito a conhecer o mundo e a fazer suas próprias escolhas.

Os pais perceberam aumento no consumo de alimentos naturais (53%) e de frutas (42%), além de melhora no comportamento da família, como pode-se ler em seus depoimentos:

> *Tentamos mudar, comecei tirando os refrigerantes e sucos em pós que eram frequentes e também passei a comprar mais frutas e verduras.*
> *O meu filho, por ter um colesterol alto, sofria quando eu negava certas coisas, mas depois do Comer Brincando ele aprendeu que alguns alimentos e bebidas*

fazem mal à saúde. Hoje ele passa para as irmãs, mais velha e mais nova, tudo o que aprendeu.

Eu não participei da reunião na escola, mas participei das tarefas de minha filha em casa e ela teve interesse de comer legumes e verduras diferentes.

Iuliano et al.[21] indicam que, mesmo quando as atividades relacionadas à alimentação são realizadas pela própria escola, em geral, os aspectos lúdicos são pouco valorizados. A ludicidade torna-se mais presente quando há parcerias, hortas, projetos interdisciplinares ou temáticos.

CONSIDERAÇÕES FINAIS

O crescente abandono do "arroz com feijão" brasileiro e o aumento da obesidade infantil preocupa a todos que trabalham ou convivem com crianças. Pode-se e deve-se ajudar a reverter essa história, reconhecendo que a criança aprende de forma natural e significativa brincando, de acordo com os interesses de sua fase de desenvolvimento.

É importante ressaltar que o aprendizado acontece a partir da transformação dos conhecimentos e habilidades que já existem no indivíduo; como em uma receita de bolo, a qual necessita ter todos os ingredientes, forno e temperatura adequados e das habilidades mais simples, para que tudo se transforme em um bolo, também simples. Depois de sentir-se capaz de fazer esse bolo simples, pode ser desafiador preparar uma receita mais complexa, como um bolo de aniversário, com cobertura e recheio!

Assim, deve-se começar o diálogo a partir do repertório de "ingredientes" e "receitas" da criança, ouvindo o que ela conhece e pensa e ajudar a aumentar esse repertório. Dizer menos o que se deve comer e perguntar mais, para despertar curiosidade e envolvimento. Quanto mais alimentos naturais a criança conhecer, mais souber sobre comida e mais experiências desafiadoras e divertidas ela tiver, maior a chance dessas experiências se transformarem em uma boa relação com a comida, de forma autônoma.

[...] Paula descobriu o poder da brincadeira. Agora ela brinca, facilitando momentos mágicos de ensino-aprendizagem para as crianças aprenderem a comer bem, brincando e com autonomia. Divertidas e apetitosas brincadeiras para vocês!

REFERÊNCIAS

1. Tremblay RE, Boivin M, Peters RDeV (eds.). Pyle A, (ed.). Aprendizagem por meio de jogos e brincadeiras. Enciclopédia sobre o Desenvolvimento na Primeira Infância. Disponível em: http://

www.enciclopedia-crianca.com/sites/default/files/dossiers-complets/pt-pt/aprendizagem-por--meio-de-jogos-e-brincadeiras.pdf. Atualizada: Fevereiro 2018. Acesso em: 13 abr 2018.
2. MDS – Ministério do Desenvolvimento Social e Combate à Fome (BR), Secretaria Nacional de Segurança Alimentar e Nutricional. Marco de referência de educação alimentar e nutricional para as políticas públicas. Brasília (DF): MDS; 2012.
3. Cervato-Mancuso AM. Elaboração de um programa de educação nutricional. In: Diez-Garcia RW, Cervato-Mancuso AM (orgs.). Mudanças alimentares e educação nutricional. Rio de Janeiro: Guanabara Koogan; 2011. p. 187-97.
4. Palangana IC. Desenvolvimento e aprendizagem em Piaget e Vigotski: a relevância do social. 6.ed. São Paulo: Summus; 2015.
5. Baskale H, Bahar Z, Baser G, Ari M. Use of Piaget's theory in preschool nutrition education. Rev Nutr Campinas. 2009;22(6):905-17.
6. Motta DG, Boog MC. Educação nutricional. São Paulo: Ibrasa; 1984.
7. MS – Ministério da Saúde (BR), Secretaria de Atenção à Saúde. Guia alimentar para a população brasileira. Brasília (DF); 2014.
8. MS – Ministério da Saúde (BR), Secretaria de Atenção à Saúde. Orientações para avaliação de marcadores de consumo alimentar na atenção básica. Brasília (DF); 2015.
9. Toral N, Slater B. Abordagem do modelo transteórico no comportamento alimentar. Cien Saude Colet. 2007;12(6):1641-50.
10. ME – Ministério da educação (BR). Base Nacional Comum Curricular. Brasília; 2017.
11. Silva TAC, Pines Junior AR. Jogos e brincadeiras: ações lúdicas nas escolas, ruas, hotéis, festas parques e em família. São Paulo: Vozes; 2017.
12. Macedo L, Petty ALS, Passos NC. Os jogos e o lúdico na aprendizagem escolar. Porto Alegre: Artmed; 2005.
13. MS – Ministério da Saúde (BR), Universidade Federal de Minas Gerais. Instrutivo: metodologia de trabalho em grupos para ações de alimentação e nutrição na atenção básica. Brasília (DF); 2016.
14. Petty ML. Nutrição comportamental no atendimento de crianças e adolescentes. In: Alvarenga M, Figueiredo M, Timerman F, Antonaccio C. Nutrição comportamental. Barueri: Manole; 2015.
15. Freire P, Nogueira A. Que fazer: teoria e prática em educação popular. 11.ed. Petrópolis: Vozes; 2011.
16. Coelho HDS, Silva MEMP. Aspectos sensoriais da alimentação em programas de educação nutricional. In: Diez-Garcia RW, Cervato-Mancuso AM (orgs.). Mudanças alimentares e educação nutricional. Rio de Janeiro: Guanabara Koogan; 2011. p. 207-14.
17. MS – Ministério da Saúde (BR), Secretaria de Atenção à Saúde. Caderno de atividades: Promoção da Alimentação Adequada e Saudável: Ensino Infantil. Ministério da Saúde, Universidade do Estado do Rio de Janeiro. Brasília: Ministério da Saúde; 2018.
18. MS – Ministério da Saúde (BR), Secretaria de Atenção à Saúde. Caderno de atividades: Promoção da Alimentação Adequada e Saudável: Ensino Fundamental I. Ministério da Saúde, Universidade do Estado do Rio de Janeiro. Brasília: Ministério da Saúde; 2018.
19. OMS – Organização Mundial da Saúde. Report of the commission on ending childhood obesity. Geneva: OMS; 2016.
20. Iuliano BA, Moura NF. Programa Comer Brincando: educação alimentar e nutricional para escolares de uma escola municipal de Osasco/SP. In: Anais do XXV Congresso Brasileiro de Nutrição – Saúde Coletiva. Brasília (DF): Rasbran; 2018. p. 803.
21. Iuliano BA, Cervato-Mancuso AMC, Gambardella AMD. Educação nutricional em escolas de ensino fundamental do município de Guarulhos-SP. O Mundo da Saúde. 2009;33(3):264-72.

Capítulo 26

MARKETING E ALIMENTAÇÃO INFANTIL

Andrea D´Agosto Toledo
Natália Pinheiro-Castro
Felipe Daun

INTRODUÇÃO

Marketing e publicidade/propaganda de alimentos

É necessário discutir os conceitos e diferenças entre os termos marketing, publicidade e propaganda para entendê-los no contexto da alimentação na infância.

Frequentemente, o marketing é confundido com publicidade, mas o conceito desses termos é diferente. Segundo a American Marketing Association apud Santos,[1] o marketing é definido como o "processo de planejar e executar a concepção, o preço, a promoção e a distribuição de ideias, bens e serviços para criar relações de troca que satisfaçam objetivos individuais e organizacionais". Ou seja, o marketing envolve toda a captação e sistematização racional de informações sobre o ambiente (mercado, cliente, regulamentações, público-alvo), para a elaboração e divulgação de um produto, que termina na publicidade e venda para o consumidor.[1]

A publicidade ou propaganda é uma das responsabilidades do marketing. No Brasil, os termos propaganda e publicidade são frequentemente utilizados como sinônimos[1] e se referem à comunicação comercial da empresa com o consumidor final. Isso é viabilizado por meio de técnicas e atividades que visam a estimular o consumo de bens e serviços, promovendo instituições, conceitos e ideias. A forma como a informação chega ao consumidor, ou seja, a publicidade, está sujeita a práticas abusivas, uma vez que utilizam-se estratégias de persuasão e memorização para informar ao público o lançamento de um novo produto.[2]

O marketing e a publicidade/propaganda passam a se relacionar com alimentos quando estes deixam de ser uma necessidade básica e se tornam produtos. Na forma de mercadoria, os alimentos ocupam uma nova categoria, que deve se adequar à lógica de mercado e capital (meios de produção, distribuição, armazenamento e divulgação). Como consequência, a relação dos indivíduos com os alimentos passa a ser diferente: fala-se em produtos e marcas em vez de necessidades básicas.[3,4]

Portanto, o marketing de alimentos se tornou necessário para promover o interesse do consumidor por uma determinada marca e "criar" novas necessidades. As indústrias alimentícias têm investido na propaganda de seus produtos para promover a compra e o lucro. Também é objetivo garantir a fidelidade de novos consumidores, utilizando-se de estratégias em mídias não interativas (televisão, rádio, revistas, livros, jornais, cinema e *outdoors*) e, mais recentemente, interativas eletrônicas (internet, *tablets* e celulares).[5] O Guia Alimentar para a População Brasileira (2014) utiliza as palavras "sedução" e "convencimento" para descrever as estratégias da indústria alimentícia na divulgação dos seus produtos:

> Os brasileiros de todas as idades são diariamente expostos [...] a comerciais em televisão e rádio, anúncios em jornais e revistas, matérias na internet, amostras grátis de produtos, ofertas de brindes, descontos e promoções, colocação de produtos em locais estratégicos dentro dos supermercados e embalagens atraentes.[6]

É considerada outra estratégia bem-sucedida do marketing tornar os produtos alimentícios mais palatáveis. Isso torna o alimento mais atraente para o consumidor, o que justifica a adição de açúcar, gordura e sal pela indústria.[6] À publicidade cabe a veiculação desses alimentos com o adjetivo "irresistível" ou a frase "é impossível comer um só", entre muitas outras.

A maior parte das propagandas de alimentos e bebidas veiculadas na televisão são de alimentos ultraprocessados e de baixo valor nutricional.[7-9] Em análise sobre os quatro canais mais populares da televisão brasileira,[8] observou-se que, entre os anúncios de bebidas e alimentos, 60,7% eram de alimentos ultraprocessados, 31,9% eram de bebidas alcoólicas e apenas 7% eram de alimentos minimamente processados ou *in natura*. Entre os alimentos mais anunciados se destacaram as bebidas açucaradas (31,6%), sorvetes, chocolates e outros doces (17%), e os cereais matinais (5,3%). No entanto, talvez o mais preocupante não seja o pobre valor nutricional dos alimentos veiculados na mídia, mas sim o público-alvo ao qual são destinados.

> Mais de dois terços dos comerciais sobre alimentos veiculados na televisão se referem a produtos comercializados nas redes de *fast-food*, salgadinhos "de pacote", biscoitos, bolos, cereais matinais, balas e outras guloseimas, refrige-

rantes, sucos adoçados e refrescos em pó, todos esses ultraprocessados. A maioria desses anúncios é dirigida diretamente a crianças e adolescentes.[6]

MARKETING, CONSUMO DE ALIMENTOS E ESTADO NUTRICIONAL DE CRIANÇAS

A invasão dos alimentos industrializados nos espaços infantis, como escolas, parques e lanchonetes, atrelada à publicidade por meio de filmes, cartazes, jogos, brinquedos, personagens, brindes e tantas outras formas que remetem à diversão vão se incorporando aos hábitos alimentares das crianças. Sobre o assunto, Guimarães Júnior (2005, p. 161)[10] reflete:

> Quando um produto alimentício é anunciado, não se está promovendo apenas uma determinada marca. Indiretamente, está se propondo uma mudança de hábito alimentar, está havendo uma persuasão no sentido da adoção de uma nova dieta.

As crianças representam uma ampla oportunidade de mercado para as indústrias alimentícias, particularmente porque esse grupo etário tem muitos anos pela frente como consumidores leais. A exposição excessiva de crianças à televisão faz com que elas assistam em torno de 15 propagandas de produtos alimentícios todos os dias nos Estados Unidos.[11]

Na infância, período que compreende desde o nascimento até os 11 anos de idade, ocorre a formação do hábito alimentar. Acredita-se que, à medida que as crianças crescem e se desenvolvem, elas passam a adquirir maior maturidade cognitiva e são capazes de discernir as intenções persuasivas das empresas de publicidade.[12] No entanto, a temática altamente emotiva e tentadora das propagandas de alimentos açucarados e ricos em gorduras é realizada de forma sutil. Isso dificulta a distinção crítica entre aquilo que se quer vender e o conteúdo midiático. Um exemplo clássico desse tipo de propaganda são os jogos de publicidades ou *advergames*, junção dos termos *advertising* (propaganda) e *games* (jogos) do inglês. Nesses jogos, a marca ou alimento estão integrados à diversão, não sendo o foco principal da atividade, o que faz com que passem despercebidos pela consciência.[11,13,14] Esse tipo de publicidade pode influenciar o comportamento alimentar sem que haja intenção consciente e deliberada da informação apresentada.

Apesar de os maiores investimentos serem feitos para a publicidade televisiva, nota-se que outras vias têm se tornado tão ou mais atrativas que este veículo, como as escolas e a internet. Novas estratégias também têm sido utilizadas para chamar a atenção do público mais jovem: os produtos passaram a ser exibidos em filmes infantis, séries e *shows* televisivos, brinquedos, clipes de música e *games*, além de eventos esportivos e de entretenimento.[11]

Imprimir um personagem na embalagem também faz com que o alimento tenha apelo ainda maior: o alimento é o produto e o personagem ali estampado é o subproduto. Isso faz com que a criança, que quer apenas levar para casa o personagem da embalagem, leve também o alimento rico em açúcar, gorduras e sal.[15]

A publicidade de alimentos para crianças é repetitiva e extensa, ocupando uma parte do ambiente em que a criança vive. Os anúncios formam vínculo emocional com as crianças, além de influenciar suas preferências individuais e hábitos de consumo.[16] As propagandas quase sempre retratam lanches em vez de refeições principais, passam-se em ambiente diverso daqueles que associamos à comida (cozinha ou sala de jantar, p. ex.), são "empolgantes", "divertidos", "legais de comer", "sabor incrível", "alto valor energético para qualquer hora e lugar" e "sem efeitos negativos".[11]

Há um consenso mundial de que a promoção do alimento tem efeito direto na preferência alimentar das crianças, no conhecimento e comportamento. Em estudo realizado na Holanda,[17] exibiu-se um filme de 20 min às crianças que tinham o chocolate M&Ms® à disposição. Dois comerciais de alimentos ou neutros foram exibidos nos intervalos do filme. Observou-se que os meninos que assistiram aos comerciais de alimentos comeram mais M&Ms® que aqueles que assistiram aos comerciais neutros. Em outro estudo, realizado na Austrália,[18] alterou-se o rótulo de alguns itens alimentícios, adicionando o seguinte conteúdo às embalagens: "jogo de computador gratuito dentro da embalagem", "*download* grátis de música", "ingresso de cinema dentro da embalagem", "junte três embalagens e ganhe o DVD de um filme lançamento" e "*ringtone* gratuito". Além disso, cada alimento vinha endossado por um atleta diferente, o que também era declarado na embalagem. Não surpreendentemente, as crianças e adolescentes preferiram esses produtos aos concorrentes considerados mais saudáveis. Os autores concluíram que uma excelente estratégia para evitar o consumo de alimentos pobres em nutrientes e ricos em calorias seria proibir as estratégias de marketing envolvendo atletas e brinquedos ou benefícios na compra dos itens. Outro estudo, desta vez uma revisão sistemática,[19] mostrou que existe uma relação positiva entre a publicidade de alimentos não saudáveis e o aumento de consumo em calorias desses alimentos *versus* os alimentos mais saudáveis não submetidos à publicidade. Ainda, a preferência da criança pelo alimento ocorre tanto para marcas como para categorias de alimentos.[11,19]

Para estimar um cenário ideal, no qual crianças em nenhum momento seriam expostas às propagandas televisivas de alimentos, Veerman et al.[20] lançaram mão de uma complexa modelagem matemática em estudo populacional americano. Os autores concluíram que, caso as crianças não fossem expostas às propagandas de alimentos, observar-se-ia uma redução na prevalência de obesidade nacional de 2,6% para meninos e 2,4% para meninas. O estudo de Veerman et al. reforçou a contribuição da publicidade de alimentos para o cenário de obesidade infantil e chamou a atenção para a necessidade de regulamentar o que é exibido para esse público.

REGULAMENTAÇÃO DA PROPAGANDA DE ALIMENTOS PARA A INFÂNCIA

A Organização Mundial da Saúde[21] elaborou um conjunto de medidas para aumentar a regulamentação das mensagens publicitárias de alimentos e bebidas para crianças. Em seguida, a Organização Pan-Americana de Saúde (OPAS) reuniu um grupo de especialistas para desenvolver recomendações sobre políticas e estratégias destinada às Américas. Internacionalmente, foi demonstrado que a implementação das restrições da publicidade de alimentos para crianças, além de necessária, é viável, prática e factível.[16]

No Brasil, medidas importantes foram tomadas para regulamentar as propagandas destinadas aos públicos infantil e juvenil, a fim de protegê-los do apelo da indústria de alimentos. No Quadro 1 estão apresentados os principais documentos e legislações que abordam a temática ou que embasam essa discussão no país.

Quadro 1 Compilação das principais legislações e documentos que abordam o tema da regulamentação da publicidade destinada às crianças, no Brasil

Esfera de ação/documento	Conteúdo
Constitucional/Constituição Federal de 1988[22]	Art. 6º – Assegura a proteção à infância § 3º do art. 220 – Estabelece os meios legais que garantam à pessoa e à família a possibilidade de se defenderem de programas ou programações de rádio e televisão que contrariem o disposto no art. 221, bem como da propaganda de produtos, práticas e serviços que possam ser nocivos à saúde e ao meio ambiente Art. 227 – Destaca o dever da família, da sociedade e do Estado de assegurar à criança o direito à vida, à saúde, à alimentação, à educação, ao lazer, à profissionalização, à cultura, à dignidade, ao respeito, à liberdade e à convivência familiar e comunitária, além de colocá-la a salvo de toda forma de negligência, discriminação, exploração, violência, crueldade e opressão

(continua)

Quadro 1 Compilação das principais legislações e documentos que abordam o tema da regulamentação da publicidade destinada às crianças, no Brasil (*continuação*)

Esfera de ação/documento	Conteúdo
Conar[a]/Código Brasileiro de Autorregulação Publicitária (1980)[23]	Art. 37 – regulamenta os anúncios dirigidos à criança e ao adolescente
Lei Federal n. 8.069 de 13 de julho de 1990/ Estatuto da Criança e do Adolescente[24]	Art. 18 – Destaca o dever de velar pela dignidade da criança e do adolescente Art. 76 – As emissoras de rádio e televisão deverão exibir, no horário recomendado para o público infantojuvenil, programas com finalidades educativas, artísticas, culturais e informativas
Lei Federal n. 8.078 de 11 de setembro de 1990/Código de proteção e defesa do consumidor[25]	§ 2º do art. 37 – Regulamenta como abusiva a publicidade discriminatória de qualquer natureza, que se aproveite da deficiência de julgamento e experiência da criança
Portaria Interministerial n. 1.010/2006. Institui as diretrizes para a promoção da alimentação saudável nas escolas de ensino infantil, fundamental e médio das redes públicas e privadas, em âmbito nacional[26]	Art. 3 – Restrição ao comércio e à promoção comercial no ambiente escolar de alimentos e preparações com altos teores de gordura saturada, gordura *trans*, açúcar livre e sal, e incentivo ao consumo de frutas, legumes e verduras
Anvisa[b]/Resolução n. 24, de 15 de junho de 2010[27]	Dispõe sobre a oferta, propaganda, publicidade, informação e outras práticas correlatas cujo objetivo seja a divulgação e a promoção comercial de alimentos considerados com quantidades elevadas de açúcar, de gordura saturada, de gordura *trans*, de sódio, e de bebidas com baixo teor nutricional, nos termos desta Resolução, e dá outras providências
Política Nacional de Alimentação e Nutrição (2012)[28]	Na diretriz sobre a Promoção da alimentação adequada e saudável (PAAS) e Controle e regulação dos alimentos, destaca que para a PAAS, é importante considerar as estratégias de regulação de alimentos – envolvendo rotulagem e informação, publicidade e melhoria do perfil nutricional dos alimentos – e o incentivo à criação de ambientes institucionais promotores de alimentação adequada e saudável, incidindo sobre a oferta de alimentos saudáveis nas escolas e nos ambientes de trabalho
Conanda[c]/Resolução n. 163, de 13 de março de 2014[29]	Dispõe sobre a abusividade do direcionamento de publicidade e de comunicação mercadológica à criança e ao adolescente

(*continua*)

Quadro 1 Compilação das principais legislações e documentos que abordam o tema da regulamentação da publicidade destinada às crianças, no Brasil (*continuação*)

Esfera de ação/documento	Conteúdo
Ministério da Saúde/Guia Alimentar para a população brasileira (2014)[6]	Cap. 5 [...] "A publicidade dirigida a crianças usa elementos de que elas mais gostam, como personagens, heróis, pessoas famosas, músicas, brinquedos, jogos e coleções; está presente nos espaços de sua convivência, como escolas, espaços públicos, parques e restaurantes; e utiliza os meios de comunicação a que elas estão mais expostas, como televisão e internet"

[a] Conar – Conselho Nacional de Autorregulamentação Publicitária.
[b] Anvisa – Agência Nacional de Vigilância Sanitária.
[c] Conanda – Conselho Nacional dos Direitos da Criança e do Adolescente.

Projetos de lei estão continuamente em análise e visam às particularidades da publicidade destinada a crianças e adolescentes. No ambiente escolar, a Portaria Interministerial n. 1.010 dispõe sobre a promoção de um ambiente saudável na escola, restringindo a comercialização e propaganda de alimentos pobres em nutrientes e de alta densidade energética, bem como o incentivo do consumo de frutas e verduras. Ou seja, no presente momento é restringida a propaganda de alimentos em cantinas escolares ou no ambiente escolar.

Apesar de ainda não haver lei federal para garantir a proteção de crianças e adolescentes dos apelos da indústria de alimentos, as políticas governamentais mostram que a discussão, regulamentação e fiscalização da propaganda infantil são necessárias e reconhecidas. Tanto a Política Nacional de Alimentação e Nutrição[26] quanto o Guia Alimentar para a População Brasileira (2014)[6] discorrem sobre a promoção de um ambiente alimentar "adequado", que envolve a regulamentação de campanhas publicitárias e ações educativas.

O diálogo entre o setor de alimentos e bebidas não alcoólicas e as empresas dos meios de comunicação e marketing deve ser aprofundado, com o objetivo de mudar progressivamente e eliminar a promoção de produtos alimentícios não saudáveis.

Diante da polêmica sobre a publicidade destinada às crianças e a cobrança dos órgãos públicos e organizações em defesa da infância, foi firmado o "Compromisso pela publicidade responsável para crianças"* entre 11 empresas alimentícias (Coca-Cola, Ferrero, General Mills, Grupo Bimbo, Kellogg's, Mars, McDonald's, Mondelez, Nestlé, PepsiCo e Unilever). No acordo, foram estipulados critérios

---

* Compromisso pela publicidade responsável para crianças. Iniciativa voluntária do setor de alimentos e bebidas não alcoólicas que adotam novas diretrizes de comunicação, marketing e publicidade dirigidas a crianças menores de 12 anos. 2017. Disponível em: http://www.publicidaderesponsavel.com.br/#compromisso. Acesso em: 25 maio 2018.

nutricionais unificados para os produtos que podem ser comercializados para crianças menores de 12 anos. Há três grupos de alimentos: aqueles livres para a publicidade, como *in natura*, água e sucos 100% da fruta, aqueles que podem ser comunicados de acordo com o perfil nutricional (possuem um limite de calorias por porção, bem como a quantidade de sódio, gorduras saturadas e açúcares) e alimentos proibidos à publicidade, como doces e refrigerantes. O conceito de "programa infantil" também foi modificado: atualmente, considera-se "programa infantil" aquele no qual pelo menos 35% do seu público é formado por crianças.

REFLEXÕES E PERSPECTIVAS

A infância não está imune às transformações sociais geradas pelo processo de industrialização. Existe um processo de mercadorização da infância, no qual:

> [...] são disponibilizados produtos em escala industrial concretizados nas materialidades mais específicas – como os brinquedos, os jogos, as fábulas, os livros infantis e o cinema –, assim como naquelas mais essenciais – como a alimentação e o vestuário, por exemplo.[15]

A indústria de alimentos vê na infância uma grande oportunidade de mercado. A oferta de produtos voltados às diferentes "necessidades" da criança é explicitada na prática publicitária destinada a esse público. Os interesses da indústria de alimentos e a forma de divulgar os seus produtos, descritos a seguir na Figura 1, dificilmente respeitarão a infância e seus direitos. O marketing passa a guiar as escolhas por produtos, brinquedos, ideias e alimentos das crianças.

O rápido crescimento na infância é o que diferencia esse período de qualquer outro no ciclo de vida do ser humano. Durante esse período ocorre o desenvolvimento do cérebro e o desenvolvimento e estabelecimento das habilidades cognitivas, motoras e socioemocionais. É durante a infância e adolescência que ocorre o desenvolvimento das habilidades de se alimentar e a formação e estabelecimento dos padrões alimentares.

Sabe-se que o comportamento humano é profundamente influenciado pelo ambiente, nenhuma estratégia isolada poderá reverter esse cenário, principalmente em espaços que favoreçam a adoção de padrões alimentares não saudáveis. Nesse sentido, torna-se necessário desenvolver medidas educativas e regulatórias que atuem sobre o ambiente.[30]

No entanto, isso não altera o cenário atual brasileiro: há leis que regulamentam a publicidade infantil, mas não há órgãos fiscalizadores. A luta com a indústria de alimentos é árdua e deve ser constante. Enquanto ainda não há uma efetiva fiscalização e leis mais severas, é necessário investir em estratégias de educação alimentar e nutricional que promovam a autonomia dos sujeitos e maior conhecimento sobre o ambiente alimentar em que vivem.

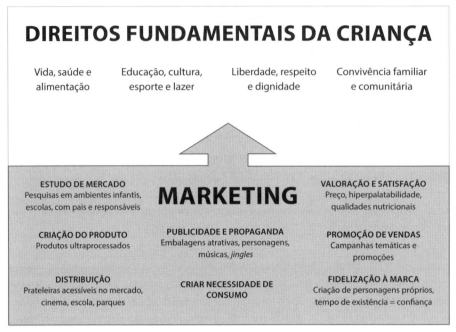

Figura 1 As estratégias de marketing e a proteção à infância.

A escola é considerada um importante canal de informação, capaz de disseminar o conhecimento da criança para a família e comunidade.[31] Por isso, é um campo fértil para a prática de atividades de promoção à saúde, tais como educação alimentar e nutricional.[32] Como as crianças também realizam refeições na escola, esse ambiente também é propício para a formação do comportamento alimentar mais saudável. Em estudos sobre a efetividade e sucesso de programas voltados para a educação alimentar e nutricional nas escolas,[33,34] mostrou-se melhora do comportamento alimentar de crianças e seus pais.

Há um conjunto de medidas para proteger as crianças das campanhas publicitárias, e que podem ser concretizadas em diferentes esferas de ação. No Quadro 2, adaptado de Harris et al.,[11] estão descritas as principais delas.

Quadro 2 Estratégias para a proteção das crianças

Esferas de ação	Forma de proteção
Controle familiar	Intervenção individual, com a família ou na escola para acessar crianças e seus responsáveis. Explicar e utilizar mensagens educativas sobre os objetivos do marketing. Faça declarações de que os pais devem controlar o que suas crianças assistem
Promessas da empresa	Coletar declarações de intenção de empresas feitas voluntariamente – que seriam fáceis de retrair ou ignorar
Promessas do setor	É uma evolução das "promessas da empresa". É uma forma de a própria empresa se autorregular
Autorregulação	É um código elaborado pela própria indústria de alimentos. Pode ser considerado um método fraco, uma vez que há conflitos de interesses. Depende de denúncias, o que pode levar mais tempo que a própria campanha publicitária
Corregulação	Ocorre um acordo entre o governo e a indústria. Enquanto a indústria aceita as normas colocadas pelo governo, ela mantém o papel de fiscalização. Quando há um acordo entre múltiplas empresas, é possível que uma monitore o conteúdo publicitário da outra
Indicadores de desempenho da indústria	Sugere-se que as indústrias de alimentos seriam diretamente responsabilizadas pelos índices de obesidade em uma determinada população. Nessas situações, seriam estabelecidas metas para que essas empresas promovessem ações protetoras contra a obesidade infantil
Regras nas escolas	Regulamento interno da instituição para restringir o marketing de alimentos nutricionalmente pobres e de alta densidade energética
Regulamentos locais	Regulamentos da cidade, município ou estado, como aumentar o preço de itens pouco saudáveis, p. ex.
Regulamentos nacionais	Há inúmeras possibilidades na esfera nacional, como incluir mensagens de advertências nas propagandas televisivas de alimentos ou avisos nas embalagens sobre a qualidade nutricional. Todos os regulamentos nacionais necessitam de apoio político e, posteriormente, de agências fiscalizadoras específicas
Regras internacionais	Incluem códigos, convenções e regulamentos, envolvendo agências internacionais, como a Organização Mundial da Saúde. O objetivo é proteger a população infantil que habita lugares onde a legislação nacional é incipiente no que se refere à publicidade
Litígio privado	Ações coletivas e individuais contra empresas específicas

Fonte: adaptado de Harris et al., 2009.[11]

REFERÊNCIAS

1. Santos G. Princípios da publicidade. Belo Horizonte: UFMG; 2005.
2. Kotler P, Armstrong G. Princípios de marketing. 12. ed. São Paulo: Pearson Prentice Hal; 2007.
3. Bauman Z. Modernidade líquida. Rio de Janeiro: Jorge Zahar; 2001.

4. Fischler CA. "McDonaldização" dos costumes. In: Flandrin J-L, Montanari M. História da alimentação. 6.ed. São Paulo: Estação Liberdade; 2009. p. 841-62.
5. Gambardella AMD, Toledo AD'A, Previtali IC, Pereira FN, Oliveira JR. Propaganda de alimentos e educação nutricional. In: Cardoso MA, colaboradores. Nutrição em saúde Coletiva. São Paulo: Editora Ateneu; 2014. p. 205-14.
6. Ministério da Saúde. Departamento de Atenção Básica, Secretaria de Atenção à Saúde. Guia alimentar para a população brasileira. 2.ed. Brasília; 2014.
7. Costa SMM, Horta PM, Santos LC. Análise dos alimentos anunciados durante a programação infantil em emissoras de canal aberto no Brasil. Rev Bras Epidemiol. 2013;16:976-83.
8. Maia EG, Costa BVL, Coelho FS, Guimarães JS, Fortaleza RG, Claro RM. Análise da publicidade televisiva de alimentos no contexto das recomendações do Guia Alimentar para a População Brasileira. Cad. Saúde Pública. 2017;33(4):1-10.
9. Powell LM, Szczypka G, Chaloupka FJ. Trends in exposure to television food advertisements among children and adolescents in the United States. Archives of Pediatrics & Adolescent Medicine. 2010;164(9):794-802.
10. Guimarães Júnior JL. Obesidade infantil: quando a publicidade é parte do problema de saúde pública. Revista de Direito Público da Economia: Belo Horizonte. 2005;9:155-86.
11. Harris JL, Pomeranz JL, Lobstein T, Brownell KD. A crisis in the marketplace: how food marketing contributes to childhood obesity and what can be done. Annu Rev Public Health. 2009;30: 211-25.
12. Brown J. Nutrition through the life cycles. 5.ed. California: Ed. Cengage Learning; 2014. 610p.
13. Harris JL, Graff SK. Protecting young people from junk food advertising: implications of psychological research for First Amendment law. Am J Public Health. 2012;102:214-22.
14. Norman J, Kelly B, McMahon A-T, et al. Children's self-regulation of eating provides no defense against television and online food marketing. Appetite. 2018;125:438-44.
15. Lessa JS, Muleka CM. Infância e alimentação: embalagens como engrenagem da indústria cultural. Emancipação, Ponta Grossa. 2017;17(2):319-32.
16. Organização Pan-Americana de Saúde (OPAS). Recomendações da consulta de especialistas da Organização Pan-Americana de Saúde sobre a promoção e publicidade de alimentos e bebidas não alcoólicas para crianças nas Américas. Washington, DC: Opas; 2012.
17. Anschutz DJ, Engels RC, Van Strien T. Side effects of television food commercials on concurrent nonadvertised sweet snack food intakes in young children. Am J Clin Nutr. 2009;89:1328-33.
18. Dixon H, Scully M, Niven P, et al. Effects of nutrient content claims, sports celebrity endorsements and premium offers on preadolescent children's food preferences: experimental research. Pediatr Obes. 2014;9:e47-e57.
19. Sadeghirad B, Duhaney T, Motaghipisheh S, Campbell NRC, Johnston BC. Influence of unhealthy food and beverage marketing on children's dietary intake and preference: a systematic review and meta-analysis of randomized trials. Obesity Reviews. 2016;17(10):945-59.
20. Veerman JL, van Beeck EF, Barendregt JJ, Mackenbach JP. By how much would limiting TV food advertising reduce childhood obesity? Eur J Public Health. 2009;19:365-9.
21. Organização Mundial da Saúde (OMS). Set of recommendations on the marketing of foods and non-alcoholic beverages to children. Geneva: World Health Organization; 2010.
22. Brasil, Constituição (1988). Constituição da República Federativa do Brasil. Brasília (DF): Senado Federal; 1988.
23. Conselho Nacional de Autorregulamentação Publicitária. Conar. Código Brasileiro de Autorregulamentação Publicitária Código e Anexos; 2017.

24. Brasil. Estatuto da criança e do adolescente, Câmara dos Deputados, Lei n. 8.069, de 13 de julho de 1990. DOU de 16/07/1990 – ECA. Brasília, DF.
25. Brasil. Lei n. 8.078, de 11 de setembro de 1990. Dispõe sobre a proteção do consumidor e dá outras providências. Diário Oficial da União 1990; 12 set.
26. Ministério da Saúde (MS). Portaria Interministerial n. 1.010, de 8 de maio de 2006. Institui as diretrizes para a Promoção da Alimentação Saudável nas Escolas de educação infantil, fundamental e nível médio das redes públicas e privadas, em âmbito nacional.
27. Ministério da Saúde (MS). Agência Nacional de Vigilância Sanitária. RDC n. 24, de 15 de junho de 2010. Dispõe sobre a oferta, propaganda, publicidade, informação e outras práticas correlatas cujo objetivo seja a divulgação e a promoção comercial de alimentos considerados com quantidades elevadas de açúcar, de gordura saturada, de gordura trans, de sódio, e de bebidas com baixo teor nutricional. Diário Oficial da União. 29 jun 2010;Seção 1(122):46.
28. Ministério da Saúde (MS). Secretaria de Atenção à Saúde. Departamento de Atenção Básica. Política Nacional de Alimentação e Nutrição. Brasília: Ministério da Saúde; 2012.
29. Conselho Nacional dos Direitos da Criança e do Adolescente. Conanda. Resolução n. 163, de 13 de março de 2014. Dispõe sobre a abusividade do direcionamento de publicidade e de comunicação mercadológica à criança e ao adolescente. Diário Oficial da União 2014; 4 abr.
30. Gomes FS, Castro IRR, Monteiro CA. Publicidade de alimentos no Brasil: avanços e desafios. Cienc Cult. 2010;62(4):48-51.
31. Yokota RTC, Vasconcelos TF, Pinheiro AR, Scmitz BAS, Coitinhos DC, Rodrigues MLCF. Projeto "a escola promovendo hábitos alimentares saudáveis": comparação de duas estratégias de educação nutricional no Distrito Federal, Brasil. Rev. Nutr. 2010;23(1):37-47.
32. Mello E, Luft V, Meyer F. Obesidade infantil: como podemos ser eficazes? J Pediatr (Rio J). 2004;80:173-80.
33. Gaglione CP, Taddei JAAC, Colugnati FAB, Magalhães CG, Davanço GM, Macedo L, et al. Nutrition education in public elementary schools of Sao Paulo, Brazil: The reducing risks of illness and death in adulthood project. Rev Nutr. 2006;19(3):309-20.
34. Lakshman RR, Sharp SJ, Ong KK, Forouhi NG. A novel school-based intervention to improve nutrition knowledge in children: cluster randomised controlled trial. BMC Public Health. 2010;10:123-31.

PARTE IV

ALIMENTAÇÃO NA ADOLESCÊNCIA: MUITO ALÉM DO VALOR NUTRICIONAL

Capítulo 27

COMER E BEBER NA ADOLESCÊNCIA

Jaqueline Lopes Pereira
Luana Romão Nogueira
Samantha Caesar de Andrade
Regina Mara Fisberg

INTRODUÇÃO

A adolescência é uma fase crítica em relação ao estado nutricional, tanto pela elevada demanda de energia e nutrientes necessários para o desenvolvimento e crescimento físico como por mudanças no estilo de vida e hábitos que afetam o consumo alimentar.[1,2] Apesar da importância da alimentação durante a adolescência, há uma presença marcante de diversos comportamentos alimentares inadequados nessa população, como (1) omissão de refeições, especialmente o café da manhã, (2) substituição de almoço e jantar por lanches não saudáveis, (3) maior frequência de refeições fora de casa, (4) hábito de "beliscar" ao longo do dia, principalmente guloseimas, (5) elevado consumo de alimentos com alta densidade energética e baixo valor nutricional, como *fast-foods*, (6) além de baixo consumo de frutas e hortaliças. Tais características resultam em uma dieta rica em gorduras, açúcares, colesterol e pobre em fibras, vitaminas e minerais, como cálcio, ferro, vitaminas A, E e C.[3-7]

Dados do Inquérito de Saúde de São Paulo (ISA-Capital) mostram que, no município de São Paulo, 70% dos adolescentes consomem mais de 10% do valor energético total na forma de açúcar de adição, sendo que a média de energia proveniente desse ingrediente é de 12,3%[8] e a ingestão de gorduras está acima do adequado em mais de um terço dessa população, com média de ingestão de 32,6% do valor energético total.[9] Ainda, 22% dos adolescentes não relataram o consumo de qualquer fruta, legume ou verdura no recordatório alimentar investigado.[8] Além de apresentarem pior qualidade da dieta em relação às demais faixas etárias, este parâmetro entre os adolescentes da cidade de São Paulo piorou entre os anos de 2003-2008.[10] Entretanto, no ano de 2015, o índice de qualidade da dieta aumentou entre os adolescentes, especificamente para os componentes frutas totais, frutas integrais, vegetais totais, cereais integrais, vegetais verde-escuros e alaranjados, leguminosas e sódio. Ainda assim, os valores são inferiores aos identificados entre adultos e idosos e estão muito abaixo do ideal.[11]

O consumo de refrigerantes e outras bebidas açucaradas tem sido associado ao aumento no consumo energético e consequente aumento no peso corporal, além de maior risco de diabetes tipo 2 e cáries dentárias.[12] No ano de 2015, 40% dos adolescentes da cidade de São Paulo consumiram refrigerante, 18% consumiram suco de fruta e 43% relataram consumir sucos industrializados no dia avaliado.[13] No Brasil, a média de consumo de refrigerantes entre adolescentes é de 124 mL por dia, o que faz dessa bebida um dos maiores contribuintes energéticos da dieta.[14] Entre os adolescentes da cidade de São Paulo, os alimentos que mais contribuem no consumo energético diário são arroz (14,4%), carne vermelha (11,6%) e pães (8,8%), porém, as bebidas açucaradas têm uma contribuição importante: 4,3% provenientes de refrigerantes, 2,1% de sucos industrializados e 1,1% de sucos de fruta, e entre 2003-2015 foi observada uma pequena redução na contribuição de refrigerantes em paralelo com o aumento na contribuição de sucos industrializados.[15] Esse fato pode refletir uma possível preocupação com o excesso de consumo de refrigerantes, que vêm sendo substituídos pelos sucos industrializados, fonte importante de açúcar.

Por outro lado, o consumo de água, muitas vezes, é negligenciado nessa população. Enquanto que cerca de metade dos adolescentes (48,2%) referiu ingerir cinco ou mais copos de água por dia, 18,9% consumiam apenas um a dois copos e 1,6% relatou não consumir água no Estudo de Riscos Cardiovasculares em Adolescentes (ERICA), com amostra representativa de adolescentes de escolas no Brasil entre 12 e 17 anos.[16] Adolescentes que consomem menos água também consomem menos leite, frutas e legumes e mais refrigerantes e *fast-food*, além de serem menos ativos.[17]

Em relação aos comportamentos alimentares, foram observados no estudo ERICA que 25% dos adolescentes relataram consumir refeições com os pais ou responsáveis às vezes e 7% não consumiam nunca, enquanto um quinto da população não realizava o café da manhã.[16]

Os maus hábitos alimentares estão fortemente associados aos problemas de saúde nessa população. O país vem passando por uma transição epidemiológica e nutricional, em que são cada vez menores os números de doenças infecciosas e deficiências nutricionais e vem aumentando a prevalência de doenças crônicas e de excesso de peso na população. No período de 1975-2009, a prevalência de excesso de peso em adolescentes aumentou em seis vezes no sexo masculino (de 3,7 para 21,7%) e em quase três vezes no sexo feminino (de 7,6 para 19,4%), e a obesidade passou de 0,4 para 5,9% no sexo masculino e de 0,7 para 4,0% no sexo feminino.[17] Dados de 2016 apresentam prevalência de 17,1% de sobrepeso e 8,4%

de obesidade em estudantes brasileiros entre 12 e 17 anos, e houve tendência de os adolescentes mais novos apresentarem prevalências de sobrepeso e obesidade maiores do que os mais velhos em ambos os sexos.[18] Na cidade de São Paulo, os valores são um pouco mais elevados: 19% de sobrepeso e 9% de obesidade.[13]

Adolescentes com excesso de peso são mais suscetíveis a diversos problemas de saúde, como dislipidemia, hipertensão, resistência à insulina, síndrome metabólica, que até alguns anos atrás eram mais evidentes em adultos, além de complicações ortopédicas, síndrome do ovário policístico, apneia do sono, depressão, baixa autoestima, baixo desempenho acadêmico e pior qualidade de vida. Além disso, adolescentes obesos apresentam cerca de cinco vezes mais propensão à obesidade no futuro. Cerca de 80% deles se tornarão adultos obesos e 70% ainda serão obesos depois dos 30 anos, com maior chance de morbimortalidade por doenças cardiovasculares, diabetes tipo 2, alguns tipos de câncer, entre outras.[19-20]

Em contraste com o cenário epidemiológico atual e sob forte influência social, muitos adolescentes fazem dietas ou restrições alimentares sem qualquer orientação, e nessa fase é aumentado o risco de desenvolver transtornos alimentares.

Outro comportamento de risco comum na adolescência é o consumo de álcool, tabaco e outras drogas ilícitas. O álcool é a substância psicotrópica mais utilizada por adolescentes no Brasil e no mundo. Seu consumo, que é um fenômeno complexo, multifatorial e socialmente determinado, é preocupante, em especial nessa faixa etária, tanto pela maior tendência à impulsividade e atividades de risco como pelo prejuízo ao desenvolvimento cerebral. Adolescentes que consomem bebidas alcoólicas possuem um risco nutricional especialmente elevado, além de maior chance de ter comportamentos de risco sexual, acidentes automobilísticos, homicídios e suicídios. É muito comum a exposição precoce ao álcool e o consumo excessivo de uma só vez (mais de cinco doses).[21] Segundo dados da Pesquisa Nacional de Saúde do Escolar (PeNSE), 71,4% dos alunos brasileiros do 9º ano já experimentaram bebida alcoólica alguma vez na vida, sendo o consumo atual de bebida alcoólica de 27,3%. Ainda, 24,2% dos estudantes já experimentaram cigarro alguma vez na vida, e o uso atual do cigarro foi observado em 6,3% dos alunos, enquanto 8,7% já experimentaram droga ilícita alguma vez na vida.[22] Os dados indicam que esses comportamentos de risco são uma importante questão de saúde, e que os profissionais de saúde devem estar preparados para essas situações e apoiar a educação em saúde e a proteção dos adolescentes contra o uso precoce de drogas.

CUIDADO NUTRICIONAL NA ADOLESCÊNCIA

Muitas vezes, o acompanhamento da saúde do adolescente é pouco frequente, pois ele deixa de ser criança e de ir ao pediatra, mas ainda não é adulto para ter o acompanhamento de um clínico geral. O hebiatra é o médico que cuida da saúde do adolescente; em virtude da pouca demanda, poucos são os profissionais que se especializam nessa área. É comum a busca por um serviço de saúde ocorrer apenas na presença de alguma doença específica e, geralmente, nessa fase da vida a frequência de doenças é menor. Porém, como na adolescência as mudanças físicas, psicológicas, comportamentais e sociais ocorrem rapidamente, o acompanhamento em saúde tem grande valor para o desenvolvimento saudável da vida produtiva e reprodutiva, além de possibilitar a prevenção de doenças e a correção de problemas nutricionais.[1]

Normalmente os adolescentes são abertos a novas ideias, têm curiosidade e interesse. Nessa fase, eles começam a ter mais autonomia, e, conforme vão ficando mais velhos, suas próprias escolhas e preferências têm prioridade sobre os hábitos de sua família. Por isso, a adolescência é o período ideal para ações de educação nutricional, já que suas escolhas não são tão dependentes das dos pais e, na fase adulta, os hábitos estabelecidos muitas vezes são mais difíceis de modificar.[1]

A avaliação nutricional do adolescente pode ser feita por meio de diversas ferramentas, de acordo com a necessidade, disponibilidade e risco nutricional de cada indivíduo. A anamnese deve incluir a avaliação da história do adolescente e o seu ambiente alimentar, incluindo fatores relacionados com a família, amigos, escola, cultura, situação socioeconômica e estilo de vida. Além disso, avaliar seu conhecimento, atitudes, valores, crenças e comportamento alimentar possibilitam uma aproximação do profissional de saúde com a realidade do adolescente.

Antropometria é o método mais barato, não invasivo e aplicável para avaliar a composição corporal, feita por meio de medidas de peso e altura, possibilita o cálculo do índice de massa corporal: IMC (kg/m^2) = peso (kg)/altura^2 (m^2).

Segundo recomendações do Ministério da Saúde,[23] devem ser adotados os valores de referência das curvas da Organização Mundial da Saúde[24] de IMC para a idade, que variam de acordo com idade e sexo. Também deve ser observada a curva de estatura para idade, que auxilia a monitorar o crescimento linear e interpretar as modificações de IMC para a idade. Os valores de referência estão descritos no Quadro 1.

Apesar de o IMC não medir diretamente o percentual de gordura corporal, há uma forte correlação entre essas medidas para a maioria dos casos. O IMC foi validado como indicador de gordura corporal total em adolescentes nos percentis superiores e possibilita a continuidade na avaliação dos adultos. Porém, pelo fato de a adolescência ser uma fase de crescimento intenso, com mudanças na composição corporal e na distribuição de massa gorda e muscular, e também existirem variações entre os indivíduos, é essencial levar em consideração, além da estatura, o estágio de maturação sexual do adolescente. Além disso, o acompanhamento longitudinal do ganho de peso é ideal para a avaliação contínua da tendência de ganho de peso, permitindo o prognóstico da situação nutricional.[23]

Quadro 1 Pontos de corte para IMC para a idade e estatura para a idade estabelecidos para adolescentes

Valores críticos para IMC		Diagnóstico nutricional
< Percentil 0,1	< Escore-z -3	Magreza acentuada
≥ Percentil 0,1 e < Percentil 3	≥ Escore-z -3 e < Escore-z -2	Magreza
≥ Percentil 3 e < Percentil 85	≥ Escore-z -2 e ≤ Escore-z -1	Eutrofia
≥ Percentil 85 e < Percentil 97	> Escore-z +1 e < Escore-z +2	Sobrepeso
≥ Percentil 97 e < Percentil 99,9	≥ Escore-z +2 e ≤ Escore-z +3	Obesidade
≥ Percentil 99,9	> Escore-z +3	Obesidade grave
Valores críticos para estatura		Diagnóstico nutricional
< Percentil 0,1	< Escore-z -3	Muito baixa estatura para a idade
≥ Percentil 0,1 e < Percentil 3	≥ Escore-z -3 e < Escore-z -2	Baixa estatura para a idade
≥ Percentil 3	≥ Escore-z -2	Estatura adequada para a idade

Fontes: OMS (2006);[24] Sisvan (2011).[23]

Uma forma de complementar a avaliação antropométrica, particularmente em avaliação individual, é a aferição de dobras cutâneas e circunferências. Essas medidas estimam a composição corporal e auxiliam a verificar se o elevado IMC indica elevada adiposidade, em vez de maior estrutura corporal ou mais massa muscular. As medidas mais comumente utilizadas são as dobras cutâneas tricipital e subescapular, que, acima do percentil 90 para sexo e idade, reforçam o indicativo de obesidade. Caso necessário, o percentual de gordura corporal pode ser calculado pela soma das medidas das dobras cutâneas tricipital, bicipital, subescapular e suprailíaca.[25] Medidas de circunferência de cintura também podem ser utilizadas para verificar a distribuição de gordura.

Em alguns casos, pode ser importante a solicitação de exames laboratoriais necessários para complementar a anamnese, a antropometria e o exame clínico-nutricional do adolescente.

A avaliação do consumo alimentar pode ser feita por meio de inquéritos, como o recordatório alimentar de 24 horas, registro alimentar ou história alimentar. A adequação dos nutrientes deve ser avaliada tanto em termos de falta como excesso de consumo. Essas informações darão subsídios para o desenvolvimento do cuidado nutricional adequado para cada indivíduo, respeitando suas características, hábitos, cultura e necessidades.

As DRI (*Dietary Reference Intake*) definem referências para a ingestão adequada de nutrientes segundo o sexo, em duas categorias de idade: 9-13 anos e 14-18 anos (Apêndice).* Em virtude da elevada demanda por conta do crescimento e desenvolvimento nesse período da vida, atenção especial deve ser dada a alguns nutrientes, como vitamina A, cálcio, ferro e zinco. Em casos de presença de doenças ou de algum tipo de restrição alimentar, é necessária atenção para que as necessidades nutricionais sejam atendidas.

Entretanto, avaliar a dieta do adolescente com base apenas nas recomendações de energia e nutrientes torna o cuidado nutricional limitado, visto que, além de levar em conta fragmentos de evidências, para alguns nutrientes estão desatualizados, não considerando a complexidade da alimentação. Nesse contexto, grupos de alimentos ou padrões alimentares têm sido utilizados para avaliar a alimentação de maneira mais complexa. Atenção especial deve ser dada a alguns grupos de alimentos, como: frutas, legumes e verduras; leite e derivados; água, bebidas açucaradas e alcoólicas; doces, *snacks* e *fast-food*, além da qualidade da dieta de maneira geral.

NECESSIDADES DE ATENÇÃO E ESTRATÉGIAS PARA O CUIDADO NUTRICIONAL DO ADOLESCENTE

As escolhas alimentares, além de serem influenciadas por aspectos subjetivos relacionados ao conhecimento e percepções, recebem interferência de fatores econômicos, sociais e culturais.[26]

Entre as principais causas da prática alimentar inadequada na população adolescente estão a maior preferência por alimentos nutricionalmente inadequados, influência dos colegas, disponibilidade de dinheiro e facilidade de acesso a alimentos não saudáveis.

No que concerne aos fatores que interferem negativamente na prática alimentar saudável dos adolescentes, identificam-se o baixo nível econômico e o menor custo de alimentos nutricionalmente inadequados ricos em açúcares, gorduras e sal, favorecendo o consumo desses alimentos mesmo em locais distantes dos grandes centros urbanos.

Quanto aos fatores facilitadores da adesão dos adolescentes à alimentação saudável, estão relacionados a aspectos como gostar de alguns alimentos saudáveis; ter acesso e disponibilidade a esses alimentos; medo de engordar; incentivos da mídia e do ambiente familiar, bem como da escola, por meio de práticas educativas alimentares.

---

* Os valores de referência para todas as categorias de idade podem ser encontrados em http://www.nap.edu.

Contexto sociocultural e familiar

A família exerce um papel significativo no comportamento alimentar do adolescente, podendo ser tanto positivo como negativo. Nessa fase da vida, ao mesmo tempo que há aumento da alimentação fora de casa, como forma de socialização e ampliação da independência, o adolescente ainda convive em família e incorpora seus hábitos. O fato de os adolescentes realizarem suas refeições junto à família foi considerado um preditor na prevenção de distúrbios do comportamento.[27]

O papel familiar nem sempre é discernido da mesma forma. Muitas vezes, a própria família atribui todo o dever de mudança de hábito alimentar ao adolescente, negando sua participação na dinâmica alimentar. Essa realidade pode ser explicada pelo comportamento alimentar inadequado predominante entre pais e/ou familiares, visto que eles próprios não se sentem à vontade quando questionados sobre a própria alimentação.[28]

O ato de comer excessivo e "beliscar" entre as refeições devem ser considerados na avaliação do comportamento alimentar, já que estão associados ao aspecto ansioso ou afetivo e podem estar relacionados com o desarranjo na dinâmica familiar ou com o resultado de situações de estresse e/ou de compensação quanto às dificuldades na interação social e conflitos sexuais.[29]

Por a adolescência ser um período de autoafirmação e marcado pela busca de identidade, a dimensão social do comportamento alimentar pode refletir a tentativa de redução da influência familiar. Nesse sentido, é comum que o adolescente procure novas amizades não somente na escola, com reflexos sobre o comportamento alimentar.[30]

Dessa forma, é essencial conhecer a dinâmica desse ambiente para traçar estratégias. A retomada da realização das refeições à mesa com a família reunida, o encorajamento da participação do adolescente no preparo e na compra de alimentos e planejamento de refeições são exemplos de estratégias que podem ser aconselhadas. Ao considerar esse contexto, o profissional amplia sua visão, podendo, assim, optar por uma conduta mais adequada e efetiva.

Muitos adolescentes passam a maior parte do seu dia na escola, então o profissional de saúde deve aprofundar seu conhecimento na rotina alimentar e compreender como é a alimentação desse indivíduo fora de casa. Faz parte do processo de entendimento do hábito alimentar investigar com quem o adolescente realiza as refeições na escola, se ele consome a refeição oferecida pela instituição ou se compra alimentos em cantina escolar e redondezas, e até mesmo se compartilha lanches levados de casa.

Por se tratar de uma faixa etária com características e comportamentos peculiares, em que a opinião e a aceitação do grupo influenciam suas escolhas, a alimentação escolar pode não corresponder aos seus desejos e preferências alimentares. Essa hipótese parece ter sido confirmada ao se constatar a prevalência de estudantes que consomem outros alimentos que não a alimentação escolar (alimentos competidores) durante o período que permanecem na escola. Estudos têm encontrado prevalências baixas de adesão à alimentação escolar pelos alunos, o que pode dificultar a efetivação de políticas públicas como o Programa Nacional de Alimentação Escolar (Pnae).[31]

A escola é um espaço privilegiado e estratégico para ações de promoção da saúde, porém, tradicionalmente, tem incorporado ações de saúde em uma concepção tradicional sem considerar os determinantes sociais, culturais, ambientais e econômicos.

Contexto econômico

O contexto econômico reflete a disponibilidade de recursos para a compra de alimentos e se estabelece como uma importante restrição nas escolhas alimentares.[32]

Indivíduos com menor renda tendem a consumir alimentos industrializados e de baixa qualidade nutricional com maior frequência, pois apresentam menores preços e acesso mais fácil quando comparados a alimentos *in natura* como frutas, legumes e verduras.[33] O profissional pode orientar escolhas adequadas que sejam menos onerosas. Algumas estratégias podem ser indicadas para o adolescente ou seu responsável, como: escolher alimentos da safra, que além de apresentarem menor preço são mais saborosos; comprar esses alimentos em feiras livres e, se possível, de produtores locais; aproveitar integralmente os alimentos; planejar as refeições e fazer lista de compras.

Contexto comportamental

Tempo de tela

Há até pouco tempo, a televisão era considerada a maior responsável pela exposição ao *marketing* de alimentos. Atualmente, esse cenário vem se modificando e as plataformas digitais vêm substituindo a televisão, em especial para os mais jovens. Além da exposição ao *marketing*, o tempo de tela contribui para o sedentarismo e, consequentemente, para o aumento do excesso de peso.[34]

Assim, esse é mais um aspecto que pode ser considerado em relação à saúde do adolescente no mundo atual e seus comportamentos associados, como não percepção da sensação de fome e saciedade, por estar conectado em outra atividade durante a refeição, e por receber influência de conteúdos disponíveis na mídia.

A ampliação e a diversificação desse espaço de construção do conhecimento, no qual uma parcela considerável do conteúdo surge de maneira espontânea, aleatória e com propósitos e finalidades bastante diversos, trazem consigo aspectos fundamentais a serem ressaltados, que se referem à qualidade e confiabilidade dessas informações, isso porque todo usuário conectado à rede pode inserir conteúdos na internet.

Porém, a utilização da internet como ferramenta de educação nutricional começou a ser utilizada nos anos de 1990, mostrando-se promissora frente às intervenções convencionais. As ferramentas digitais podem ser aliadas do profissional e, assim, vincular o adolescente e aproximá-lo do cuidado com a saúde. Estratégias de educação alimentar e nutricional, incentivando a autonomia e o autocuidado, estão sendo trabalhadas e estudadas no meio acadêmico.[35]

Cronobiologia e alimentação

Na adolescência ocorrem diversas modificações comportamentais e biológicas, inclusive em relação ao ciclo sono-vigília. Há uma propensão para dormir mais tarde, resultando em diminuição da duração de sono e causa de sonolência diurna, aumento das atividades sedentárias, redução na qualidade de vida e risco de obesidade.[36,37]

A privação de sono tem sido associada a diversos efeitos metabólicos, como: aumento do cortisol e de citocinas inflamatórias, alteração na tolerância à glicose, superatividade do sistema nervoso simpático (com efeitos vasculares relacionados à hipertensão) e desregulação de hormônios reguladores de apetite (redução da leptina e aumento da grelina). Em relação à alimentação, a diminuição do sono vem sendo associada à menor qualidade da dieta e ao aumento da ingestão de alimentos.

Alguns dados da literatura mostraram que adolescentes que dormem menos costumam consumir menos frutas e hortaliças, maiores quantidades de calorias, *fast-food*, além de maior consumo de gorduras em relação a carboidratos.[38,39]

Estudos sobre os ritmos circadianos indicam que o ciclo sono-vigília e o comportamento alimentar são gerenciados por um relógio interno, sincronizado pelo período de 24 horas. O sistema circadiano é responsável por manter a sincronização entre comportamentos, sistemas fisiológicos e moleculares, controlando expressões de adipocinas, atividades enzimáticas e hormônios responsáveis pelo controle do processo alimentar. Distúrbios provocados pelas alterações nos horários de sono-vigília influenciam o apetite, a saciedade e, consequentemente, a ingestão alimentar, o que parece favorecer o aumento de transtornos alimentares como a síndrome do comer noturno e o transtorno da compulsão alimentar periódica, considerados exemplos clínicos de dissociação no ritmo circadiano do padrão alimentar e na saciedade.[40,41]

Algumas estratégias podem ser adotadas para melhorar a qualidade do sono do adolescente e, consequentemente, a alimentação, diminuindo o risco de obesidade, como: adaptar o período escolar ao ciclo de sono-vigília; dormir sem a presença de luminosidade; reduzir o tempo de exposição a aparelhos eletrônicos, principalmente os que emitem a luz azul; praticar exercício físico regularmente, porém não muito próximo ao horário de dormir; e manter uma rotina de sono.

CONSIDERAÇÕES FINAIS

O adolescente deve se sentir acolhido pelo profissional de saúde, sendo a empatia essencial nesse processo. É necessário propor a integralidade do cuidado, visando a ampliar o acesso aos diferentes profissionais da equipe e a criação de vínculos, independentemente do motivo de sua demanda inicial. Portanto, o acolhimento só ganha sentido se for entendido como uma linha de cuidado, como uma ação contínua em todos os locais e momentos do processo de produção de saúde.

A qualidade do acolhimento, a escuta competente e afetiva, a amplitude das relações estabelecidas por profissionais de saúde, a facilidade do acesso às ações de saúde oferecidas e as linhas de cuidado garantem a atenção necessária ao adolescente.

Considerar o ambiente em que esse adolescente está inserido, seu conhecimento sobre alimentação e nutrição, e, quando possível, envolver a participação da família na educação alimentar e nutricional é vital para o sucesso do aconselhamento nutricional.

O profissional deve compreender que a internet e a mídia social fazem parte da vida do adolescente e são vias de informação/atualização e comunicação cada vez mais presentes, portanto, entender quais são esses veículos de comunicação e orientar sobre locais de busca de informações confiáveis também fazem parte do tratamento.

Uma abordagem adequada visa ao estabelecimento de vínculo de confiança, atitude de respeito e imparcialidade, por meio de escuta atenta e sensível, garantindo a confidencialidade do atendimento e respeito à autonomia do adolescente.

REFERÊNCIAS

1. Story M, Neumark-Sztainer D, French S. Individual and environmental influences on adolescent eating behaviors. J Am Diet Assoc. 2002;102:S40-51.
2. Organização Mundial da Saúde (OMS). Nutrition in adolescence: issues and challenges for the health sector: issues in adolescent health and development. Geneva; 2005. Disponível em: http://apps.who.int/iris/bitstream/10665/43342/1/9241593660_eng.pdf. Acesso em: 28 jul 2019.
3. Fisberg M, Bandeira CRS, Bonilha EA, Halpern G, Hirschbruch MD. Hábitos alimentares na adolescência. Pediatr Mod. 2000;36(11):724-34.

4. Levy RB, Castro IRRD, Cardoso LDO, Tavares LF, Sardinha LMV, Gomes FDS, et al. Consumo e comportamento alimentar entre adolescentes brasileiros: Pesquisa Nacional de Saúde do Escolar (PeNSE), 2009. Ciênc Saúde Coletiva. 2010, vol.15, suppl.2, pp.3085-3097.
5. Andrade SC, Azevedo BMB, Carandina L, Goldbaum M, Cesar CLG, Fisberg RM. Dietary quality index and associated factors among adolescents of the state of Sao Paulo, Brazil. The Journal of Pediatrics. 2010;156(3):456-60.
6. Levy RB, Sichieri R. Alimentos mais consumidos no Brasil: Inquérito nacional de alimentação 2008-2009. Rev Saude Publica. 2013;47(1):190S-9S.
7. Colucci ACA, Cesar CL, Marchioni DM, Fisberg RM. Factors associated with added sugars intake among adolescents living in São Paulo, Brazil. Journal of the American College of Nutrition. 2012;31(4):259-67.
8. Bigio RS, Verly E Jr, de Castro MA, Cesar CL, Fisberg RM, Marchioni DM. Are plasma homocysteine concentrations in Brazilian adolescents influenced by the intake of the main food sources of natural folate? Ann Nutr Metab. 2013;62(4): 331-8.
9. Simoni NK, Previdelli AN, Fisberg RM, Marchioni DML. Consumo de macronutrientes da população residente em São Paulo, Brasil. Nutrire. 2013;38(3):233-44.
10. Andrade, SC. Mudanças na qualidade da dieta e seus fatores associados em residentes do município de São Paulo em 2003-2008: estudo de base populacional. Tese (Doutorado) – Faculdade de Saúde Pública, São Paulo, 2013.
11. De Mello AV, Sarti FM, Pereira JL, Goldbaum M, Cesar CLG, Alves MCGP, et al. Determinants of inequalities in the quality of Brazilian diet: trends in 12-year population-based study (2003-2015). International Journal for Equity in Health. 2018;17:1-11.
12. Imamura F, O'Connor L, Ye, Z, Mursu J, Hayashino Y, Bhupathiraju SN, et al. Consumption of sugar sweetened beverages, artificially sweetened beverages, and fruit juice and incidence of type 2 diabetes: systematic review, meta-analysis, and estimation of population attributable fraction. BMJ. 2015;351(h3576).
13. Pereira JL, Vieira DAS, Alves MCGP, César CLG, Goldbaum M, Fisberg RM. Excess body weight in the city of São Paulo: panorama from 2003 to 2015, associated factors and projection for the next years. BMC Public Health. 2018;18:1332.
14. Instituto Brasileiro de Geografia e Estatística. Pesquisa de orçamentos familiares 2008-2009: análise do consumo alimentar pessoal no Brasil. Rio de Janeiro: Instituto Brasileiro de Geografia e Estatística; 2011.
15. Pereira JL, dos Santos PVF, Mattei J, Fisberg RM. Differences over 12 years in food portion size and association with excess body weight in the city of São Paulo, Brazil. Nutrients. 2018;10:696.
16. Barufaldi LA, Abreu GA, Oliveira JS, Santos DF, Fujimori E, Vasconcelos SM, et al. ERICA: prevalência de comportamentos alimentares saudáveis em adolescentes brasileiros. Rev Saúde Pública. 2016;50(supl 1):6s.
17. IBGE – Instituto Brasileiro de Geografia e Estatística. Indicadores IBGE: Pesquisa de Orçamentos Familiares 2008-2009: antropometria e estado nutricional de crianças, adolescentes e adultos no Brasil. Rio de Janeiro: IBGE; 2010.
18. Bloch KV, Klein CH, Szklo M, Kuschnir MCC, Abreu GDA, Barufaldi LA, et al. ERICA: prevalences of hypertension and obesity in Brazilian adolescents. Revista de Saúde Pública. 2016;50(1):9s.
19. Reilly JJ, Kelly J. Long-term impact of overweight and obesity in childhood and adolescence on morbidity and premature mortality in adulthood: systematic review. Int J Obes (Lond). 2011; 35(7):891-8.
20. Simmonds M, Llewellyn A, Owen CG, Woolacott N. Predicting adult obesity from childhood obesity: a systematic review and meta-analysis. Obesity Reviews. 2015;17(2):95-107.

21. Sociedade Brasileira de Pediatria (SBP). Azevedo AEBI (presidente). Bebidas alcoólicas são prejudiciais à saúde da criança e do adolescente. Manual de Orientação do Departamento Científico de Adolescência. Sociedade Brasileira de Pediatria. 2017. Disponível em: https://www.sbp.com.br/fileadmin/user_upload/2017/02/N-ManOrient-Alcoolismo.pdf. Acesso em: 12 abr 2018.
22. Malta DC, Sardinha LMV, Mendes I, Barreto SM, Giatti L, Castro IRRD, et al. Prevalência de fatores de risco e proteção de doenças crônicas não transmissíveis em adolescentes: resultados da Pesquisa Nacional de Saúde do Escolar (PeNSE), Brasil, 2009. Ciência & Saúde Coletiva. 2010;15:3009-19.
23. Brasil. Ministério da Saúde. Secretaria de Atenção à Saúde. Departamento de Atenção Básica. Orientações para a coleta e análise de dados antropométricos em serviços de saúde: Norma Técnica do Sistema de Vigilância Alimentar e Nutricional – Sisvan/Ministério da Saúde, Secretaria de Atenção à Saúde, Departamento de Atenção Básica. Brasília: Ministério da Saúde; 2011. 76p. il. (Série G. Estatística e Informação em Saúde).
24. Organização Mundial da Saúde (OMS). WHO child growth standards: Length/height-for-age, weight-for-age, weight-for-length, weight-for-height and body mass index-for-age. Methods and development. WHO (nonserial publication). Geneva, Switzerland: WHO; 2006.
25. Frisancho AR. Anthropometric standards for the assessment of growth and nutritional status. Ann Arbor: University Michigan Press; 1990.
26. Fitzgerald A, Heary C, Nixon E, Kelly C. Factors influencing the food choices of Irish children and adolescents: a qualitative investigation. Health Promot Int. 2010;25(3):289-98.
27. Keery H, Shooroff H, Thompson JK, Wertheim E, Smolak L. The Social cultural Internalization of Appearance Questionnaire – Adolescents (SIAQ-A): psychometric analysis and normative data for three countries. Eat Weight Disord. 2004;9(1):56-61.
28. Neumark-Sztainer D, Story M, Fulkerson J. Are family meal patterns associated with disordered eating behaviors among adolescents? J Adol Health. 2004;35(5):350-9.
29. Striegel-Moore RH, Thompson D, Franko D, Barton B, Affenito S, Schreiber GB, et al. Definitions of night eating in adolescent girls. Obes Res. 2004;12(8):1311-21.
30. Pearson N, Biddle S. Family correlates of breakfast consumption among children and adolescents. Appetite. 2009(52):1-7.
31. Bleil RAT, Salay E, Silva MV. Adesão ao Programa de Alimentação Escolar por alunos de instituições públicas de ensino no município de Toledo, PR. Segurança Alimentar e Nutricional. 2009;16:65-85.
32. Turrel G, Hewitt B, Patterson C, Oldenburg B. Measuring socio-economic position in dietary research: is choice of socio-economic indicator important? Public Health Nutr. 2003;6:191-200.
33. Drewnowsky A, Darmon N. Food choice and diet costs: an economic analyses. J Nutr. 2005;135: 900-4.
34. Lucena JMS, Cheng LA, Cavalcante TLM, Silva VA, de Farias Júnior JC. Prevalência de tempo excessivo de tela e fatores associados em adolescentes. Rev Paul Pediatr. 2015;33(4):407-14.
35. Brug J, Oenema A, Campbell M. Past, present, and future of computer-tailored nutrition education. Am J Nutr. 2003;77(4 sup):1028-34.
36. Bernardo MPSL, Pereira EF, Louzada FM, D`Almeida V. Duração de sono em adolescentes de diferentes níveis socioeconômicos. J Bras Psiquitr. 2009;58(4):231-7.
37. Garaulet M, Ortega FB, Ruiz JR, Rey-López JP, Béghin L, Manios Y, et al. Short sleep duration is associated with increased obesity markers in European adolescents: effect of physical activity and dietary habits. The HELENA study. Int J Obes (Lond). 2011;35(10):1308-17.

38. Almoosavi S, Vingeliene S, Karagounis LG, Pot GK. Chrono-nurition: a review of current evidence from observational studies on global trends in time-of-day of energy intake and its association with obesity. Proceedings of the Nutrition Society. 2006;(75):487-500.
39. Kruger AK, Reither EN, Peppard PE, Krueger PM, Hale L. Do sleep-deprived adolescents make less-healthy food choices? Br J Nutr. 2014;111(10):1898-904.
40. Lo Sauro C, Ravaldi C, Cabras PL, Faravelli C, Ricca V. Stress, hypothalamic-pituitary-adrenal axis and eating disorders. Neuropsychobiology. 2008;57(3):95-115.
41. O'Reardon JP, Ringel BL, Dinges DF, Allison KC, Rogers NL, Martino NS, et al. Circadian eating and sleeping patterns in the night eating syndrome. Obes Res. 2004;12(11):1789-96.

APÊNDICE

Tabela 1 Fontes alimentares e valores de referência de nutrientes para adolescentes segundo sexo e idade

Nutrientes	Principais alimentos fonte	AI 9 a 13 anos Masculino	AI 9 a 13 anos Feminino	AI 14 a 18 anos Masculino	AI 14 a 18 anos Feminino
Vitamina A (µg/d)	Ovos, leite e derivados, fígado	–	–	–	–
Vitamina E (mg/d)	Óleo de oliva, amêndoas e avelã secas, óleo de milho	–	–	–	–
Vitamina D (µg/d)	Salmão, ovo, bacalhau	–	–	–	–
Vitamina C (mg/d)	Tomate, laranja, limão, tangerina, acerola, goiaba	–	–	–	–
Tiamina (mg/d)	Cereais, carne suína magra, frutas, verduras, leite, ovos	–	–	–	–
Riboflavina (mg/d)	Leite e derivados, ovos, carnes	–	–	–	–
Niacina (mg/d)	Carnes, fígado, cereais, legumes, sementes, leite	–	–	–	–
Vitamina B6 (mg/d)	Carne suína, fígado, cereais integrais, banana, aveia, batata	–	–	–	–
Folato (µg/d)	Cereais fortificados, frango, lentilha, ervilha, feijão, grão-de-bico	–	–	–	–
Vitamina B12 (µg/d)	Fígado, rim, leite, queijos, ovos, peixes	–	–	–	–
Vitamina K (µg/d)	Vegetais folhosos verdes, óleos, manteiga, margarina, fígado	60	60	75	75
Ácido pantotênico (mg/d)	Fígado, gema de ovo, arroz não polido	4	4	5	5
Biotina (µg/d)	Gema de ovo, soja, fígado, rim	20	20	25	25

RDA				EAR			
9 a 13 anos		14 a 18 anos		9 a 13 anos		14 a 18 anos	
Masculino	Feminino	Masculino	Feminino	Masculino	Feminino	Masculino	Feminino
600	600	900	700	445	420	630	485
11	11	15	15	9	9	12	12
15	15	15	15	10	10	10	10
45	45	75	65	39	39	63	56
0,9	0,9	1,2	1,0	0,7	0,7	1,0	0,9
0,9	0,9	1,3	1,0	0,8	0,8	1,1	0,9
12	12	16	14	9	9	12	11
1,0	1,0	1,3	1,2	0,8	0,8	1,1	1,0
300	300	400	400	250	250	330	330
1,8	1,8	2,4	2,4	1,5	1,5	2,0	2,0
–	–	–	–	–	–	–	–
–	–	–	–	–	–	–	–
–	–	–	–	–	–	–	–

(continua)

Tabela 1 Fontes alimentares e valores de referência de nutrientes para adolescentes segundo sexo e idade (*continuação*)

Nutrientes	Principais alimentos fonte	AI 9 a 13 anos Masculino	AI 9 a 13 anos Feminino	AI 14 a 18 anos Masculino	AI 14 a 18 anos Feminino
Colina (mg/d)	Fígado, ovos, leite, carne	375	375	550	400
Cálcio (mg/d)	Leite, queijo, iogurte, couve, brócolis, alimentos fortificados	–	–	–	–
Cromo (µg/d)	Alguns cereais, carnes, aves, peixe	25	21	35	24
Flúor (mg/d)	Água fluoretada, chás, peixes marinhos	2	2	3	3
Fósforo (mg/d)	Leite, iogurte, queijo, ervilha, carne, ovos, alguns cereais e pães	–	–	–	–
Iodo (µg/d)	Sal iodado, alimentos marinhos processados	–	–	–	–
Magnésio (mg/d)	Vegetais verdes, grãos não polidos, nozes, carne, leite	–	–	–	–
Manganês (mg/d)	Nozes, legumes, chá e grãos integrais	1,9	1,6	2,2	1,6
Molibdênio (µg/d)	Legumes, grãos e nozes	–	–	–	–
Selênio (µg/d)	Vísceras, frutos do mar	–	–	–	–
Ferro (mg/d)	Carne, aves, alimentos fortificados	–	–	–	–
Zinco (mg/d)	Cereais fortificados, carnes vermelhas, alguns frutos do mar	–	–	–	–
Cobre (µg/d)	Vísceras, frutos do mar, nozes, sementes	–	–	–	–
Sódio (g/d)	Carnes processadas, alguns tipos de queijo, temperos prontos	1,5	1,5	1,5	1,5

RDA				EAR			
9 a 13 anos		14 a 18 anos		9 a 13 anos		14 a 18 anos	
Masculino	Feminino	Masculino	Feminino	Masculino	Feminino	Masculino	Feminino
–	–	–	–	–	–	–	–
1300	1300	1300	1300	1100	1100	1100	1100
–	–	–	–	–	–	–	–
–	–	–	–	–	–	–	–
1250	1250	1250	1250	1055	1055	1055	1055
120	120	150	150	73	73	95	95
240	240	410	360	200	200	340	300
–	–	–	–	–	–	–	–
34	34	43	43	26	26	33	33
40	40	55	55	35	35	45	45
8	8	11	15	5,9	5,7	7,7	7,9
8	8	11	9	7,0	7,0	8,5	7,3
700	700	890	890	540	540	685	685
–	–	–	–	–	–	–	–

(*continua*)

Tabela 1 Fontes alimentares e valores de referência de nutrientes para adolescentes segundo sexo e idade (*continuação*)

Nutrientes	Principais alimentos fonte	AI 9 a 13 anos Masculino	9 a 13 anos Feminino	14 a 18 anos Masculino	14 a 18 anos Feminino
Potássio (g/d)	Frutas e vegetais	4,5	4,5	4,7	4,7
Carboidratos (g/d)	Milho, macarrão, arroz, batatas, pães, açúcar natural de frutas e sucos, açúcares de adição	–	–	–	–
Fibras totais (g/d)	Aveia, trigo, ou arroz não polido, frutas, legumes e verduras	31	26	38	26
Gordura total (g/d)*	Manteiga, margarina, óleos vegetais, leite integral, gordura visível de carnes, sementes e nozes	–	–	–	–
Ácido linoleico (n-6) (g/d)	Nozes, sementes e óleos vegetais	12	10	16	11
Ácido linolênico (n-3) (g/d)	Óleos vegetais, alguns tipos de peixe	1,2	1,0	1,6	1,1
Proteínas (g/d)	Carne, aves, peixe, ovos, leite, queijo e iogurte	–	–	–	–
Água total (L/d)		2,4	2,1	3,3	2,3

	RDA				EAR			
	9 a 13 anos		14 a 18 anos		9 a 13 anos		14 a 18 anos	
	Masculino	Feminino	Masculino	Feminino	Masculino	Feminino	Masculino	Feminino
	–	–	–	–	–	–	–	–
	130	130	130	130	100	100	100	100
	–	–	–	–	–	–	–	–
	–	–	–	–	–	–	–	–
	–	–	–	–	–	–	–	–
	–	–	–	–	–	–	–	–
	34	34	52	46	0,76 (g/kg/d)	0,76 (g/kg/d)	0,73 (g/kd/d)	0,71 (kg/g/d)
	–	–	–	–	–	–	–	–

* Apesar de não haver definição das DRIs (Dietary Reference Intake) para as referências de ingestão adequada de gorduras totais em gramas por dia, podem ser utilizadas as AMDR – Acceptable Macronutrient Distribution Ranges (intervalos de distribuição aceitável dos macronutrientes). Para adolescentes, o percentual de gorduras totais deve estar entre 25 e 35% do valor energético total. Para carboidratos, o percentual deve estar entre 45 e 65% e para proteínas, entre 10 e 30%.
Fonte: adaptada de Institute of Medicine. Dietary References Intakes for energy, carbohydrate, fiber, fat, fatty acids, cholesterol, protein and amino acids. Washington, DC: National Academic Press; 2005.

Capítulo 28

IMAGEM CORPORAL NA ADOLESCÊNCIA

Ligia Perez Paschoal
Sonia Volpi Guimarães Brolio

INTRODUÇÃO

Na atualidade, o corpo ocupa papel de destaque na sociedade ocidental. O mundo contemporâneo tem como um de seus referenciais o corpo em evidência, estetizado e idealizado. A mídia promove um ideal de perfeição, focalizado na juventude corporal e em padrões estéticos aprisionadores, que costumam ser associados a sucesso, poder e aceitação. Tratamentos estéticos, cirurgias plásticas, dietas milagrosas e academias são alguns dos recursos aos quais os indivíduos recorrem visando a alcançar a satisfação com sua imagem, refletida no espelho, assim como a aprovação de seus pares.

Durante a adolescência, intervalo de tempo impreciso que se estende do final da infância até a entrada na vida adulta, a relação do sujeito com seu corpo é particularmente delicada. As mudanças físicas e hormonais se misturam às transformações exigidas pelas novas demandas sociais, afetivas e sexuais, e o adolescente muitas vezes não sabe o que fazer com seu próprio corpo. Fica dividido entre evidenciar ou esconder essas mudanças, que quase sempre vêm acompanhadas de muitas dúvidas acerca da normalidade de sua ocorrência e do medo de crescer.

Nessa etapa da vida, a percepção e a satisfação com a imagem corporal são fatores-chave para a formação de sua identidade; dificuldades nessa área podem gerar atitudes inadequadas, potencialmente prejudiciais ao seu desenvolvimento e capazes de afetar sua saúde como um todo. Nesse sentido, é importante que se desenvolvam estratégias de intervenção multidisciplinares e intersetoriais a fim de promover a saúde e prevenir perturbações futuras.

Partindo da premissa da indissociabilidade entre corpo, psiquismo e história de vida de cada sujeito, temos a intenção de convidar o leitor, neste capítulo, a algumas reflexões sobre a questão da imagem corporal na adolescência do ponto de vista subjetivo, sob a ótica da psicanálise. Sem desconsiderar a importância dos aspectos orgânicos, essa vertente teórica contribui para a discussão ao introduzir a dimensão inconsciente do sujeito, constituído a partir das relações estabelecidas com os outros e permeado pelos elementos da cultura.

A ADOLESCÊNCIA

A adolescência é um período da vida marcado por grandes mudanças. É um tempo de organização e que exige novas identificações, escolhas frente à vida e elaboração das perdas da infância. Por sua própria estrutura, é uma vivência de insuficiência, ameaçada pelas incertezas, rupturas e lutos que se fazem necessários. O adolescente deverá abandonar a posição infantil e caminhar em direção à posição subjetiva do adulto, caminhar entre dois mundos em busca de uma nova identidade. Sentimentos de onipotência, tão característicos desse ciclo da vida, surgem então como defesas preponderantes para lidar com toda essa angústia. É comum que o adolescente apresente, em alguns momentos, oscilações de humor, tendência ao isolamento, crises depressivas, comportamentos de rebeldia e negação da realidade. À medida que novas demandas surgem, suscitando novos conhecimentos de si, o adolescente vive um dilema existencial na busca pela apropriação de uma nova identidade.[1]

A indecisão é a característica essencial dessa etapa. O adolescente vive um estado de instabilidade visível, turbulento e confuso frente à iminência de todas as escolhas que estão por serem feitas. Passa de uma vida protegida, pelos pais e pelo núcleo familiar, a uma vida exposta, pela qual terá de se responsabilizar. Por conseguinte, os adolescentes frequentemente experimentam um sentimento de intensa angústia, sem saber qual é seu papel, como devem se comportar e qual o lugar que lhes cabe nessa nova dinâmica. Para Jerusalinsky, "a angústia do adolescente consiste em sentir, sem sabê-lo, que sua vida definitiva está se decidindo a cada instante".[2]

Nesse período, o corpo começa a sofrer uma série de transformações da puberdade e pode tornar-se fonte de conflitos importantes. Apesar da maturação visível de seu corpo (seios, pelos etc.), certas atividades lhes são interditadas por serem considerados imaturos, situando os adolescentes em um período de moratória, de espera.[3]

É a capacidade da família de conter essas manifestações, suportando o sofrimento inerente a esse período, que dará o parâmetro para identificar o quanto é necessário buscar uma ajuda, especializada, para lidar com essas questões. É importante estarmos atentos para perceber que, paralelo à necessidade de autonomia e rompimento, há um desejo de apego, um pedido de colo em alguns momentos. Cabe aos pais e aos profissionais de saúde conseguir estabelecer uma distância ideal: nem tão perto que eles se sintam invadidos, nem tão longe que se sintam abandonados.

Cabe ressaltar que o grupo de pares adquire uma importância fundamental nessa fase, na medida em que transferem para estes a dependência que até então mantinham em relação à família. Ser valorizado e aceito pelo grupo é fator preponderante nos julgamentos que fazem a respeito de si mesmos. É a partir da identificação com os pares que conseguem fazer, gradativamente, a transição da identidade infantil para a vida adulta. Sendo assim, os valores do grupo tornam-se referências a partir das quais eles se organizam, e, no que se refere à imagem corporal, isso é especialmente determinante.

Da mesma maneira, a influência midiática na sociedade ocidental, importante veículo formacional e constituinte do indivíduo, ocupa um papel central nesse ciclo vital crítico, quando a busca de parâmetros a partir dos quais se referenciar é constante. Nesse sentido, pode-se dizer que, na adolescência, os sujeitos tornam-se mais vulneráveis a desenvolver distúrbios relacionados à imagem corporal na medida em que as pressões quanto a um modelo idealizado de corpo, magro para as meninas e forte e musculoso para os meninos, são vividas com mais intensidade, relacionadas a sentimentos de aceitação e pertinência a um grupo, aspectos fundamentais para a construção da identidade.

A CONSTRUÇÃO DA IMAGEM CORPORAL

A imagem corporal, representação psíquica do corpo físico, envolve as atitudes, sensações, crenças e comportamentos que cada pessoa tem em relação ao seu corpo.[4,5] Trata-se de uma experiência psicológica multifacetada, que não se resume à aparência e à dimensão biológica do corpo, nem tampouco pode ser considerada produto exclusivo da atividade intrapsíquica.[6] Consiste em um fenômeno polimorfo e modificável ao longo do tempo, cujo processo de construção se inicia ainda nos primeiros meses de vida, a partir dos cuidados na infância, da relação com a mãe e outros indivíduos. Por isso, para Dolto (p. 15), "a imagem do corpo é a síntese viva de nossas experiências emocionais".[7]

Temos, aqui, uma diferenciação importante a ser feita entre dois conceitos que, embora próximos, se referem a fenômenos distintos: esquema corporal e imagem corporal. O primeiro concerne ao campo da consciência e da objetividade e consiste em uma percepção neurobiológica compartilhável por toda a espécie humana; é o corpo real, orgânico, com sua composição muscular, óssea e sensações fisiológicas. Já o segundo está no campo do inconsciente, atravessado pela dimensão simbólica, e pertence às experiências subjetivas.[7] Nessa medida, funções como esquema corporal, lateralidade, noções espaciais e temporais seriam todas componentes da imagem corporal. Em síntese,

> [...] o esquema corporal, que é a abstração de uma vivência do corpo nas três dimensões da realidade, estrutura-se pela aprendizagem e pela experiência, ao passo que a imagem do corpo se estrutura pela comunicação entre sujeitos e o vestígio, no dia a dia, memorizado, do gozar frustrado, reprimido ou proibido (castração, no sentido psicanalítico, do desejo na realidade). (Dolto, 2001, p. 15)[8]

Ao nascer, o bebê desconhece os limites de seu próprio corpo ou a separação existente entre ele e o mundo, tomando-os como uma unidade. Seu corpo é, então, investido por aqueles que dele se ocupam de maneira particularizada: ele é tocado, olhado, falado e acolhido de modo singular. Por meio do olhar da mãe (ou de qualquer adulto que exerça essa função), esse corpo se fará presente e servirá de suporte para a constituição do aparelho psíquico. Por isso, Winnicott[8] afirma que o olhar da mãe cumpre o papel de espelho nesse período inicial da vida.

De acordo com Freud (p. 39), "o eu é, primeiro e acima de tudo, um eu corporal".[9] É a partir das sensações e percepções do corpo físico, provenientes do meio externo (calor, frio, aspereza etc.) ou interno (fome, cólicas, dor etc.), que o bebê pode, aos poucos, tomar consciência dos limites de seu próprio corpo.

> O eu deriva em última instância das sensações corporais, principalmente daquelas que têm sua fonte na superfície do corpo. Assim, pode ser considerado uma projeção mental da superfície do corpo, e além disso, como vimos anteriormente, ele representa a superfície do aparelho mental. (Freud, 1996, p. 238)

Nesse processo dialético, o bebê gradualmente toma consciência de si, sempre implicando dois opostos: ele e o outro. Dessa maneira, podemos afirmar que o corpo sensível é condição básica para os processos de subjetivação.[10]

A construção da imagem corporal tem início a partir daí. Já na gestação, ou até mesmo no planejamento desta, a criança vai recebendo nomes imbuídos de sentidos e significados. Esses elementos contribuirão para a sua posterior apropriação de uma imagem corporal, a qual vai sendo construída e reconstruída ao longo da vida. Trata-se de um processo contínuo e gradativo, no qual as mudanças físicas e psíquicas exigem constante reorganização. Conforme se desenvolve, as experiências no mundo que a cerca vão possibilitando outras referências e a incorporação de novas noções de si própria, da significação de seu esquema corporal e de seu corpo.

Na adolescência, esse processo será atualizado, na medida em que se faz necessária a construção de uma nova identidade e a apropriação de um novo corpo. Nessa fase, se dá a despedida do corpo e da identidade infantil, o que desencadeia uma mudança significativa do posicionamento do sujeito no mundo. Impulsionadas pelas mudanças inexoráveis no corpo, impelidas por questões hormonais e físicas, surgem com mais força demandas de ajustamento estruturais. Inclui-se, nessas experiências, o contato com a escola, com os colegas e com as mídias que a situam no mundo contemporâneo. Para Aberastury & Knobel (p. 64):[11]

> A perda que o adolescente deve aceitar ao fazer o luto pelo corpo é dupla: a de seu corpo de criança, quando os caracteres sexuais secundários colocam-no ante a evidência de seu novo status e o aparecimento da menstruação na moça e do sêmen no rapaz, que lhes impõem o testemunho da definição sexual e do papel que terão de assumir, não só na união com o parceiro, mas também na procriação.

Do ponto de vista da atenção em nutrição, é importante ressaltar que os aspectos relacionados aos cuidados com a dieta e a alimentação, que têm relação estreita com a imagem corporal, tornam-se centrais nesse ciclo de vida do indivíduo. No atendimento a essa população, é fundamental levar em conta a dinâmica emocional característica dessa etapa para que seja possível reconhecer precocemente possíveis distúrbios (Quadro 1). Faz-se necessária, dessa maneira, uma escuta especialmente cuidadosa, já que nem sempre as manifestações são claras e evidentes e, muitas vezes, exigem um vínculo de confiança bem estabelecido para que possam se expressar.

Quadro 1 Sinais de alerta para transtornos alimentares

Sinais de alerta para a presença de transtornos alimentares:
- Insatisfação com o próprio corpo, acompanhada de distorção da imagem corporal.
- Recusa a se alimentar na frente das pessoas.
- Preocupação excessiva com o valor energético dos alimentos.
- Excesso de atividade física.
- Períodos prolongados de jejum.
- Uso recorrente de laxantes e diuréticos.

IMAGEM CORPORAL NA ADOLESCÊNCIA CONTEMPORÂNEA

As pressões culturais afetam intensamente o adolescente: quanto mais o corpo idealizado se torna distante do real, maior a possibilidade de surgimento de conflitos, levando à insatisfação e angústia e, eventualmente, desencadeando quadros de transtornos alimentares.

Damasceno et al.[12] afirmam que a insatisfação com a imagem corporal aumenta à medida que a mídia expõe belos corpos, fato que nas últimas décadas tem provocado uma compulsão pela busca da anatomia ideal. Diversos recursos têm sido indiscriminadamente utilizados para tal, desde cirurgias plásticas, enxerto de substâncias, uso de suplementos alimentares sem orientação, até as dietas mais diversas. Essas circunstâncias tornam essencial o papel dos profissionais de saúde no sentido de acolher, orientar e oferecer a esses jovens um cuidado integral que possibilite que se coloquem no mundo de forma mais efetiva e saudável, promovendo mudanças de hábitos, reconstrução de seus modos de ser e se perceber de forma responsável e menos angustiada.

Nesse momento, a inclusão dos pais no cuidado com o adolescente é imprescindível. É a partir de figuras parentais seguras, que atuem com limites claros, sustentando uma imagem corporal, que o adolescente pode buscar uma oposição, desejar novos modelos, e posteriormente, apropriar-se de uma identidade corpórea. Um desajustamento do modo como o adolescente se vê não permitirá que ele se coloque no mundo de modo saudável.

Nesse sentido, é importante questionar padrões da ordem do imediatismo, da estética pasteurizada, e oferecer ao adolescente espaços para reflexão, troca de experiências e expressão de angústias referentes às suas insatisfações. Eles buscam novos paradigmas e, nesse momento, o papel da família, da escola e dos profissionais de saúde é fundamental. Eles são agentes importantes para apontar caminhos mais saudáveis diante do processo de construção da imagem corporal do adolescente.

TRANSTORNOS ALIMENTARES: PREVENIR, IDENTIFICAR, TRATAR

A insatisfação com o próprio corpo e/ou a distorção da imagem corporal podem levar ao desenvolvimento de alguns dos chamados distúrbios alimentares: anorexia e bulimia nervosa. Estudos epidemiológicos apontados pelas diretrizes da Associação Americana de Psiquiatria[13] indicam taxa de prevalência entre 0,5-3,7% de anorexia e entre 1,1-4,2% de bulimia na população mundial, sendo cerca de dez vezes mais recorrente entre as mulheres. Na população jovem, essa diferença entre os gêneros é mais baixa, mas ainda assim predominante entre as garotas, sobretudo as atletas, modelos e bailarinas.[14]

Quando as adolescentes buscam um nutricionista, normalmente a demanda delas é de emagrecimento; e a deles, de ganho de massa muscular, sendo frequente que esses pedidos pareçam exagerados e carentes de legitimidade à primeira vista. Diferenciar o que é indicativo de patologia e o que pode ser considerado como natural quando se trata de adolescência é uma tarefa delicada. Somente a escuta atenta, a partir da ótica adolescente e levando em conta todas as implicações das transformações biopsicossociais inerentes a essa etapa da vida, favorece uma melhor compreensão diagnóstica desses sujeitos.

Mas como acolher essa demanda quando o profissional não identifica essa necessidade como algo real ou considera que se trata de uma preocupação excessiva e até mesmo prejudicial à saúde? Qual seria a postura mais apropriada: pedagógica, de recusa, de acolhimento? Se por um lado é impossível compactuar e atender integralmente ao pedido, tampouco é interessante invalidá-lo, o que poderia levar o adolescente a tentar resolver sua questão de maneira independente e ainda mais arriscada. O caminho mais razoável parece ser o acolhimento e a busca pela compreensão. A seguir (Quadro 2), são apresentados alguns fragmentos de casos clínicos que traduzem um pouco do universo a respeito do qual discutimos aqui.

Quadro 2 Fragmentos de demandas dos adolescentes em situações clínicas com nutricionistas

"Faz duas semanas que só almoço, no resto do tempo faço jejum. Tenho que perder 5 quilos até a festa da semana que vem, senão eu morro. Minha mãe me obrigou a vir aqui porque diz que eu não posso ficar assim, sem comer..." (L, 16 anos)

"Me acho muito desinteressante, nada fica legal em mim. Queria ter um corpo de modelo... E sempre me acho gorda. Você acha que consigo mudar? Ninguém vai olhar pra mim desse jeito." (R, 14 anos)

"Não consigo ganhar massa. Vou pra academia, treino três horas por dia, tomo suplemento, mas não chego nem perto do que preciso. O que mais eu posso tomar pra ficar definido igual a galera que treina comigo?" (A, 15 anos)

A urgência em resolver as insatisfações corporais é uma marca dessas falas. Tem como pano de fundo a vivência adolescente de que tudo está na iminência de ser definitivamente resolvido, a todo momento. Fica claro o peso fenomenal que as questões relativas ao corpo adquirem nessa fase, visto que ligam diretamente a felicidade a ter um corpo esguio, forte e com boa aparência. A necessidade de ser aceito e valorizado pelo grupo, de atingir o padrão idealizado pela mídia e se tornar desejável se mistura à angústia produzida pelas transformações corporais, pelo exercício da sexualidade, pelas exigências familiares, pela necessidade de construir uma nova identidade.

Muitas vezes, os adolescentes se valem do discurso da vida saudável para justificar o interesse exacerbado pelos exercícios físicos e pelos suplementos alimentares, quando, em última instância, a saúde de fato fica em segundo plano.

É fundamental, para responder a essas demandas, levar em conta o contexto mais amplo no qual esses jovens estão inseridos: suas histórias de vida e dinâmicas familiares, a forma como interagem com o mundo e como lidam consigo mesmos. A partir daí, é possível que o profissional crie um espaço de continência, que favoreça a reflexão, a reformulação de conceitos e a construção conjunta de metas na direção de uma melhor qualidade da relação com o corpo e com a alimentação.

Além disso, é imprescindível incluir os pais no tratamento. Escutá-los pode ser de grande valia para compreender a dinâmica da relação pais-filhos, e a reflexão conjunta pode contribuir para o estabelecimento de mudanças na rotina e hábitos alimentares. Por outro lado, é fundamental também ouvir atentamente o adolescente sobre sua vida de forma mais abrangente, suas dúvidas, receios, dificuldades, curiosidades. Dessa forma, faz-se necessária a oferta de um espaço de escuta separado dos pais, assegurando seu direito à confidencialidade, para que se sinta à vontade e possa falar sobre o que de fato lhe aflige em relação ao seu corpo ou à sua alimentação. Com o devido cuidado, é também importante perguntar e discutir abertamente sobre a questão da imagem corporal, esclarecendo, orientando e facilitando a expressão das angústias a ela relacionadas.

ALGUMAS ESTRATÉGIAS DE INTERVENÇÃO MULTIDISCIPLINARES E INTERSETORIAIS: A SAÚDE, A ESCOLA E A MÍDIA

Vale ressaltar aqui a necessidade de investimento em programas ambulatoriais em hebiatria, ramo da medicina que trata da adolescência, para oferecer acolhimento adequado a essa população. Segundo Del Ciampo,[15] para a execução desses programas alguns objetivos devem ser priorizados, tais como:

a) Identificar grupos de maior risco (adolescentes com desenvolvimento precoce, portadores de deformidade, com sobrepeso, ou aqueles que são muito maiores ou muito menores que seus pares, por exemplo).
b) Estimular a participação familiar.
c) Esclarecer que cada adolescente é diferente do outro, que o conceito de normalidade implica diversidade.
d) Informar sobre a constituição e funcionamento do corpo e suas mudanças durante a adolescência.
e) Facilitar acesso a conhecimentos básicos sobre saúde e necessidades nutricionais.
f) Orientar sobre riscos de carências nutricionais e de comportamentos potencialmente causadores de danos à saúde.
g) Incentivar a busca de apoio de familiares e grupo de pares.
h) Oferecer espaços de reflexão e discussão acerca do poder de influência das mídias e da idealização dos modelos corporais na atualidade.

As escolas constituem, igualmente, terreno fértil para a implementação de projetos de alimentação saudável e reflexão sobre a rigidez dos padrões estéticos. O Programa Saúde na Escola (PSE),[16] política interministerial dos Ministérios da Saúde e da Educação instituída pelo Decreto n. 6.286/2007, prevê algumas ações voltadas para essa faixa etária que incluem a avaliação do estado nutricional e antropométrica, ações de segurança alimentar e promoção da alimentação e modos de vida saudáveis. Além disso, as escolas podem contribuir por meio da implementação de atividades de lazer às quais o adolescente possa se integrar, estreitando laços sociais, fortalecendo sentimentos de inclusão e reduzindo a ansiedade. A maior participação na vida acadêmica e o sucesso escolar também podem favorecer o fortalecimento emocional do adolescente, reduzindo o risco de distúrbios alimentares. É de grande importância o incentivo a projetos educacionais e pedagógicos, que desenvolvam capacidade crítica, incremento de conhecimento e ampliação dos vínculos sociais.

Considerando a influência da mídia sobre a formação dos padrões de beleza, algumas campanhas publicitárias e políticas públicas têm sido elaboradas a fim de flexibilizar esses modelos. Algumas marcas e entidades governamentais têm divulgado materiais que valorizam a beleza da diversidade de corpos, cabelos e tons de pele. Há, ainda, um movimento contrário ao uso de PhotoShop ou demais técnicas digitais que promovam alterações da imagem, uma vez que essa prática contribui para a consolidação de um corpo/imagem irreal e ilusório.

A mídia pode ter profunda influência na formação da imagem corporal e do ideal de peso entre os adolescentes. É crucial que a sociedade ofereça aos jovens possibilidades de realização de seus projetos e ideais que vão além de um corpo perfeito. A influência das relações sociais na transformação da imagem corporal exerce um papel fundamental na atual sociedade. O fator simbólico do corpo é essencial para a inserção social, especialmente entre os jovens. De acordo com Frois:[17]

> Tentar concretizar o sonho de um corpo-imagem é ilusório, e se, a partir da valorização desse ideal e das seduções, sobretudo das mídias, o indivíduo se vê impelido a buscar essa efetivação, os resultados não são promissores, não passando de frustrações, afastamento social, imperfeições, depressões ou morte. (p. 76)

Se já é difícil para os adultos lidarem com modelos esteticamente perfeitos, difundidos de forma maciça pelos meios de comunicação, para os adolescentes isso é bem mais complicado, na medida em que eles são indivíduos ainda em formação.

Cabe aos profissionais de saúde, escola e familiares, observar, identificar e trabalhar as insatisfações dos adolescentes em relação à imagem corporal, sensibilizando-os a manter sua saúde integral, potencializando suas habilidades internas e favorecendo seu potencial de crescimento físico e emocional.

REFERÊNCIAS

1. Osório LC. Adolescente hoje. Porto Alegre: Artes Médicas; 1989.

2. Jerusalinsky AN. Adolescência e contemporaneidade. In: Conselho Regional de Psicologia 7ª Região. Conversando sobre adolescência e contemporaneidade. Porto Alegre: Libretos; 2004. Disponível em: adolescencias.pbworks.com/f/jerusalinsky-adolescencia-contemporanea.pdf.
3. Calligaris CA. Adolescência. São Paulo: Publifolha; 2000. Acessado em: 4 ago 2020.
4. Cash TF. Body image: A handbook of theory, research, and clinical practice. New York: Guilford; 2002. p.38-46.
5. Grogan S. Body image and health: contemporary perspectives. J Health Psychol. 2006;11(4): 523-30.
6. Stenzel LMA. A influência da imagem corporal no desenvolvimento e manutenção dos transtornos alimentares. In: Nunes MA (org.). Transtornos alimentares e obesidade. Porto Alegre: Artmed; 2006. p. 73-81.
7. Dolto F. A imagem inconsciente do corpo. São Paulo: Perspectiva; 2001.
8. Winnicott DW. O brincar e a realidade. Rio de Janeiro: Imago; 1975. p. 153-62.
9. Freud S. O ego e o id. Rio de Janeiro: Imago; 1996. p. 15-75.
10. Haag G. De la sensorialité aux ébauches de pensée chez les enfants autistes. Revue Internationale de Psychopathologie. Paris: PUF. 1991;(3):51-63.
11. Aberastury A, Knobel M. Adolescência normal: um enfoque psicanalítico. Porto Alegre: Artmed; 1981.
12. Damasceno VO, Vianna VRA, Vianna JM, Lacio M, Lima JRP, Novaes JS. Imagem corporal e corpo ideal. Rev Bras Ciência e Movimento. 2006;14(1):87-96.
13. Yager J, Devlin MJ, Halmi KA, Herzog DB, Powers P, Zerbe KJ. Guideline watch (august 2012): practice guideline for the treatment of patients with eating disorders, 3.ed. American Psychological Association, 2012.
14. Klein DA, Walsh BT. Eating disorders: clinical features and pathophysiology. Physiol Behav. 2004;81(2):359-74.
15. Del Ciampo LA, Del Ciampo IRL. Adolescência e imagem corporal. Adolescência & Saúde. 2010;7(4):55-9.
16. Brasil. Decreto n. 6.286, de 05 de dezembro de 2007. Institui o Programa Saúde na Escola – PSE, e dá outras providências. Diário Oficial da União. 06 dez 2007;(1):2.
17. Frois E, Moreira J, Stengel M. Mídias e a imagem corporal na adolescência: O corpo em discussão. Psicol em Estud. 2011;16(1):71-7.

Capítulo 29
AMBIENTE ALIMENTAR

Lígia Cardoso dos Reis
Andrea Wang Catalani
Vitor de Mattos Nascimento

INTRODUÇÃO

Para auxiliar no entendimento dos temas abordados neste capítulo serão usados os quadros com a descrição e análise do caso fictício.

Quadro 1   Descrição do caso (ambiente alimentar e comportamento na adolescência)

Paulo Vinícius tem 15 anos e reside na periferia da cidade de São Paulo. Mora com a mãe, que trabalha o dia todo como atendente de *telemarketing*, e por isso, ele cuida dos dois irmãos mais novos todas as tardes. Ele frequenta a escola do bairro e a igreja aos finais de semana. Gosta de futebol, mas ultimamente só joga pelo *videogame*, pois sua mãe não o deixa frequentar a quadra do bairro que está em uma área violenta. Aos sábados, após ir à igreja, Paulo costuma frequentar o *shopping* com os amigos e comer em uma das redes de *fast-food*.

Ultimamente, Paulo está mais triste e preocupado com a sua forma física, pois vem sendo alvo de piadas durante as refeições que faz na escola. Para ficar mais magro, ele buscou ajuda na internet, decidiu trocar o prato de comida da escola por um salgado vendido no bar e parou de comer arroz em casa. Sua mãe está preocupada e quer levá-lo a uma consulta na Unidade Básica de Saúde (UBS), porém Paulo não quer ir.

Ambiente alimentar e comportamento na adolescência
Observando o caso de Paulo Vinícius, encontram-se exemplos típicos de características comportamentais da adolescência. Paulo, insatisfeito com seu corpo, assim como outros jovens, vai em busca de soluções imediatas e não saudáveis para se adequar aos padrões estéticos. Isso é agravado pela resistência dos jovens em buscar o serviço de saúde, frequentemente ligada à vergonha ou por acreditar que não precisam de ajuda profissional nos equipamentos de saúde, principalmente nos casos de adoecimento, gestação, doenças sexualmente transmissíveis (DST) e imunoprevenção.[1]
Além da influência ambiental, o jovem está mais vulnerável às pressões sociais e em seu desenvolvimento procura fazer parte de grupos. Para aceitação nesses espaços, o jovem busca compartilhar opiniões e seguir a dinâmica e escolhas dos seus pares. No caso de Paulo, fica claro o sofrimento por *bullying** na escola, sendo já apontado em estudos a relação de sobrepeso e obesidade como característica das vítimas de *bullying*.[2] Podem também ser citados os fatores

(continua)

Quadro 1 Descrição do caso (ambiente alimentar e comportamento na adolescência) *(continuação)*

socioambientais, que favoreceriam o *bullying* escolar, tais como a estrutura da escola (excessivo número de alunos, falta de supervisão e atividades, além de alta rotatividade de professores), a carência na formação dos professores e funcionários para lidar e criar vínculos com os estudantes, a vivência em famílias vulneráveis (com pobre envolvimento afetivo, ausência de um dos pais ou ambos, desemprego, pobreza ou violência familiar) e o consumo de álcool e tabaco.[3] Vítimas do sexo masculino, como Paulo, tendem a ter menor suporte social e compartilham menos as situações de violência vivenciadas, enfatizando a importância de ações efetivas e políticas públicas que orientem famílias, escolas e serviços de saúde.

*O *bullying* é um fenômeno caracterizado por atos de violência física ou verbal, que ocorrem de forma persistente e intencional contra as vítimas.[4]

AMBIENTE E PROMOÇÃO DA SAÚDE

Para o Ministério da Saúde[5], a maneira como o espaço urbano é organizado (condições das calçadas, iluminação pública, segurança, transporte público, espaços próprios para exercícios) influencia a prática de atividades físicas, de lazer e os meios de locomoção. Da mesma forma, o maior acesso aos estabelecimentos que comercializam variedades de verduras e legumes já foi associado no país com melhores padrões dietéticos, e as grandes cadeias de hipermercados e os mercados locais parecem ser aqueles que mais favorecem o consumo desses grupos de alimentos.[6,7] Por outro lado, hipermercados, mercados locais, cafeterias, restaurantes, bares e padarias são percebidos pela população como locais que facilitam o acesso a variedades de alimentos ultraprocessados, colocando-a em risco de excesso de peso.[8]

O Brasil já reportou evidências indicando que as características das vizinhanças no meio urbano estão associadas à menor prevalência de excesso de peso.[6,9] Conforme será discutido mais adiante neste capítulo, os adolescentes são mais vulneráveis a esse cenário, por conta das suas características comportamentais.

O ambiente alimentar é determinado por um conjunto de fatores físicos, socioculturais, políticos e econômicos que influenciam nas escolhas, comportamento alimentar e no estado nutricional dos indivíduos.[10] Nos últimos anos, estudos têm demonstrado uma consistente relação entre ambiente alimentar, no que diz respeito ao acesso a locais que comercializam alimentos saudáveis, e comportamento alimentar dos residentes.[6,11,12] Há evidências, ainda, de que as regiões com maior poder aquisitivo tendem a ser beneficiadas pela maior facilidade de acesso a alimentos saudáveis, o que interfere positivamente no comportamento alimentar dos seus residentes.[13] No entanto, quando o acesso conveniente é facilitado aos alimentos ultraprocessados parece ser mais reconhecido pela população do que as barreiras para consumi-los, aumentando a ingestão regular desse grupo de alimentos.[8] Esses achados são especialmente preocupantes quando nos referimos aos adolescentes, grupo em transição para a conquista da autonomia e com particular dificuldade de autocuidado, além de bastante influenciável pelo convívio social e o marketing.

A adequação do ambiente alimentar é determinada não apenas pelos estabelecimentos comerciais presentes no território, mas também pelos tipos de alimentos disponíveis.[11] Duran[14] apresentou em sua tese de doutorado as diferenciações entre *macro e microambiente alimentar*, definindo o primeiro como a densidade/localização dos equipamentos de comercialização de alimentos e a sua proximidade às residências, escolas e locais de trabalho. Já microambiente alimentar foi associado às características do interior desses equipamentos, no que diz respeito à disponibilidade, variedade, qualidade e preço dos alimentos, bem como a exposição à propaganda.

Os três principais indicadores de avaliação do ambiente alimentar empregados em estudos de mapeamento são: (1) a presença no território de hipermercados/mercados locais; (2) a presença de estabelecimentos especializados em frutas e hortaliças ou feiras livres; (3) a existência de cadeias de *fast-food*.[8,15] Esses indicadores têm sido relacionados com padrões de consumo alimentar e risco para excesso de peso/obesidade, podendo ser bastante úteis para identificar adolescentes e seus familiares com maior exposição às condições adversas para alimentação adequada e saudável.

Borges et al.,[16] empregando o instrumento Audit-nova[17] no município de Jundiaí (São Paulo), observaram elevada densidade de estabelecimentos com oferta de ultraprocessados nas gôndolas acopladas aos caixas, sugerindo grande risco para a obesidade especialmente entre crianças, diante do estímulo às compras por impulso e pela posição desses alimentos na altura dos olhos e ao alcance desse público.

Quando se fala em mapeamento de ambientes alimentares para subsidiar ações e políticas públicas de segurança alimentar e nutricional e atenção nutricional, surge o debate sobre os *desertos alimentares*. Estes são áreas que possuem acesso limitado e preços não acessíveis a alimentos em quantidade e qualidade adequadas para proporcionar uma boa condição de saúde. Indivíduos que residem nesses locais estão em situação de insegurança alimentar e nutricional, com dietas geralmente de baixo valor nutricional e com alto risco de obesidade.[18] Existem, ainda, áreas em que os *fast-foods e os ultraprocessados* estão amplamente disponíveis para venda, denominadas *pântanos alimentares*, apresentando alto potencial obesogênico.[19] Esses dois termos, apesar de distintos, convivem nos mesmos ecossistemas urbanos, em que a comida de verdade é inacessível e/ou substituída pelos alimentos ultraprocessados.

Almeida et al.[8] observaram que, embora a influência do ambiente alimentar na modulação dos padrões de consumo alimentar seja reconhecida pela literatura, os indivíduos tendem a não perceber essa relação. Assim, pode-se pressupor que a falta de consciência quanto à influência do ambiente sobre suas escolhas alimentares é ainda mais agravada entre adolescentes, desafiando aqueles envolvidos com a sua saúde, incluindo seus familiares e responsáveis.

AMBIENTE ALIMENTAR E COMPORTAMENTO ALIMENTAR NA ADOLESCÊNCIA

O ambiente alimentar brasileiro está atualmente configurado pela diminuição da biodiversidade alimentar, resultante do atual modelo agroindustrial, redução da variedade de alimentos consumidos, uma forte ameaça à soberania alimentar, aumento da presença de alimentos ultraprocessados na alimentação diária, baixo consumo de frutas e hortaliças, concentração do abastecimento nas grandes cadeias de hipermercados e dificuldade de acesso à informação confiável sobre escolha de alimentos, além da maior exposição à publicidade de alimentos.[20] Dados nacionais e de base escolar reforçam que adolescentes do sexo feminino, mais velhas (15-17 anos), cujas mães apresentam menor escolaridade, matriculadas em escolas públicas e residentes na região Sudeste do país encontram-se mais expostas a padrões de comportamento alimentar não saudáveis.[21] Nesse sentido, estudos têm reportado o quanto o ambiente alimentar familiar é decisivo na qualidade da dieta dos adolescentes.[22,23] Como exemplo dessas relações, sabe-se que pais atuantes como bons exemplos para os adolescentes tendem a fazê-los consumir mais frutas e hortaliças e menos bebidas açucaradas. Da mesma forma, a disponibilidade de frutas e hortaliças no domicílio associa-se com o menor consumo dessas bebidas.[22] Rathi et al.[23] notaram que o estabelecimento de regras na refeição, tais como "*consumir todos os alimentos servidos mesmo sem gostar*", interfere positivamente nos hábitos alimentares desse grupo etário. Observa-se, assim, que mesmo possuindo autonomia sobre suas escolhas alimentares, os adolescentes são bastante influenciados pelos alimentos disponíveis no ambiente alimentar familiar.[22]

Parece haver, portanto, um conjunto de fatores ambientais decisivos das práticas alimentares dos adolescentes. Dessa forma, o território (densidade de equipamentos comerciais de alimentos e seu perfil, acesso a equipamentos públicos que promovam a alimentação saudável) determina os hábitos e comportamentos alimentares dentro do domicílio. Este, por sua vez, atua para o adolescente como um microambiente alimentar, cujo funcionamento é regrado pela dinâmica familiar e seus determinantes sociais (presença ou ausência de criança no domicílio, padrões de consumo alimentar dos pais/responsáveis, escolaridade materna e dos responsáveis, padrão de aquisição/acesso aos alimentos, poder de decisão e influência do adolescente), que sofre influência, ainda, das características territoriais.

Nesse contexto, ao executarem a maior parte das tarefas domésticas que envolvem o preparo das refeições, as mulheres acabam assumindo o papel de "*porteiras do ambiente alimentar familiar*", influenciando os hábitos alimentares da família e, consequentemente, seu estado de saúde.[23] Rathi et al.[23] sugerem que, diante do papel assumido pelas mulheres, é fundamental identificar suas habilidades culinárias, seu conhecimento sobre alimentação saudável e suas práticas que envolvem a aquisição de alimentos.

Pensando em modificar essa realidade, o Guia Alimentar para a População Brasileira do Ministério da Saúde[24] destacou a divisão das tarefas de preparo das refeições entre todos os membros da família como importante ação para a promoção de hábitos alimentares mais saudáveis. Para o Ministério da Saúde, a divisão igualitária dessas tarefas, sem sobrecarregar a figura feminina do lar, reduz o tempo de preparo das refeições e favorece a transmissão de habilidades culinárias dos adultos para crianças/jovens. Dessa forma, estes estarão mais preparados para se alimentarem melhor no futuro.*

ATORES SOCIAIS COMO AGENTES DE EDUCAÇÃO ALIMENTAR E NUTRICIONAL NO TERRITÓRIO

O território em que os adolescentes e seus familiares se inserem são reconhecidos fatores de determinação social da alimentação e da saúde, devendo, assim, ser modificado para exercer o papel de promover e facilitar o acesso à alimentação adequada e saudável. Portanto, governos, associações de moradores, movimentos sociais, grupos de jovens, igrejas, sindicatos e universidades são exemplos importantes de atores sociais do cenário urbano no processo de mapeamento de demandas e possibilidades formativas.[25] O envolvimento de outros equipamentos, além dos serviços de saúde, é crucial diante da baixa adesão dos adolescentes aos serviços e programas disponibilizados pelas Redes de Atenção à Saúde, em especial a Atenção Básica. Embora esses serviços sejam os responsáveis pelas ações de promoção da saúde nas comunidades do entorno, a articulação com outros equipamentos que possam identificar situações de risco à saúde e referenciar esses jovens pode ser uma importante estratégia para alcançá-los com mais efetividade.

---

* Para saber mais sobre como o ambiente alimentar determina as escolhas alimentares das famílias: Petro G. Deserto Alimentar. Comida saudável mesmo é comida de verdade. Mas quem tem acesso a ela? UOL TAB, São Paulo, maio 2017. Disponível em: https://tab.uol.com.br/deserto-comida/#deserto-alimentar. Acessado em: 4 ago 2020.

A discussão acerca da importância da expansão e consolidação de *territórios educativos* tem se destacado como estratégia de afirmação da identidade territorial da comunidade e do entorno escolar, uma vez que são estreitados os vínculos territoriais e enaltecido o sentimento de pertencimento no bairro.[26] Essa valorização é especialmente importante quando nos referimos a um grupo etário em processo de construção e exploração da sua identidade, sob constante influência das relações sociais e com muitas inseguranças.

Para os adolescentes, o bairro representa uma relação de vínculo, intimidade e efetivação do espaço enquanto palco de experiências e relações sociais.[26] Torna-se necessário, portanto, reconhecer as infinitas possibilidades educativas que podem ser aplicadas nas ruas, avenidas, praças e prédios para auxiliar os jovens no processo de autocuidado.[25] Sendo assim, programas de promoção à atividade física, agricultores familiares em feiras livres, profissionais nos equipamentos públicos de saúde, educação, cultura, desenvolvimento social e segurança alimentar e nutricional, devem criar oportunidades para vivências, ações coletivas e potencialização daquelas já existentes em prol da melhoria do bairro para a promoção da saúde e do autocuidado.

Como exemplo prático de iniciativa nesse âmbito, pode ser citado o Prêmio *Territórios Educativos* promovido pelo Núcleo de Cultura e Participação do Instituto Tomie Ohtake, em parceria com uma universidade e o poder público, com a proposta de reconhecer e fortalecer experiências pedagógicas que exploram as oportunidades educativas no entorno da escola.

INTERVENÇÕES SOBRE O AMBIENTE ALIMENTAR: EVIDÊNCIAS E DESAFIOS

O Guia Alimentar para a População Brasileira[24] elenca os potenciais obstáculos para uma alimentação adequada e saudável e reconhece que a sua superação requer, muitas vezes, políticas públicas e ações regulatórias do Estado que tornem o ambiente mais favorável para essa prática.

Nesse sentido, o Guia Alimentar considera como importantes requisitos para um ambiente alimentar mais saudável: a garantia de acesso aos estabelecimentos comerciais que comercializam variedades de alimentos *in natura* e minimamente processados (feiras livres, feiras de produtores, mercados etc.) – principalmente os orgânicos oriundos da agroecologia familiar; a instalação de equipamentos públicos que comercializam alimentos *in natura* e minimamente processados a preços acessíveis e de restaurantes populares e cozinhas comunitárias; a garantia de que as escolas sejam ambientes livres de propaganda e que especialmente as crianças e os adolescentes estejam protegidos contra a exposição à publicidade de

Quadro 2 Atores sociais e possibilidades de intervenções

Mapa ilustrativo do caso Paulo Vinícius

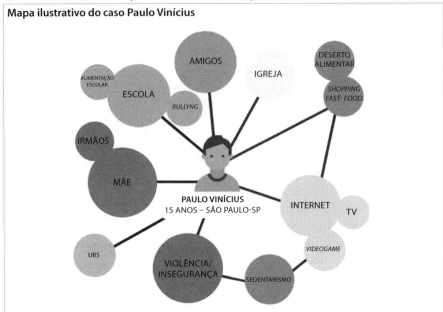

Observa-se no mapa a grande proximidade e influência de Paulo com sua mãe e irmãos. Sendo assim, os membros da família devem ser incluídos no processo de planejamento de uma intervenção. Como descrito no caso, a mãe é preocupada com a saúde do filho e está buscando apoio para modificar o comportamento alimentar dele.

Visualiza-se, ainda, a influência da escola, que tem potencial para efetuar ações de educação alimentar e nutricional, identificar distúrbios nutricionais e oferecer alimentação adequada e saudável aos estudantes. A escola também se configura como espaço de socialização e estímulo à prática de atividade física. É igualmente importante ressaltar a necessidade de sensibilização dos professores e funcionários da escola para se reconhecerem como atuantes em um espaço cuja missão inclui a promoção da saúde e do autocuidado. A escola deve, ainda, capacitar os profissionais para agir em relação ao *bullying*, identificar distúrbios alimentares e de imagem corporal. Sugerem-se aqui o trabalho intersetorial entre a unidade básica de saúde e a unidade educacional, o envolvimento das famílias e a comunidade que está no entorno da escola. Outra vantagem do ambiente escolar é a presença das cozinheiras escolares que são educadoras no ensino das práticas culinárias, experimentação de novos alimentos e refeições saudáveis.

No caso de Paulo também há a presença da igreja que frequenta, que pode ser um espaço privilegiado para realização de ações de promoção da alimentação adequada e saudável, e onde o jovem busca referências e modelos para seguir. Além da igreja, organizações não governamentais, universidades, clubes e outros equipamentos podem ter essa função.

Mais recentemente, as redes sociais e a internet configuraram-se como importantes fontes de informação e relacionamento para os jovens, podendo contribuir para a democratização do acesso às informações sobre saúde. No entanto, muitas vezes as redes estão repletas de conteúdos incompletos, não confiáveis, com ações de marketing e que agrupam os alimentos como "*do bem*" ou "*do mal*"[27]. Nesse cenário, é importante que o acesso dos adolescentes às mídias sociais e internet seja supervisionado e, sempre que possível, propicie reflexões sobre a qualidade das informações que são acessadas.

alimentos. Além disso, essa publicação considera fundamental a proteção ao patrimônio cultural, representado pelas tradições características das diversas regiões do país, por meio do acesso a informações confiáveis sobre alimentação e saúde, fortalecimento da transmissão das habilidades culinárias entre gerações e políticas públicas capazes de reduzir o tempo que as pessoas gastam com deslocamento.

Tomando como exemplo o caso de Paulo Vinícius, apresentado nos Quadros 1 e 2, ilustramos na Figura 1 que a sua exposição a um ambiente mais saudável e com menos obstáculos para a sua saúde (B) aumenta as chances de ele atingir plenamente seu potencial de desenvolvimento.

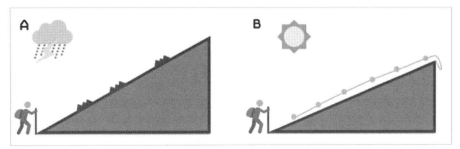

Figura 1 Repercussões das políticas públicas direcionadas a melhorias no ambiente físico, social e alimentar.

Na agenda brasileira destacam-se os objetivos da Política Nacional de Promoção da Saúde,[28] que reforçam a importância do apoio ao desenvolvimento de ambientes saudáveis e espaços favoráveis ao desenvolvimento humano e ao bem viver.

Nesse sentido, sendo a escola *locus* de aprendizado, devem ser reconhecidas as oportunidades para construir um ambiente alimentar escolar promotor da saúde. Esse ambiente deve proporcionar aos jovens conhecer os alimentos que compõem a comida de verdade, experimentá-los e valorizá-los para aumentar o repertório alimentar, bem como reduzir o desperdício. As unidades educacionais devem, portanto, assumir o desafio de trabalhar esses aspectos em suas rotinas. Esse trabalho pode ser feito por meio da oferta de alimentos coerentes com o discurso dos educadores em prol da alimentação adequada e saudável, pelo estímulo à comensalidade com adaptações no refeitório que favoreçam o convívio social harmônico, com propostas de reflexões sobre a publicidade de alimentos e padrões de beleza, bem como o encorajamento da comunidade escolar para acompanhar as ações inerentes ao Programa de Alimentação Escolar.

A Política Nacional de Alimentação e Nutrição[29] ressalta que as estratégias para criação de ambientes institucionais promotores da alimentação adequada e saudável devem incidir principalmente sobre as escolas, ambientes de trabalho, pequenos comércios de alimentos e responsáveis pela "comida de rua". Sendo assim, as oportunidades e barreiras para a saúde presentes nos ambientes devem ser identificadas no processo de planejamento de estratégias de intervenção, a fim de auxiliar os sujeitos a reconhecerem aquilo que oferece oportunidade e superarem o que impede melhores condições de saúde nos seus territórios. Da mesma forma, políticas públicas que transformem *ambientes obesogênicos* em ambientes promotores da saúde tornaram-se essenciais para o enfrentamento do atual cenário epidemiológico nutricional.

REFERÊNCIAS

1. Queiroz MVO, Lucena NBF, Brasil EGM, Gomes ILV. Cuidado ao adolescente na atenção primária: discurso dos profissionais sobre o enfoque da integralidade. Rev Rene. 2011;12(n. esp.):1036-44.
2. Janssen I, Craig WM, Boyce WF, Pickett W. Associations between overweight and obesity with bullying behaviors in school-aged children. Pediatrics. 2004;113:1187-94.
3. Zequinão MA, Medeiros P, Pereira B, Cardoso FL. *Bullying* escolar: um fenômeno multifacetado. Educ. Pesqui. 2016;42(1):181-98.
4. Oliveira-Menegotto LM, Pasini AI, Levandowski G. O *bullying* escolar no Brasil: uma revisão de artigos científicos. Psicologia: teoria e prática. 2013;15(2):203-15.
5. Ministério da Saúde. Plano de ações estratégicas para o enfrentamento das doenças crônicas não transmissíveis (DCNT) no Brasil. Brasília: Ministério da Saúde; 2011.
6. Jaime PC, Duran AC, Sarti FM, Lock K. Investigating environmental determinants of diet, physical activity, and overweight among adults in Sao Paulo, Brazil. J Urban Health. 2011;88(3):567-81.
7. Duran AC, Almeida SL, Latorre MR, Jaime PC. The role of the local retail food environment in fruit, vegetable and sugar-sweetened beverage consumption in Brazil. Public Health Nutr. 2016;19(6):1093-102.
8. Almeida LB, Scagliusi FB, Duran AC, Jaime PC. Barriers to and facilitators of ultra-processed food consumption: perceptions of Brazilian adults. Public Health Nutr. 2018;21(1):68-76.
9. Velásquez Meléndez G, Mendes LL, Padez CMP. Built environment and social environment: associations with overweight and obesity in a sample of Brazilian adults. Cad Saúde Pública. 2013;29(10):1988-96.
10. Vandevijvere S, Mackay S, Swinburn B. Benchmarking food environments: progress by the New Zealand government on implementing recommended food environment policies and prioritised recommendations. Auckland: The University of Auckland; 2017.
11. Roux AVD, Mair C. Neighborhoods and health. Ann N Y Acad Sci. 2010;1186:125-45.
12. Morland K, Wing S, Roux AD. The contextual effect of the local food environment on residents' diets: the atherosclerosis risk in communities study. Am J Public Health. 2002;92(11):1761-7.
13. Pessoa MC, Mendes LL, Caiaffa WT, Malta DC, Velásquez-Meléndez G. Availability of food stores and consumption of fruit, legumes and vegetables in a Brazilian urban area. Nutr Hosp. 2015;31(3):1438-43.
14. Duran ACFL. Ambiente alimentar urbano em São Paulo, Brasil: avaliação, desigualdades e associação com consumo alimentar [Tese de Doutorado]. São Paulo: Faculdade de Saúde Pública/USP; 2013. 275p.

15. Duran AC, Roux AVD, Latorre MRDO, Jaime PC. Neighborhood socioeconomic characteristics and differences in the availability of healthy food stores and restaurants in Sao Paulo, Brazil. Health Place. 2013;23:39-47.
16. Borges CA, Cabral-Miranda W, Jaime PC. Urban food sources and the challenges of food availability according to the Brazilian Dietary Guidelines Recommendations. Sustainability. 2018;10:4643.
17. Borges CA, Scaciota LL, Gomes ATS, Serafim P, Jaime PC. Manual de aplicação de instrumento de auditoria do ambiente alimentar baseado na NOVA classificação de alimentos do Guia Alimentar (NOVA). São Paulo: Faculdade de Saúde Pública da USP; 2018.
18. Walker RN, Keane CR, Burke JG. Disparities and access to healthy food in the United States: A review of food deserts literature. Health Place. 2010;16(5):876-84.
19. Stowers KC, Schwarzt MB, Brownell KD. Food swamps predict obesity rates better than food deserts in the United States. Int J Environ Res Public Health. 2017;14(11):E1366.
20. Ministério do Desenvolvimento Social e Agrário MDSA. Câmara Interministerial de Segurança Alimentar e Nutricional (Caisan). Plano Nacional de Segurança Alimentar e Nutricional (Plansan). Brasília: MDSA; 2017.
21. Barufaldi LA, Abreu GA, Oliveira JS, Santos DF, Fujimori E, Vasconcelos SML, et al. ERICA: prevalência de comportamentos alimentares saudáveis em adolescentes brasileiros. Rev Saúde Pública. 2016;50(Supl 1):1s-9s.
22. Loth KA, MacLehose RF, Larson N, Berge JM, Neumark-Sztainer D. Food availability, modeling and restriction: How are these different aspects of the family eating environment related to adolescent dietary intake? Appetite. 2016;96:80-6.
23. Rathi N, Riddell L, Worsley A. Indian adolescents' perceptions of the home food environment. BMC Public Health. 2018;18(1):169.
24. Ministério da Saúde. Guia Alimentar para a População Brasileira. Brasília; 2014.
25. Leite LHA. Educação integral, territórios educativos e cidadania: aprendendo com as experiências de ampliação da jornada escolar em Belo Horizonte e Santarém. Educar em Revista. 2012;45:57-72.
26. Leite LHA, Carvalho PFL. Educação (de tempo) integral e a constituição de territórios educativos. Educação & Realidade. 2016;41(4):1205-26.
27. Rangel-S ML, Lamego G, Gomes ALC. Alimentação saudável: acesso à informação via mapas de navegação na internet. Physis. 2012;22(3):919-39.
28. Ministério da Saúde. Portaria n. 2446, de 11 de Novembro de 2014. Redefine a Política Nacional de Promoção da Saúde (PNPS). Brasília: Ministério da Saúde; 2014.
29. Ministério da Saúde. Política Nacional de Alimentação e Nutrição (PNAN). Brasília; 2013.

Capítulo 30

ALIMENTAÇÃO FORA DE CASA

Bartira Gorgulho
Dirce Maria Lobo Marchioni

INTRODUÇÃO

Em um cenário epidemiológico global, com crescentes taxas de obesidade, reconhecido fator de risco para inúmeras doenças crônicas, considera-se a dieta como um importante fator de risco modificável, e que, portanto, tem sido objeto de guias e recomendações voltadas para a população. Se, em um primeiro momento, esses guias baseavam-se em nutrientes, verificou-se uma gradual mudança para a ênfase no consumo de alimentos e, mais recentemente, na comensalidade.[1]

Todavia, para o presente capítulo, cabe destacar que a comensalidade contemporânea se caracteriza pela escassez de tempo para o preparo e consumo de alimentos; pela presença de produtos gerados com novas técnicas de conservação e de preparo, que agregam tempo e trabalho; pelo vasto leque de itens alimentares; pelos deslocamentos das refeições de casa para estabelecimentos que comercializam alimentos – restaurantes, lanchonetes, vendedores ambulantes, padarias, entre outros; pela crescente oferta de preparações e utensílios transportáveis; pela oferta de produtos provenientes de várias partes do mundo; pelo arsenal publicitário associado aos alimentos; pela flexibilização de horários para comer agregada à diversidade de alimentos; e pela crescente individualização dos rituais alimentares.[2]

CENÁRIO BRASILEIRO ATUAL

O aumento no consumo alimentar fora de casa e de alimentos ultraprocessados, fruto das mudanças sociais, econômicas e culturais ocorridas nas últimas décadas, são alguns dos comportamentos alimentares descritos na literatura como responsáveis pela qualidade nutricional das dietas aquém do recomendado.[3-6]

Bezerra e Sichieri[7] mostraram, no Brasil, que a prevalência de sobrepeso e obesidade em homens que se alimentam fora de casa (38,5 e 11,9%) é maior que a prevalência em homens que não realizam esse tipo de refeição (36,1 e 10,3%).

Os resultados da Pesquisa de Orçamentos Familiares (POF) realizada em 2008 e 2009 sugerem a tendência do brasileiro em fazer suas refeições fora de casa. Em seis anos (2002/03-2008/09), a participação urbana da alimentação fora do domicílio nos gastos com alimentação subiu de um quarto (25,7%) para um terço (33,1%), e a rural subiu de 13,1 para 17,5%. Em 2008, o consumo médio de calorias fora do domicílio correspondeu a aproximadamente 16% da ingestão calórica total e foi maior nas áreas urbanas, na região Sudeste, entre os homens e para indivíduos na faixa de renda familiar *per capita* mais elevada.[8] Dados da Associação Brasileira das Empresas de Refeições Coletivas (Aberc) confirmam a expansão do mercado de refeições coletivas, que, entre os anos de 1998 e 2010 duplicou o número de refeições servidas, ofertando cerca de 19 milhões de refeições por dia em 2017.[9]

No Brasil, diferentemente do observado em países como EUA ou Reino Unido, apesar do crescente aumento da aquisição de alimentos processados e prontos para o consumo nas últimas décadas,[5] a dieta ainda é composta principalmente por alimentos minimamente processados e ingredientes culinários.[10] Em 2008, os alimentos mais consumidos pela população brasileira foram: arroz (84%), café (79%), feijão (73%), pão de sal (63%), carne bovina (49%), sucos e refrescos (40%) e refrigerantes (23%).[11]

ALIMENTAÇÃO FORA DE CASA

Quando analisamos a alimentação fora de casa, precisamos ter duas coisas em mente: (1) quais são os locais de consumo e preparo dos alimentos; e (2) quais eventos alimentares serão observados (refeições, lanches, "beliscos"). Assim, a alimentação fora de casa pode ser definida de duas formas: a primeira, como todos os alimentos preparados fora de casa, independentemente do local onde serão consumidos; e, a segunda, como todos os alimentos consumidos fora de casa, independentemente de onde são preparados.[9] É importante considerar que é possível que alguns alimentos sejam preparados em casa e consumidos na escola ou trabalho, e outros alimentos sejam comprados em restaurantes ou lanchonetes e consumidos em casa.

Todavia, quando pensamos nos itens consumidos nos lanches, "beliscos" ou até como complementares às grandes refeições, a conceituação do evento alimentar pelo seu local de preparo e consumo pode ser facilitada. É consensual que produtos alimentícios ultraprocessados – tais como biscoitos, bolachas, salgadinhos, refrigerantes e outras bebidas açucaradas – devem ter seu consumo evitado; em contraponto às frutas, verduras, legumes e grãos integrais que devem ter seu consumo estimulado.[1] No entanto, as principais refeições, como café da manhã, almoço e jantar, compostas por ingredientes culinários e alimentos minimamente processados, também podem ser preparadas ou consumidas dentro ou fora de casa.

Embora, como colocado anteriormente, o Ministério da Saúde reconheça que o hábito de consumir produtos alimentícios ultraprocessados possa contribuir para o aumento da prevalência de obesidade, seja nos lanches, "beliscos" ou até mesmo como substitutos de refeições – o que inclui os congelados industrializados prontos para consumo –, pouco se sabe sobre a composição das refeições que são consumidas fora de casa, independentemente do seu local de preparo (marmita ou restaurantes, p. ex.). Entre os poucos estudos populacionais publicados sobre alimentação fora de casa (excluindo-se os estudos com alimentação institucional), grande parte não considera cada refeição em separado, agrupando todos os alimentos consumidos no almoço e jantar em um único grupo, usualmente denominado "refeições", o que impede um maior detalhamento dos tipos e das quantidades de alimentos consumidos em cada evento.

Essa diferença nas definições e a escassez de estudos que discriminem os distintos cenários dificulta a comparação dos achados. Configura-se, então, como fator limitante dos estudos sobre refeições realizadas fora de casa, o fato de não distinguir as refeições feitas em restaurantes comerciais das realizadas em restaurantes institucionais, copas, refeitórios e lanchonetes, como os *fast-foods*, entre outros.

No Brasil, o consumo de refeições *sit-down-meals*, servidas à mesa, ainda é mais frequente que refeições tipo *fast-food*, e associam-se positivamente ao sobrepeso e obesidade em homens, porém, entre as mulheres, revela-se um fator de proteção, sugerindo que as brasileiras fazem escolhas mais saudáveis quando se alimentam fora do domicílio.[13] Ademais, Carus et al.[14] mostraram que no Sul do Brasil, por exemplo, cerca de 60% das refeições realizadas fora de casa ocorrem em unidades institucionais de alimentação e nutrição e sabe-se que, quando comparadas às refeições realizadas em casa, as refeições institucionais apresentam menor densidade de energia e maior conteúdo de fibras.[15]

PADRÃO ALIMENTAR E QUALIDADE NUTRICIONAL

De modo geral, os estudos evidenciam que a alimentação fora de casa tem maior densidade energética, com maiores quantidades de gorduras totais, gorduras saturadas e menor quantidade de micronutrientes.[3,5,16,17] Além disso, a maior participação da alimentação fora do domicílio também se associa a maiores prevalências de excesso de peso e sedentarismo.[17,18]

Em São Paulo, Gorgulho et al.,[4] ao analisarem a qualidade nutricional das refeições consumidas por moradores do município, verificaram que as três refeições principais (café da manhã, almoço e jantar) consumidas por adolescentes, adultos e idosos estavam aquém das recomendações, independentemente do local de consumo. Enquanto isso, Abreu et al.,[19] ao avaliarem as refeições servidas por quatro restaurantes por peso da cidade de São Paulo, observaram que todos estavam acima das recomendações atuais para ingestão calórica e lipídica, contribuindo, assim, potencialmente, para o desenvolvimento de doenças crônicas não transmissíveis (DCNT).

Bezerra et al.,[3] ao compararem a alimentação dentro e fora do lar, observaram que 40-60% da energia provenientes das bebidas alcoólicas, refrigerantes, salgados, sanduíches e *pizzas* eram consumidos fora do lar. Esse cenário corrobora o encontrado por Orfanos et al.[6] em 10 países da Europa, onde alimentos como açúcares e doces, chá, cafés e bebidas alcoólicas apresentaram maior contribuição para as calorias provenientes da alimentação fora do lar.

No Quadro 1 são apresentados, em ordem decrescente, os alimentos e produtos alimentícios com prevalência igual ou superior a 30% na alimentação fora do lar dos adolescentes, adultos e idosos brasileiros.

Quadro 1 Alimentos e produtos alimentícios com prevalência de consumo igual ou superior a 30% na alimentação fora do lar brasileira

Adolescentes	Adultos	Idosos
✓ Arroz	✓ Arroz	✓ Arroz
✓ Feijão	✓ Café	✓ Café
✓ Café	✓ Feijão	✓ Feijão
✓ Pão de sal	✓ Pão de sal	✓ Pão de sal
✓ Carne bovina	✓ Sucos industrializados	✓ Carne bovina
✓ Sucos industrializados	✓ Óleos e gorduras	✓ Óleos e gorduras
✓ Óleos e gorduras	✓ Aves	✓ Sucos industrializados
✓ Refrigerantes		

Fonte: adaptado de IBGE (2011).[7]

Com os dados do Inquérito Nacional de Alimentação de 2008, considerando-se apenas os itens preparados e consumidos fora de casa, em amostra populacional representativa dos adolescentes, adultos e idosos, Andrade et al.[20] identificaram três padrões alimentares, a saber: (1) padrão alimentar tradicional, composto por arroz, feijão e carne; (2) padrão alimentar típico do café da manhã brasileiro, composto por pães, manteiga e leite; e (3) padrão alimentar ultraprocessado, composto por bebidas açucaradas e refeições vendidas prontas para o consumo (p. ex., congelados). Nesse estudo, observou-se maior adesão dos adolescentes (10-19 anos) ao padrão alimentar ultraprocessado (+0,21) e menor adesão dos adolescentes ao padrão alimentar tradicional (-0,32). Ademais, o padrão alimentar ultraprocessado mostrou-se positivamente associado (p < 0,001) às dietas de maior densidade energética (r 0,26), com maior percentual de açúcar livre (r 0,23) e maior contribuição de gordura saturada (r 0,20); e negativamente associado (p < 0,001) à oferta de fibras (-0,29) e potássio (-0,23).

Em relação às principais refeições consumidas fora de casa pelos adolescentes residentes em São Paulo, Gorgulho et al.[16] observaram que cerca de 97% da energia do café da manhã consumido fora de casa era proveniente de pães, bolos e biscoitos/bolachas; cerca de 20% da energia do almoço consumido fora de casa era proveniente de salgados, lanches e carnes processadas; e cerca de 2% da energia proveniente do jantar consumido fora de casa era proveniente de doces. Alimentos como arroz, feijão e carne (bife, frango ou peixe) equivaleram, somados, a 55 e 97% da energia do almoço e jantar, respectivamente, consumidos fora de casa. Destaca-se nesse estudo que os adolescentes apresentaram um maior consumo de pescados no jantar realizado fora de casa, quando comparado ao jantar dentro de casa ou almoço (dentro e fora de casa).

Ziegler et al.,[21] ao analisarem nos EUA a alimentação de 632 crianças e adolescentes, observaram que as refeições realizadas fora do lar apresentavam uma maior frequência de alimentos açucarados e ricos em gordura trans quando comparadas à alimentação preparada em casa. Alguns estudos sugerem que a qualidade nutricional do alimento escolhido para consumo fora do lar está inversamente relacionada com a densidade geográfica de restaurantes do tipo *fast-food*, que em geral oferecem alimentos com maior densidade energética, maior conteúdo de gordura, colesterol e sódio.

FATORES ASSOCIADOS À ALIMENTAÇÃO FORA DE CASA

A alimentação não se limita a um ato que satisfaz as necessidades biológicas: mais do que isso, ela representa valores sociais e culturais, envoltos em aspectos simbólicos que materializam a tradição na forma de ritos e tabus. O acesso aos alimentos, na sociedade moderna, predominantemente urbana, é determinado pela estrutura socioeconômica, a qual envolve principalmente as políticas econômica, social, agrícola e agrária. Assim sendo, as práticas alimentares, estabelecidas pela condição de classe social, engendram determinantes culturais e psicossociais.[4]

Mesmo dentro de um contexto de turbulências econômicas, políticas e sociais, o Brasil mudou substancialmente nas últimas décadas, provocando mudanças importantes na situação nutricional e no consumo de alimentos, inserindo-se, como grande parte das sociedades modernas, nos processos históricos de transição nutricional, demográfica e epidemiológica. Desse modo, a obesidade é hoje uma resposta natural dos indivíduos ao ambiente obesogênico.[22]

Considera-se a rápida urbanização como uma das maiores forças aceleradoras da transição nutricional. A distribuição espacial da população, com acentuada elevação das populações citadinas, afeta profundamente as dietas. Em decorrência de novas demandas geradas pelo modo de vida urbano, ao comensal é imposta a necessidade de reequacionar sua vida segundo as condições das quais dispõe, como tempo, recursos financeiros, locais disponíveis para se alimentar, local e periodicidade das compras, e outras. As soluções são capitalizadas pela indústria e comércio, apresentando alternativas adaptadas às condições urbanas e delineando novas modalidades no modo de comer, o que certamente contribui para mudanças no consumo alimentar.

Assim, frente ao aparato tecnológico atual, o sistema alimentar moderno enfatiza a dinâmica de mercadorização do alimento, estimulando sua venda com agregação de valor, conforme propriedades que lhe são atribuídas e garantindo seu consumo por parcelas da população de maior poder aquisitivo. Por outro lado, o mesmo sistema alimentar passa a disponibilizar produtos alimentícios de baixo custo, nutricionalmente desequilibrados e de alta densidade energética, acessíveis para a maior parte dos estratos sociais. Dessa forma, o atual sistema alimentar mostra-se distante do compromisso com a garantia do direito humano a uma alimentação adequada e saudável, favorecendo a violação da identidade cultural dos povos, as desigualdades sociais e as refeições com qualidade nutricional aquém do desejado.[23]

No que tange à comparação entre as macrorregiões brasileiras, sabemos que o consumo de batata frita fora de casa é maior na região Nordeste (70%) em comparação às quatro demais regiões (20-30%); que o consumo de massas fora de casa é maior na região Centro-Oeste (28%); que o consumo de pães, bolos e biscoitos (48%) e linguiça (27%) fora de casa são maiores na região Sul; e que cerca de 96% dos salgadinhos industrializados são consumidos na região Norte.[7]

No Quadro 2 são apresentados, em ordem decrescente, os dez alimentos e produtos alimentícios com maior percentual de consumo alimentar fora de casa (em relação ao total consumido) por macrorregião brasileira.

Ademais, com dados do Inquérito Nacional de Alimentação da Pesquisa de Orçamentos Familiares 2008/2009,[7,20] em relação à alimentação fora de casa dos adolescentes, adultos e idosos brasileiros, observa-se que: (1) os homens (+0,15; IC 0,12-0,19) apresentam maior adesão ao padrão alimentar tradicional (arroz, feijão e carne) quando comparados às mulheres (-0,15; IC -0,18 a -0,13); (2) indivíduos residentes na área urbana (0,12; IC 0,09-0,16) apresentam maior adesão ao padrão alimentar ultraprocessado quando comparados aos residentes na área rural (-0,27; IC -0,31 a -0,23); (3) indivíduos com maior renda (0,07; IC 0,02-0,12) e escolaridade (0,06; IC 0,00-0,12) tendem a apresentar maior adesão ao padrão alimentar tradicional quando comparados aos indivíduos de menor renda (-0,06; IC -0,10 a -0,01) e escolaridade (-0,01; IC -0,06 a -0,04); (4) indivíduos com maior renda (0,33; IC 0,26-0,40) e escolaridade (0,26; IC 0,18-0,33) também tendem a apresentar maior adesão ao padrão alimentar ultraprocessado quando comparados aos indivíduos de menor renda (-0,24; IC -0,28 a -0,19) e escolaridade (-0,21; IC -0,25 a -0,17).

Quadro 2 Dez alimentos e produtos alimentícios com maior percentual de consumo alimentar fora de casa (em relação ao total consumido) por macrorregião brasileira

Norte	Nordeste	Sudeste	Sul	Centro-Oeste
✓ Salgadinhos industrializados	✓ Vinho	✓ Soft drinks	✓ Pescados	✓ Açaí
✓ Cerveja	✓ Batata frita	✓ Açaí	✓ Cerveja	✓ Chocolates
✓ Soft drinks	✓ Cerveja	✓ Salgadinhos industrializados	✓ Pães, bolos e biscoitos	✓ Soft drinks
✓ Salgados fritos e assados	✓ Salgados fritos e assados	✓ Cerveja	✓ Doces à base de leite	✓ Óleos e gorduras
✓ Laticínios	✓ Salgadinhos industrializados	✓ Salgados fritos e assados	✓ Salgadinhos industrializados	✓ Outros tipos de carnes
✓ Sorvetes	✓ Bebidas destiladas	✓ Bebidas destiladas	✓ Salgados fritos e assados	✓ Cerveja
✓ Pizzas	✓ Refrigerante	✓ Aves		✓ Aves
✓ Doces diet/light	✓ Sorvete	✓ Sorvete	✓ Refrigerante	✓ Salada de frutas
✓ Salada de frutas	✓ Oleaginosas	✓ Sanduíches	✓ Sanduíches	✓ Sorvete
✓ Sanduíches	✓ Salada de frutas	✓ Refrigerantes	✓ Salada de frutas	✓ Sanduíches
			✓ Sorvete	

Fonte: adaptado de IBGE.[7]

ADOLESCÊNCIA E ALIMENTAÇÃO FORA DE CASA

Ressaltamos ainda que outros aspectos relacionados com o comportamento alimentar, característicos da faixa etária em questão, precisam ser elencados. Trata-se de um momento de ganho da autonomia, busca pela aceitação e interação social, preocupações com a imagem corporal e muitas mudanças fisiológicas, que veem acompanhadas do aumento do tempo de tela, dos comportamentos sedentários, do maior tempo fora de casa estudando – e trabalhando, algumas vezes – e da vulnerabilidade às mídias sociais, propagandas e publicidades da indústria, incluindo alimentícia.

Por fim, lembramos que todo adolescente regularmente matriculado em qualquer etapa da educação básica pública, assim como as crianças e adultos do Ensino para Jovens e Adultos, é automaticamente beneficiário do Programa Nacional de Alimentação Escolar (Pnae), que objetiva oferecer alimentação adequada, bem como ações de educação alimentar e nutricional, durante o período de permanência na escola. Compreende-se que, por passarem grande parte do dia, e da vida, na escola, esse ambiente torna-se propício à formação de hábitos saudáveis que, uma vez incorporados pelo escolar, podem ser levados para o domicílio e estendidos à família.

CONSIDERAÇÕES FINAIS

O comportamento alimentar é complexo, incluindo determinantes externos e internos ao sujeito, que envolvem valores arraigados na cultura, nas tradições regionais e no espaço socioalimentar do homem. Desse modo, para o cuidado nutricional efetivo, deve-se levar em consideração o indivíduo e seu ambiente, de forma singular e integral, respeitando seus hábitos alimentares, suas condições socioeconômicas e familiares, bem como o acesso aos alimentos.

REFERÊNCIAS

1. Brasil. Ministério da Saúde. Coordenação Geral de Alimentação e Nutrição. Guia alimentar para a população brasileira. Brasília, DF; 2014.
2. Garcia RWD. Reflexos da globalização na cultura alimentar: considerações sobre a alimentação urbana. Revista de Nutrição. 2003;16(4).
3. Bezerra IN, Souza AM, Pereira RA, Sichieri R. Contribution of foods consumed away from home to energy intake in Brazilian urban áreas: the 2008-9 Nationwide Dietary Survey. Br J Nutr. 2012.
4. Gorgulho BM, Fisberg RM, Marchioni DML. Nutritional quality of major meals consumed away from home in Brazil and its association with the overall diet quality. Prev Med. 2013;57:98-101.
5. Monteiro CA, Levy RB, Claro RM, de Castro RR, Cannon G. Increasing consumption of ultra-processed foods and likely impact on human health: evidence from Brazil. Pub Health Nutr. 2010;14(1):5-13.
6. Orfanos P, Naska A, Trichopoulos D, Slimani N, Ferrari P, van Bakel M, et al. Eating out of home and its correlates in 10 European countries. Public Health Nutr. 2007;10(12):1515-25.
7. Instituto Brasileiro de Geografia e Estatística – IBGE. Pesquisa de Orçamentos Familiares: Análise do consumo alimentar pessoal no Brasil. Rio de Janeiro; 2011.
8. Associação Brasileira das Empresas de Refeições Coletivas – ABERC. Mercado real de refeições. São Paulo; 2018. Disponível em: http://aberc.com.br. Acesso em: 29 abr 2018.
9. Bezerra IN, Sichieri R. Eating out of home and obesity: a Brazilian nationwide survey. Public health nutrition. 2009;12(11):2037-43.
10. Moubarac JC, Claro RM, Baraldi LG, Levy RB, Martins APB, Cannon G, et al. International differences in cost and consumption of ready-to-consume food and drink products: United Kingdom and Brazil, 2008-2009. Global Public Health. 2013;8(7):845-56.
11. Souza AM, Pereira RA, Yokoo EM, et al. Most consumed foods in Brazil: National Dietary Survey 2008-2009. Rev Saúde Pública. 2013; 47(S1):190s-9s.
12. Burns C, Jackson M, Gibbons C, Stoney RM. Foods prepared outside the home: association with selected nutrients and body mass index in adult Australians. Public Health Nutrition. 2002;5(3): 441-8.
13. Schmidt M, Affenito SG, Striegel-Moore R, Khoury PR, Barton B, Crawford P, et al. Fast-food intake and diet quality in black and white girls: The National Heart, Lung, and Blood Institute Growth and Health Study. Arch Pediatr Adolesc Med. 2005;159(7):626-31.

14. Carus JP, França GVA, Barros AJD. Place and type of meals consumed by adults in medium sized cities. Revista de Saúde Pública. 2014;41(8):68-74.
15. Bandoni DH, Canella DS, Levy RB. Eating out or in from home: analyzing the quality of meal according eating locations. Rev Nutr. 2013;26(6):625-32.
16. Gorgulho BM, Fisberg RM, Marchioni DML. Away-from-home meals: prevalence and characteristics in a metropolis. Rev Nutr. 2014;27(6):703-13.
17. Orfanos P, Naska A, Trichopoulus D, et al. Eating out of home and its correlates in 10 European countries. The European Prospective Investigation into Cancer and Nutrition study. Public Health Nutrition. 2010;10(12):1515-25.
18. Nielsen S, Popkin B. Changes in beverage intake between 1977 and 2001. Am J Prev Med. 2004;27:205-10.
19. Abreu ES, Garbelotti ML, Torres EAFS. Dietary fiber consumption and composition foods in "by-the-kilo" restaurants. Nutr Food Science. 2005;35(6):386-92.
20. Andrade GC, da Costa Louzada ML, Azeredo CM, Ricardo CZ, Martins APB, Levy RB. Out-of-Home Food Consumers in Brazil: What do They Eat? Nutrients. 2018;10(2):218.
21. Ziegler P, Briefel R, Ponza M, Novak T, Hendricks K. Nutrient intakes and food patterns of toddlers' lunches and snacks: influences of location. J Am Dietetic Assoc. 2006;106(1S):124-34.
22. Egger G, Swinburn B. Planet obesity: how we're eating ourselves and the planet to death. Sydney: Allen and Unwin; 2010. ISBN: 9781742373621.
23. Azevedo E, Rigon SA. Sistema alimentar com base no conceito de sustentabilidade. In: Taddei JA, Lang RMF, Longo-Silva G, Toloni MHA, Veja JB (org.). Nutrição em Saúde Pública. Rio de Janeiro: Rubio; 2016. p. 467-77.

Capítulo 31
CONTROLE DA OBESIDADE NA ADOLESCÊNCIA

Marcia Maria Hernandes de Abreu de Oliveira Salgueiro
Natália Cristina de Oliveira Vargas e Silva
Nyvian Alexandre Kutz
Natália Miranda da Silva

INTRODUÇÃO

A obesidade pode ser definida como o acúmulo excessivo ou anormal de tecido adiposo que pode impactar a saúde.[1] Essa condição também é caracterizada pelo balanço calórico positivo, de etiologia multifatorial, em que destacam-se a suscetibilidade genética, desordens metabólicas, gênero, idade, nível de atividade física e hábitos alimentares.[2]

Os países ocidentais estão passando por uma pandemia de obesidade em crianças e adolescentes.[3] No Brasil, a cada década observa-se aumento na prevalência da obesidade, que se inicia na infância e tende a persistir até a idade adulta.[4]

Nos últimos 30 anos, o número de crianças e adolescentes obesos triplicou em muitos países.[3] Nos Estados Unidos, 17% dos jovens até 19 anos são obesos.[4] No Brasil, os dados são ainda mais alarmantes: 25% dos adolescentes estão acima do peso.[5]

O excesso de peso e a obesidade constituem o quinto fator mais importante de mortalidade e são determinantes do desenvolvimento de doenças crônicas.[6] A literatura é contundente ao afirmar que há aumento da prevalência de doenças crônicas e cardiovasculares que acompanham o aumento da obesidade,[3,7,8] bem como redução da qualidade e expectativa de vida.[5] Além disso, há claras evidências de que a obesidade na infância e adolescência está associada com a morbidade na idade adulta, portanto, o tratamento dessa condição, o mais cedo possível, deve ser prioridade[9] para evitar a piora do prognóstico.

Apesar de afetar jovens de todas as classes sociais, a prevalência de obesidade é maior entre os mais pobres, entre aqueles cujo chefe do domicílio possui menor escolaridade[4] e entre os residentes de áreas urbanas.[10] O aumento da ingestão inadequada de alimentos e a redução dos níveis de atividade física são grandes impulsionadores dessa condição e serão discutidos nas seções que se seguem.

ESTILO DE VIDA E OBESIDADE

Os comportamentos relacionados à saúde ou aqueles que a colocam em risco, praticados na adolescência, tendem a se estender à vida adulta, resultando em consequências positivas ou negativas para a qualidade de vida. Políticas públicas que favoreçam a adoção de comportamentos saudáveis são relevantes para a promoção da saúde e melhoria no estilo de vida da população.[11]

Os padrões alimentares na infância e adolescência são importantes preditores da obesidade e de doenças cardiovasculares na idade adulta, além de determinarem o risco de alguns tipos de câncer.[12] Nessa fase de transição para a idade adulta, é muito importante que sejam adquiridos bons hábitos de estilo de vida,[13] especialmente no que diz respeito à alimentação e prática de atividade física.

De acordo com o dicionário Houaiss,[14] *hábito* é "o uso ou ação repetida que leva ao conhecimento ou prática; modo usual de ser ou agir; costume". Sendo assim, um "conjunto de hábitos envolvendo alimentos e preparações, de uso cotidiano por pessoas ou grupos populacionais, em que há forte influência da cultura, tabus alimentares e tradições de comunidades ou de povos" é o que caracteriza os hábitos alimentares.[15]

Na adolescência, há baixa frequência de hábitos saudáveis, e o consumo ideal de frutas e hortaliças é atingido por uma ínfima parcela dos jovens.[12] Consumir frutas e hortaliças em quantidades adequadas ajuda a substituir o consumo de alimentos altamente calóricos e produz saciedade. A frequência de "beliscos" tende a aumentar quando se pulam refeições, principalmente o café da manhã, o que interfere no aprendizado escolar e está associada à obesidade infantil.[16]

Comer em família tem impacto no consumo de frutas, verduras e legumes e no índice de massa corporal (IMC) de crianças; além disso, o consumo diário desses alimentos pelos pais resulta em um maior consumo deles pelos filhos.[17] Adolescentes que realizam duas refeições três vezes por semana com seus familiares apresentam melhor autorregulação do apetite e hábitos alimentares mais saudáveis.[18]

No Brasil, a Pesquisa Nacional de Saúde do Escolar (PeNSE, 2012) apontou que os adolescentes comumente realizam cinco ou mais refeições na semana com a família, consumindo com maior frequência alimentos considerados marcadores de alimentação saudável (feijão, hortaliças cruas ou cozidas, frutas e leite) do que alimentos considerados marcadores de uma alimentação não saudável (frituras, embutidos, biscoitos salgados e doces, salgados fritos, salgados de pacotes, guloseimas e refrigerante).[19] Em 2015, a PeNSE verificou consumo semelhante ao de 2012, porém houve uma diminuição no consumo de feijão.[11] Mesmo que as informações de consumo alimentar nacional apresentem resultados promissores, os dados de avaliação antropométrica apontam para um excesso de peso nesse estágio de vida.[10]

A alimentação fora de casa, comum nesse grupo, geralmente conta com porções maiores, menor qualidade nutricional, alta densidade energética e bebidas açucaradas.[16] Além disso, alimentos ultraprocessados têm cada vez mais tomado o lugar dos alimentos *in natura*.[20]

Paralelamente, a atividade física nessa fase da vida é uma variável importante. Ela pode ser definida como qualquer movimento corporal, produzido pela musculatura esquelética, que resulte em gasto energético, tendo componentes e determinantes biopsicossociais, culturais e comportamentais, podendo ser exemplificada por jogos, lutas, danças, esportes, exercícios físicos, atividades laborais e deslocamentos.[21]

Existe uma tendência de redução na prática de atividades físicas ao longo da vida, que se inicia no final da infância e adolescência e vai até a idade adulta.[22,23] Recentemente, nota-se aumento do sedentarismo mesmo entre as crianças, e isso sugere que esse comportamento irá aumentar ainda mais nas futuras populações adultas.[24]

Contribuem para o comportamento sedentário fatores como ser do sexo feminino, idade (quanto maior, mais sedentário), residir em apartamento, deslocamento passivo à escola, não praticar ou não gostar da educação física escolar e perceber o nível de atividade física da mãe como baixo.[24] Pais e amigos exercem influência no nível de atividade física dos adolescentes, por modelamento comportamental e pelo suporte social.[25]

Os malefícios do sedentarismo superam, em muito, as eventuais complicações que podem decorrer da prática de alguma atividade física, portanto, de acordo com a posição da Sociedade Brasileira de Medicina do Esporte, a relação custo-benefício é bastante vantajosa.[26] Apesar disso, a prevalência de inatividade física é de cerca de 68% entre os adolescentes brasileiros.[24] Quando se considera o baixo nível de atividade física, a prevalência varia de 39% a alarmantes 93,5% dos adolescentes brasileiros.[27]

Vários fatores exercem influência na gênese da obesidade (Figura 1), entretanto, o crescente aumento do número de adolescentes obesos parece estar mais relacionado ao estilo de vida.

IMAGEM CORPORAL

A imagem corporal é a tradução de uma construção mental de pensamentos, sentimentos e atitudes em relação ao corpo, sendo fortemente influenciada pela mídia, família e sociedade.[28,29]

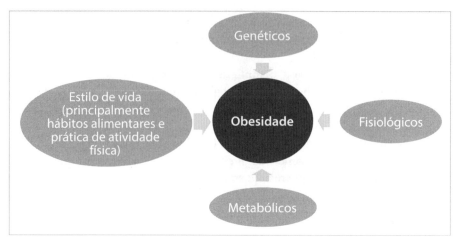

Figura 1 Fatores relacionados à gênese da obesidade.

As diversas mudanças que ocorrem nesse estágio de vida afetam a forma como os adolescentes se percebem, resultando em distorções da imagem corporal, observadas quando avaliados por métodos objetivos (IMC) e subjetivos (questionário sobre percepção da imagem corporal).[30]

Fatores biológicos

A adolescência é um estágio de vida marcado por alterações biológicas caracterizadas pela puberdade, divididas em maturação corporal e sexual, sendo esta última definida por características sexuais primárias e secundárias.[31]

Nas meninas, as características sexuais primárias são marcadas por alterações dos ovários, útero e vagina; e as secundárias, pelo aumento das mamas, aparecimento dos pelos pubianos e axilares. Nos meninos, as primárias são mudanças estruturais dos testículos, próstata e glândulas seminais; e as secundárias são o aumento da genitália, pênis, testículos, bolsa escrotal, além do aparecimento dos pelos pubianos, axilares, faciais e mudança do timbre da voz.[31]

Ao mesmo tempo, acontece a maturação corporal, determinada por mudanças biológicas no tamanho, forma e composição corporal (massa muscular e tecido adiposo) e na velocidade de crescimento (estirão puberal). Essas transformações físicas ocorrem em conjunto com mudanças comportamentais e psicossociais.[31]

Em geral, o desenvolvimento sexual tardio está relacionado a maior chance de insatisfação corporal nas meninas, quando comparadas às que possuem desenvolvimento correto, que usualmente sentem-se mais atraentes e apresentam imagens corporais mais positivas.[32,33]

A insatisfação corporal é uma realidade na vida do adolescente, e todos os fatores ligados a esse estágio de vida associam-se ao sentimento negativo da imagem corporal.[34]

Escola

O ambiente escolar tem, entre as suas funções, a de ser um lugar de socialização, inclusão, formação de valores e comportamentos, sendo um espaço de discussões democráticas e universais.[35,16]

Comentários impregnados de estigmas preconceituosos (*bullying*) dirigidos àqueles que estão acima ou abaixo do peso, por exemplo, interferem no próprio desempenho dos alunos e contribuem para a exclusão social deles.[36,37]

A escola, como cenário ativo na construção de novos cidadãos mobilizados na luta contra a violência ou discriminações por quaisquer diferenças,[35] deve praticar ações que aproximem a comunidade escolar (pais, alunos, professores, colaboradores e gestores) em uma abordagem de caráter educativo.

A educação para a saúde na escola contribui para o aproveitamento e está associada à produção econômica e à qualidade de vida. Nesse processo, hábitos saudáveis são formados e fortalecidos, em benefício da saúde individual e da comunidade na qual o adolescente está inserido.[38]

Por mais que políticas públicas contribuam para a prevenção da obesidade no ambiente escolar, comportamentos saudáveis oriundos do ambiente familiar possivelmente são mais efetivos.[39]

Família

O comportamento dos pais, em especial da mãe, em relação ao seu peso, a adoção de dietas e a insatisfação corporal podem despertar no adolescente o interesse por comportamentos que interferem em sua própria imagem corporal.[40]

A pressão exercida pela mãe no controle de peso corporal das meninas é fator determinante para a insatisfação da imagem corporal e busca por estratégias para alteração da forma física.[41]

Há também outras situações, em que o sobrepeso dos filhos não é percebido pelos pais ou eles não aceitam as classificações de medidas de crescimento estabelecidas pela *Organização Mundial da Saúde* divulgadas pelos profissionais de saúde.[42]

Na adolescência, a família tem menos controle sobre a alimentação praticada pelos filhos. Nessa fase, as meninas optam por dietas da moda na busca pelo controle de peso, enquanto os meninos utilizam suplementos nutricionais para o ganho de massa muscular e melhor aparência, visando a um corpo idealizado de forma imediata.[16]

A autopercepção da imagem corporal dos adolescentes é moldada por como os outros os enxergam. A formação adequada da autoestima depende de uma visão afetuosa e expressiva, dada geralmente por pessoas próximas. O papel dos pais na formação de atributos para a construção da autoconfiança e capacidades para o enfrentamento de adversidades se dá desde a infância e é percebido de maneira mais contundente na adolescência.[43]

Mídia

Mídias sociais como Facebook, Instagram e Snapchat são acessadas várias vezes ao dia por adolescentes, principalmente para obter informações, conectar-se com amigos e novas pessoas, buscar dicas sobre dietas e exercícios, bem como se divertir.[44] Essas mídias são consideradas os fatores de maior influência sobre a imagem corporal,[28] uma vez que ditam padrões de beleza e favorecem o narcisismo.[45,46]

Adolescentes que acessam as redes sociais diariamente têm mais chances de apresentar insatisfação com a imagem corporal do que aqueles que as acessam mensalmente.[44] A insatisfação corporal é uma construção subjetiva negativa consequente da disparidade entre a imagem corporal real e a idealizada, influenciada fortemente pelas representações midiáticas.[28,29]

Sociedade

No Brasil, estudos que avaliaram a imagem corporal de adolescentes concluíram que a maior frequência de insatisfação corporal se dá no sexo feminino.[34,47]

A obesidade impõe algumas dificuldades aos adolescentes que se preocupam com sua imagem corporal e sua forma física. Entre os obstáculos que encontram estão a rejeição pelos colegas, a aceitação pelos pares e a pressão emocional. Eles desenvolvem mecanismos psicológicos de defesa, expressos de diversas formas, podendo ser um reforço positivo para alcançar a mudança, mas ao mesmo tempo negativo, com possibilidade de gerar barreiras para o reconhecimento do problema e tomada de decisão para as mudanças necessárias.[42]

Outros obstáculos se apresentam na vida diária, por exemplo, a mobilidade urbana, que inclui mobiliário inadequado às necessidades das pessoas obesas, como assentos e catracas nos meios de transporte coletivo, portas giratórias, poltronas em cinemas, teatros e praças de alimentação.

Contudo, talvez o maior deles seja a aquisição de roupas, que geralmente não se adéquam à forma física e à faixa etária.[42] Frequentemente, as empresas brasileiras que comercializam roupas no varejo nos segmentos *jeans, surfwear*, camisaria, moda praia e modinha (moda feminina que acompanha a mídia), não seguem os padrões recomendados pelas normas da Organização Internacional para Padronização (International Organization for Standartization – ISO) para o setor vestuário e não contemplam as diferenças corporais e de estilo.[48]

Freitas et al.[49] definem o padrão de beleza corporal como um conjunto de características que um corpo deveria apresentar para ser considerado belo por um determinado grupo de indivíduos.

Atualmente, a sociedade tem como padrão de beleza que belo é o corpo abaixo do peso mediante a classificação do IMC.[49] Ao mesmo tempo, ela fornece um ambiente obesogênico, que inclui uma vasta gama de produtos hipercalóricos, ricos em sódio, açúcares e gorduras, com baixo teor de fibras e vitaminas, que se relacionam como fatores de risco para a obesidade.[39]

Nesse cenário, faz-se necessário fortalecer os mecanismos de participação social que promovam a autonomia e o empoderamento dos adolescentes, suas famílias, e de toda a comunidade.[38] A promoção da saúde exige um trabalho integrado e de caráter intersetorial, alinhado às políticas públicas na busca por indivíduos mais saudáveis, críticos e participativos nas decisões sociais.

RECOMENDAÇÕES DE ALIMENTAÇÃO SAUDÁVEL NA ADOLESCÊNCIA

O Ministério da Saúde, por meio do Departamento de Atenção Básica, formulou passos para uma alimentação saudável em todos os estágios da vida, valorizando as especificidades e necessidades de cada fase, além de ratificar os aspectos que englobam o ato de comer alinhados aos preceitos sugeridos pelo Guia Alimentar para a População Brasileira.[20]

A boa relação familiar é fator de proteção contra comportamentos não saudáveis, que incluem o uso de tabaco, álcool e consumo alimentar inadequado,[50] bem como de reforço dos comportamentos saudáveis.

Na prática da alimentação saudável em família deve-se exercitar a comensalidade, que envolve comer com o outro, em um ambiente agradável, sem interferências tecnológicas e atentando-se ao máximo àquilo que se come, para que se alcance o prazer na experiência de comer.[20] Os passos para a alimentação saudável do adolescente, recomendados pelo Ministério da Saúde, estão expressos no Quadro 1.

Quadro 1 Seis passos para a alimentação saudável do adolescente

1º Passo: Para manter, perder ou ganhar peso procure a orientação de um profissional de saúde.

2º Passo: É legal comer 5 ou 6 vezes ao dia: no café da manhã, no almoço e no jantar, além de fazer lanches saudáveis nos intervalos dessas refeições.

3º Passo: Tente comer menos salgadinho de pacote, refrigerantes, biscoitos recheados, lanches industrializados, alimentos de preparo instantâneo, doces, sorvetes e frituras.

4º Passo: Procure comer, sempre que puder, frutas, verduras e legumes.

5º Passo: Faz bem comer feijão, arroz, massas, tomar leite e/ou derivados todos os dias.

6º Passo: Escolha sempre alimentos saudáveis nos lanches da escola e nos momentos de lazer.

Fonte: Brasil, 2017.[51]

RECOMENDAÇÕES DE ATIVIDADE FÍSICA NA ADOLESCÊNCIA

O desenvolvimento da obesidade na adolescência relaciona-se principalmente com hábitos alimentares, níveis de atividade física, tempo de atividades sedentárias (como uso de computadores, *videogames* e celulares), condição socioeconômica da família e genética.[2] Nessa faixa etária, a obesidade é atribuída principalmente a um estilo de vida inadequado,[52] que impacta de forma negativa a composição corporal do adolescente.

O estilo de vida sedentário vem sendo facilitado pelos avanços tecnológicos, que fazem com que o jovem não necessite da força física para muitas atividades, fato comum anos atrás. Ainda, o medo da violência nas grandes cidades tem feito com que os pais recomendem que seus filhos saiam menos de casa, impedindo-os de realizarem atividades como corrida, jogar bola e demais atividades que envolvem importante gasto calórico ou gasto energético.[53,54]

Os níveis de atividade física durante a adolescência tendem a cair com o avanço da idade e representam um forte preditor da prática de atividade física na idade adulta.[55] A redução da atividade física é uma tendência global nos dias atuais; e a obesidade, por si só, leva à redução da prática de atividades físicas, estabelecendo-se, assim, um ciclo vicioso.[52]

Estudos com adolescentes brasileiros verificaram prevalência de sedentarismo de 56,9-66,8%,[56-58] com maior incidência entre as moças.[58] Aspectos culturais parecem mediar essa diferença entre os gêneros. Os rapazes costumam praticar mais atividades físicas pelo fato de ser esperado que eles sejam fortes, viris e corajosos, ao passo que, das moças, esperam-se delicadeza e graça.[59,60]

A recomendação da Organização Mundial da Saúde é de que os adolescentes pratiquem pelo menos 60 minutos diários de atividade física em intensidade moderada a vigorosa. Essas atividades incluem jogos, esportes, atividade física como meio de transporte, tarefas domésticas, recreação, aulas de educação física escolar e exercícios sistematizados.[61]

Para aumentar a adesão à prática regular de atividade física, as atividades escolhidas devem ser agradáveis e sustentáveis, de forma que possam ser incluídas como parte da rotina diária do jovem. O envolvimento dos pais é essencial para servir de exemplo e motivação.[62]

A atividade física regular não somente contribui para a redução da adiposidade corporal, mas também pode aumentar a aptidão cardiorrespiratória e muscular, além de melhorar a saúde óssea.[52]

Na ausência de restrição calórica, o exercício em intensidade moderada não é suficiente para promover redução de peso e adiposidade. Entretanto, quando combinado com uma redução calórica bem planejada, significante perda de peso pode ser obtida.[63]

Os benefícios do exercício aeróbico e do resistido já foram extensivamente demonstrados, desde que mantidos com regularidade por meses.[63] Programas de exercícios em séries de 10-15 minutos também já foram estudados e apresentaram resultados favoráveis.[64] A recomendação de atividade física atual para adolescentes obesos é de 60 minutos por dia de uma combinação de exercícios aeróbicos e de fortalecimento muscular.[65]

TRATAMENTO E PREVENÇÃO DA OBESIDADE NA ADOLESCÊNCIA

Prevenir a obesidade continua sendo a melhor estratégia, visto que não há um consenso em relação aos programas de intervenção. Além disso, essa conduta se traduz na redução da incidência de doenças crônico-degenerativas.[66]

O manejo do cuidado em crianças e adolescentes com excesso de peso envolve alterações no estilo de vida, de maneira gradual,[16] promovendo melhorias na alimentação e na prática de atividades físicas. Mudanças precoces e permanentes devem alcançar a família, a escola e a comunidade.[67]

No âmbito da atenção básica, o adolescente deve ser parte ativa das ações de saúde. A equipe multiprofissional precisa auxiliá-lo na busca de estratégias para a solução dos problemas por meio da autodescoberta e do empoderamento, acompanhando-o no processo de resgate de sua autoestima. Os profissionais de saúde podem incentivar práticas coletivas de atividade física regular e um consumo alimentar saudável, com práticas que envolvam a troca de receitas e saberes, ampliando as experiências gustativas, considerando que a segurança alimentar depende de acesso, informação e escolha.[16]

Styne et al.[63] recomendam algumas estratégias de prevenção da obesidade (Quadro 2). As estratégias recomendadas por esses autores também podem fazer parte do tratamento de adolescentes obesos e ser utilizadas pela equipe multidisciplinar, pois referem-se a hábitos saudáveis a serem incorporados permanentemente.

Quadro 2 Estratégias preventivas da obesidade

- Manter um padrão de sono saudável (8-11h por noite)
- Consumo de pelo menos 5 porções de frutas e vegetais por dia
- Manter um padrão alimentar saudável (3 refeições principais e 1-2 lanches por dia)
- Limitar o tempo de tela a 1-2 h por dia
- Realizar no mínimo 60 min de atividade física por dia
- Estimular as escolas a oferecerem educação alimentar
- Evitar o consumo de alimentos ricos em calorias e pobres em nutrientes
- Promover dinâmicas familiares
- Minimizar situações de estresse

Fonte: Styne et al. (2017).[63]

As estratégias de prevenção e tratamento da obesidade devem promover a alimentação saudável, a prática de atividade física regular e a saúde mental dos adolescentes. Esse grupo tende a apresentar um maior comprometimento emocional e ter a autoestima e a autoconfiança abaladas, o que pode levar ao consumo de alimentos de forma compulsiva, visando a preencher lacunas afetivas.[68,69,70]

O papel da psicoterapia é promover a ampla discussão da situação emocional, levar os indivíduos a refletir, compreender e buscar mecanismos para o enfrentamento dos problemas,[69,70] podendo ser útil para a perda de peso e as questões psicológicas decorrentes.[68]

A gestão da obesidade infantil deve ser feita a partir da perspectiva da família como um todo, aproveitando-se de intervenções familiares adaptadas às suas necessidades e associadas ao seu *status* socioeconômico, tamanho da família, educação dos pais e motivação para mudar. Os pais devem ser os principais agentes de redução de hábitos obesogênicos,[71] mas o adolescente deve desenvolver sua autonomia e participação ativa nas ações de seu interesse.[16]

Em todas as abordagens é preciso entender famílias e comunidades como sujeitos coletivos dotados de características, dinâmicas e necessidades diferentes, que respondem de forma distinta aos fatores que lhes afetam, pois carregam suas especificidades individuais, tradições e culturas.[72]

Abordagens educativas e pedagógicas destinadas à educação alimentar e relacionadas à atividade física, contextualizadas às necessidades econômicas e culturais das famílias, que acompanhem os indivíduos durante todos os estágios de vida, dentro e fora de casa,[73] são estratégias promissoras.

REFERÊNCIAS

1. Organização Mundial da Saúde (OMS). Obesity and overweight, 2018. Disponível em: http://www.who.int/mediacentre/factsheets/fs311/en/. Acesso em: 22 fev 2018.
2. Niehues JR, Gonzales AI, Lemos RR, Bezerra PP, Haas P. Prevalence of overweight and obesity in children and adolescents from the age range of 2 to 19 years old in Brazil. Int J Pediatr. 2014;2014:583207.

3. Aiello AM, Marques de Melo L, Souza Nunes M, Soares da Silva A, Nunes A. Prevalence of obesity in children and adolescents in Brazil: a meta-analysis of cross-sectional studies. Curr Pediatr Rev. 2015;11(1):36-42.
4. Ogden CL, Carroll MD, Fakhouri TH, Hales CM, Fryar CD, Li X, et al. Prevalence of obesity among youths by household income and education level of head of household – United States 2011-2014. MMWR Morb Mortal Wkly Rep. 2018;67(6):186-9.
5. Bloch KV, Klein CH, Szklo M, Kuschnir MCC, Abreu GA, Barufaldi LA, et al. ERICA: prevalences of hypertension and obesity in Brazilian adolescents. Rev Saúde Pública. 2016;50(Suppl 1):9s.
6. Organização Mundial da Saúde (OMS). Global health risks: mortality and burden of disease attributable to selected major risks. Geneva: World Health Organization; 2009. Disponível em: http://apps.who.int/iris/handle/10665/44203. Acesso em: 12 mar 2018.
7. Rosner B, Cook NR, Daniels S, Falkner B. Childhood blood pressure trends and risk factors for high blood pressure: the NHANES Experience 1988-2008. Hypertension. 2013;62(2):247-54.
8. Hodges EA, Smith C, Tidwell S, Berry D. Promoting physical activity in preschoolers to prevent obesity: a review of the literature. J Ped Nursing. 2013;28:3-19.
9. Hollinghurst S, Hunt LP, Banks J, Sharp DJ, Shield JP. Cost and effectiveness of treatment options for childhood obesity. Pediatr Obes. 2014;9(1):e26-34.
10. Instituto Brasileiro de Geografia e Estatística (IBGE). Pesquisa de Orçamentos Familiares 2008-2009: antropometria e estado nutricional de crianças, adolescentes e adultos no Brasil, 2010. Disponível em: https://biblioteca.ibge.gov.br/visualizacao/livros/liv45419.pdf. Acesso em: 22 fev 2018.
11. Instituto Brasileiro de Geografia e Estatística (IBGE). Pesquisa Nacional de Saúde do Escolar 2015. Rio de Janeiro; 2016. Disponível em: https://biblioteca.ibge.gov.br/visualizacao/livros/liv97870.pdf. Acesso em: 12 mar 2018.
12. Neutzling MB, Assunção MCF, Malcon MC, Hallal PC, Menezes AMB. Hábitos alimentares de escolares adolescentes de Pelotas, Brasil. Food habits of adolescent students from Pelotas, Brazil. Rev Nutr. 2010;23(3):379-88.
13. Fundo das Nações Unidas para a Infância (Unicef). The state of the world's children 2011: adolescence, an age of opportunity, 2011. Disponível em: https://www.unicef.org/adolescence/files/SOWC_2011_Main_Report_EN_02092011.pdf. Acesso em: 22 fev 2018.
14. Houaiss A, Villar MS. Minidicionário Houaiss da língua portuguesa. Instituto Antônio Houaiss de Lexicografia e Banco de Dados da Língua Portuguesa S/C Ltda. 3.ed. rev. e aum. Rio de Janeiro: Objetiva; 2008.
15. Brasil. Conselho Federal de Nutricionistas. Resolução CFN n. 380, de 28 de dezembro de 2005. Dispõe sobre a definição das áreas de atuação do nutricionista e suas atribuições, estabelece parâmetros numéricos de referência por área de atuação, e dá outras providências. Diário Oficial da União 2006; 10 jan. Disponível em: http://www.cfn.org.br/wp-content/uploads/resolucoes/Res_380_2005.htm. Acesso em: 24 mar 2018.
16. Brasil. Ministério da Saúde. Secretaria de Atenção à Saúde. Departamento de Atenção Básica. Estratégias para o cuidado da pessoa com doença crônica: obesidade. Brasília: Ministério da Saúde; 2014. Disponível em: http://189.28.128.100/dab/docs/portaldab/publicacoes/caderno_38.pdf. Acesso em: 21 mar 2018.
17. Christian MS, Evans CE, Hancock N, Nykjaer C, Cade JE. Family meals can help children reach their 5 a day: a cross sectional survey of children's dietary intake from London primary schools. J Epidemiol Comm Health. 2013;67(4):332-8.
18. de Wit JB, Stok FM, Smolenski DJ, de Ridder DD, de Vet E, Gaspar T, et al. Food culture in the home environment: family meal practices and values can support healthy eating and self-regulation in young people in four European countries. Appl Psychol Health Well Being. 2015;7(1):22-40.

19. Instituto Brasileiro de Geografia e Estatística (IBGE). Pesquisa Nacional de Saúde do Escolar 2012. Rio de Janeiro; 2013. Disponível em: https://biblioteca.ibge.gov.br/visualizacao/livros/liv64436.pdf. Acesso em: 12 mar 2018.
20. Brasil. Ministério da Saúde. Secretaria de Atenção à Saúde. Departamento de Atenção Básica. Guia alimentar para a população brasileira. 2.ed., 1. reimpr. Brasília: Ministério da Saúde; 2014. Disponível em: http://bvsms.saude.gov.br/bvs/publicacoes/guia_alimentar_populacao_brasileira_2ed.pdf. Acesso em: 12 mar 2018.
21. Pitanga FJG. Epidemiologia, atividade física e saúde. Revista Brasileira de Ciência e Movimento. 2002;10(3):49-54.
22. Azevedo MR, Araújo CL, Silva MC, Hallal PC. Tracking of physical activity from adolescence to adulthood: a population-based study. Rev Saúde Pública. 2007;41:69-75.
23. Raustorp A, Svenson K, Perlinger T. Tracking of pedometer-determined physical activity: a 5-year follow-up study of adolescents in Sweden. Pediatr Exerc Sci. 2007;19:228-38.
24. Bergmann GG, Bergmann MLA, Marques AC, Hallal PC. Prevalência e fatores associados à inatividade física entre adolescentes da rede pública de ensino de Uruguaiana, Rio Grande do Sul, Brasil. Cad Saúde Pública. 2013;29(11):2217-29.
25. Cheng LA, Mendonça G, Farias Junior JC. Physical activity in adolescents: analysis of the social influence of parents and friends. J Pediatr. 2014;90(1):35-41.
26. Carvalho T, Nóbrega ACL, Lazzoli JK, Magni JRT, Rezende L, Drummond FA, et al. Posição oficial da Sociedade Brasileira de Medicina do Esporte: atividade física e saúde. Rev Bras Med Esporte. 1996;2(4):79-81.
27. Tassitano RM, Bezerra J, Tenório MCM, Colares V, Barros MVG, Hallal PC. Atividade física em adolescentes brasileiros: uma revisão sistemática. Rev Bras Cineant & Desemp Hum. 2007;9(1):55-60.
28. Thompson JK, Coovert MD, Stormer SM. Body image, social comparison, and eating disturbance: a covariance structure modeling investigation. Int J Eat Disord. 1999;26(1):43-51.
29. Gomes PBMB. Mídia, imaginário de consumo e educação. Educ Soc. 2001;22(74):191-207.
30. Brener ND, Eaton DK, Lowry R, McManus T. The Association between weight perception and BMI among high school students. Obes Res. 2004;12(11):1866-74.
31. Brasil. Ministério da Saúde. Secretaria de Atenção à Saúde. Departamento de Ações Programáticas Estratégicas. Saúde do adolescente: competências e habilidades. Brasília: Editora do Ministério da Saúde; 2008. Disponível em: http://bvsms.saude.gov.br/bvs/publicacoes/saude_adolescente_competencias_habilidades.pdf. Acesso em: 12 mar 2018.
32. McLaren L, Hardy R, Kuh D. Women's body satisfaction at midlife and lifetime body size: a prospective study. Health Psychol. 2003;22(4):370-7.
33. Striegel-Moore RH, Silberstein LR, Rodin J. The social self in bulimia nervosa: public self-consciousness, social anxiety, and perceived fraudulence. J Abnorm Psychol. 1993;102:297-303.
34. Miranda VPN, Conti MA, Carvalho PHB, Bastos RR, Ferreira MEC. Imagem corporal em diferentes períodos da adolescência. Rev Paul Pediatr. 2014;32(1):63-9.
35. Mattos RS, Perfeito R, Carvalho MCVS, Retondar J. Obesidade e *bullying* na infância e adolescência: o estigma da gordura. Demetra. 2012;7(2):71-84.
36. Costa MAP, Souza MA, Oliveira VM. Obesidade infantil e *bullying*: a ótica dos professores. Educ e Pesq. 2012;38(3):653-65.
37. Brasil. Ministério da Educação. Secretaria de Educação Básica. Secretaria de Educação Continuada, Alfabetização, Diversidade e Inclusão. Secretaria de Educação Profissional e Tecnológica. Conselho Nacional da Educação. Câmara Nacional de Educação Básica. Diretrizes Curriculares Nacionais Gerais da Educação Básica. Brasília: MEC, SEB, DICEI; 2013. Disponível em: http://

portal.mec.gov.br/docman/julho-2013-pdf/13677-diretrizes-educacao-basica-2013-pdf/file. Acesso em: 12 mar 2018.
38. Brasil. Ministério da Saúde. Escolas promotoras de saúde: experiências do Brasil. Brasília: Ministério da Saúde; 2007. Disponível em: http://bvsms.saude.gov.br/bvs/publicacoes/escolas_promotoras_saude_experiencias_brasil_p1.pdf. Acesso em: 12 mar 2018.
39. Fisberg M, Maximino P, Kain L, Kovalskys I. Obesogenic environment: intervention opportunities. J Pediatr (Rio J). 2016;92(3 Suppl 1):S30-9.
40. Keery H, Eisenberg ME, Boutelle K, Neumark-Sztainer D, Story M. Relationships between maternal and adolescent weight-related behaviors and concerns: the role of perception. J Psychosom Res. 2006;61:105-11.
41. Ricciardelli LA, McCabe MP. Children's body image concerns and eating disturbance: a review of the literature. Clin Psychol Rev. 2001;21(3):325-44.
42. Martínez-Aguilar ML, Flores-Peña Y, Rizo-Baeza MM, Vázquez-Galindo L, Gutiérres-Sánchez G. Percepções da obesidade de adolescentes obesos, estudantes do 7º ao 9º grau, residentes em Tamaulipas, México. Rev Latino-Am Enfermagem. 2010;18(1):48-53.
43. Assis SG, Avanci JQ. Labirinto de espelhos: formação da autoestima na infância e na adolescência. Rio de Janeiro: Fiocruz; 2004. 227p.
44. Lira AG, Ganen AP, Lodi AS, Alvarenga MS. Uso de redes sociais, influência da mídia e insatisfação com a imagem corporal de adolescentes brasileiras. J Bras Psiquiatr. 2017;66 (3):164-71.
45. Tiggemann M, Zaccardo M. Strong is the new skinny: a content analysis of fitspiration images on Instagram. J Health Psychol. 2016;1-1359105316639436. doi: 10.1177/1359105316639436.
46. Kim JW, Chock TM. Body image 2.0: associations between social grooming on Facebook and body image concerns. Comput Human Behav. 2015;48:331-9.
47. Fortes LS, Conti MA, Almeida SS, Ferreira MEC. Insatisfação corporal em adolescentes: uma investigação longitudinal. Rev Psiq Clín. 2013;40(5):167-71.
48. Victor DMR, Rocha REV. Padronização e normalização de tamanhos de peças do vestuário: percepções de fabricantes. Rev FF Business. 2011;9(9):51-65.
49. Freitas CMSM, Lima RBT, Costa AS, Lucena Filho A. O padrão de beleza corporal sobre o corpo feminino mediante o IMC. Rev Bras Educ Fís Esporte. 2010;24(3):389-404.
50. Currie C, Molcho M, Boyce W, Holstein B, Torsheim T, Richter M. Researching health inequalities in adolescents: the development of the Health Behaviour in School-Aged Children (HBSC) family affluence scale. Soc Sci Med. 2008;66(6):1429-36.
51. Brasil. Ministério da Saúde. Seis passos para uma alimentação saudável do adolescente. Brasília-DF; 2017. Disponível em: http://portalms.saude.gov.br/promocao-da-saude/alimentacao-e--nutricao/10-passos-para-uma-alimentacao-saudavel/seis-passos-para-uma-alimentacao-saudavel-do-adolescente. Acesso em: 22 mar 2018.
52. Dabas A, Seth A. Prevention and management of childhood obesity. Indian J Pediatr. 2018. DOI: 10.1007/s12098-018-2636-x.
53. Silva DA, Berria J, Grigollo LR, Petroski EL. Prevalence and factors associated with high body fat in adolescents from a region of Brazil. J Community Health. 2012;37(4):791-8.
54. Ferrari GLM, Matsudo V, Katzmarzyk PT, Fisberg M. Prevalence and factors associated with body mass index in children aged 9-11 years. J. Pediatr. 2017;93(6):601-9.
55. Pate RR, Freedson PS, Sallis JF, Taylor WC, Sirard J, Trost SG, et al. Compliance with physical activity guidelines: prevalence in a population of children and youth. Ann Epidemiol. 2002;12(5):3038.
56. Moraes ACF, Fernandes CAM, Elias RGM, Nakashima ATA, Reichert FF, Falcão MC. Prevalence of physical inactivity and associated factors among adolescents. Rev Assoc Med Bras. 2009;55(5):523-8.

57. Ceschini FL, Andrade DR, Oliveira LC, Araújo Júnior JF, Matsudo VK. Prevalence of physical inactivity and associated factors among high school students from state public schools. J Pediatr (Rio J). 2009;85(4):301-6.
58. Nascente FM, Jardim TV, Peixoto MD, Carneiro CS, Mendonça KL, Póvoa TI, et al. Sedentary lifestyle and its associated factors among adolescents from public and private schools of a Brazilian state capital. BMC Public Health. 2016;16(1):1177.
59. Silva RCR, Malina RM. Level of physical activity in adolescents from Niterói, Rio de Janeiro, Brasil. Cad Saúde Pública. 2000;16:1091-7.
60. Farias Jr JC, Lopes Ada S, Mota J, Hallal PC. Physical activity practice and associated factors in adolescents in Northeastern Brazil. Rev Saúde Pública. 2012;46(3):505-15.
61. Organização Mundial da Saúde (OMS). Global recommendations on physical activity for health, 2011. Disponível em: http://www.who.int/dietphysicalactivity/factsheet_ recommendations/en/index.html. Acesso em: 23 fev 2018.
62. McMurray RG, Berry DC, Schwartz TA, Hall EG, Neal MN, Li S, et al. Relationships of physical activity and sedentary time in obese parent-child dyads: a cross-sectional study. BMC Public Health. 2016;16:124.
63. Styne DM, Arslanian SA, Connor EL, Farooqi IS, Murad MH, Silverstein JH, et al. Pediatric obesity - assessment, treatment and prevention: an endocrine society clinical practice guideline. J Clin Endocrinol Metab. 2017;102:709-57.
64. Schnohr P, O'Keefe JH, Marott JL, Lange P, Jensen GB. Dose of jogging and long-term mortality: the Copenhagen City Heart Study. J Am Coll Cardiol. 2015;65:411-9.
65. Foster C, Moore JB, Singletary CR, Skelton JA. Physical activity and family-based obesity treatment: a review of expert recommendations on physical activity in youth. Clin Obes. 2018;8(1):68-79.
66. Afonso CT, Cunha CF, Oliveira TRPR. Tratamento da obesidade na infância e adolescência: uma revisão da literatura. Rev Med Minas Gerais. 2008;18(4 Supl 1):S131-8.
67. Farias ES, Gonçalves EM, Morcillo AM, Guerra-Júnior G, Amancio OM. Effects of programmed physical activity onbody composition in post-pubertal schoolchildren. J Pediatr (Rio J). 2015;91:122-9.
68. Azevedo MASB, Giglio JS. Um estudo exploratório da personalidade da criança obesa através do desenho da figura humana e dos indicadores emocionais de Koppitz. Tese (Doutorado) – Campinas, Unicamp, 1997.
69. Vieira CM, Turato ER. Percepções de pacientes sobre alimentação no seu processo de adoecimento crônico por síndrome metabólica: um estudo qualitativo. Rev Nutr. 2010;23(3):425-32. DOI: 10.1590/S1415-52732010000300010.
70. Andrade TM, Moraes DEB. Psicologia e nutrição: aspectos psicológicos nos distúrbios alimentares. In: Palma D, Escrivão MAMS, Oliveira FLC. Nutrição clínica na infância e adolescência. Série: Guias de medicina ambulatorial e hospitalar da Unifesp – EPM. Barueri: Manole; 2009. p. 195-202.
71. Golan M. Parents as agents of change in childhood obesity – from research to practice. Int J Pediatr Obes. 2006;1(2):66-76.
72. Brasil. Ministério da Saúde. Secretaria de Atenção à Saúde. Departamento de Atenção Básica. Política Nacional de Alimentação e Nutrição. 1.ed., 1. reimpr. Brasília: Ministério da Saúde; 2013. Disponível em: http://bvsms.saude.gov.br/bvs/publicacoes/politica_nacional_alimentacao_nutricao.pdf. Acesso em: 12 mar 2018.
73. Brasil. Ministério do Desenvolvimento Social e Combate à Fome. Marco de referência de educação alimentar e nutricional para as políticas públicas. Brasília, DF: MDS, Secretaria Nacional de Segurança Alimentar e Nutricional; 2012. Disponível em: http://www4.planalto.gov.br/consea/publicacoes/marco-de-referencia-de-educacao-alimentar-e-nutricional-para-politicas-publicas. Acesso em: 15 mar 2018.

Capítulo 32

MÍDIAS SOCIAIS E ALIMENTAÇÃO

Debora Regina Magalhães Diniz
Mariana Machado Sá
Vanessa Anacleto

INTRODUÇÃO

O Movimento Infância Livre de Consumismo (Milc), criado em 2012, veio com a nossa necessidade de debater o impacto da mídia, do *marketing* e da publicidade na educação e no desenvolvimento das gerações futuras e refletir sobre a necessidade de um novo marco legal capaz de regulamentar a comunicação direcionada a crianças e jovens.

Ao crescer e se tornar adolescentes, a dependência dos pais tende a ficar muito menor e as decisões de consumo passam a ser tomadas independent dos pais. Agora eles têm muitas oportunidades de fazer suas próprias escolhas alimentares, seja na escola, seja nos ambientes de lazer longe de mães e pais. E muitas dessas escolhas estão sendo fortemente influenciadas pelas mídias sociais.

O conceito de adolescência ainda é algo relativamente recente em nossa sociedade, o adolescente está em um hiato: não é mais criança e, perdendo a sua condição de hipervulnerável perante a legislação, não goza da mesma rede de proteção social e familiar; também não atingiu o desenvolvimento e autonomia presente no mundo dos adultos. Tem alguma liberdade e independência para fazer escolhas, mas ainda não tem a maturidade e a informação necessárias para garantir que sejam boas escolhas. Por isso, esperamos que nossa mediação durante toda a infância ajude-os a fazer escolhas mais conscientes.

Discorrer sobre a influência das mídias sociais nos hábitos alimentares dos adolescentes é uma tarefa árdua, já que são um meio de comunicação relativamente novo, cujo *boom* aconteceu nos anos 2000. Diferente do que ocorre com outras mídias, não existe uma experiência prévia, as mídias sociais surgiram justamente nessa geração de jovens.

ADOLESCENTES E MÍDIAS SOCIAIS

Segundo Pesquisa Nacional por Amostra de Domicílios Contínua (PNAD C) do IBGE, o Brasil fechou 2016 com 116 milhões de pessoas conectadas à internet, o equivalente a 64,7% da população com idade acima de 10 anos.

Há pouco tempo atrás, quando debatíamos apenas a publicidade direcionada a crianças e adolescentes, tínhamos como demanda principal a regulação dos meios tradicionais de comunicação, com foco específico na televisão, por conta do número de horas que as crianças brasileiras passam diante das telas. As imagens aspiracionais da publicidade estavam bem delimitadas pelo intervalo comercial: era até "fácil" desconstruir a mensagem do patrocinador. Era possível questionar a mensagem do anunciante: "você acha mesmo que se beber esse produto terá a felicidade?" e fazer juntos uma leitura crítica da mídia.

Atualmente, o lugar do sinal televisivo foi ocupado pela internet. Revistas especializadas, como revistas de moda, comportamento e variedades, foram substituídas pelas mídias sociais e sua produção abundante, diversa e difusa, tendo como agravante o fato de o seu consumo ser feito nas telas individuais dos *smartphones* e *tablets*, frequentemente acompanhados de um fone de ouvido, em uma experiência de imersão antes impensável. Essa evolução tecnológica torna ainda mais árdua a tarefa de acompanhar, dialogar e problematizar as mensagens consumidas pelos adolescentes.

Uma pesquisa da TIC Kids Online Brasil, publicada em 2016, apontou que 80% dos jovens entre 9-17 anos utiliza as redes sociais. É um desafio para mães, pais, educadores e profissionais de saúde a influência das mídias sociais na formação de hábitos dos adolescentes, bem como encontrar alternativas que levem em conta seu estágio de desenvolvimento e potencial autonomia. Por ser algo muito recente, serão necessários muitos estudos e pesquisas para compreender o alcance, os danos e benefícios dos influenciadores digitais nesses sujeitos ainda em formação.

> A geração de crianças e adolescentes, nativos digitais, carece por uma mediação necessária dos limites que devem se estabelecer nas redes sociais, sob pena de restarem superexpostos a diversas circunstâncias que por se encontrarem em ambiente virtual passam despercebidas. É o caso da exposição demasiada dos menores de idade a todo tipo de conteúdo (inadequado ou não), publicidade ou ainda, de forma mais agressiva, da exteriorização da vida pessoal.[1]

Para a discussão sobre a influência das mídias sociais, é preciso, antes, fazer a distinção entre redes sociais e mídias sociais. Uma rede social é formada por um grupo de pessoas com algum nível de relação ou interesse em comum, na internet. Considera-se, então, "redes sociais" aplicativos como Facebook, WhatsApp e LinkedIn. Já as mídias sociais, também conhecidas como "novas mídias" seriam canais para divulgar conteúdos como YouTube, blogs e páginas da internet. Entre redes sociais e mídias sociais entram ferramentas como Twitter, Instagram e Snapchat. A linha que distingue redes sociais e mídias sociais é muito tênue e, por conta disso, da dificuldade em se distinguir divulgação de conteúdo de conversa íntima, é que as mídias sociais têm sua maior influência.

> Se a internet e as redes sociais on-line se converteram em palco propício à formação das subjetividades juvenis, cabe admitir que estes novos espaços de visibilidade se apresentam com múltiplas potencialidades. O acesso à tecnologia começa cada vez mais cedo, sendo necessário que o adolescente saiba utilizar as configurações de privacidade no perfil das redes sociais e adquira as habilidades para uma navegação segura, o que implica saber bloquear propaganda indesejada, spams ou pessoas e comparar diferentes sites para saber se as informações são verdadeiras, entre outras medidas.[2]

OS INFLUENCIADORES DIGITAIS

Um fenômeno social contemporâneo a ser observado é a atuação dos *media influencers*, influenciadores digitais que dominam a internet. Eles atuam, principalmente, no YouTube e Instagram. Por conta da confusão que ainda se faz entre redes sociais e mídias sociais cria-se uma aparente "proximidade" desses influenciadores com os jovens; colecionam milhares de seguidores que se identificam com eles, já que parecem mais reais que outras personalidades (uma vez que, de maneira geral, não são reconhecidos como artistas) e, com isso, divulgam uma enorme quantidade de produtos e de estilo de vida. A publicidade descobriu nas mídias sociais um veículo de divulgação constante, com muita permeabilidade e pouca, ou nenhuma, restrição. "Uma sociedade voltada eminentemente para o consumo requer, necessariamente, um tipo de personalidade que se identifique com os ideais projetados nos mais diversos objetos fetichizados do grande mercado de capital."[3]

O *word-of-mouth* (boca a boca) é uma ferramenta de marketing simples e poderosa. Estudos revelam que de 20-50% das decisões de compra acontecem com a publicidade de boca a boca. Não é difícil compreender: o consumidor tende a ser muito mais receptivo a recomendações de alguém em quem confie e respeite do que em anúncios com apelo mais geral. No Twitter, 49% dos consumidores procuram conselhos de influenciadores digitais e 20% afirmam se sentirem inspirados a fazer suas próprias recomendações sobre determinado produto depois de terem lido um *tweet* de alguém que admiram. Dos usuários da rede, 40% fizeram uma compra, pelo menos uma vez, após terem lido as opiniões de *influencers*.

Consideramos que esses são impactos subdimensionados por conta da quantidade de conteúdo disponível e pela dificuldade em identificar as mensagens comerciais pagas no meio do conteúdo opinativo.

A quantidade de conteúdo torna impossível a avaliação prévia à oferta daquilo que consideram adequados (como pode ser feito com filmes e livros), bem como das produções serem classificadas em relação à faixa etária, tendo a indicação ratificada ou não por organismos governamentais (como é feito com a produção televisiva e cinematográfica).

A menos que o influenciador informe claramente, as mensagens de patrocinadores contidas nos conteúdos dispersos pela internet podem ser difíceis de serem identificadas, pois se confundem com opiniões sobre a marca, o produto ou o serviço, o que torna difícil de ler criticamente (e se defender) e de regular ou responsabilizar.

INFLUÊNCIAS DAS MÍDIAS SOCIAIS NA ALIMENTAÇÃO DO ADOLESCENTE

É possível idendificar nas mídias sociais quatro tipos de perfis mais frequentes que influenciam os hábitos alimentares dos adolescentes: descomprometidos, pseudonutrição/*fitness*, críticas/educacionais e institucionais.

Descomprometidos

São canais ou páginas de humor, também conhecidos como "zoeira", seus maiores influenciadores atuam no YouTube. Nesses canais, são apresentadas, consumidas e desperdiçadas grandes quantidades de alimentos industrializados ultraprocessados e com alta concentração de gorduras, açúcares e conservantes, os principais causadores de obesidade. Há uma forte influência da publicidade de marcas. Existem relatos de pais que notaram o aumento do pedido por alimentos industrializados específicos por seus filhos por conta de divulgação destes em canais de YouTube. Um *youtuber* com milhares de seguidores, em sua maioria crianças e adolescentes, alegou não ser responsável pelo que seus fãs assistiam em seu canal, preferindo culpabilizar os pais e os próprios assinantes por seus hábitos. Isso evidencia que, na internet, não há nenhum tipo de controle sobre o que se veicula e, com isso, a divulgação de produtos vem disfarçada de conteúdo.

Nesses canais reforça-se a ideia falaciosa de que "adolescente só gosta de comer besteira". Urge questionar essa ideia estabelecida como verdadeira e imutável pela publicidade de que adolescentes "só comem besteira", pois é justamente o que a indústria de produtos alimentícios ultraprocessados deseja. Aliás, essa afirmação de que nossos filhos não sabem comer é construída desde a infância, quando observamos os produtos vendidos como infantis nos supermercados e a pouca variedade de alimentos saudáveis ofertados em cardápios infantis de restaurantes.

> Há evidências de que a comercialização de alimentos e bebidas não alcoólicas influencia conhecimentos, atitudes, crenças e preferências, ainda mais no público infantojuvenil. As indústrias alimentícias competem para a venda de produtos com campanhas publicitárias para a divulgação de produtos com elevada densidade energética, para a produção de novos produtos, de porções maiores e de produtos que alardeiam serem benéficos para a saúde. Embora sejam potencialmente causadores de obesidade, esses alimentos aparecem nas mensagens publicitárias atrelados à saúde, à beleza, ao bem-estar, à energia e ao prazer e a conceitos de ascensão social, de pertencimento e de diversão.[4,5,6]

Pseudonutrição/*fitness*

Está presente em praticamente todas as redes e mídias sociais, especialmente no Instagram e grupos de Facebook. Podemos observar o sucesso que muitas páginas ditas *"fitness"* fazem entre os adolescentes. Por conta dessa influência, meninos e meninas acabam adotando por conta própria dietas arriscadas, sem nenhum acompanhamento. Apesar de apresentarem algumas informações corretas sobre alimentos, passam também informações perniciosas sobre dietas, comportamentos e padrões irreais como aspirações de beleza. Essas mídias sociais, repletas de imagens plásticas e ilusórias, apoiadas pela indústria do consumo, atingem diretamente jovens que estão em fase de autoafirmação, configurando modelos inatingíveis e causando frustração, baixa autoestima, podendo gerar transtornos alimentares como anorexia, bulimia, ortorexia, vigorexia, entre outros transtornos de imagem. Além disso, essas mesmas mídias sociais vendem espaço publicitário e programas de dietas.

> Os adolescentes, especialmente as meninas, tendem a apresentar preocupações com o peso corporal por desejarem um corpo magro e pelo receio de rejeição, constituindo um grupo mais vulnerável às influências socioculturais e à mídia. Além disso, são importantes consumidores de tendências, entre elas, usam intensamente as mídias sociais como modo de comunicação e "informação", e estas, por sua vez, parecem exercer importante influência sobre a insatisfação corporal.[7]

Críticas/educacionais

Existem, na internet, muitas páginas cujo objetivo é alertar sobre as complicações causadas por modismos alimentares ou pela publicidade de alimentos. Nelas há vasto material informativo, muitos estudos e evidências, que auxiliam os adolescentes (e também os cuidadores dos adolescentes – pais, professores e profissionais de saúde) a identificarem armadilhas fomentadas pelas mídias sociais, publicidade e indústria de alimentos que irão prejudicar sua saúde física e emocional.

São páginas como "Não sou exposição" ou "Apenas uma dica" que usam, justamente, o conteúdo ruim do mundo das dietas para estabelecer uma crítica social e promover reflexões sobre padrões de beleza, ou o Milc, que questiona a indústria dos produtos direcionados a crianças e adolescentes.

Institucionais/nutricionais

Páginas que levam informações sobre alimentação sem seguir uma linha micronutricional ou dietética única, mas que promovem ideias, marcas ou mesmo produtos específicos. São as páginas dedicadas à informação alimentar das empresas, organizações governamentais e não governamentais. Pelo seu alcance e credibilidade, as informações divulgadas nessas páginas são lidas como fidedignas, aumentando a responsabilidade de tais instituições. No entanto, pela sua própria característica de seriedade e neutralidade (e pouca capacidade de sedução) acabam não sendo as fontes favoritas dos adolescentes, sendo, por outro lado, uma importante base de informação para as mães e pais e de indicação dos profissionais de saúde.

CONSIDERAÇÕES FINAIS

Há uma situação nova, de uma geração inédita que acessa informação de modo totalmente diferente das anteriores. Por isso, é um pouco mais complicado para os pais (e demais profissionais que trabalham com adolescentes) de hoje do que para os anteriores. Além do *gap* geracional, precisamos lidar com essa nova forma de experimentação do mundo da nova adolescência que está vivenciando fortemente as mídias sociais. É urgente que mães, pais, professores e profissionais de saúde dediquem algum tempo para conseguir compreender o fenômeno das mídias sociais, os canais e páginas mais acessados e sua influência sobre os adolescentes. Assim, é preciso buscar conhecer esses meios para usar essas informações que os jovens estão acessando como pontos de diálogo. Precisamos superar a questão intergeracional, nos apropriando desses conteúdos que os adolescentes acessam para poder orientá-los.

No mais, é necessário deixá-los crescer, experimentar o mundo, porém sem deixar de conversar sobre tudo aquilo que for possível e estar disponível sempre que eles precisarem de nós para tentar garantir que cheguem à fase adulta inteiros, fortalecidos e preparados para lidar com escolhas difíceis e sabendo quem são, de modo inequívoco, em um mundo que privilegia o ter em detrimento do ser.

REFERÊNCIAS

1. Pereira MN. A superexposição de crianças e adolescentes nas redes sociais: necessária cautela no uso das novas tecnologias para a formação de identidade. Santa Maria; 2015. Disponível em: http://coral.ufsm.br/congressodireito/anais/2015/6-14.pdf. Acesso em: 24 jun 2019.
2. Prioste CD. O adolescente e a internet: laços e embaraços no mundo virtual. São Paulo. Tese (Doutorado em Educação) – Faculdade de Educação, USP, 2013.
3. Severiano MFV, Estramiana JLA. Consumo, narcisismo e identidades contemporâneas: uma análise psicossocial. Rio de Janeiro: EdUERJ; 2006.
4. Bezerra IN, Sichieri R. Sobrepeso e obesidade: um problema de saúde pública. In: Taddei JAAC et al. (org.). Nutrição em saúde pública. Rio de Janeiro: Rubio; 2011.
5. Toloni MHA et al. Consumo de alimentos industrializados por lactentes matriculados em creches. Rev Paul Pediatr. 2014;1(32):37-43. Disponível em: http://www.scielo.br/pdf/rpp/v32n1/pt_0103-0582-rpp-32-01-00037.pdf. Acesso em: 21 fev. 2020.
6. Lang RMF, Nascimento NA, Taddei JAAC. A transição nutricional e a população infantojuvenil: medidas de proteção contra o marketing de alimentos e bebidas prejudiciais à saúde. Nutrire Rev Soc Bras Alim Nutr/J Brazilian Soc Food Nutr, São Paulo. 2009;3(34):217-29
7. Taddei JAAC; Toloni M; Longo-Silva Gi. A publicidade de alimentos dirigida a crianças e a saúde das futuras gerações. In: FONTENELLE, Lais (Org.). Criança e consumo: 10 anos de transformação. São Paulo: Instituto Alana, 2016.

Capítulo 33

VEGETARIANISMO: A ADESÃO AO NOVO ESTILO DE ALIMENTAÇÃO ENTRE ADOLESCENTES

Ana Maria Cervato-Mancuso
Odete Santelle

INTRODUÇÃO

As transformações biopsicossociais que ocorrem na adolescência levam ao aumento de independência e ganho de autonomia, influenciando o interesse do adolescente para novos regimes e estilos de vida e, em alguns casos, incluindo mudanças nas escolhas alimentares, por exemplo, a adesão ao vegetarianismo. Essa prática é um fenômeno crescente dentro dessa faixa etária, não sendo incomum encontrar um adolescente estritamente vegetariano em uma família onívora.[1,2]

O vegetarianismo e o veganismo têm se tornado mais populares entre os adolescentes e os adultos jovens. Os adolescentes tendem a adotar e manter comportamentos por uma variedade de razões que são próprias do seu estágio de desenvolvimento. Geralmente tomam decisões como uma forma de afirmar sua independência, estabelecer uma identidade, para tornar-se mais íntimo dentro de um grupo, ou até mesmo para demonstrar rebeldia.[3,4] As motivações para aderir ao vegetarianismo variam de um indivíduo para outro.

Ruby, em estudo de revisão de literatura sobre vegetarianismo, apresenta resultados de 12 pesquisas, expondo as motivações dos participantes para o adotarem. Os resultados mostraram, em primeiro lugar, a preocupação ética com a criação e abate de animais e, em segundo lugar, a preocupação com a saúde. Outras motivações comuns aparecem na sequência: o impacto ao meio ambiente ocasionado pelo consumo de carne, a pureza espiritual e o fato de não gostar do sabor da carne.[5]

O vegetarianismo está mais presente entre as meninas adolescentes do que entre os adolescentes do sexo masculino. Elas têm mais crenças negativas sobre comer carne e importam-se com a crueldade com animais, valorizam mais sua saúde e a aparência física e preocupam-se mais com o meio ambiente do que seus pares não vegetarianos.[4] Já os adolescentes vegetarianos do sexo masculino são mais propensos a se envolver em dietas extremas para controle de peso, portanto, esses dados indicam que os adolescentes que optam pelo vegetarianismo precisam de orientações preventivas, a fim de aprender como fazer essa transição de forma saudável, evitando a adoção de comportamentos que coloquem em risco sua saúde.[6]

Considerando que a adoção do vegetarianismo nesse ciclo de vida pode trazer implicações biológicas e sociais para os adolescentes, este capítulo tem o objetivo de trazer contribuições para a tomada de decisão do profissional de saúde na atenção nutricional individual e/ou coletiva para esse público.

NOVAS NECESSIDADES DE ATENÇÃO

Influências culturais modernas

Alimentar-se é imprescindível para a manutenção da vida; é uma questão biológica, mas o que comer e o que não comer é uma questão social, que pouco tem a ver com a qualidade dos nutrientes ingeridos.[7] Até a metade do século XX, os indivíduos geralmente consumiam alimentos nativos da região onde viviam, portanto, faziam parte da cultura alimentar local. Contudo, atualmente, outros fatores estabelecidos além da situação geográfica influenciam fortemente as escolhas alimentares. Entre esses fatores, registram-se a globalização e a internacionalização de alimentos, a produção de novos alimentos industrializados, interdições religiosas e novos estilos de vida.[8] A discussão sobre a sustentabilidade do planeta, efeito estufa, ecologia, ética com a criação e abate de animais tem gerado um movimento para a redução do consumo de alimentos de origem animal.

Uma evidência para o crescente interesse em dietas vegetarianas inclui o surgimento de cursos universitários sobre nutrição vegetariana e direitos dos animais, a proliferação de *sites*, periódicos e livros de culinária vegetariana, bem como o aumento de pedidos de refeições vegetarianas fora do domicílio. Restaurantes de comida rápida estão começando a oferecer saladas, hambúrgueres vegetarianos e outras opções sem carne. A maioria dos serviços de alimentação de universidades oferece opções vegetarianas.[9]

A mídia, por sua vez, explora amplamente a questão da ética com os animais e pode influenciar os adolescentes a se posicionarem contra o abate dos animais. Um exemplo dessa influência está na publicação do livro *The omnivore's dilemma: the secrets behind what you eat*, nos Estados Unidos, no ano de 2006, quando Michael Pollan declarou uma aberta sedução ao público jovem, incentivando os adolescentes a considerarem as implicações pessoais na saúde e as implicações globais de suas escolhas alimentares. O autor faz uma exploração da cadeia alimentar e apresenta os bastidores dos *fast-foods*, dos alimentos de agricultura industrial e da agricultura orgânica, incluindo a produção agrícola e de animais para o comércio de alimentos, ao mesmo tempo que convida seus leitores a serem mais críticos em relação à escolha dos alimentos oferecidos pelo mercado.[10]

Além da mídia, outras iniciativas sociais têm colaborado para a disseminação da cultura vegetariana entre os adolescentes, a exemplo do projeto "Segunda sem carne" que surgiu nos Estados Unidos em 2003 e hoje está presente em mais de 40 países. No Brasil, particularmente na cidade de São Paulo, o projeto foi lançado em outubro de 2009, em uma iniciativa da Sociedade Vegetariana Brasileira em parceria com a Secretaria Municipal do Verde e do Meio Ambiente. No ano de 2016, o projeto recebeu o apoio da Secretaria de Educação de São Paulo e foi implantado nas escolas da rede pública, o que contribuiu diretamente na difusão desse estilo de alimentação entre os adolescentes dessas escolas. A campanha se propõe a conscientizar as pessoas sobre os impactos que o uso de alimentos de origem animal tem sobre a sustentabilidade, sobre os animais e para a saúde humana. A campanha convida a população a tirar a carne do seu prato pelo menos uma vez por semana e a descobrir novos sabores na alimentação.[11]

Implicações sociais

O adolescente que se decide por uma prática alimentar diferente daquela realizada por seus pais poderá receber apoio e simpatia da família, ou poderá receber críticas e hostilidades.[12] Mudanças de padrões alimentares em geral repercutem nas relações sociais dos adolescentes, principalmente na família e na sua rede de amizades.

Um adolescente vegetariano dentro de uma família onívora poderá ser motivo de conflitos à mesa, pois recusa os alimentos considerados apropriados pelos membros da família. A ingestão de alimentos que, na opinião da família, não irão suprir suas necessidades de nutrientes, gera um clima de desconforto tanto para o adolescente como para sua família. Não comer uma comida preparada pela mãe pode significar uma rejeição da comida oferecida pelos pais, ou até mesmo ser interpretada como rejeição à própria mãe, que preparou com carinho a refeição. A decisão de não partilhar o alimento considerado apropriado pela família pode tornar-se uma não partilha de hábitos, ideias e visão de mundo.[13]

O preparo da comida por alguém que conhece as preferências de cada membro da família tem o poder de estreitar as relações familiares.[14] Olhando por esse prisma, pode-se imaginar os dilemas enfrentados pela mãe do vegetariano que se recusa a comer o que ela prepara, e, por outro lado, o sentimento de rejeição que o filho sente porque a mãe desconsiderou a sua opção. Contudo, deixar de consumir determinados alimentos não significa deixar de conviver com as pessoas que deles se alimentam. Os conflitos devem ser negociados em várias circunstâncias do cotidiano, como o convite para uma festa, o jantar com amigos, a escolha do restaurante, para que, aos poucos, a opção alimentar que parecia estranha possa tornar-se aceita como normal no círculo de amizades do adolescente.[12]

Além dessa perspectiva antropológica para o adolescente e sua família, verifica-se uma mudança nos alimentos oferecidos pelo mercado de alimentos. Entendendo a nova tendência ao maior consumo de alimentos vegetais, a indústria e o mercado de alimentos responderam com a colocação à disposição de uma ampla gama de alimentos fortificados, como os substitutos para o leite, em forma de extratos de produtos vegetais, mas comumente conhecidos como leite de soja, leite de aveia, leite de arroz, sucos naturais e outros.

As lojas e setores orgânicos disponibilizam para venda alguns produtos que há alguns anos eram tidos como exóticos, a exemplo de: nozes, avelãs, quinoa, sementes de abóbora, sementes de gergelim e todos os tipos de brotos. Somam-se a essas opções o grupo das leguminosas, como o grão-de-bico, lentilhas, ervilhas-verdes ou secas, feijão-branco, marrom ou preto. O vegetariano também encontra nos mercados vários alimentos substitutos para as carnes, cereais enriquecidos para café da manhã, adicionando facilidades para o equilíbrio nutricional de sua dieta.[15]

DESCRIÇÃO DO TEMA E DEFINIÇÕES

Para o Conselho Regional de Nutricionistas da 3ª Região (CRN3), os vegetarianos costumam ser caracterizados de acordo com a ausência de alimentos de origem animal e descritos como:

- Vegetarianos estritos (veganos ou vegetarianos puros): excluem todos os alimentos de origem animal, inclusive ovos, grupo do leite, gelatina e mel.
- Ovovegetarianos: não consomem carnes e o grupo do leite, mas consomem ovos.
- Lactovegetarianos: excluem as carnes e os ovos da alimentação, mas consomem alimentos do grupo do leite.
- Ovolactovegetarianos: não comem as carnes, mas ovos e grupo do leite estão presentes.[16]

Outros pesquisadores referem que a definição para o vegetarianismo varia amplamente, já que, além das definições já citadas, algumas nomenclaturas definem os indivíduos que consomem de forma ocasional algum tipo de carne como semivegetarianos, enquanto aqueles que se abstêm de todas as carnes, exceto peixe, são denominados pescovegetarianos. Dentro do grupo de vegetarianos estritos, existem indivíduos que adotam posições mais rígidas, são os denominados veganos, que, além de não comer carne e produtos derivados de animais, também não usam produtos de vestuário feito com couro ou pele de animais, e não utilizam cosméticos que foram testados em animais.[2,17] Para a American Dietetic Association – ADA (Associação Dietética Americana), uma dieta vegetariana é definida como aquela alimentação que não inclui carne (nem aves) ou produtos do mar e produtos elaborados com esses alimentos.[9]

A variabilidade das práticas alimentares entre os vegetarianos torna essencial o atendimento individualizado para avaliação da rotina alimentar e, assim, definir com precisão a adequação da dieta. Os profissionais de alimentação e nutrição podem desempenhar um papel-chave na educação nutricional de vegetarianos, orientando-os acerca de alimentos fontes de nutrientes específicos, sobre compra e preparação de alimentos, bem como a respeito de possíveis modificações dietéticas para atender às suas necessidades nutricionais.[9]

Os adolescentes vegetarianos também consomem mais frutas e hortaliças, menos doces, *fast-foods* e salgados, comparados aos não vegetarianos.[2,17,18] Em função disso, as dietas vegetarianas são frequentemente associadas a uma série de vantagens, incluindo níveis mais baixos de colesterol no sangue, menor risco de doença cardíaca, menor risco de hipertensão arterial e diabetes tipo 2. Vegetarianos também apresentam menor taxa de câncer de forma geral. Dietas vegetarianas geralmente contêm menor proporção de gordura saturada e colesterol, têm níveis mais elevados de fibra dietética, magnésio e potássio, vitaminas C e E, folato, carotenoides, flavonoides e outros fitoquímicos.[9,17]

CUIDADO NUTRICIONAL – RECOMENDAÇÕES

Algumas pesquisas mais antigas sugeriram que o adolescente vegetariano apresentava transtornos alimentares, porém, dados atuais não concordam com essa afirmativa. Contudo, alguns autores referem que alguns adolescentes podem aderir ao vegetarianismo para camuflar um transtorno alimentar.[17] Talvez por isso as dietas vegetarianas sejam um pouco mais comuns entre a população de adolescentes com distúrbios alimentares.[6]

Os distúrbios alimentares são frequentes nesta faixa etária, tanto em vegetarianos como em não vegetarianos. A adoção repentina da dieta vegetariana por indivíduos que anteriormente se alimentavam sem restrições pode significar um transtorno alimentar e obsessão com o peso, o que o coloca em risco para deficiência de nutrientes.[18]

Os guias alimentares facilitam o planejamento de refeições para oferecer opções saudáveis e apropriadas para adolescentes vegetarianos. O adolescente vegetariano deverá ser incluído em um programa de acompanhamento periódico para prevenir deficiências nutricionais.[16,17]

Proteína

Em virtude da menor digestibilidade das proteínas vegetais, a recomendação é que a ingestão de proteínas seja aumentada entre 15-20%, em comparação com adolescentes não vegetarianos. As principais fontes de proteína em alimentos vegetais são leguminosas (feijões, incluindo o feijão-soja, grão-de-bico e lentilhas), produtos de cereais, nozes, sementes. Cada variedade tem várias qualidades, digestibilidade e composições de aminoácidos essenciais. A hidratação e brotamento (germinação) das leguminosas contribuem para o desenvolvimento da enzima fitase (que irá reduzir o teor de fitatos) colaborando para a melhor digestibilidade desses grãos.[2]

Os cereais tendem a aportar baixas quantidades de lisina (um aminoácido essencial), porém, pode ser feito um ajuste na quantidade de lisina adicionando-se uma fonte de feijão em conjunto com um cereal (combinação clássica do arroz com feijão), já que os feijões têm suficientes quantidades desse aminoácido. Todas as fontes de leguminosas podem garantir ingestão adequada de lisina. Assim, combinações de vários grupos podem promover uma boa nutrição, no entanto, não é necessário combinar proteínas complementares em cada refeição para os adolescentes que comem várias vezes ao longo do dia.[2,9]

Adolescentes atletas também podem alcançar suas necessidades de proteínas em dietas à base de plantas.[2,9] Os ajustes no consumo de carboidratos, gorduras e proteínas vão depender da modalidade esportiva escolhida e do programa de treinos. Atletas vegetarianos referem algumas vantagens dessa escolha dietética, como: melhora no desempenho, melhor recuperação pós-treino e melhor qualidade do sono.[19]

Os requisitos de proteína variam de acordo com a modalidade de atividade desportiva. Atletas de força, potência ou velocidade deverão ter uma ingestão de 1,7-1,8 g/kg/dia, enquanto os atletas de *endurance* (resistência) deverão receber de 1,2-1,4 g/kg/dia. Quantidades superiores não exercercem um efeito adicional na *performance*. Pesquisas com atletas lactovegetarianos e atletas onívoros com o consumo de uma dieta de 4.500 calorias distribuídas em: 60% de carboidratos, 30% de proteínas e 10% de gordura, não apresentaram diferenças na *performance* em uma maratona, confirmando que, independentemente do tipo de dieta adotada, desde que as necessidades energéticas sejam alcançadas, o rendimento do atleta não será afetado.[20] Entretanto, apesar das vantagens citadas pela escolha dietética, adolescentes atletas vegetarianos sempre necessitarão de acompanhamento nutricional.[20]

Ácidos graxos N-3 (ômega 3)

As dietas vegetarianas geralmente são ricas em ácidos graxos n-6, e podem ter baixo teor de ácidos graxos n-3. Taxas mais altas dos níveis de ácidos graxos ômega-6 contidos em dietas vegetarianas podem inibir a conversão de precursor de ácido linolênico para DHA e EPA, que são ácidos graxos importantes para a saúde cardiovascular. Por isso, é recomendável que se incluam fontes suficientes de ácido precursor linolênico (sementes ou óleo de linhaça, gergelim, sementes de chia e seus óleos, nozes e soja) na dieta de adolescentes vegetarianos, que serão convertidas em EPA e DHA. Também é aconselhável limitar a ingestão de fontes de ácido linoleico (p. ex., óleos de milho e de girassol), bem como o consumo de alimentos fritos e bebidas alcoólicas.[2,9]

Os ácidos graxos trans, encontrados em gorduras semissólidas como a margarina e a gordura hidrogenada, também podem inibir a síntese de ácidos graxos ômega 3 de cadeia longa, portanto, o seu consumo deve ser limitado. Recomenda-se que as gorduras ômega 3 representem 1% da ingestão calórica total de dietas vegetarianas (contidos em 25 mL de óleo de linhaça, ou 25 mL de óleo de nozes).[2,9]

Minerais: cálcio, ferro, zinco

O alto consumo de produtos lácteos entre pessoas ovolactovegetarianas faz com que a deficiência em cálcio seja improvável neste grupo, enquanto a ingestão de cálcio no grupo de vegetarianos estritos tende a ser mais baixa e pode ficar abaixo da ingestão recomendada. Fontes de cálcio altamente biodisponíveis que podem ser utilizadas tanto por vegetarianos estritos como por onívoros: vegetais verdes de baixo oxalato – brócolis, repolho chinês, couves, rúcula – (50-60% de biodisponibilidade); sumos de frutas fortificados com o malato de citrato de cálcio (40-50% de biodisponibilidade). As sementes de gergelim, amêndoas secas e os feijões têm uma menor biodisponibilidade (21-27%). Alimentos fortificados, como sumos de frutas, leite de soja, leite de arroz e cereais enriquecidos, podem contribuir com quantidades significativas para o cálcio do adolescente vegetariano estrito.[2,9,21]

São benefícios da dieta vegetariana no metabolismo do cálcio: dietas ricas em proteínas animais, como as carnes e produtos lácteos, produzem uma alta carga de ácido renal em virtude de resíduos de sulfato e fosfato. O osso ajuda a amortecer essa carga de ácido liberando cálcio, resultando em maiores perdas urinárias e podendo levar ao enfraquecimento dos ossos. Por outro lado, as frutas e vegetais com ricos conteúdos de potássio e magnésio produzem uma alta carga alcalina renal, que retarda a reabsorção do cálcio do osso.[9]

Em relação ao ferro, é importante destacar que os alimentos vegetais apresentam o ferro não heme, que tem sua absorção prejudicada por elementos inibidores da própria planta. Os inibidores da absorção de ferro incluem fitatos, cálcio e polifenóis no chá, café, chás de ervas e cacau. A vitamina C e outros ácidos orgânicos encontrados em frutas e verduras podem melhorar substancialmente a absorção do ferro dos vegetais e reduzir os efeitos inibitórios do fitato, melhorando, assim, a absorção do ferro. A fibra inibe apenas ligeiramente a absorção de ferro, no entanto, algumas técnicas de preparação de alimentos podem diminuir os níveis de fitato e, assim, aumentar os níveis de absorção do ferro dos vegetais, a exemplo da imersão e brotação de feijões, grãos e sementes. Outros processos de fermentações, como aqueles usados para fazer o missô e *tempeh*, também podem melhorar a biodisponibilidade do ferro.[9,22]

A Sociedade Canadense de Pediatria refere que a deficiência de ferro é a principal deficiência nutricional entre crianças e adolescentes e recomenda que os profissionais de saúde e educadores determinem as fontes de alimentos ricas em ferro para essa população. Entre as possibilidades, estão os cereais enriquecidos com ferro, produtos de cereais adicionados de ferro, feijão, ervilhas secas ou suplementos.[2]

Durante as fases de crescimento rápido, os suplementos podem ser essenciais.[2] Em função da menor biodisponibilidade de ferro de uma dieta vegetariana, as ingestões recomendadas de ferro para adolescentes vegetarianos são 1,8 vez maior do que para os não vegetarianos.[9]

Os fitatos contidos em grandes quantidades em dietas vegetarianas ligam o zinco e reduzem sua biodisponibilidade. Em virtude das diferenças na biodisponibilidade, a ingestão necessária para pessoas estritamente veganas pode também ser 50% maior do que a dos onívoros. No entanto, as deficiências de zinco são raras, e não há necessidade de suplementos, embora deva-se incluir na dieta alimentos ricos em zinco, como leguminosas, nozes, cereais integrais, sementes, pães de levedura, produtos de soja fermentados etc. Alguns procedimentos aplicados aos cereais e leguminosas ativam as fitases endógenas presentes nesses alimentos e aumentam a biodisponibilidade de zinco, a exemplo da moagem, brotação, imersão e fermentação.[2,9,18,23]

Os adolescentes vegetarianos devem ser encorajados a consumir mais zinco na dieta do que as recomendações sugeridas para onívoros, especialmente quando a taxa de fitato dietético é alta. Alimentos fortificados com zinco, como os cereais para desjejum, também podem ser usados. Os alimentos ricos em zinco devem ser comidos juntamente com alimentos que contêm ácidos orgânicos como frutas ou com vegetais de família Brassicaceae.[23] A deficiência de zinco não é conhecida em vegetarianos ocidentais.[9]

As vitaminas

A vitamina D está naturalmente contida em produtos animais como fígado, peixes do mar e nas gemas de ovos. Adolescentes estritamente vegetarianos precisam de suplementos na forma de vitamina D2 (ergocalciferol – um produto não animal), se o seu consumo de alimentos fortificados for insuficiente. Exposição do rosto e das mãos ao sol por 20-30 minutos três vezes por semana é considerada suficiente para adolescentes com pele clara. A pele pigmentada e o uso de protetor solar reduzem o efeito do sol sobre a síntese de vitamina D na pele.[2,24]

Adolescentes estritamente vegetarianos são vulneráveis à deficiência de vitamina B12, a qual é encontrada apenas em produtos de origem animal. Suplementos ou ingestão de alimentos enriquecidos são, portanto, essenciais. Pessoas ovolactovegetarianas podem obter vitamina B12 dos produtos de leite e ovos que consomem regularmente ou a partir de suplementos.[2]

Os adolescentes estritamente vegetarianos e os veganos devem ser objeto de uma avaliação da suficiência do consumo de alimentos fortificados ou seus suplementos.[16,18] O *status* da vitamina B12 deve ser monitorado pela análise laboratorial dos níveis sanguíneos da vitamina B12 e da homocisteína, devido ao aumento do risco de aterosclerose. Deve-se avaliar a necessidade e a importância de suplementação preventiva.[16]

CONSIDERAÇÕES FINAIS

O interesse pelas dietas vegetarianas está crescendo entre os adolescentes. Os estudos comentados neste capítulo deixam claro que as dietas vegetarianas bem planejadas, incluindo uma grande variedade de alimentos vegetais, alimentos fortificados e uma fonte suplementar de vitamina B12, atendem às necessidades nutricionais nesse ciclo de vida. Sugere-se o desenvolvimento de estudos qualitativos, investigando as motivações para o vegetarianismo entre adolescentes brasileiros e as implicações sociais decorrentes dessa escolha.

REFERÊNCIAS

1. Viero VSF, Farias JM. Educational actions for awareness of a healthier lifestyle in adolescents. J. Phys. Educ. 2017 [cited 2018 Apr 18] ; 28: e2812.
2. Amit, M. Les régimes végétariens chez les enfants et les adolescentes. Paediatr Child Health. 2010;15(5):309-14.
3. Elorinne A-L, Alfthan G, Erlund I, Kivimäki H, Paju A, Salminen I, et al. Food and Nutrient Intake and Nutritional Status of Finnish Vegans and Non-Vegetarians. PLOS ONE 11(3): e0151296.

4. Perry CL. Preadolescent and adolescent influences on health. In: Smedley BD, Syme SL (eds.). Capitalizing on social science and behavioral research to improve the public's health. Washington, DC: National Academy of Sciences Press; 2000. p. 217-53.
5. Ruby MB. Vegetarianism. A blossoming field of study. Appetite. 2012;58:141-50.
6. Perry CL, McGuire MT, Newmark-Sztainer D, Story M. Characteristics of vegetarian adolescents in a multiethnic urban population. J Adolesc Health. 2001;29:406-16.
7. Maciel ME. Identidade cultural e alimentação. In: Canesqui AM, Garcia RWD. Antropologia e nutrição: um diálogo possível. Rio de Janeiro: Editora Fiocruz; 2005. p. 49-55.
8. Beig BB. A prática vegetariana e seus argumentos legitimadores: o viés religioso. Revista do Núcleo de Estudos de Religião e Sociedade (NURES). 2009;11.
9. Position of the American Dietetic Association: vegetarian diets. Journal of the American Dietetic Association. 2009;109(7):1266-82.
10. Pollan M. The omnivore's dilemma: the secrets behind what you eat. New York: Penguin USA; 2009.
11. Segunda sem carne. Disponível em: http://www.segundasemcarne.com.br. Acessado em: 23 mar 2018.
12. Abonizio J. Conflitos à mesa: vegetarianos, consumo e identidade. Revista Brasileira de Ciências Sociais. 2016;31(90):115-37.
13. Beardsworth A, Keil T. The vegetarian option: varieties, conversion, motives and careers. The Sociological Review. 1992;40(2):253-93.
14. Assunção VK. Comida de mãe: notas sobre alimentação, família e gênero. Caderno Espaço Feminino. 2008;19(1):233-53.
15. Anda (Agência de Notícias de Direitos Animais). Disponível em https://www.anda.jor.br/2011/04/vegetarianismo-conquista-cada-vez-mais-adeptos/. Acessado em: 26 mar 2018.
16. Parecer técnico CRN-3 n. 11/2015. Vegetarianismo. Conselho Regional de Nutricionistas – 3ª Região (SP-MS).
17. Martins DS, Faria A, Loureiro H. Alimentação vegetariana na criança e no adolescente. Acta Portuguesa de Nutrição. 2019;(18):50-3.
18. Sociedade Brasileira de Pediatria. Departamento de Nutrologia. Guia Prático de Atualização. Vegetarianismo na infância e adolescência. São Paulo: SBP; julho 2017.
19. Ribeiro CM, Alvarenga GC, Coelho JF, Mazochi V. Avaliação das necessidades nutricionais do vegetariano na prática desportiva. e-Scientia. 2008;1(1).
20. Ferreira LG, Burini RC, Maia AF. Dietas vegetarianas e desempenho esportivo. Rev. Nutr., Campinas. 2006;19(4):469-77.
21. Messina V, Mangels AR. Considerations in planning vegetarian diets: Children. J Am Diet Assoc. 2001;101:661-9.
22. Manary MJ, Krebs NF, Gibson RS, Broadhead RL, Hambidge KM. Community based dietary phytate reduction and its effect on iron status in Malawian children. Ann Trop Paediatr. 2002;22:133-6.
23. Larsson CL, Johansson GK. Young Swedish vegans have different sources of nutrients than young omnivores. J Am Diet Assoc. 2005;105:1438-41.
24. American Academy of Pediatrics, Committee on Nutrition. Pediatric Nutrition Handbook. 6.ed. Elk Grove Village: American Academy of Pediatrics; 2009.

PARTE V

GESTAÇÃO E PUERPÉRIO: DESAFIOS ATUAIS DO CUIDADO NUTRICIONAL

Capítulo 34

MUDANÇAS CORPORAIS E GANHO DE PESO DURANTE A GESTAÇÃO

Maria Grossi Machado
Mariana Cervato

INTRODUÇÃO

A gravidez nos dias de hoje normalmente é um evento planejado, entretanto, ocorre para algumas mulheres a surpresa de estar gestante. Muitas mulheres recebem a notícia da gestação com sentimentos de felicidade e realização, porém, outras podem ter sentimentos conflitantes e de medo diante da nova realidade relacionada à vida de gestante e ao bebê.[1,2] Por esses e por motivos relacionados a uma gestação saudável do ponto de vista nutricional, os profissionais de saúde precisam compreender e direcionar as suas condutas da forma mais adequada, entendendo a individualidade de cada mulher e a sua gestação.[2,3]

No decorrer das décadas, profissionais relacionados à saúde e à nutrição construíram atitudes e condutas diferentes sobre o ganho de peso da gestante. No início do século XX, uma visão mais genérica e popular sustentava a ideia de que o parto e, por consequência, suas dores, poderiam ser influenciados por ganho excessivo de peso do bebê. Sendo assim, havia a filosofia de minimizar o ganho de peso materno, tendo reflexos em condutas restritivas até os dias atuais por alguns profissionais.[4] Em contrapartida, sabe-se que o estado nutricional precário no decorrer da gestação, associado a um ganho inadequado de peso, pode ter influências negativas no resultado final da gravidez.[5,6,7]

Atualmente, a propagação de publicidade relacionada à gestação, com efeitos persuasivos pela mídia, bem como as crenças de que mulheres gestantes devem ganhar de maneira indistinta pesos específicos determinados pelo senso comum, causam manipulações dietéticas equivocadas por mulheres que desejam engravidar ou estão grávidas, sendo de importância relevante o entendimento desse processo de maneira saudável.[8,9]

Sendo assim, o presente capítulo será estruturado baseando-se nas características de ganho ponderal adequado relacionado aos trimestres e à gestação como um todo, peso pré-gestacional, modismos, crenças e tabus, ingestão energética, consumo alimentar e sedentarismo.

MUDANÇAS CORPORAIS

O período gestacional é longo, podendo ser da 37ª à 42ª semana. É um período que se divide em três trimestres e possui peculiaridades importantes em cada um deles.[10]

Algumas pesquisas realizadas em diversos países mostram que mulheres que engravidam com baixo peso (inclusive com ganho de peso inadequado durante a gestação) e mulheres que engravidam com excesso de peso, associado ao ganho desordenado deste no decorrer do período gestacional, possuem fatores de risco importantes para complicações clínicas nela mesma e no bebê, principalmente no último trimestre.[11,12]

Nesse período a mulher percebe o aumento dos seios, da sensação de sono e de fome, porém com presença de enjoo, podendo ter sinais de cansaço, sintomas comuns e de adaptação ao novo estado. Normalmente, nesse trimestre, a gestante deveria manter a sua ingestão de energia semelhante ao período pré-gestacional, considerando-se que nessa fase não há demandas energéticas adicionais.[13]

Nessa perspectiva, entretanto, por diversas influências que marcam os dias atuais, como mudanças na estrutura familiar e inserção da mulher no mercado de trabalho, alterações no padrão de estilo de vida das famílias, mudanças nos padrões de atividade física, lazer e entretenimento familiar, mudanças nos padrões alimentares, além da influência midiática desordenada, mulheres que desejam engravidar ou que estão no início da gravidez, muitas vezes, se preparam de maneira equivocada no que se relaciona ao ganho de peso.[8,9]

O segundo trimestre é caracterizado por hiperplasia e hipertrofia celular acelerada, acompanhadas por crescimento do feto que representa aproximadamente 1.000 g, sendo da semana 13 à semana 27. Nesse período, a barriga cresce e há aumento ponderal com mudanças corporais já perceptíveis.[13-15] Nesse trimestre, o abdome da mulher inicia sua protrusão, podendo causar lordose importante, há aumento das mamas e alteração visível da cintura pélvica.[16]

O terceiro trimestre é caracterizado pelo desenvolvimento final do feto, o crescimento celular desse trimestre é representado por hipertrofia máxima. Começa na semana 28 e vai até o final da gestação, aproximadamente até a semana 40, podendo se estender até a semana 42. Nesse período, o bebê terá menos espaço na barriga da mulher, fazendo-a sentir desconforto e sensação de peso excessivo.[14-16]

Após 30 semanas, há um intenso crescimento do bebê, chegando aos aproximados 3 kg de peso fetal até o final da gestação. Sendo assim, as dez últimas semanas são importantes no desfecho final de ganho ponderal fetal.[13,15]

Além do ganho ponderal fetal, o ganho ponderal materno nos dois últimos trimestres terá seu desfecho adequado dependendo de fatores ambientais e externos, como ingestão alimentar correta e saudável, fatores emocionais e psicológicos, influência de modismos, crenças e mitos, além de nível de atividade física.[17,18]

Pesquisas mostram que mulheres que engravidam com excesso de peso pré-gestacional apresentam risco aumentado de desenvolver síndromes hipertensivas da gravidez, além de gestarem bebês macrossômicos, com fortes evidências de associação à obesidade na idade adulta. Em contrapartida, aquelas que engravidam com baixo peso pré-gestacional possuem maior chance de ter um recém-nascido com baixo peso ao nascer. Baixo peso ao nascer, por sua vez, segundo alguns estudos, pode estar associado à maior deposição de gordura central, maior risco de obesidade e risco cardiovascular em fases mais tardias da vida, refletindo na saúde futura do indivíduo.[5,6,7,11,19]

Consumo alimentar e ingestão de nutrientes

Uma adequação na alimentação da gestante, visto que seu estado nutricional pode afetar o resultado da gravidez, é de relevante necessidade.

Em pesquisa realizada por Belarmino et al. (2009), de cunho quanti-qualitativo, em que um dos objetivos foi averiguar hábitos alimentares em gestantes adolescentes, percebeu-se o consumo elevado de massas, carnes, gorduras e doces, associado ao baixo consumo de frutas e verduras, apesar de as gestantes saberem que a alimentação na gestação deveria ser mais saudável.[20]

Comparando o comportamento alimentar de gestantes e não gestantes em pesquisas anteriores, pode-se observar que um número significativo de mulheres troca as grandes refeições por lanches; as prevalências do consumo diário de frutas, salada crua, verduras e legumes são baixas; há um reduzido consumo de peixes e consumo alto de bolachas e biscoitos, intitulados ultraprocessados, pela maioria delas.[13,20,21]

Modismos, crenças e tabus

A maneira como o indivíduo se enxerga e se percebe influencia o seu comportamento e o desenvolvimento de sua autoestima e da sua autoconfiança, não sendo diferente para a gestante. Muitos modismos, crenças e tabus acompanham a gestação, inclusive relacionados ao ganho de peso, aos alimentos que podem ou não ser ingeridos e ao retorno ao peso pós-parto.[22]

Essa tríade descrita pode influenciar negativamente no ganho de peso da gestante, tanto para excesso como para privação ponderal, significando imposição, restrição ou informação infundada, muitas vezes sem qualquer cunho científico, mas que possui representatividade para a mulher.[9,22,23]

Modismos na gestação podem desencadear a pregorexia, termo de origem inglesa que deriva da junção de "pregnancy" (gravidez) e "orexia", originária de "orexis" (apetite). Esse novo termo é estabelecido quando a mulher reduz severamente as calorias ingeridas durante a gestação e pratica atividade física de maneira excessiva acompanhada de fobia por ganho ponderal. As influências podem acontecer por meio da família, pares, mídia e valor de índice da massa corporal (IMC) da mulher.[9,24,25]

Estudos mostram que mulheres que ganham pouco peso durante a gestação podem ter bebês com retardo no crescimento, baixo peso ao nascer, nascimentos prematuros e ter filhos com deficiência do tubo neural. Além disso, privação alimentar na gestação pode ocasionar anemias carenciais e deficiência de micronutrientes importantes como cálcio, vitaminas do complexo B, zinco, entre outros. Pesquisas mostram que a privação desses nutrientes pode ocasionar também maior risco de distúrbio hipertensivo da gravidez por relação com a expansão plasmática inadequada.[5,6,7,11,19]

Tabus e mitos são interdições e proibições categóricas, sem explicação racional, são conhecimentos de senso comum transmitidos de geração a geração e possuem como objetivo principal, neste contexto, a proteção da saúde da mulher e do bebê.

Em pesquisa brasileira de cunho quali-quantitativo, realizada com gestantes que realizaram seu pré-natal em hospital público em uma cidade do interior, percebeu-se crenças e tabus na maioria das participantes. Elas acreditavam que gestantes possuem desejos por alimentos, que devem ingerir café durante a gravidez, que a azia da gestante era originada por excesso de cabelo no bebê, que a ingestão de chocolate durante a gravidez poderia dar cólica no bebê após o nascimento e que o consumo aumentado de canjica, canja de galinha e de leite durante a gestação seriam importantes para a produção de leite após o nascimento da criança. Entretanto, a maioria das mães não acreditava que deveria "comer por dois" durante a gestação.[23]

Observa-se que muitas mulheres podem ser influenciadas por questões culturais e que praticam tais ações por motivos que não sabem justificar e/ou não sabem o real significado. Entretanto, elas não se recusam a fazê-las por entenderem que são atitudes benéficas para o bem-estar delas e das crianças.[1,23]

Esses conceitos culturais e individuais não podem ser desvalorizados pelos profissionais; cabe ao nutricionista e/ou profissional de saúde explicar a importância dos grupos alimentares e seus efeitos no desenvolvimento da gestação, respeitando a subjetividade da mulher atendida.

Sedentarismo

No decorrer das décadas, as mulheres grávidas e alguns profissionais da saúde construíram um receio em exercitar-se ou recomendar o exercício em virtude de preocupações com o feto e o parto prematuro. De maneira concomitante, muitas possuem ingestão calórica aumentada durante os trimestres gestacionais. Nesse contexto, algumas mulheres constroem uma trajetória de ganho ponderal desajustado durante a gestação, por meio de uma alta ingestão calórica e pouco gasto energético, desencadeando uma desarmonia no aumento de peso e retenção deste no pós-parto.[18,26]

Alguns especialistas reconhecem que o sedentarismo é um fator de risco para a gestação e para a saúde das mulheres. No entanto, poucas gestantes atingem um nível adequado de exercício porque ainda há incertezas sobre os tipos e modos de prescrição deste para a mulher.[18,26]

Uma metanálise que contou com 2.059 mulheres mostrou que, entre mulheres com gestação não complicada, exercícios aeróbicos – como ciclismo estacionário, hidroginástica, dança – e anaeróbicos – como os de força –, realizados de três a quatro dias por semana a partir do final do primeiro trimestre (aproximadamente entre a oitava e décima semanas) não estiveram associados a um aumento do risco de prematuridade ou baixo peso ao nascer.[27]

O Quadro 1 a seguir mostra as recomendações.

Quadro 1 Recomendações de exercícios e precauções para mulheres grávidas[a]

Tipo de exercício	Duração e frequência[b]	Intensidade ótima	Exercícios que devem ser evitados
Exercícios aeróbicos de baixo impacto			
Caminhada, dança, *spinning*, circuitos, trote (em mulheres previamente ativas) ou natação	20-30 min/dia 3-5 dias/semana	Moderada com controle via frequência cardíaca (< ou igual a 80% da FC_{max}), taxa de esforço percebido do exercício (13-14 na escala de BORG[c]) ou teste verbal prático	De altas intensidades (> 90% da FC_{max}), exercícios extenuantes, corridas de longas distâncias, exercícios com riscos de quedas e altos impactos no chão, superfícies duras, rápidas mudanças de direção ou riscos psicológicos (p. ex., mergulho)

(continua)

Quadro 1 Recomendações de exercícios e precauções para mulheres grávidas[a] *(continuação)*

Tipo de exercício	Duração e frequência[b]	Intensidade ótima	Exercícios que devem ser evitados
Exercícios de força			
Faixas de resistência, *dumbbells*, exercícios funcionais com o peso corporal envolvendo grandes grupos musculares	15-20 min/dia 3-5 dias/semana	Cargas leves e moderadas (uma a duas séries com 10-15 repetições usando *dumbbells* de 1-3 kg)	Exercícios de isometria, manobra de Valsalva, levantamento de peso pesado, yoga e pilates em altas temperaturas e exercícios em decúbito dorsal
Musculação para assoalho pélvico	10-15 min/dia 3-5 dias/semana	100 repetições/dia	
Combinação entre exercícios aeróbicos de baixo impacto e de força (mais recomendados)			
Danças seguidas de uso de *dumbbells*	45-65 min/dia 3-5 dias/semana	Os mesmos citados para exercícios aeróbicos e de força	Os mesmos citados para exercícios aeróbicos e de força

FC_{max}: frequência cardíaca máxima = 220 – idade em anos
[a] Duração do exercício no final do primeiro trimestre (aproximadamente semana 12), ao final da gestação (semana 38-39) para todos os programas citados
[b] Cada sessão deve incluir um período de aquecimento inicial e um período de volta ao descanso (aproximadamente 5 min cada)
[c] A escala de BORG quantifica valores de esforço percebido (subjetivo) de um escore mínimo de 6 (muito, muito leve) a um máximo de 20 (muito, muito pesado), com escore de 13-14 como moderada intensidade

Fonte: Perales et al.[26]

Esse quadro resume as últimas diretrizes do Colégio Americano de Obstetrícia e Ginecologia (ACOG). O consenso mostra que grávidas sem contraindicações médicas e obstétricas devem ser encorajadas a seguir o mesmo exercício e orientações de adultas não grávidas, realizando exercícios aeróbicos e de força em intensidade moderada pelo menos 20-30 min por dia na maioria dos dias da semana. Estudos têm demonstrado a importância da prática de exercícios aeróbicos e/ou exercícios de força com orientações pelos profissionais do esporte, tendo início após a primeira consulta pré-natal (semanas 9-12) com duração até o final da gestação (semanas 38-39).[18,26,27]

O exercício para gestantes tem sido associado à diminuição do risco de macrossomia em recém-nascidos, diabetes gestacional, pré-eclâmpsia, parto cesáreo sem indicação, dor lombar e da cintura pélvica, além de diminuição de risco de incontinência urinária, sendo importante a atuação multidisciplinar formada por médicos, profissionais da educação física e nutricionistas.[18,26,27]

AVALIAÇÃO NUTRICIONAL E GANHO DE PESO

A avaliação nutricional da gestante engloba vários itens que uma anamnese nutricional completa e eficiente deve conter. Os itens primordiais que uma avaliação voltada à alimentação e nutrição deve conter são dados sociodemográficos e econômicos da gestante, data da última menstruação (DUM), dados antropométricos contendo peso pré-gestacional (PPG) da mulher, peso na data da consulta, estatura (medida em cada consulta em caso de gestante adolescente), índice de massa corporal (IMC) pré-gestacional, além do IMC da semana gestacional em que a gestante se encontra.[3]

Além disso, dados de doenças pré-gestacionais, doenças adquiridas no período gestacional, história familiar de doenças, medicamentos utilizados, exames bioquímicos e, principalmente, um bom inquérito alimentar, são quesitos relevantes para que o nutricionista e/ou profissional de saúde possa traçar a sua estratégia individualizada àquela mulher.

A avaliação nutricional da gestante difere de outro ciclo da vida, pois o profissional de saúde precisa atentar-se não só à mulher. Ele precisa propiciar uma conduta benéfica para a criança também. Nesse sentido, um protocolo bem estruturado e uma estratégia pensada em curto, médio e longo prazos são essenciais no atendimento.

Na avaliação inicial, é necessário que seja aferido o peso atual da mulher, bem como a sua estatura. Além disso, a DUM e o PPG também precisam ser perguntados. A partir daí, é imprescindível que se saiba o estado antropométrico em que a mulher engravidou, por meio das classificações de IMC e, se forem adolescentes, por meio do IMC por idade, conforme proposto pelo Ministério da Saúde em 2011.[3]

Ao saber se a mulher engravidou com baixo peso ou magreza, eutrofia ou excesso de peso, o profissional de saúde consegue sugerir e programar o ganho de peso dessa gestante nas próximas semanas gestacionais.

É muito importante que se faça o cálculo do IMC por semana gestacional (Figura 1) em cada consulta para haver subsídios na manutenção ou mudança da conduta do profissional de saúde, bem como minimizar riscos de o bebê nascer com baixo peso ou macrossômico, riscos de a mulher adquirir alguma morbidade e/ou ter um ganho ponderal inadequado durante a gestação.[3]

Para o profissional de saúde calcular corretamente o IMC pré-gestacional da gestante, caso ela não saiba dizer quanto pesava pouco tempo antes de engravidar, ele precisa saber esse valor até a 13ª semana gestacional ou o IMC pré-gestacional referido (limite máximo de dois meses antes). Se não for possível coletar esses dados, a sugestão é que consideremos dados a partir da primeira consulta (mesmo que seja uma gestação mais avançada) e classifique a gestante conforme o gráfico da Figura 1.

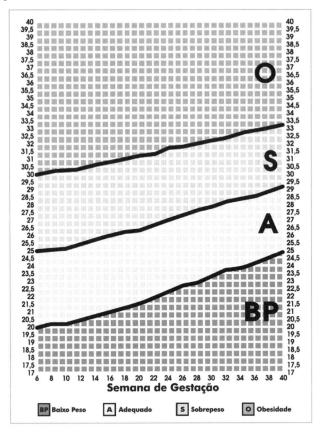

Figura 1 Gráfico de índice de massa corporal segundo a semana de gestação.
Fonte: adaptada de Atalah Samur (2006).[3]

Diante do exposto, é importante salientar que o estado nutricional pré-gestacional é um relevante ponto de referência para a mulher e o profissional entenderem quanto de peso ela deve ganhar. Segundo o IOM,[28] a recomendação de ganho de peso semanal, nos dois últimos trimestres, para as gestantes que engravidaram com baixo peso é de aproximadamente 500 g; para as gestantes que engravidaram com eutrofia, 400 g; para as mulheres que engravidaram com sobrepeso e obesas, o ganho de peso deve ser de 300 g e 200 g.

CONSIDERAÇÕES FINAIS

Nos atendimentos ambulatoriais, hospitalares e de consultório, o nutricionista e os profissionais de saúde precisam entender o diagnóstico nutricional da gestante com cautela e bom senso. Uma condição de magreza, por exemplo, pode ser apenas de origem constitucional, não significando desnutrição. Em contrapartida, uma condição de excesso de peso pode ser controlada de maneira efetiva se um bom manejo dietético e de entendimento do comportamento da gestante forem contemplados.

Diante disso, o profissional deve se guiar por meio de anamneses completas, construção de estratégias nutricionais sequenciais, clareza nas explicações e com a certeza da protagonização da gestante e seu futuro concepto no cenário subjetivo da gestação.

REFERÊNCIAS

1. Melo LL, Lima MAD. Mulheres no segundo e terceiro trimestres de gravidez: suas alterações psicológicas. Rev Bras Enferm. 2000;53(1):81-6.
2. Laporte-Pinfildi ASC, Medeiros MAT. Nutritional care during prenatal and postpartum periods: a report of experiences in a city on São Paulo's coast. Rev. Nutr. 2016;29(6):947-61.
3. Ministério da Saúde (BR). Orientações para coleta e análise de dados antropométricos em serviços de saúde. Brasília: Ministério da Saúde; 2011.
4. Committe of Maternal Nutrition. Maternal nutrition and the course of pregnancy. Washington, DC: National Academy of Science; 1970.
5. Santos MMAS, Baião MR, Barros DC, Pinto AA, Pedrosa PLM, Saunders C. Estado nutricional pré-gestacional, ganho de peso materno, condições de assistência pré-natal e desfechos perinatais adversos entre puérperas adolescentes. Rev Bras Epidemiol. 2012;15(1):143-54.
6. Nast M, Oliveira A, Rauber F, Vitolo MR. Ganho de peso excessivo na gestação é fator de risco para o excesso de peso em mulheres. Rev Bras Ginecol Obstet. 2013;35(12):536-40.
7. Gonçalves CV, Mendoza-Sassi RA, Cesar JA, Castro NB, Bortolomedi AP. Índice de massa corporal e ganho de peso gestacional como fatores preditores de complicações e do desfecho da gravidez. Rev Bras Ginecol Obstet. 2012;34(7):304-9.
8. Alvarenga M, Koritar P. Atitude e comportamento alimentar – determinantes de escolhas e consumo. In: Alvarenga M, Figueiredo M, Timerman C, Antonaccio C. Nutrição comportamental. Barueri: Manole; 2015. p. 23-51.
9. Harasim-Piszczatowska E, Krajewska-Kułak E. Pregorexia– anorexia of pregnant women. Pediatr Med Rodz. 2017;13(3):363-7.
10. Assunção PL, Novaes HMD, Alencar GP, Melo ASOM, Almeida MF. Desafios na definição da idade gestacional em estudos populacionais sobre parto pré-termo: o caso de um estudo em Campina Grande (PB), Brasil. Rev Bras Epidemiol. 2011;14(3):455-66.
11. Padilha PC, Saunders C, Machado RCM, Silva CL, Bull A, Sally EOF, et al. Associação entre o estado nutricional pré-gestacional e a predição do risco de intercorrências gestacionais. Rev Bras Ginecol Obstet. 2007;29(10):511-8.

12. Kawasaki M, Aratas N, Miyazaki C, Mori R, Kikuchi T, Ogawa Y, et al. Obesity and anormal glucose tolerance in offspring of diabetic mothers: a systematic review and meta-analysis. Plos One. 2018;1-19.
13. Fazio ES, Nomura RMY, Dias MCG, Zugaib M. Consumo dietético de gestantes e ganho ponderal materno após aconselhamento nutricional. Rev Bras Ginecol Obstet. 2011;33(2):87-92.
14. Bataglia F, Lubchenco L. A practical classification of newborn infants by weight and gestacional age. J. Pediat. 1971;159-63.
15. Ruiz LS, Michaca VS, Urueta PSJ, Dzib MPE, Torres RS. Propuesta de nuevas curvas de somatometría para recién nacidos sanos de nivel económico médio em la Ciudad de México. Perinatol Reprod Hum. 2014;28(1):7-15.
16. Ministério da Saúde (BR). Caderneta da gestante. Brasília: Ministério da Saúde; 2014.
17. Coutinho EM, Silva CB, Chaves CMB, Nelas PAB, Parreira VB, Amaral MO, et al. Gravidez e parto: oque muda no estilo de vida das mulheres que se tornam mães? Rev Esc Enferm USP. 2014;48(Esp2):17-24.
18. Silva A, Rosário R, Souza S, Ferreira C, Pereira B. Programa de atividade física para grávidas: o IMC, a idade gestacional e a prática de atividade física desportiva antes da gravidez. Revista E-Psi. 2017;7(supl.1):33-41.
19. Magalhães EIS, Maia DS, Bonfi CFA, Netto MP, Lamounier JA, Rocha DS. Prevalência e fatores associados ao ganho de peso gestacional excessivo em unidades de saúde do sudoeste da Bahia. Rev Bras Epidemiol. 2015;18(4):858-69.
20. Belarmino GO, Moura ERF, Oliveira NC, Freitas GL. Risco nutricional entre gestantes adolescentes. Acta Paul Enferm. 2009;22(2):169-75.
21. Gomes CB, Malta MB, Corrente JE, Benício MHD, Carvalhaes MABL. Ingestão de cálcio e vitamina D em duas coortes de gestantes. Cad Saúde Pública. 2016;32(12):1-12.
22. Laus MF, Straatmann G, Kakeshita IS, Costa TMB, Almeida SS. A influência da imagem corporal no comportamento alimentar. In: Almeida SS, Costa TMB, Laus MF, Straatmann G. Psicobiologia do comportamento alimentar. Rio de Janeiro: Rubio; 2013. p. 103-18.
23. Gomes MRT, Silva LT, Salamoni RM. Investigação dos tabus e crenças alimentares em gestantes e nutrizes do hospital regional de Mato Grosso do Sul – RosaPedrossian. Ensaios e Ciência. 2011;15(6):121-33.
24. Bainbridge J. Pregorexia: body image over baby? British journalofmidwifery. 2008;16(9):608.
25. Harvey LB, Ricciotti HÁ. Nutrition for a health pregnacy. American journal of lifestyle medicine. 2014;8(2):80-7.
26. Perales M, Artal R, Lucia A. Exerciseduringpregnancy. JAMA. 2017;317(11):1113-4.
27. Di Mascio D, Magro-Malosso ER, Saccone G, et al. Exercise during pregnancy in normal-weight women and risk of preterm birth. Am J Obstet Gynecol. 2016;215(5):561-71.
28. Institute of Medicine. Nutrition during pregnancy. Washington D.C.US: Nacional Academy Press; 1990.

Capítulo 35
GRAVIDEZ NA ADOLESCÊNCIA: ABORDAGEM SOCIOLÓGICA E PSICOSSOCIAL

Cláudia Medeiros de Castro
Régia Cristina de Oliveira

INTRODUÇÃO

Abordar o tema gravidez na adolescência nos leva inicialmente a buscar definições sobre o que é adolescência e os sentidos do ser jovem em nossa sociedade, para então trazer à discussão as possíveis repercussões da gravidez para mulheres que se encontram nessa fase da vida. Neste capítulo, após apresentar nossa perspectiva sobre o fenômeno, discutiremos o acompanhamento pré-natal e as dimensões do comportamento alimentar das adolescentes, em particular, das adolescentes grávidas.

Uma breve incursão sobre as definições das fases do desenvolvimento humano, certamente, nos levará a textos que são baseados em perspectivas biológicas complementadas por teorias oriundas da psicologia e outras que reconhecem que marcadores biológicos são sempre clivados pela dimensão sociocultural. O sociólogo Bourdieu[1] destaca o fato de que os diferentes recortes etários variam de acordo com o tempo histórico, o local e os grupos sociais que definem quem são os jovens e os adultos. Estudioso da história das mentalidades, Ariès[2] revela a construção social e histórica da adolescência, que tem sua origem na idade moderna ocidental.

Pensada como uma das fases da vida, a adolescência é tomada, muitas vezes, com base em uma perspectiva evolucionista e diacrônica que entende o processo do desenvolvimento humano segundo uma passagem ordenada e linear, que vai do nascimento, passando pela infância, chegando na adolescência, depois na vida adulta e envelhecimento. Sarti[3] ressalta que a percepção evolucionista desconsidera as particularidades do contexto social e cultural na compreensão do desenvolvimento.

Diferentemente dessa percepção descontextualizada, a apreensão do contexto social, cultural e histórico permite verificar que, especialmente nas sociedades contemporâneas, etapas de passagem para a vida adulta são cada vez mais complexas, diversificadas e, mesmo, retardadas. A própria noção de juventude ganha hoje novos sentidos, dizendo respeito a um valor que percorre as diferentes fases da vida.[4,5]

No que se refere ao recorte etário, na atualidade, há uma variação das faixas etárias que delimitam a adolescência. Encontramos a definição legal adotada no Brasil pelo Estatuto da Criança e do Adolescente (ECA) que informa que é "adolescente aquela [pessoa] entre 12 e 18 anos de idade".[6] Publicação do Ministério da Saúde (MS) com orientações para a saúde integral do adolescente destinada aos profissionais das escolas e Unidades Básicas de Saúde (UBS) adota a limitação "população adolescente de 10 a 19 anos de idade".[7] No plano internacional, publicação recente intitulada *The age of adolescence*, defende a ampliação da adolescência para o período compreendido entre 10-24 anos.[8] Para os autores, admitir a extensão da adolescência é importante para garantir proteção legal e políticas públicas para as pessoas que ainda não podem assumir as atividades e responsabilidades do mundo adulto. Entre os críticos, há quem considere que devemos ampliar as expectativas em relação às futuras gerações e não tentar patologizar o desejo de crescimento e independência dos jovens.* O debate exemplifica as negociações e sentidos envolvidos na delimitação da adolescência. Como podemos ver nas definições apresentadas, no que se refere ao recorte etário, há um alargamento da faixa que compreende a adolescência. Essa ampliação, certamente, impactará as relações familiares, as políticas públicas e as ações de educação e de saúde.

Alinhadas à afirmação de que a adolescência é uma construção social e histórica, que carrega diferentes sentidos a depender do contexto sociocultural em que a pessoa se encontra, bem como das diferentes clivagens que a situam no universo social, entre as quais, gênero, classe, raça e etnia, consideramos que há limitação e interesses[1] em qualquer que seja a definição adotada. Assim, não é possível definir "o/a adolescente" na sociedade brasileira, uma vez que as pessoas vivem em grupos, comunidades e regiões diferentes, com situações sociais diferentes, apresentando comportamentos, percepções sobre si,[9] atribuições e responsabilidades referidas ou não ao mundo adulto, de acordo com o grupo de pertença. É preciso, portanto, pluralizar a adolescência, tomando-a em sua diversidade, sem homogeneizá-la.[4,5]

No que concerne ao recorte etário, para a discussão das questões que serão colocadas neste texto, e tendo em vista nossas ações e diálogo com o campo da

---

* Reportagem veiculada na BBC Brasil, com o título "Adolescência agora vai até os 24 anos de idade, e não até os 19, defendem cientistas". Disponível em: http://www.bbc.com/portuguese/geral-42747453. Acesso em: 26 mar 2018.

saúde, adotaremos a definição do MS que estabelece a adolescência como o período entre os 10-19 anos.[7]

Ao adentrar na discussão sobre gravidez/maternidade na adolescência, vemos que o fenômeno também é abordado por diferentes perspectivas, desde as mais pessimistas até aquelas que o consideram como uma experiência que pode ter diferentes sentidos e ser desejada e vivida como algo bom por algumas jovens. A literatura sobre o tema abarca diversas temáticas, entre as quais os sentidos de vivência para as jovens,[4] a existência de uma percepção da gravidez como um problema,[10] as repercussões na família e a paternidade na adolescência.

Pinheiro,[11] em revisão sobre o tema, informa que vários autores apresentam uma abordagem "cognitivista" que considera as gestações na adolescência como resultado da insuficiência de informações sobre o funcionamento do corpo e sobre a contracepção, enquanto outros estudos indicam a busca voluntária da gravidez por adolescentes que manifestaram o desejo de maternidade. A autora informa ainda sobre estudos que destacam motivações como superação de carências afetivas por meio do filho, necessidade de independência dos pais, busca de afirmação da capacidade reprodutiva, até a ideia de invulnerabilidade que leva a adolescente a considerar que uma gravidez não vai acontecer com ela.

Dadoorian,[12] em estudo de abordagem psicanalítica com adolescentes grávidas, pertencentes às classes populares do Rio de Janeiro, informa que, embora as adolescentes entrevistadas demonstrassem conhecimento sobre métodos contraceptivos, foi possível ouvir relatos que indicavam uma escolha consciente pelo não uso dos métodos. Considera que há que se considerar o desejo da adolescente grávida, pois a gravidez e o filho podem ter como sentidos suprir carências afetivas, estar relacionados a fantasias de presentear a própria mãe, e nem sempre ter consequências ruins.

Esteves e Menandro,[13] em estudo com mulheres adultas de baixa renda e mulheres de extratos médios que tiveram filhos na adolescência, considerou que o evento teve maior ou menor impacto conforme o contexto social e as condições econômicas das famílias. Entre as dez entrevistadas do grupo de baixa renda, oito não estavam estudando quando engravidaram; enquanto no grupo da classe média, todas as dez entrevistadas estavam estudando quando engravidaram. Boa parte das entrevistadas de ambos os grupos avaliou que não estava preparada para a maternidade, as poucas que se sentiram preparadas enfatizaram o apoio recebido do companheiro ou da família. Já adultas, as mulheres contaram que seus planos e projetos de vida (relacionados às necessidades e expectativas de cada classe social) foram ajustados, alguns foram realizados e outros estavam em andamento.

No que se refere à relação com a escola, estudos mostram que não é possível generalizar uma associação direta entre gravidez na adolescência e evasão escolar.[14,15]

Com relação aos significados da gravidez, Oliveira-Monteiro,[9] em estudo longitudinal com mães adolescentes, verificou que a gravidez teve "um significado de conquista" para as jovens, que não apresentavam percepção negativa da maternidade, sentiam-se responsáveis pelos filhos e indicavam que o envolvimento nos cuidados com as crianças parecia de certa forma contribuir para afastá-las de situações de uso e comércio de drogas. Como perda, as jovens indicaram as limitações para o lazer.

Como mulheres, as adolescentes são socializadas em uma sociedade em que a hierarquia e desigualdade de gênero as impactam de várias formas, sendo a violência sexual uma das formas mais perversas. Estudo de Ribeiro et al. (2004),[16] que analisou registros de violência sexual com crianças e adolescentes, mostrou que em 89,8% dos casos as agressões foram dirigidas ao sexo feminino. Assim, é possível que algumas das gestações adolescentes sejam resultado da violência sexual. Embora o aborto legal seja previsto nessas situações, nem sempre a jovem ou familiares são informados ou têm acesso a algum serviço de saúde local que garanta esse direito.

Embora estudos demonstrem a busca voluntária da gravidez em alguns grupos, a pesquisa Nascer no Brasil mostrou que dois terços das gestações adolescentes não foram planejadas.[17] Como no Brasil o aborto é proibido (exceto nas situações previstas em lei), adolescentes que decidem pela interrupção da gravidez realizam o procedimento à margem dos serviços de saúde, o que acaba por expor muitas jovens aos agravos decorrentes do abortamento inseguro. Cabe, então, aos profissionais de saúde acolher e buscar a redução dos riscos, bem como prover o aconselhamento e acesso aos métodos contraceptivos.[18]

Há também que se considerar a manutenção do imperativo da maternidade como principal função social da mulher, que é fortemente manifesto em alguns grupos. Para muitas adolescentes de extratos mais pobres a maternidade possibilita uma mudança no *status* social, pois a jovem, que em alguns casos já não estudava ou tinha emprego formal, assume o lugar de mãe, que é valorizado socialmente.[4,9] Há um processo de assimilação mais ou menos longo de reconhecimento pela família da jovem e de percepção dela mesma como adulta, que se mescla à percepção pela jovem de estar vivendo, concomitantemente, diferentes fases da vida. Assim, estar grávida nesse período não é necessariamente sair da adolescência, ao menos imediatamente.[9]

Com relação aos aspectos socioeconômicos, uma publicação que adota recorte de renda na análise de dados sobre mulheres adolescentes mostrou que mais de 44% das jovens da faixa etária de 15-19 anos viviam em famílias com renda inferior a meio salário mínimo e que 18% das mulheres nessa faixa etária eram mães. Quando a análise foi dirigida para as famílias com renda maior que cinco salários mínimos, verificou-se que 1% das adolescentes eram mães. As autoras informam que em uma

Pesquisa Nacional por Amostra de Domicílios (PNAD) os dados de 2007 mostraram que em um grupo de jovens entre 15-19 anos, 10% delas tiveram filhos. Quando o recorte foi de cor/renda verificou-se a presença de 12,8% jovens com filhos entre as pardas e 12,4% entre as negras. Tal distribuição pode ser avaliada como consequência da maior ocorrência de gravidez na adolescência entre estratos de renda mais baixos, nos quais há maior presença da população negra no Brasil.[19] Há que se considerar então a possibilidade de a gravidez na adolescência impactar as trajetórias das jovens mais pobres, que possivelmente assumirão a tarefa dos cuidados e demais responsabilidades para com a criança.

Afirmações alarmistas de aumento da gravidez na adolescência são contrariadas por dados que indicam a redução do número de partos das jovens, fenômeno que pode ser associado, entre outros fatores, ao alcance das ações voltadas para a saúde da mulher, como as atividades de prevenção de doenças sexualmente transmitidas (DST), o planejamento reprodutivo, a ampliação da oferta de contraceptivos e da contracepção de emergência.

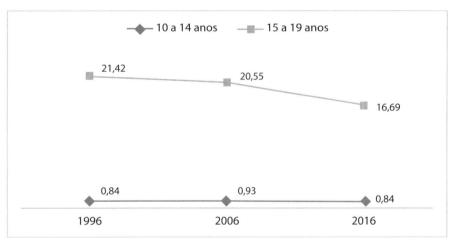

Figura 1 Porcentagem de partos de adolescentes no Brasil por faixa etária: 1996, 2006 e 2016.
Fonte: Ministério da Saúde – Datasus – Sinasc.[20]

Dados divulgados no portal do MS[†] indicam uma redução de 17% dos partos entre jovens de 10-19 anos, no período de 2004-2015. A redução foi menor entre as adolescentes mais jovens, com idades entre 10-14 anos. Embora os números absolutos indiquem queda, quando comparados aos anos de 1996 e 2016, a porcentagem em relação ao total de partos de nascidos vivos no país manteve-se em

---

† Disponível em: http://portalms.saude.gov.br/saude-para-voce/saude-do-adolescente-e-do-jovem/informacoes-sobre-gravidez-na-adolescencia2. Acesso em: 26 mar 2018.

0,84%, o que indica a insuficiência das ações voltadas para a proteção e promoção da saúde sexual e reprodutiva das adolescentes mais jovens.

A necessidade de proteção da saúde da população adolescente está presente na Estratégia Mundial para a Saúde da Mulher, da Criança e do Adolescente, 2016-2030, atualizada e alinhada aos Objetivos do Desenvolvimento Sustentável (ODS), adotados pela Organização das Nações Unidas,[21] que afirma que "a sobrevivência, a saúde e o bem-estar das mulheres, das crianças e dos adolescentes são fundamentais para acabar com a extrema pobreza, fomentar o desenvolvimento e a resiliência e alcançar os ODS".

ATENÇÃO À SAÚDE DAS GESTANTES ADOLESCENTES

Quando nos voltamos para a assistência pré-natal de adolescentes, como afirmado pelo Ministério da Saúde em publicação sobre assistência ao pré-natal de baixo risco: "as adolescentes grávidas não possuem maior risco clínico e obstétrico em relação às grávidas de outras faixas etárias só pelo fato de que são adolescentes".[21] Quando as jovens gestantes se encontram na faixa de 10-14 anos, necessitam sim de maiores cuidados durante a gestação, pois os riscos são maiores, entretanto, quando recebem atenção adequada apresentam resultados próximos das demais mulheres. O maior cuidado, que leva em conta as especificidades da faixa etária, deve ser mantido no parto, no pós-parto e nas orientações sobre contracepção.

Para o MS, é importante que as unidades de saúde garantam um "atendimento diferenciado", realizado por profissionais que tenham mais habilidades e disponibilidade para lidar com essas usuárias, o que não significa que tenham de ser especialistas. Recomenda que os horários sejam flexíveis, com "agenda aberta" e os atendimentos em dias específicos para o atendimento das gestantes adolescentes, seus namorados/companheiros e familiares.

As especificidades dessa fase do desenvolvimento devem ser consideradas, uma vez que fatores econômicos, sociais e psicossociais podem contribuir para o início tardio do acompanhamento pré-natal e/ou para o não comparecimento regular às consultas, não realização de exames e atividades dirigidas às gestantes. Tanto na gestação como no pós-parto é importante o cuidado sensível e atento às situações que possam indicar condições de vulnerabilidade da adolescente.

ADOLESCÊNCIA, GRAVIDEZ E A DIMENSÃO SOCIOCULTURAL DA ALIMENTAÇÃO

As orientações nutricionais, assim como as demais orientações do pré-natal das adolescentes, precisam ajustar-se às peculiaridades do período da adolescência. A maneira como as adolescentes grávidas, de diferentes classes sociais, se alimentam nesse período, as possibilidades de acesso aos alimentos, de busca de informação, o modo como interpretam o evento da gravidez, as necessidades de cuidados por elas consideradas, bem como os tipos de cuidados a serem buscados são distintos, posto que são referenciados pela cultura. Esses e outros aspectos da alimentação na gravidez vão estar ancorados aos contextos sociais em que as jovens se inserem. A família, como importante espaço de socialização, é um desses locais onde as interpretações se constroem e se reconfiguram, abertas que são ao mundo exterior, às outras referências com as quais os indivíduos têm contato.[3]

Em estudo realizado com profissionais de saúde, de diferentes áreas do conhecimento e que atendem adolescentes, Oliveira[22] destacou a existência de preocupação dos profissionais com hábitos alimentares e a nutrição das(os) adolescentes. A autora informa que vários estudos indicam "ausência de refeições importantes entre os jovens [...] e o consumo de uma dieta" considerada inadequada, "muito gordurosa e com baixa ingestão de nutrientes considerados importantes, segundo os critérios de adequação e inadequação, para cada sexo e faixa etária, utilizados pela biomedicina". Em alguns desses estudos, foram destacados "modismos" entre os adolescentes, entre os quais, "a dieta vegetariana e, por consequência, o baixo consumo de ferro e cálcio".[22]

Abordagens socioantropológicas ressaltam a importância do contexto e das regras sociais na escolha dos alimentos pelos indivíduos. Para Canesqui e Garcia,[23] os alimentos não são escolhidos apenas pelo valor nutricional definido pelas classificações dos especialistas e/ou pela oferta do mercado, mas "a cultura, em um sentido mais amplo, molda a seleção alimentar, impondo as normas que prescrevem, proíbem ou permitem o que comer". Segundo as autoras, é na infância que hábitos e escolhas alimentares são inculcados, havendo "diferenças nas estruturas de consumo entre grupos de renda, classe, gênero e estágio de vida".[23]

Rocha[24] relata a mudança no padrão alimentar que tem ocorrido no Brasil nas últimas décadas, com a introdução e oferta de alimentos industrializados, ricos em açúcar e gordura, em substituição à ingestão de outros alimentos. Duran,[25] em estudo no qual investigou o consumo de frutas, hortaliças e bebidas açucaradas e a relação do acesso aos alimentos saudáveis e ambiente alimentar no município de São Paulo, obteve resultados que indicaram que o consumo de alimentos saudáveis é facilitado para os que moram em regiões onde a população tem maior nível socieconômico. Para Canesqui,[23] a diversidade existente no tocante às escolhas alimentares ocorre segundo diferentes clivagens sociais, como classe, gênero, geração, etnia. Especialmente entre os jovens, a importância sociocultural das redes de *fast-food*, por exemplo, referem-se ao estabelecimento de encontros entre amigos, local onde "os jovens podem marcar melhor suas diferenças (comer com os dedos, assistir a videoclipes)".[26]

Hábitos alimentares entre os jovens de espaços urbanos, avalia Oliveira,[22] estão "diretamente relacionados com o produto, com a marca, com o estilo de vida que os insere no universo juvenil, mais precisamente com determinados nichos desse universo juvenil com os quais se identificam".

Como destacam Adam e Herzlich,[27] o pertencimento do indivíduo a uma dada cultura fornece a ele os limites no interior dos quais são elaboradas interpretações referentes aos fenômenos corporais. A gravidez, como um fenômeno corporal e social e uma "possibilidade na trajetória juvenil",[10] envolve um conjunto de interpretações das quais faz parte um repertório de práticas relacionadas aos cuidados de saúde e à preparação para a chegada do bebê. A alimentação, o que e como comer nesse período da gravidez, envolve um conjunto de ações e valores que tem raízes na cultura a que o indivíduo pertence, uma vez que, com os alimentos, alimentamo-nos de valores sociais, desde a mais tenra idade. Para Russo,[28] o embrião, e depois o feto, "alimentado através dos nutrientes que atravessam a placenta [...], já está imerso no ambiente tanto material quanto mental em que vive sua mãe e sua família, [...] Ou seja, os nutrientes já são desde sempre bioculturais [...]". Tal perspectiva indica a influência dos fatores psicossociais já na vida intrauterina e assinala a importância de que sejam considerados por profissionais de saúde que realizam o acompanhamento pré-natal das jovens.

Os profissionais de saúde que realizam as orientações nutricionais voltadas para as gestantes adolescentes devem considerar, além dos benefícios, valores nutricionais e demais marcadores do campo da nutrição, o grupo social a que as jovens pertencem, as condições de acesso aos alimentos e os sentidos da alimentação para as jovens.

CONSIDERAÇÕES FINAIS

O Brasil apresenta importantes desigualdades e diferenças regionais e abriga múltiplas adolescências, distribuídas em faixas etárias ampliadas ou reduzidas, conforme as comunidades e famílias onde se vive. Fatores como classe social, cor e gênero influenciam comportamentos sociais, papéis sexuais, a ocorrência e os significados da gravidez na adolescência. Quando realizamos ações de saúde voltadas para jovens grávidas, é importante considerar a dimensão psicossocial do evento gravidez para cada jovem, que poderá ter sentidos diferentes construídos, enquanto também se constroem os sentidos da adolescência, uma vivência que muitas vezes marca não o rompimento, mas a combinação com outras fases da vida. No encontro clínico com as adolescentes, os profissionais de saúde são fundamentais para promover a escuta da jovem, o acolhimento e adesão ao acompanhamento pré-natal e demais atividades que contribuam para a saúde sexual e reprodutiva das adolescentes.

REFERÊNCIAS

1. Bourdieu P. Questões de sociologia. Rio de Janeiro: Marco Zero; 1983. p. 112-21.
2. Ariès P. História social da criança e da família. Rio de janeiro: Zahar Editores; 1978.
3. Sarti CA. O jovem na família: o outro necessário. In: Novaes R, Vannuchi P. Juventude e sociedade. Trabalho, educação, cultura e participação. São Paulo: Editora Fundação Perseu Abramo; 2004. p. 115-29.
4. Oliveira RC. Adolescência, gravidez e maternidade: a percepção de si e a relação com o trabalho. Revista Saúde e Sociedade. 2008;17(4):93-102.
5. Pimenta MM. Ser jovem e ser adulto. Identidades, representações e trajetórias. Jundiaí: Paco Editorial; 2017.
6. Brasil. Estatuto da Criança e do Adolescente. Estatuto da criança e do adolescente: Lei n. 8.069, de 13 de julho de 1990, Lei n. 8.242, de 12 de outubro de 1991. 3.ed. Brasília: Câmara dos Deputados, Coordenação de Publicações; 2001. p. 92.
7. Brasil (2013). Ministério da Saúde. Orientações básicas de atenção integral à saúde de adolescentes nas escolas e unidades básicas de saúde. Brasília: Editora do Ministério da Saúde; 2013. p. 48.
8. Sawyer SM, Azzopardi PS, Wickremaratzne D, Patton GC. The age of adolescence. The Lancet Child & Adolescent Health. 2018;2(3):223-8.
9. Oliveira-Monteiro NR. Perfis de adolescentes mães após três anos e meio do nascimento do bebê: seguimento longitudinal de estudo psicossocial. Interação em Psicologia. 2008;12(2):291-7.
10. Heilborn LM, et al. Aproximações socioantropológicas sobre a gravidez na adolescência. Horizontes Antropológicos. 2002 Jun;8(17):13-45.
11. Pinheiro VS. Repensando a maternidade na adolescência. Estudos de Psicologia. 2000;5(1): 243-51.
12. Dadoorian D. Gravidez na adolescência: um novo olhar. Psicologia Ciência e Profissão. 2003;21(3):84-91.
13. Esteves JR, Menandro PRM Trajetórias de vida: repercussões da maternidade adolescente na biografia de mulheres que viveram tal experiência. Estudos de Psicologia. 2005;10(3):363-70.
14. Castro MG, Abramovay M, Silva LB. Juventudes e sexualidades. Brasília: Unesco; 2004.
15. Dias ACG, Teixeira MAP. Gravidez na adolescência: um olhar sobre um fenômeno complexo. Revista Paideia. 2010;10(45):123-31.
16. Ribeiro MA, Ferriani MGC, Reis JN. Violência sexual contra crianças e adolescentes: características relativas à vitimização nas relações familiares. Cad. Saúde Pública. 2004;20(2):456-64.
17. Leal MC, Gama SGN. Pesquisa Nascer no Brasil: inquérito nacional sobre parto e nascimento. 2014. Disponível em: http://www5.ensp.fiocruz.br/biblioteca/dados/txt_943835885.pdf. Acesso em: 19 abr 2019.
18. Brasil. Ministério da Saúde (2005). Norma Técnica: Atenção Humanizada ao abortamento inseguro. Brasília: Editora do Ministério da Saúde; 2005.
19. Fontoura NO, Pinheiro LS. Síndrome de Juno: gravidez, juventude e políticas públicas. In: Castro JA, Aquino LM, Andrade CC. Juventude e políticas sociais no Brasil. Brasília: Ipea; 2009. p. 149-65.
20. Brasil. Ministério da Saúde. Departamento de Informática do Sistema Único de Saúde. Sistema de Informação sobre Nascidos Vivos. 2020. Disponível em: http://www2.datasus.gov.br/DATASUS/index.php?area=060702. Acesso em: 28 mar 2018.
21. Brasil. Ministério da Saúde (2012). Atenção ao pré-natal de baixo risco. Brasília: Editora do Ministério da Saúde; 2012.

22. Oliveira RC. Gênero e corpo adolescente: considerações biomédicas e reflexões sociológicas sobre comportamento alimentar. Revista Bahia Análise & Dados. 2010;20(4). Especial Temático Juventude: questões contemporâneas.
23. Canesqui AM, Diez-Garcia RW. Antropologia e nutrição: um diálogo possível. Rio de Janeiro: Editora Fiocruz; 2005. p. 9-22.
24. Rocha JSY. Os determinantes sociais da saúde In: Ibañez N, Elias PEM, Seixas PHD. Política e gestão pública em saúde. São Paulo: Hucitec, Cealag; 2011. p. 219-42.
25. Duran, ACFL. Ambiente alimentar urbano em São Paulo, Brasil: avaliação, desigualdades e associação com consumo alimentar. São Paulo. Tese (Doutorado em Ciências) – Faculdade de Saúde Pública da USP, 2013.
26. Arnaiz MG. Em direção a uma Nova Ordem Alimentar? In: Canesqui AM, Garcia RWD (orgs.). Antropologia e nutrição: um diálogo possível. Rio de Janeiro: Editora Fiocruz; 2005. p. 9-22.
27. Adam P, Herzlich C. Sociologia da doença e da medicina. Bauru: Edusc; 2001.
28. Russo, J. Do corpo objeto ao corpo pessoa: a desnaturalização de um pressuposto médico. In: Souza NA, Pitanguy J. Saúde, corpo e sociedade. Rio de Janeiro: Editora UFRJ; 2006. p. 183-94.

Capítulo 36

USO DE SUPLEMENTOS NA GESTAÇÃO

Gabriela Halpern
Karine Nunes Durães
Laís Moreira Cruz

INTRODUÇÃO

É comum o uso de suplementos durante o período da gestação e lactação em função da demanda nutricional aumentada. Entretanto, é importante considerar que não existe uma fórmula ideal, e, sim, necessidades especiais para cada indivíduo.

O primeiro trimestre gestacional é um período de intenso anabolismo, com inúmeras transformações físicas, psíquicas e maior demanda nutricional para promover o adequado crescimento e desenvolvimento do embrião.

SUPLEMENTAÇÃO NA GESTAÇÃO

Ácido fólico

Vitamina hidrossolúvel do complexo B, obtida por meio da alimentação e por sua importância na prevenção de defeitos do tubo neural, trombofilia, aborto de repetição, pré-eclâmpsia, saúde cardiovascular, câncer, entre outros. Pela dificuldade em atingir a quantidade recomendada com alimentos fontes, muitos países – entre eles, o Brasil – aderiram à fortificação alimentar.

O Ministério da Saúde (MS) recomenda 0,4 mg via oral diariamente, durante 60-90 dias antes da concepção e nos primeiros 3 meses gestacionais. Tendo em vista que o fechamento do tubo neural acontece até o 28º dia de gestação – quando muitas mulheres ainda não sabem da gravidez – recomenda-se suplementar todas as mulheres em idade fértil. Em pacientes com antecedentes de anencefalia ou meningomielocele, em uso de antiepilépticos e obesas, a recomendação é de 4 mg/dia.[1]

Forma ativa: ácido fólico, L-metilfolato de cálcio, sal de glucosamina (6S) 5-metiltetrahidrofolato

Folato é o termo genérico para uma família de compostos que inclui o ácido fólico e seus derivados que atuam como doadores de um carbono (grupo metil) requerido no metabolismo e na expressão gênica. O folato da alimentação deve ser hidrolisado até ser convertido em 5-MTHF (forma metabolicamente ativa), em reações que requerem riboflavina, piridoxina, niacina e vitamina C.

Alguns indivíduos possuem polimorfismo no gene da metiltetrahidrofolato redutase (MTHFR – enzima que atua na redução da 5,10-metilenotetrahidrofolato em 5-metiltetrahidrofolato), levando a cerca de 50% de redução na atividade da enzima.[2] Em gestantes, o polimorfismo (C677T e/ou A1298C) da MTHFR pode aumentar os riscos de defeitos do tubo neural, hipertensão gestacional, abortos e outras comorbidades. Hekmatdoost et al. identificaram em 220 mulheres com polimorfismo MTHFR C677T e/ou A1298C que a suplementação de 1 mg de MTHF foi mais efetiva para aumentar os níveis séricos de folato do que 1 mg de ácido fólico (8 semanas antes da concepção até 20 semanas de gestação).[3]

O prejuízo da deficiência de ácido fólico já é bem documentado.[4] Por outro lado, o excesso dessa vitamina (quantidade dez vezes acima da recomendação) durante a gestação e no período pós-natal pode alterar a expressão de genes no córtex pré-frontal, levando a alterações de comportamento (provavelmente por hipermetilação), além de aumentar o risco de obesidade, síndrome metabólica, câncer, asma, alergias e cistos no ovário na prole.[4]

É importante monitorar os níveis séricos de ácido fólico, ácido metilmalônico, homocisteína e zinco, uma vez que doses acima de 1 mg/dia podem reduzir a absorção de zinco e mascarar a deficiência de vitamina B12.[5]

Vitamina B12 (cobalamina)

Sintetizada por bactérias intestinais, é encontrada em alimentos de origem animal sob a forma de adenosilcobalamina e hidroxocobalamina. Para ser absorvida no íleo depende de fator intrínseco (proteína gástrica ligante de B12). Acredita-se que adultos saudáveis absorvam 50% da vitamina B12 dietética, mas sua absorção diminui à medida que a capacidade do fator intrínseco é excedida (o cálcio é um nutriente envolvido nesse processo de absorção).

Forma ativa: vitamina B12, cianocobalamina e metilcobalamina

Está envolvida na divisão e diferenciação celular, bem como na função do sistema nervoso (desenvolvimento e mielinização do sistema nervoso central).[6] Atua como cofator de enzimas envolvidas no ciclo de Krebs e no ciclo da metionina-homocisteína-folato-B12 para a síntese de DNA, agindo como um doador do grupo metil. A ingestão adequada de ácido fólico e vitamina B12, além de controlar os níveis de homocisteína – com efeito neurotóxico quando em excesso, é necessária para manter níveis adequados de DHA (ácido docosahexanoico), tendo em vista que os fosfolipídios recebem o grupo metil do ciclo da metionina--homocisteína- ácido fólico-B12 para garantir o transporte de DHA do fígado para o plasma e outros tecidos.[6,7]

Na gestação, a cobalamina suplementada se acumula na placenta e em órgãos fetais. Suplementação de 50 mcg via oral/dia em indianas (14 semanas de gestação até 6 semanas pós-parto) mostrou aumento da concentração de B12 no plasma, no leite materno e no plasma dos bebês em comparação ao grupo placebo.[8]

Níveis séricos de cobalamina declinam durante a gestação – especialmente no primeiro trimestre – em função da hemodiluição, retornando aos valores normais após o parto. Atenção maior deve ser dada a indivíduos vegetarianos restritos e bariátricos, considerando que a vitamina B12 é armazenada em órgãos como fígado e músculo, e os sinais de deficiência podem demorar alguns anos para se manifestar.[5] Sua deficiência está relacionada a maior risco de abortos, parto prematuro, baixo peso ao nascer e desenvolvimento de anemia megaloblástica,[7] além de resistência à insulina, diabetes gestacional, maior índice de massa corporal (IMC).

Importante: associar suplementação de ácido fólico com B12.[5]

Vitamina B6

Vitamina hidrossolúvel encontrada como piridoxal-5-fosfato (forma ativa) em carnes, peixes, frango e na forma de piridoxina em vegetais, banana, germe de trigo, semente de girassol. Atua como cofator em mais de 100 reações enzimáticas (hemoglobina, hormônios e prostaglandinas), neurotransmissores (conversão de triptofano em serotonina), mielinização e função cognitiva. Está envolvida no desenvolvimento do sistema nervoso central fetal, na prevenção de pré-eclâmpsia, na redução de náuseas e vômitos na gestação e na prevenção de fenda palatina e lábio leporino. Participa do ciclo da homocisteína-metionina, em conjunto com ácido fólico, vitamina B12, colina, serina e metionina.[5,9] Pode ser suplementada na forma de hidrocloreto de piridoxina ou na sua forma ativa, piridoxal-5-fosfato.[5]

A suplementação com 1 g de gengibre e 80 mg de vitamina B6 durante quatro dias mostraram-se efetivas na redução da severidade da náusea e ânsia e frequência de vômitos em um grupo de 30 mulheres com esses sintomas.[10]

O metabolismo da vitamina B6 é dependente de riboflavina, niacina e zinco. É absorvida de forma passiva no jejuno e logo transportada para o plasma e células vermelhas. Niacina, ácido fólico e carnitina dependem da vitamina B6 para sua biossíntese e metabolismo. Bebida alcoólica, corante tartrazina e anticoncepcionais são fatores que reduzem sua absorção.[5]

As necessidades aumentam na gestação em função do aumento de peso e demandas maternas, além do acúmulo no feto e na placenta.[9] A UL (*Tolerable Upper Intake Level*), ou seja, o limite máximo de ingestão diária da B6 é de 100 mg/dia, e níveis acima de 2 g/dia podem induzir a neuropatia ou neuropatia sensorial.

Iodo

Essencial para a síntese de hormônios tireoidianos. Encontrado em frutos do mar, peixes, algas e em alguns países, como o Brasil, no sal de cozinha fortificado.

A absorção de iodo depende da demanda da tireoide e seu uso para a síntese de hormônios é regulado por *feedback* negativo envolvendo a hipófise, o hipotálamo e seus produtos (hormônio estimulante da tireoide – TSH e hormônio liberador de tireotrofina– TRH). No caso de deficiência de iodo, cerca de 80% da quantidade disponível será captada pela tireoide.[11]

Forma ativa: iodo quelado e iodeto de potássio

A necessidade aumentada ocorre pelo seu envolvimento no crescimento e desenvolvimento, regulação do cérebro e sistema nervoso central do feto, criação e crescimento de células nervosas, formação de sinapses e mielinização. As concentrações de tetraiodotironina (T4) e tri-iodotironina (T3) aumentam até a metade da gestação e se mantêm estáveis. Na lactação os níveis de produção hormonal e excreção urinária de iodo retornam aos níveis pré-gestacionais, mas a necessidade se mantém aumentada para garantir quantidades adequadas no leite materno.[12]

A deficiência de iodo leva a danos neurológicos irreversíveis ao bebê, bócio e hipotireoidismo, aumenta o risco de abortos e de mortalidade infantil, além de atraso no desenvolvimento da criança. Por outro lado, o excesso também gera efeitos negativos, como o hipo ou hipertireoidismo.[12]

Não existe um consenso a respeito da suplementação de iodo. Por isso, um norte pode ser a recomendação que sugere que mulheres que vivem em população com concentração de iodo na urina (CIU) maior do que 100 mcg/L não precisam de suplementação.[11]

A suplementação de iodo pode ser realizada de duas formas: baixa dose (diária ou semanal) de iodeto e potássio em forma de tabletes ou gota ou em multivitamínicos (dosagem de 150 mcg ao dia) ou alta dose – cápsula de 400 mg de óleo iodado (durante um ano).[12]

Vitamina D

Apesar de uma parte ser sintetizada pela própria placenta, o feto depende do suprimento de 25-hidroxi-vitamina D que atravessa a placenta e é convertido em 1,25-hidroxi-vitamina D pelos rins fetais. Esse mecanismo age para aumentar a absorção de cálcio, garantindo níveis adequados de cálcio para o metabolismo materno-fetal além de regular o sistema imune, reduzir o risco de pré-eclâmpsia, diabetes gestacional, doenças cardiovasculares, câncer e infecções respiratórias.[13]

Níveis adequados ajudam a controlar a resposta inflamatória e a implantação do embrião. Por outro lado, a deficiência de vitamina D na mãe pode levar à carência de cálcio no feto, refletindo em sua formação óssea e muscular.[14]

Revisão sistemática e metanálise envolvendo 8.406 participantes (43 estudos) sugerem que a suplementação de vitamina D aumenta o peso do bebê ao nascer, reduz o risco de nascer pequeno para a idade gestacional e contribui para o aumento do tamanho do bebê com um ano de idade. Indivíduos suplementados tinham níveis mais altos de 25-hidroxi-vitamina D séricos e no cordão umbilical.[15]

Não existe consenso sobre os níveis séricos ideais de vitamina D na gestação, sendo encontradas variações entre 50 nmol/L (20 ng/mL) e 75 nmol/L (30 ng/mL); e as recomendações para que se atinjam esses valores também são controversas: 600 UI/dia, segundo o Institute of Medicine (IOM) e 1.500-2.000 UI/dia segundo a Sociedade Americana de Endocrinologia. Já a Organização Mundial da Saúde (OMS) recomenda ingestão de 200 UI/dia.

O único consenso existente é o limite máximo de ingestão diária de 4.000 UI/dia, uma vez que o excesso está relacionado a risco de hipercalcemia no feto.

Quadro 1 Interação entre Vitamina D e outros nutrientes

Ferro	Excesso de ferro ↓ absorção de vitamina D
Cálcio	Vit D ↑ absorção intestinal e ↓ excreção renal de cálcio. Sem a vitamina D, somente 10-15% do cálcio dietético é absorvido
Magnésio	Essencial para transformar a vitamina D em sua forma ativa e, assim, participar do metabolismo de cálcio (regula a manutenção da homeostase sanguínea e proporciona adequada formação da matriz óssea)
Alimentos/medicamentos	Por ser vitamina lipossolúvel, é mais bem absorvida na presença de óleo

Probiótico

São microrganismos vivos que, quando administrados em quantidades adequadas, conferem benefícios à saúde do hospedeiro ao reinocular ou equilibrar sua microbiota. Podem ser administrados em forma de sachê ou cápsula, ou ainda adicionados a alimentos.

A placenta apresenta microbiota similar ao microbioma oral, e a microbiota materna se altera de acordo com os trimestres da gestação. No terceiro trimestre há um aumento nas proteobactérias e actinobactérias, com redução de bactérias produtoras de butirato (ação anti-inflamatória) – essa alteração favorece a resistência à insulina fisiológica que garante energia para o desenvolvimento fetal.[16]

A suplementação de probióticos na gestação é segura e pode ter efeito protetor na pré-eclâmpsia, diabetes gestacional, infecções vaginais, ganho de peso materno e fetal e doenças na infância (dermatite, asma, rinite).[16,17] Uma das explicações para o efeito benéfico dos probióticos na prevenção de parto prematuro é a eliminação de patógenos na região uterina, com aumento de citocinas anti-inflamatórias e redução do pH vaginal, o que favorece bactérias benéficas.[18]

Estudo de Karamali et al. avaliou a suplementação de simbióticos em 60 mulheres com diabetes gestacional sem uso de medicamentos. Cada cápsula da suplementação continha *Lactobacillus acidophilus*, *L. casei*, *Bifidobacterium bifidum*, (2×10^9 UFC) + 800 mg de inulina ou placebo por 6 semanas. O grupo que recebeu a suplementação apresentou menores níveis de proteína C reativa (PCR) de malonildialdeído, maior capacidade antioxidante e nível de glutationa e menor taxa de parto cesáreo.[19]

A partir do 2º trimestre gestacional, o bebê começa a crescer, ganhar peso e desenvolver todos os órgãos e estruturas previamente formados nas primeiras semanas de gestação. Em função disso, as necessidades nutricionais maternas de macro e micronutrientes aumentam, sendo geralmente necessária a suplementação de vitaminas e minerais relacionadas ao crescimento e desenvolvimento do feto.

Ferro

É um mineral essencial para o transporte de oxigênio celular, síntese de DNA e metabolismo energético, além de ser cofator importante de enzimas da cadeia respiratória mitocondrial. Na gestação, a necessidade aumenta a partir do 2º trimestre, pelo aumento do volume sanguíneo e crescimento fetal, sendo difícil de ser alcançada com a alimentação habitual. O MS recomenda a suplementação profiláctica a partir da 20ª semana gestacional.[20] Segundo revisão de 43 estudos, envolvendo 43.274 mulheres, o uso de suplementos de ferro na gestação pode reduzir o risco de anemia materna em até 70%.[21]

O *status* de ferro materno está diretamente relacionado aos estoques de ferro fetal. A anemia ferropriva no período gestacional pode levar à restrição de crescimento intrauterino e bebês pequenos para a idade gestacional (PIG), além de estar relacionada a problemas cognitivos e comportamentais na infância.[22]

A suplementação deve ser direcionada de acordo com o *status* de hemoglobina, hematócrito e ferritina da gestante. Em função do aumento do volume plasmático gestacional, ocorre uma hemodiluição fisiológica. Segundo a OMS, quando a gestante está com os níveis de hemoglobina acima de 11 g/dL, não é considerada anêmica e é recomendado o uso de suplemento de ferro de forma profiláctica a partir da 20ª semana de gestação (30-60 mg de ferro elementar). Quando os níveis de hemoglobina estão entre 8-11 g/dL, e o hematócrito e ferritina estão diminuídos, a gestante é diagnosticada com anemia leve a moderada, e recomenda-se a suplementação de 120-240 mg de ferro elementar por dia.[23]

É importante lembrar que a suplementação excessiva também é contraindicada, e níveis de Hb acima de 13 g/dL em gestantes podem estar relacionados a aumento do risco de prematuridade, diabetes gestacional e baixo peso ao nascer.[24]

Por isso, para determinar a dosagem ideal de ferro utilizada na suplementação da gestante, é fundamental avaliar individualmente cada mulher no que diz respeito à sua ingestão alimentar habitual (fontes de ferro), avaliação de exames laboratoriais (níveis de Hb, ferritina, volume corpuscular médio das hemáceas) e histórico anterior de anemia ferropriva.

O ferro utilizado pelo organismo é obtido por meio de duas fontes: alimentação e reciclagem de hemácias senescentes. A quantidade de ferro absorvida é regulada pelas necessidades do organismo.

Quadro 2 Interação entre o ferro e outros nutrientes, alimentos e medicamentos

Vitamina C	– Alimentos fontes de vitamina C ↑ absorção de ferro – ↑ biodisponibilidade de ferro inorgânico (favorece redução Fe^{+3} em Fe^{+2})
Alimentos/medicamentos	– Alimentos fontes de vitamina C ↑ absorção de ferro

Vitamina A

É uma vitamina lipossolúvel derivada de duas fontes: os retinoides (retinal, retinol, ácido retinoico) e carotenoides (betacaroteno, alfa-caroteno, criptoxantinas). É essencial na gestação em virtude de seu papel na diferenciação, proliferação e crescimento celular; manutenção e integridade de mucosas; regulação gênica; modulação do sistema imunológico; captação intestinal de ferro; hematopoiese; e na formação de retina e sistema reprodutor.[22] As necessidades de vitamina A aumentam em 10% na gestação.

Sua deficiência pode estar relacionada à prematuridade, baixo peso ao nascer e maior risco de infecções do bebê.[22] Por outro lado, o excesso de vitamina A na gestação é considerado teratogênico, principalmente no primeiro trimestre. Assim, a suplementação de vitamina A deve ser muito bem avaliada e orientada nessa população. Com base em dados da OMS, gestantes cujo consumo habitual de vitamina A é inferior a 800 mcg de ER (equivalente de retinol) não apresentam risco teratogênico com a suplementação diária de vitamina A na dosagem de 3.000 mcg. Porém, não recomendam a suplementação diária superior a 2.400 mcg para aquelas com aportes adequados de vitamina A.[25]

É importante ressaltar que os efeitos tóxicos da vitamina A estão mais associados à suplementação medicamentosa do que à hipercarotenemia – causada pelo consumo excessivo de alimentos fontes.

Formas ativas: acetato de vitamina A ou palmitato de vitamina A

Quadro 3 Interação entre a vitamina A e outros nutrientes, alimentos e medicamentos

Ferro	Relação direta com níveis de hemoglobina: deficiência de ferro ↓ concentração sérica de vitamina A e deficiência de vitamina A ↓ absorção e transporte de ferro e formação de hemácias
Zinco	Sinergismo com zinco e ferro: deficiência de zinco prejudica a síntese da proteína transportadora de retinol (RBP) e metabolização da vitamina A. Deficiência de vit A pode ↓ mobilização de estoques de ferro
Alimentos/medicamentos	Baixa absorção de gorduras podem ↓ biodisponibilidade de vitamina A (lipossolúvel). Azeite ou óleo potencializam sua absorção

Zinco

Mineral que compõe mais de 1.000 proteínas, incluindo enzimas antioxidantes, metaloenzimas, proteínas reguladoras de genes e receptores hormonais. Tem papel fundamental na síntese proteica, metabolismo de carboidratos, síntese de DNA e RNA, regulação hormonal e sistema imunológico. Além disso, é essencial na embriogênese (maturação do esperma, ovulação e fertilização), no crescimento e desenvolvimento fetal e na modulação de prolactina em gestantes.[22]

As necessidades gestacionais aumentam principalmente após a 24ª semana.[26] Uma revisão de estudos feita por Wilson et al.[27] mostrou que o *status* de zinco materno tem relação com o peso do bebê ao nascer e risco de pré-eclâmpsia severa, mas pouca evidência em relação a prematuridade e diabetes gestacional.

Formas ativas: zinco quelato, zinco arginina, zinco glicina

Quadro 4 Interação entre o zinco e outros nutrientes, alimentos e medicamentos

Zinco	
Ferro	Compete pelo sítio de absorção do ferro. Doses > 60 mg de ferro podem ↓ absorção de zinco (relação Fe:Zn não deve ser > 3:1)
Vitamina A	Proteína ligadora de retinol (RBP) – transporta vitamina A, depende de zinco
Cálcio	Atenção à dieta rica em fitatos (o complexo Ca:fitato/Zn, afeta negativamente o balanço de zinco). Excesso de cálcio ↓ biodisponibilidade de zinco (600 mg de cálcio na refeição ↓ absorção de zinco em 50%)
Cobre	Excesso de zinco ↓ absorção de cobre (prejudica metabolismo de ferro). A suplementação de zinco deve ser sinérgica ao cobre na proporção de 15 a 20:1 (para evitar redução da ação da enzima superóxido dismutase e da atividade da ceruloplasmina – que atua no metabolismo do ferro)
Alimentos/medicamentos	Alimentos ricos em fitatos (cereais e leguminosas) podem ↓ biodisponibilidade de zinco

Cálcio

Desempenha papel importante na formação óssea, contração muscular, dinâmica dos vasos sanguíneos (permeabilidade vascular), transmissão de impulsos nervosos, ação enzimática e hormonal, coagulação sanguínea e sinalização celular.

As modificações hormonais decorrentes da gestação provocam ajustes no metabolismo de cálcio, aumentando sua mobilização óssea, diminuindo sua reabsorção e potencializando sua captação intestinal. A taxa de absorção intestinal é aumentada, principalmente a partir do 2º trimestre, de 27% (em mulheres não gestantes) para 54% no 5º ou 6º mês de gestação.[28]

As necessidades recomendadas de cálcio são as mesmas para mulheres adultas e gestantes. É possível atingir essa recomendação pela alimentação, mas alguns estudos recomendam a suplementação de 300 mg a 2 g/dia na gestação.[29]

Para potencializar a absorção desse mineral, é importante respeitar o sinergismo entre nutrientes e restaurar as funções digestivas, aumentando a acidez gástrica e tratando disbiose intestinal com prebióticos e probióticos. Além disso, a presença de alimentos pode melhorar a absorção de cálcio. Considerando esses fatores, muitas vezes não é necessário suplementar altas doses do mineral.[5]

Uma metanálise de estudos envolvendo 15.730 mulheres mostrou que a suplementação diária de cálcio (≥ 1.000 mg) pode reduzir o risco de pré-eclâmpsia, especialmente em populações com baixo consumo do mineral e risco aumentado dessa complicação.[30]

Formas ativas: cálcio quelato, cálcio glicina, citrato de cálcio, carbonato de cálcio, malato de cálcio, aspartato de cálcio

Quadro 5 Interação entre o cálcio e outros nutrientes

Ferro	Compete pelo sítio de absorção do ferro. Indica-se que a suplementação de ferro seja feita em horário diferente do consumo de fontes ou suplementos de cálcio
Zinco	Atenção à dieta rica em fitatos (complexo Ca:fitato/Zn, afeta negativamente o balanço de zinco). Excesso de cálcio ↓ biodisponibilidade de zinco (600 mg de cálcio na refeição ↓ absorção de zinco em 50%)
Magnésio	Modula secreção paratormônio (PTH) e regula o metabolismo de cálcio e vitamina D. Cálcio e magnésio devem manter relação 2:1 (deficiência magnésio ↓ absorção de cálcio)
Vitamina D	Vit D ↑ absorção intestinal e ↓ excreção renal de cálcio. Sem a vitamina D, somente 10-15% do cálcio dietético é absorvido

Ômega 3

Ômega 3 são ácidos graxos poli-insaturados de cadeia longa – como o ácido alfa-linolênico (ALA) e seus derivados ácido eicosapentaenoico (EPA) e o ácido docosahexaenoico (DHA). Vêm sendo estudados pelo seu papel na manutenção da fluidez de membranas celulares, nas funções cerebrais, na transmissão de impulsos nervosos e na produção de mediadores anti-inflamatórios.[31]

Os ácidos graxos ômega 3 devem estar presentes na alimentação, uma vez que o corpo humano não possui enzimas para sintetizá-los. As principais fontes alimentares são óleo de linhaça, chia e oleaginosas (ALA) e gordura de peixes de água fria e óleos de algas (EPA e DHA). O corpo humano possui enzimas para converter o ALA em EPA e DHA (formas metabolicamente ativas), porém sua atividade depende de cofatores como vitaminas B3, B6, zinco e vitamina C.[32]

A disponibilidade de ômega 3 para o feto depende diretamente da ingestão materna. Ele exerce diversas funções benéficas à saúde materno-fetal, tais como: modula a resposta inflamatória, auxilia no desenvolvimento neurológico e cognitivo do bebê e ainda tem papel importante no seu sistema imunológico.

A suplementação de ômega 3 na gestação (DHA, EPA ou ambos associados) pode reduzir o risco de prematuridade e aumentar o peso ao nascer, principalmente a partir do segundo trimestre.[33] Além disso, observou-se que a placenta de mulheres em sobrepeso e obesidade possuem um maior acúmulo de lipídios, o que poderia provocar mudanças no metabolismo de ácidos graxos e maior oxidação e aumento de esterificação lipídica. Essa inflamação placentária associada à obesidade materna foi significativamente reduzida com a suplementação de ômega 3 a partir da 20ª semana gestacional, trazendo benefícios para a saúde materno-fetal.[34]

O DHA é encontrado em altos níveis no sistema nervoso central e retina e é transportado para o bebê principalmente a partir do 3º trimestre gestacional, coincidindo com o período de maturação cerebral e ocular. Uma revisão de estudos mostrou que a suplementação materna de ômega 3 na gestação e lactação melhora o desenvolvimento cognitivo de bebês e crianças até 2 anos de idade.[35]

A associação entre o consumo de ácidos graxos ômega 3 na gestação e a incidência de doenças alérgicas na infância vem sendo estudada há algum tempo. A ação anti-inflamatória do EPA pode inibir a formação de prostaglandinas E2, exercendo um papel protetor contra doenças alérgicas. Uma revisão de estudos randomizados e controlados mostrou que a suplementação materna de ômega 3 na gestação e lactação poderia reduzir a incidência de doenças alérgicas mediadas por IgE em crianças menores de 3 anos de idade.[36]

A American Dietetic Association recomenda a ingestão mínima de 500 mg de ômega 3/dia para adultos saudáveis e gestantes.[37] Em relação ao DHA, a Associação Mundial de Medicina Perinatal recomenda pelo menos 200 mg/dia.[38]

CONSIDERAÇÕES FINAIS

A suplementação nutricional é um recurso extremamente valioso a ser associado à prática clínica do nutricionista em situações especiais, como no caso da gestação. Entretanto, mais estudos controlados randomizados são necessários para avaliar o papel dos suplementos e as interações nutricionais nos riscos gestacionais, em especial nos países em desenvolvimento, onde as deficiências nutricionais não são isoladas, e sim de diversos nutrientes.

Destaca-se, também, a importância de considerar a suplementação de múltiplos nutrientes, que agem em sinergia em detrimento à suplementação de nutrientes isolados, bem como formas farmacêuticas sinérgicas, considerando a capacidade absortiva da gestante.

Uso de medicamentos e/ou suplementos alimentares, exames bioquímicos, sinais e sintomas de deficiências ou carências nutricionais no momento da gestação ou do pós-parto, hábitos alimentares e estilo de vida, patologias associadas, estresse, gestações anteriores, fertilização ou concepção natural são fundamentais para a escolha dos nutrientes, dose e momento ideal para suplementação.

REFERÊNCIAS

1. Viswanathan M, Treiman KA, Doto JK, Middleton JC, Coker-Schwimmer EJL, Nicholson WK. Evidence synthesis number 145 folic acid supplementation: an evidence review for the U.S. Preventive Services Task Force. Contract. 2017;(4).

2. Carlus SJ, Sarkar S, Bansal SK, Singh V, Singh K, Jha RK, et al. Is MTHFR 677 C>T polymorphism clinically important in Polycystic Ovarian Syndrome (PCOS)? A case-control study, meta-analysis and trial sequential analysis. PLoS One. 2016;11(3).
3. Hekmatdoost A, Vahid F, Yari Z, Sadeghi M, Eini-Zinab H, Lakpour N, et al. Methyltetrahydrofolate vs folic acid supplementation in idiopathic recurrent miscarriage with respect to methylenetetrahydrofolate reductase C677T and A1298C polymorphisms: A randomized controlled trial. PLoS One. 2015;10(12):1-12.
4. Barua S, Kuizon S, Junaid MA. Folic acid supplementation in pregnancy and implications in health and disease. Journal of Biomedical Science. 2014;21.
5. Paschoal V, Marques N, Brimberg P, Diniz S. Suplementação funcional magistral: dos nutrientes aos compostos bioativos / Supplementation functional masterful: nutrient bioactive compounds. São Paulo: VP Editora; 2009. 496p.
6. Chandyo RK, Ulak M, Kvestad I, Shrestha M, Ranjitkar S, Basnet S, et al. The effects of vitamin B12 supplementation in pregnancy and postpartum on growth and neurodevelopment in early childhood: Study Protocol for a Randomized Placebo Controlled Trial. BMJ Open. 2017;7(8):e016434.
7. Rogne T, Tielemans MJ, Chong MF-F, Yajnik CS, Krishnaveni GV, Poston L, et al. Associations of maternal vitamin B12 concentration in pregnancy with the risks of preterm birth and low birth weight: a systematic review and meta-analysis of individual participant data. Am J Epidemiol. 2017;185(3):212-23. Disponível em: https://academic.oup.com/aje/article-lookup/doi/10.1093/aje/kww212. Acesso em: 30 jul 2019.
8. Duggan C, Srinivasan K, Thomas T, Samuel T, Rajendran R, Muthayya S, et al. Vitamin B-12 supplementation during pregnancy and early lactation increases maternal, breast milk, and infant measures of vitamin B-12 status. J Nutr. 2014;144:758-64.
9. Salam RA, Zuberi NF, Bhutta ZA. Pyridoxine (vitamin B6) supplementation during pregnancy or labour for maternal and neonatal outcomes. vol. 2016, Cochrane Database of Systematic Reviews. 2015.
10. Sharifzadeh F, Kashanian M, Koohpayehzadeh J, Rezaian F, Sheikhansari N, Eshraghi N. A comparison between the effects of ginger, pyridoxine (vitamin B6) and placebo for the treatment of the first trimester nausea and vomiting of pregnancy (NVP). Journal of Maternal-Fetal and Neonatal Medicine. 2017;1-6.
11. Andersen SL, Laurberg P. Iodine supplementation in pregnancy and the dilemma of ambiguous recommendations. Eur Thyroid J. 2016;5(1):35-43.
12. Harding KB, Peña-Rosas JP, Webster AC, Yap CMY, Payne BA, Ota E, et al. Iodine supplementation for women during the preconception, pregnancy and postpartum period. vol. 2017, Cochrane Database of Systematic Reviews. 2017.
13. Amraei M, Mohamadpour S, Sayehmiri K, Mousavi SF, Shirzadpour E, Moayeri A. Effects of vitamin D deficiency on incidence risk of gestational diabetes mellitus: A systematic review and meta-analysis. Frontiers in Endocrinology. 2018;9.
14. Santamaria C, Bi WG, Leduc L, Tabatabaei N, Jantchou P, Luo Z-C, et al. Prenatal vitamin D status and offspring's growth, adiposity and metabolic health: a systematic review and meta-analysis. Br J Nutr. 2018;25(12):1-10.
15. Roth DE, Leung M, Mesfin E, Qamar H, Watterworth J, Papp E. Vitamin D supplementation during pregnancy: state of the evidence from a systematic review of randomised trials. BMJ. 2017;359:j5237.
16. Sohn K, Underwood MA. Prenatal and postnatal administration of prebiotics and probiotics. Seminars in Fetal and Neonatal Medicine. 2017;22(5):284-9.

17. Lindsay KL, Walsh CA, Brennan L, McAuliffe FM. Probiotics in pregnancy and maternal outcomes: A systematic review. J Matern Neonatal Med. 2013;26(8):772-8.
18. Jarde A, Lewis-Mikhael A-M, Moayyedi P, Stearns JC, Collins SM, Beyene J, et al. Pregnancy outcomes in women taking probiotics or prebiotics: a systematic review and meta-analysis. BMC Pregnancy Childbirth. 2018;18(1):14.
19. Karamali M, Nasiri N, Taghavi Shavazi N, Jamilian M, Bahmani F, Tajabadi-Ebrahimi M, et al. The effects of synbiotic supplementation on pregnancy outcomes in gestational diabetes. Probiotics and Antimicrobial Proteins. 2017;1-8.
20. Cadernos de Atenção Básica: atenção ao pré-natal de baixo risco. Brasília – DF; 2012. Disponível em: http://bvsms.saude.gov.br/bvs/publicacoes/cadernos_atencao_basica_32_prenatal.pdf. Acesso em: 30 jul 2019.
21. Peña-Rosas JP, De-Regil LM, Garcia-Casal MN, Dowswell T. Daily oral iron supplementation during pregnancy. vol. 2015, Cochrane Database of Systematic Reviews. 2015. p. 1-527.
22. Hovdenak N, Haram K. Influence of mineral and vitamin supplements on pregnancy outcome. Eur J Obstet Gynecol Reprod Biol. 2012;164(2):127-32.
23. Organização Mundial da Saúde (OMS), Chan M. Haemoglobin concentrations for the diagnosis of anaemia and assessment of severity. Geneva, Switz: WHO; 2011. p. 1-6.
24. Scholl TO. Iron status during pregnancy: setting the stage for mother and infant. In: Am J Clin Nutr. 2005;81(5):1218S-1222S.
25. Organização Mundial da Saúde (OMS). Gestação e Lactação. Recomendações e relatório de uma consultoria. 2001. Disponível em: http://bvsms.saude.gov.br/bvs/publicacoes/vitaminaa_gestacao_lactacao_relatorio_consultoria.pdf. Acesso em: 30 jul 2019.
26. Wastney ME, Angelus P, Barnes RM, Silva Subramanian KN. Zinc kinetics in preterm infants: a compartmental model based on stable isotope data. vol. 271, American Journal of Physiology Regulatory Integrative and Comparative Physiology. 1996;271:R1452-9.
27. Wilson RL, Grieger JA, Bianco-Miotto T, Roberts CT. Association between maternal zinc status, dietary zinc intake and pregnancy complications: A systematic review. Nutrients. 2016;8.
28. Saunders C, Neves EQC, Accioly E. Recomendações nutricionais na gestação. In: Accioly E, Saunders C, Lacerda EMA (eds.). Nutrição em obstetrícia e pediatria. 1.ed. Rio de Janeiro: Cultura Médica; 2002. p. 145-69.
29. Buppasiri P, Lumbiganon P, Thinkhamrop J, Ngamjarus C, Laopaiboon M, Medley N. Calcium supplementation (other than for preventing or treating hypertension) for improving pregnancy and infant outcomes. vol. 2015, Cochrane Database of Systematic Reviews. 2015.
30. Hofmeyr JG, Lawrie TA, Atallah AN, Duley L, Torloni MR. Calcium supplementation during pregnancy for preventing hypertensive disorders and related problems. Cochrane Database Syst Rev. 2014;(6):Art. No.: CD001059.
31. Imhoff-Kunsch B, Briggs V, Goldenberg T, Ramakrishnan U. Effect of n-3 long-chain polyunsaturated fatty acid intake during pregnancy on maternal, infant, and child health outcomes: A systematic review. Paediatr Perinat Epidemiol. 2012;26(Suppl.1):91-107.
32. Gillingham BL. The metabolic fate of alpha linolenic acid (ALA). IHP Magazine. 2013:72-9. Disponível em: https://dpointernational.com/wp-content/uploads/2020/03/The-Metabolic-Fate-of-Alpha-Linolenic-Acid-ALA.pdf. Acessado em: 12 ago 2020.
33. Salvig JD, Lamont RF. Evidence regarding an effect of marine n-3 fatty acids on preterm birth: A systematic review and meta-analysis. Acta Obstetricia et Gynecologica Scandinavica. 2011;90:825-38.
34. Calabuig-Navarro V, Puchowicz M, Glazebrook P, Haghiac M, Minium J, Catalano P, et al. Effect of ω-3 supplementation on placental lipid metabolism in overweight and obese women. Am J Clin Nutr. 2016;103(4):1064-72.

35. Eilander A, Hundscheid DC, Osendarp SJ, Transler C, Zock PL. Effects of n-3 long chain polyunsaturated fatty acid supplementation on visual and cognitive development throughout childhood: A review of human studies. Prostaglandins Leukot Essent Fat Acids. 2007;76(4):189-203.
36. Gunaratne AW, Makrides M, Collins CT. Maternal prenatal and/or postnatal n-3 long chain polyunsaturated fatty acids (LCPUFA) supplementation for preventing allergies in early childhood. vol. 2015, Cochrane Database of Systematic Reviews. 2015.
37. Vannice G, Rasmussen H. Position of the academy of nutrition and dietetics: Dietary fatty acids for healthy adults. J Acad Nutr Diet. 2014;114(1):136-53.
38. Koletzko B, Lien E, Agostoni C, Böhles H, Campoy C, Cetin I, et al. The roles of long-chain polyunsaturated fatty acids in pregnancy, lactation and infancy: Review of current knowledge and consensus recommendations. vol. 36, Journal of Perinatal Medicine. 2008;36:5-14.

Capítulo 37
CIRURGIA BARIÁTRICA: IMPLICAÇÕES PARA A GESTANTE, O FETO E A NUTRIZ

Maria Rita Marques de Oliveira
Suelen Franco
Mariana Alvarez Arantes
Marilza Vieira Cunha Rudge

INTRODUÇÃO

O tratamento cirúrgico, embora com limitações, tem se apresentado como a alternativa mais efetiva para o controle da obesidade grave e comorbidades associadas. As mulheres representam 80% da população submetida ao procedimento, sendo grande parte em idade reprodutiva. A obesidade imputa riscos à gestação, fazendo com que o emagrecimento prévio seja desejado. A cirurgia bariátrica (CB) promove emagrecimento e pode melhorar as condições para o parto, mas não sem efeitos adversos. As deficiências de micronutrientes na população bariátrica são frequentes e acompanhadas de manifestações clínicas de variada gravidade. No caso da gestante bariátrica, as mudanças relacionadas à gravidez, com maior demanda de nutrientes em consequência da restrição alimentar e da menor absorção de nutrientes, requerem cuidado redobrado. Não há como deixar de considerar que a gestação é um evento complexo para a mulher, com elevada carga emocional e que após a CB a complexidade se intensifica, demandando cuidado atento e competente da equipe, na qual se insere o nutricionista.

A OBESIDADE NA IDADE REPRODUTIVA

Atualmente, a obesidade é uma pandemia em todas as faixas etárias, resultando em consequências deletérias para a saúde física e emocional. Além de um problema biológico, é um problema social intimamente ligado ao modo de vida e de adoecimento contemporâneos.

A obesidade está associada a uma série de comorbidades: hipertensão arterial sistêmica (HAS), diabetes tipo 2 (DM2), dislipidemias, complicações osteoarticulares, apneia do sono e síndrome do ovário policístico.[1] A síndrome metabólica está presente em 60% das pessoas obesas e associa-se ao DM2 e à HAS.[2] O risco cardiovascular imposto pela obesidade reduz a expectativa de vida.[2] A obesidade implica disfunções endócrinas e metabólicas, como a produção excessiva de estrógenos, alterações no metabolismo de esteróis e na secreção do hormônio liberador de gonadotrofina (GnRH) e alterações na liberação de insulina, leptina, adiponectina, resistina e grelina.[3] Implica também transtornos alimentares e da imagem corporal, bem como sofrimento psicológico.

Muitas mulheres em idade reprodutiva são classificadas como obesas (IMC ≥ 30 kg/m²). Essas mulheres têm 65% menos chances de engravidar que as de IMC inferior,[3] pois o excesso de peso resulta em hiperinsulinemia, hiperandrogenismo funcional e anovulação.[3] Aproximadamente um terço das mulheres com IMC acima de 40 kg/m² apresenta disfunções menstruais.[1]

A obesidade associa-se com aumento de resultados adversos na gestação, maior incidência de aborto espontâneo, diabetes melito gestacional (DMG) e pré-eclâmpsia.[2,3] Para o feto, há associação da obesidade materna com anomalias congênitas, fissura palatal, defeito do tubo neural, anomalias cardiovasculares, hidrocefalia, prematuridade, macrossomia, partos distócicos, morte fetal intrauterina e perinatal e, em longo prazo, está associada a aumento da obesidade infantil.[2,3]

O parto induzido pode ser necessário para reduzir o risco de cesariana, principalmente em multíparas, assim evita-se aumentar os resultados adversos.[4] O trabalho de parto costuma ser distócico, com maior incidência de cesarianas, e dificuldades com a anestesia, infecções e tromboembolismo.[3] No puerpério há maior incidência de tromboembolismo venoso, infecções e hemorragia pós-parto.

Como se verifica, são elevados os riscos de uma gestação relacionada à obesidade, sendo o emagrecimento pré-gestacional aconselhado. No entanto, o emagrecimento deve estar associado ao tratamento dietético que auxilie na promoção da autonomia e estimule mudanças no estilo de vida, incluindo os hábitos alimentares. A CB pode encurtar esse caminho, porém com consequências para a saúde e seu cuidado.

A CIRURGIA BARIÁTRICA NA IDADE REPRODUTIVA

A CB é mundialmente recomendada para pessoas com IMC acima de 40 kg/m² ou para pessoas com IMC de 35 kg/m² com comorbidades.[2] Os procedimentos cirúrgicos resultam em restrição na ingestão de alimentos e/ou má absorção, promovendo mudanças anatômicas e neuro-hormonais que modificam o metabolismo e a sensação de fome. A restrição da ingestão alimentar ocorre pela redução do tamanho da bolsa gástrica, e a redução na absorção de nutrientes se faz por meio de desvios no trato digestório (*by-pass*). As cirurgias mistas usam as duas estratégias. Cada tipo de cirurgia implica maior ou menor grau de comprometimento nutricional.

A escolha da cirurgia depende da experiência do cirurgião, mas pode ser determinada pelo fator reversibilidade e presença ou não de comorbidades.[2]

O *by-pass* em y de Roux (Figura 1A) é a cirurgia mais frequente (47%),[2] que reduz o tamanho da bolsa gástrica de 1.500 para 15 mL e o *by-pass* é feito no duodeno ou jejuno.[2] Esse procedimento, restritivo e disabsortivo, causa perda de 60-80% do excesso de peso.[2] O excesso de peso refere-se ao peso total menos o peso ideal.

Na banda gástrica ajustável (Figura 1B), ocorre restrição do tamanho da bolsa gástrica por uma banda inflável. A perda de peso é menor, entre 45-55% do excesso de peso,[2] porém é reversível.

A gastrectomia vertical, também conhecida como Sleeve gástrico (Figura 1C), é a segunda cirurgia mais frequente. É restritiva e remove a curvatura maior do estômago, resulta em um tubo gástrico com capacidade de 150 mL. Assim, evita-se a má absorção, e a perda do excesso de peso é entre 55-80%.[2]

A cirurgia de Scopinaro é um procedimento disabsortivo, por preservar grande parte do estômago e apresentar pequena alça comum ao alimento e suco biliopancreático (Figura 1D).

Uma proporção significativa dos que se submetem à CB volta a ganhar peso, mantém-se diabética ou apresenta recidiva da doença, além de apresentar deficiências nutricionais.[5] Há, ainda, registros de aderências, cálculos biliares, desidratação e obstrução do intestino delgado como parte dos efeitos iatrogênicos da cirurgia.[6]

Entre a população que opta pela CB, 4 em cada 5 são mulheres;[3,6] e para cada 5 mulheres, 4 estão em idade reprodutiva.[2]

Apesar disso, não tem sido fácil reunir evidências quanto aos riscos e benefícios da cirurgia da obesidade diante do risco do excesso de peso na gestação. Há que se levar em conta as comparações entre os resultados da gestação em mulheres obesas em relação às eutróficas, e das obesas em relação às que realizaram a cirurgia, e destas perante as eutróficas e, a partir daí, ponderar os resultados. No entanto, há limitações de metodologia e tamanho amostral nos estudos existentes,[3] cuja maioria tem sido observacional, conferindo baixo grau de evidência aos resultados, somado ao fato de que os efeitos das cirurgias sobre o estado nutricional dependem do tipo de cirurgia.[7]

Os resultados das pesquisas não são claros, seja para a saúde da mãe ou do feto.[8] De um lado, a redução das complicações associadas à obesidade, do outro o aumento das complicações associadas à desnutrição. As decisões exigem responsabilidade, autoconhecimento, disciplina no cuidado de si e apoio da equipe de saúde. Ainda não atingimos esse grau de maturidade, conhecimento e habilidade nos serviços de saúde, em especial no serviço de atenção primária, cujas equipes têm relutado em aceitar a obesidade como uma doença e não se sentem capazes de apoiar o cuidado da obesidade grave. A principal questão está além do conhecimento dos indicadores séricos do estado nutricional, das quantidades ideais para o consumo de nutrientes e prescrição de atividades físicas, mas sim no desenvolvimento de estratégias de empoderamento dessas mulheres para decidir, agir ativamente e obter os melhores resultados sobre a sua saúde e bem-estar, assim como para seu filho em longo prazo.

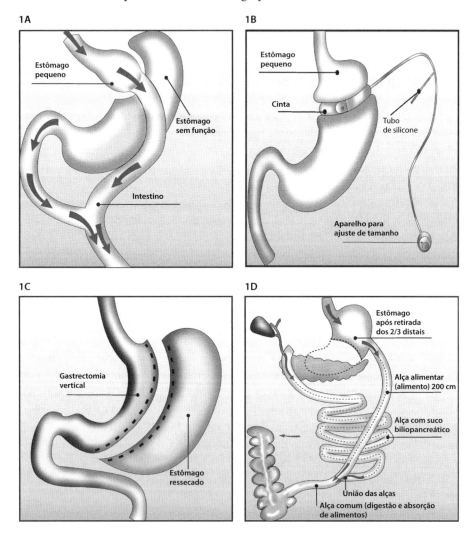

Figura 1 Exemplos de cirurgia bariátrica.
Ilustração: Terê Marques de Oliveira.

Benefícios da cirurgia da obesidade para a gestação

Os ganhos da CB para a mulher em idade fértil vêm sendo enumerados pelos estudos.

Fertilidade

Embora inconclusivo, foi mostrado que a CB melhora o ciclo menstrual, retorna os ciclos ovulatórios e aumenta a taxa de gestação espontânea em relação ao IMC pré-cirúrgico.[9] A reprodução assistida tem resultado em maior sucesso entre mulheres que fizeram a CB em comparação àquelas com IMC pré-cirúrgico.[9] Em metanálise que incluiu oito estudos e 589 mulheres consideradas inférteis antes da CB, 58% tiveram a sua fertilidade resolvida, com regulação do ciclo menstrual, restauração da ovulação, redução do ovário policístico e resistência à insulina.[10]

A má absorção causada pela cirurgia leva à redução da eficácia dos contraceptivos orais, contribuindo para o aumento de gestações após a CB, mesmo que não planejadas.[3]

Diabetes gestacional e hipertensão induzida pela gestação

Foi mostrado que o DMG pode chegar a 15% entre as gestantes obesas, e, após a cirurgia, esse número pode cair pela metade ou menos ainda.[2]

Macrossomia

A macrossomia representa um risco para a mãe e para o feto, especialmente se associada ao DMG. Em dois de sete estudos revisados, a CB reduziu os nascimentos de crianças grandes para a idade gestacional.[7] A incidência de macrossomia após a CB reduz 50% daquela encontrada na obesidade, que chega a ser da ordem de 20% do total de gestações.[2]

Pré-eclâmpsia

A CB reduziu a pré-eclâmpsia em relação às mulheres com elevado IMC pré-cirúrgico, mas ainda em proporção superior quando comparada com mulheres de mesmo IMC sem a CB.[7] Nem todos os estudos confirmam a menor incidência de pré-eclâmpsia, embora a redução da HAS chegue a 80% após a CB.[2]

Parto cesáreo

O emagrecimento pela CB pode reduzir a incidência de cesarianas em relação àquelas com IMC pré-cirúrgico, mas em número superior ao da população geral.[3] No entanto, esses dados são inconclusivos.[8]

Hemorragias pós-parto

Embora alguns estudos façam referência à menor incidência de hemorragia pós-parto entre mulheres que realizaram a CB em relação às com IMC pré-cirúrgico, os dados ainda são inconclusivos.[8]

Os riscos na gestação após a CB

Carências nutricionais

A deficiência de folato e tiamina tem sido associada às cirurgias restritivas, enquanto as deficiências de vitamina A, vitamina D, vitamina E e K1 foram associadas às cirurgias disabsortivas.[11] À DGYR, procedimento misto, associam-se as deficiências de ferro, tiamina, vitamina D, folato e cálcio.

A gestação aumenta a excreção de vitaminas hidrossolúveis, em virtude do aumento do volume corporal. Além disso, a gestação implica aumento das demandas de vitaminas e minerais para suprir as necessidades nutricionais da mãe e do feto.[11]

Após a cirurgia, as limitações anatômicas impõem restrições alimentares, que somadas às preferências individuais, nem sempre adequadas, empobrecem as escolhas alimentares. Acrescentam-se a esses fatores a redução na absorção e, muitas vezes, a suplementação inadequada, seja pela prescrição ou adesão inapropriada. As deficiências de ferro, cálcio, B12, tiamina, vitaminas A, D, E e K são frequentes.[3]

A anemia é a deficiência mais comum, decorrente da redução da ingestão de alimentos que são fontes de ferro (Fe) e de vitamina C, além da redução na absorção. A redução das células parietais na CB leva à deficiência de fator intrínseco e redução da absorção da vitamina B12,[3] implicando suplementação constante. A deficiência de folato tem sido menos comum, sendo passível de prevenção com a suplementação, desde que com adesão adequada.[6] Na obesidade a anemia está associada à inflamação, e, após a CB, passa a ser ferropriva.[12]

Há ainda relatos de que 65% das mulheres que realizaram a cirurgia têm deficiência de vitamina D.[13] Nas cirurgias mal-absortivas é comum a deficiência de vitamina A.[3]

Outras complicações

A gestação após a CB pode vir acompanhada de dor abdominal, náusea e vômito, obstrução intestinal, hérnia incisional, migração da banda e erosão. Existem relatos de mortes fetais e maternas decorrentes de complicações da CB.[3]

Mortalidade materna

Em um de sete estudos revisados que trataram o tema, foi encontrada maior mortalidade perinatal entre mulheres que realizaram a CB e engravidaram, em relação às controles com o mesmo índice de massa corporal.[5]

O balanço entre risco e benefícios depende dos recursos de que se dispõe para lidar com a questão. Isso inclui recursos emocionais, suporte de uma rede social e da equipe de saúde, conhecimento e recursos tecnológicos.

Prazo para a gestação após a cirurgia

Embora os dados existentes ainda não sejam conclusivos,[3] o período entre 12-24 meses[3,13,14] ou, para outras, entre 18-24 meses[15] após a CB, tem sido considerado o mais indicado para a concepção. Antes disso, haveria riscos associados às deficiências nutricionais, enquanto depois de 24 meses gradativamente vão se perdendo os benefícios da CB sobre as comorbidades, com uma maior chance de reganho de peso.[15] Sem contar que há uma estimativa de que apenas 9-13% das mulheres que realizaram a cirurgia alcançam IMC abaixo de 25 kg/m². As evidências para essas recomendações, em termos do período ideal são poucas, no entanto, há fortes bases teóricas para essa precaução.[2]

Os menores IMC vêm sendo encontrados aos dois anos após a CB e parece ser quando a gestação encontra seus maiores benefícios. Nesse sentido, não foram encontradas diferenças na comparação da gestação após cinco anos da cirurgia em relação aos resultados obtidos entre mulheres obesas.[3]

Em metanálise envolvendo 11 estudos, realizados entre 2005-2014, foi encontrado que nos dois primeiros anos após a CB os resultados podem ser mais efetivos em relação ao diabetes e à HAS, mas haverá maior necessidade de suplementação alimentar.[8]

Mesmo com a recomendação de evitar a gravidez nos primeiros 12-18 meses, em estudo realizado nos Estados Unidos, 41,5% de 710 mulheres que realizaram a CB não evitaram a gestação nos primeiros 18 meses, enquanto 4,3% tentaram conceber nesse período.[15] É provável que o aumento da fertilidade e as mudanças hormonais decorrentes da cirurgia façam com que muitas mulheres engravidem antes de 12 meses do pós-cirúrgico.[3] Isso reforça a necessidade de monitoramento e aconselhamento dessas mulheres.

Dilemas emocionais da gestante bariátrica

Em um grupo focal realizado pelas autoras com mulheres que tiveram filhos após a gestação de CB, é notável o dilema emocional que vivenciaram durante a gestação.

A vida da mulher é dividida pelo advento da CB. O antes sendo caracterizado pela vergonha e discriminação social, e o depois pela melhora na qualidade de vida, se traduzindo como reconquista da liberdade de movimentos, melhora da imagem corporal, maior disposição sexual e engajamento afetivo, principalmente diante de seus parceiros.

Apesar de as mulheres que realizaram a CB reconhecerem os riscos para a mãe e para o feto, a realização da cirurgia possibilita a vivência da maternidade de forma plena, principalmente no quesito disposição física. Dessa forma, as mulheres inconscientemente minimizam os riscos envolvidos na gestação, em prol da realização de ser mãe.

As mulheres reportaram que durante a gestação a preocupação era referente a nutrição e saúde do feto. Temiam que o feto "passasse fome", visto que tinham consciência da restrição de absorção de nutrientes ocasionada pela CB. Porém, socialmente, a gestação após a CB representou para essas mulheres a perda dos avanços estéticos conquistados pela CB. Contudo, esse aspecto não afetou a perspectiva materna, pois desafiavam-se a superar as dificuldades alimentares em prol da saúde do feto.

IMPLICAÇÕES PARA O FETO

Embora nem todos os estudos confirmem, não surgiram ainda evidências sobre as vantagens da CB para o feto, porém existem algumas evidências sobre as desvantagens. A gestação na obesidade congrega prejuízo para a mãe e para o feto. A CB talvez não melhore essa condição para o feto, contudo, maiores avaliações são necessárias. A menor incidência de macrossomia pode ser uma vantagem.

Recém-nascido pequeno para a idade gestacional

A gestação após a CB aumenta a proporção de nascimento de crianças pequenas para a idade gestacional.[8] Em quatro dos sete estudos revisados, encontrou-se maior prevalência de crianças que nasceram pequenas para a idade gestacional.[7] Os procedimentos mal-absortivos foram associados a um maior risco de restrição ao crescimento fetal.[16] A restrição do crescimento fetal pode chegar a 15% dos casos de gestação após a CB, o dobro do que costuma ser encontrado na obesidade.[2] As crianças pequenas para a idade gestacional têm risco maior de desenvolverem síndrome metabólica na vida adulta.[17,18]

Recém-nascido pré-termo

As deficiências nutricionais geradas pela CB poderiam levar a maior prevalência de nascimentos pré-termo, mas isso ainda não foi confirmado.[8] O Estudo de Coorte Sueco avaliou os resultados da CB comparando mulheres que realizaram a CB (n = 1.941) e aquelas com IMC pré-cirúrgico similar e sem CB (n = 6.574), e não foram encontradas diferenças significativas para a proporção de nascimentos pré-termo entre os dois grupos.[6] Em uma revisão de sete estudos, em três a proporção de prematuridade foi superior entre mulheres que realizaram a CB em relação às controles pareadas pelo IMC.[7]

Carências nutricionais

O estado nutricional da gestante pode influenciar o estado nutricional do feto até dois anos do nascimento, de onde surge o conceito dos 1.000 dias.

A CB resulta em importantes mudanças fisiológicas, seja pela restrição do consumo alimentar ou pelas mudanças anatômicas.[11] Considerando a redução da absorção de folato, fitoquinona, ferro, cálcio, zinco, magnésio, iodo, cobre, vitamina A, vitamina D e B12,[11] é esperado que isso traga consequências para o feto. Embora as evidências sejam inconclusivas, os estudos de caso e de coorte já realizados com neonatos filhos de pacientes bariátricas têm referido complicações visuais por deficiência de vitamina A, hemorragia intracraniana do feto por deficiência de K1, complicações neurológicas e retardo do crescimento por deficiência de B12 e defeito do tubo neural por deficiência de folato.[3,11]

Malformação fetal

Estudos não apontam nenhum aumento desse risco entre gestantes bariátricas.[2]

Amamentação

A amamentação deve ser sempre encorajada. Têm sido raras as deficiências encontradas em crianças amamentadas por mães que realizaram a CB. A deficiência de B12 entre crianças amamentadas por mães que realizaram a CB foi apontada em dois estudos,[19,20] e a amamentação também promove a perda de peso materno.[7]

Assim, os primeiros 1.000 dias de uma criança que foi gerada por uma mulher que se submeteu à CB merece, por direito equitativo, atenção redobrada. Deve-se monitorar o crescimento fetal e o seu crescimento e desenvolvimento, um processo que depende da adesão da mãe às recomendações nutricionais e à suplementação alimentar.

O ACOLHIMENTO E O CUIDADO NUTRICIONAL DURANTE A GESTAÇÃO E O PUERPÉRIO

Aconselhamento

Para o cuidado de saúde à gestante e nutriz, em especial à gestante e nutriz bariátrica, a abordagem desenvolvida por Winnicott pode ser de grande ajuda.

Para ele, o desenvolvimento da "disponibilidade materna" é vital para o relacionamento com o filho. Os bebês são extremamente sensíveis aos estados emocionais da mãe, e as reações nessa interação produzem efeitos visíveis que influenciam nos desencontros entre a mãe e o filho. A "disponibilidade materna" guarda forte relação com a abordagem do cuidado. Um cuidado pautado no diálogo de saberes e na comunicação significativa é o que deve ser almejado. É preciso criar condições para que essa comunicação aconteça, que a equipe se aproprie dos fatos relevantes na vida dessa mulher e que ela compreenda o que a ciência tem para ela.

A equipe dos serviços especializados e da CB têm a função, em suas posições na linha de cuidado, de manterem-se atualizadas sobre o tema. Os consensos e as diretrizes, documentos oficiais, são mais indicados para a tomada de decisão; quando não se dispõe desses documentos nacionalmente, há que se lançar mão de documentos internacionais. É importante que o conhecimento existente seja traduzido em comunicação significativa para as equipes de atenção primária e, em especial, para as pacientes, sempre em um processo que leve em conta cada realidade.

Contracepção

Os riscos e benefícios da gestação após a CB devem ser esclarecidos e ponderados. Deve-se alertar quanto à menor absorção dos contraceptivos orais.

Preconcepção

Quando existe a intenção de engravidar, os esforços para manutenção, ou mesmo perda de peso, devem ser encorajados pela realização de exercícios e dieta adequada, otimizando os resultados da cirurgia.[2] Os esclarecimentos sobre os riscos para a mulher e para o feto devem ser realizados, além do aconselhamento para que a gestação ocorra entre 12-24 meses após a cirurgia.

O SUS, por meio da Portaria n. 425[21] garante os seguintes exames séricos ao paciente bariátrico: hemograma completo, proteínas totais e frações, zinco sérico, dosagem de cálcio, dosagem de B12, folato, de ferritina, de triglicérides, de 25-hidroxivitamina D, de colesterol total, HDL e LDL.

A Portaria n. 425[21] também prevê a assistência por nutricionistas, psicólogos e endocrinologistas durante o pré e pós-cirúrgico. Embora não faça referência à gestação, infere-se que a mulher que tem intenção de engravidar – a gestante e a nutriz – tenha direito ao acesso à orientação específica por esses profissionais. Há uma tendência para um maior envolvimento da atenção primária na linha de cuidado para a pessoa obesa (Portaria n. 424, de 2013).[22]

Condutas trimestrais

As condutas nutricionais a serem tomadas nos respectivos trimestres de gestação são descritas no Quadro 1.

Quadro 1 Condutas nutricionais nos respectivos trimestres de gestação

Primeiro trimestre	Segundo trimestre	Terceiro trimestre
Garantir metas nutricionais (alimentação e suplementação), vigilância por exames séricos	Garantir metas nutricionais (alimentação e suplementação), vigilância por exames séricos	Garantir metas nutricionais (alimentação e suplementação), vigilância por exames séricos
Avaliar presença de DMG e possíveis comorbidades	Vigilância de complicações TGI	Vigilância de complicações TGI
Avaliar complicações TGI	Controle de peso	Controle de peso
Controle de peso	Ultrassom para avaliar desenvolvimento fetal	Ultrassom para avaliar desenvolvimento fetal
		Nova avaliação de DMG
		Não há recomendação específica para o tipo de parto

Fonte: Badreldin et al.[2]

Aconselhamento e suplementação nutricional

Para que se evite a anemia ferropriva, a suplementação com Fe deve suprir entre 40-60 mg/dia, podendo ser na forma líquida.[2] Os suplementos líquidos são mais bem tolerados e o Fe parenteral pode ser necessário.[3]

Recomenda-se 2.000 mg de cálcio/dia e 50-150 μg de vitamina D/dia. A suplementação com colecalciferol (D3) deve ser preferida.[2] Não há consenso quanto à recomendação para a suplementação de Ca, sendo que alguns autores recomendam de 500-600 mg de Ca. A oferta deve ser feita com pelos menos 2 horas de diferença da suplementação com Fe para maximizar a absorção.[23] A intolerância ao leite pode acontecer, o que agrava a deficiência de cálcio. Na suplementação de Ca, o citrato de Ca é mais aconselhado, dado que o carbonato de cálcio necessita de ácido clorídrico, que se reduz após a CB.[3]

Para combater a anemia por deficiência de B12, que pode chegar a 70% das mulheres que realizaram a DGYR, uma dose diária sublingual de 10 μg de cobalamina é recomendada. Se isso não for suficiente, ministrar a vitamina mensalmente por via intramuscular.[2] Outros 350-500 μg/dia de suplementação oral de B12 ou 1.000 μg/mês intramuscular.[3]

Tem sido recomendado que as gestantes bariátricas tomem 4 mg/dia de ácido fólico, mas não há forte evidência para essa recomendação.[2]

A deficiência de vitamina K pode levar a sangramento intracraniano e malformação fetal, o que já foi relatado.[2] No entanto, não existe ainda uma recomendação de suplementação para a gestante.[2]

Segundo o Colégio Americano de Ginecologia e Obstetrícia (ACOG), o monitoramento deve ser feito por meio de exame de sangue, com dosagens de ferro, ferritina, folato, Ca, vitamina D, vitamina A, vitamina B12, vitamina K, zinco, magnésio e iodo.[14]

Ganho de peso na gestação

As recomendações para o ganho de peso na gestação têm sido as mesmas do Institute of Medicine de 2009,[24] como pode ser observado no Quadro 2.

Quadro 2 Recomendações para ganho de peso para gestantes de acordo com o IMC*

Faixa de IMC** das gestantes	Recomendação de ganho de peso
< 18,5 kg/m²	12,5-18 kg
18,5-24,9 kg/m²	11-16 kg
25-29,9 kg/m²	7-11,5 kg
≥ 30 kg/m²	5-9 kg

* Institute of Medicine de 2009.[24]
**Índice de massa corporal (IMC).

Dor abdominal, náusea e vômito durante a gestação

As dores abominais, náusea e vômito são comuns na gestação, no entanto, sempre que uma gestante bariátrica surge com uma dessas queixas, deverão ser avaliadas por especialista, pois levantam suspeita de complicação cirúrgica (obstrução, hérnias, rompimento de anastomose, erosão ou migração da banda). Essas complicações podem ser mais comuns para gestante que realizou CB, dado o aumento da pressão abdominal.

CONSIDERAÇÕES FINAIS

Nosso conhecimento de como a CB afeta a gestação ainda é limitado. Mais limitadas ainda são as nossas habilidades para aplicar o conhecimento existente em prol de uma melhor qualidade de vida para essas gestantes. Não conhecemos todos os riscos e benefícios, seus determinantes e as relações que se estabelecem entre si. Precisamos avançar nos processos de trabalho dentro da linha de cuidado para o sobrepeso e obesidade. Sabemos que melhor seria ter evitado o sobrepeso e a obesidade, mas enquanto isso não acontece, e sabemos que essa é uma tarefa árdua, precisamos criar as melhores condições para o cuidado dessa população – um trabalho em que a nutrição deve assumir um dos papéis de protagonistas na equipe de cuidado.

Quadro 3 Síntese dos principais tópicos

Riscos	Benefícios
Morte materna e fetal, decorrentes de complicações da CB	Remissão/controle do diabetes tipo 2 e hipertensão arterial sistêmica
Maior frequência de carências nutricionais da mulher, proveniente do consumo alimentar inadequado, e absorção de nutrientes reduzida	Fertilidade aumentada pelos mecanismos metabólicos, em comparação com as mulheres com IMC pré-cirúrgico, com a ressalva de que contraceptivos orais apresentam a eficácia comprometida
Dor abdominal, náusea e vômito, obstrução intestinal, hérnia incisional, migração da banda e erosão durante a gestação	Redução da hipertensão induzida pela gestação e da pré-eclâmpsia, quando comparadas com mulheres de IMC pré-cirúrgico*
Maior mortalidade perinatal, quando comparadas às gestantes de IMC equivalente que não realizaram a CB	Redução de 50% na prevalência de macrossomia, quando comparadas com mulheres obesas que não realizaram a CB
Intenso sofrimento psíquico proveniente da ideia de o feto "estar passando fome"	Redução da incidência de cesáreas, quando comparadas com mulheres de IMC pré-cirúrgico*
Maior proporção de nascimento de crianças pequenas para a idade gestacional, quando comparadas a mulheres que vivenciaram a gestação enquanto obesas	Menor incidência de hemorragia pós-parto, quando comparadas com mulheres de IMC pré-cirúrgico*
Maior ocorrência de nascimentos de pré-termos*	
Na criança, complicações visuais por deficiência de vitamina A, hemorragia intracraniana do feto por deficiência de K1, complicações neurológicas e retardo do crescimento por deficiência de B12 e defeito do tubo neural por deficiência de folato*	
O aleitamento materno pode não cumprir as necessidades nutricionais da criança*	

* Evidências a serem confirmadas por estudos.

REFERÊNCIAS

1. Edson E, Whyte M, Vlymen J. Bariatric surgery in obese women of reproductive age improves conditions that underlie fertility and pregnancy outcomes: Retrospective cohort study of UK National Bariatric Surgery Registry (NBSR). Obesity Sugery. 2016;26:2837-42.
2. Badreldin N, Kuller J, Rhee E. Pregnancy management after bariatric surgery. Obstetrical and Gynecological Survey. 2016;71(6):361-8.
3. Welcome AO, Caughey AB. Management of pregnancy in women who have undergone bariatric surgery. Obstetrical and Gynecological Survey. 2016;71(12):734-40.
4. Lee VR, Darney BG, Snowden JM. Term elective induction of labour and perinatal outcomes in obese women: retrospective cohort study. Royal College of Obstetricians and Gynaecologists. 2015;123:271-8.
5. Mancini MC. Dealing with diabetes and pregnancy following bariatric surgery: a double-edges sword? Arch Endocrinol Metab. 2016;60(4):299-302.
6. Stephansson O, Johansson K, Naslund I. Bariatric surgery and Preterm Birth. N Engl J Med. 2016;375:805-6.
7. Milone M, Placido G De, Musella M. Incidence of successful pregnancy after weight loss interventions in infertile women: a systematic review and meta-analysis of the literature. Obesity Surgery. 2015. Disponível em: https://doi.org/10.1007/s11695-015-1998-7. Acesso em: 11 jul 2019.
8. Yi X-Y, Li Q-F, Zhang J. A meta-analysis of maternal and fetal outcomes of pregnancy after baricatric surgery. International Journal of Gyncology and Obstetrics. 2015;130:3-9.
9. Melo FLE, Melo M. Impacto da cirurgia bariátrica na fertilidade feminina – Revisão. Reprodução & Climatério. 2017;32(1):57-62.
10. Cornthwaite K, Jefferys A, Lenguerrand E. Pregnancy after weight loss surgery: a commentary. BJOG. 2016;123:165-70.
11. Jans G, Matthys C, Bogaerts A. Maternal macronutrient deficiencies and related adverse neonatal outcomes after bariatric surgery:a systematic review. Adv Nutr. 2015;6:420-9.
12. Marin FA, Verlengia R, Crisp AH. Micronutrient suplementation in gastric bypass surgery: prospective study on inflammation and iron metabolism in premenopausal women. Nutrition Hospitalaria. 2017;34:369-75.
13. Peterson LA, Zeng X, Caufield CP. Vitamin D status and supplementation before and after bariatric surgery: a comprehensive literatura review. Surg Obes Relat Dis. 2016;12:639-702.
14. American College of Obstetricians and Gynecologists. ACOG Practice bulletin n. 105: Bariatric surgery and pregnancy. Obstet Gynecol. 2009;113:1405-13.
15. Menke MN, King WC, White GE. Contraception and conception after bariatric surgery. Obstetrics & Gynecology. 2017;130(5):979-87.
16. Chevrot A, Kauem G, Coupaye M. Impact of bariatric surgery on fetal growth restriction: experience of a perinatal and bariatric surgery center. Americam Journal of Obstetrics Gynecology. 2016;214(5):655.e1-7.
17. Barker DJP. Mothers, babies, and disease in later life. 2.ed. New York: Churchill Livingstone; 1998.
18. Barker DJP, Osmond C, Forsén TJ, Kajantie E, Eriksson JG. Trajectories of growth among children who have coronary events as adults. N Engl J Med. 2005;353:1802-9. [PubMed: 16251536].
19. Celiker MY, Chawla A. Congenital B12 deficiency following maternal gastric by-pass. J Perinatol. 2009;29:640-2.

20. Grange DK, Finlay JL. Nutritonal vitamin B12 deficiency in a breastfed infant following maternal gastric bypass. Pediatr Hematol Oncol. 1994;11:311-8.
21. Brasil. Ministério da Saúde. Portaria n. 425: Estabelece regulamento técnico, normas e critérios para a Assistência de Alta Complexidade ao Indivíduo com Obesidade. Brasília; 2013.
22. Brasil. Ministério da Saúde. Portaria n. 424: Redefine as diretrizes para a organização da prevenção e do tratamento do sobrepeso e obesidade como linha de cuidado prioritária da Rede de Atenção à Saúde das Pessoas com Doenças Crônicas. Brasília; 2013.
23. Allied Health Sciences Secton Ad Hoc Nutrition Commmittee, Aills. L, Blankenship J, et al. ASMBS Allied Health Nutritional Guidelines for Surgical Weight Loss Patient. Surg Obes Relat Dis. 2008;4(suppl 5):S73-S108.
24. Rasmussen KM, Yaktine Al. Weight gain during pregnancy: reexamining the guidelines. Washington, DC: National Academies; 2009.

Capítulo 38

DOENÇAS COMUNS NA GESTAÇÃO

Regicely Aline Brandão Ferreira

INTRODUÇÃO

O período gestacional é o marco temporal do início da vida de todo e qualquer ser humano, e como tal é a base fundamental para um pleno desenvolvimento. As mulheres, durante a gravidez, passam por um estado transitório de mudanças na condição anatomofisiológica, ressignificação das relações afetivo-emocionais e do seu papel social no contexto de maternidade. Tais mudanças podem desencadear sintomas físicos e emocionais bastante desagradáveis, sem que estes sejam necessariamente patológicos. Partimos do pressuposto de que as mudanças citadas aumentam a predisposição para algumas enfermidades, bem como o monitoramento clínico periódico (acompanhamento pré-natal) favorece o diagnóstico de doenças prévias ao período gravídico.

A assistência pré-natal de qualidade, baseada em evidências científicas, é mundialmente reconhecida como uma ação prioritária para o enfrentamento dos desafios, cada vez mais complexos, para uma gestação saudável. As políticas públicas devem garantir a cobertura universal de serviços de saúde com qualidade, aumentar a atuação dos sistemas de saúde por meio da qualificação dos profissionais e garantia de financiamento adequado.[1]

Nesse sentido, os Objetivos de Desenvolvimento do Milênio (ODM) e, mais recentemente, os Objetivos do Desenvolvimento Sustentável (ODS) impulsionam uma agenda política visando a reduzir a mortalidade materna, por causas preveníveis, ao valor de 70 mortes por 100 mil nascidos vivos até o ano de 2030. A morbidade, mortalidade materna, mortalidade fetal, prematuridade, baixo peso ao nascer e mortalidade neonatal não são condições individuais isoladas, mas, sim, situações de caráter epidemiológico. A ocorrência desses eventos constitui um dos aspectos de avaliação do desenvolvimento de uma sociedade, pois são indicadores sensíveis das condições de saúde materna em um país.

O conceito de morbidade materna refere-se a qualquer doença ou deficiência de ordem física ou mental relacionada à gravidez e/ou parto. Quando não tratadas, representam risco de vida para a gestante e o feto, assim como impactam negativamente a qualidade de vida no pós-parto. As gestantes que desenvolvem morbidade grave possuem condições patológicas comuns, cujos fatores de risco conhecidos são as doenças hipertensivas, diabetes, infecções e hemorragias. Para algumas mulheres, o agravamento das condições clínicas e obstétricas durante o período gestacional, fatalmente, terá o óbito como desfecho.[2]

Segundo estimativas mais recentes da Organização Mundial da Saúde, a relação de mortes maternas por 100 mil nascidos vivos diminuiu em todo o mundo (44% de redução de 1990-2015). A despeito dessa redução, os valores estão ainda muito acima da proposta da OMS, que é de menos de 70 mortes maternas por 100 mil nascidos vivos.[3]

Há uma categoria de mulheres que sobreviveram às complicações "por pouco", em casos de morbidades graves, são chamadas *near miss*.[2] O termo refere-se a toda gestante que sobreviveu a complicações decorrentes de morbidades na gravidez, parto ou 42 dias após o parto. Essa sobrevida muitas vezes é acompanhada de sequelas permanentes. Estima-se que, para cada óbito materno, de 20-30 mulheres apresentam alguma morbidade. Desse modo, entende-se que as morbidades maternas são a base para a ocorrência da mortalidade e devem ser o foco da atenção pré-natal.

No âmbito do Sistema Único de Saúde, o Ministério da Saúde lançou em 2011 a "Rede Cegonha", que consiste em uma rede de cuidados que visam a assegurar à mulher e à criança o direito à atenção humanizada durante o pré-natal, parto, nascimento e puerpério. Para o alcance dos objetivos, a rede de atenção conta com a atuação de equipes multiprofissionais, incluindo os Núcleos de Apoio à Saúde da Família e a enfermagem obstétrica/obstetriz.

Este capítulo parte do reconhecimento de que há uma relação intrínseca entre nutrição e as principais causas de morbidade materna: diabetes gestacional, distúrbios hipertensivos na gestação, obesidade e anemias carenciais. Desse modo, apresentamos os métodos diagnósticos consensualmente utilizados em diversos estudos, nacionais e internacionais, para identificação das condições já citadas e as estratégias de aconselhamento nutricional recomendadas para cada situação.

DIABETES MELITO GESTACIONAL

De acordo com a Organização Mundial da Saúde, o diabetes melito gestacional (DMG) é definido como uma alteração glicêmica, diagnosticada pela primeira vez durante a gestação, podendo ou não persistir após o parto. O período gestacional induz mecanismos fisiológicos de resistência à insulina com o intuito de garantir nutrientes para o feto. Em algumas situações esse mecanismo evolui para uma condição de alteração do metabolismo dos carboidratos, resultando em hiperglicemia.[4] Há evidências de que um percentual entre 15-70% das mulheres apresentem hiperglicemia antes das 24 semanas de gestação.[5]

O diabetes melito gestacional apresenta potenciais riscos para a gestante e o feto, que incluem aborto, anomalias fetais, pré-eclâmpsia, morte fetal, macrossomia, hipoglicemia neonatal, hiperbilirrubinemia neonatal, entre outros. O diabetes durante a gravidez aumenta o risco, para o bebê, de obesidade e diabetes tipo 2 na sua vida adulta.

O rastreamento para diabetes melito gestacional deve ser oferecido a toda gestante durante o início do acompanhamento pré-natal. Os fatores de risco para DMG são idade superior a 35 anos, sobrepeso/obesidade ou ganho de peso excessivo na gestação atual, circunferência abdominal aumentada por excesso de tecido adiposo, hipertensão ou pré-eclâmpsia na gravidez atual, antecedentes obstétricos (abortamentos de repetição, malformações, morte fetal ou neonatal e macrossomia), história familiar de DM em parentes de 1º grau e síndrome de ovários policísticos. A detecção precoce de mulheres, seguida de uma intervenção oportuna, reduz as complicações advindas do diabetes gestacional.[5,6]

As gestantes com diagnóstico confirmado de DMG devem monitorar os níveis de glicose no sangue ao longo do dia. Os valores esperados são 90-95 mg/dL para glicose de jejum, menor que 140 mg/dL após 1 hora da refeição, e menor que 120 mg/dL após 2 horas da refeição. O aconselhamento para a mudança de estilo de vida, com adoção de hábitos mais saudáveis é um componente essencial do manejo do DMG, e, em muitos casos, é suficiente para a manutenção do controle glicêmico. Não havendo melhora nos parâmetros bioquímicos após duas semanas do aconselhamento dietético, sugere-se início da terapia medicamentosa.[6]

Os profissionais atuantes na rede de atenção básica devem apoiar a adoção de estilos de vida mais saudáveis, que inclua a prática regular de atividade física e elaboração de um plano alimentar para controle dos índices glicêmicos e do ganho de peso gestacional. As refeições devem ser realizadas mantendo regularidade nos horários, procurando um equilíbrio quantitativo de alimentos ingeridos, de modo a evitar grandes quantidades de ingestão de alimentos em determinados momentos do dia. É recomendado que a gestante realize as refeições em ambientes apropriados e, sempre que possível, em companhia.[7]

Dietas restritivas em carboidratos não têm efeito comprovado no controle da glicemia e, geralmente, têm baixa adesão. Evidências sugerem que dietas que contenham alimentos fontes de carboidratos complexos apresentam melhores resultados nos parâmetros de glicemia de jejum e pós-prandial. Um plano alimentar que combine alimentos fontes de carboidratos simples e complexos pode melhorar a adesão materna, apresentar menor teor de gordura e garantir a ingestão calórica adequada.[8]

É importante enfatizar a necessidade de redução da ingestão de alimentos ultraprocessados, bem como o incentivo ao consumo diário de frutas, legumes e verduras. A ingestão desses alimentos *in natura*, em especial na apresentação crua, é uma excelente estratégia, dado o teor de fibras presente nesses alimentos.[7]

A ingestão de probióticos tem apresentado efeito promissor como uma terapia potencial para auxiliar no controle metabólico do DMG.[9]

É comum que profissionais orientem as mulheres com diabetes gestacional a substituir o açúcar por adoçantes não nutritivos. A Associação Americana de Dietética considera o consumo seguro durante a gestação dos seguintes edulcorantes: sacarina, aspartame, acessulfame-k, sucralose e esteviosídeo.[10] Contudo, o uso de adoçantes dietéticos foi recentemente associado ao risco de obesidade tardia e riscos à saúde cardíaca. Os estudos existentes até o momento não possuem evidências suficientemente fortes sobre o impacto desses produtos na gravidez e nos resultados maternos e infantis.[8] Sugere-se, portanto, que a relação custo-benefício do consumo de adoçantes não nutritivos seja avaliada individualmente.

DISTÚRBIOS HIPERTENSIVOS NA GRAVIDEZ

No ano 2000, a Sociedade Internacional para o Estudo da Hipertensão na Gravidez definiu que os distúrbios hipertensivos da gravidez são diagnosticados durante o acompanhamento pré-natal e são classificados em: hipertensão crônica, hipertensão gestacional, pré-eclâmpsia e eclâmpsia.[11,12]

A hipertensão crônica na gestação é definida pela elevação da pressão arterial (sistólica 140 mmHg e diastólica 90 mmHg) diagnosticada pela primeira vez antes da 20ª semana de gestação e que persiste por 12 semanas pós-parto. Hipertensão gestacional é uma condição transitória definida como hipertensão que se desenvolve na gravidez após 20 semanas de gestação e que volta ao normal dentro de 12 semanas após o parto.[11]

A pré-eclâmpsia é uma síndrome sistêmica geralmente caracterizada por hipertensão arterial diagnosticada após 20 semanas de gestação, associada ao quadro clínico de proteinúria (excreção urinária de 300 mg de proteína em 24 h) com aumento da vasoconstricção e, consequentemente, distúrbio de perfusão placentária.[2] A eclâmpsia é um agravamento neurológico do quadro de pré-eclâmpsia caracterizada por convulsões que não podem ser atribuídas a outras causas como epilepsia, infecção cerebral, tumor ou aneurisma roto.[6]

A síndrome HELLP é uma complicação grave da pré-eclâmpsia, que acomete 4-12% de gestantes com síndromes hipertensivas e que possui altos índices de morbiletalidade materno-fetal. O acrônimo HELLP deriva das palavras hemólise (H = *hemolysis*), elevação de enzimas hepáticas (EL = *elevated liver functions tests*) e plaquetopenia (LP = *low platelets count*). A confirmação diagnóstica da síndrome HELLP é dada com base na identificação de plaquetopenia grave, presença de esquizócitos no sangue periférico, aumento da desidrogenase láctica e aumento da bilirrubina total.[13]

Em gestantes com síndromes hipertensivas e quadro clínico estável é recomendado o tratamento de longo prazo que inclui o uso de anti-hipertensivo oral e adoção de hábitos alimentares saudáveis.[6] Durante o acompanhamento pré-natal, é importante que todas as gestantes sejam aconselhadas sobre como manter hábitos alimentares saudáveis e sobre o controle do ganho de peso. As equipes de saúde da família que contam com os profissionais do Núcleo de Apoio à Saúde da Família (NASF), em especial o nutricionista, devem desenvolver ações de vigilância alimentar e nutricional das gestantes em sua área de abrangência, realizando grupos terapêuticos e atendimentos clínicos individualizados de gestantes, operacionalizados por meio do Projeto Terapêutico Singular (PTS).

O Ministério da Saúde propõe dez orientações-base para alimentação de gestantes. Essas orientações servem de referencial para o profissional na elaboração da proposta terapêutica individualizada e também na elaboração de temas a serem abordados nos grupos de gestantes.[6]

O aconselhamento nutricional nos distúrbios hipertensivos da gestação tem como objetivo a redução da ingestão diária de sal (5-6 g/dia); para tal, sugere-se a redução do sal adicionado (saleiro de mesa) e a redução da ingestão de alimentos processados e ultraprocessados (dada sua alta quantidade de sódio). Devem ser evitados na alimentação: hambúrguer, charque, salsicha, linguiça, presunto, salgadinhos, conservas de vegetais, sopas prontas, molhos, biscoitos salgados e temperos prontos. As gestantes devem estar conscientes de que o consumo regular desses alimentos agrava o quadro hipertensivo. Para as gestantes com dificuldade no controle dos níveis pressóricos, é preciso enfatizar que o consumo, mesmo que esporádico, de alimentos processados e ultraprocessados potencializa os riscos de um episódio hipertensivo agudo.

A recomendação de suplementação de cálcio é limitada à população com baixa ingestão deste nutriente, não sendo necessária a suplementação no contexto brasileiro.[14] Contudo, o efeito de nutrientes individuais é insuficiente para demonstrar a relação entre alimentação e saúde, portanto, a ingestão de alimentos que sejam fonte desse nutriente deve ser incentivada.[7]

Nesse sentido, recomenda-se ao propor um plano alimentar que abarque múltiplas combinações possíveis entre os alimentos *in natura* e minimamente processados, predominantemente de origem vegetal, e que estes sejam a base da alimentação, respeitando as dimensões culturais e sociais do hábito de comer.[7]

Em virtude da maior incidência de hipertensão arterial sistêmica, diabetes e morte materna na população negra, todas as recomendações dietéticas descritas anteriormente devem ser ainda mais enfáticas nesse grupo populacional.[13]

OBESIDADE

No contexto de transição nutricional, fatores fisiológicos inerentes ao período gestacional aumentam a predisposição individual ao ganho de peso excessivo durante a gestação, tornando a mulher suscetível ao desenvolvimento de sobrepeso/obesidade.[15] Aumentos ponderais durante a gestação superiores à recomendação resultam em retenção de peso pós-parto, e mulheres com excesso de peso antes da gestação retêm mais peso depois da gestação, contribuindo, assim, para o aumento da obesidade na população feminina. O sobrepeso e a obesidade apresentam um significante e deletério efeito sobre os desfechos da gestação.

O Institute of Medicine (IOM) recomenda que o ganho de peso na gestação ocorra segundo o estado nutricional pré-gestacional mensurado no índice de massa corporal (IMC), cujo valor encontrado permite a classificação em um dos seguintes critérios: baixo peso, adequado, sobrepeso ou obesidade (Tabela 1). O acompanhamento do ganho de peso gestacional e do estado nutricional é realizado utilizando a tabela desenvolvida por Atalah et al.[16]

Tabela 1 Ganho de peso recomendado de acordo com o IMC materno pré-gestacional

Estado nutricional antes da gestação	IMC (kg/m²)	Ganho de peso durante a gestação (kg)	Ganho de peso por semana no 2° e 3° trimestres (kg)
Baixo peso	< 18,5	12,5-18	0,5
Peso adequado	18,5-24,9	11-16	0,4
Sobrepeso	25,0-29,9	7-11,5	0,3
Obesidade	≥ 30,0	5-9	0,2

Fonte: IOM (2009).[15]

A obesidade na população feminina em idade reprodutiva é um importante problema de saúde pública, o que evidencia a necessidade de intervenções que estimulem a adoção de um estilo de vida saudável antes da primeira gravidez, durante a gestação e no pós-parto, pois são momentos oportunos para estimular a promoção da atividade física e da alimentação saudável.[15]

A revisão sistemática conduzida por Muktabhant[17] sobre intervenções no ganho excessivo de peso na gestação concluiu que dieta e exercícios combinados reduziram, especialmente nas mulheres obesas ou com sobrepeso, em um quinto o número de mulheres que tiveram aumento excessivo de peso durante a gravidez.

No início do acompanhamento pré-natal, quer seja em atendimentos individuais e/ou em grupos terapêuticos, é importante que a mulher seja informada sobre o seu estado nutricional atual, bem como o peso que deve ganhar durante a gestação, tendo como referência o ganho de peso recomendado por trimestre. O aconselhamento nutricional visa ao ganho de peso gestacional dentro dos parâmetros mencionados e à adesão a hábitos alimentares saudáveis. Para elaboração de um plano alimentar, os profissionais podem se valer dos Dez passos para a alimentação da gestante do Ministério da Saúde (Quadro 1).[6]

As dietas restritivas, dietas da moda e o uso de qualquer estratégia emagrecedoras para a perda de peso durante a gestação não são práticas recomendadas. O plano terapêutico multiprofissional que inclua a dimensão da alimentação como fator de prevenção do ganho de peso excessivo é a escolha mais indicada no acompanhamento de gestantes com obesidade. Poderá haver manutenção do peso pré-gestacional ou ainda modesta perda de peso, com o seguimento de um plano alimentar saudável. Ambos os resultados são possíveis durante o acompanhamento pré-natal e não devem ser encarados como insucesso do aconselhamento nutricional. Havendo ganho excessivo de peso, as estratégias de aconselhamento devem ser intensificadas, assim como a repactuação do plano terapêutico multiprofissional.

Segundo as recomendações do Guia Alimentar para a População Brasileira, os alimentos *in natura* ou minimamente processados devem ser a base da alimentação. Recomenda-se informar às gestantes sobre o efeito nocivo do consumo habitual de alimentos processados e de alimentos ultraprocessados, dado que o consumo regular destes cria um fenômeno fisiológico em que os dispositivos de controle de saciedade (neurológicos e digestivos) são confundidos, gerando um efeito de subestimação das calorias ingeridas; e o mecanismo de sinalização de saciedade, após a ingestão desses produtos, não se dá de modo imediato.[7]

A ingestão diária de variados tipos de frutas, legumes e verduras, especialmente crus, deve ser incentivada segundo a disponibilidade de alimentos regionais. Nesse grupo de alimentos recomendam-se fortemente as hortaliças verde-escuras (brócolis, couve, espinafre, taioba, rúcula) e outros alimentos coloridos, como mamão, abóbora, cenoura, laranja, acerola, tomate, caju, pitanga, pêssego, manga, jabuticaba e ameixa.

O consumo de comida não deve ser substituído por produtos que dispensam preparação culinária (sopas "de pacote", macarrão "instantâneo", pratos congelados prontos para aquecer, sanduíches, frios e embutidos, maioneses, biscoitos e outros alimentos ultraprocessados), assim como a ingestão de sucos naturais de frutas feitos na hora não deve ser substituída por sucos artificiais, em pó ou em caixinha (néctares de fruta) ou refrigerantes que são ricos em açúcar.

É importante dialogar sobre a alta disponibilidade de comercialização de alimentos ultraprocessados e que, frequentemente, estes estão permeados de forte apelo comercial, enquanto alimentos *in natura* ou minimamente processados são comercializados em feiras livres, sacolões e hortas comunitárias.

ANEMIAS CARENCIAIS

A deficiência de ferro é a principal causa de anemia e ocorre quando o balanço entre a ingestão, os estoques e a perda de ferro são insuficientes para apoiar plenamente a produção de eritrócitos. Trata-se de um problema de saúde pública. Estima-se que a prevalência mundial de gestantes com anemia seja de 38,2% (95% CI: 33,5-42,6) e que metade desses casos seja por conta de deficiência de ferro.[18,19,20]

Durante a gestação, a anemia é diagnosticada quando os valores de hemoglobina (Hb) estão abaixo de 11 g/dL. O rastreamento deve ser realizado em toda gestante no primeiro e terceiro trimestres de gravidez. Entretanto, para adequada determinação de deficiência de ferro, bem como resposta terapêutica, o parâmetro mais indicado é a ferritina.[18]

A anemia durante a gestação aumenta o risco de baixo peso ao nascer, mortalidade perinatal e trabalho de parto prematuro. Os fatores que agravam o quadro anêmico são sangramentos uterinos ou placentários, sangramentos gastrintestinais e perda de sangue durante o parto.[6] As intervenções para prevenir a anemia por deficiência de ferro incluem suplementação de ferro, fortificação dos alimentos básicos com ferro, educação nutricional, controle de infecções parasitárias, melhora das condições de saneamento e suplementação diária de ferro.[19]

Com base na revisão sistemática da literatura, há evidências de que a suplementação diária de ferro em gestantes reduz o risco de anemia materna no termo em 70% e deficiência de ferro em 57%.[19] No Brasil, essa recomendação se traduz no Programa Nacional de Suplementação de Ferro, que prevê a suplementação profiláctica de 40 mg de ferro elementar e 400 µg de ácido fólico para todas as gestantes, diariamente até o final da gestação.[21]

O uso do sulfato ferroso apresenta algumas manifestações gastrintestinais como vômitos, diarreia, constipação intestinal, fezes escuras e cólicas. As equipes de saúde precisam informar às gestantes sobre essas manifestações para que não ocorra o abandono do uso do medicamento. Embora o ferro seja bem absorvido em jejum, sua administração é sempre recomendada acompanhada de alimentos, para amenizar efeitos indesejáveis. A sugestão é tomar o comprimido com água ou outro líquido. Em virtude da possível interação medicamentosa, o uso de sulfato ferroso deve ser realizado com pelo menos duas horas de diferença para demais medicações.[22]

O aconselhamento nutricional durante o pré-natal deve fornecer informações para todas as gestantes sobre os riscos da anemia, a importância da suplementação profiláctica e recomendação de ingestão de uma alimentação variada contendo alimentos fontes de ferro heme (alta biodisponibilidade) e não heme. Recomenda-se, ainda, que haja a ingestão de alimentos que melhorem a absorção de ferro, como aqueles que são fontes de vitamina C e vitamina A.

É válido também aconselhar as gestantes e familiares sobre a importância de resgatar habilidades culinárias no preparo das refeições, em especial a valorização da culinária local, utilizando alimentos regionais e se valendo de técnicas culinárias que maximizam o potencial nutritivo dos alimentos. O nutricionista pode propor uma extensa gama de possibilidades de combinações alimentares para uma dieta saudável e com aporte adequado de ferro. Alimentos que devem ser prioritariamente incentivados são os feijões e folhas verde-escuras. Há uma extensa variedade desses alimentos: feijão-preto, feijão-mulatinho, feijão-carioca, feijão-bico-de-ouro, feijão-jalo, feijão-branco, feijão-verde, taioba, bertalha, jambu, caruru.[23]

As gestantes com diagnóstico confirmado de anemia, assim como gestantes vegetarianas e veganas devem ter atenção individualizada da equipe multiprofissional, em especial do nutricionista, que deverá utilizar recursos para acompanhar o estado nutricional, os parâmetros bioquímicos e a avaliação da ingestão alimentar, a fim de propor, juntamente com a gestante, um plano alimentar adequado a todas as dimensões de suas necessidades (sociais, culturais e biológicas).

CONSIDERAÇÕES FINAIS

Garantir o acesso à saúde das populações por meio dos cuidados pré-natais adequados é fundamental para a promoção da saúde, diagnóstico e prevenção de doenças. A perspectiva que adotamos é a de que apenas a garantia do acesso não é suficiente na redução da morbidade e mortalidade maternas.

No que tange aos aspectos nutricionais no controle das morbidades maternas, é necessária constante vigilância e qualificação do modelo assistencial, por meio das equipes multiprofissionais; a utilização de protocolos e monitoramento de indicadores dos serviços; e todo apoio às famílias durante o período gestacional para que possam vivenciar experiências exitosas e, assim, a constituição de uma parentalidade saudável.

Quadro 1 Os dez passos para a alimentação da gestante

1. Realizar pelo menos três refeições (café da manhã, almoço e jantar) e dois lanches saudáveis por dia, evitando ficar mais de três horas sem comer. Entre as refeições beba água, pelo menos 2 litros (6-8 copos) por dia.
2. Incluir diariamente nas refeições seis porções do grupo de cereais (arroz, milho, pães e alimentos feitos com farinha de trigo e milho) e tubérculos como as batatas e raízes como a mandioca/macaxeira/aipim. Dando preferência aos alimentos na sua forma mais natural, pois além de serem fontes de carboidratos, são boas fontes de fibras, vitaminas e minerais.
3. Procurar consumir diariamente pelo menos três porções de legumes e verduras como parte das refeições e três porções ou mais de frutas nas sobremesas e lanches.
4. Comer feijão com arroz todos os dias ou, pelo menos, cinco vezes por semana, pois esse prato brasileiro é uma combinação completa de proteínas e excelente para a saúde.
5. Consumir diariamente três porções de leite e derivados e uma porção de carnes, aves, peixes ou ovos. Retirar a gordura aparente das carnes e a pele das aves antes da preparação, tornando esses alimentos mais saudáveis!
6. Diminuir o consumo de gorduras. Consuma, no máximo, uma porção diária de óleos vegetais, azeite, manteiga ou margarina. Fique atenta aos rótulos dos alimentos e prefira aqueles livres de gorduras trans.
7. Evitar refrigerantes e sucos industrializados, biscoitos recheados e outras guloseimas no seu dia a dia.
8. Diminuir a quantidade de sal na comida e retirar o saleiro da mesa. Evitar consumir alimentos industrializados com muito sal (sódio) como hambúrguer, charque, salsicha, linguiça, presunto, salgadinhos, conservas de vegetais, sopas prontas, molhos e temperos prontos.
9. Para evitar a anemia, consuma diariamente alimentos fontes de ferro como: carnes, vísceras, feijão, lentilha, grão-de-bico, soja, folhas verde-escuras, grãos integrais, castanhas e outros. Consuma com esses alimentos aqueles que são fontes de vitamina C como: acerola, laranja, caju, limão e outros. Procure orientação de um profissional de saúde para complementar a sua ingestão de ferro.
10. Manter o seu ganho de peso gestacional dentro de limites saudáveis. Pratique, seguindo orientação de um profissional de saúde, alguma atividade física e evite as bebidas alcoólicas e o fumo.

Fonte: Ministério da Saúde (2012).[19]

REFERÊNCIAS

1. Koblinsky M, Moyer ClA, Calvert C, Campbell J, Campbell OMR, Feigl AB, et al. Quality maternity care for every woman, everywhere: a call to action. The Lancet. 1 Nov 2016;388(10057):2307-20.
2. Organização Mundial da Saúde. Avaliação da qualidade do cuidado nas complicações graves da gestação: a abordagem do near miss da OMS para a saúde materna. Genebra: Organização Mundial da Saúde; 2011.
3. World Health Organization, WHO; United Nations. Trends in maternal mortality: 1990 to 2015. Estimates by WHO, UNICEF, UNFPA, World Bank Group and the United Nations Population Division. Geneva: World Health Organization; 2015.

4. Silva-Zolezzi I, Samuel TN, Spieldenner J. Maternal nutrition: opportunities in the prevention of gestational diabetes. Nutrition Reviews VR. 2017;75(S1):32-50.
5. Immanuel J, Simmons D. Screening and treatment for early-onset gestational diabetes mellitus: a systematic review and meta-analysis. Curr Diab Rep. 2017;17:115.
6. Ministério da Saúde. Atenção ao pré-natal de baixo risco. Brasília: DF; 2012.
7. Ministério da Saúde. Secretaria de Atenção à Saúde. Departamento de Atenção Básica. Guia alimentar para a população brasileira. 2.ed. Brasília: Ministério da Saúde; 2014.
8. Hernandez TL, Mande A, Barbour LA. Nutrition therapy within and beyond gestational diabetes. Diabetes Res Clin Pract. 2018;145:39-50.
9. Morais J, et al. Gestational Diabetes and Microbiota: role of probiotic intervention. Acta Port Nutr [online]. 2018;(13):22-6.
10. Vitolo MR. Nutrição – da gestação ao envelhecimento. 1.ed. Rio de Janeiro: Rubio; 2008.
11. Hutcheon JA, Lisonkova S, Joseph KS. Epidemiology of pre-eclampsia and the other hypertensive disorders of pregnancy. Best Practice & Research Clinical Obstetrics and Gynaecology. 2011;25:391-403.
12. Tranquilli AL, Dekker G, Magee L, Roberts J, Sibai BM, Steyn W, et al. The classification, diagnosis and management of the hypertensive disorders of pregnancy: a revised statement from the ISSHP. Pregnancy Hypertens. 2014;4(2):97-104. Epub 2014 Feb 15.
13. Ministério da Saúde. Secretaria de Atenção à Saúde. Departamento de Ações Programáticas Estratégicas. Gestação de alto risco: manual técnico. 5.ed. Brasília: Editora do Ministério da Saúde; 2010.
14. Danielewicz H, Myszczyszyn G, Dębińska AA, Myszkal A, Boznański A, Hirnle L. Diet in pregnancy – more than food. Eur J Pediatr. 2017;176:1573-9.
15. Institute of Medicine. Weight gain during pregnancy: reexamining the guidelines 2009. Disponível em: www.nap.edu/catalog/12584.html. Acesso em: 12 jul 2019.
16. Atalah SE, Castillo LC, Castro SR, Aldea A. Propuesta de un nuevo estándar de evaluación nutricional en embarazadas. Rev Med Chil. 1997;125(12):1429-36.
17. Muktabhant B, Lawrie TA, Lumbiganon P, Laopaiboon M. Diet or exercise, or both, for preventing excessive weight gain in pregnancy. Cochrane Database of Systematic Reviews. 2015.
18. Miller JL. Iron Deficiency Anemia: A Common and Curable Disease. Cold Spring Harb Perspect Med. 2013.
19. Organização Mundial da Saúde. Diretriz: suplementação diária de ferro e ácido fólico em gestantes. Genebra: Organização Mundial da Saúde; 2013.
20. World Health Organization, WHO. The global prevalence of anaemia in 2011. Geneva: World Health Organization; 2015.
21. Ministério da Saúde. Secretaria de Atenção à Saúde. Departamento de Atenção Básica. Programa Nacional de Suplementação de Ferro: manual de condutas gerais. Brasília: Ministério da Saúde; 2013.
22. Fundação Oswaldo Cruz. Instituto de Tecnologia em Fármacos – Farmanguinhos sulfato ferroso Comprimido revestido 40 mg Fe^{++}. Disponível em: http://www.far.fiocruz.br/wp-content/uploads/2017/05/Farmanguinhos-sulfato-ferroso_Bula_Paciente.pdf. Acesso em: 25 abr. 2018.
23. Ministério da Saúde. Secretaria de Atenção à Saúde. Departamento de Atenção Básica. Alimentos regionais brasileiros. 2.ed. Brasília: Ministério da Saúde, 2015.

Capítulo 39
VEGETARIANISMO

Natália Utikava

INTRODUÇÃO

Existem diversos tipos de práticas dietéticas baseadas em vegetais e diferentes razões que levam uma pessoa a aderir a um estilo de vida menos dependente de produtos de origem animal. Em geral, quando um indivíduo se reconhece como vegetariano, isso significa dizer que ele se abstém apenas do consumo da carne de qualquer animal. Contudo, uma dieta vegetariana pode ser praticada de muitas formas diferentes, excluindo também laticínios, ovos, mel e outros ingredientes ou aditivos de origem animal (vegetarianismo estrito). Algumas vertentes priorizam o consumo de alimentos crus ou cozidos até 42ºC (alguns até 48ºC), brotos e grãos germinados (crudivorismo). Outras baseiam-se em frutas, oleaginosas e pequenas porções de proteínas provenientes desses alimentos e das hortaliças (na proporção de 80%, 10% e 10%, respectivamente, conhecida como dieta frugívora ou higienista).

As dietas vegetarianas, mesmo estritas, são saudáveis e nutricionalmente adequadas, apropriadas para qualquer ciclo da vida, incluindo gestação, lactação, infância, adolescência, assim como para idosos e atletas, desde que planejadas adequadamente.[1] De acordo com o Conselho Regional de Nutricionistas da 3ª Região, compete ao nutricionista orientar o planejamento alimentar dos indivíduos, visando à promoção da saúde e respeitando as características e decisões pessoais quanto ao padrão dietético, além de ter conhecimento pleno e pesquisar sobre a dieta vegetariana.[2]

RECOMENDAÇÕES NUTRICIONAIS

A literatura científica em torno das dietas baseadas em vegetais é recente e ainda limitada, mas tem revelado que, quando a dieta vegetariana é resultado de uma escolha pessoal, e não está relacionada à dificuldade de acesso aos alimentos ou a situações de pobreza, os desfechos de saúde apresentam probabilidades similares àqueles já reportados em populações onívoras.[3] A escassez de estudos que comprovem os riscos de uma dieta vegetariana na gestação, contudo, não é sinônimo de ausência de riscos. Dessa maneira, serão discutidos a seguir alguns tópicos importantes para o aconselhamento nutricional de gestantes vegetarianas, a fim de que atinjam os requisitos diários de nutrientes e energia, reduzindo os possíveis riscos associados a essa opção alimentar.

Energia

Em geral, as dietas vegetarianas tendem a ter densidade energética menor que a da dieta onívora.[4] Como as necessidades de energia na gestação aumentam a partir do segundo trimestre, é recomendável enriquecer a alimentação da gestante vegetariana com alimentos nutritivos e de maior densidade energética, tais como castanhas e sementes oleaginosas (e preparações com esses alimentos, tais como manteiga de amendoim, *tahine*, entre outras), abacate, coco, azeite de oliva, além dos cereais integrais e das leguminosas.

Carboidratos

Em geral, as dietas vegetarianas apresentam um teor de carboidratos superior ao das dietas onívoras, em virtude do consumo aumentado de grãos e frutas.[5,6] Apesar de as dietas vegetarianas apresentarem um maior aporte de alimentos ricos em carboidratos, que poderiam sugerir um risco aumentado para o diabetes gestacional, também oferecem uma ampla gama de alimentos ricos em fibras, como grãos integrais, frutas e hortaliças, conferindo proteção a essa condição. Estima-se que um incremento diário de 10 g de fibras ao dia esteja associado a uma redução do risco de diabetes gestacional em 26%.[7]

Proteínas

Uma das principais preocupações da dieta vegetariana está relacionada à proteína, uma vez que são excluídos os alimentos fontes. Por esse motivo, as dietas vegetarianas requerem um planejamento e uma redistribuição dos alimentos entre as refeições para que, em todas elas, se consumam alimentos vegetais que possuem melhores quantidades de proteínas, tais como leguminosas, cereais integrais e oleaginosas.

Além disso, os alimentos de origem animal possuem proteínas com um perfil de aminoácidos excelente e alta digestibilidade, o que nem sempre é encontrado nos alimentos de origem vegetal, os quais podem conter um ou mais aminoácidos limitantes e digestibilidade influenciada pela presença de fibras e fatores antinutricionais. Podemos citar como fatores antinutricionais os inibidores de tripsina e hemaglutininas nas leguminosas cruas, taninos em leguminosas e cereais, fitatos em cereais e sementes oleaginosas e glucosinolatos em vegetais crucíferos.[6] Apesar dessas diferenças, as evidências disponíveis não respaldam a recomendação de requisitos extras de proteínas para pessoas que adotam dietas vegetarianas, desde que consumam misturas de grãos cujos teores de aminoácidos se complementam, tais como cereais e leguminosas, ao longo do dia.[8]

É consenso que, quando as necessidades calóricas são atingidas em uma população vegetariana, muito provavelmente as necessidades proteicas também o serão, sobretudo se houver o consumo regular de cereais e leguminosas variadas.[1] Nesse sentido, técnicas dietéticas utilizadas no preparo das leguminosas podem aumentar a biodisponibilidade das proteínas. Realizar a maceração (remolho) em água fria por cerca de 16 horas, por exemplo, descartando-se a água em seguida e cozinhando em uma nova água, pode reduzir o teor dos fitatos e taninos em cerca de 85%.[9] A germinação de alguns grãos também pode reduzir o teor de fitatos, que vão sendo consumidos como fonte de energia durante o processo. Técnicas artesanais para a produção de *tofu* e *tempeh* a partir da soja ou de outras leguminosas são muito interessantes, uma vez que geram um concentrado em proteínas e com teores de fatores antinutricionais muito reduzidos.

Gorduras

Gestantes vegetarianas que consomem ovos e laticínios tendem a ingerir um aporte adequado de gorduras totais, mas aquelas que adotam uma dieta vegana devem ser orientadas a incluir na alimentação fontes vegetais de gorduras, pois à medida que se exclui esses alimentos, restringe-se, também, a quantidade de gorduras da dieta, o que pode interferir na absorção das vitaminas lipossolúveis e no aporte de calorias, prejudicando o ganho de peso.

Em relação aos ácidos graxos essenciais linoleico (LA) e linolênico (ALA), os estudos revelam que indivíduos que adotam dietas vegetarianas apresentam um consumo muito aumentado de LA e reduzido em ALA.[10] Isso porque consomem mais grãos e sementes oleaginosas, que possuem mais LA do que ALA, com exceção da linhaça e da chia.

A Organização Mundial da Saúde recomenda que a ingestão diária da razão LA:ALA seja de 5:1 a 10:1.[11] Dietas mistas apresentam uma razão média de 8:1 a 10:1, enquanto dietas ovolactovegetarianas e veganas apresentam razões médias mais elevadas, de 13:1 e 19:1, respectivamente.[12] Em virtude da ingestão aumentada de LA e reduzida em ALA, a conversão de ALA em ácidos graxos eicosapentaenoico (EPA) e docosahexaenoico (DHA) parece ser reduzida em vegetarianos, uma vez que as mesmas enzimas estão envolvidas tanto nessa conversão como na produção de outros ácidos graxos a partir do LA.[10]

No terceiro trimestre de gestação, o feto acumula DHA no cérebro e na retina. Há evidências de que mulheres que consomem mais DHA nas fases de gestação e lactação podem gerar crianças com melhor desenvolvimento neurocognitivo e acuidade visual.[13] Nesse sentido, gestantes vegetarianas requerem especial atenção, pois o alto consumo de LA, baixo consumo de ALA e consumo quase inexistente de DHA resultam em baixos estoques de DHA disponíveis para o feto.[4,10,14]

Há três estratégias que podem ser utilizadas com gestantes vegetarianas para otimizar esses estoques: (1) reduzir a ingestão de LA, (2) aumentar a de ALA e/ou (3) suplementar DHA diretamente de microalgas. A primeira estratégia, no entanto, demanda alguns cuidados, pois para reduzir a ingestão de LA seria necessário reduzir o consumo de grãos e sementes oleaginosas, o que prejudicaria a ingestão de proteínas, gorduras totais e micronutrientes dessa gestante. Assim, é recomendável, apenas, evitar a ingestão dos óleos ricos em ômega 6, tais como o de girassol, soja e milho. A utilização do azeite de oliva extravirgem é uma boa alternativa, uma vez que possui um teor muito baixo tanto de LA como de ALA, sendo seu principal ácido graxo o ácido oleico (ômega 9), o que não beneficia a conversão de ALA em EPA e DHA diretamente, mas também não a prejudica.

Para a segunda estratégia, é possível orientar a ingestão diária de uma colher de sopa da farinha de linhaça ou de chia, ou meia colher de sopa do óleo prensado a frio de uma dessas sementes, a fim de suprir cerca de 3,0 g de ALA.[14] Vale ressaltar que, por serem ácidos graxos poli-insaturados e, portanto, mais suscetíveis à peroxidação lipídica, se a gestante optar pela utilização sob a forma de farinhas, é recomendável utilizar aquelas que tenham passado pelo processo de estabilização (processo térmico que inativa a enzima lipoxigenase, responsável pela peroxidação lipídica), para assegurar que o ALA esteja intacto. Se optar pela utilização sob a forma de óleo, priorizar o consumo em temperatura ambiente, evitando o aquecimento.

A terceira estratégia é a mais eficaz, uma vez que garante a oferta do DHA, independentemente da ingestão de LA e ALA. Sugere-se que a suplementação de gestantes e lactantes vegetarianas com 200-300 mg diários de DHA de microalgas seja suficiente.[10,15] Já é possível no Brasil encontrar esses suplementos em formulações sem excipientes ou cápsulas de origem animal.

Ferro

Indivíduos vegetarianos geralmente consomem quantidades similares de ferro em comparação com indivíduos em dietas mistas, ou até ligeiramente mais.[1]

Entretanto, o ferro presente nos alimentos de origem vegetal é do tipo não heme, cuja absorção pode ser influenciada por diversos fatores inibidores (fitatos, oxalatos, polifenóis como taninos, catequinas, cálcio, hipocloridria/acloridria) ou promotores (ácido ascórbico, ácido cítrico, málico, tartárico, vitamina A e betacaroteno, aminoácidos sulfurados, alimentos fermentados). A própria deficiência de ferro aumenta a eficiência de absorção de 5-15% para 20-30%.

Estima-se que a absorção do ferro heme é de cerca de 25%, enquanto a do não heme é de 17%.[8] Em dietas vegetarianas essa absorção cai para 10%[8] e, para otimizar a absorção do ferro, recomenda-se: consumo de frutas e hortaliças cruas ricas em vitamina C na mesma refeição em que forem consumidos vegetais verde-escuros, leguminosas e cereais integrais; evitar nessas refeições a ingestão de alimentos com teor de cálcio muito elevado, tais como leite ou queijos, bebidas vegetais fortificadas com cálcio e suplementos de cálcio, além de alimentos ricos em taninos ou catequinas (chá-preto, mate, café, cacau, vinho tinto); e utilizar as técnicas dietéticas para reduzir o teor de fitatos das leguminosas.[4,8]

É importante destacar que, de acordo com as recomendações do IOM (2006), as necessidades de ferro na gestação aumentam muito, passando de 18 mg/dia para 27 mg/dia para gestantes em dietas mistas e 48,6 mg para gestantes em dietas vegetarianas, e mesmo com todas essas estratégias é quase inviável atingir esses valores, até mesmo em dietas mistas.[8] Por isso, independentemente do tipo de dieta adotado, o Ministério da Saúde prevê a utilização diária de suplemento equivalente a 40 mg de ferro elementar durante toda a gestação e até o terceiro mês após o parto.[16]

Ácido fólico

Mulheres vegetarianas que consomem, em média, mais do que 277 g/dia de hortaliças parecem atingir as necessidades diárias de ácido fólico e apresentar risco reduzido para deficiência da vitamina na gestação, em comparação com mulheres em dietas mistas.[4] Mesmo assim, há evidências de que a suplementação adicional de ácido fólico reduz o risco de gerar crianças com defeitos do tubo neural, baixo peso e parto prematuro.[4] Assim, as recomendações de suplementação são as mesmas indicadas para gestantes em dietas mistas.

Zinco

Tal como o ferro, estudos mostram que não há diferenças significativas na ingestão de zinco conforme o tipo de dieta, contudo, em decorrência da presença de muitas fibras e dos fatores antinutricionais, a dieta vegetariana pode apresentar uma biodisponibilidade de zinco reduzida.[1] O IOM determina que as necessidades de zinco aumentam em 50% na gestação e recomenda um aumento de mais 50% no caso de gestante com dieta vegetariana. Assim, a necessidade de zinco passa de 8 mg para 16 mg/dia nessas mulheres.[4,8]

Para atingir essa necessidade, além das estratégias dietéticas para aumentar a biodisponibilidade, recomenda-se, ainda, a suplementação de 15 mg/dia de zinco quando suplementos de ferro com dosagens acima de 30 mg/dia são utilizados, como no caso da gestação.[4] Por sua vez, a suplementação de zinco pode depletar estoques de cobre e, portanto, ao suplementar essa dosagem de zinco, é aconselhável suplementar também cerca de 2 mg de cobre ao dia.[4]

Em geral, os suplementos multivitamínicos e multiminerais comumente comercializados e prescritos na gestação preveem essa relação entre zinco e cobre. Contudo, alguns deles não são aceitos por gestantes veganas, por possuírem determinados componentes de origem animal. Nesses casos, a manipulação em laboratórios que trabalham com formulações veganas faz-se necessária, e essa condição deve ser lembrada no ato da prescrição.

Vitamina B12

As necessidades de vitamina B12 aumentam ligeiramente na gestação e lactação (de 2,4 mcg para 2,6 e 2,8 mcg, respectivamente) e alguns estudos demonstram que o estoque materno parece não ser disponibilizado para o feto via placenta, mas pode ser mobilizado para o leite materno.[4,17] Assegurar a ingestão adequada de vitamina B12 nas gestantes e nutrizes vegetarianas é fundamental. Esta vitamina é produzida por bactérias e algumas microalgas. Os animais ingerem a vitamina B12 via contaminação bacteriana dos alimentos e água consumidos, e os seres humanos também teriam essa forma de obtenção, não fossem os cuidados com higiene e saneamento que adotamos como medidas de saúde pública.[4,17,18] Boa parte dos alimentos que consumimos são higienizados, a água é clorada, as mãos lavadas antes das refeições, e, se não houver a ingestão de alimentos de origem animal, teores irrisórios de vitamina B12 são consumidos. Alimentos fortificados com vitamina B12 e levedura nutricional podem ser utilizados como fontes seguras deste nutriente para vegetarianos.[4] Já algas como Chlorella e Spirulina parecem apresentar algum teor de vitamina B12, mas, em alguns casos, são formas análogas, que não são utilizadas pelo organismo.[1,4]

A literatura em torno desse assunto revela que a dosagem isolada de vitamina B12 no sangue é pouco sensível para detectar deficiência precoce da vitamina. Dosar os níveis de homocisteína e/ou ácido metilmalônico (MMA) juntamente com a vitamina B12 sérica pode fornecer resultados mais confiáveis quanto ao *status* e utilização intracelular da vitamina B12. Acredita-se que níveis de homocisteína acima de 9 µmol/L e de MMA no soro acima de 0,4 µmol/L refletem quadros de deficiência precoce de vitamina B12.[19] No caso de utilizar apenas a vitamina B12 sérica como marcador, sugerem-se níveis seguros acima de 360 pmol/L (490 pg/mL).[4,20] Se os níveis estiverem abaixo desse valor, a gestante vegetariana deve receber suplementação.

Existem duas formas de absorção da vitamina: via fator intrínseco (limitada a 1,5-2 mcg por refeição e dependente da produção gástrica) ou difusão passiva ao longo do trato gastrintestinal. A maior parte dos consensos em nutrição vegetariana recomenda a utilização de doses mais elevadas de vitamina B12 valendo-se da difusão passiva.[1,4,18,19] Dosagens acima de 500 mcg/dia apresentam uma taxa de absorção de cerca de 1-2%, de forma que a dose absorvida seja, em média, de 10 mcg, suficiente para suprir as necessidades diárias e garantir estoques adequados em pessoas que seguem dietas vegetarianas.[17-19,21]

Há evidências de que a suplementação via oral ou sublingual seja tão eficaz como a intramuscular. Além disso, parece que as formas químicas da vitamina B12 (cianocobalamina, metilcobalamina, adenosilcobalamina e hidroxicobalamina) são equivalentes em termos de utilização pelo organismo. Contudo, em virtude de variações genéticas individuais (polimorfismos) é recomendável a suplementação de mais de uma forma química da vitamina para o melhor aproveitamento.[22-25]

Não foram estabelecidos, ainda, limites máximos para a ingestão de vitamina B12, pois não há registros de efeitos associados ao seu excesso pelas vias sublingual e oral. Já via intramuscular, há relatos de acne, urticária, angioedema da face, febre, ondas de calor, náuseas, vertigem e anafilaxia por hipersensibilidade ao cobalto.[23] Assim, as vias sublingual e oral são mais indicadas para as gestantes vegetarianas, a fim de se prevenir esses efeitos, que podem colocar em risco a vida da gestante e do feto.

Cálcio

A ingestão de cálcio por pessoas que seguem dietas vegetarianas pode ser muito variável, a depender da frequência e quantidades consumidas dos alimentos ricos em cálcio e da biodisponibilidade desse cálcio na refeição. Para gestantes que consomem laticínios, cerca de 2 porções ao dia fornecem quase metade da necessidade diária. Já para as gestantes veganas deve haver uma preocupação maior, pois os alimentos de origem vegetal não são tão concentrados em cálcio como o leite de vaca, devendo ser consumidos mais vezes ao dia. Entretanto, parecem ter uma biodisponibilidade semelhante ou até maior que a do leite de vaca, como no caso das verduras verde-escuras.[26] Aproximadamente 61% do cálcio do brócolis e 49% do cálcio da couve-manteiga são absorvidos, enquanto o cálcio dos laticínios possui uma absorção média de 32%.[21] Boas fontes vegetais de cálcio incluem as leguminosas em geral, *tofu* coagulado com sulfato de cálcio, gergelim, *tahine*, chia, linhaça, amêndoa, castanha-do-pará, avelã, pistache, macadâmia, amaranto, aveia, quinoa, folhas verde-escuras (folha de uva, taioba, agrião, couve-manteiga, rúcula, acelga chinesa [*bok choy*], brócolis, mostarda, repolho roxo, alecrim, hortelã, manjericão, salsa), frutas secas (figo, tâmara, damasco, uva-passa), laranja-da-terra, quiabo, açúcar mascavo, melado de cana.[11,21,27] Alguns alimentos como o espinafre, as folhas de beterraba e a acelga são ricos em cálcio, mas também em oxalato, fator antinutricional.[28]

Não apenas a quantidade e a biodisponibilidade de cálcio requerem especial atenção, mas também os fatores que levam ao aumento de sua excreção. Há evidências desse aumento em resposta à elevada ingestão de alimentos ricos em fósforo (como refrigerantes, laticínios e carnes), proteínas (1 g de proteína aumenta a excreção de cálcio em 1 mg), sódio (2 g de sódio aumentam a excreção de cálcio em 30-40 mg) e cafeína (acima de 472 mL de café).[8,29,30] Nesse contexto, gestantes vegetarianas devem ser orientadas também a moderar bebidas fosfatadas, café e chás ricos em cafeína (mate, preto, verde), além de controlar a ingestão de sódio (máximo da 2,4 mg ao dia).[4]

Alguns estudos mencionam o potencial das dietas vegetarianas em reduzir a excreção de cálcio, seja pelo aumento de alimentos ricos em potássio (que poupa cálcio nos túbulos renais), como frutas e hortaliças, seja pelo menor consumo de aminoácidos sulfurados (presentes principalmente nas carnes), que parecem promover uma acidose metabólica transitória, demandando mais álcalis de cálcio dos ossos para neutralização (hipótese *acid ash*).[31-34] Ainda não há evidências conclusivas acerca desse potencial, por isso não se pode afirmar que indivíduos vegetarianos possuem menores requisitos diários de cálcio.[31]

Suplementos multivitamínicos próprios para a gestação costumam oferecer cerca de 25% das necessidades de cálcio. No caso da prescrição de uma suplementação de cálcio, há de se considerar a manipulação de fórmulas veganas e orientar sua ingestão longe das refeições principais em que se priorizam os alimentos fontes de ferro.

Vitamina D

A vitamina D é uma outra vitamina que requer especial atenção em vegetarianos. É encontrada em duas formas: D2 (ergocalciferol) e D3 (colecalciferol). Gestantes vegetarianas, principalmente as estritas, obtêm muito pouca vitamina D via alimentação, a menos que consumam alimentos fortificados e aumentem a ingestão de cogumelos, pois alguns cogumelos são capazes de produzir vitamina D2 quando desidratados ao sol, mas cogumelos frescos podem possuir somente pequenos teores dessa forma da vitamina.[35]

A exposição solar controlada ou a suplementação são recomendadas a essas mulheres, visto que a deficiência materna da vitamina tem sido associada a baixo peso ao nascer (decorrente da baixa densidade de massa óssea fetal), pré-eclâmpsia, doenças autoimunes na criança (p. ex., diabetes tipo 1) e aumento de infecções vaginais durante o período gestacional.[4] Não há consenso acerca do tempo de exposição solar necessário para atingir níveis adequados de vitamina D circulantes no sangue, pois a produção endógena depende de muitos fatores, como a estação do ano, a latitude e altitude, o tempo de exposição, a pigmentação da pele, a idade, a poluição solar, o uso de protetor solar e a porcentagem corporal exposta.[28] Sugere-se a exposição de face e antebraços, das 10h às 14h, sem protetor solar, por 15 minutos, se a pele for pouco pigmentada e 20 minutos se muito pigmentada.[36]

O monitoramento dos níveis sanguíneos de vitamina D em toda gestante é fundamental. Apesar de o ponto de corte para deficiência ter sido recentemente alterado para acima de 20 ng/mL, gestantes e lactantes são consideradas população de risco, devendo ter níveis sanguíneos entre 30-60 ng/mL.[37]

Vale ressaltar que a vitamina D3 comumente utilizada em suplementos é oriunda da lanolina (produto extraído da cera da lã de ovelhas) e, portanto, não é apropriada para gestantes que adotam o estilo de vida vegano. É possível, também, utilizar alimentos fortificados com vitamina D, mas, igualmente, é necessário certificar-se de que a fonte do nutriente não seja de origem animal.

Já é possível encontrar alternativas de vitamina D3 (à base de líquens) ou de vitamina D2 (à base de leveduras), semelhantes à D3 de origem animal em termos de eficácia.[35] Apesar disso, a vitamina D2 parece sofrer depleção mais rapidamente que a vitamina D3 e, por isso, se a gestante estiver suplementando vitamina D2, recomenda-se que essa suplementação seja diária, e não semanal.[35] Além disso, deve ser monitorado o marcador sanguíneo 25(OH)D total, que compreende tanto os níveis circulantes de vitamina D2 como os de D3. Analisar apenas os níveis de D3 quando se suplementa D2 pode sugerir uma falsa deficiência.

Iodo

O iodo é um mineral fundamental na composição dos hormônios tireoidianos T3 e T4. As recomendações de iodo passam de 150 mcg/dia para 220 mcg/dia na gestação e 290 mcg/dia na lactação.[8] Suas principais fontes alimentares são de origem animal, como os peixes marinhos, frutos do mar, ovos e laticínios.[8] As algas também contêm iodo, mas seus teores são muito variáveis (p. ex., a alga nori apresenta cerca de 16 mcg/g, enquanto a wakame 42 mcg/g e a kombu 2.353 mcg/g).[38] Teores muito elevados de iodo não são recomendáveis, pois podem causar problemas de saúde em indivíduos com alterações tireoidianas preexistentes.[38]

Pouco se fala a respeito do *status* de iodo para indivíduos vegetarianos no Brasil, pois nossa legislação prevê a iodação do sal. A Agência Nacional de Vigilância Sanitária (Anvisa) determina a adição de 15-45 mg de iodo por kg de qualquer tipo de sal comercializado no país.[39] A Organização Mundial da Saúde recomenda um consumo máximo de 5 g de sal ao dia,[40] o que forneceria 75-225 mcg de iodo, dependendo da marca do produto. Com isso, se a gestante vegetariana não consumir nenhuma outra fonte de iodo e consumir 5 g de sal ao dia, poderá atingir entre 34-100% das suas necessidades diárias. Recomenda-se a avaliação individual das necessidades diárias da gestante ou nutriz conforme o tipo de dieta praticada.

Goitrogênicos

Substâncias goitrogênicas estão presentes em alguns alimentos como mandioca, painço, crucíferas (couve-flor, brócolis, nabo, mostarda, rúcula, agrião, rabanete, couve-de-bruxelas, couve-manteiga, *bok choy*), soja e derivados, linhaça, amendoim, pêssego, pera, espinafre, batata-doce, morango.[8] Alguns estudos *in vitro* revelam que essas substâncias podem inativar a enzima tireoide peroxidase (TPO), que catalisa todos os passos essenciais na síntese de hormônios tireoidianos.[41] Entretanto, estudos em humanos revelam que os teores de goitrogênicos dos alimentos não são suficientes para provocar alterações na tireoide, exceto se houver deficiência preexistente de iodo, isolada ou concomitante à deficiência de selênio. O cozimento parece destruir a maior parte desses compostos.[7,41] Diante disso, garantindo-se o aporte adequado de iodo das gestantes e nutrizes vegetarianas, não há a necessidade de se recomendar a exclusão dos alimentos que contêm substâncias goitrogênicas.

CONSIDERAÇÕES FINAIS

Como vimos, diversos nutrientes requerem atenção especial na dieta vegetariana, principalmente na gestação, fase em que todo o organismo se reorganiza para suprir as necessidades da mãe e do feto. No puerpério, a ingestão desses nutrientes e as suplementações que se fizerem necessárias também devem continuar sendo orientadas e monitoradas pelo profissional que acompanha a mulher, já que é do leite materno que a criança receberá toda a sua nutrição até os 6 meses de idade e que ela também precisará suprir os seus próprios requisitos. Dessa forma, é fundamental que o profissional se aproprie dos conhecimentos discutidos neste capítulo para ter segurança quanto à conduta quando estiver oferecendo suporte nutricional a gestantes e puérperas que sigam uma alimentação vegetariana, a fim de elaborar a prescrição dietética adequadamente.

REFERÊNCIAS

1. Melina V, Craig W, Levin S. Position of the Academy of Nutrition and Dietetics: Vegetarian Diets. J Acad Nutr Diet. 2016;116(12):1970-80.
2. Conselho Regional de Nutricionistas. Parecer Técnico CRN-3 N° 11/2015. 2015.
3. Piccoli GB, Clari R, Vigotti FN, Leone F, Attini R, Cabiddu G, et al. Vegan-vegetarian diets in pregnancy: danger or panacea? A systematic narrative review. BJOG Int J Obstet Gynaecol. 2015;122(5):623-33.
4. Mangels R, Messina V, Messina M. The dietitian's guide to vegetarian diets: issues and applications. 3.ed. Sudbury, MA: Jones & Bartlett; 2011. 596p.
5. Orlich MJ, Jaceldo-Siegl K, Sabaté J, Fan J, Singh PN, Fraser GE. Patterns of food consumption among vegetarians and non-vegetarians. Br J Nutr. 2014;112(10):1644-53.
6. Vegetarian diets in the Adventist Health Study 2: a review of initial published findings | The American Journal of Clinical Nutrition | Oxford Academic. Disponível em: https://academic.oup.com/ajcn/article/100/suppl_1/353S/4576455. Acesso em: 2 mar 2018.
7. Pistollato F, Sumalla Cano S, Elio I, Masias Vergara M, Giampieri F, Battino M. Plant-based and plant-rich diet patterns during gestation: beneficial effects and possible shortcomings. Adv Nutr Bethesda Md. 2015;6(5):581-91.
8. Institute of Medicine. Dietary Reference Intakes: The Essential Guide to Nutrient Requirements. Washington, D.C.: National Academy of Sciences; 2006 1329 p. Disponível em: https://www.nap.edu/read/10490/chapter/1. Acesso em: 9 mar 2018.
9. Oliveira AC de, Reis SMPM, Leite EC, Vilela ESD, Pádua EA, Tassi EMM, et al. Soaking domestic procedure and its effect on nutritive value of common bean (Phaseolus vulgaris, L.). Rev Nutr. 1999;12(2):191-5.
10. Saunders AV, Davis BC, Garg ML. Omega-3 polyunsaturated fatty acids and vegetarian diets. Med J Aust. 2013;199(4):22-6.
11. Martin CA, Almeida VV, Ruiz MR, Visentainer JEL, Matshushita M, Souza NE, et al. Omega-3 and omega-6 polyunsaturated fatty acids: importance and occurrence in foods. Rev Nutr. 2006;19(6):761-70.
12. Mann N, Pirotta Y, O'Connell S, Li D, Kelly F, Sinclair A. Fatty acid composition of habitual omnivore and vegetarian diets. Lipids. 2006;41(7):637-46.
13. Davis BC, Kris-Etherton PM. Achieving optimal essential fatty acid status in vegetarians: current knowledge and practical implications. Am J Clin Nutr. 2003;78(3 Suppl):640S-646S.
14. Núcleo de Estudos e Pesquisas em Alimentação. Tabela Brasileira de Composição de Alimentos 4a. edição revisada e ampliada. Campinas: Unicamp; 2011. Disponível em: http://www.unicamp.br/nepa/taco/. Acesso em: 26 nov 2015.
15. Almeida CAN, Ribas Filho D, Mello ED, Bertolucci PHF, Falcão MC. I Consenso da Associação Brasileira de Nutrologia sobre recomendações de DHA durante gestação, lactação e infância. Int J Nutrology. 2014;(3):1-13.
16. Brasil, Ministério da Saúde, Departamento de Atenção Básica. Programa Nacional de Suplementação de Ferro. Ministério da Saúde; 2013. Disponível em: http://dab.saude.gov.br/portaldab/pnsf.php. Acesso em: 25 mar 2018.

17. Snow D. Vegetarian Diet During Pregnancy: Making Sure Vitamin B12 Intake is Adequate. Mcn Am J Matern Nurs. 1º de janeiro de 2018;43(1). Disponível em: https://insights.ovid.com/pubmed?pmid=29215425. Acesso em: 30 mar 2018.
18. Rizzo G, Laganà AS, Rapisarda AMC, La Ferrera GMG, Buscema M, Rossetti P, et al. Vitamin B12 among Vegetarians: Status, Assessment and Supplementation. Nutrients. 2016;8(12). Disponível em: https://www.ncbi.nlm.nih.gov/pmc/articles/PMC5188422/. Acesso em: 13 jul 2019.
19. Zeuschner CL, Hokin BD, Marsh KA, Saunders AV, Reid MA, Ramsay MR. Vitamin B12 and vegetarian diets. Med J Aust. 2013;199(4):27-32.
20. Herrmann W, Geisel J. Vegetarian lifestyle and monitoring of vitamin B-12 status. Clin Chim Acta. 2002;326(1):47-59.
21. Eric Slywitch. Guia alimentar de dietas vegetarianas para adultos. Florianópolis: Sociedade Vegetariana Brasileira; 2012. 65p.
22. Vidal-Aballi J, Butler C, Cannings-John R, Goringe A, Hood K, McCaddon A, et al. Oral vitamin B12 versus intramuscular vitamin B12 for vitamin B12 deficiency. Cochrane Database Syst Rev. 2005;(3):CD004655.
23. Devalia V, Hamilton MS, Molloy AM, British Committee for Standards in Haematology. Guidelines for the diagnosis and treatment of cobalamin and folate disorders. Br J Haematol. 2014;166(4):496-513.
24. Parry-Strong A, Langdana F, Haeusler S, Weatherall M, Krebs J. Sublingual vitamin B12 compared to intramuscular injection in patients with type 2 diabetes treated with metformin: a randomised trial. N Z Med J. 2016;129(1436):67-75.
25. Paul C, Brady DM. Comparative bioavailability and utilization of particular forms of B12 supplements with potential to mitigate B12-related genetic polymorphisms. Integr Med Encinitas Calif. 2017;16(1):42-9.
26. Slywitch E. Alimentação sem carne. 2.ed. São Paulo: Alaúde; 2015. 287p.
27. American Dietetic Association, Dietitians of Canada. Position of the American Dietetic Association and Dietitians of Canada: vegetarian diets. J Am Diet Assoc. 2003;103(6):748-65.
28. Davis B, Melina V. Becoming vegan: the complete reference to plant-base nutrition, comprehensive edition. Book Publishing Company; 2014. 924p.
29. Agnoli C, Baroni L, Bertini I, Ciappellano S, Fabbri A, Papa M, et al. Position paper on vegetarian diets from the working group of the Italian Society of Human Nutrition. Nutr Metab Cardiovasc Dis NMCD. 2017;27(12):1037-52.
30. Pereira GAP, Genaro PS, Pinheiro MM, Szejnfeld VL, Martini LA. Cálcio dietético: estratégias para otimizar o consumo. Rev Bras Reumatol. 2009;49(2):164-71.
31. Burckhardt P. The role of low acid load in vegetarian diet on bone health: a narrative review. Swiss Med Wkly. 2016;146:w14277.
32. Hansen TH, Madsen MTB, Jørgensen NR, Cohen AS, Hansen T, Vestergaard H, et al. Bone turnover, calcium homeostasis, and vitamin D status in Danish vegans. Eur J Clin Nutr. 2018;72(7):1046-54.
33. Mangels AR. Bone nutrients for vegetarians. Am J Clin Nutr. 2014;100(Suppl 1):469S-75S.
34. Tucker KL. Vegetarian diets and bone status. Am J Clin Nutr. 2014;100(Suppl 1):329S-35S.
35. Maeda SS, Borba VZC, Camargo MBR, Silva DMW, Borges JLC, Bandeira F, et al. Recommendations of the Brazilian Society of Endocrinology and Metabolism (SBEM) for the diagnosis and treatment of hypovitaminosis D. Arq Bras Endocrinol Amp Metabol. 2014;58(5):411-33.
36. Brenda Davis. The Vegan Plate. Brenda Davis RD. 2016. Disponível em: http://www.brendadavisrd.com/my-vegan-plate/. Acesso em: 25 mar 2018.

37. Ferreira CES, Maeda SS, Batista MC, Lazaretti-Castro M, Vasconcellos LS, Madeira M, et al. Posicionamento Oficial da Sociedade Brasileira de Patologia Clínica/Medicina Laboratorial (SBPC/ML) e da Sociedade Brasileira de Endocrinologia e Metabologia (SBEM) – Intervalos de Referência da Vitamina D – 25(OH)D. Rio de Janeiro: Sociedade Brasileira de Patologia Clínica/Medicina Laboratoial, Sociedade Brasileira de Endocrinologia e Metabologia; 2017. p. 9.
38. Zava TT, Zava DT. Assessment of Japanese iodine intake based on seaweed consumption in Japan: a literature-based analysis. Thyroid Res. 2011;4:14.
39. Ministério da Saúde, Agência Nacional de Vigilância Sanitária. Resolução RDC N. 23, de 24 de abril de 2013. Disponível em: http://bvsms.saude.gov.br/bvs/saudelegis/anvisa/2013/res0023_23_04_2013.html. Acesso em: 30 mar 2018.
40. Diet, nutrition and the prevention of chronic diseases. Report of a Joint WHO/FAO Expert Consultation. Geneva: World Health Organization; 2003. (WHO Technical report series).
41. Rogerson D. Vegan diets: practical advice for athletes and exercisers. J Int Soc Sports Nutr. 2017;14:36.

Capítulo 40

A MULHER NO PUERPÉRIO

Maria Grossi Machado
Mariana Cervato

INTRODUÇÃO

O puerpério caracteriza-se por um período de acentuadas transformações físicas e psíquicas na vida da mulher. Ele engloba o período de seis a oito semanas após o parto e pode ser dividido em três etapas de acordo com o espaço temporal, sendo elas denominadas puerpério imediato (1º-10º dia), puerpério tardio (11º-45º dia) e puerpério remoto (após o 45º dia).[1]

Nesse período, é preciso dar à mulher uma atenção especial, devendo esta ser assistida de modo integral, visando à sua totalidade, focando no contexto familiar e social ao qual está inserida. Com isso, os profissionais de saúde devem oferecer um cuidado de qualidade, buscando abranger as necessidades da mãe.[1,2]

Problemas como o elevado número de gravidezes indesejáveis, dificuldade de acesso das gestantes ao pré-natal de qualidade, peregrinação das gestantes no momento do parto e práticas do parto e nascimento inadequadas e sem base em evidências científicas resultam em agravos à saúde da mulher e do bebê. Entre eles, o Ministério da Saúde destaca o alto número de óbitos maternos e infantis, morbidade materna severa, elevado número de abortos inseguros e altas taxas de cesárea.[3]

Estudos indicam que isso se deve à inadequação de ambiência, estrutura e equipamentos de serviços de saúde, ineficiente alocação de recursos públicos, baixa capacidade gerencial das equipes, baixa capacidade institucional do Sistema Único de Saúde (SUS), baixa escolaridade e vulnerabilidade social. Além disso, também está associado ao próprio modelo de atenção marcado por medicalização, intervenções desnecessárias, prática abusiva da cesariana, falta de privacidade e desrespeito à autonomia e aos direitos da gestante, indicando que há necessidade de uma formação adequada dos profissionais do setor saúde.[1,2,3]

Dessa forma, o presente capítulo pretende destacar aspectos relacionados a esse momento da vida da mulher que precisam ser considerados durante o cuidado nutricional da equipe de saúde, tanto no âmbito da atenção primária como do cuidado na maternidade. Nessa perspectiva, ele vai abordar os seguintes temas: modificações físicas, psicológicas e alimentares da puérpera, avaliação nutricional da mulher no puerpério, saúde e nutrição da mãe e do bebê, políticas nacionais de atenção à mulher e à criança e o papel da equipe de saúde e do nutricionista no puerpério.

MODIFICAÇÕES FÍSICAS, PSICOLÓGICAS E ALIMENTARES NO PUERPÉRIO

Grandes mudanças físicas e psicológicas são sentidas em um curto espaço de tempo e, assim, de maneira individual e subjetiva, acometem as mulheres no seu plano físico e psicossocial.[4,5]

Após o parto, a puérpera vai ocupar a maior parte de seu tempo amamentando, pois o colostro já estará prestes a sair, sendo secretado nos primeiros sete dias. Esse é um momento de dúvidas e incertezas sobre a qualidade e disponibilidade do seu leite, podendo ocasionar situações de estresse e ansiedade. Orientações corretas sobre o manejo das mamas e dos mitos e verdades em relação ao aleitamento materno devem ser fornecidas não somente nos pré-natais, mas também nessa etapa.[1,5]

A revisão puerperal deve ser marcada em torno do sétimo ao décimo dia de puerpério, em unidade de saúde mais próxima da residência da mulher ou no consultório do obstetra. Nesse momento, a mulher pode demonstrar interesse em consulta com o nutricionista, sendo válidas as orientações relacionadas ao retorno do peso pré-gestacional, alimentação saudável e flexível, já que nesse período não há possibilidade de realização de "dietas", podendo a restrição calórica prejudicar a lactação.[4-7]

O pós-parto tardio é o período em que todas as funções começam a ser influenciadas pela lactação. Uma puérpera gasta aproximadamente 900 kcal na produção de 1 L de leite materno, sendo quase 30% desse valor disponibilizado dos seus depósitos corporais.[6-8]

As modificações corporais existentes nesse período são representadas pela recuperação dos órgãos das mulheres (principalmente dos órgãos genitais) e perda de peso relacionada ao esvaziamento e estabilização do útero com a saída do feto, a saída da placenta, a eliminação do líquido amniótico e a eliminação das membranas adjacentes. Além disso, há o término das alterações das glândulas mamárias, estando estas em franca atividade de produção de leite materno.[1,9]

As modificações fisiológicas vão se recuperando lenta e naturalmente, dependendo de cada mulher, com o retorno das características corporais antes da gravidez. A parede do abdome ainda pode ficar distendida no pós-parto tardio e remoto, voltando à sua forma normal após seis semanas. A função renal também pode estar alterada, por meio de alterações hormonais, nas primeiras quatro semanas.[1,9]

É importante relatar que nem todas as estruturas orgânicas voltam a ser exatamente como eram, como os seios e o útero, podendo ocorrer um descontentamento da mulher com a autoimagem e a preocupação com a recuperação perineal.[1,9,10]

Além disso, pesquisas mostram que é comum a mulher nessa fase apresentar baixa autoestima, tendo sua percepção corporal em alguns momentos distorcida, podendo haver alterações na libido e retomada da sua sexualidade. Esses acontecimentos, muitas vezes, podem imprimir na puérpera uma sensação de solidão ao enxergar-se sob o espectro de mãe e de nutriz, preterindo a percepção de si mesma como mulher.[10,11]

Algumas pesquisas mostram que há influências culturais de mitos e tabus alimentares nessa fase. Muitas mulheres seguem algumas restrições de alimentos e preparações, como pouca ou nenhuma ingestão de arroz, feijão, carnes gordurosas de porco e peixe, pepino, frutas ácidas, refrigerantes, chocolates, pimenta, pimentão, leite e derivados. Muitas substituem as grandes refeições por canjica ou sopa, acreditando serem alimentos propícios para a boa recuperação e ótima produção de leite.[12-14]

No pós-parto tardio há frequência aumentada de constipação, assim como nos primeiro e terceiro trimestres gestacionais. Nessa fase, diferentemente da gestação, a constipação se dá em virtude da presença de hemorroidas e/ou dor ocasionada pela cicatriz perineal.[4,5,9]

O pós-parto remoto é um período com duração imprecisa, já que nas mulheres que não amamentam ele é breve. Importantes modificações ocorrem no corpo da mulher, que têm como objetivo restaurar e retornar os sistemas ao estado muito próximo ao pré-gravídico. Os sistemas urogenital, cardiovascular, respiratório, musculoesquelético, entre outros retornam gradativamente às suas funções e potencialidades anteriores.[1,4,5,9]

Uma das queixas das puérperas no pós-parto tardio e nessa fase é a insônia e/ou privação do sono, fator que pode interferir na recuperação da mulher, no consumo alimentar, retorno ao peso pré-gravídico e/ou desencadear uma perda ponderal exacerbada. Esse sintoma pode estar acompanhado de irritabilidade, ansiedade, medo e angústia.[1,4,5,8]

Nesse sentido, as mulheres nessa fase necessitam de apoio familiar, conjugal, de terceiros, além de apoio social, principalmente mulheres com risco de prejuízo à maternidade. Qualquer fator mais estressante pode modificar a situação de risco da puérpera para uma situação real de problemas gerados com a maternidade, como depressão, abandono de menor e não retorno ao trabalho no tempo estabelecido.

Ainda, nesse período, a mulher pode iniciar programas de exercícios físicos direcionados após avaliação de ginecologista. Os objetivos dos exercícios físicos desse período são: ganho de força da musculatura do assoalho pélvico, reeducação e ganho de força dos músculos abdominais, reeducação postural, condicionamento físico, retorno ao peso pré-gravídico e relaxamento.[15]

Sendo assim, é importante o conhecimento dos profissionais com as experiências dessas mulheres para que as intervenções em promoção à saúde sejam realizadas de forma correta e coerente perante suas demandas.

AVALIAÇÃO NUTRICIONAL DA MULHER NO PUERPÉRIO

Normalmente, a mulher no puerpério encontra-se no processo de amamentação, sendo chamada de nutriz ou lactante. Esse período de aleitamento materno é também conhecido como período de lactação e possui muitas peculiaridades relacionadas ao estado nutricional da puérpera, principalmente no que se refere aos seus indicadores antropométricos.[1,6]

Os indicadores antropométricos da mulher nessa fase vão passar por intensas mudanças após o parto e durante o período de amamentação. O retorno ao peso pré-gestacional será influenciado por diversos fatores, como estado nutricional antes de engravidar, ganho de peso durante a gestação, presença de edema durante a gestação, paridade, idade da mulher, tipo de parto, qualidade e quantidade da ingestão alimentar pré e durante a gestação, além da realização do aleitamento materno.[16-18]

O processo da lactação é nutricionalmente dispendioso, sobretudo para as mulheres que conseguem realizar o aleitamento materno exclusivo, diferindo das mulheres que fazem o aleitamento materno misto, parcial ou não o realizam. De acordo com estudos, puérperas que não realizam aleitamento materno possuem maior dificuldade em retorno ao peso pré-gestacional.[16,18]

Nessa perspectiva, a perda ponderal após o parto pode acontecer mais rapidamente em mulheres que realizam o aleitamento materno exclusivo e nos primeiros três meses com uma taxa média de perda de peso de 0,5-1 kg/mês, se o ganho de peso gestacional for saudável.

Entretanto, nos últimos anos, a literatura tem apresentado resultados inconsistentes em relação à associação entre aleitamento materno e retenção de peso pós-parto. Alguns estudos mostraram que o aleitamento materno pode não ser suficiente para contrabalançar os efeitos do ganho de peso excessivo durante a gestação.[19,20]

Alguns estudos mostram que mulheres que engravidam com baixo peso e/ou desnutridas, multíparas e com idade avançada têm mais chance de perda de peso importante no pós-parto. Em contrapartida, mulheres eutróficas ou com excesso de peso podem ter dificuldade para o retorno ponderal rápido, pois podem estar com a ingestão calórica aumentada e redução do nível de atividade física.[18,21,22]

Ainda, em estudo de coorte, parte de um grande estudo intitulado *Impacto das variações do ambiente perinatal sobre a saúde do recém-nascido nos primeiros seis meses de vida*, puérperas saudáveis foram avaliadas em relação aos fatores influenciadores na perda ponderal, após 10, 30, 90 e 180 dias de pós-parto. Foi observada correlação positiva entre retenção de peso nos primeiros três meses pós-parto com o ganho de peso total durante a gestação (r = 0,796; p < 0,001), indicando que cerca de 63% da variação de retenção de peso aos três meses após o parto pode ser explicada pelo ganho de peso gestacional (r2 = 0,63).[23]

Outro fator importante citado em alguns estudos é que o consumo habitual e rotineiro de alimentos ultraprocessados e de alimentos ricos em gordura saturada pelas mulheres puérperas, antes de engravidarem e durante a gestação, pode elevar o risco de retenção de peso pós-parto.[21-23]

De qualquer maneira, o retorno ao peso usual é o objetivo de toda puérpera e a recomendação da perda ponderal pode ser visualizada no Quadro 1.

Quadro 1 Perda de peso recomendada após o parto

Índice de massa corporal (IMC)	Meta	Perda de peso
< 18,5 kg/m²	Alcance de um IMC saudável	Discutir com o nutricionista se há necessidade
De 18,5 a 24,9 kg/m²	Manutenção do peso	Discutir com o nutricionista se há necessidade
De 25 a 29,9 kg/m²	Perda de peso até a eutrofia	0,5-1 kg/mês
Igual ou maior que 30 kg/m²	Perda de peso até a eutrofia	0,5-1 kg/mês

Fonte: adaptado de Benedetti et al.[24]

A avaliação nutricional da mulher no pós-parto também deve ser realizada por meio da análise de exames bioquímicos, com o cuidado do olhar, pois alguns valores podem estar alterados nesse período.

Toda mulher atendida pelo Sistema Único de Saúde (SUS) deve ter a suplementação profiláctica de sulfato ferroso com 40 mg de ferro elementar diariamente até o terceiro mês pós-parto.

Por meio da anamnese deve-se atentar para os dados de ingestão hídrica, funcionamento intestinal, horas de sono e descanso e/ou alguma intercorrência importante nesse período.

No que se refere aos inquéritos alimentares, pode-se aplicar o recordatório de 24 horas (R24) e o questionário de frequência alimentar (QFA), além de corretas informações sobre questões socioeconômicas e comportamentais. O nutricionista precisa levar em consideração como foi o comportamento durante a gestação em relação ao ganho de peso, compulsão ou repulsa por alimentos, priorizando os alimentos regionais, respeitando os hábitos e a cultura do local, além de trabalhar com educação alimentar e nutricional (EAN) com a puérpera ou grupos de puérperas.

Um instrumento interessante para ser utilizado como padrão para informações alimentares é o Guia Alimentar para a População Brasileira, por ser didático, completo e com informações gráficas sobre refeições, grupos dos alimentos e sobre a qualidade destes.[25]

SAÚDE E NUTRIÇÃO DA MÃE E DO BEBÊ

O puerpério é um período importante para se trabalhar a prevenção de doenças e a mortalidade das mães e crianças, mas também é um momento propício para se atentar às adversidades às quais as famílias estão suscetíveis. Entre essas adversidades, destacam-se as dificuldades socioeconômicas, os desafios do aleitamento materno, planejamento alimentar, bem como as taxas de morbidade das mães e das crianças.

Segundo o Ministério da Saúde, o aleitamento materno deve ser exclusivo pelo período de seis meses (sem água, chás ou alimentos) e recomendado que seja continuado até os dois anos ou mais junto com a introdução da alimentação complementar. Entretanto, a realidade brasileira mostra que, apesar de existir um alto número de campanhas de conscientização, o índice de amamentação ainda está abaixo do padrão esperado. Nesse período, há influência de fatores como a adaptação à inclusão de mais um membro na família, conselhos diversos sobre o modo correto de se amamentar a criança e influências ambientais, podendo, assim, interferir no período de aleitamento da criança.

Quanto à importância do planejamento familiar, destaca-se que um intervalo inferior a dois anos entre os partos pode gerar riscos à próxima gestação. Em função disso, acredita-se que as famílias com menor renda são aquelas que tendem a ter o maior número de filhos entre intervalos menores e, assim, aumenta os custos e diminui a possibilidade de consumo, bem-estar e qualidade de vida dessa família.

No Brasil, observa-se redução das taxas de mortalidade infantil, porém, ainda existe relativa disparidade quanto às regiões e classes sociais. Boa parte das taxas de mortalidade das mães e dos bebês pode ser contornada diante de um serviço de qualidade durante o período puerpério, tanto por profissionais do hospital como dos serviços de atenção primária e de atenção secundária à saúde.[1]

POLÍTICAS NACIONAIS DE ATENÇÃO À MULHER E À CRIANÇA

O puerpério foi incluído na agenda da assistência da Atenção Básica a partir da criação do Programa de Assistência Integrada da Saúde da Mulher (Paism).[3] Esse programa, criado em 1984, foi um marco político e histórico, representando as reivindicações dos movimentos de mulheres pelo direito ao atendimento à saúde integral com ações de saúde dirigidas para o atendimento global das suas necessidades.

No ano de 2004, quando esse programa se tornou Política Nacional de Atenção Integral à Saúde da Mulher, a atenção se direcionou para a efetividade de um diagnóstico da situação de saúde das mulheres no Brasil em conjunto com diversos atores sociais.[1,26,27]

Essa política se traduz por meio da integralidade, do enfoque de gênero, de raça e de etnia e da promoção da saúde como princípios norteadores, tentando introduzir assuntos anteriormente pouco discutidos como atenção ao climatério, às queixas ginecológicas, à reprodução humana assistida, ao abortamento inseguro e a segmentos da população feminina historicamente alijados das políticas públicas, nas suas especificidades e necessidades, tais como: mulheres em situação de prisão, mulheres negras, índias, lésbicas e bissexuais, trabalhadoras rurais, com deficiência. Também contempla o apoio à participação do movimento de mulheres no processo de elaboração, execução e avaliação da política de atenção integral à saúde da mulher, pelo reconhecimento de sua contribuição técnica e política no campo dos direitos e da saúde da mulher.[1,26,27]

A Rede Cegonha, estratégia que permeia a Política Nacional de Atenção Integral à Saúde da Mulher, busca organizar e estruturar a rede de atenção à saúde materna e infantil no Brasil, e, atualmente, foi por meio dela que se reafirmou a necessidade de uma assistência humanizada e resolutiva no puerpério.[2]

Para as mulheres, essa estratégia implementa uma rede de cuidado que oferece o direito à gravidez, parto e puerpério seguros e humanizados, bem como o direito ao planejamento reprodutivo; e para as crianças oferece o direito ao nascimento seguro e humanizado, crescimento e desenvolvimento saudáveis.[2,3]

Não se pode negar que nos últimos 35 anos o Brasil mudou muito. Entretanto, a realidade social, racial/étnica e econômica de muitas mulheres, principalmente as pobres, as negras e as indígenas é ainda vulnerável. Muito ainda há que se conquistar com esses avanços, cabendo aos profissionais de saúde e às próprias mulheres e seus pares buscarem a devida participação social no andamento dessas políticas, programas e estratégias.

CONSIDERAÇÕES FINAIS

As ações da equipe de saúde e, nesse contexto, as ações relacionadas à atenção nutricional no puerpério têm importância nas discussões em âmbito público, figurando como uma das políticas centrais do SUS. Entretanto, há dificuldade quanto à qualidade do serviço prestado às mulheres, assim como há pouca adesão destas aos programas pré-natais e de acompanhamento pós-parto.

O cuidado nutricional nessa fase deve ser orientado pelos objetivos relativos ao cuidado alimentar, promovendo e protegendo a sua saúde, prevenindo agravos nessa fase, além de tratar doenças que a mulher já tinha ou tenha adquirido por conta da gravidez.

Problemas que se desdobram no puerpério apresentam-se importantes para a saúde pública e podem ser evitados ou minimizados com a atuação da equipe de saúde, incluindo o nutricionista, na perspectiva da vigilância alimentar e nutricional na atenção básica.

Hoje ainda temos no Brasil uma atenção nutricional puerperal insatisfatória no que se relaciona à integralidade do cuidado proposto pelo SUS. Nesse sentido, ainda há de se sensibilizar e capacitar gestores e equipes de saúde, além de aumentar o empoderamento e educação alimentar e nutricional das mulheres no pré-natal e seus pares, para que melhore a situação de saúde, de alimentação e nutrição desse público.

REFERÊNCIAS

1. Andrade RD, Santos JS, Maia MAC, Mello DF. Fatores relacionados à saúde da mulher no puerpério e repercussões na saúde da criança. Esc Anna Nery. 2015;19(1):181-6.
2. Ministério da Saúde. Portaria n. 1.459, de 24 de junho de 2011. Institui, no âmbito do Sistema Único de Saúde –SUS – a Rede Cegonha. Gabinete do Ministro, 25 jun 2011.
3. Ministério da Saúde (BR). Estratégia de qualificação da atenção obstétrica e infantil; 2011.
4. Ribeiro DHF, Lunardi VL, Calcagno GC, Modernel X, Chagas MCS. Vivências de cuidado da mulher: a voz das puérperas. Revenferm UFPE online. 2014;8(4):820-6.
5. Fernandes CE. Três percepções sobre gestação e puerpério. ABCS Health Sci. 2015;40(2):60-1.
6. Corrêa MSM, Feliciano KVO, Pedorsa EM, Souza AI. Acolhimento no cuidado à saúde da mulher no puerpério. Cad. Saúde Pública. 2017;33(3):1-12.
7. Sousa TM. Nutrição no puerpério imediato: requerimento energético, oferta e consumo alimentar em uma maternidade de referência [dissertação]. Belo Horizonte: Universidade Federal de Minas Gerais; 2017.

8. Baião MR, Deslandes SF. Alimentação na gestação e puerpério. Rev. Nutr., Campinas. 2006; 19(2):245-53.
9. Mestieri LHM, Meneguette RI, Meneguette C. Estado puerperal. Rev. Fac. Ciênc. Méd. Sorocaba. 2005;7(1):5-10.
10. Baião MR, Santos MMAS, Líbera BD, Machado RCM. O puerpério e sua dimensão sociocultural na perspectiva de mulheres moradoras da região de Manguinhos – Rio de Janeiro – RJ. Demetra. 2013;8(Supl.1):309-20.
11. Oliveira ACM, Lopes CS, Melo MO, Jeneral RBR. Sentimentos vivenciados pelas mulheres no retorno à vida sexual após o parto. Rev Fac Cienc Med. Sorocaba. 2014;16(4):174-7.
12. Acosta DF, Gomes VLO, Kerber NPC, Costa CFS. Influências, crenças e práticas no autocuidado de puérperas. Rev Esc Enferm USP. 2012;46(6):1327-33.
13. Gomes MRT, Silva LT, Salamoni RM. Investigação dos tabus e crenças alimentares em gestantes e nutrizes do hospital regional de Mato Grosso do Sul – Rosa Pedrossian. Ensaios e Ciência. 2011;15(6):121-33.
14. Marques ES, Cotta RMM, Botelho MIV, Franceschini SCC, Araújo RMAA. Representações sociais sobre a alimentação da nutriz. Ciência e Saúde Coletiva. 2011;16(10):4267-74.
15. American College of Obstetrician and Gynecologyst. Exercise during pregnancy and post partum. Int J GynecolObstet Period. 2002;77:79-81.
16. Baker JL, Gamborg M, Heitmann BL, Lissner L, Sorensen TI, Rasmussen KM. Breastfeeding reduces postpattum weight retention. Am J ClinNutr. 2008;88(6):1541-51.
17. Laporte-Pinfildi ASC, Medeiros MAT. Nutritional care during prenatal and postpartum periods: a report of experiences in a city on São Paulo´s coast. Rev. Nutr. 2016;29(6):947-61.
18. Santos MMAS, Baião MR, Barros DC, Pinto AA, Pedrosa PLM, Saunders C. Estado nutricional pré-gestacional, ganho de peso materno, condições de assistência pré natal e desfechos perinatais adversos entre puérperas adolescentes. Rev Bras Epidemiol. 2012;15(1):143-54.
19. Wojcicki JM. Maternal pregnancy body mass índex and initiation and duration of breastfeeding: a review of the literature. J Womens Health (larchmt). 2011;20(3):341-7.
20. Durham HÁ, Lovelady CA, Brower RJ, Krause KM, Ostbye T. Comparation of dietary intake of overweight postpartum mothers practicing breastfeeding or formula feeding. J Am Diet Assoc. 2011;111(1):67-74.
21. Nast M, Oliveira A, Rauber F, Vitolo MR. Ganho de peso excessivo na gestação é fator de risco para o excesso de peso em mulheres. Rev Bras Ginecol Obstet. 2013;35(12):536-40.
22. Gonçalves CV, Mendoza-Sassi RA, Cesar JA, Castro NB, Bortolomedi AP. Índice de massa corporal e ganho de peso gestacional como fatores preditores de complicações e do desfecho da gravidez. Rev Bras Ginecol Obstet. 2012;34(7):304-9.
23. Forte CC, Bernardi JR, Goldani MZ, Bosa VL. Relação entre a retenção de peso nos primeiros três meses pós-parto com ganho de peso e ingestão alimentar durante a gestação. Rev. Bras. Saúde Matern. Infant. 2015;15(3):279-87.
24. Benedetti FJ, Blasi TC, Marguti KMM, Durand Mussoi TD. Nutrição nos ciclos da vida. In: Mussoi TD. Nutrição: curso prático. São Paulo: GEN; 2017.
25. Ministério da Saúde (BR). Guia alimentar para a população brasileira. Brasília: Ministério da Saúde; 2014.
26. Fernandes CE. Três percepções sobre gestação e puerpério. Arquivos Brasileiros de Ciências da Saúde. 2015;40(2):60-1.
27. Mesquita AC, Paulino CS, Nogueira SA. Uma nova vida após o parto: cuidados à mulher no puerpério. Revista Perc. 2011 Mar;19:39-48.

PARTE VI

CUIDADO NUTRICIONAL PARA ADULTOS: AMPLIANDO O CENÁRIO DA ALIMENTAÇÃO E NUTRIÇÃO

Capítulo 41
ALIMENTAÇÃO E VIDA URBANA

Maria João Gregório
Pedro Graça

INTRODUÇÃO

Este capítulo aborda o impacto do estilo de vida urbano – bem como das alterações nos sistemas alimentares antes às necessidades de abastecimento alimentar das áreas urbanas – nos hábitos alimentares das populações, no seu estado nutricional e, consequentemente, no seu estado de saúde. Pretende-se, ainda, destacar a importância de as cidades apresentarem estratégias alimentares e nutricionais próprias, adaptadas a essas especificidades locais.

OS DETERMINANTES DO CONSUMO ALIMENTAR: O PAPEL DA VIDA URBANA

O crescimento da população nas áreas urbanas é uma tendência, e, atualmente, mais de metade das pessoas do mundo reside em áreas consideradas urbanas. Em 1960, aproximadamente 34% da população mundial vivia em áreas consideradas urbanas, tendo esse valor aumentado para 54% em 2014, e espera-se a continuação desse crescimento para os próximos anos. Estima-se um crescimento anual na população urbana de 1,84% entre 2015-2020, de 1,63% de 2020-2025 e de 1,44% de 2025-2030. Se forem mantidas essas previsões, em 2050, 68% da população mundial irá viver em áreas urbanas.[1,2] Os critérios para a classificação das áreas urbanas variam entre países, porém, de acordo com a Organização para a Cooperação e Desenvolvimento Econômico (OCDE), a distinção entre rural e urbano é feita em função da densidade populacional, sendo as regiões classificadas em urbanas quando possuem uma densidade populacional de pelo menos 150 hab/km^2.[3]

O progressivo e contínuo crescimento das áreas urbanas, conjugado com o afastamento e a redução das áreas produtivas, coloca sérios desafios à segurança alimentar e sustentabilidade ambiental da produção alimentar. Os desafios inerentes à necessidade de garantir o abastecimento alimentar das zonas urbanas densamente povoadas, cada vez mais distantes das áreas produtivas, têm induzido alterações significativas nos sistemas alimentares, com repercussões igualmente relevantes para a oferta alimentar e, consequentemente, para os hábitos alimentares das populações.

Não somente o aumento e a concentração dos seres humanos em ambientes urbanos estão obrigando as mudanças nos sistemas alimentares que abastecem esses locais, como também o próprio modelo de vida urbano poderá induzir determinados estilos de vida e modelos de consumo alimentar.

Porém, diversos autores têm sugerido que o impacto da vida urbana nos hábitos alimentares das populações e nos sistemas alimentares não será independente de outros fenômenos que têm acompanhado o aumento da urbanização, nomeadamente o crescimento econômico, o fenômeno da globalização, o crescimento da industrialização e o aumento da população mundial. Será, provavelmente, o efeito combinado de todos esses fatores que poderá explicar as alterações ocorridas nos padrões de consumo alimentar das populações.[4-8]

Por outro lado, quando se analisa o impacto da urbanização de uma forma mais abrangente e se tenta compreender de que modo a vida urbana pode condicionar o estado de saúde das populações, é possível perceber que essa é uma relação complexa e ambivalente, afetando positiva e negativamente a vida das populações.

O estilo de vida induzido por se viver em áreas urbanas parece contribuir para mudanças significativas nos padrões alimentares das populações. A falta de tempo para a compra, preparação e confecção de alimentos, a necessidade de um consumo frequente fora de casa, a procura e interesse crescente por produtos de conveniência, uma menor ligação das populações à produção de alimentos para consumo próprio, são alguns dos fatores que sugerem o impacto que a vida urbana pode ter nos hábitos alimentares das populações.

Para a compreensão da relação entre vida urbana e alimentação, acreditamos que os contextos sociais e organizacionais das cidades devem ser também tidos em consideração. A literatura existente relativa a esse assunto é escassa, contudo, poderá equacionar-se que as características sociais e o modo de vida urbano podem influenciar comportamentos alimentares e outros estilos de vida, por exemplo, a prática de atividade física. De fato, o modelo de vida urbano apresenta um conjunto de características que o distingue de forma marcada das áreas rurais, podendo influenciar o acesso aos alimentos assim como os padrões de consumo alimentar. Desse conjunto de características destaca-se a maior dimensão e densidade populacional nas comunidades urbanas. Com o aumento da dimensão das áreas urbanas, a necessidade de deslocações torna-se mais frequente e o tempo gasto nestas também, muitas vezes com uma maior dependência de meios de transporte como o automóvel, que têm contribuído para um estilo de vida mais sedentário nas cidades.[9,10] Por outro lado, as relações sociais mais distantes, os sistemas de interação de menor proximidade e uma tendência para um forte individualismo nas sociedades urbanas são também características do modelo de vida urbano que podem ter repercussões nos padrões de consumo alimentar. A estrutura e organização social das áreas urbanas são também caracterizadas por uma separação mais marcada entre os grupos da população de diferentes estratos socioeconômicos, podendo mesmo existir uma ordenação espacial em função das classes sociais.[11-14] A maior heterogeneidade cultural e social é uma das características das áreas urbanas. Entendemos que o aumento dos estímulos e interações entre pessoas, a possibilidade de mais comparações e a existência de normas sociais podem constituir também um importante fator que poderá condicionar os padrões de consumo alimentar das populações urbanas.[15]

O setor agroalimentar tentou dar resposta às necessidades das populações urbanas, acompanhando as necessidades alimentares aumentadas nas zonas urbanas, por exemplo, por meio da transformação de produtos alimentares frescos em produtos alimentares processados e menos perecíveis, que permitiam o seu transporte por longas distâncias e a sua conservação por um período mais longo. Essa transformação dos produtos alimentares tem implicado, muitas vezes, a utilização de processos e ingredientes conservantes, como o sal e o açúcar, que aumentam o seu tempo de conservação, mas que, ao mesmo tempo, comprometem o seu valor nutricional.[8]

Assim, alguns trabalhos têm demonstrado que as populações urbanas apresentam um consumo mais elevado de carne e produtos derivados, maior consumo de alimentos processados, de produtos de conveniência, bem como maior ingestão de gordura e de açúcar. A maior frequência de consumo fora de casa parece ser também uma das características dos hábitos de consumo alimentar das populações urbanas.[5,7,8,16] Essas diferenças nos padrões de consumo alimentar das populações urbanas, comparadas às populações rurais, parece já não ser tão evidente nos países desenvolvidos, sendo, em contrapartida, uma realidade ainda presente nos países em desenvolvimento.[17,18]

Relativamente à relação entre a vida urbana e o estado de saúde e qualidade de vida das populações, sabe-se que o desenvolvimento das áreas urbanas e, consequentemente, da melhoria do acesso e condições a uma série de serviços, pode ter tido uma importante contribuição para a melhoria do acesso a cuidados de saúde. Porém, alguns efeitos adversos estão também descritos, tais como a maior exposição a alguns fatores de risco para as doenças crônicas, nomeadamente os hábitos alimentares inadequados associados ao estilo de vida urbano, menores níveis de atividade física, maiores níveis de poluição e de estresse.[19,20]

De acordo com Goryakin et al.,[21] em um trabalho em que avaliaram o impacto da urbanização em diversos países em âmbito internacional durante o período de 1980-2008, sugere-se que a urbanização poderá ter contribuído, ainda que de forma modesta, para o aumento do IMC médio, bem como os níveis plasmáticos de colesterol. Os indivíduos dos países mais urbanizados apresentaram em média níveis de colesterol total superior e 0,40 mmol/L e um valor médio de IMC de cerca de 2,3 kg/m^2, quando comparados com os indivíduos de países menos urbanizados. Por outro lado, uma menor prevalência de diabetes (cerca de 3,2 pontos percentuais) foi verificada nos países menos urbanizados. Nesse trabalho, os autores sugerem que os hábitos alimentares inadequados, especialmente uma maior ingestão energética e de gordura, podem em parte explicar as diferenças encontradas entre os países mais e menos urbanizados.[21] Outros autores têm também sugerido que a urbanização pode ter contribuído para o aumento de alguns fatores de risco das doenças crônicas mais prevalentes (Figura 1).[22,23]

Porém, destaca-se uma vez mais que essa relação parece ser mais forte para os países menos desenvolvidos, estando consistentemente descrita na literatura uma relação positiva entre a urbanização e o excesso de peso e obesidade para esses países.[24-28] Nos países de baixo rendimento, viver em áreas urbanas parece estar associado a uma maior ingestão energética quando comparado com as áreas rurais, associada às melhores condições socioeconômicas nas áreas urbanas.[29,30] Já nos países mais desenvolvidos, a maior preocupação com a importância dos estilos de vida saudáveis pode explicar a não associação entre o excesso de peso e a obesidade nas áreas urbanas.[21,28,30]

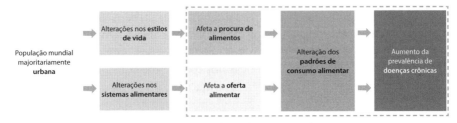

Figura 1 Relação entre a vida urbana e os padrões de consumo alimentar.

Muito provavelmente, a qualidade de vida que as cidades proporcionam e a capacidade de distribuição dessa qualidade de vida, da forma mais equitativa possível pelos seus residentes, serão o fator decisivo para essa relação entre a saúde das populações e a urbanização.

Essa relação tem uma expressão evidente na área alimentar. Também aqui, as cidades que souberem proporcionar ambientes alimentares promotores de saúde a todos os seus cidadãos, em particular os mais vulneráveis, e conseguirem ter uma população conhecedora e motivada para uma alimentação saudável, ou seja, empoderada, serão aquelas onde se encontrarão mais relações positivas entre o espaço urbano onde se reside e a qualidade da alimentação dos seus residentes. Esse assunto será debatido com mais detalhe no próximo tema.

OS AMBIENTES ALIMENTARES NAS ÁREAS URBANAS

A disponibilidade e o acesso físico aos alimentos têm uma relação direta com as escolhas alimentares dos cidadãos, podendo ter um impacto relevante na prevalência de doenças crônicas associadas a uma alimentação inadequada.[31-34] Nos países desenvolvidos, mais do que diferenças na oferta alimentar entre as áreas urbanas e as áreas rurais, diversos estudos apontam para a existência de diferenças na oferta alimentar e no acesso físico e econômico aos alimentos, entre diferentes áreas geográficas das cidades.[35-38]

As profundas desigualdades sociais rapidamente passaram a ser um importante problema das áreas urbanas.[11-14] Em associação com os elevados índices de desigualdade na distribuição do rendimento verificados em muitas zonas urbanas, a insegurança alimentar, ou seja, a dificuldade no acesso a alimentos por fatores de ordem econômica, parece ser mais prevalente no contexto urbano. Contextos de privação social e material comuns nas áreas urbanas podem em parte explicar esses achados. Porém, outros fatores relacionados com os contextos urbanos podem explicar essa maior prevalência de insegurança alimentar nas áreas urbanas. Alguns estudos sugerem que os preços dos alimentos tendem a ser mais elevados. Por outro lado, sabe-se que as populações das zonas urbanas são mais dependentes da compra de alimentos, por oposição à produção para autoconsumo, o que pode torná-las mais vulneráveis a situações de carência econômica ocasional. A existência de uma menor coesão social e de menos redes de apoio informais, que muitas vezes são estratégias de mitigação de situações de insegurança alimentar, podem também estar menos presentes em determinadas populações urbanas.[39-41] Por último, a organização espacial das cidades, muitas vezes segmentada em áreas de maior ou menor privação econômica e social, com uma concentração da pobreza em regiões específicas das cidades, parece estar associada a diferenças na oferta alimentar.

Em diversos países, sobretudo nos Estados Unidos e na Inglaterra, têm sido consistentemente descritas na literatura a existência de desigualdades geográficas na oferta alimentar nos grandes centros urbanos. Mais ainda, a literatura científica sugere a existência de áreas geográficas designadas de *"food deserts"*, onde o acesso a alimentos saudáveis é limitado.[42,43] Essas áreas geográficas, onde se verifica um menor ou mais difícil acesso a alimentos saudáveis, correspondem essencialmente às áreas geográficas de maior privação social e econômica. Nessas áreas geográficas, a distância percorrida para ter acesso a um supermercado é superior. De acordo com o Departamento de Agricultura dos Estados Unidos, nas áreas mais desfavorecidas, o tempo médio de deslocação até um supermercado é de aproximadamente 19,5 minutos em comparação com a média nacional que é de 15 minutos. Assim, o Departamento de Agricultura dos Estados Unidos atribui a classificação de *food desert* a uma área geográfica em que pelo menos 33% da população reside a uma distância superior a 1,6 km de um supermercado.[42]

O limitado acesso a supermercados nessas áreas geográficas mais desfavorecidas pode constituir uma barreira para o acesso a alimentos saudáveis a custo mais baixo, em particular porque esses grupos da população apresentam dificuldades de mobilidade.[44]

Por outro lado, a existência de estabelecimentos comerciais de pequena dimensão e de lojas de conveniência está muitas vezes associada a preços mais elevados. Além de os preços mais elevados poderem ser uma barreira para a compra e o consumo de alimentos mais saudáveis, esses locais apresentam, frequentemente, uma oferta diversificada de alimentos processados e de elevada densidade energética a baixo custo. O maior e fácil acesso a restaurantes do tipo *fast-food* parece ser também uma das características dos *food deserts*.[45]

Não somente a oferta alimentar de má qualidade nutricional, nessas áreas geográficas, condiciona a alimentação desses grupos mais vulneráveis da população, mas também uma menor ligação à produção própria para autoconsumo (tipicamente das áreas urbanas) pode tornar esses grupos da população mais vulneráveis à carência econômica.

Essas disparidades geográficas na oferta alimentar têm sido apontadas por alguns autores como um fator que pode potenciar as desigualdades sociais na alimentação e, consequentemente, as desigualdades existentes na prevalência das doenças crônicas mais prevalentes, tais como a obesidade, o diabetes e as doenças cardiovasculares.[38,46]

AS CIDADES PROMOTORAS DE UMA ALIMENTAÇÃO SAUDÁVEL E SUSTENTÁVEL

A definição de estratégias locais para a promoção de uma alimentação saudável por parte das cidades é fundamental, sendo evidente a necessidade de englobar progressivamente nessas estratégias a definição de sistemas alimentares promotores de uma alimentação saudável – e que sejam sustentáveis.

O insucesso das intervenções para resolver o problema da obesidade e de outras doenças crônicas, que têm elevada magnitude na nossa sociedade atual e a sua gênese nos estilos de vida diários, relançou a necessidade de intervenções locais que tentem modificar o ambiente obesogênico onde as pessoas vivem. Esse modelo de intervenção sobre o ambiente, sugerido pela Organização Mundial da Saúde e por diversos pesquisadores, reforça a importância de as instituições públicas terem capacidade de modificar realmente o ambiente por meio de intervenções legislativas e físicas, que vão desde a gestão do espaço urbano, escolas, transportes públicos, segurança, serviços alimentares de diferentes instituições, comunicação, gestão de recintos, preços, mercados municipais, ação social, formação de pessoal etc. O impacto desses problemas condiciona o desenvolvimento social e econômico das regiões, pelo que não se trata apenas de melhorar as condições de saúde dos cidadãos, mas também de fortalecer a competitividade econômica da região e de lutar contra as desigualdades sociais e de saúde nas regiões.

A nosso ver, o maior desafio que se coloca atualmente para a definição e implementação de estratégias alimentares locais tem a ver com a necessidade de garantir uma maior e mais efetiva articulação e cooperação entre o setor da saúde, o setor agroalimentar e o planejamento urbano. É normalmente reconhecido que o ambiente construído tem uma influência sobre a saúde e a capacidade de manter uma vida saudável. Na verdade, as origens do planejamento urbano moderno estão estreitamente relacionadas com questões de saúde, uma vez que a maior parte dos regulamentos urbanos desenvolvidos no século XIX, que constituem a gênese dos regulamentos urbanos contemporâneos, foi desenvolvida como resposta às epidemias e problemas de saúde que flagelaram a cidade industrial. Hoje em dia, os desafios relacionados com a saúde associados a uma vida urbana tornaram-se mais amplos e potencialmente mais prementes, em função tanto dos avanços da medicina como dos crescentes níveis de urbanização.

Assegurar uma equilibrada e adequada distribuição da oferta alimentar nas diferentes áreas geográficas dos centros urbanos é determinante, limitando, por exemplo, a existência de estabelecimentos comerciais de alimentos pouco saudáveis nas proximidades de espaços públicos destinados a crianças, como na proximidade das escolas, e, por outro lado, assegurando a existência de uma oferta alimentar adequada nas zonas mais desfavorecidas das cidades. Nesse sentido e tendo como objetivo a redução das desigualdades sociais existentes no acesso a uma alimentação adequada, o planejamento e a implementação de uma estratégia alimentar urbana deve considerar a necessidade de melhorar a qualidade nutricional dos programas de ajuda alimentar locais de apoio às populações mais carentes.

A modificação da oferta alimentar somente será possível por meio do reforço das medidas legislativas, razão pela qual, mais uma vez, se realça a importância da implementação de estratégias alimentares locais por parte dos municípios, na condição de instituições que apresentam legitimidade para o fazer. As instituições públicas, dependentes do poder local, nomeadamente as escolas e as instituições de solidariedade social, deverão ser as primeiras a dar o exemplo, garantindo uma oferta alimentar adequada do ponto de vista nutricional.

A promoção e expansão dos circuitos alimentares curtos, mediante a promoção da compra de alimentos da agricultura e do comércio de proximidade, é também uma medida essencial a se considerar em uma estratégia local para a promoção da alimentação saudável e sustentável. A implementação dessa medida no âmbito da contratação pública para os serviços de alimentação, que dependam do poder local, pode ser um forte incentivo à persecução desse objetivo.

No contexto da necessidade da definição de estratégias alimentares urbanas, consideramos a abordagem do Pacto de Milão sobre Políticas Alimentares Urbanas, lançado pelo município de Milão em 2015 no âmbito da Expo Milão "Alimentando o Planeta, Energia para a Vida", uma abordagem de intervenção interessante.[47,48]

De acordo com esse Pacto, para a definição de Políticas Alimentares Locais são necessárias medidas concretas em seis grandes áreas: 1) governança, de modo a garantir um ambiente favorável para ações efetivas; 2) ações com vista à promoção de uma alimentação saudável e sustentável; 3) ações com vista à promoção da igualdade social e econômica; 4) ações ao nível da produção alimentar; 5) ações ao nível das cadeias de abastecimento alimentar e distribuição de alimentos; e 6) ações com vista à redução do desperdício alimentar.[47,48]

No Pacto de Milão é dada relevância à importância da definição de um modelo de governança robusto para a implementação de uma política alimentar urbana. De acordo com o proposto pelo Pacto de Milão, as cidades que queiram implementar políticas alimentares devem garantir um modelo de governança que seja favorável à implementação de ações efetivas, sendo para isso necessário: 1) promover e facilitar uma colaboração mais estreita entre os diferentes setores e áreas de governança das cidades/municípios, promovendo, assim, um maior alinhamento de todas as políticas locais com vista à garantia de sistemas alimentares promotores de uma alimentação saudável e sustentável; 2) promover o envolvimento de diversos *stakeholders* com relevância para a área alimentar, bem como da sociedade civil; 3) identificar, mapear e avaliar iniciativas locais já implementadas no contexto da alimentação; 4) desenvolver ou rever políticas e programas alimentares urbanos, de modo que seja possível desenhar e implementar políticas de alimentação orientadas para as necessidades locais específicas; 5) desenvolver sistemas de informação que possam ser um apoio à tomada de decisão nessa área, bem como à monitorização e avaliação da estratégia alimentar em curso (Figura 2).[47,48]

Também a OMS realça o papel de destaque que as cidades podem ter para a promoção da saúde das suas populações, propondo um modelo de abordagem para a implementação de estratégias que visem a promover a saúde urbana, por meio da iniciativa das Cidades Saudáveis. Essa abordagem se fundamenta na mudança de paradigma que é necessária para promover a saúde das populações e combater os problemas de saúde atualmente mais prevalentes, ou seja, a necessidade de mobilizar os governos locais, as organizações da sociedade civil e outros *stakeholders* para a tomada de decisões sobre a saúde.[49]

Reforçando esse modelo, a Declaração de Guimarães, produzida entre 27-29 de junho de 2017 por um conjunto de nutricionistas que trabalhavam nos municípios portugueses, reforça a necessidade de as cidades serem capazes de fazer o diagnóstico da sua situação alimentar e de saúde, integrando diversas áreas do conhecimento. Por outro lado, a Declaração de Guimarães destaca, também, que as estratégias locais devem criar sistemas de comunicação eficientes que promovam um maior envolvimento de toda a população, independentemente do seu grau de instrução.[50] Em pleno século XXI, as cidades que melhor manejarem o recolhimento de informação e souberem se comunicar eficazmente com os cidadãos serão as mais capazes de gerar saúde.

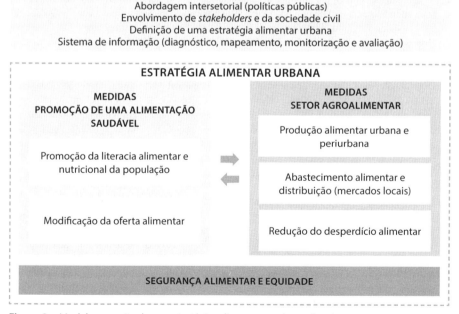

Figura 2 Modelo conceitual para estratégias alimentares urbanas locais.
Fonte: adaptada de Pacto de Milão para a definição de políticas alimentares locais.[48]

CONSIDERAÇÕES FINAIS

O modo de vida urbano parece influenciar os padrões de consumo alimentar e, consequentemente, o estado de saúde das populações. Porém, essa relação parece não ser independente de outros fenômenos que têm ocorrido em paralelo à urbanização, nomeadamente o crescimento econômico, a globalização e a industrialização. As desigualdades sociais que se acentuam nos grandes centros urbanos requerem uma abordagem direcionada para a redução desse problema, pois, atualmente, sabemos que os hábitos alimentares inadequados e as doenças crônicas associadas se concentram nos grupos mais vulneráveis da população do ponto de vista socioeconômico. Assim, na atualidade, exige-se que as cidades implementem estratégias alimentares locais que sejam capazes de criar sistemas alimentares promotores de uma alimentação saudável e que sejam sustentáveis. Essas estratégias urbanas devem ser adaptadas às necessidades locais, capazes de implementar sistemas de governança sólidos, sistemas de informação e monitorização e, ainda, sistemas de comunicação que permitam a comunicação eficaz para toda a população.

REFERÊNCIAS

1. United Nations and Department of Economic and Social Affairs. 2018 Revision of World Urbanization Prospects. 2018. Disponível em: https://www.un.org/development/desa/publications/2018-revision-of-world-urbanization-prospects.html. Acesso em: 25 jun 2019.
2. Organização Mundial da Saúde. Global Health Observatory (GHO) data – Urban population growth. Disponível em: http://www.who.int/gho/urban_health/situation_trends/urban_population_growth_text/en/. Acesso em: 25 jun 2019.
3. Organisation for Economic Cooperation and Development – OECD. Definition of Functional Urban Areas (FUA) for the OECD metropolitan database. 2013. Disponível em: http://www.oecd.org/cfe/regional-policy/Definition-of-Functional-Urban-Areas-for-the-OECD-metropolitan-database.pdf. Acesso em: 25 jun 2019.
4. Satterthwaite D, McGranahan G, Tacoli C. Urbanization and its implications for food and farming. Philos Trans R Soc Lond B Biol Sci. 2010;365:2809-20.
5. Seto KC, Ramankutty N. Hidden linkages between urbanization and food systems. Science. 2016;352:p.943-5.
6. Nestle M. Food politics: how the food industry influences nutrition and health. Berkeley, CA: University of California Press; 2007.
7. Popkin BM. The nutrition transition and obesity in the developing world. J Nutr. 2001;131:871s-3s.
8. Knorr D, Khoo CSH, Augustin MA. Food for an Urban planet: challenges and research Opportunities. Frontiers in Nutrition. 2017;4:73.
9. Monda KL, Gordon-Larsen P, Stevens J, Popkin BM. China's transition: the effect of rapid urbanization on adult occupational physical activity. Social Science & Medicine. 2007;64:858-70.
10. Swinburn BA, Sacks G, Hall KD, McPherson K, Finegood DT, Moodie ML, Gortmaker SL. The global obesity pandemic: shaped by global drivers and local environments. The Lancet. 2011;378:804-14.

11. Lawrence RJ. Inequalities in urban areas: innovative approaches to complex issues. Scand J Public Health. 2002;30:34-40.
12. Stephens C. Revisting urban health and social inequalities: the devil is in the detail and the solution is in all of us. Environ Urban. 2011;23(1):29-40.
13. Stephens C. Urban inequities; urban rights: a conceptual analysis and review of impacts on children, and policies to address them. Journal of Urban Health: Bulletin of the New York Academy of Medicine. 2012;89(3):464-85.
14. Brueckner JK, Largey AG. Social interaction and urban sprawl. Journal of Urban Economics. 2008;64(1):18-34.
15. Higgs S., Thomas J. Social influences on eating. Current Opinion in Behavioral Sciences. 2016;9:1-6.
16. De Haen H, et al. The world food economy in the twenty-first century: challenges for international co-operation. Dev Policy Rev. 2003;21:683-96.
17. Popkin BM. Urbanization, lifestyle changes and the nutrition transition. World Development. 1999;27(11):1905-16.
18. Drewnowski A, Popkin BM. The nutrition transition: new trends in the global diet. Nutrition Reviews. 1997;55:31-43.
19. Galea S, Vlahov D. Urban health: evidence, challenges, and directions. Annu. Rev. Public Health. 2005;26:341-65.
20. Węziak-Białowolska D. Quality of life in cities – Empirical evidence in comparative European perspective. Cities. 2016;58:87-96.
21. Goryakin Y, Rocco L, Suhrcke M. The contribution of urbanization to non-communicable diseases: Evidence from 173 countries from 1980 to 2008. Economics & Human Biology. 2017;26:151-63.
22. Allender S, Foster C, Hutchinson L, Arambepola C. Quantification of urbanization in relation to chronic diseases in developing countries: a systematic review. Journal of Urban Health. 2008;85:938-51.
23. Allender S, Wickramasinghe K, Goldacre M, Matthews D, Katulanda P. Quantifying urbanization as a risk factor for noncommunicable disease. Journal of Urban Health. 2011;88:906-18.
24. Popkin BM, Adair LS, Ng SW. Global nutrition transition and the pandemic of obesity in developing countries. Nutrition reviews. 2012;70:3-21.
25. Popkin BM, Gordon-Larsen P. The nutrition transition: worldwide obesity dynamics and their determinants. International Journal of Obesity. 2004;28:S2-S9.
26. Yusuf S, et al. Global burden of cardiovascular diseases part I: general considerations, the epidemiologic transition, risk factors, and impact of urbanization. Circulation. 2001;104:2746-53.
27. Goryakin Y, Lobstein T, James WPT. The impact of economic, political and social globalization on overweight and obesity in the 56 low and middle income countries. Social science & medicine. 2015.
28. Goryakin Y, Suhrcke M. Economic development, urbanization, technological change and overweight: What do we learn from 244 Demographic and Health Surveys? Economics & Human Biology. 2014;14:109-27.
29. Neuman M, Kawachi I, Gortmaker S, Subramanian SV. Urban-rural differences in BMI in low- and middle-income countries: the role of socioeconomic status. The American Journal of Clinical Nutrition. 2013;045997.
30. Monteiro CA, Conde WL, Lu B, Popkin BM. Obesity and inequities in health in the developing world. International Journal of Obesity. 2004;28:1181-6.
31. Morland K, Roux AD, Wing S. Supermarkets, other food stores, and obesity. The Atherosclerosis Risk in Communities Study. Am J Prev Med. 2006;30(4):333-9.

32. Zenk SN, Schulz AJ, Hollis-Neely T, Campbell RT, Holmes N, Watkins G, Nwankwo R, Odoms-Young A. Fruit and vegetable intake in African Americans: income and store characteristics. Am J Prev Med. 2005;29(1):1-9.
33. Rose D, Richards R. Food store access and house- hold fruit and vegetable use among participants in the US Food Stamp Program. Public Health Nutr. 2004;7(8):1081-8.
34. Hatzenbuehler PL, Gillespie JM, O'Neil CE. Does healthy food cost more in poor neighborhoods? An Analysis of Retail Food Cost and Spatial Competition. Agricultural and Resource Economics Review. 2012;41(1):43-56.
35. French SA, Story M, Jeffery RW. Environmental influences on eating and physical activity. Annual Review of Public Health. 2001;22:309-35.
36. Inagami S, Cohen DA, Finch BK, Asch SM. You are where you shop: grocery store locations, weight, and neighborhoods. American Journal of Preventive Medicine. 2006;31:10-17.
37. Gordon C, Purciel-Hill M, Ghai NR, Kaufman L, Graham R, Van Wye G. Measuring food deserts in New York City's low-income neighborhoods. Health Place. 2011;17(2):696-700.
38. Ford PB, Dzewaltowski DA. Disparities in obesity prevalence due to variation in the retail food environment: three testable hypotheses. Nutr Rev. 2008;66(4):216-28.
39. Besthorn FH. Vertical farming: social work and sustainable urban agriculture in an age of global food crises. Australian Social Work. 2013;66(2):187-203.
40. Lang T, Barling D. Food security and food sustainability: reformulating the debate. The Geographical Journal. 2012;178(4):313-26.
41. Opitz I, Berges R, Piorr A, Krikser T. Contributing to food security in urban areas: differences between urban agriculture and peri-urban agriculture in the Global North. Agriculture and Human Values. 2016;33(2):341-58.
42. United States Department of Agriculture and Economic Research Service. Access to Affordable and Nutritious Food: Measuring and Understanding Food Deserts and Their Consequences – Report to Congress; 2009.
43. Beaulac J, Kristjansson E, Cummins S. A systematic review of food deserts, 1966-2007. Preventing Chronic Disease, Public Health Research, Practice, and Policy. 2009;6(3).
44. Krukowski RA, West DS, Harvey-Berino J, Elaine Prewitt T. Neighborhood impact on healthy food availability and pricing in food stores. Journal of community health. 2010;35(3):315-20.
45. Kwate NO, Yau CY, Loh JM, Williams D. Inequality in obesigenic environments: fast food density in New York City. Health Place. 2009;15(1):364-73.
46. Macintyre S. Deprivation amplification revisited; or is it always true that poorer places have poorer access to resources for healthy diets and physical activity? Int J Behav Nutr Phys Act. 2007;4:32.
47. Municipality of Milan. Milan Urban Food Policy Pact. 2015.
48. Pacto de Milão sobre Política de Alimentação Urbana. Tradução para a Língua Portuguesa: Pedro Krupenski e João Fernandes. Projeto Integrar para Alimentar (http://www.alimentarsinergias.org/). Oikos – Cooperação e Desenvolvimento; 2015.
49. Organização Mundial da Saúde. What is a healthy city? Disponível em: http://www.euro.who.int/en/health-topics/environment-and-health/urban-health/who-european-healthy-cities-network/what-is-a-healthy-city. Acesso em: 25 jun 2019.
50. Rede Nacional de Nutricionistas Municipais – Associação Portuguesa dos Nutricionistas. Declaração de Guimarães. 2017. Disponível em: https://nutrimento.pt/activeapp/wp-content/uploads/2017/06/Declaração-de-Guimarães.pdf. Acesso em: 25 jun 2019.

Capítulo 42

DOENÇAS CRÔNICAS E ALIMENTAÇÃO

Cristiane Hermes Sales

INTRODUÇÃO

A idade adulta compreende um largo período de vida, cujas necessidades nutricionais são similares em todos os estágios de vida e variam, para alguns nutrientes, de acordo com o sexo, presença de doenças, uso de medicações e escolhas de estilo de vida.[1]

O adulto normalmente tem arraigadas práticas alimentares adquiridas ainda na infância que, somadas aos seus gostos, preferências, comportamentos, crenças, limitação de tempo e estrutura familiar, em muitas situações podem se tornar empecilhos para mudanças de hábitos alimentares.[2,3]

Esse estágio de vida é tido como um período voltado para a promoção e manutenção da saúde, com vias à prevenção de doenças. No entanto, exceto os grupos que seguem com acompanhamento contínuo, por exemplo, mulheres em pré-natal ou indivíduos monitorados por alguma doença, a maioria dos adultos acaba vulnerável a seguir orientações de fontes que nem sempre são confiáveis e predispõem a maiores riscos.[4]

Este capítulo tem como objetivo discorrer sobre o panorama atual relativo às doenças crônicas não transmissíveis (DCNT) e a alimentação em adultos, de forma a complementar os demais capítulos abordados no livro, e, assim, ser ferramenta que possa colaborar na tomada de decisões do profissional de saúde, no que concerne à atenção nutricional de indivíduos e grupos, considerando as modificações nutricionais observadas na atualidade.

DCNT: PANORAMA DA SITUAÇÃO ATUAL

Embora tenham-se observado mudanças no perfil epidemiológico das populações, com adolescentes apresentando doenças tidas como características do envelhecimento,[5,6] classicamente, a idade adulta é a fase em que começam a surgir as DCNT.[7,8]

De acordo com a Organização Mundial da Saúde (OMS), em 2015 estimou-se que, no mundo, 70% (~40 milhões) de todas as mortes foram causadas pelas quatro principais DCNT: doenças cardiovasculares (45% do total das mortes), cânceres (22% do total das mortes), doenças respiratórias crônicas (10% do total das mortes) e diabetes (4% do total das mortes).[7] No Brasil, conforme dados dessa mesma organização, esse percentual de mortes causadas por DCNT foi estimado em 73% (928 mil indivíduos), incluindo os 17% por mortes prematuras, ou seja, mortes de indivíduos entre 30-70 anos.[8]

Esses valores são consideráveis e torna-se mais preocupante diante das observações feitas no aumento da prevalência das DCNT mundialmente. No Brasil, de acordo com dados da pesquisa de "vigilância de fatores de risco e proteção para doenças crônicas por inquérito telefônico" (Vigitel), de 2006-2016 houve um salto de pessoas com relato de diagnóstico médico de diabetes de 5,5 para 8,9%. O relato do diagnóstico médico de hipertensão, embora menos expressivo, aumentou de 24,3% em 2012 para 25,7% em 2016, e o percentual de pessoas com excesso de peso, fator predisponente para essas doenças, bem como para doenças cardiovasculares, aumentou de 42,6% em 2006 para 53,8% em 2016.[9]

É amplamente discutido que o estilo de vida impacta fortemente – de forma positiva ou negativa – as DCNT, podendo, quando alterado, propiciar o desenvolvimento de alterações metabólicas e homeostáticas que podem culminar no surgimento de doenças,[7,10] as quais podem propiciar o desenvolvimento de comorbidades e, pela coexistência, tornarem-se mais deletérias (Figura 1).[7]

Diante dos efeitos desencadeados pelas DCNT, impactando, inclusive, o cenário econômico dos países, em 2010, em parceria com diversas instituições, a OMS propôs o "plano de ação global para prevenção e controle das DCNT" (do inglês, *global action plan for the prevention and control of noncommunicable diseases*). Esse plano foi proposto como forma de ação para a redução da carga evitável de morbimortalidade e incapacidade associada às DCNT, com vistas a ser desempenhado entre os anos de 2013-2020, a partir das ações implementadas entre 2008-2013.[10]

Seguindo essa proposta, em 2011 o Ministério da Saúde do Brasil (MS) lançou o "Plano de ações estratégias para o enfrentamento das DCNT no Brasil", com o intuito de preparar o país para enfrentar e deter as DCNT até 2022, por meio da promoção do desenvolvimento e implementação de políticas públicas efetivas, integradas, sustentáveis e baseadas em evidências para a prevenção e o controle das DCNT e seus fatores de risco, bem como pelo apoio aos serviços de saúde voltados às DCNT.[11]

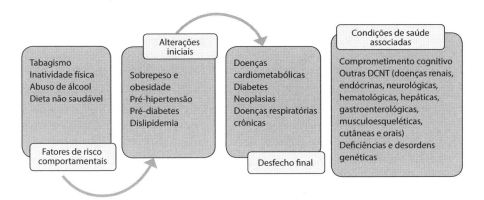

Figura 1 Decurso simplificado do surgimento das doenças crônicas não transmissíveis (DCNT) a partir dos quatro principais fatores de risco modificáveis, e o seu sinergismo com outras condições de saúde.

Assim, o plano sugerido pela OMS e implantado nos mais diversos países objetivou intervir nos quatro principais fatores de risco modificáveis/comportamentais associados às DCNT – tabagismo, inatividade física, consumo abusivo de álcool e consumo alimentar inadequado –, cujas ações foram planejadas para ocorrerem por meio de estratégias e ações intersetoriais referentes à vigilância, promoção da saúde e cuidado integral.[10,11]

HÁBITOS ALIMENTARES DO ADULTO BRASILEIRO

Como forma de monitoramento das ações implementadas pelos planos de ação propostos pela OMS e pelo MS, a área de vigilância de DCNT se utiliza do sistema de informação sobre mortalidade, para averiguar a mortalidade, e das informações obtidas nos estudos Vigitel e Pesquisa Nacional de Saúde (PNS) para as demais metas, o que inclui a alimentação.[11]

O Vigitel foi implantado em 2006 para avaliar indivíduos com 18 anos ou mais residentes em domicílios com telefone fixo nas capitais brasileiras e no Distrito Federal, e, desde então, vem sendo realizado anualmente no Brasil.[9] A PNS, por outro lado, é uma pesquisa domiciliar de âmbito nacional que foi implantada em 2013 para avaliar também adultos de 18 anos ou mais, e sua realização é prevista a cada cinco anos.[12]

No módulo de consumo alimentar desses estudos – dados apresentados na Figura 2 –, observa-se que menos de 40% da população brasileira consome frutas e hortaliças, sendo esse percentual ainda menor quando considerada a quantidade recomendada pela OMS para esse grupo de alimentos, ou seja, 400 g por dia.[9] Embora apresentando pequeno decréscimo ao longo dos anos, de acordo com os dados do Vigitel, o consumo de feijão continua considerável entre os brasileiros, e a substituição das principais refeições por lanches permanece pequena.[9] No entanto, quando avaliados alimentos tidos como marcadores de padrão alimentar não saudável, o consumo de carnes (bovina e aves) com excesso de gordura, leite integral, doces, sal e álcool apresentou pequena oscilação ao longo dos anos, mas manteve-se em percentuais que requerem atenção.[9] Por outro lado, considerável redução no consumo de refrigerantes e sucos artificiais foi observada: 13,3% em seis anos,[9] o que já pode ser reflexo das ações que vêm sendo desenvolvidas.

Embora no Vigitel tenha-se observado redução do consumo de refrigerantes e sucos artificiais,[9] que são potenciais fontes de açúcar de adição e considerados alimentos não saudáveis, de acordo com dados do Estudo Latinoamericano de Nutrición y Salud (ELANS), 64% dos brasileiros consomem açúcar de adição acima de 10% do total de energia (média de consumo da população total = 12,6% do total de energia).[13] Quando adotada a nova recomendação da OMS para açúcares livres – 5% do total de energia –,[14] esse percentual de indivíduos com ingestão excessiva de açúcar de adição salta para 90%,[13] o que demonstra que as ações devem permanecer ou ser intensificadas com o intuito de que os valores ideais sejam atingidos.

Esse padrão de consumo alimentar acaba por refletir na qualidade da dieta de forma geral, como demonstrado por alguns pesquisadores em estudos de base populacional desenvolvidos em algumas cidades brasileiras, sendo demonstrado, por meio de índices de qualidade da dieta adaptados para a população brasileira, que a qualidade da dieta do brasileiro deixa a desejar e requer melhorias, haja vista que se observam pontuações para componentes de grupos de alimentos tidos como saudáveis em valores aquém do desejável (p. ex. cereais integrais, frutas totais e integrais), e, por outro lado, alta pontuação para componentes categorizados como não saudáveis (p. ex. sódio).[15-17] Ademais, observa-se que a pior qualidade da dieta está associada a maior densidade energética[18] e a maior ingestão de carnes vermelhas e processadas, cujo consumo é observado elevado na população brasileira.[19]

Ainda como reflexo desses hábitos, ao avaliar o consumo de micronutrientes de forma isolada, de acordo com dados do Inquérito Nacional de Alimentação, módulo da Pesquisa de Orçamento Familiar 2008-2009, se observam prevalências de ingestão inadequada acima de 70% para cálcio, magnésio, sódio, vitaminas D e E, e acima de 40% para as vitaminas A e C.[20] Observações similares também foram identificadas para minerais em estudo de base populacional desenvolvido em residentes fixos da cidade de São Paulo – Inquérito de Saúde de São Paulo –,[21] bem como para fibras,[22] o que alerta para novas necessidades de atenção, tendo em vista que, em termos de políticas públicas, alguns desses nutrientes são esquecidos, e a deficiência de muitos deles está associada à predisposição e/ou piora do controle de algumas das DCNT.[23-30]

Doenças crônicas e alimentação 475

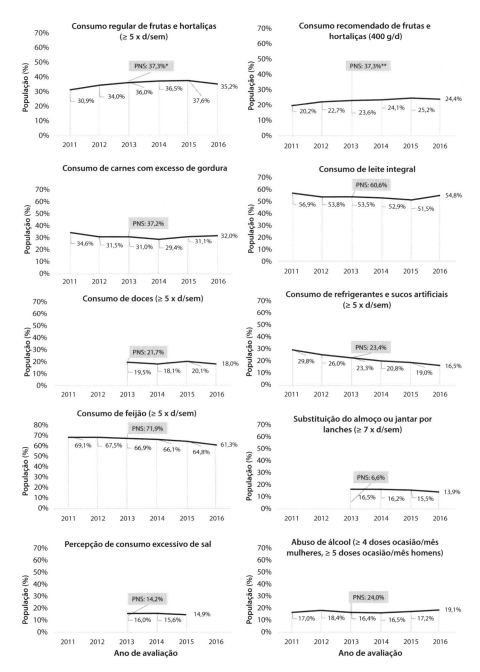

Figura 2 Estimativas de consumo alimentar observadas em indivíduos com 18 anos ou mais nos estudos de vigilância de fatores de risco e proteção para doenças crônicas por inquérito telefônico (Vigitel Brasil, 2011-2016) e Pesquisa Nacional de Saúde (PNS 2013). Dados obtidos em seus relatórios.[9,12] Na linha, os dados do Vigitel de acordo com o ano de avaliação; no quadro cinza, os dados da PNS.
* Valor referencial considerando apenas cinco porções de frutas.
** Valor referencial considerando que cinco porções de frutas equivalem a 400 g.

Ademais, é importante ater-se a que grupos populacionais são mais vulneráveis. Assim como no Vigitel e na PNS, observou-se que o consumo dos alimentos pode variar de acordo com distintas condições sociodemográficas – sexo, idade e escolaridade.[9,12] No Elans observou-se que mulheres, indivíduos com maior renda e com menor idade (adolescentes) consomem mais açúcar de adição,[13] e no ISA-Capital observou-se que tanto o consumo de minerais[21] como o consumo de fibras[22] também podem ser influenciados por fatores sociodemográficos.

CUIDADO NUTRICIONAL NA IDADE ADULTA PARA CONTROLE E PREVENÇÃO DAS DCNT

Como abordado anteriormente, estudos apontam que o padrão alimentar atual tem grande influência no desenvolvimento das DCNT, bem como na piora dos quadros dessas doenças.[1,9,12] É importante observar que as DCNT comumente são marcadas por um quadro denominado inflamação crônica de baixo grau, o qual pode ser diretamente agravado diante deste padrão nutricional: baixo consumo de frutas, legumes e verduras, alto consumo de carnes vermelhas e com excesso de gordura, excesso de sal e de açúcares simples.[23-30]

Diante disso e das evidências, as metas relativas à alimentação, estabelecidas pelos planos propostos pela OMS[8] e pelo MS,[9] recaem exatamente nestes pontos nevrálgicos, sendo indicados como metas por essas instituições:

- Deter o crescimento da obesidade em adultos.
- Reduzir o consumo nocivo de álcool de 18 para 12%.
- Aumentar a disponibilidade, acessibilidade e o consumo de frutas e vegetais.
- Reduzir o consumo médio de sal/sódio de adição dos alimentos de 12 g de sal (4,0 g de sódio) para 5 g de sal (1,7 g de sódio).
- Reduzir a gordura saturada nos alimentos e substituir por gordura insaturada.
- Substituir gordura trans por gordura insaturada.
- Reduzir o conteúdo de açúcares de adição e livre nos alimentos e bebidas não alcóolicas.
- Limitar o excesso de calorias na dieta, reduzir porções e a densidade de energia dos alimentos.

Essas ações vêm ainda ao encontro do que é estabelecido nos consensos e diretrizes como medidas não farmacológicas para prevenção e tratamento das DCNT, que poderíamos resumir como apresentado na Figura 3.

Frutas, legumes e vegetais frescos ou congelados
Gorduras poli e monoinsaturadas em substituição às saturadas
Grãos integrais e leguminosas
Fibras (~25 g, sendo 6 g solúveis)
Peixes pelo menos 2 vezes na semana
Laticínios com baixos teores de gorduras
Fitosteróis (2-3 g/d) nos casos de dislipidemia
Consumir água nos intervalos das refeições
Ater-se aos rótulos dos alimentos

Gordura saturada
Gordura trans (excluir da dieta)
Sódio (2 g de Na/d ou 5 g de sal de cozinha/d)
Carnes (bovina e aves) com excesso de gordura
Bebidas açucaradas (refrigerantes e sucos industrializados adoçados *read-to-drink*)
Açúcares simples (bolos, biscoitos doces e recheados, sobremesas doces e outras guloseimas)
Bebidas alcoólicas (homens 2 doses e mulheres 1 dose ↔ 15 g de etanol/d ~350 mL de cerveja ou 150 mL de vinho ou 45 mL de bebidas destiladas)

Figura 3 Padrão dietético indicado para prevenção e tratamento de doenças crônicas não transmissíveis.[23-30]

Dentro das propostas sugeridas pelos consensos e diretrizes para prevenção e tratamento das DCNT, alguns padrões alimentares são sugeridos, e a adesão a eles pode viabilizar o cumprimento das diretrizes alimentares recomendadas.

Entre os padrões recomendados citam-se, por exemplo, a proposta denominada *Dietary Approach to Stop Hypertension* (DASH) e a dieta mediterrânea.[23-30] Como marca característica de ambos, em linhas gerais, tem-se o incentivo ao maior consumo de frutas, legumes e vegetais, e o consumo de melhores fontes de carboidratos e gorduras. Adotando-se esses pontos mencionados, viabiliza-se, assim, o maior consumo de fibras, vitaminas e minerais, bem como menor consumo de carboidratos simples e melhores fontes de lipídios.[26,28]

É importante lembrar que adequações são necessárias de acordo com o indivíduo e o contexto no qual ele está inserido, devendo-se levar em consideração não apenas o seu perfil bioquímico e de saúde, mas também socioeconômico, cultural, psicológico etc. Nessa perspectiva de voltar-se ao indivíduo e ao seu contexto, atenção especial deve ser dada a indivíduos em risco de insegurança alimentar, pois podem requerer do profissional mais criatividade para lidar com as situações dúbias e complexas. Por exemplo, considerando o controle glicêmico: por um lado, demonstra-se que a insegurança alimentar pode aumentar em duas vezes o risco de o indivíduo desenvolver diabetes, pois diante da insegurança alimentar ele pode ter um risco aumentado de não conseguir ter um bom equilíbrio de macro e micronutrientes que podem fazer com que determinadas vias metabólicas se alterem, demandando mais do organismo que adoece. Por outro, a insegurança alimentar pode levar o indivíduo a não ter energia suficiente para suprir suas necessidades básicas e, diante da falta de glicose, ele pode apresentar hipoglicemia severa.

Ademais, vale ressaltar que a presença de DCNT também pode influenciar as escolhas alimentares, que, por vezes, partem de orientações confusas e sem informações práticas que dificultam as ações necessárias, o que faz com que o cuidado deva ser mais minucioso.

Uma das formas indicadas de abordar os indivíduos e torná-los parceiros em seu cuidado com a saúde, principalmente em grupos populacionais, é fazer uso de ferramentas educativas como guias alimentares, os quais, em sua concepção, devem ser idealizados como instrumentos de fácil entendimento ao público geral.[31] Com base nisso, estabelecem-se os pactos que serão acordados com o indivíduo ou grupo para viabilizar as mudanças necessárias, considerando o seu contexto de vida e ambiente, buscando nas medidas pensar além do nutriente – como sugerido no último guia alimentar para a população brasileira –[32] e contemplar o alimento e o sinergismo que ele pode fornecer de benéfico dentro de um padrão alimentar, o qual deve ser, além de saudável, sustentável.

Assim, no resgate dos padrões de alimentação saudável é importante considerar ainda aspectos sobre a seleção dos alimentos, o modo de preparo, a quantidade e as possíveis substituições alimentares, sempre em sintonia com a mudança do estilo de vida.[32,33]

CONSIDERAÇÕES FINAIS

As DCNT constituem uma preocupação que requer olhares diferenciados para o seu controle, tendo em vista sua associação com padrões dietéticos. Faz-se necessário ter sempre um olhar atento aos dados estatísticos e às modificações que o ambiente propicia, de forma a fazer uso consciente destes e direcionar as ações de acordo com a realidade.

REFERÊNCIAS

1. Ross AC, Caballero B, Cousins RJ, Tucker KL, Ziegler TR. Nutrição moderna de Shils na saúde e na doença. 11.ed. Barueri: Manole; 2016.
2. Sobal J, Bisogni CA. Constructing food choice decisions. Annals of Behavioral Medicine. 2009;38(Suppl1):S37-46.
3. Roudsari AH, Vedadhir A, Amiri P, Kalantari N, Omidvar N, Eini-Zinab H, et al. Psycho-socio--cultural determinants of food choice: a qualitative study on adults in social and cultural context of Iran. Iran Journal of Psychiatry. 2017;12(4):241-50.

4. Nolte E, McKee M (eds). Caring for people with chronic conditions: a health system perspective. New York: Open University Press; 2008.
5. Malta DC, Sardinha LM, Mendes I, Barreto SM, Giatti L, Castro IR, et al. Prevalence of risk health behavior among adolescents: results from the 2009 National Adolescent School-based Health Survey (PeNSE). Ciência & Saúde Coletiva. 2010;15(Suppl.2):3009-19.
6. Proimos J, Klein JD. Noncommunicable diseases in children and adolescents. Pediatrics. 2012;130(3):379-81.
7. Organização Mundial da Saúde (OMS). World health statistics 2017: monitoring for the SGDs, sustainable development goals. Geneva: World Health Organization; 2017.
8. Organização Mundial da Saúde (OMS). Noncommunicable diseases progress monitor 2017. Geneva: World Health Organization; 2017.
9. Brasil. Ministério da Saúde. Secretaria de Vigilância em Saúde. Departamento de Vigilância de Doenças e Agravos não Transmissíveis e Promoção da Saúde. Vigitel Brasil 2016: vigilância de fatores de risco e proteção para doenças crônicas por inquérito telefônico: estimativas sobre frequência e distribuição sociodemográfica de fatores de risco e proteção para doenças crônicas nas capitais dos 26 estados brasileiros e no Distrito Federal em 2016. Brasília: Ministério da Saúde; 2017.
10. Organização Mundial da Saúde (OMS). Global action plan for the prevention and control of noncommunicable diseases. Geneva: World Health Organization; 2013.
11. Brasil. Ministério da Saúde. Plano de ações estratégicas para o enfrentamento das doenças crônicas não transmissíveis (DCNT) no Brasil: 2011-2022. Brasília: Ministério da Saúde; 2011.
12. Instituto Brasileiro de Geografia e Estatística. Pesquisa Nacional de Saúde 2013: percepção do estado de saúde, estilos de vida e doenças crônicas: Brasil, Grandes Regiões e Unidades da Federação. Rio de Janeiro: IBGE; 2014.
13. Fisberg M, Kovalskys I, Gómez G, Rigotti A, Sanabria LYC, García MCY, et al. Total and added sugar intake: assessment in eight Latin American countries. Nutrients. 2018;10:389.
14. Organização Mundial da Saúde (OMS). Guideline: sugars intake for adults and children. Geneva: World Health Organization; 2015.
15. De Assumpção D, Domene SMÁ, Fisberg RM, Canesqui AM, Barros MBA. Differences between men and women in the quality of their diet: a study conducted on a population in Campinas, São Paulo, Brazil. Ciência & Saúde Coletiva. 2017;22(2):347-58.
16. De Andrade SC, Previdelli ÁN, Cesar CLG, Marchioni DML, Fisberg RM. Trends in diet quality among adolescents, adults and older adults: a population-based study. Preventive Medicine Reports. 2016;4:391-6.
17. Loureiro AS, da Silva RMVG, Rodrigues PRM, Pereira RA, Wendpap LL, Ferreira MG. Diet quality in a sample of adults from Cuiabá (MT), Brazil: association with sociodemographic factors. Revista de Nutrição. 2013;26(4):431-41.
18. Mendes A, Pereira JL, Fisberg RM, Marchioni DML. Dietary energy density was associated with diet quality in Brazilian adults and older adults. Appetite. 2016;97:120-6.
19. De Carvalho AM, César CL, Fisberg RM, Marchioni DM. Excessive meat consumption in Brazil: diet quality and environmental impacts. Public Health Nutrition. 2013;16(10):1893-9.
20. Araujo MC, Bezerra IN, Barbosa FS, Junger WL, Yokoo EM, Pereira RA, et al. Macronutrient consumption and inadequate micronutrient intake in adults. Revista de Saúde Pública. 2013;47(1 Supl):177S-89S.
21. Sales CH, Fontanelli MM, Vieira DAS, Marchioni DM, Fisberg RM. Inadequate dietary intake of minerals: prevalence and association with socio-demographic and lifestyle factors. British Journal of Nutrition. 2017;117:267-77.

22. Dos Santos PVF, Sales CH, Vieira DAS, Fontanelli MM, Marchioni DM, Fisberg RM. Family income per capita, age, and smoking status are predictors of low fiber intake in residents of São Paulo, Brazil. Nutrition Research. 2016;36(5):478-87.
23. American Diabetes Association. Lifestyle management: standards of medical care in diabetes – 2018. Diabetes Care. 2018;41(Suppl.1):S38-S50.
24. De Oliveira JEP, Montenegro Jr. RM, Vencio S. (orgs.). Diretrizes da Sociedade Brasileira de Diabetes 2017-2018. São Paulo: Clannad; 2017.
25. Faludi AA, Izar MCO, Saraiva JFK, Chacra APM, Bianco HT, Afiune Neto A, et al. Atualização da Diretriz Brasileira de Dislipidemias e Prevenção da Aterosclerose – 2017. Arquivos Brasileiros de Cardiologia. 2017;109(2Supl.1):1-76.
26. Malachias MVB, Souza WKSB, Plavnik FL, Rodrigues CIS, Brandão AA, Neves MFT, et al. 7ª Diretriz Brasileira de Hipertensão Arterial. Arquivos Brasileiros de Cardiologia. 2016; 107(3Supl.3):1-83.
27. Instituto Nacional de Câncer José Alencar Gomes da Silva, Coordenação Geral de Gestão Assistencial, Hospital do Câncer I, Serviço de Nutrição e Dietética; organização Nivaldo Barroso de Pinho. Consenso nacional de nutrição oncológica. 2.ed. Rio de Janeiro: INCA; 2015.
28. Simão AF, Précoma DB, Andrade JP, Correa Filho H, Saraiva JFK, Oliveira GMM, et al. Sociedade Brasileira de Cardiologia. I Diretriz Brasileira de Prevenção Cardiovascular. Arquivos Brasileiros de Cardiologia. 2013;101(6Supl.2):1-63.
29. Organização Mundial da Saúde (OMS). Global surveillance, prevention and control of chronic respiratory diseases. A comprehensive approach. Geneva: World Health Organization; 2007.
30. Santos RD, Gagliardi ACM, Xavier HT, Magnoni CD, Cassani R, Lottenberg AMP, et al. Sociedade Brasileira de Cardiologia. I Diretriz sobre o consumo de Gorduras e Saúde Cardiovascular. Arquivos Brasileiros de Cardiologia. 2013;100(1Supl.3):1-40.
31. Organização Mundial da Saúde (OMS). Preparation and use of food-based dietary guidelines. Geneva: World Health Organization; 1996.
32. Brasil. Ministério da Saúde. Guia alimentar para a população brasileira. Brasília: Ministério da Saúde; 2014.
33. Pollan M. Cozinhar: uma história natural da transformação. 1.ed. Rio de Janeiro: Intrínseca; 2014. 448p.

Capítulo 43
NUTRIÇÃO E ATIVIDADE FÍSICA

Luciana Rossi

INTRODUÇÃO

Desde a época dos gregos e romanos a atividade física (AF) é reconhecida como "um melhor aproveitamento do homem em relação à vida e a si mesmo". O estudo da relação entre prática de atividade física e qualidade de vida de indivíduos e população vem avançando para o delineamento de recomendações aplicáveis à melhora da condição de saúde e bem-estar; minimizar o impacto das doenças crônico-degenerativas e ser aplicável como norteador de estilo de vida modificável não só para o tratamento, mas, principalmente, para a prevenção de doenças.

Com referência à terminologia empregada na área, o termo exercício físico muitas vezes é utilizado como sinônimo de atividade física. Porém, o exercício físico é uma subcategoria da atividade física; e a equivalência do uso destas reside no fato de compartilharem muitos elementos em comum (Quadro 1).

Outro conceito importante é o de aptidão física (*physical fitness*), definido como o conjunto de atributos que podem ou não ser alcançados pelos indivíduos. Estar apto fisicamente se refere à habilidade de realizar tarefas diárias com vigor e estado de atenção, sem fadigas indevidas e com ampla energia para desfrutar momentos de lazer e não alcançar emergências; ou, então, a capacidade de realizar esforços físicos sem fadiga excessiva, garantindo a sobrevivência de pessoas em boas condições orgânicas no meio ambiente em que vivem.[1] Os componentes da aptidão física são divididos em dois grupos, os relacionados à saúde (resistência cardiorrespiratória, resistência muscular, força muscular, composição corporal e flexibilidade) e aqueles relacionados a competências mais pertinentes à habilidade atlética (agilidade, equilíbrio, coordenação, velocidade, força e tempo de reação). Os cinco componentes da aptidão física relacionados à saúde são mais importantes e impactantes para a saúde pública do que os relacionados às habilidades atléticas.[2]

Quadro 1 Elementos pertinentes aos conceitos de atividade física e exercício

Atividade física	Exercício
Movimento corporal produzido por músculo esquelético	
Resulta em gasto energético	
O gasto energético (quilocalorias) varia continuamente do nível mais baixo para o alto	
Positivamente correlacionada com aptidão física	Fortemente correlacionado com aptidão física
Esporádica, espontânea e intermitente	Subcategoria da atividade física. Definido como movimento corporal planejado, estruturado e repetitivo
A fórmula que relaciona atividade física com exercício é: $kcal_{atividade\ física\ diária\ total} = kcal_{exercício} + kcal_{não\ exercício}$	Tem como objetivo a manutenção e melhora do componente da aptidão física. Exercício pode constituir toda ou parte de cada categoria das atividades físicas diárias, exceto sono

Fonte: Rossi (2013).[3]

Atualmente, a prática de AF vem sendo enquadrada no contexto de qualidade de vida (QV), definida como informações sobre bem-estar físico, social e emocional do indivíduo, como recursos necessários para satisfação individual, aspirações futuras, participação em atividades para o seu desenvolvimento e satisfação comparada entre ele próprio e os outros.[4] Há consenso na literatura de que os componentes da aptidão física que estão relacionados à saúde oferecem proteção ao aparecimento de distúrbios orgânicos provocados pela inatividade física, sendo proporcionais ao nível de prática da atividade física.[5] Em relação às últimas duas décadas, tanto a QV como o bem-estar permeiam o contexto da AF, resultando no contexto holístico de *wellness*, que envolve todas as dimensões comportamentais humanas.[3] Tal conceito vem se traduzindo em diretrizes que incentivam ou mesmo têm um cunho de recomendações para a prática de AF, tendo em vista que o sobrepeso e a obesidade, definidos, respectivamente, por um índice de massa corporal (IMC) de 25,0-29,9 kg/m² e acima de 30 kg/m², atingem mais de 66% da população adulta, muitas vezes associados com uma variedade de doenças crônicas como as cardíacas, hipertensão, diabetes, alguns tipos de câncer, assim como transtornos econômicos e psicossociais.[6] Diversas diretrizes nacionais e internacionais foram elaboradas em decorrência da epidemia da obesidade, que compartilha o conceito atual e emergente da globalização.[7]

Em termos práticos, dentro do cuidado nutricional direcionado a praticantes de atividade física podem ser identificados três grupos distintos (Figura 1):[3,4]

- *Desportistas:* indivíduo fisicamente ativo, que participa de atividade esportiva, com o objetivo de alcançar benefícios para a sua saúde e/ou lazer e recreação, sem a finalidade competitiva precípua.
- *Atletas:* desportista que se submete ao treinamento regular, por períodos prolongados, de acordo com as exigências da sua modalidade esportiva e para fins competitivos. Pode representar entre 9-10% dos atendimentos.
- *Atletas de elite ou ponta:* atleta cujo desempenho é compatível com resultados expressivos, quando comparados com padrões internacionais.

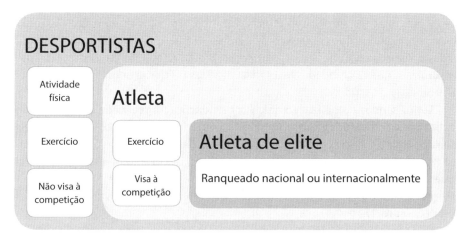

Figura 1 Distribuição de indivíduos fisicamente ativos conforme objetivo da prática esportiva.
Fonte: Rossi (2013).[3]

RECOMENDAÇÕES PARA PRÁTICA DE ATIVIDADE FÍSICA E SAÚDE PÚBLICA

No ano de 1995, com o objetivo de prover uma mensagem clara e concisa, que pudesse encorajar o aumento da participação de grande parte da população sedentária dos EUA na prática regular de atividade física, os Centros de Controle e Prevenção de Doenças (*Centers for Disease Control and Prevention* – CDC) e o Colégio Americano de Medicina Esportiva (*American College of Sports Medicine* – ACSM) publicaram uma recomendação sobre a prática de atividade física e saúde pública. Esse documento consistia em afirmar que "todo indivíduo adulto americano deveria acumular 30 minutos ou mais de atividade física de intensidade moderada na maioria, e preferencialmente em todos os dias da semana".[8,9]

Em 2007, ocorreu uma nova atualização da publicação em virtude da contribuição crescente da ciência na compreensão dos mecanismos biológicos pelos quais a atividade física proporciona benefícios para a saúde e o perfil de atividade física (tipo, intensidade, quantidade) associado à melhoria da saúde e da qualidade de vida. Aliado a isso, também contribuiu a avaliação de que as recomendações originais não foram plenamente alcançadas, em virtude da constatação de que os níveis de inatividade física persistiram como um problema de saúde pública, principalmente promovidas pelos incentivos tecnológicos e econômicos que tendem até hoje a desencorajar a prática de atividade física espontânea, reduzindo o gasto energético necessário para as atividades da vida diária e econômicas. Finalmente, também alguns grupos de indivíduos não aceitaram as recomendações, ou mesmo interpretaram mal sua proposta original. Como exemplo, alguns grupos mantiveram a crença de que apenas a atividade de intensidade vigorosa tem impacto positivo na saúde, enquanto em outro extremo assumiram que as atividades leves de suas vidas diárias já eram suficientes para a promoção da saúde.[8]

Assim sendo, a atualização das recomendações foi realizada em 2007 e são aplicáveis a indivíduos adultos saudáveis, com idade entre 18-65 anos, e às pessoas nessa faixa etária com condições crônicas não relacionadas à atividade física (p. ex., deficiência auditiva). Essas recomendações orientam que, para aqueles que se engajarem em atividades físicas regulares, estas poderiam promover e manter a saúde e reduzir o risco de doenças crônicas e de mortalidade prematura (Quadro 2).

No tocante a períodos especiais dos ciclos da vida, como gravidez e pós-parto, em que podem ser necessárias precauções adicionais, essas questões foram consideradas por outras comissões especializadas e publicadas como diretrizes específicas em outros documentos.[6,10]

Atividades aeróbicas. Para promover e manter a saúde, todos os adultos saudáveis entre 18-65 anos precisam praticar atividade física aeróbica de intensidade moderada por um mínimo de 30 minutos em cinco dias por semana ou atividade aeróbica de intensidade vigorosa por no mínimo 20 minutos em três dias por semana [Classe I; nível de evidência (A)]. Além disso, combinações de atividades de intensidade moderada e vigorosa podem ser realizadas para atender a essa recomendação [Classe IIa; nível de evidência (B)]. Como exemplo para atender à recomendação, pode-se andar rapidamente por 30 minutos duas vezes durante a semana e depois correr por 20 minutos em outros dois dias. Para atividade aeróbica de intensidade moderada (em geral equivalente a uma caminhada rápida e que acelera perceptivelmente a frequência cardíaca) pode-se acumular no mínimo 30 minutos a partir de períodos de 10 minutos ou mais [Classe I; nível de evidência (B)]. A atividade de intensidade vigorosa é exemplificada pela corrida e causa respiração rápida e um aumento substancial na frequência cardíaca. Essa quantidade recomendada de atividade aeróbica é adicional às atividades rotineiras da vida diária de intensidade leve (p. ex., autocuidado, culinária, caminhada ou compras) ou aquelas com duração de menos de 10 minutos (p. ex., caminhar em casa ou no escritório, andar até o estacionamento).

Atividade de fortalecimento muscular. Para promover e manter uma boa saúde e independência física, indivíduos adultos se beneficiarão pela realização de atividades que mantenham ou aumentem a força e a resistência muscular por um mínimo de dois dias por semana [Classe IIa; nível de recomendação (A)]. Assim, recomenda-se que sejam realizados de 8-10 exercícios em dois ou mais dias não consecutivos, a cada semana, usando os principais grupos musculares. Para maximizar o desenvolvimento da força, deve ser utilizada uma resistência (peso) que permita 8-12 repetições de cada exercício, resultando em fadiga volitiva. As atividades de fortalecimento muscular incluem um programa de treinamento progressivo com pesos, exercícios com pesos calistênicos, subidas em escadas e exercícios de resistência similares que utilizam os principais grupos musculares.

Quadro 2 Recomendações de prática de atividade física para adultos saudáveis de 18-65 anos

1. Para promover e manter uma boa saúde, adultos entre 18-65 anos devem manter um estilo de vida fisicamente ativo. Classe I; nível de evidência (A)
2. Devem realizar atividade física aeróbica (resistência) de intensidade moderada por um mínimo de 30 minutos em cinco dias da semana ou atividade aeróbica de intensidade vigorosa de mínimo de 20 min em três dias por semana. Classe I; nível de evidência (A)
3. Combinações de atividades de intensidade moderada e vigorosa podem ser realizadas para atender a essa recomendação. Por exemplo, uma pessoa pode alcançar a recomendação caminhando ativamente por 30 min durante duas vezes por semana e depois correr por 20 min em dois outros dias. Classe IIa, nível de evidência (B)
4. Essas atividades vigorosas de intensidade moderada são adicionais às atividades de intensidade leve realizadas durante a vida diária (p. ex.: autocuidado, lavagem de pratos etc.), ou atividades de duração muito curta (p. ex.: retirar o lixo, caminhar até o estacionamento na loja ou no escritório)
5. Atividade aeróbica de intensidade moderada, que em geral é equivalente a uma caminhada rápida e que perceptivelmente acelera a frequência cardíaca, pode ser acumulada no mínimo de 30 min realizando sessões com duração de 10 ou mais minutos. Classe I, nível de evidência (B)
6. A atividade de intensidade vigorosa é exemplificada pela corrida e provoca respiração rápida e um aumento substancial da frequência cardíaca
7. Além disso, pelo menos duas vezes por semana, indivíduos adultos serão beneficiados se realizarem atividades utilizando os principais grupos musculares do corpo que mantêm ou aumentam a força muscular e resistência. Classe IIa; nível de evidência (A)
8. Por causa da relação dose-resposta entre atividade física e saúde, os indivíduos que desejarem melhorar sua aptidão pessoal, reduzir o risco de doenças crônicas e deficiências, ou prevenir o ganho de peso não saudável, provavelmente se beneficiarão excedendo a quantidade mínima recomendada de atividade física. Classe II; nível de evidência (A)

Fonte: ACSM (2007).[8]

Benefícios advindos de quantidades maiores de atividade física. A participação em atividades físicas de fortalecimento aeróbico e muscular, acima das quantidades mínimas recomendadas, proporciona benefícios adicionais à saúde e resulta em níveis mais altos de aptidão física [Classe I; nível de evidência (A)]. Muitos adultos, incluindo aqueles que desejam melhorar sua aptidão física pessoal, ou reduzir ainda mais o risco de doenças crônicas prematuras e a mortalidade relacionada à inatividade física, devem exceder as quantidades mínimas recomendadas de atividade física. Além disso, para promover ainda mais e manter a saúde do tecido esquelético, os adultos se beneficiarão ao se engajarem em atividades extras de levantamento de peso e atividades de maior impacto, como subir escadas ou correr, conforme tolerância pessoal [Classe IIa; nível de evidência (B)]. Para auxiliar na prevenção do ganho de peso insalubre, alguns adultos precisarão exceder as quantidades mínimas de atividade física para determinar o quão são eficazes no equilíbrio energético, considerando a ingestão de alimentos e outros fatores que afetam o seu peso corporal [Classe IIa; nível de evidência (B)].

RECOMENDAÇÕES PARA A PRÁTICA DE ATIVIDADE FÍSICA PARA PERDA DE PESO E PREVENÇÃO DO REGANHO

O American College of Sports Medicine publicou, no ano de 2001, um posicionamento sobre estratégias de intervenção para perda de peso e prevenção de reganho de peso em indivíduos adultos no qual recomendava, como objetivo de melhora de saúde, para adultos com sobrepeso e obesidade, o mínimo de 150 min/semana de atividade física moderada, e para perda de peso em longo prazo de 200-300 min/semana.[11] Essas recomendações foram revistas em 2009, nas quais as evidências apóiam a prática de atividade física de intensidade moderada entre 150-250 min/semana como eficazes para evitar o ganho de peso e fornecer uma perda de peso modesta. Para perda de peso clinicamente significativa, constata-se que talvez seja necessário um tempo total > 250 min/semana. Quando associada à restrição dietética moderada, mas não severa, a prática de atividade física de intensidade moderada entre 150-250 min/semana tem impacto positivo na perda de peso. Quanto à manutenção do peso após a perda, é aconselhável a prática de atividade física > 250 min/semana.[12]

Mais detalhes do impacto das recomendações com os níveis de evidência para balizar as decisões em saúde pública, atingindo possivelmente o nível individual, são relacionados no Quadro 3.

Quadro 3 Nível de evidência para declarações de evidência

Declarações de evidência	Nível de evidência
Prática de AF para evitar ganho de peso. A prática de AF de 150-250 min/semana com equivalente gasto de energia de 1.200-2.000 kcal/semana prevenirá o ganho de peso maior que 3% na maioria dos adultos	A
Prática de AF para perda de peso. A prática de AF < 150 min/semana promove perda de peso mínima; já > 150 min/semana resulta em perda de peso modesta entre ~2-3 kg; > 225-420 min/semana resulta em perda de peso entre ~5-7,5 kg e existe uma dose-resposta	B
Prática de AF para manutenção de peso após perda. Alguns estudos apóiam a prática de AF de ~200-300 minutos/semana durante a manutenção do peso para reduzir o ganho após a perda, e, aparentemente, "mais é melhor". No entanto, não há estudos de balanço energético delineados adequadamente e com fortes resultados para fornecer evidências para a quantidade de AF necessária para prevenir o reganho após a perda de peso	B
O estilo de vida fisicamente ativo é um termo ambíguo e deve ser definido com cuidado para avaliar a literatura. Dada essa limitação, parece que o estilo de vida ativo pode ser útil para combater um pequeno desequilíbrio energético responsável pela obesidade na maioria dos adultos	B
Prática de atividade física e restrição alimentar. A AF aumentará a perda de peso se a restrição da dieta for modesta, mas não se for uma restrição severa (i. e., < kcal/semana necessária para satisfazer a taxa metabólica basal de repouso –TMR)	A
Treinamento de contrarresistência (TC) para perda de peso. Evidências científicas não respaldam o TC como eficaz para perda de peso com ou sem restrição dietética. Há evidências limitadas de que o TC promova ganho ou manutenção da massa magra e perda de gordura corporal durante a restrição energética e há alguma evidência de que o TR melhora os fatores de risco de doenças crônicas (ou seja, HDL-C, LDL-C, insulina, pressão arterial)	B

Fonte: ACSM (2009).[12]

ESTRATÉGIA GLOBAL PARA ALIMENTAÇÃO, ATIVIDADE FÍSICA E SAÚDE

O documento da Estratégia Global para Alimentação, Atividade Física e Saúde (EG) da Organização Mundial da Saúde (OMS) traz importantes recomendações relativas à alimentação e prática de atividade física, e foi avaliado por especialistas brasileiros das áreas de epidemiologia, medicina e nutrição para discutir as evidências científicas e avaliar sua pertinência para o Brasil.[13] Levando-se em conta que a EG é um instrumento de promoção geral da saúde para populações e indivíduos, sem assumir a prescrição de tratamento para grupos especiais de risco, sua importância reside no fato de que cada evidência é acompanhada por sua classificação de nível de evidência entre convincente, provável, possível e insuficiente (Quadro 4).

Quadro 4 Níveis de evidências utilizados pela Organização Mundial da Saúde (OMS, 2003)

Convincente: baseada em estudos epidemiológicos que demonstram associações entre exposição e doença, com nenhuma ou pouca evidência contrária. A evidência disponível é baseada em número substancial de estudos, incluindo estudos observacionais prospectivos, ensaios clínicos aleatórios com tamanho suficiente, duração e qualidade, mostrando efeitos convincentes. A associação deve ser plausível biologicamente.

Provável: baseada em estudos que demonstram associações consistentes, razoavelmente, entre exposição e doença, mas em que há limitações (falhas) perceptíveis na avaliação da evidência ou mesmo alguma evidência em contrário que impeça o julgamento mais definitivo. Limitações na evidência podem ser: duração insuficiente do ensaio ou estudo; número insuficiente de estudos ou ensaios disponíveis; tamanho de amostra inadequado; seguimento incompleto. A evidência laboratorial serve, comumente, como um reforço. A associação deve ser plausível biologicamente.

Possível: baseada, principalmente, em resultados de estudo de caso-controle ou estudos transversais. Quando são disponíveis, ensaios clínicos aleatórios, insuficientemente, ou não aleatórios e estudos observacionais. Evidência baseada em estudos não epidemiológicos, tais como investigações clínicas e laboratoriais, pode servir de suporte. Mais ensaios são necessários para confirmar as associações, que também devem ser plausíveis biologicamente.

Insuficiente: baseada em resultados de poucos estudos, em que associação entre exposição e doença é sugerida, mas estabelecida insuficientemente. Não há ou são limitadas as evidências originadas de ensaios clínicos aleatórios. São necessárias pesquisas com melhor delineamento para confirmar as associações em estudo.

Fonte: Barreto et al. (2005).[13]

Recomendações da estratégia global relativas à alimentação

Os principais problemas apontados pela EG e, portanto, com necessidade de enfrentamento direto, englobam o aumento do consumo de alimentos industrializados, normalmente ricos em gordura hidrogenada e carboidratos simples e pobre em complexos, além do declínio do gasto energético. Com referência ao primeiro tópico, um importante documento é o Guia Alimentar para a População Brasileira, que serve como diretriz alimentar nacional e enfatiza a necessidade de redução de consumo de alimentos ultraprocessados e processados.[14]

No documento da EG, revista por pesquisadores brasileiros, referente às recomendações pertinentes à mudança de comportamento, objetivando a prevenção da obesidade, temos:

A. *Nível de evidência convincente*:
1. Redução no consumo de alimentos de alta densidade calórica.
2. Aumento regular da atividade física.
3. Aumento na ingestão de fibras.

B. *Nível de evidência provável*:
1. Aumento na ingestão de frutas e hortaliças.

2. Redução na ingestão de bebidas açucaradas.
3. Ambientes domiciliares e escolares que promovam atividade física e alimentação saudável.
4. Ambientes domiciliares e escolares que promovam atividade física e alimentação saudável.
5. Prevenção do câncer.

C. *Nível de evidência possível*:
1. Restrição de alimentos com alto índice glicêmico.
2. Outros hábitos alimentares.
3. Prevenção do diabetes tipo 2.

D. *Nível convincente*:
1. Limitar consumo total de gordura e redirecionar o consumo de gorduras não saturadas, eliminar o consumo de gorduras hidrogenadas (gordura *trans*).
2. Aumentar o consumo de frutas, verdura, legumes e cereais integrais.
3. Prevenção da obesidade.
4. Prevenção das doenças cardiovasculares.
5. Limitar o consumo de açúcares livres.
6. Limitar o consumo de sódio e garantir a iodização.

Referente à prática de atividade física, a Estratégia Global recomenda "que os indivíduos adotem níveis adequados de atividade física durante toda a vida. Diferentes tipos e quantidades de atividade física são necessários para obter diferentes resultados na saúde: a prática regular de 30 minutos de atividade física de moderada intensidade, na maior parte dos dias, reduz o risco de doenças cardiovasculares e câncer de cólon e mama. O treinamento de resistência muscular e o de equilíbrio podem reduzir quedas e aumentar a capacidade funcional nos idosos. Maiores níveis de atividade física podem ser necessários para o controle de peso".

Entre as recomendações relativas à prática de atividade física, são apresentadas:

A. *Nível de evidência convincente*:
1. Prevenção das doenças cardiovasculares.
2. Prevenção do diabetes tipo 2.

B. *Nível de evidência provável*:
1. Prevenção da obesidade.
2. Manutenção e melhoria da capacidade funcional.

3. Prevenção do câncer de cólon.
4. Prevenção do câncer de mama.

C. *Nível de evidência possível:*
1. Prevenção da síndrome metabólica.

D. *Nível convincente*:
1. Melhoria do perfil lipídico.
2. Prevenção de doenças do aparelho musculoesquelético.

As recomendações de alimentação e atividade física possuem em conjunto um forte impacto, pertinente às ações modificáveis do estilo de vida, na redução de mortes por doenças crônicas degenerativas no mundo, porém, necessitam de um esforço urgente para seu entendimento, aplicação e implementação no âmbito da saúde pública. A EG em conjunto com as diretrizes do ACSM, apresentadas neste capítulo, permanentemente sofrem evolução mediante o avanço tecnológico e científico, e são norteadoras para a promoção, proteção e recuperação da saúde em âmbito nacional e internacional.

REFERÊNCIAS

1. Araújo DSMS, Araújo CGS. Aptidão física, saúde e qualidade de vida relacionada à saúde em adultos. Rev Bras Med Esporte. 2000;6(5):194-203.
2. Caspersen CJ, Powell KE, Christenson GM. Physical activity, exercise, and physical fitness: definition and distinctions for health-related research. Public Health Reports. 1985;100:126-30.
3. Rossi L. Nutrição em academias do fitness ao wellness. Rio de Janeiro: GEN; 2013.
4. Rossi L. Planejamento dietético na prática de atividade física. In: Philippi ST, Aquino RC. Dietética: princípios para o planejamento de uma alimentação saudável. 1.ed. Barueri: Manole; 2015. p. 407-41.
5. Toscano JJO. Academia de ginástica: um serviço de saúde latente. Rev Bras Ciên e Mov. 2001; 9:40-2.
6. American College of Sports Medicine (ACSM). Impact of physical activity during pregnancy and postpartum on chronic disease risk: Roundtable consensus statement. Med. Sci. Sports Exer. 2006;38:989-1006.
7. Organização Mundial da Saúde (OMS). Diet, nutrition and the prevention of chronic disease. Report of a Joint WHO/FAO Expert Consultation. Geneva: WHO; 2003. Techinal Report Serie, 916.
8. American College of Sports Medicine (ACSM). Special Communications: physical activity and public health: updated recommendation for adults from the American College of Sports Medicine and the American Heart Association. Med Sci Sports Exerc. 2007;39(8):1423-34.
9. Pate RRM, Pratt SN, Blair et al. Physical activity and public health: a recommendation from the Centers for Disease Control and Prevention and the American College of Sports Medicine. J. Am. Med. Assoc. 1995;273:402-7.

10. American College of Obstetricians and Gynecologists (ACOG). Exercise during pregnancy and the postpartum period. Obstet. Gynecol. 2002;99:171-3.
11. American College of Sports Medicine (ACSM). Position stand. Appropriate intervention strategies for weight loss and prevention of weight regain for adults. Appropriate intervention strategies for weight loss and prevention of weight regain for adults. Med Sci Sports Exerc. 2001;33(12):2145-56.
12. American College of Sports Medicine (ACSM). Position stand. Appropriate physical activity intervention strategies for weight loss and prevention of weight regain for adults. Med Sci Sports Exerc. 2009;41(2):459-71.
13. Barreto SM et al. Análise da Estratégia Global para Alimentação, Atividade Física e Saúde, da Organização Mundial da Saúde. Epidemiologia e Serviços de Saúde. 2005;14(1):41-68.
14. Brasil. Ministério da Saúde. Secretaria de Atenção à Saúde. Departamento de Atenção Básica. Guia alimentar para a população brasileira. 2.ed. Brasília, DF: Ministério da Saúde; 2014.

Capítulo 44

ALIMENTAÇÃO DO TRABALHADOR

Daniel Henrique Bandoni

INTRODUÇÃO

As pirâmides de Gizé são estruturas monumentais construídas em pedra cerca de 2.700 a.C. Estruturas de tamanha magnitude e complexidade movimentaram milhares de pessoas para sua construção e exigiram a instalação de grandes oficinas que, além de produzir a matéria-prima necessária para a construção das pirâmides, incluíam padarias, fabricação de bebidas fermentadas e cozinhas.[1] Assim, os próprios faraós entendiam a importância da alimentação daqueles trabalhadores para o desempenho do seu trabalho e que aquela construção só seria viável se os responsáveis por sua edificação tivessem acesso à alimentação de forma regular. Dessa forma, o reconhecimento de que a alimentação do trabalhador tem impacto direto sobre sua saúde e sua produtividade é antigo e antecede a revolução industrial.

Neste capítulo vamos abordar a importância da alimentação para o trabalhador e a contribuição do ambiente de trabalho para a saúde e segurança do trabalho, além de traçar a evolução das políticas públicas brasileiras voltadas para a alimentação do trabalhador até o Programa de Alimentação do Trabalhador (PAT).

A ALIMENTAÇÃO COMO UM FATOR DETERMINANTE NA SAÚDE DO TRABALHADOR

A importância da alimentação adequada para a saúde geral e produtividade do trabalhador hoje é considerada um tópico conhecido e com ampla documentação, porém, não é fácil precisar os primeiros estudos sobre o impacto da má alimentação na mão de obra. No Brasil, os primeiros relatos de casos de xeroftalmia (lesões de córnea) e hemeralopia (cegueira noturna) entre os escravos, apesar de envolver uma série de questões relacionadas com as péssimas e inaceitáveis condições de vida deles, dão um destaque para a questão nutricional, especialmente na comparação entre escravos que tinham acesso a uma alimentação melhor e, por consequência, menor ocorrência de doenças.[2]

No início do século XX, surgem estudos sobre saúde do trabalhador, relacionando o papel significativo que a nutrição pode desempenhar na produtividade e qualidade do trabalho. Um dos importantes marcos para o desenvolvimento é a pesquisa coordenada por Josué de Castro, "As condições de vida das classes operárias no Recife". Realizado em 1933 (posteriormente publicado em 1935), o estudo, considerado o primeiro inquérito nutricional do país, teve ampla divulgação, alertando para as relações entre alimentação, saúde e trabalho.[3] Em 1946, a Organização Internacional do Trabalho (OIT) lança o livro *Nutrição na indústria* (ILO, 1946), que descreveu a alimentação de trabalhadores em grandes empresas na Grã-Bretanha, Canadá e Estados Unidos.[4] Ambos os documentos relatavam que os trabalhadores tinham uma má alimentação e alta prevalência de carências nutricionais, além de relatar longas jornadas de trabalho sem interrupções para alimentação.

Desde então, inúmeros países iniciaram legislações e políticas públicas para patrocinar a alimentação no local de trabalho, consolidando o impacto positivo que o acesso à alimentação nesses ambientes tem sobre o aumento da produtividade e a redução do absenteísmo e acidentes de trabalho.[4] As próprias equações para cálculos das necessidades energéticas, além de considerar as características individuais, como altura, idade e sexo, incluem o nível de atividade física, considerando a atividade laboral realizada.

O acesso à alimentação durante a jornada de trabalho também demonstra redução nos custos para o setor saúde em exames, tratamento de doenças e internações, além de incremento da atividade econômica de estados e países.[5] Inicialmente, os estudos e políticas eram direcionados ao enfrentamento da falta de alimentação nos trabalhadores e das carências nutricionais, mas, a partir dos anos de 1980, a preocupação começa a se direcionar para o impacto negativo das doenças crônicas, do excesso de peso e obesidade sobre a saúde do trabalhador. Os países considerados desenvolvidos foram os primeiros a analisar o impacto do novo cenário epidemiológico sobre a produtividade, acentuado pelo envelhecimento da sua mão de obra.[6,7] Atualmente, os países em desenvolvimento vêm passando por cenário epidemiológico semelhante, com o agravante de muitas vezes enfrentar a dupla carga de doenças.[8]

A relação entre a prevalência de doenças crônicas e excesso de peso sobre o absenteísmo e o presenteísmo (situação em que o funcionário está presente no trabalho, mas não consegue exercer plenamente suas funções) vem gerando preocupações inéditas sobre seu impacto econômico.[9] A obesidade é responsável por 5% de todas as mortes no mundo e custa à economia global US$ 2 trilhões em cuidados com a saúde e perda de produtividade (equivalente a 2,8% do Produto Interno Bruto mundial); isso é praticamente o dobro dos custos dos efeitos do tabagismo.[10]

O conceito de promoção de saúde no local de trabalho vem ganhando força, sendo recomendado em documentos e declarações como a Carta de Ottawa para promoção da saúde de 1986,[11] Declaração de Jacarta sobre promoção da saúde no século XXI[12] e a Estratégia Global em Alimentação Saudável, Atividade Física e Saúde, que define: "[...] os lugares de trabalho são entornos importantes para promover a saúde e prevenir as doenças. As pessoas devem ter possibilidade de adotar decisões saudáveis no lugar de trabalho para reduzir sua exposição aos riscos".[13]

Dentro do panorama de ações efetivas de promoção do estilo de vida saudável em locais de trabalho, a alimentação saudável vem atraindo cada vez mais interesse, uma vez que é um elemento essencial para a saúde dos trabalhadores, levando a modificações de comportamento precursor de doenças.[14] No Plano Global de Ação para a saúde dos trabalhadores para 2008-2017, estabelecido pela Organização Mundial da Saúde (OMS), há destaque para o local de trabalho como promotor de saúde:

> A promoção da saúde e a prevenção das doenças crônicas não transmissíveis devem ser estimuladas no local de trabalho, defendendo uma alimentação saudável e a atividade física dos trabalhadores, e promovendo a saúde mental e familiar no trabalho.[13]

Inúmeras razões demonstram que os locais de trabalho são bons ambientes para intervenções de promoção de estilos de vida saudáveis; esses locais permitem acesso a um grande número de pessoas, de forma contínua, e muitas delas não poderiam ser abordadas por outras formas. Além disso, grande parte da população economicamente ativa está sujeita aos agravos de doenças não transmissíveis. O ambiente de trabalho proporciona intervenções de diferentes níveis (individual, ambiental e organizacional), que podem ser oferecidas de forma continuada, fator este que oferece maior sustentação na mudança dos padrões alimentares. Um indivíduo adulto chega a passar um terço do seu dia no local de trabalho e, geralmente, faz ao menos uma grande refeição durante esse período. Finalmente, essa elevada taxa de contato que proporciona intervenções e programas continuados pode levar à mudança substancial nos hábitos e comportamentos de uma população.[16,17]

A Organização Mundial da Saúde lançou o documento *Interventions on diet and physical activity: what works*, uma compilação das evidências obtidas em estudos de intervenções para promoção de alimentação saudável e atividade física. O documento destaca o ambiente de trabalho e conclui que este é um local propício para intervenções, principalmente as modificações no ambiente, como alterações no padrão de cardápios oferecidos aos trabalhadores (aumentando as opções saudáveis e reduzindo o seu custo). Evidências de impacto mais consistente derivam de intervenções multicomponentes e que envolvam a participação dos trabalhadores.[18]

As modificações no ambiente de trabalho para promover alimentação saudável devem ter como prioridades: a redução das barreiras existentes nas mudanças ambientais, a expansão das redes de parceiros nas empresas e comunidades e os fatores contextuais ligados ao comportamento.[19] Ainda que a educação e a informação tenham impacto positivo, as intervenções sobre as variáveis ambientais têm sido particularmente bem-sucedidas e apresentam um menor custo.[20]

As intervenções nos locais de trabalho devem também ser interdisciplinares, intersetoriais e implementadas com base nos princípios da justiça e da sustentabilidade, indo além de uma abordagem focada exclusivamente na redução de riscos. Todos os programas devem também incentivar a participação de trabalhadores, de todos os níveis das empresas. Os estados também podem desenvolver políticas sociais para beneficiar os trabalhadores.[21]

Ainda assim, há críticas sobre a promoção da alimentação saudável no ambiente de trabalho, principalmente a partir do século XX, quando o trabalhador vira uma engrenagem fundamental da produção capitalista. O fornecimento da alimentação no local de trabalho atende muito mais à necessidade de aumentar o rendimento da mão de obra e ampliar os lucros do que a uma preocupação com a saúde global desse trabalhador.[22] Além disso, os países transferem recursos públicos para as empresas privadas realizarem estratégias de promoção de saúde e alimentação, aumentando seus lucros em vez de criar legislações que obriguem a adoção de medidas para promoção de saúde.

Outra crítica apontada é a de que todos os documentos e artigos sobre promoção de saúde e trabalho abordam os trabalhadores do mercado formal; apesar de ser demonstrada a efetividade de muitas dessas ações, não há propostas que envolvam os trabalhadores informais, sendo esta uma população vulnerável e geralmente de menor renda.

Atualmente, as exigências legais, que obrigam o uso de recursos financeiros dos empregadores, são muitos mais elevadas em atividades que protegem os trabalhadores contra lesões e doenças ocupacionais do que efetivamente em ações ligadas à promoção de saúde (voltadas para o bem-estar dos trabalhadores); estas ainda dependem de grande investimento do poder público, seja por meio de políticas de incentivo fiscal ou financiamento de estudos.[23]

AS POLÍTICAS DE ALIMENTAÇÃO DO TRABALHADOR NO BRASIL

O Brasil inicia uma série de mudanças socioeconômicas a partir da década de 1930, com a implementação do sistema industrial e uma configuração urbana para a sociedade. Assim, o trabalhador e a sua produtividade passam a ser elementos centrais para o desenvolvimento do país e alvo de políticas públicas, incluindo as direcionadas para a alimentação.[24,25]

O Serviço de Alimentação da Previdência Social (Saps), instituído em 1940 com o objetivo principal de propiciar aos trabalhadores alimentação adequada e com baixo custo, mediante instalação e funcionamento de restaurantes, é a primeira grande política de alimentação voltada a trabalhadores dos centros urbanos. Ao longo da sua existência, os Serviços de Alimentação assumiram outras funções, como a promoção de educação nutricional junto à classe trabalhadora e sua família.[25,26]

Os Saps foram operacionalizados até o início de 1967, sendo encerrados no período da ditadura militar por serem considerados estruturas que favoreciam a propagação de ideias subversivas. No período inicial da ditadura militar praticamente não ocorreram políticas de alimentação e nutrição, houve uma censura do saber, das universidades e das pesquisas.[27]

Após grave crise econômica, com o crescente aumento da desigualdade social e do desemprego, a ditadura militar decide retomar políticas de alimentação e nutrição, assim, em 1976, foi lançado o Programa Nacional de Alimentação e Nutrição II (Pronan II), que instituía o Programa de Alimentação do Trabalhador (PAT), efetivamente criado pela Lei n. 6.321, de 14 de abril de 1976.[25,27] O PAT foi implementado pelo Ministério do Trabalho, sendo considerado uma das mais exitosas políticas de alimentação e nutrição, uma das mais antigas em vigor no Brasil.[28] Atualmente, o Programa é administrado pela Secretaria do Trabalho do Ministério da Economia.

O PAT é um programa que prioriza o atendimento aos trabalhadores de baixa renda, que ganham até cinco salários mínimos mensais, atualmente beneficia cerca de 25 milhões de trabalhadores em mais de 200 mil empresas.

Inicialmente, os parâmetros nutricionais do PAT contemplavam apenas energia e o NDPCal%. Porém, em 2006, a Portaria Interministerial n. 66, estabeleceu novos parâmetros para a alimentação do trabalhador, tendo como base a necessidade energética diária de 2.000 kcal,[29] se adequando ao perfil epidemiológico da população adulta do país (Tabela 1).

Tabela 1 Parâmetros nutricionais do PAT para a distribuição de calorias, macronutrientes, fibra, sódio e NPCal%

Nutriente	Refeições menores*	Refeições principais*
Calorias	300-400 kcal	600-800 kcal
Proteínas	15%	15%
Gorduras	25%	25%
Gorduras saturadas	< 10%	< 10%
Fibras (g)	4-5	7-10
Sódio (mg)	360-480	720-960
NDPCal %	6-10	6-10

* Refeições menores correspondem ao desjejum e lanche; e as refeições principais, ao almoço, jantar e ceia.
Fonte: Brasil.[29]

O PAT tem impacto positivo na redução de acidentes de trabalho (aumento de 1% no percentual de trabalhadores beneficiados está associado a uma queda de 0,77 acidente de trabalho a cada 100 trabalhadores) e na produtividade (cada aumento de 1% no percentual de trabalhadores beneficiados está associado a um acréscimo de 78 centavos de dólar na produtividade).[30] Entretanto, não é possível mensurar o impacto do Programa na promoção de alimentação saudável e melhoria do estado nutricional dos trabalhadores, uma vez que não há estudos nacionais que avaliaram o efeito do PAT.

Assim, é fundamental incorporar o PAT na agenda de segurança alimentar e nutricional, bem como a revisão dos seus parâmetros nutricionais, para que o Programa possa se efetivar como um importante agente na promoção da alimentação saudável dos trabalhadores brasileiros.

REFERÊNCIAS

1. Smith CB. How the great pyramid was built. Smithsonian Institution; 2018.
2. Vasconcelos FAG, Santos LMP. Tributo a Manoel da Gama Lobo (1835-1883), pioneiro na epidemiologia da deficiência de vitamina A no Brasil. Hist Cienc Saúde-Manguinhos. 2007;14:1341-56.
3. Vasconcelos FAG. Tendências históricas dos estudos dietéticos no Brasil. História, Ciências, Saúde-Manguinhos. 2007;14:197-219.
4. Wanjek C. Food at work: workplace solutions for malnutrition, obesity and chronic diseases. International Labour Organization; 2005.
5. Thomas D, Frankenberg E. Health, nutrition and prosperity: a microeconomic perspective. Bulletin of the World Health Organization. 2002:106-13.
6. Katz DL, O'Connell M, Yeh MC, Nawaz H, Njike V, Anderson LM, et al. Public health strategies for preventing and controlling overweight and obesity in school and worksite settings: a report on recommendations of the Task Force on Community Preventive Services. MMWR Recomm Rep. 2005;54(RR-10):1-12.
7. Siukola A, Virtanen P, Huhtala H, Nygård CH. Absenteeism following a workplace intervention for older food industry workers. Occupational Medicine. 2011;61:583-5.

8. Sarno F, Bandoni DH, Jaime PC. Excesso de peso e hipertensão arterial em trabalhadores de empresas beneficiadas pelo Programa de Alimentação do Trabalhador (PAT). Revista Brasileira de Epidemiologia. 2008;11:453-62.
9. Finkelstein EA, da Costa Di Bonaventura M, Burgess SM, Hale BC. The costs of obesity in the workplace. Journal of Occupational and Environmental Medicine. 2010;52(10):971-6.
10. Grover SA, Kaouache M, Rempel P, Joseph L, Dawes M, Lau DC, et al. Years of life lost and healthy life-years lost from diabetes and cardiovascular disease in overweight and obese people: a modelling study. The lancet Diabetes & endocrinology. 2015;3:114-22.
11. Organização Mundial da Saúde (OMS). Ottawa Charter on Health Promotion. Geneva: World Health Organization; 1986.
12. Organização Mundial da Saúde (OMS). Jakarta Declaration on Leading Health Promotion into the 21st Century. Geneva: World Health Organization; 1997.
13. Organização Mundial da Saúde (OMS). Estratégia global em alimentação saudável, atividade física e saúde. Geneva: World Health Organization; 2004.
14. Chu C, Breucker G, Harris N, Stitzel A, Xingfa G, Gu X, et al. Health promoting workplaces – international settings development. Hlth Promot Int. 2000;15(2):155-67.
15. Organização Mundial da Saúde (OMS). Workers' health: global plan of action. Geneva: World Health Organization; 2007.
16. Hipp JA, Reeds DN, van Bakergem MA, Marx CM, Brownson RC, Pamulapati SC, et al. (2015). Peer Reviewed: Review of Measures of Worksite Environmental and Policy Supports for Physical Activity and Healthy Eating. Preventing chronic disease. 2015;12(E65).
17. Oldenburg B, Sallis JF, Harris D, Owen N. Checklist of health promotions environments at worksites (CHEW). Am J Health Promot. 2002;16:288-99.
18. Organização Mundial da Saúde (OMS). Interventions on diet and physical activity: what works. Summary Report. Geneva; 2009.
19. Shain M, Kramer DM. Health promotion in the workplace: framing the concept; reviewing the evidence. Occupational and environmental medicine. 2004;61(7):643-8.
20. Sorensen G, Linnan L, Hunt MK. Worksite-based research and initiatives to increase fruit and vegetable consumption. Prev Medicine. 2004;39(supl.2):94-100.
21. Bazzani LC, Sánchez AIM. Promoción de la salud en los lugares de trabajo: un camino por recorrer. Ciênc. Saúde Coletiva. 2016;21(6):1909-20.
22. Araújo MPN, Costa-Souza J, Trad, LNB. A alimentação do trabalhador no Brasil: um resgate da produção científica nacional. Hist Cienc Saude Manguinhos. 2010;17:975-92.
23. Hymel PA, et al. Workplace health protection and promotion: a new pathway for a healthier–and safer–workforce. Journal of occupational and environmental medicine. 2011;53:695-702.
24. Hochman G. Reformas, instituições e políticas de saúde no Brasil (1930-1945). Educar em revista. 2005;25:127-41.
25. Vasconcelos FAG. Combate à fome no Brasil: uma análise histórica de Vargas a Lula. Rev Nutr. 2005;18:439-57.
26. L'Abbate S. As políticas de alimentação e nutrição no Brasil I – Período de 1940 a 1964. Rev Nutr. 1988;1:87-138.
27. L'Abbate S. As políticas de alimentação e nutrição no Brasil II – A partir dos anos setenta. Rev Nutr. 1988;2:7-54.
28. Colares LGT. Evolução e perspectivas do programa de alimentação do trabalhador no contexto político brasileiro. Nutrire. 2005;29:141-58.
29. Brasil. Portaria Interministerial n. 66 de 25 agosto de 2006. Altera os parâmetros nutricionais do Programa de Alimentação do Trabalhador – PAT. Diário Oficial da União: 28 ago 2006.
30. Mazzon, JA. 40 anos do PAT – conquistas e desafios da política de alimentação com foco em desenvolvimento econômico e social. São Paulo: Blucher; 2016.

Capítulo 45
AUTONOMIA NO CONTEXTO DAS PRÁTICAS ALIMENTARES

Kellem Regina Rosendo Vincha
Ana Maria Cervato-Mancuso

INTRODUÇÃO

No Brasil, as mudanças demográficas, relacionadas à queda da mortalidade infantil e da fecundidade e do aumento da expectativa de vida, têm ocasionado mudanças na atenção em saúde da população adulta, a qual está cada vez mais presente nos serviços de saúde. Esse cenário produz a imposição de formulação e implementação de políticas públicas direcionadas para a assistência integral à saúde do adulto, a fim de contribuir no aumento da expectativa e da qualidade de vida por meio de uma rede articulada que atenda às necessidades dessa população.[1]

O uso de serviços de saúde pelos adultos foi estudado por Silva et al.,[2] que constataram, na cidade de Manaus, a semelhança pela busca de Unidades Básicas de Saúde e de serviços de urgência e emergência. Isso vai ao encontro do fato de os adultos comparecerem aos serviços em virtude de algum problema de saúde, e a minoria busca por cuidados de promoção da saúde e de prevenção de doenças,[2] evidenciando a imposição de políticas públicas para a atenção a essa população.

Nesse sentido, o Ministério da Saúde, pautado no perfil epidemiológico da população adulta, tem investido em diretrizes que orientam a reorganização das Redes de Atenção à Saúde e as linhas de cuidado às doenças crônicas, assim como orientado ações para vigilância das doenças infecciosas mais prevalentes, tuberculose e hanseníase, e as ações de Atenção à Saúde do Homem.[1]

Atualmente, há a preocupação do controle das doenças crônicas, por elas responderem às principais causas de mortes no mundo e causarem perda de qualidade de vida e aumento da dependência para o autocuidado, seja por limitações físicas e/ou emocionais.[3,4] Logo, as doenças crônicas têm abalado vigorosamente as atividades de trabalho dos indivíduos,[3] gerando impacto negativo na economia da sociedade, uma vez que os adultos são frequentemente o principal grupo responsável pelo sustento financeiro de suas famílias.

Essas doenças estão relacionadas com as mudanças políticas, econômicas, sociais e culturais, vivenciadas nos últimos anos, que provocaram mudanças no padrão alimentar dos brasileiros e, consequentemente, modificação no estado nutricional dos adultos. As mudanças conduziram à formação do padrão alimentar atual, caracterizado pelo baixo consumo de frutas, legumes e verduras e alto consumo de açúcar, gorduras saturadas, ácidos graxos *trans* e sódio.[5,6] Tais características, segundo estudos sobre o tema, são instigadas por duas razões: a necessidade dos indivíduos de se adaptarem às novas condições da vida moderna, seja pela falta de tempo, pelo recurso financeiro ou pelo local disponível para a alimentação; e a sociedade de consumo, em que alimentos são mercadorias que oferecem aos indivíduos uma expressão da capacidade de consumir e de ingerir símbolos de pertencimento social à vida moderna.[7,8]

Ao refletir sobre o cotidiano dos adultos, percebe-se o tamanho do desafio para controlar e enfrentar as doenças crônicas nessa população, dado que eles vivem, muitas vezes, a falta de tempo em consequência do acúmulo de trabalho; o aumento de recursos financeiros em comparação à sua infância, o que pode gerar desejos de consumo; e a falta de local disponível para a alimentação, sobretudo locais de compartilhamento de refeições. Além disso, os adultos são a expressão da sociedade do consumo, que, segundo Mennucci, Timerman e Alvarenga,[9] procura por um tipo de satisfação do passado, que impulsiona os indivíduos para a criação de substitutos toleráveis, criativos e sublimados e para um abismo de insatisfação e avidez sem fim.

Diante da situação, surge o questionamento de como promover melhorias nas escolhas alimentares dos adultos, prevenindo e enfrentando o surgimento de doenças crônicas relacionadas à alimentação e nutrição. Como promover a alimentação saudável de um adulto que vive em uma rotina exaustiva, composta de trabalho e estudo, por vezes distantes de seus lares, tarefas domésticas, cuidado com filhos, entre outras atividades? É comum nos depararmos com um adulto que diz que está tentando melhorar sua alimentação ou que já tentou inúmeras vezes, usando diferentes estratégias, inclusive apoio profissional. Passos et al.,[10] ao entrevistarem adultos frequentadores de um mercado de rua, apuraram que eles buscavam mudanças em suas escolhas alimentares, mas que estas eram constantemente adiadas para um tempo futuro ou, quando referidas na temporalidade do presente, eram consideradas como narrativas de tentativas.

Na condição de análise de relatos de adultos que almejam mudanças, é possível perceber que, quase sempre, eles estão atrelados ao discurso normativo da saúde, sendo este um dispositivo inibidor de melhorias efetivas e vigente nas escolhas alimentares. O discurso é consequência dos avanços da ciência da nutrição nos últimos anos, das descobertas que associaram a alimentação com as doenças, em especial as crônicas. Isso, por um lado, impulsionou o desenvolvimento e o incremento de intervenções nutricionais em diversos contextos, ampliando a visibilidade da nutrição no campo da saúde. Por outro lado, essas descobertas foram e são disseminadas em diferentes instâncias – pela publicidade, pela mídia e pelos profissionais de saúde – para o público em geral, o que transformou a alimentação em um problema a ser tratado.[11]

Um estudo desenvolvido com mulheres adultas com excesso de peso, atendidas em um centro de saúde, por meio de entrevistas semiestruturadas e de observação dos atendimentos individuais e coletivos e das visitas domiciliárias, realizadas pelos profissionais de saúde, verificou que a busca por uma alimentação saudável assumiu a centralidade da rotina de vida dos indivíduos.[11] Salienta-se que os significados atribuídos a uma alimentação saudável derivam de construções intersubjetivas, por relacionarem-se com a experiência de vida de cada indivíduo. Dessa maneira, eles estão em constantes ressignificações, marcadas por eventos que influenciam a mudança de práticas alimentares, como doenças crônicas, envelhecimento, informação, intervenção profissional, entre outros.[10]

Pode-se pensar que a "busca por uma alimentação saudável" pelos adultos é um fator positivo, pois retrata a existência de uma sensibilização para a melhoria nas práticas e escolhas alimentares, mas também pode retratar uma vulnerabilidade à dependência de informações, de normativas e de controle, seja pelos profissionais e serviços de saúde e/ou pela publicidade e mídia. Isto é, nessa busca os indivíduos podem se tornar dependentes do discurso normativo da saúde que circula nesses espaços, formando adultos dependentes de normas externas de seus corpos e seus pensamentos, muitas vezes deslocadas de suas realidades, daquela rotina exaustiva e da conjuntura social, cultural e econômica de suas vidas.

Observa-se no discurso presente da alimentação saudável a inclusão da compra e desperdício de alimentos, da produção da culinária, do prazer de comer e da boa mesa, mas, também, no sentido oposto da proibição do comer, configura-se uma moral dietética alimentar que produz prazer, culpa, punição e proibição. Com isso, o indivíduo afasta-se de seus fatores internos – por exemplo, de sua capacidade de saborear os alimentos, de sua percepção da sensação de fome e saciedade e de sua autonomia de escolher os alimentos por livre e espontânea vontade,[9] podendo despertar ansiedades e angústias, dado que seus desejos e aspirações podem não ser atendidos pelo discurso e, assim, pela relação de dependência. Nesse dilema, estudiosos argumentam que a autonomia dos indivíduos está cada vez mais enfraquecida, em virtude da perda progressiva da autopercepção diante do alimento e da alimentação e do desvanecimento do cotidiano pela perda do reconhecimento de si.[9,12]

Com o propósito de romper o paradigma do discurso normativo e de verdadeiramente promover a melhoria nas escolhas alimentares dos indivíduos, a Política Nacional da Promoção da Saúde[13] e a Política Nacional da Alimentação e Nutrição[14] trazem em seus princípios o empoderamento e o fortalecimento da autonomia nas escolhas alimentares, por meio do desenvolvimento de habilidades pessoais e do aumento da capacidade de interpretação e análise dos indivíduos sobre si, suas escolhas e sua realidade. Desse modo, é possível compreender que uma alternativa que permite aos adultos descolarem-se da posição de dependência das normas externas de alimentação é fortalecer a autonomia de suas escolhas alimentares.

Todavia, a dependência nas escolhas também pode estar associada à incapacidade do adulto de executar as atividades inerentes ao autocuidado, seja pela dependência desde o nascimento ou pela consequência de um acidente ou doença.[4] Dessa forma, entende-se que o aumento das doenças crônicas relacionadas à alimentação e nutrição contribui para a dependência dos adultos nas escolhas alimentares, tanto pelo discurso da saúde como pelas suas próprias consequências, que aumentam a necessidade de autocuidado mas limitam a sua realização.

AUTONOMIA NAS ESCOLHAS ALIMENTARES DOS ADULTOS

A autonomia nas escolhas alimentares pode ser compreendida como a capacidade dos indivíduos de avaliar as opções em saúde construídas em conjunto com os profissionais, de decidir entre as opções, de se sentir confiantes sobre suas decisões, de definir soluções para alcançar suas decisões e de agir diante dos determinantes de saúde, responsabilizando-se pelo cuidado[15-17] (Figura 1). A partir dessa compreensão, atenta-se para alguns aspectos: 1) autonomia não quer dizer liberatação de escolha individualizada, e, sim, a construção de possibilidades de escolhas entre indivíduos, famílias e profissionais de saúde; 2) envolve decisões compartilhadas e planejadas, de modo que não há espaço para a culpabilização, mas para a responsabilização mútua entre os envolvidos; e 3) inclui a subjetividade dos indivíduos, uma vez que o sentimento de confiança nas escolhas engloba toda uma história de vida com a alimentação, com a comida e com o ato de comer.

Uma pesquisa[18] que teve entre seus objetivos identificar elementos pertencentes à autonomia nas escolhas alimentares, com base em entrevistas semiestruturadas com adultos e idosos, portadores de doenças crônicas e participantes de grupos de alimentação e nutrição, constatou que o fortalecimento da autonomia nas escolhas alimentares é:

- Um processo contínuo, com diferentes graus, mas sem limite.
- Um processo disparado pela intervenção do profissional de saúde, mas que permanece independente de sua presença.

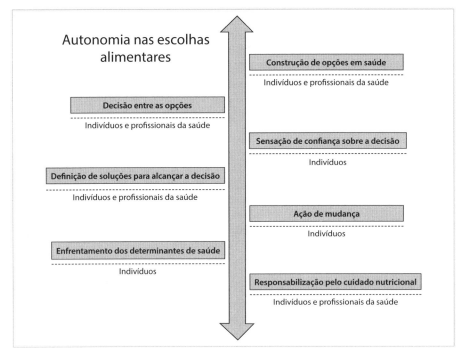

Figura 1 Conceito da autonomia nas escolhas alimentares.

- Um processo que é iniciado pelo empoderamento, que é formado pelos elementos: autopercepção, informação e conhecimento, habilidade pessoal e atitude.
- Resultado de uma adaptação ativa, em que os indivíduos sentem, pensam e agem perante suas escolhas alimentares.
- Englobada por reflexões contínuas sobre as escolhas, ou melhor, por um diálogo e uma negociação interna, por construção e desconstrução de crenças sobre a alimentação e o ato de comer e por decisões e atitudes conscientes e responsáveis.

A seguir, apresentam-se alguns trechos de falas de participantes adultos da pesquisa que foram considerados como expressão da autonomia nas escolhas alimentares. Destaca-se que as entrevistas foram realizadas um mês após o término dos grupos no próprio local da intervenção – Unidade Básica de Saúde:

> [...] Era assim, ah estou fazendo, estou arrumando a casa então não vou almoçar, agora não, agora eu paro para comer, eu estou sempre olhando no relógio e falando "olha faz tanto tempo que eu comi", já para não exagerar, para

não cair em exagero de pular uma refeição. E também eu gosto muito de doce, às vezes eu exagerava, eu não parei de comer o doce, só que eu diminuí bastante. Eu diminuí, pois se tivesse um doce eu comia numa semana, eu comia tudo, agora não, agora eu vou lá, eu como um pedacinho só, aí paro e eu mesmo falo "tem que esperar chegar no cérebro que eu já comi o doce" (risos). [...] E quando às vezes eu quero extrapolar eu falo "não, não vou extrapolar, não é assim" [...] (feminino, 52 anos)

[...] De repente eu paro e falo assim: "quanto tempo faz que eu não como nada? Que horas que eu comi? Tal hora, ah, está bom, então não, está muito tempo, eu tenho que comer alguma coisa". [...] Também aquela coisa [...] que foi discutida nos encontros: de acabar de comer e pensar como é que você está se sentindo. [...] Por exemplo, o final de semana que eu fui lá para o sítio, eu cheguei lá e estava bem friozinho e as minhas irmãs moram no sítio e aí uma delas falou que estava levando fondue de queijo. Veja, fondue de queijo, no frio, no sítio. Aí eu falei: "caramba, eu vou me acabar nesse fondue, não é possível isso, o que eu vou fazer?" Então eu já fico um pouco tensa de saber que é uma comida diferente que eu gosto e que eu vou ter que cuidar. Então, ainda eu tenho uma tensão com isso, mas eu consegui não comer demais porque eu fico com aquilo na cabeça "como é que estou me sentindo agora? Comi tanto, comi isso, comi aquilo". [...] Então eu fui vendo que eu conseguia comer devagar, bem menos do que todo mundo que estava na mesa porque todo mundo estava espetando um pauzinho atrás do outro, fondue é uma loucura. E eu fui vendo que eu conseguia ficar mais calma e não comer tanto assim, eu consegui. Todo mundo terminou, a gente terminou as coisas e eu ainda me senti leve, não estava me sentindo pesada. (feminino, 53 anos)

Eu estava conversando também, é conversa que virou rotina da minha vida, então converso isso praticamente com todo mundo que eu tenho oportunidade de conversar, que no meu passado eu passei fome, isso me ajudou a trazer comigo assim: comer eu não posso deixar de comer, eu posso comer agora então eu vou comer tudo. E nas nossas reuniões eu aprendi que isso aí não tem a ver com o meu passado, que eu poderia ter a oportunidade de comer tudo como eu estou tendo agora, mas mais consciente do que estou comendo. (feminino, 47 anos)

Observa-se, nos trechos apresentados, que as mulheres adultas estão em processo de: 1) reelaboração de um imaginário da proibição do consumo de doces para um consumo planejado e consciente; 2) rompimento da ideia de tudo ou nada na alimentação, gerador de tensão, para uma alimentação inserida em uma prática social; e 3) ressignificação da crença do ato de comer, originando mudanças em suas escolhas alimentares.

Destaca-se, aqui, a alimentação como prática social, que tem sido valorizada na proposta da alimentação adequada e saudável, no âmbito nacional e internacional, que afirma que a alimentação é permeada por aspectos biológicos, econômicos, sociais, culturais e ambientais, incluindo o ato de comer, as relações e os modos de vida.[5,14,19] Como prática social, há os eventos, tais como festividades sociais, familiares, religiosas, que são marcados por refeições compartilhadas e diferenciadas da alimentação cotidiana, figurando impasses para uma alimentação saudável.[20,21] Entretanto, nota-se nos trechos que a partir do diálogo interno, entendido como autonomia nas escolhas alimentares, as participantes manejaram adaptações de acordo com suas expectativas e contextos, aprendendo que os eventos fazem parte de uma alimentação saudável, com escolhas pensadas e responsáveis.

Concebe-se que, quando o indivíduo tem a possibilidade de se fortalecer perante suas escolhas, ressignificando crenças de alimentação saudável, ele liberta-se de alguns determinantes que são barreiras de mudanças. Segundo Boog,[22] nesse caminho o indivíduo se abre à transformação do seu modo de pensar e de agir e passa a modificar também o mundo concreto em que circula. Ademais, de acordo com Fleury-Teixeira et al.[17] e Naidoo e Wills,[23] à medida que o indivíduo aprimora sua autopercepção, potencializa sua responsabilidade pelo cuidado com a saúde, já que ele passa a compreender e/ou aceitar a responsabilização existencial, desenvolvendo a capacidade de agir de forma crítica e decisiva.

PROMOÇÃO DA AUTONOMIA NAS ESCOLHAS ALIMENTARES E A PRÁTICA PROFISSIONAL

Estudiosos apontam que a atenção nutricional aos adultos é valorizada, dentro da concepção da integralidade e da humanização, pelos profissionais e gestores da *atenção primária à saúde* e da *atenção secundária*, mas que na prática profissional predominam as intervenções focadas na prescrição de normas, pautadas em uma educação não inclusiva.[24] O discurso normativo da saúde está enrustido nos profissionais, que se utilizam do controle da alimentação do outro, a fim de obterem a contenção dos sintomas e a construção de um corpo idealizado. Isso tende a reforçar a dependência e o enfraquecimento da autonomia dos indivíduos, pois reproduzem os mesmos meios que os fazem adoecer.[9]

Dada a ênfase da autonomia nas escolhas alimentares pelas políticas públicas, bem como o seu reconhecimento pelos profissionais,[25] emerge o desafio de planejar e implementar intervenções que se distanciem da reprodução de normas e que se aproximem do empoderamento e do fortalecimento da autonomia. Assim, coloca-se a urgência da reflexão sobre o que se entende por esses termos, já que a ideia de racionalidade pautada na idealização de indivíduos autônomos e capazes de realizar "boas escolhas" baseadas em informações sobre risco de adoecimento ou valor nutricional dos alimentos está em circulação.[11] Caberia aqui, ao profissional, a responsabilidade pela transmissão de informações científicas, mas, conforme verificado, isso seria uma distorção do conceito de autonomia nas escolhas alimentares.

De todo o modo, assenta-se que o compartilhamento de informações é essencial na intervenção, sendo sua aquisição um dos elementos do empoderamento.[18] Lindemann et al.,[26] ao investigar a relação entre recebimento de informações e cuidado nutricional em adultos e idosos, usuários de Unidades Básicas de Saúde, verificaram que aqueles que haviam recebido informações de alimentação tinham percepção positiva de suas escolhas, melhor consumo alimentar e praticavam mais atividade física. Porém, os autores mostraram que os adultos são os menos propensos a essa relação. Além do mais, falas sobre a falta de compreensão dos motivos do impedimento da colocação das informações em exercício no dia a dia são comuns nessa população,[9] confirmando a necessidade de agregar outros elementos na intervenção.

O empoderamento, caminho da autonomia – composto pelos elementos: informação e conhecimento, autopercepção, habilidade pessoal e atitude –, é despertado nos indivíduos pela ação dos profissionais,[18] seja em atendimento individual ou grupal. Porém, é conhecido que conduzir o cuidado nutricional é uma tarefa complexa para alguns profissionais de saúde, às vezes até angustiante, dado que muitos compartilham das mesmas dificuldades alimentares dos usuários.[27] Assim, o autoconhecimento torna-se primordial para os profissionais que, alicerçados no esclarecimento de suas dificuldades e potencialidades, podem analisar e optar pela forma mais apropriada e segura de condução da intervenção.

Uma ferramenta que favorece o alcance dos elementos do empoderamento e do autoconhecimento profissional é o atendimento em grupo,[18] pois nele os indivíduos têm a oportunidade de se reconhecer e, consequentemente, se conhecer a partir do outro, por meio da fala, do gesto, do olhar, da ação, da identificação e do estranhamento. Sob o ponto de vista de participantes de grupos de alimentação e nutricionais, com o objetivo do fortalecimento da autonomia nas escolhas alimentares, a intervenção se faz pelo diálogo e pela discussão da alimentação cotidiana. Isso foi demonstrado no estudo de Vincha,[18] em entrevistas pós-intervenção, que apurou as quinze palavras mais referidas sobre o acompanhamento vivenciado, apresentadas na Figura 2.

Quanto à intervenção, nota-se o reconhecimento da nutricionista e da observadora na coordenação, por "vocês", mas que os grupos foram construídos pela escuta e pela fala de todos os atores, configuradas pelas palavras "pessoas", "gente" e "grupo", apresentando a existência de espaços de fala, de incentivo e de aprendizado. Portanto, entende-se que para promover a autonomia dos adultos é preciso escutar e dar voz, possibilitando o protagonismo dos participantes, quer dizer, é preciso propiciar um cenário de acolhimento, de escuta, de fala, de discussão e de relação interpessoal. Um cenário sem julgamentos e de valorização das diferenças e das histórias de vidas.

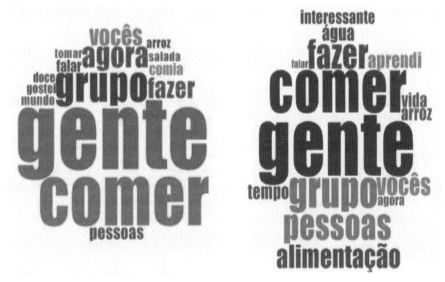

Figura 2 Palavras mais referidas pelos participantes de grupos de alimentação e nutricional com o objetivo do fortalecimento da autonomia nas escolhas alimentares.

Nessa lógica, a autora enfatiza que os grupos são cenários de expressão de sentimentos, de compartilhamento de alegrias e dificuldades, de apoio, de solidariedade, de conhecimento, como também de contradições, pois são espaços de autoconhecimento, tanto para as questões alimentares como para as questões pessoais, já que, ao tratar de alimentação, expectativas, desejos, relações de trabalho e familiares são implicados.[18] Não obstante, isso pode ser também estendido para os atendimentos individuais e/ou visitas domiciliárias, já que a *educação alimentar e nutricional* ocorre apoiada pela intenção educativa, independentemente do número de pessoas.

Em face do exposto, fica clara a importância do nutricionista no apoio aos usuários e aos profissionais de saúde, que conduzem ações educativas de alimentação e nutrição, pois ele é o profissional que possui habilidades e competências necessárias para diagnosticar, analisar e intervir de acordo com a objetividade e a subjetividade intrínseca da alimentação e das relações que a permeiam. Frisa-se a relevância da educação continuada de todos os profissionais quanto à *educação alimentar e nutricional*, pois produzir um cuidado em que pensar/sentir/praticar as escolhas alimentares se faz com base no vínculo, na produção em conjunto, nas discussões do cotidiano de vida e na conservação dos objetivos,[18] requer profissionais humanizados, acolhedores e críticos, itens de construção inacabada.

Por fim, argumenta-se que atuar perante uma educação promotora da autonomia é desafiante para os profissionais que possuem, muitas vezes, vivências acadêmicas de processos educativos e grupais contraditórios e conflituosos. Portanto, é preciso fortalecer esses agentes, dando-lhes a oportunidade de ressignificar suas opiniões, crenças e valores sobre educação, alimentação e nutrição. Além disso, é preciso reconhecer que as questões alimentares estão inseridas em um sistema multideterminado por aspectos políticos, econômicos, sociais, culturais, éticos, e que, sozinhos, os profissionais de saúde dificilmente atingirão melhorias no padrão alimentar atual dos brasileiros.

REFERÊNCIAS

1. Garcia PT, Fonsêca WCF (orgs.). Saúde do adulto e a saúde da família. São Luís: EDUFMA; 2016.
2. Silva MT, Galvão TF, Silva MT, Galvão TF. Uso de serviços de saúde entre adultos residentes na Região Metropolitana de Manaus: inquérito de base populacional, 2015. Epidemiol e Serviços Saúde. 2017;26(4):725-34.
3. Organização Mundial da Saúde (OMS). Global Status Report on noncommunicable diseases 2014. Genebra: WHO; 2014.
4. Ribeiro O, Pinto C, Regadas S. A pessoa dependente no autocuidado: implicações para a Enfermagem. Rev Enferm Ref. 2014;IV Série(1):25-36.
5. Ministério da Saúde (BR). Secretaria de Atenção à Saúde. Departamento de Atenção Básica. Guia Alimentar para a População Brasileira. Brasília: Ministério da Saúde; 2014.
6. Ministério da Saúde (BR). Secretaria de Atenção à Saúde. Departamento de Atenção Básica. Estratégias para o cuidado da pessoa com doença crônica. Brasília: Ministério da Saúde; 2014.
7. Bauman Z. Vida para consumo: a transformação das pessoas em mercadorias. Rio de Janeiro: Jorge Zahar; 2008.
8. Diez-Garcia RW. Mudanças alimentares e educação alimentar e nutricional. In: Diez-Garcia RW, Cervato-Mancuso AM (orgs.). Mudanças alimentares e educação alimentar e nutricional. 2.ed. Rio de Janeiro: Guanabara Koogan; 2017. p. 3-16.
9. Mennucci L, Timerman F, Alvarenga M. Como a subjetividade influencia o comportamento alimentar? In: Alvarenga M, Figueiredo M, Timerman F, Antonaccio C (orgs.). Nutrição comportamental. Barueri: Manole; 2015. p. 51-67.
10. Passos JA, de Freitas MDCS, Santos LADS, Soares MD. Meanings attributed to healthy eating by consumers of a street market. Rev Nutr. 2017;30(2):261-70.
11. Oliveira TC, Czeresnia D, Vargas EP. "Eu tenho que me reeducar": discursos normativos e práticas alimentares relacionadas à perda de peso em mulheres de camadas populares. Demetra. 2017;12(3):523-38.
12. Freitas M do CS de, Pena PGL, Fortes GAV, Silva DO e. Hábitos alimentares e os sentidos do comer. In: Diez-Garcia RW, Cervato-Mancuso AM (orgs.). Mudanças alimentares e educação alimentar e nutricional. 2.ed. Rio de Janeiro: Guanabara Koogan; 2017. p. 17-25.

13. Ministério da Saúde (BR). Secretaria de Vigilância em Saúde. Política Nacional de Promoção da Saúde: PNaPS. Brasília: Ministério da Saúde; 2014.
14. Ministério da Saúde (BR). Secretaria de Atenção à Saúde. Departamento de Atenção Básica. Política Nacional de Alimentação e Nutrição. Brasília: Ministério da Saúde; 2012.
15. Hewitt-Taylor J. Issues involved in promotion patient autonomy in health care. Br J Nurs. 2003;12(22):1323-30.
16. Entwistle VA, Carter SM, Cribb A, McCaffery K. Supporting patient autonomy: The importance of clinician-patient relationships. J Gen Intern Med. 2010;25(7):741-5.
17. Fleury-Teixeira P, Vaz FAC, Campos FCC de, Álvares J, Aguiar RAT, Oliveira V de A. Autonomia como categoria central no conceito de promoção de saúde. Cien Saude Colet. 2008;13(sup 2): 2115-22.
18. Vincha KRR. Grupos educativos de alimentação e nutrição: um cenário promotor da autonomia nas escolhas alimentares [tese]. São Paulo: Faculdade de Saúde Pública da Universidade de São Paulo; 2017.
19. Organização Mundial da Saúde (OMS). Regional Office for Europe. Health 2020: A European Policy Framework and Strategy for the 21st Century. UN City: WHO; 2013.
20. Barsaglini RA, Canesqui AM. A alimentação e a dieta alimentar no gerenciamento da condição crônica do diabetes. Saúde e Soc. 2010;19(4):919-32.
21. Guimarães NG, Dutra ES, Ito MK, Carvalho KMB de. Adesão a um programa de aconselhamento nutricional para adultos com excesso de peso e comorbidades. Rev Nutr. 2010;23(3):323-33.
22. Boog MCF. Educação em Nutrição: integrando experiências. Campinas: Komedi; 2013.
23. Naidoo J, Wills J. Foundations for Health Promotion. 3.ed. London: Bailliere Tindall; 2009.
24. Neves JA, Zangirolani LTO, Medeiros MAT de. Evaluation of nutritional care of overweight adults from the perspective of comprehensive health care. Rev Nutr. 2017;30(4):511-24.
25. Vincha KRR, Cárdenas AP, Cervato-Mancuso AM, Vieira VL. Grupos de educação nutricional em dois contextos da América Latina: São Paulo e Bogotá. Interface - Comun Saúde, Educ. 2014;18(50):507-20.
26. Lindemann IL, Molon EP, Mintem GC, Mendoza-Sassi RA. Reception of nutrition information by adult and older adult users of Primary Healthcare: Occurrence, associated factors, and sources of information. Rev Nutr. 2017;30(4):489-98.
27. Carvalho-Gebran FW, Vincha KRR, Cervato-Mancuso AM. The role of educator in food and nutrition by health professionals in the context of Family Health Care. Rev Nutr. 2018;31(1):71-81.

Capítulo 46
ALIMENTAÇÃO E CULTURA

Mariana Meirelles-Ruocco
Ana Maria Cervato-Mancuso

INTRODUÇÃO

A alimentação detém uma dimensão cultural incomensurável e abrangente que envolve todos os processos que compreendem o alimento e suas infinitas combinações de características sociais, econômicas, políticas, climáticas, geográficas, religiosas, entre outras.

Segundo Morin,[1] cultura é um termo repleto de simbioses e dualidades. Compreende um campo de ação que contempla o real e o imaginário, em um contexto em que um funciona como apoio ao outro. O autor entende que cultura seja uma palavra armadilha: "falsa evidência, palavra que parece única, estável, resistente, mas que é uma palavra armadilha, vazia, hipnótica, frágil, hipócrita, infiel". E completa que é também uma palavra mito que pretende ser instrumento de salvação, por meio da verdade, sabedoria, bem viver, liberdade, criatividade. Entre suas conclusões, destaca que a cultura é um sistema que relaciona o saber e a existência, por meio da acumulação codificada do saber e da constituição de normas-padrões modelos. Trata-se de uma superestrutura de um sistema rotativo que se encontra em conexão com os outros sistemas, que constituem uma sociedade que engloba a todos.

Para Miranda,[2] o rebento do humano é fertilizado pela sua cultura, ou seja, pelas suas memórias, seus lugares, suas trocas, suas tradições, sua veia social e sua maneira de traçar os próprios sentidos de sua existência. Complementa que a ausência de humanidade é o tolhimento do homem como sujeito de ação e define: "Quando escolhemos a cultura como caminho para entendermos o mundo, colocamos este homem vivo e concreto conduzindo nossas reflexões. A cultura convoca o homem a se humanizar".[2]

Ortiz[3] considera a alimentação uma instância cultural que preserva costumes e é um pilar da identidade cultural. Já Contreras e Gracia[4] consideram a cultura alimentar como um conjunto de crenças, práticas e representações herdadas ou aprendidas e compartilhadas por um grupo social a respeito do que se come. Segundo Poulain,[5] a relação cultural com os alimentos privilegia uma dimensão simbólica que permite ao ser humano não só a ingestão de comida, mas também de símbolos e significados. Para Cascudo: "Inútil pensar que o alimento contenha apenas os elementos indispensáveis à nutrição. Contém substâncias imponderáveis e decisivas para o espírito, alegria, disposição criadora, bom humor".[6]

Montanari[7] considera que comida é sempre cultura para o homem, nunca apenas algo da natureza em seu estado bruto. A cultura é a reelaboração da natureza. Nesse sentido destaca que todos os processos que envolvem a comida são culturais: desde os processos de sua produção até o preparo e o consumo. Ao considerar a dinâmica natureza e cultura, destaca que o homem passa a fabricar sua própria comida, no momento em que deixa de comer apenas o que era encontrado na natureza para se tornar "o dono do mundo natural". Apesar de as atividades de caça e coleta, lá nos primórdios, ainda representarem certa dependência da natureza, já indicavam a produção de conhecimento acerca do comestível, partilhado e acumulado entre grupos. A relação do homem com a natureza apresentou uma mudança decisiva após a transição da "economia de predação" para uma "economia de produção". E pontua a importância da relação entre comida e cultura:

> Comida é cultura quando produzida porque o homem não utiliza apenas o que encontra na natureza (como fazem todas as outras espécies), mas ambiciona também criar a própria comida, sobrepondo a atividade de produção à de predação. Comida é cultura quando preparada, porque, uma vez adquiridos os produtos-base da sua alimentação, o homem os transforma mediante o uso do fogo e de uma elaborada tecnologia que se exprime nas práticas da cozinha. Comida é cultura quando consumida, porque o homem, embora podendo comer de tudo, ou talvez justamente por isso, na verdade não come qualquer coisa, mas escolhe a própria comida, com critérios ligados tanto às dimensões econômicas e nutricionais do gesto quanto aos valores simbólicos de que a própria comida se reveste. Por meio de tais recursos a comida se apresenta como elemento decisivo da identidade humana e como um dos mais eficazes instrumentos para comunicá-la.[7]

Para Dória,[8] o homem se forma em estreita dependência com a alimentação, e a sua comida condiciona seu próprio desenvolvimento e evolução. Destaca que a cultura determina aquilo que comemos por meio dos sistemas alimentares que, por sua vez, vão definir a relação homem-natureza e a relação homem-homem, lançando inúmeras possibilidades para o ato de cozinhar. A evolução cultural sobre os sistemas alimentares foi determinante para a humanidade, no que diz respeito ao domínio técnico sobre a agricultura, a domesticação de espécies e o conhecimento sobre tudo, ou quase tudo, que é comestível. O autor faz a seguinte comparação: enquanto os sistemas alimentares são como línguas muito faladas, os sistemas culinários são como dialetos que se diferem muito da língua de origem, mas não as negam.

COMIDA E ALIMENTO

Para Lévi-Strauss,[9] os indivíduos entendem e classificam os alimentos em duas categorias: comestíveis e não comestíveis. Isso se daria, segundo o autor, por meio de um código cultural que define escolhas e proibições.

Para Barbosa,[10] há uma diferença cultural entre os termos alimento e comida. Nem todo alimento pode ser considerado comida. Quando a reflexão sobre essa afirmação fica restrita a dimensões nutricionais ou econômicas, ela tem contestações. Para a autora, itens possivelmente comestíveis pelos seres humanos podem ser negligenciados por questões puramente culturais e, nesse sentido, despreza-se o valor calórico, digestivo e nutricional de alimentos que estão à disposição na natureza. E afirma que "os alimentos são sempre ingeridos sob alguma forma culturalizada" e tornam-se comida após serem "manipulados e preparados por meio de uma determinada técnica de cocção, apresentados sob uma forma específica e ingeridos em determinados horários e circunstâncias, na companhia de certas pessoas". Como exemplo, podemos citar alimentos que são apreciados por algumas populações, mas que são desprezados como comida por outras. O içá, a formiga saúva usada para fazer uma farofa típica da culinária do Vale do Paraíba, no interior de São Paulo, e que também é tradição alimentar em algumas etnias indígenas da região amazônica, mas que, no entanto, não é reconhecido como ingrediente para a maioria da população brasileira e de outros países.

Outro exemplo são as "hortaliças tradicionais", assim chamadas pela Embrapa (Empresa Brasileira de Pesquisa Agropecuária) para denominar plantas comestíveis pouco conhecidas ou esquecidas pela população, mas que nascem, em geral, de forma espontânea nos quintais, praças, calçadas e, é claro, também no campo. São atualmente também conhecidas como plantas alimentícias não convencionais (Panc), termo criado pelo biólogo Valdely Kinupp,[11] denominação que deu nome ao livro de sua autoria e que vem sendo usado por muitos interessados na área da alimentação.

Nesse contexto, por questões diversas, alimentos como taioba, serralha, uvaia, cambuci, sapucaia, feijão-guandu, malvavisco, grumixama, entre tantas outras espécies são desconhecidas hoje pela maioria das pessoas, mas eram comuns antigamente, quando era mais habitual as pessoas morarem em casas com quintais ou na zona rural, e esse costume era transmitido de geração em geração. Segundo Kinupp e Lorenzi,[12] existem 30 mil espécies vegetais no planeta que possuem partes comestíveis, mas apenas 20 delas, como o milho, a soja, a batata, e o trigo, respondem por 90% dos alimentos consumidos mundialmente.

O ser humano é onívoro. Diferentemente dos outros animais, comemos de tudo, seja de origem animal ou vegetal. E, apesar da enorme variedade de espécies disponíveis na natureza para comermos, é interessante considerar que as preferências alimentares variam de pessoa para pessoa, conforme muitas variáveis, como crenças e região onde vivem e nascem. A definição do gosto é influenciada pela sociedade em que vivemos. Nesse sentido, uma comida não é boa ou ruim por si só; nossos hábitos e vivências nos ajudam a reconhecê-la como agradável, ou não, ao paladar.

A cultura alimentar de um povo é um traço importante de identidade social. Não à toa, é um elo na vida do imigrante, do refugiado, como sendo algo que o liga à terra natal. Para Poulain,[5] "a mesa ocupa um lugar privilegiado de resistência quando o localismo é ameaçado". Os imigrantes europeus, por exemplo, que vieram para o Brasil no início do século XX, faziam questão de manter suas tradições alimentares como uma forma de continuar pertencendo à cultura da sua terra. Já no turismo, o alimento tem papel importante como elemento de reconhecimento do espaço a ser explorado, configurando-se como uma maneira para aprofundar o conhecimento do local visitado. Para Cascudo[13] a nossa comida tem fronteiras intransponíveis, marcada pelos costumes de milênios: "O que chamamos 'cozinha internacional' é apenas uma rede comunicante de padrões alimentares equivalentes, imutáveis dentro de cada unidade demográfica e transmissíveis, constituindo novidades ao grupo adquirente."

Segundo Perullo,[14] a formação do gosto faz parte do crescimento de qualquer ser humano, e como qualquer outra coisa pode ser educada. Muitas vezes o gosto sofre mudanças ao longo do tempo. Se considerarmos a educação como um caminho aberto de experiências contínuas, a percepção do gosto sempre está imersa nesse processo dinâmico. Em nossas sociedades líquidas e pós-modernas temos de ir muito além da consideração das diferenças encontradas em diferentes países. Diferenças entre os gostos também ocorrem entre pessoas do mesmo país, da mesma região, da mesma família e até na mesma pessoa. O gosto pela comida e bebida deve ser analisado em múltiplos planos, em que o local de nascimento, a educação, a família, o conhecimento e o estilo de vida pessoal estão sempre em jogo.

A sensibilização sobre a importância do consumo de frutas no dia a dia para uma alimentação saudável pode possibilitar a mudança de hábito alimentar. A orientação para provar diversos tipos de frutas, em diferentes cortes, acompanhados ou não de outros ingredientes e preparações, aliada à certeza de que esse alimento é importante para a saúde, pode, de fato, promover alterações nos hábitos alimentares, mesmo que estes sejam culturalmente consolidados. Para o estímulo ao consumo de frutas, ou qualquer outro alimento, é importante considerar que os gostos pessoais variam significantemente mesmo em relação às preferências ligadas a um único alimento. A banana pode ser nanica, maçã, prata, ouro, da terra; pode ser cortadinha com aveia e mel no café da manhã; ser o destaque na farofa ou parceira do arroz e feijão no prato do almoço; assada com canela como sobremesa ou, ainda, comida pura no lanche da tarde no escritório.

Para Montanari[7] o gosto é um produto cultural, resultado de um fato coletivo e partilhável, em que as predileções das pessoas por determinados alimentos se destacam por uma complexa construção histórica e não por um hipotético instinto sensorial da língua. O arroz com feijão é a combinação preferida e constitui a base do almoço e jantar da maioria da população brasileira. Diferentemente da população europeia, que utiliza a batata de forma predominante em várias preparações e refeições. A relação da comida com um ato social é também um fator muito importante a ser considerado. Como comemos em companhia, na maioria das vezes, as preferências alimentares também representam as preferências grupais. Para Cascudo,[13] a comida transcende do simples ato de alimentar-se. Comer junto é aliar-se. E ilustra que a palavra companheira vem de *cum panis*. Comer o pão ou provar o sal que significa irmanar-se, solidarizar-se. E define ainda que um banquete, comida coletiva, é a maior homenagem social. Conclui: "comer é um ato orgânico que a inteligência tornou social".[13]

O ATO DE COZINHAR E O HUMANO

Se o homem, por meio da cultura, obtém as coisas da forma como estão na natureza e as transforma naquilo que quer comer, é na cozinha que a transformação do alimento natural em comida acontece, com o uso das mais variadas técnicas que podem envolver: limpar, selecionar, cortar, cozer, assar, ensopar, grelhar, fermentar, bater, congelar etc. Para Montanari, o ser humano tem uma diferença essencial em relação aos outros animais, é o único que consegue transformar, por meio de técnicas de produção baseadas em saberes ancestrais, um produto da natureza em um alimento moldado para atender a suas demandas mais intrínsecas. Na Grécia antiga, a palavra *mageiros*, cuja raiz vem de "magia", era utilizada para denominar "cozinheiro", "açougueiro" e "sacerdote". Cozinhar é, então, considerada uma atividade humana por excelência. O autor afirma que "a cozinha é o símbolo da civilização e da cultura".[7] E explica, assim como Levi-Strauss,[15] que a expressão cozinhar envolve o preparo culinário como um todo e não necessariamente as técnicas que exigem o uso do fogo. Todas as formas de preparar os alimentos são culturais. A descoberta do fogo, no Paleolítico, promoveu a comensalidade, ao possibilitar o agrupamento das pessoas em volta do fogo onde se preparava alimento. Esse é um ritual presente no comportamento de praticamente todas as culturas do mundo contemporâneo, que envolve tanto o ato de comer como de cozinhar. A descoberta do fogo promoveu também a apuração do paladar, a possibilidade de tornar as carnes e legumes mais macios e de digestão mais fácil, além de contribuir para a saúde por meio da segurança alimentar, desde os mais primitivos consumidores. Ainda que alguns métodos não pressupusessem o uso do fogo, como as técnicas utilizadas pelos japoneses na preparação do peixe cru, essas formas de manuseio também implicavam procedimentos de modificação do produto natural, representando práticas milenares de cozinha.

Os períodos de fome enfrentados pela humanidade levaram ao desenvolvimento de técnicas de conservação de alimentos, como salgar, defumar e conservar em mel, azeite ou gordura de porco, por exemplo. O salame, o presunto e as geleias são hoje uma união da cultura da fome com a cultura do prazer, já que as técnicas, além de conservarem os alimentos por mais tempo, agregaram sabores característicos que até hoje são apreciados por populações, que sofrem ou não de escassez de alimentos.

Para Dória,[16] o ato de cozinhar nunca é um gesto separado de outras práticas sociais. As particularidades da comida e da culinária possibilitam compreender as diferenciações culturais, por meio das inúmeras combinações entre alimentos, formas de preparo e formas de consumo. Pelas escolhas que fazemos podemos definir quem somos. Por exemplo, um brasileiro adoraria comer abacate batido com leite e açúcar, o que seria uma combinação impossível de ser imaginada, e até mesmo apreciada em um primeiro contato, pela população de outros países latino-americanos, que costumeiramente consomem essa fruta como ingrediente em pratos essencialmente salgados, como o ceviche e o guacamole. Mesmo no Brasil, há diversidades regionais importantes que nos diferenciam. Para um paulista, o feijão-carioca; para o fluminense, o feijão-preto. Para o paraense, o tacacá; para o rio-grandense, o chimarrão. Esses exemplos mostram a existência de culinárias características de determinadas regiões, mas que também incorporaram a diversidade ao longo dos tempos, já que hoje encontramos as mais diferentes culinárias espalhadas no planeta.

Outra característica cultural associada à alimentação é a apresentação das preparações. Os brasileiros, de uma forma geral, colocam todas as preparações culinárias, do almoço e do jantar, aos "montinhos", no mesmo prato, um ao lado do outro, ou em cima, a depender dos seus costumes. Uma pergunta clássica no momento de servir alguém é: "Você quer o feijão ao lado, em cima ou embaixo do arroz?" Para um restaurante por quilo, por exemplo, em que há uma sequência de preparações dispostas no balcão de distribuição, há uma grande questão a ser resolvida pelo gerente do estabelecimento para atender melhor aos comensais. O que viria primeiro no balcão? O arroz ou o feijão? Qualquer que seja a escolha do restaurante, certamente não agradará a todos os clientes.

Voltando ao prato. Nele, os grupos de comida ou são misturados com os talheres conforme as pessoas comem ou são mantidos separados até o fim das refeições, e, neste caso, a mistura das preparações se dá apenas no garfo. Essa forma de consumo se diferencia dos hábitos de alguns países da Europa, por exemplo, que, de uma forma serial, usam a técnica de um prato com uma preparação de cada vez, o primeiro, o segundo e o terceiro pratos. As variações em relação aos hábitos alimentares são muitas: horários, número e características da composição das refeições, uso ou não de talheres, tipos de louças, critérios para apresentação dos pratos que serão servidos, costumes à mesa e durante o consumo, entre tantas outras variantes.

COMIDA É TRADIÇÃO E É PATRIMÔNIO

Para Poulain,[5] a preocupação excessiva com a valorização da culinária regional é sinal de crise identitária: "a patrimonialização do alimentar e do gastronômico emerge num contexto de transformação das práticas alimentares vividas no modo da degradação e mais amplamente no risco de perda da identidade". A crise de identidade nacional e regional pode ter levado ao surgimento da chamada cozinha de ingredientes. Essa cozinha, segundo Pellerano,[17] busca criar técnicas culinárias em alimentos e ingredientes comuns de uma receita tida como tradicional de alguma região e apresentar novas formas para preparações já conhecidas por gerações sem que haja a perda da história e da identidade que as pessoas construíram com uma determinada preparação culinária ao longo do tempo. A valorização dos ingredientes e do conhecimento acerca do cultivo até o seu consumo é um tema que vem sendo explorado por cozinheiros renomados.

Para exemplificar, imagine uma goiabada produzida tradicionalmente com tacho de cobre, por uma pequena comunidade no interior do estado de Minas Gerais. Essa goiabada com o acréscimo de ingredientes não tradicionais, como um queijo cremoso produzido em escala industrial, poderia se tornar uma sobremesa em destaque em uma doceria renomada na cidade de São Paulo. O uso de um ingrediente tradicional tornaria a receita simples e sofisticada ao mesmo tempo, por agregar elementos culturalmente referenciados. E essa é uma característica da gastronomia, e da cozinha de ingredientes, que associa a elaboração de pratos com um ingrediente de qualidade que remeta à terra, à natureza, às técnicas culinárias tradicionais, como é o caso dos queijos cultivados com receitas milenares, o presunto espanhol *Pata Negra*, as trufas brancas e as bebidas encontradas em apenas um local no mundo, como o *champagne*.

Para Ortiz,[3] com a mundialização da cultura, o significado de "tradição" passa a ter dois significados diferentes: a "tradição enquanto permanência do passado distante", que remete a aspectos contrários à modernização após a Revolução Industrial e a "tradição da modernidade", que seria uma tradição reinventada, que recicla aspectos da memória popular do passado e mistura com aspectos do presente. Segundo Garcia,[18] para compreender a "tradição da modernidade" é preciso considerar a existência de uma cultura mundializada inserida no padrão alimentar e essa não se restringe aos produtos industrializados ou restaurantes e lanchonetes de rede. Segundo a autora, atualmente as preparações tradicionais são encontradas em restaurantes e instituições, e no âmbito doméstico são preparadas ou mesmo encomendadas apenas em datas festivas e comemorações. Os pratos tradicionais, no entanto, passam por readaptações no modo de preparo, bem como nos ingredientes utilizados. A feijoada, por exemplo, passa para uma versão simplificada sem uso de partes como rabo, orelha e pé de porco, ou ainda com adequações que consideram aspectos nutricionais relacionados à saúde e ao corpo, como a feijoada *light* ou "leve", que implica o uso de carnes com menores teores de gordura e, neste caso, necessariamente o torresmo, como acompanhamento clássico, fica de fora.

Por outro lado, a Constituição Federal de 1988, arts. 215 e 216, estabelece que o patrimônio cultural brasileiro se compõe de bens de natureza tanto material como imaterial e prevê o reconhecimento dos bens culturais imateriais como patrimônio a ser preservado pelo Estado em parceria com a sociedade.[12] No ano de 2000 foi então criada uma legislação específica para a preservação do patrimônio imaterial, com a criação do Registro de Bens Culturais de Natureza Material e Imaterial, sob o Decreto n. 3.551.

Um exemplo de patrimônio imaterial brasileiro registrado é o modo artesanal de fazer o queijo de Minas Gerais, produzido nas regiões do Serro, da Serra da Canastra e do Salitre. O registro se deu porque o modo artesanal citado constitui um conhecimento tradicional e um traço marcante da identidade cultural dessas regiões. As bases originais do modo de fazer o queijo mineiro vêm da tradição portuguesa da Serra da Estrela, na região central de Portugal. E, como todo produto cultural, ao longo do tempo transformou-se dinamicamente e buscou aderir-se à realidade local, fundamentando estruturas, instrumentos, técnicas e fazeres que lhes são próprios.

Outro patrimônio imaterial que está ligado à cultura alimentar é o ofício das baianas de acarajé, que se refere a uma prática tradicional de produção e venda, em tabuleiro, das chamadas comidas de baiana, feitas com azeite de dendê e ligadas ao culto dos orixás, amplamente disseminadas na cidade de Salvador,

Bahia. Dentre as comidas de baiana destaca-se o acarajé, bolinho de feijão-fradinho preparado de maneira artesanal, na qual o feijão é moído em um pilão de pedra (pedra de acarajé), temperado e posteriormente frito no azeite de dendê fervente. Sua receita tem origens na África Ocidental, e foi trazida para o Brasil com a vinda de escravos dessa região. A indumentária das baianas, característica dos ritos do candomblé, constitui também um forte elemento de identificação desse ofício, sendo composta por turbantes, panos e colares de conta que simbolizam a intenção religiosa das baianas.

Apesar de protegido pela Constituição Federal, o patrimônio alimentar brasileiro está ameaçado de diversas formas. A legislação sanitária vigente do Brasil utiliza os mesmos critérios para alimentos produzidos industrialmente e para os produzidos de forma artesanal, para a obtenção do selo SIF (Serviço de Inspeção Federal). Esses parâmetros preveem o cumprimento de uma série de exigências difíceis de serem executadas pelos pequenos produtores e inclui, na maioria das vezes, a necessidade de alteração dos modos de fazer das receitas tradicionais.

A questão é complexa, mas, como na França, famosa por seus cobiçados queijos artesanais, feitos do leite cru, há de ser estudada uma forma para que a legislação brasileira não priorize o modo industrial da produção, que inclusive permite o uso de aditivos químicos artificiais nocivos à saúde, em detrimento dos modos artesanais de produção. Questões ligadas à segurança dos alimentos devem ser atendidas e embasadas em estudos científicos, mas sem deixar de lado uma revisão que considere a importância de preservar nossos patrimônios imateriais e de valorizar o trabalho dos pequenos produtores para que possam comercializar seus produtos.

ALIMENTAÇÃO E GLOBALIZAÇÃO

Segundo Garcia,[18] a comensalidade urbana atual é caracterizada pelos seguintes aspectos:

- Falta de tempo para o preparo e consumo de alimentos.
- Presença de produtos gerados com novas técnicas de conservação e de preparo.
- Grande leque de itens alimentares.
- Deslocamento das refeições feitas em casa para estabelecimentos que comercializam alimentos.
- Crescente oferta de preparações e utensílios transportáveis; oferta de produtos provenientes de várias partes do mundo.
- Arsenal publicitário associado aos alimentos.
- Flexibilização de horários para comer agregada à diversidade de alimentos.
- Aumento da individualização dos hábitos alimentares.

Segundo a autora, as práticas alimentares atuais, influenciadas pelos avanços tecnológicos na indústria de alimentos e na agricultura, bem como pela globalização da economia, têm sido objeto de preocupação desde que os estudos epidemiológicos passaram a sinalizar estreita relação entre algumas doenças crônicas associadas à alimentação, como a obesidade e o excesso de peso. Nesse sentido, até que ponto a cultura alimentar brasileira seria permeável? Se a nossa culinária é fruto de miscigenações que têm como culturas principais a indígena, a africana e a portuguesa, com a soma, ao longo do tempo, da cultura de outros povos que se fixaram aqui, será que esse aspecto relativo a uma herança culinária complexa e abrangente pode ter deixado a cultura alimentar brasileira menos consolidada e, portanto, mais suscetível para absorver práticas alimentares importadas, como as norte-americanas?

As trocas de hábitos e costumes entre as diversas culturas também enriquecem nossa mesa. A macarronada e o sushi, por exemplo, são preparações feitas com alimentos frescos e introduzidas pelos imigrantes que aqui chegaram. Passaram por adaptações para constituir uma versão brasileira, considerando gostos e ingredientes predominantes no Brasil, mas são contribuições genuínas de outras culturas.

Outro ponto que chama a atenção é que alimentos antes ofertados conforme a sazonalidade e específicos de determinadas regiões são encontrados durante todo o ano espalhados pelo planeta. São exemplos, a fruta *goji berry*, originária da China e tradicionalmente utilizada por sua população como alimento e planta medicinal; e a quinoa, um cereal milenar de origem andina muito apreciado pelos povos dessa região. Ambos foram amplamente divulgados na mídia mundial como alimentos milagrosos, que mesmo consumidos de forma isolada, são promotores de emagrecimento eficaz e de saúde. Muitas pessoas passaram então a consumi-los, ainda que tais itens fossem desconhecidos, que não fizessem parte da cultura alimentar e nem atraíssem pelo sabor. O consumo ávido se destinava a satisfazer as necessidades acionadas pelos modismos alimentares e pelo culto ao corpo magro. Nesse sentido, a comida deixa de ter o vínculo territorial para adaptar-se às demandas da mídia e do discurso científico nutricional fragmentado.

Segundo Poulain (2013),[19] "O desenvolvimento dos conhecimentos nutricionais e sua difusão transformam a relação dos comedores com seus alimentos e constituem um dos fatores de erosão dos modelos alimentares". A nutricionalização da alimentação, termo usado pelo autor para tratar sobre o excesso de informações nutricionais divulgadas e valorizadas na comida, gera uma tensão entre os comedores atuais e suas comidas, por meio de sentimentos paradoxais com o alimento que envolvem o paradoxo saúde e doença, além da supervalorização da magreza.

CONSIDERAÇÕES FINAIS

Em tempos recentes, em que é notado o enfraquecimento do hábito de cozinhar, o incentivo para a população preparar seus próprios alimentos é uma ação essencial para o fortalecimento da transmissão de habilidades culinárias entre gerações. Esse incentivo aproxima o homem da natureza, afinal, cozinhar depende do contato com alimentos provenientes da natureza e promove o fortalecimento do conhecimento que envolve a elaboração de pratos típicos que demandam técnicas associadas à seleção, pré-preparo, tempero, cozimento, armazenamento, conservação e inúmeras combinações de ingredientes *in natura*. Os inúmeros programas de culinária na televisão e a abundância de fotos de comida nas redes sociais são indícios de um interesse genuíno da conexão do ser humano com o alimento. Cozinhar é parte indissociável da identidade humana, não seria natural sermos meros espectadores e delegarmos toda essa sabedoria ancestral para a indústria ou para o *delivery*. As crianças devem ser estimuladas pelos adultos a estarem próximas das atividades na cozinha desde cedo, não apenas pela memória afetiva, mas também para a preservação e desenvolvimento das habilidades para futuras gerações, o que é também um passo importante para a conquista da autonomia.

Nesse sentido, para qualquer forma de intervenção que busque a promoção da alimentação adequada e saudável, seja individual ou em grupos, é imprescindível compreender com profundidade, por meio do diálogo, as interações, os significados e os comportamentos em relação aos alimentos. Práticas alimentares culturalmente referenciadas e consolidadas não são imutáveis. São permeáveis e capazes de adotar mudanças, tanto na direção de uma alimentação mais saudável como na direção de uma alimentação menos saudável.

Para a promoção da saúde, muitas vezes se faz necessário alterar costumes de práticas e de consumo alimentares. Apesar de o ser humano ser onívoro, para qualquer tipo de atendimento humanizado no campo da alimentação é imperativo que sejam consideradas e respeitadas não somente as questões nutricionais, mas também as dimensões religiosas, simbólicas, sociais, econômicas, políticas, ambientais, sentimentais, de saúde e todos os demais aspectos associados à comida e ao universo da cultura alimentar, de indivíduos e grupos.

REFERÊNCIAS

1. Montanari M. Comida como cultura. São Paulo: Senac; 2008.
2. Miranda DS, Cornelli G. Cultura e alimentação: saberes alimentares e sabores culturais, São Paulo: Sesc; 2007.
3. Morin E. Introdução ao pensamento complexo. Porto Alegre: Sulinas; 2006.
4. Contreras J, Gracia M. Alimentação, sociedade e cultura. Rio de Janeiro: Editora Fiocruz; 2011.

5. Ortiz R. Mundialização e cultura. 2.ed. São Paulo: Brasiliense; 1994. p. 234.
6. Cascudo LC. Dicionário do Folclore Brasileiro. 5.ed. Belo Horizonte: Itatiaia; 1984.
7. Lévi- Strauss C. O cru e o cozido. Mitológicas 1. São Paulo: Cosac & Naify; 2004.
8. Dória CA. A culinária materialista: construção racional do alimento e do prazer gastronômico. São Paulo: Senac São Paulo; 2009.
9. Lévi-Strauss C. As estruturas elementares do parentesco. Petrópolis: Vozes; 1982.
10. Barbosa L. Feijão com arroz e arroz com feijão: o Brasil no prato dos brasileiros. Horizontes Antropológicos, Porto Alegre, ano 13. 2007;28:87-116.
11. Kinupp V, Lorenzi H. Plantas alimentícias não convencionais (PANC) no Brasil. São Paulo: Plantarum; 2014.
12. Brasil. [Constituição (1988)]. Constituição da República Federativa do Brasil: promulgada em 5 de outubro de 1988. 4. ed. São Paulo: Saraiva; 1990.
13. Cascudo LC. História da alimentação no Brasil. São Paulo: Global; 2004.
14. Poulain JP. Sociologias da alimentação: os comedores e o espaço social alimentar. Florianópolis: Editora da UFSC; 2004.
15. Lévi-Strauss C. Do mel às cinzas. Mitológicas 2. São Paulo: Cosac & Naify; 2004.
16. Dória CA. A formação da culinária brasileira. São Paulo: Publifolha; 2009.
17. Perullo N. O gosto como experiência: ensaio sobre a filosofia e a estética do alimento. São Paulo: Sesi; 2013.
18. Garcia RWD. Reflexos da globalização na cultura alimentar: considerações sobre as mudanças na alimentação urbana. Rev. Nutr. Campinas. 2003;16(4):483-92.
19. Jean-Pierre Poulain; tradução de Rossana Pacheco da Costa Proença, Carmen Sílvia Rial e Jaimir Conte. 2.ed. Florianópolis: Editora da UFSC; 2013. 285p.
20. Morin E. Da cultura à política cultural. Margem, São Paulo. 2002;16:183-221.
21. Pellerano JA, Budel L, Ferreira T. Artigos. Cozinha de ingredientes: uma forma de atualizar tradições gastronômicas? Contextos da alimentação. 2012;1(2):28-34.

Capítulo 47

O ACONSELHAMENTO NUTRICIONAL COMO POSSIBILIDADE PARA AMPLIAR O CUIDADO NUTRICIONAL

Mariana Dimitrov Ulian
Priscila de Morais Sato
Fernanda Baeza Scagliusi

POR QUE AMPLIAR O CUIDADO NUTRICIONAL?

Historicamente, a formação do nutricionista buscou ser construída de maneira abrangente. No entanto, percebe-se uma maior valorização das ciências biológicas nas grades curriculares acadêmicas. Como resultado, às vezes, observam-se nutricionistas que pouco consideram em sua atuação clínica aspectos voltados para o subjetivo, o sociocultural, o vivencial, o experiencial e o psicossocial.[1] Considerando que esse profissional lida diretamente com o ser humano e seus processos de saúde-doença, e, mais do que lidar com nutrientes e alimentos, lida com todas as práticas relacionadas ao ato de comer, desconsiderar tais aspectos gera uma visão reducionista e negativa de tais interações. Ademais, formam-se profissionais com grande *expertise* em nutrição e nos seus processos biológicos, porém com um discurso muitas vezes extremamente técnico e autoritário, que resulta na não adesão ao tratamento, além de insatisfação, medo e desmotivação daqueles que buscam por cuidado.[1]

Considerando o exposto, parece evidente a necessidade de se propor abordagens que sejam ampliadas, humanizadas e abrangentes para o cuidado nutricional. Nesse cenário, é relevante contextualizar a influência para a nutrição da política de humanização das práticas de saúde no Sistema Único de Saúde (SUS), movimento no qual se insere a *clínica ampliada e compartilhada*.[2] Uma vez que o modelo biomédico não tem atendido às necessidades daqueles que buscam atenção em saúde, a clínica ampliada e compartilhada é uma concepção que busca ampliar os saberes, as responsabilidades e as práticas, promovendo uma reforma cultural e epistemológica da clínica pautada no modelo biomédico. Subsequentemente, foi proposta a *nutrição clínica ampliada*.[3] Nesse modelo, propõe-se a ampliação da atuação do nutricionista e incentiva-se que a racionalidade nutricional se articule com outros saberes e contextos relacionados ao processo de cuidado. Além disso, visa-se à relação horizontal entre o nutricionista e aquele que busca cuidado, na qual este é visto não apenas como um corpo biológico, mas como um sujeito com desejos, opiniões, gostos e dores, tendo, portanto, direito a papel ativo e central ao longo do seu cuidado nutricional.[3] Por fim, o modelo estimula ações nutricionais pautadas na promoção da autonomia e empoderamento da pessoa ante a própria alimentação, permitindo que ela construa seu modo de viver e de se alimentar (e não se submetendo a uma terapêutica pré-construída).[3] Uma abordagem que vai ao encontro dos aspectos citados é o aconselhamento nutricional.

O ACONSELHAMENTO NUTRICIONAL E O CUIDADO AMPLIADO

Tradicionalmente, o modelo do atendimento nutricional clínico é caracterizado pela rapidez, pelo acompanhamento de curto prazo, pela intervenção focada em passar conteúdos nutricionais, pelo baixo envolvimento entre o nutricionista e a pessoa atendida, pela pouca valorização dos saberes desta e por um plano de ação padronizado, normalmente caracterizado pela prescrição dietética.[4,5] Nessa abordagem, o sucesso do acompanhamento nutricional é muitas vezes percebido por aspectos objetivos, como pelo aumento do conhecimento nutricional, pelas medidas antropométricas e pela adesão à dieta proposta. Percebendo que esse modelo não estava produzindo mudanças efetivas, alguns nutricionistas começaram a notar que o atendimento nutricional não poderia ter como foco apenas aspectos de quantidade (o quanto se come) e qualidade (o que se come) da alimentação e contar com uma contextualização breve sobre o estilo de vida e preferências pessoais do sujeito, pois isso estava levando a mudanças alimentares temporárias. Para estabelecer mudanças duradouras e de longo prazo, viu-se a necessidade de acessar e abordar as influências que atuam sobre determinado arranjo de práticas alimentares.[*]

O aconselhamento nutricional pode ser definido como "um encontro entre duas pessoas para examinar com atenção, olhar com respeito e deliberar com prudência e justeza sobre a alimentação de uma delas".[6] Nessa abordagem, o nutricionista tem uma postura de suporte para com a pessoa atendida, auxiliando-a com relação a aspectos de quantidade e qualidade da sua alimentação,

---

[*] Usamos o conceito de práticas alimentares definido por Poulain e Proença (2003)[7] como um conjunto de dados, dos mais objetivos aos mais subjetivos, que permitem a descrição e o entendimento do fenômeno alimentar. Este pode incluir práticas que correspondem a comportamentos de fato realizados pelos sujeitos e suas representações, os discursos associados a eles e que os acompanham, determinam ou justificam. Entre esses dois polos há um *continuum* pelo qual se podem observar diferentes categorias de dados.

preferencialmente por meio de estratégias não prescritivas (*i. e.*, sem a prescrição de uma dieta**), mas também com dificuldades alimentares e aspectos mais subjetivos que envolvem o ato de comer.[5] Nessa abordagem, o sucesso do acompanhamento nutricional é percebido por aspectos menos objetivos, como pela adoção de práticas alimentares mais saudáveis,*** melhora do bem-estar, maior motivação, relação menos conflituosa com a alimentação e confiança para estabelecer práticas alimentares saudáveis em diferentes situações.

No aconselhamento nutricional, o vínculo entre o nutricionista e a pessoa que busca pelo cuidado nutricional se torna parte fundamental do tratamento e de seu sucesso.[4,5] Portanto, é esperado que o nutricionista que escolha trabalhar com essa abordagem seja capaz de construir um bom relacionamento e de sustentar um período de aconselhamento de longo prazo, mostrando características como empatia, calor humano e interesse pelo outro. Também é importante que esse profissional tenha habilidades que promovam um atendimento cuidadoso, como a escuta ativa, o estabelecimento de contato visual, a manutenção de uma postura corporal aberta, e que tenha sensibilidade para particularidades étnicas, religiosas ou quaisquer outras.[5] Em publicação anterior de Ulian et al.,[5] mencionamos que um dos pilares do aconselhamento nutricional é "neutralizar" os alimentos, ou seja, não classificá-los como bons e ruins, permitidos e proibidos. Embora ainda concordemos que tal dicotomização possa promover culpa e preocupação alimentares, e que não devem partir de uma categorização baseada em "doces" ou "frituras", nós entendemos que, no atual cenário alimentar, não discriminar alimentos ultraprocessados pode ter consequências negativas.[8] Como bem aponta Demétrio (2014),[1] as recomendações e diretrizes nutricionais compreendem premissas e afetam interesses da ciência, da política, da indústria e do *marketing* de alimentos. É raro termos, enquanto autoras, oportunidades para revisitarmos nossos próprios trabalhos, portanto, gostaríamos de fazê-lo neste capítulo. Ao nos inserirmos mais profundamente na agenda da nutrição em saúde pública, percebemos que a indústria de alimentos utiliza a lógica da neutralização para vender alimentos ultraprocessados, alegando que quantidades moderadas não

---

** Ressaltamos que não tiramos a importância das dietas. Estas são fundamentais em casos de algumas doenças, como fenilcetonúria e doença celíaca, por exemplo. Destacamos com essa afirmação que o nutricionista deve ter sensibilidade para avaliar quando a prescrição dietética pode não ser tão interessante, lançando mão de outras estratégias de cuidado.

*** Adotamos a definição do Guia Alimentar para a População Brasileira, que é: "a alimentação adequada e saudável é um direito humano básico que envolve a garantia ao acesso permanente e regular, de forma socialmente justa, a uma prática alimentar adequada aos aspectos biológicos e sociais do indivíduo e que deve estar em acordo com as necessidades alimentares especiais; ser referenciada pela cultura alimentar e pelas dimensões de gênero, raça e etnia; acessível do ponto de vista físico e financeiro; harmônica em quantidade e qualidade, atendendo aos princípios da variedade, equilíbrio, moderação e prazer; e baseada em práticas produtivas adequadas e sustentáveis" (Brasil, 2014, p. 8).[8]

são danosas. Entretanto, esses alimentos têm características que dificultam muito um consumo moderado, como a presença excessiva de componentes que os tornam hiperpalatáveis, o tamanho grande das porções e as mensagens convincentes de marketing.[9] Nesse sentido, o nutricionista deve ter cuidado para não tornar seu discurso neutro em relação a esse tipo de alimentos nem possibilitar, dentro do seu alcance, que a indústria e o marketing de alimentos façam proveito do discurso da "neutralidade" dos alimentos.

Apoiadas nas propostas da nutrição clínica ampliada, pretendemos expor neste capítulo algumas estratégias que podem ser utilizadas no atendimento nutricional clínico baseado no aconselhamento nutricional. Vamos contextualizar essas estratégias com base nos resultados que tivemos em um estudo recente conduzido por nosso grupo de pesquisa, chamado "Saúde e bem-estar na obesidade".[10]

LIDANDO COM AS SENSAÇÕES INTERNAS DE FOME E SACIEDADE

Teoricamente, considerando apenas uma perspectiva fisiológica, deveríamos comer quando tivéssemos a sensação fisiológica de fome e parar de comer quando nos sentíssemos satisfeitos. Tal resposta é facilmente observada em crianças. Porém, conforme crescemos, vamos perdendo essa percepção e passamos a comer por motivos que vão além das sensações de fome e saciedade. Por exemplo, muitas vezes comemos porque está na hora de determinada refeição, a comida está disponível, a comida está gostosa ou simplesmente por hábito (podemos não saber mais como é comer em resposta a tais sensações).[11] Pesquisas vêm mostrando que os sinais de fome e saciedade, quando atendidos de forma adequada, são confiáveis para auxiliar na seleção de alimentos, se associam negativamente com o índice de massa corporal, positivamente com indicadores de saúde e com ganhos psicológicos.[12] Por fim, observações clínicas têm mostrado que comer com base nesses sinais parece atender às necessidades energéticas individuais.[13]

Ao longo do processo de aconselhamento nutricional, o papel do nutricionista é ajudar a pessoa atendida a se reconectar com tais sensações. Muitas vezes, a pessoa pode ter receio de confiar nela mesma, principalmente se ela vem de um contexto de dietas. Nesse caso, cabe ao nutricionista tranquilizá-la dizendo que é possível recuperar e responder a essas sensações, mas que isso leva tempo, por isso ele (o profissional) não espera que ela consiga fazer isso de um atendimento para outro. Nesse processo, é importante chamar atenção da pessoa para o fato de que as sensações de fome e saciedade variam: em determinado momento posso não estar com fome, já em outro posso estar com uma leve vontade de comer alguma coisa e, em outro, posso me sentir extremamente faminto. Também posso comer e me sentir saciado, mas também comer e sentir que aquela refeição não foi suficiente para mim ou, ao contrário, sair extremamente satisfeito da mesa ("estufado") (para saber mais, ver Vicente et al., 2015[14]). Conforme aponta Lupton (2012),[15] também é relevante compreender que os sinais de fome e saciedade não são puramente internos; eles são construídos, formulados e expressos em um universo sociocultural que os influencia e que deve ser considerado em sua complexidade.

Para começar a aproximação com essas sensações, é interessante que o nutricionista proponha que em uma refeição ao longo do período até o próximo atendimento a pessoa escolha uma refeição e comece a comer quando ela estiver sentindo fome e pare de comer quando perceba que já está satisfeita. Na consulta de retorno, a proposta é conversar sobre essa experiência. Com base em nossa prática clínica, percebemos que, com o tempo, a pessoa passava a entender tais sensações e, como consequência, optava por ações que modificavam seu consumo alimentar: por exemplo, ela percebeu que porcionava certa quantidade de comida em seu prato por hábito, mas, quando começou a se atentar para sua sensação de saciedade, percebeu que na metade do prato já se sentia satisfeita. Nas refeições seguintes, a pessoa conseguia ir aos poucos ajustando o porcionamento – nesse caso, diminuir as quantidades – e se sentir confortável com a quantidade consumida. Percebe-se que tal diminuição na quantidade se deu não por uma restrição na alimentação, mas, sim, por uma percepção da própria pessoa. Com o tempo, a percepção dos sinais de fome e saciedade se expandia para diversas situações, como eventos sociais e viagens, dando, assim, autonomia para a pessoa comer com tranquilidade em quaisquer situações.

Além de ajudar a pessoa a perceber variações nas sensações de fome e saciedade, o nutricionista também pode ajudá-la a perceber que diferentes combinações de alimentos também influenciam nessas sensações. Por exemplo, se a pessoa comer um prato de macarrão alho e óleo, provavelmente vai sentir fome mais rapidamente, ao passo que se ela comer um prato de macarrão com vegetais diversos e filetes de carne vai demorar mais tempo para sentir fome novamente. Assim, a pessoa vai aprendendo por ela mesma a fazer as combinações que lhe são mais interessantes. Outro ponto importante ao se trabalhar com as sensações de fome e saciedade é orientar a pessoa a não esperar ficar com uma fome muito extrema. Nesses casos, é comum que se coma de maneira desatenta e que as práticas alimentares não sejam tão interessantes.

É importante destacar que a comida tem funções que vão muito além de fornecer nutrientes e calorias para garantir o bom funcionamento das funções biológicas. As pessoas comem por prazer e também por aspectos implicados em suas dimensões subjetivas, culturais, sociais, políticas e filosóficas.[1,7,16] Comer por outros motivos que não pelas sensações fisiológicas de fome e saciedade é esperado e faz parte de uma alimentação saudável. O nutricionista deve ter isso muito claro e orientar a pessoa nesse sentido, caso contrário, a estratégia fica vazia e descontextualizada, tornando-se algo enfadonho e impraticável.

ATENÇÃO AO COMER

No cenário contemporâneo, as pessoas podem comer de forma rápida, com distrações e sem realmente saborear a comida.[11] Quando se come dessa maneira, é comum que não se registre de modo apropriado que determinada refeição foi feita, possivelmente deixando a pessoa com uma sensação de insatisfação e com vontade de procurar outra coisa para comer pouco tempo depois.[11,17] Alternativamente, comer com atenção tem se mostrado uma estratégia efetiva para promover mudanças alimentares positivas e também benefícios para a saúde.[18] O Guia Alimentar para a População Brasileira apresenta, em sua segunda edição, o comer com atenção como orientação para uma alimentação saudável.[8]

A atitude de comer com atenção pode ser definida como não ter julgamento ou crítica às sensações físicas e emocionais que podem ser despertadas durante o ato de comer. É uma experiência que envolve deliberadamente prestar atenção e estar com a atenção completa ao que está acontecendo consigo mesmo como um todo e no ambiente ao seu redor, ao escolher, preparar e comer uma comida.[17,19] No processo do aconselhamento nutricional, quando o nutricionista percebe que a pessoa apresenta um comer desatento, o profissional pode propor que a pessoa tente comer com mais atenção em uma refeição ao longo do período até o próximo atendimento.[17] Também cabe ao nutricionista explicar como a pessoa fará isso. Pode ser interessante, em um primeiro momento, orientá-la a comer sem companhia para que a experiência seja feita com bastante atenção e sem julgamentos de terceiros. Se possível, também é interessante que a pessoa escolha um ambiente calmo, com um lugar adequado para se sentar e apoiar o prato. Pede-se que a pessoa desligue quaisquer distrações, como televisão, rádio, celular, computador, e que também não se engaje em trabalhos ou leituras.[17,19] Antes de comer, pede-se que ela observe atentamente o seu prato, prestando atenção nas cores e nos aromas dos alimentos escolhidos. Ao comer, pede-se atenção para as texturas de cada alimento, que sensações cada comida desperta, quais sons estão envolvidos, como os sabores de cada um dos alimentos se combinam. A intenção é que a pessoa fique curiosa com esse processo.[17,19] Um aspecto bastante importante ao se trabalhar com essa estratégia é o tempo destinado para a refeição. Com base na literatura da área[19] e também na nossa prática profissional, observamos que dificilmente, ao comer rápido, a pessoa consegue prestar atenção no que come. Por isso, além dos aspectos relacionados ao ambiente já mencionados, é importante que a pessoa escolha um dia no qual ela possa despender tempo para sua refeição.

Ao aumentar a atenção ao comer, a pessoa pode redescobrir sabores, perceber aqueles que a agradam mais e também perceber quais texturas e combinações de comidas lhe são mais interessantes.[17] A segunda edição do Guia Alimentar para a População Brasileira, corroborada por crescentes estudos, também valoriza o prazer ao comer como parte de suas diretrizes para uma alimentação saudável.[8,16,20] Uma experiência interessante relacionada ao comer com atenção diz respeito ao consumo de doces. É comum que os doces tenham um caráter de algo "proibido" e que "deve ser evitado". Como consequência, pode-se comer rapidamente ("já que é proibido, vou comer logo para ninguém me ver"), sem saborear aquele doce, e pode-se procurar por mais depois, já que aquilo não foi de fato apreciado. No fim, a pessoa pode comer uma quantidade grande do doce e se sentir culpada por isso. Ao se propor comer o doce com atenção, a pessoa pode perceber, por exemplo, que em poucas garfadas sua vontade de comer o doce já está saciada. Ela pode perceber que o sabor do doce é muito mais intenso do que ela lembrava e que essa quantidade já foi suficiente para satisfazê-la. É interessante notar que a pessoa não foi privada de comer seu doce, mas, com uma mudança na maneira de comê-lo, ela pode perceber que é possível comer uma quantidade menor e se sentir muito mais satisfeita do que quando comia rapidamente e sem atenção. Percebemos, a partir da nossa intervenção, que comer com atenção esteve relacionado de forma direta com a percepção de fome e saciedade e, possivelmente, nossas participantes não conseguiriam perceber essas sensações se continuassem comendo de maneira desatenta.

Da mesma forma que, às vezes, comer sem fome e não parar de comer ao se sentir satisfeito fazem parte de uma alimentação saudável, comer sem atenção também pode fazer. É importante que o nutricionista ajude a pessoa atendida a perceber quando as situações de comer sem atenção acontecem e como ela pode lidar com elas, mas também que o profissional sinalize quando se tratar de uma situação na qual a estratégia é de fato bastante difícil de ser aplicada.

PLANEJAMENTO DA ALIMENTAÇÃO

Comentamos que no aconselhamento nutricional o nutricionista pode considerar não prescrever uma dieta. Como alternativa, pode-se trabalhar com o estabelecimento de metas detalhadas. Essa estratégia já foi proposta por nós extensivamente em publicação anterior.[5] Brevemente, as metas tratam de aspectos da alimentação que são percebidos pelo nutricionista e pelo sujeito como interessantes de serem mudados e devem ser propostas de maneira a priorizar a mudança que é mais urgente e importante. Além de pensar no que deve ser mudado, é fundamental propor como essas mudanças serão feitas.[5]

Algo comum que pode ser observado diz respeito à falta de planejamento sobre a alimentação. Como consequência, as pessoas podem acabar comendo aquilo que estiver disponível, podendo muitas vezes recorrer a comidas mais práticas e caracterizadas pelo ultraprocessamento. Esses aspectos são enfatizados na segunda edição do Guia Alimentar para a População Brasileira, que também propõe estratégias para superá-los.[8] Nesse sentido, as metas acordadas entre o nutricionista e a pessoa podem envolver auxiliá-la a aumentar seu planejamento em situações que façam sentido para seu cotidiano. O Quadro 1 ilustra um exemplo de como elencar prioridade no acompanhamento e propor metas, bem como estratégias detalhadas para estas, a fim de auxiliar no planejamento da alimentação. Nesse exemplo, pedimos que o leitor pense na seguinte situação: a pessoa toma seu café da manhã às 6h, por volta das 10h ela come uma fruta, almoça ao meio-dia e chega em casa às 20h, quando vai jantar. Nesse momento, a pessoa se percebe com uma fome muito intensa e, quando vê, já comeu "tudo o que viu pela frente". Nesse caso, é interessante pensar em um lanche intermediário para o período da tarde. Essa seria a meta dessa consulta. No Quadro 1, as perguntas da coluna da direita são sugestões de aspectos relacionados à meta pensada. Percebe-se que as perguntas são pensadas desde o momento inicial da meta pensada – nesse caso, a compra dos ingredientes – até o momento final – nesse caso, a pessoa de fato consumir o lanche. Não se trata apenas de propor uma meta geral, como "incluir um lanche intermediário", mas de pensar em um caminho possível para a pessoa colocar essa meta em prática. Ela deve ter papel ativo no estabelecimento de cada uma das metas e também no caminho pensado para a sua execução, sentindo-se confortável e confiante para colocar em prática cada uma delas.[5] No momento inicial do acompanhamento nutricional, pode ser difícil para a pessoa pensar em "o que" e "como" ela deve mudar. Cabe ao nutricionista propor algumas sugestões a fim de exemplificar como a pessoa pode fazer isso. Ao longo do tempo, é importante que esses raciocínios partam, principalmente, da pessoa.

Um dos motivos que pode estar relacionado à falta de planejamento da alimentação pode envolver a falta de habilidades culinárias. Pesquisas têm apontado que habilidades culinárias são bastante importantes para promover autonomia e melhorar a qualidade da alimentação.[21,22] A nova edição do Guia Alimentar para a População Brasileira corrobora tais benefícios e propõe o desenvolvimento de habilidades culinárias de todos os membros da família.[8]

Nesse sentido, o nutricionista pode, ao longo dos atendimentos nutricionais, estimular esse engajamento. Por exemplo, pode-se propor que a pessoa escolha uma receita que lhe pareça chamativa e apetitosa para preparar. O mesmo raciocínio feito para o exemplo anterior deve ser pensado para essa situação, ou seja, o que é necessário para que o sujeito coloque essa meta em prática? Também é importante que o nutricionista auxilie a pessoa a diversificar os ingredientes utilizados (uma sopa de abóbora pode virar uma sopa de abóbora com mel e gengibre). Com o tempo, a pessoa vai ganhando habilidades culinárias e, com isso, mais agilidade em seus preparos, podendo considerar separar um dia para preparações mais demoradas, fazendo um pouco a mais para congelar e, assim, ter disponível algo caseiro e apetitoso para dias mais corridos.[8] Observamos na nossa intervenção que, por meio dessa maior aproximação com a culinária, os participantes diminuíram o consumo de alimentos ultraprocessados, aumentaram o consumo de alimentos *in natura* e minimamente processados.

Quadro 1 Sugestão de como propor metas detalhadas e traçar estratégias para colocá-las em prática

Metas detalhadas	
Lista de prioridades	Lista de estratégias para mudanças
Incluir lanches intermediários	Lanche: acordado com a pessoa atendida, devendo atender a suas preferências e possibilidades financeiras. – Quais desses ingredientes tenho em casa? – Para aqueles ingredientes que não tenho disponível, quando posso ir ao mercado para comprar? – Quanto de cada ingrediente preciso comprar para ter meu lanche disponível nos dias pensados? – Ao chegar em casa, onde vou armazenar os ingredientes comprados? – Quando posso preparar esse lanche? – Onde posso armazenar o lanche pronto? – Como vou levar para o meu trabalho? – Onde vou guardar o lanche no meu trabalho? – Como vou lembrar de comer o lanche?

Embora as estratégias discutidas neste capítulo tenham sido apresentadas separadamente, elas caminham em conjunto e colaboram umas com as outras. Também é importante ressaltar que, embora seja crescente o uso dessas estratégias para o cuidado nutricional, o nutricionista deve ser flexível quanto à viabilidade de sua aplicação. Devemos considerar que vivemos imbricados com aspectos biológicos, sociais e culturais, por isso, haverá situações na trajetória de vida dos sujeitos nas quais esses aspectos, que pedem atenção e consciência, podem ser deixados de lado por um tempo.

No aconselhamento nutricional visa-se a conhecer a história de vida, bem como a singularidade e a inserção social do sujeito. Também é fundamental que o nutricionista tenha um olhar crítico a condutas nutricionais verticalizadas e queira construir uma proposta terapêutica que seja pactuada com o sujeito que busca o cuidado nutricional, responsabilizando-o em conjunto com o profissional. Todas essas são propostas da *nutrição clínica ampliada*. Entendemos que as estratégias apresentadas neste capítulo vão ao encontro dessas propostas e, como sugere Demétrio,[1] ajudam a propiciar um cuidado nutricional problematizador, democrático e emancipador, que contemple tanto aspectos biológicos como socioculturais da pessoa atendida. Também entendemos que tais estratégias acrescentam propostas inovadoras, personalizadas, substanciais e possíveis de serem executadas no cotidiano daqueles que buscam por cuidado nutricional. É importante considerar que essas estratégias não devem ser vistas como "técnicas" a serem "aplicadas", mas, sim, como consequência de uma nova proposta de cuidado que tem como embasamento teórico a *nutrição clínica ampliada*. Também consideramos que o que faz sentido para um sujeito pode não fazer para o outro, assim, o processo de aconselhamento nutricional também é um caminho de descoberta de sentidos, entendendo que uma alimentação saudável e adequada também é própria para cada pessoa. Embora tenhamos escrito este capítulo com base na experiência clínica e na supervisão de atendimento nutricional individual, ressaltamos que outros espaços de atuação para o nutricionista clínico têm surgido e cabe a esse profissional adaptar e praticar as estratégias propostas também nesses contextos.

REFERÊNCIAS

1. Demétrio F. A crise das práticas nutricionais em saúde-doença-cuidado e a possibilidade de construção de uma nutrição clínica ampliada e compartilhada. In: Souza MKB, Tavares JSC, Andrade AMB, Cerqueira TMS, Ribeiro ASBC, Teixeira CFS et al., organizadores. Temas em saúde coletiva: gestão e atenção no SUS em debate. Cruz das Almas: UFRB; 2014. p. 167-204.
2. Brasil. Política Nacional de Humanização da Atenção e Gestão do SUS. Clínica ampliada e compartilhada. Brasília: Ministério da Saúde; 2009.
3. Demétrio F, Paiva JB, Fróes AAG, Freitas MCS, Santos LAS. A nutrição clínica ampliada e a humanização da relação nutricionista-paciente: contribuições para reflexão. Rev Nutr. 2011; 24(5):743-63.
4. Helm K, Klawitter B. Nutrition therapy. Philadelphia: Wolters Kluwer Health/Lippincott Williams & Wilkins; 2007.
5. Ulian M, Sato P, Alvarenga M, Scagliusi F. Aconselhamento nutricional versus prescrição. In: Alvarenga M, Figueiredo M, Timerman F, Antonaccio C (orgs.). Nutrição comportamental. Barueri: Manole; 2015. p. 281-302.
6. Motta DG, Motta CG, Campos RR. Teorias psicológicas da fundamentação do aconselhamento nutricional. In: Diez-Garcia RW, Cervato-Mancuso AM, Vannucchi H (orgs). Mudanças alimentares e educação nutricional. Rio de Janeiro: Guanabara Koogan; 2011. p. 53-65.
7. Poulain JP, Proença RPC. O espaço social alimentar: um instrumento para o estudo dos modelos alimentares. Rev Nutr. 2003;16(3):245-56.
8. Brasil. Guia alimentar para a população brasileira. 2.ed. Brasília: Ministério da Saúde; 2014.
9. Monteiro C. The big issue is ultra-processing. [Commentary] World Nutrition. 2010;1(6):237-69.

10. Ulian MD, Gualano B, Benatti F, de Campos-Ferraz PL, Coelho D, Roble OJ, et al. The design and rationale of an interdisciplinary, non-prescriptive, and Health at Every Size®-based clinical trial: The "Health and Wellness in Obesity" study. Nutrition and Health. 2017;23(4):261-70.
11. Kausman R. If not dieting, then what? Crows Nest, N.S.W.: Allen & Unwin; 2004.
12. Van Dyke N, Drinkwater EJ. Review article relationships between intuitive eating and health indicators: literature review. Public Health Nutr. 2014;17(8):1757-66.
13. Satter EM. Eating competence: definition and evidence for the Satter eating competence model. J Nutr Educ Behav. 2007;39:S142-S53.
14. Vicente Jr C, Alvarenga M, Costa AC, Fabbri A. Competências alimentares. In: Alvarenga M, Figueiredo M, Timerman F, Antonaccio C (orgs.). Nutrição comportamental. Barueri: Manole; 2015. p. 281-302.
15. Lupton, D. A Sociological Critique of the Health at Every Size Movement. This Sociological Life 24. September 2012. Disponível em: http://simplysociology.wordpress.com/2012/09/24/a-sociological-critique-of-the-health-at-every-size-movement/. Acesso em: 10 jan 2018.
16. Canesqui AM. Olhares antropológicos sobre a alimentação: comentários sobre os estudos antropológicos da alimentação. In: Canesqui AM, Garcia RWD, coordenadoras. Antropologia e Nutrição: um diálogo possível. Rio de Janeiro: Editora Fiocruz; 2005. p. 23-47.
17. Polacow V, Costa AC, Figueiredo M. Comer com atenção plena (mindful eating). In: Alvarenga M, Figueiredo M, Timerman F, Antonaccio C (orgs). Nutrição comportamental. Barueri: Manole; 2015. p. 263-80.
18. Dalen J, Smith BW, Shelley BM, Sloan AL, Leahigh L, Begay D. Pilot study: Mindful Eating and Living (MEAL): weight, eating behavior, and psychological outcomes associated with a mindfulness-based intervention for people with obesity. Complement Ther Med. 2010;18:260-4.
19. Bays J. Mindful eating. Boston: Shambhala; 2009.
20. Ribeiro G, Santos O. Food reward: mechanisms involved and implications for obesity. Rev Port Endocrinol Diabetes Metab. 2013;8(2):82-8.
21. Castro IRRD, Souza TSND, Maldonado LA, Caniné ES, Rotenberg S, Gugelmin AS. A culinária na promoção da alimentação saudável: delineamento e experimentação de método educativo dirigido a adolescentes e a profissionais das redes de saúde e de educação. Rev Nutr. 2007.
22. Hartmann C, Dohle S, Siegrist M. Importance of cooking skills for balanced food choices. Appetite. 2013;65:125-31.

PARTE VII

ALIMENTAÇÃO E NUTRIÇÃO NO CUIDADO INTEGRAL À PESSOA IDOSA

Capítulo 48
QUALIDADE DE VIDA E IDOSOS

Marcia Maria Hernandes de Abreu de Oliveira Salgueiro
Fábio Marcon Alfieri
Nyvian Alexandre Kutz

INTRODUÇÃO

Alguns dizem que começa-se a envelhecer quando nasce. Outros reportam que o envelhecimento começa aos 30 anos e outros classificam o processo de envelhecimento a partir dos 60 anos em países em desenvolvimento e 65 em países desenvolvidos, sendo esta última uma classificação da Organização Mundial da Saúde (OMS). Um fato é verdade, nunca o envelhecimento esteve tão presente na sociedade em geral. Esse processo acelerado, universal e irreversível pode ser acentuado ou minimizado de acordo com as características individuais, porém, todos envelhecem mais cedo ou mais tarde.

O envelhecimento pode ser considerado como algo bem-sucedido quando, a despeito das diminuições das reservas fisiológicas que acontecem, consegue-se manter uma vida considerada "saudável", ou seja, a saúde física, mental, independência, integração social, suporte familiar e estabilidade econômica parecem estar preservadas e relacionadas entre si.[1]

Uma revisão recente sobre o tema envelhecimento bem-sucedido relata que ao longo dos últimos 50 anos várias definições e teorias são levadas em consideração, algumas abordando mais os aspectos físicos e outras os psicossociais, e, mais recentemente, as que abordam a integração dos aspectos biopsicossociais. Os autores reportam definições variadas de diversos estudiosos do tema que procuram estabelecer padrões como a questão da integração e bem-estar social e psicológico, engajamento produtivo, bom funcionamento cognitivo, funcionamento independente, baixa propensão a doenças e incapacidades.[2]

Quando falamos em envelhecimento, muitos usam o termo qualidade de vida (QV) para essa etapa da vida. É muito comum usar o termo QV para designar uma "vida boa ou boa vida". No entanto, esse termo que muitas vezes é usado de forma indiscriminada tem aspectos importantes e que merecem ser estudados e analisados para melhor compreensão do próprio termo e sua aplicabilidade.

Em 1995, um grupo denominado World Health Organization Quality of Life (WHOQOL) para estudar a questão da QV, da Organização Mundial da Saúde, com o objetivo de padronizar o termo definiu QV como: "a percepção do indivíduo quanto à sua posição na vida, no contexto da cultura e do sistema de valores em que vive, levando em conta suas metas, expectativas, padrões e preocupações".[3]

O termo nos leva a refletir que esse conceito é mais amplo do que é cotidianamente usado, pois envolve questões importantes como a cultura, ou seja, o modo como determinados povos vivem e reconhecem o envelhecimento, que é apontado em um estudo que resgatou as diferentes formas como o idoso é tratado e/ou valorizado em cada sociedade. De certa forma, impacta a QV desse idoso positiva ou negativamente.[3]

Se em determinada sociedade o idoso é o que tem mais valor, o indivíduo se sentirá prestigiado nessa fase da vida; e o contrário também poderá acontecer e, ainda mais, como ele já espera que não será valorizado, isso não estará dentro de suas expectativas, portanto, pode ser que não interfira em sua QV. Dessa forma, a QV é uma noção que tem sido aproximada ao grau de satisfação encontrado na vida familiar, social, ambiente e na própria existência.[3] Além disso, o modo como ele se alimenta ou deixa de se alimentar, em decorrência de seus hábitos adquiridos, pode interferir em sua saúde e, consequentemente, em sua QV.[4]

Como salienta Minayo et al.,[5] a questão da QV está ligada com a capacidade de efetuar uma síntese cultural dos elementos que determinada sociedade considera para seu padrão de conforto e bem-estar.

Ainda sobre a questão da QV, o termo saúde muitas vezes é utilizado como sinônimo ou algo similar. Embora não o seja, é algo relacionado. Em função disso, surge das abordagens médicas o termo QV relacionada à saúde.[6] Se pegarmos a definição de saúde da OMS que relata que é "um estado de completo bem-estar físico, mental e social e não apenas a ausência de doença ou enfermidade", a QV se relaciona ao que se busca quando um tratamento é dispensado a algum paciente.

A avaliação da QV em pacientes visa a justificar ou refutar tratamentos. Ainda, a saúde contribui dessa forma para uma boa percepção da vida, ou seja, uma QV considerada boa.[6] Assim, os incrementos de estratégias de promoção da saúde podem fazer com que haja melhora da QV.[5]

AVALIAÇÃO DA QV

O grupo WHOQOL da OMS aponta seis domínios que cercam a QV, que são: físico, psicológico, nível de independência, relações sociais, meio ambiente e espiritualidade (religião e crenças pessoais).[3]

Esse amplo estudo da OMS levou em consideração um enfoque transcultural e, por isso, envolveu centros com culturas diversas para operacionalizar os domínios de avaliação de QV, ajudando na redação e seleção das questões. Também utilizou formas interativas entre os pesquisadores associadas com a visão dos pacientes para que fossem levados em consideração durante o processo de construção do instrumento. E, por fim, extremo cuidado com o método de tradução do instrumento.[3]

O instrumento dessa forma, denominado WHOQOL-100, é composto por 100 perguntas referentes a seis domínios, suas 24 facetas e mais a 25ª, que é composta por perguntas gerais sobre QV. Os domínios são: físico, psicológico, relações sociais, nível de independência, meio ambiente, aspectos espirituais/religião/crenças pessoais.[3]

Já o WHOQOL-*bref* é um instrumento genérico que mensura a QV, sendo composto por 26 itens que avaliam quatro domínios: físico, psicológico, relações sociais e meio ambiente.[7]

Com o objetivo de avaliar especificamente a população idosa, tem o WHOQOL-*old*. Este é um instrumento que avalia a QV de idosos e que consiste em 24 itens divididos em seis domínios: funcionamento sensorial; autonomia; atividades passadas, presentes e futuras; participação social; morte e morrer; e intimidade.[8]

Outras formas de avaliar a QV também são encontradas na literatura, por exemplo, o questionário SF-36. Este é tido como o instrumento adequado para a avaliação geral de saúde, pois é genérico e permite a comparação entre indivíduos com diferentes diagnósticos. Os itens são agrupados em oito domínios de saúde: funcionamento do organismo, dor corporal, socialização, saúde mental, vitalidade, percepção geral da saúde, limitação causada por problemas físicos e limitação por distúrbios emocionais. Esse instrumento tem como propósito examinar a percepção do estado geral de saúde pelo próprio paciente cujo escore varia de 0-100 e, quanto mais alta a pontuação total, melhor a QV.[9]

Há também o EuroQol (EQ-5D), um instrumento genérico que busca avaliar várias dimensões do estado de saúde. O EQ-5D investiga cinco domínios: mobilidade, cuidados próprios, atividade habitual, dor/desconforto e ansiedade/depressão. Para cada item, existe gradação de 1, 2 e 3 (sem problemas, algum problema e problema grave, respectivamente).[10]

O Perfil de Saúde de Nottingham (PSN) também é um instrumento genérico de avaliação de QV, desenvolvido originalmente para avaliar a QV em pacientes portadores de doenças crônicas.[11]

Ainda, em virtude da abrangência do tema QV, muitos questionários foram criados a fim de investigar a QV relacionada à própria situação do indivíduo. Temos, por exemplo, para avaliar osteoartrite, o Questionário para Artrite Western Ontario and McMaster Universities (WOMAC). Esse instrumento avalia, por meio de 24 questões, dor, rigidez e funções físicas de pacientes com osteoartrite.[12]

Para avaliar o diabetes melito (DM), o Problem Areas in Diabetes (PAID), que consiste em um questionário com 20 questões, investiga aspectos emocionais negativos sobre a convivência do paciente com o diabetes.[13] O Audit of Diabetes-Dependent Quality of Life (ADDQoL)[14] avalia 13 itens sobre a percepção do paciente a respeito de: funcionalidade física, bem-estar psicológico, bem-estar social, atividades funcionais e crescimento pessoal.

O questionário Stroke Specific Quality of Life Scale (SS-QOL) é um instrumento específico para avaliar a QV de pessoas com acidente vascular cerebral (AVC). Este questionário apresenta 49 itens e 12 domínios.[15]

Dessa forma, o profissional pode eleger um questionário genérico como o SF-36, ou WHOQOL, ou ainda escolher, segundo a alteração clínica do paciente, um questionário específico que busca direcionar as questões para investigar mais especificamente como cada doença afeta a QV.

Com referência à produção científica brasileira sobre QV, um estudo verificou que os fatores que determinam a QV dos idosos mais relevantes foram: percepção de saúde, determinantes sociais, aspectos comportamentais, aspectos médicos, suporte social e vida sexual. O domínio da QV que mostrou melhor escore foi o domínio das relações sociais, e os que apresentaram pior escore foram os domínios físico e o ambiental. Os autores relatam que a participação ativa do idoso na comunidade deve ser incentivada, considerada como efeito protetor sobre os diversos domínios da QV.[16]

Algumas pesquisas têm avaliado a QV desde indivíduos idosos da comunidade até aqueles que estão em alguma instituição de longa permanência. Um estudo concluiu, ao comparar a QV pelo WHOQOL-*bref*, que, independentemente de serem ou não institucionalizados, os idosos têm sua QV afetada pelas próprias características sociodemográficas e de saúde.[17]

Um outro fator, em se tratando de QV em idosos, que deve ser levado em consideração é a presença de doenças. Sabe-se que as doenças crônicas não transmissíveis são comuns nessa etapa da vida. Algumas doenças, como a hipertensão arterial sistêmica (HAS) e o DM, são considerados os principais fatores de risco para o desenvolvimento de complicações renais, doenças cardíacas e cerebrovasculares. Outras doenças crônicas que acometem os idosos são: câncer, doenças respiratórias, mentais e inflamatório-reumáticas, que somadas à HAS e DM aumentam sobremaneira as consequências danosas no processo saúde-doença da população idosa.[18,19]

Diante disso, algumas pesquisas buscam identificar o impacto sobre a QV que essas doenças acarretam aos seus portadores, a fim de descobrir os domínios mais afetados. Uma pesquisa que usou o SF-36 como instrumento para avaliar o impacto das doenças crônicas sobre a QV de idosos da comunidade verificou que o aumento do número de morbidades e o aumento da idade influenciam significativamente vários domínios da QV desse grupo, especialmente daqueles com capacidade funcional preservada.[20]

Sobre a presença de doenças, um estudo que avaliou a QV em indivíduos hipertensos em comparação a não hipertensos, por meio do questionário SF-36, reportou que os primeiros apresentaram piores escores em sete dos oito domínios do SF-36 em relação aos últimos indivíduos, ou seja, mostrou o impacto da hipertensão sobre a QV.[21]

Uma outra doença altamente prevalente nos idosos é a osteoartrite. Ela é uma das líderes de dor e incapacidades ao redor do mundo. Muitos indivíduos possuem dores crônicas que são experiências multidimensionais que podem influenciar a interação social, o funcionamento mental e a qualidade do sono, além da questão funcional e da dor persistente.[22]

Um estudo transversal, a despeito das suas limitações de falta de estabelecimento entre causa e efeito, mostrou que indivíduos com osteoartrite de joelho avaliados pelo SF-36 apresentam pior QV do que aqueles sem a doença, ainda que domínios como capacidade funcional e limitação por aspectos físicos tenham sido os piores domínios e, curiosamente, outros domínios como dor, estado geral de saúde, vitalidade, aspectos sociais e saúde mental não foram domínios com diferença significante.[23]

Sobre o AVC, que é uma das principais causas de morte e incapacidades no mundo, há mais de duas décadas, discute-se o impacto sobre a QV nos pacientes com essa doença.[24,25] O AVC afeta dimensões da QV como as das relações familiares e restrição sobre a participação social dos indivíduos acometidos.[26] Outro estudo aponta que as limitações dos aspectos físicos e de capacidade funcional avaliados pelo SF-36 mostram ser os domínios que apresentaram piores resultados ao avaliarem a QV.[27]

Outro estudo que avaliou a QV por um instrumento específico, o Stroke Specific Quality of Life Scale, verificou comprometimento da QV dos indivíduos com AVC, relacionando a saúde e as consequências negativas das doenças com a escolaridade, dislipidemia, hemiplegia e dificuldade de fala.[28] Desse modo, a investigação acerca da promoção de QV nesses indivíduos tem sido um dos maiores desafios na reabilitação, cuja meta principal é a melhora da QV por meio dos ganhos relacionados à funcionalidade desses paciente.[29,30]

Poderíamos exemplificar várias doenças que certamente interferem na QV. Uma questão a ser ressaltada é que, a despeito da doença que o indivíduo tenha, como o termo QV é essencialmente subjetivo e relativo, ou seja, é o paciente que se percebe com mais ou menos QV, muitas doenças que pensamos apresentar uma pior QV do que outra, na verdade, podem não ser assim.

Ao comparar a QV por meio do SF-36 entre indivíduos saudáveis, indivíduos com lombalgia crônica e AVC, um estudo realizado por Santos et al.[31] verificou que aqueles com lombalgia crônica apresentavam pior QV do que os indivíduos nas outras condições.

ESTILO DE VIDA *VERSUS* QV EM IDOSOS

Recentemente, uma prática das diferentes áreas da saúde é a adoção da análise e proposta de modificações do estilo de vida em uma ampla gama de atuação, uma vez que o estilo de vida é um dos fatores que podem influenciar de forma positiva o curso da doença.[32]

O estilo de vida, segundo a OMS, é "o conjunto de hábitos e costumes que são influenciados, modificados, encorajados ou inibidos pelo prolongado processo de socialização. Esses hábitos e costumes incluem o uso de substâncias tais como álcool, fumo, chá ou café, hábitos dietéticos e de exercício.[33]

Para avaliar o estilo de vida tem sido usada uma versão validada em português do questionário "Estilo de vida fantástico", um instrumento genérico que considera o comportamento dos indivíduos no último mês.[34] Esse instrumento é composto por 25 questões divididas em nove domínios: família e amigos; atividade física; nutrição; cigarro e drogas; álcool; sono, cinto de segurança, estresse e sexo seguro; tipo de comportamento; introspecção; e trabalho. Mudanças no estilo de vida normalmente impactam de maneira positiva a QV. Portanto, o estímulo do profissional de saúde para que o paciente se adapte a um estilo de vida saudável interferirá positivamente na QV. A adoção de hábitos saudáveis, como abstenção de fumo, melhor interação social e familiar, controle de estresse e melhorias no sono podem fazer com que a percepção da QV seja melhor.[35,36]

Esses hábitos estão relacionados aos domínios da QV apontados pelo WHOQOL. Temos como exemplo que realizar exercícios físicos pode trazer benefícios para a saúde em geral, mas também para a QV. Exemplificando, temos um estudo que verificou que a prática de atividade física no passado não confere proteção contra o declínio da QV relacionado à saúde. Portanto, para manutenção da saúde e, consequentemente, da QV, as práticas de atividades físicas são mais que importantes, são necessárias.[37]

Por último, sobre o domínio dos aspectos espirituais, religião/crenças pessoais, estudos mostram que essas questões podem trazer benefícios para a QV dos idosos.[38] A espiritualidade e a religiosidade são frequentes entre os indivíduos com mais de 60 anos. Um estudo mostrou que aqueles idosos com altos índices no domínio fé e espiritualidade apresentam QV superior, e também que sete de oito domínios da religiosidade, espiritualidade e crenças pessoais apresentaram associação positiva com melhora da QV.[39]

Um aspecto de estilo de vida como o tabaco também se mostra fundamental para a QV, pois um estudo mostrou que pessoas que fumam possuem menor escore em relação à QV do que aqueles que não fumam.[40]

Sobre as questões ambientais, estudo realizado no sertão central do Ceará reporta que o território é marcado por desigualdades em seu desenvolvimento e com condições climáticas como chuvas irregulares e secas intermitentes que podem influenciar as dimensões sociais, políticas e econômicas da QV. Ao avaliarem 372 idosos com média de idade de 71 anos, foi observado que, com base nos domínios da QV, o domínio psicológico apresentou a maior influência, enquanto o meio ambiente a menor na pontuação global da QV, mostrando que fatores como localização geográfica, segurança, facilidade de acesso, estabelecimentos e tempo de deslocamento até eles, entre outros são fatores importantes para a QV tanto individual como coletiva.[41]

Também é preciso ressaltar que nos idosos o domínio psicológico mostra-se como fator importante para a QV, pois isso está atrelado ao envelhecimento bem-sucedido e à percepção de felicidade nessa população.[42]

Fatores como o nível de independência e relações sociais também são importantes para a QV dos idosos. O primeiro diz respeito à manutenção de condições de realização de atividades motoras, cognitivas e funcionais que agregam o autocuidado, controle esfincteriano, mobilidade e locomoção. O segundo se refere às questões relacionadas a ter capacidade de possuir relacionamentos íntimos e pessoais. Esses dois fatores foram observados em um estudo com idosos participantes de atividades em grupo de convivência. Os autores relataram que a participação ativa nesse tipo de atividade pode aumentar a habilidade social, a rede de apoio, minimizar o sentimento de abandono e isolamento, facilitar novas amizades e oportunidades de aprendizado. Esses aspectos podem levar ao aprimoramento da funcionalidade nesses indivíduos que esteve relacionada com a melhor QV.[43]

ASPECTOS NUTRICIONAIS E A QV

Especificamente sobre a questão nutricional e a QV, primeiramente devemos lembrar da questão cultural, em que são valorizadas tradições de geração em geração. No nosso contexto, sabe-se que a população brasileira precisa melhorar a qualidade da sua dieta, pois apresenta baixo consumo de frutas, verduras e legumes, bem como leite e derivados, e elevada ingestão de gordura, com atenção para as gorduras saturadas.[26] Dessa forma, contribuindo para o surgimento de doenças cardiovasculares e excesso de peso que, por sua vez, contribuirão para a diminuição da QV.

A ingestão adequada de nutrientes é essencial para a saúde durante o envelhecimento e em todas as fases da vida. A alimentação inadequada pode gerar um impacto negativo não somente sobre a QV dos idosos, mas também influenciar a morbimortalidade, já que os fatores dietéticos são determinantes nessas situações.[44,45]

A educação alimentar e nutricional em todas as fases da vida, mas principalmente no envelhecimento, com ênfase para uma alimentação saudável, pode contribuir para melhores condições de saúde e QV.[46,47]

A alimentação deve ser adaptada às condições funcionais de cada idoso, considerando-se os hábitos e preferências alimentares, os costumes da família e respeitando, principalmente, as diferenças socioculturais e econômicas nas várias situações encontradas. Essa alimentação saudável deve ser pautada na valorização do idoso enquanto sujeito ativo desse processo, no qual os profissionais de saúde irão ajudá-lo na construção e organização de uma alimentação composta por alimentos, histórias, empoderamento e prazer.

Por fim, a QV em idosos pode ser melhorada se forem adotadas práticas de atividades físicas, interação social com a participação em clubes de terceira idade, alimentação saudável, abstenção de fumo e álcool, espiritualidade/religiosidade, tratamento de condições clínicas como doenças preexistentes, além de dormir bem, tentar viver em um ambiente seguro e saudável e procurar estar bem consigo mesmo.

REFERÊNCIAS

1. Lima AMM, Silva HS, Galhardoni R. Successful aging: paths for a construct and new frontiers. Interface – Comunic Saúde Educ. 2008;12(27):795-807.
2. Martin P, Kelly N, Kahana B, Kahana E, Willcox BJ, Willcox DC, et al. Defining successful aging: a tangible or elusive concept? Gerontologist. 2015;55(1):14-25.
3. Fleck MPA. O instrumento de avaliação de qualidade de vida da Organização Mundial da Saúde (WHOQOL-100): características e perspectivas. Ciênc Saúde Coletiva. 2000;5(1):33-8.
4. Alfieri FMA, Alfieri AAN. Envelhecimento cultural e qualidade de vida. Acta Científica (ACC). 2003;1(4):31-4.
5. Minayo MCS, Hartz ZMA, Buss PM. Qualidade de vida e saúde: um debate necessário. Ciênc Saúde Coletiva. 2000;5(1):7-18.
6. Pereira EF, Teixeira CS, Santos A. Qualidade de vida: abordagens, conceitos e avaliação. RBEFE. 2012;26(2):241-50.
7. Fleck MPA, Louzada S, Xavier M, Chachamovich E, Vieira G, Santos L, et al. Aplicação da versão em português do instrumento abreviado de avaliação de qualidade de vida WHOQOL-bref. Rev Saúde Pública. 2000;2(34):178-83.
8. Fleck MPA, Chachamovich E, Trentini CM. Development and validation of the Portuguese version of the WHOQOL-OLD module. Rev Saúde Pública. 2006;5(40):308-16.
9. Ciconelli RM, Ferraz MB, Santos WS, Meinão I, Quaresma MR. Tradução para a língua portuguesa e validação do questionário genérico de qualidade de vida SF-36 (Brasil SF-36). Rev Bras Reumatol. 1999;39:143-50.

10. The EuroQol group EuroQol – a new facility for the measurement of health-related quality of life. Health Policy. 1990;16(3):199-208.
11. Teixeira-Salmela LF, Magalhães LC, Souza AC, Lima MC, Lima RCM, Goulart F. Adaptação do Perfil de Saúde de Nottingham: um instrumento simples de avaliação da qualidade de vida. Cad Saúde Pública. 2004;20(4):905-14.
12. Fernandes MI. Tradução e validação do questionário de qualidade de vida específico para osteoartrose WOMAC (Western Ontario McMaster Universities) para a língua portuguesa. Tese (Doutorado) – Departamento de Reumatologia, Universidade de São Paulo, São Paulo, 2003.
13. Polonsky WH, Anderson BJ, Lohrer PA, Welch G, Jacobson AM, Aponte JE, et al. Assessment of diabetes-related distress. Diabetes Care. 1995;18(6):754-60.
14. Bradley C, Todd C, Gorton T, Symonds E, Martin A, Plowright R. The development of an individualized questionnaire measure of perceived impact of diabetes on quality of life: the ADDQoL. Qual Life Res. 1999;8(1-2):79-91.
15. Lima RC, Teixeira-Salmela LF, Magalhães LC, Gomes-Neto M. Propriedades psicométricas da versão brasileira da escala de qualidade de vida específica para acidente vascular encefálico: aplicação do modelo Rasch. Rev Bras Fisioter. 2008;12(2):149-56.
16. Nóbrega MM, Anjos RM, Medeiros ACT. Fatores determinantes da qualidade de vida do idoso: uma revisão integrativa. V Congresso Internacional De Envelhecimento Humano; 2017 Nov 22-24; Maceió, AL. Campina Grande: Realize Eventos e Editora; 2017.
17. Vitorino LM, Paskulin LMG, Vianna LAC. Qualidade de vida de idosos da comunidade e de instituições de longa permanência: estudo comparativo. Rev Latino-Am Enfermagem. 2013; 21(Spec):[09 telas].
18. Barreto MS, Carreira L, Marcon SS. Envelhecimento populacional e doenças crônicas: Reflexões sobre os desafios para o Sistema de Saúde Pública. Kairós Gerontologia. 2015;18(1):325-39.
19. Bussche HVD, Koller D, Kolonko T, Hansen H, Wegscheider K, Glaeske G. Which chronic diseases and disease combinations are specific to multimorbidity in the elderly? Results of a claims data based cross-sectional study in Germany. BMC Public Health. 2011;11(101):1-9.
20. Campolina AG, Dini OS, Ciconelli RM. Impacto da doença crônica na qualidade de vida de idosos da comunidade em São Paulo (SP, Brasil). Ciênc Saúde Coletiva. 2011;16(6):2919-25.
21. Carvalho MV, Siqueira LB, Sousa ALL, Jardim PCBV. A influência da hipertensão arterial na qualidade de vida. Arq Bras Cardiol. 2013;100(2):164-74.
22. Briani RV, Ferreira AS, Pazzinatto MF, Pappas E, De Oliveira Silva D, Azevedo FM. What interventions can improve quality of life or psychosocial factors of individuals with knee osteoarthritis? A systematic review with meta-analysis of primary outcomes from randomised controlled trials. Br J Sports Med. 2018. Disponível em: http://dx.doi.org/10.1136/bjsports-2017-098099. Acesso em: 11 jul 2019.
23. Alfieri FM, Vieira FSV, Leopoldo HJP, Oliveira NC. Qualidade de vida em indivíduos com osteoartrite de joelho. LifeStyle J. 2016;3(1):85-98.
24. Haan R, Aaronson N, Limburg M, Hewer RL, van Crevel H. Measuring quality of life in stroke. Stroke. 1993;24(2):320-7.
25. Tyedin K, Cumming TB, Bernhardt J. Quality of life: an important outcome measure in a trial of very early mobilisation after stroke. Disabil Rehabil. 2010;32(11):875-84.
26. Moreira NRTL, Andrade AS, Ribeiro KSQS, Nascimento JA, Brito GEG. Qualidade de vida de indivíduos acometidos por acidente vascular cerebral. Rev Neurocienc. 2015;23(4):530-7.
27. Scalzo PL, Souza ES, Moreira AGO, Vieira DAF. Qualidade de vida em pacientes com acidente vascular cerebral: clínica de fisioterapia Puc Minas Betim. Rev Neurocienc. 2010;18(2): 139-44.

28. Canuto MAO, Nogueira LT, Araújo TME. Qualidade de vida relacionada à saúde de pessoas após acidente vascular cerebral. Acta Paul Enferm. 2016;29(3):245-52.
29. Langhorne P, Bernhardt J, Kwakkel G. Stroke rehabilitation. Lancet. 2011;377:1693-702.
30. Samsa GP, Matchar DB. How strong is the relationship between functional status and quality of life among persons with stroke? J Rehabil Res Dev. 2004;41:279-82.
31. Santos CA, Labronici RH, Alfieri FM. Qualidade de vida de indivíduos portadores de doenças neurológicas, osteomusculares e indivíduos saudáveis. Fisioterapia Ser. 2009;4:86-89.
32. Oliveira NC. Estilo de vida e doenças reumáticas: uma revisão. Lifestyle J. 2011;1(2):11-8.
33. Organização Mundial da Saúde (OMS). A glossary of terms for community health care and services for older persons. WHO Centre for Health Development, Ageing and Health Technical Report, vol. 5, 2004. Disponível em: http://www.who.int/kobe_centre/ageing/ahp_vol5_glossary.pdf. Acesso em: 8 maio 2017.
34. Anẽz CRR, Reis RS, Petroski EL. Versão brasileira do questionário "Estilo de Vida Fantástico": tradução e validação para adultos jovens. Arq Bras Cardiol. 2008;2(91):102-9.
35. Blanchard CM, Courneya KS, Stein K. Cancer survivors' adherence to lifestyle behavior recommendations and associations with health-related quality of life: results from the American Cancer Society's SCS-II. J Clin Oncol. 2008;26:2198-204.
36. Portes LA. Estilo de vida e qualidade de vida: semelhanças e diferenças entre os conceitos. Lifestyle J. 2011;1(1):8-10.
37. Vasiliadis HM, Bélanger MF. The prospective and concurrent effect of exercise on health related quality of life in older adults over a 3 year period. Health Qual Life Outcomes. 2018;16(1):15. Disponível em: https://dx.doi.org/10.1186/s12955-018-0843-9. Acesso em: 11 jul 2019.
38. Lucchetti G, Lucchetti ALG, Badan-Neto AM, Peres PT, Peres MFP, Moreira-Almeida A, et al. Religiousness affects mental health, pain and quality of life in older people in an outpatient reabilitation setting. J Rehabil Med. 2011;43:316-22.
39. Costa FB, Terra NL. Espiritualidade, religiosidade e qualidade de vida em idosos. Rev Geriatr Gerontol SBGG. 2013;7(3):173-8.
40. Rezaei S, Karami Matin B, Kazemi Karyani A, Woldemichael A, Khosravi F, Khosravipour M, et al. Impact of smoking on health-related quality of life: a general population survey in West Iran. Asian Pac J Cancer Prev. 2017;18(11):3179-85.
41. Pereira DS, Nogueira JAD, Silva CAB. Qualidade de vida e situação de saúde de idosos: um estudo de base populacional no Sertão Central do Ceará. Rev Bras Geriatr Gerontol. 2015;18(4):893-908.
42. Mantovani EP, Lucca SR, Neri AL. Associações entre significados de velhice e bem-estar subjetivo indicado por satisfação em idosos. Rev Bras Geriatr Gerontol. 2016;19(2):203-22.
43. Lima BM, Araújo RA, Scattolin FAA. Qualidade de vida e independência funcional de idosos frequentadores do clube do idoso do município de Sorocaba. ABCS Health Sci. 2016;41(3):168-75.
44. Ferreira LS, Amaral TF, Marucci MF, Nascimento LF, Lebrão ML, Duarte YA. Under nutrition as a major risk factor for death among older Brazilian adults in the community-dwelling setting: SABE survey. Nutrition. 2011;27(10):1017-22.
45. Damião R, Meneguci J, da Silva Santos A, Matijasevich A, Rossi Menezes P. Nutritional risk and quality of life in community-dwelling elderly: a cross-sectional study. J Nutr Health Aging. 2018;22(1):111-6. Disponível em: https://dx.doi.org/10.1007/s12603-017-0935-y. Acesso em: 11 jul 2019.
46. Iizaka S, Nagata S, Sanada, H. Nutritional status and habitual dietary intake are associated with fragile skin conditions in community-dwelling older people. J Nutr Health Aging. 2017; 21(2):137-46. Disponível em: https://dx.doi.org/10.1007/s12603-016-0736-8. Acesso em: 11 jul 2019.
47. Payette, H. Nutrition as a determinant of functional autonomy and quality of life in aging: A research program. Can J Physiol Pharmacol. 2005;83(11):1061-70. Disponível em: https://dx.doi.org/10.1139/y05-086. Acesso em: 11 jul 2019.

Capítulo 49
AUTOCUIDADO, DEPENDÊNCIA E AUTONOMIA

Marcia Maria Hernandes de Abreu de Oliveira Salgueiro
Fábio Marcon Alfieri
Nyvian Alexandre Kutz
Taís Miotto

INTRODUÇÃO

A população tem sofrido um rápido envelhecimento, causando implicações desafiadoras para a sociedade. Essa mudança não significa necessariamente um problema, porém deve-se buscar o entendimento do fenômeno, suas repercussões e maneiras de lidar com essa nova demanda. As preocupações com as questões relacionadas à saúde desse segmento da população mobilizam políticas públicas e ações de proteção e cuidado para a pessoa idosa.[1]

As Regiões Sul e Sudeste apresentam as maiores prevalências de idosos e menores prevalências de crianças e jovens (até 24 anos), enquanto a Região Norte possui a menor prevalência de idosos e a maior de crianças e jovens.[2]

A pirâmide populacional, com base larga, representando crianças e jovens, vem passando por uma transformação, consequência da queda da fecundidade e influenciada pela redução da mortalidade em todas as idades, estreitando a base e alargando o topo da pirâmide. A população com mais de 60 anos era de 14,2 milhões em 2000, passou para 19,6 milhões em 2010 e deverá atingir 41,5 milhões em 2030 e 73,5 milhões em 2060.[2]

Diante desse cenário, discutir questões que envolvam a capacidade do idoso de se cuidar, ser independente para as atividades cotidianas ou possuir autonomia para ir e vir, decidir realizar ou não tarefas diversas, passam a ser importantes e pertinentes no seu cotidiano. Essa nova realidade não deve ser restrita apenas aos profissionais de saúde e ao próprio idoso, mas envolver ativamente familiares, cuidadores e a sociedade em geral.

Por isso, essas questões precisam ser analisadas e investigadas a fim de que não apenas o conceito, mas a realidade prática sejam bem compreendidos e, com base nisso, sejam buscadas soluções para os problemas relacionados a essas capacidades.

AUTOCUIDADO

Cuidado é a forma de "realizar a vida cotidiana", caracterizando-se pela atenção, responsabilidade, zelo e desvelo com pessoas e coisas em locais e momentos distintos de sua execução.[3]

O autocuidado pode ser compreendido como o desempenho ou a realização de atividades pelo próprio sujeito para satisfazer as suas necessidades fisiológicas ou até mesmo aquelas que estejam relacionadas à vida cotidiana, como ir ao banco ou restaurante. Dessa forma, entende-se que condições gerais desde o desenvolvimento do ciclo vital e até mesmo durante o envelhecimento, acompanhado ou não por alguma doença, estão cerceadas por esse conceito que corrobora, ou não, a dependência do indivíduo.[4]

As condições para o autocuidado são classificadas em **universais** (manutenção da oxigenação, ingestão de água e alimentos, eliminação e excreção, atividade e repouso, solidão e interação social e promoção da saúde);[5] de **desenvolvimento** (processos de vida e maturação do indivíduo); e de **desvio de saúde** (doenças, lesões, incluindo defeitos ou incapacidades e que submetem o indivíduo a diagnóstico e tratamento médico).[6]

Quanto às condições universais, são baseadas na integridade estrutural e funcional do homem em todos os estágios da vida. Em relação às de desenvolvimento, estas associam-se a situações particulares, como o casamento ou uma mudança no trabalho. Já as condições de desvio de saúde determinam as adaptações necessárias durante o período em que ocorre o acometimento.[6]

Para que as necessidades de autocuidado sejam atendidas, é preciso dispor ou desenvolver habilidades, as quais sofrerão influência da idade, sexo, estrutura familiar, padrão econômico, questões ambientais, acesso a atendimento básico de saúde, condições de saúde, estado de desenvolvimento, fatores do sistema de cuidado de saúde e aspectos socioculturais.[7]

O envelhecimento populacional não foi acompanhado pela valorização social do idoso, reduzindo-o à inutilidade, visto como um consumidor de produtos para longevidade, com gastos previdenciários e considerado como um peso para os familiares.[8]

A independência psíquica do idoso, à medida que aceita o declínio fisiológico da idade e a sua realidade, amplia o sentido e a valorização da vida.[9] Os idosos que usufruem de convívio social de qualidade e com a presença da família tendem a se recuperar melhor de um processo de adoecimento, o que contribui para sua longevidade.[10]

A Política Nacional de Saúde da Pessoa Idosa[11] recomenda determinar o comprometimento funcional da pessoa idosa por meio de uma avaliação funcional que pode ser definida como um método sistematizado para avaliar de forma objetiva os níveis de funcionalidade nas diversas áreas, utilizando diferentes habilidades.[12]

Essa avaliação mede a capacidade do indivíduo de realizar ou não atividades no cuidado de si mesmo e, assim, determina o grau de cuidado que a pessoa necessita (não necessita de cuidados, necessita de cuidados parcialmente – em maior ou menor grau, ou totalmente).[12]

A avaliação no desempenho das atividades da vida diária é feita de maneira simples, e pode ser dividida em *atividades básicas de vida diária (ABVD)* – avaliada pela Escala de Katz, amplamente utilizada; e em *atividades instrumentais da vida diária (AIVD)* – avaliada pela Escala de Lawton.[11,12]

ABVD: atividades que o idoso pode desempenhar sozinho, como tomar banho, vestir-se, usar o banheiro, transferir-se da cama para a cadeira, ser continente e alimentar-se.[11,12]

AIVD: atividades mais complexas que o idoso seja capaz de realizar sem o auxílio de outra pessoa, como utilizar meios de transporte, manipular medicamentos, fazer compras, executar tarefas domésticas leves e pesadas, utilizar o telefone, preparar refeições e cuidar das próprias finanças.[11,12]

Com o envelhecimento, verificou-se aumento nos fatores de risco relacionados às doenças crônicas não transmissíveis, que comprometem a qualidade de vida da população. Essas doenças podem afetar a funcionalidade e, consequentemente, o desempenho nas atividades do dia a dia, o que é conhecido como incapacidade funcional.[13,14]

A redução da capacidade funcional relaciona-se a fatores multidimensionais (o ambiente onde o idoso vive, a relação profissional de saúde/pessoa idosa e profissional de saúde/familiares, a história clínica – aspectos biológicos, psíquicos, funcionais e sociais – e o exame físico) que interagem e definem essa capacidade em idosos. Reconhecer precocemente esses fatores pode ser útil na prevenção da dependência funcional nessa população.[13,14]

Quando se trata do processo incapacitante, três conceitos são fundamentais para a sua compreensão. São eles: independência, dependência e autonomia. A **independência** é entendida como a capacidade do indivíduo de realizar, sem dificuldades, as AVD sem auxílio de outra pessoa.[11] No sentido contrário, a **dependência** significa que o indivíduo necessita de auxílio para realizar essas mesmas AVD. Esses dois conceitos se relacionam aos aspectos físicos do processo.[12]

Muitas pessoas mantêm a capacidade de agir por si próprias e tomar decisões, o que caracteriza a **autonomia**, um conceito relacionado a aspectos cognitivos do indivíduo. É importante respeitar a autonomia daqueles indivíduos que, embora dependentes, podem desempenhar seu autogoverno. A associação entre envelhecimento e dependência pode gerar ações negativas em relação ao idoso, sendo este o principal receio da velhice.[12]

DEPENDÊNCIA

Com o aumento do contingente populacional dos idosos, uma questão que cada vez mais estará em pauta é a da dependência. O ato de depender significa para a população idosa não apenas uma ajuda física, mas também psíquica e social, já que estes são componentes relacionados na vida do ser humano. Com o aumento da expectativa de vida, essa dependência pode perdurar por anos a fio.

A dependência é caracterizada pela limitação para desempenhar as AVD, necessitando da ajuda do outro ou de equipamentos para sua realização. Os equipamentos que auxiliam os idosos nessas atividades são chamados de equipamentos de autoajuda, como bengala, cadeira de rodas, aparelho auditivo, óculos, andador ou qualquer outro aparelho utilizado para a adaptação das tarefas.[15] Se pensado dessa forma, todos, em algum momento da vida, são dependentes. Porém, é no envelhecimento que essa dependência pode estar mais visível.

De acordo com o nível de dependência, pode-se classificar o grau em que o idoso se encontra:[15]

Grau de dependência I: independente, mesmo que precise utilizar um ou mais equipamentos de autoajuda.
Grau de dependência II: dependente em até três ABVD (alimentação, mobilidade, higiene), mas não apresenta comprometimento cognitivo ou possui alteração cognitiva controlada.
Grau de dependência III: dependente em todas as ABVD e/ou possui comprometimento cognitivo.

Os cuidados necessários ao idoso são determinados pelo grau de dependência em que este se encontra, considerando que esse processo é dinâmico e pode não ser permanente. A dependência pode modificar-se ou até ser prevenida se houver ambiente e assistência adequados. Faz-se necessário um delineamento de políticas que envolvam todos os setores da sociedade, e não apenas o governo, bem como o estabelecimento de programas que atendam aos idosos independentes a fim de prevenir a dependência,[16] visto que a mortalidade é maior em idosos mais dependentes.[17]

O processo de envelhecimento pode comprometer a autonomia e o autocuidado do idoso, como doenças comuns a essa idade, situações adversas (quedas, falta de equilíbrio e força), fragilidade e processos neurodegenerativos.[18]

FRAGILIDADE

Não há um consenso na literatura sobre a definição de fragilidade, mas caracteriza-se por uma síndrome multidimensional que envolve uma complexa interação individual de aspectos biológicos, psicológicos e sociais que resultam em maior vulnerabilidade e maior risco de resultados clínicos negativos (declínio funcional, quedas, hospitalização, institucionalização e morte).[12]

Idosos com 75 anos ou mais já são considerados frágeis, além daqueles institucionalizados, acamados, com recente hospitalização ou que apresentem doenças que causam incapacidade funcional (acidente vascular encefálico, síndromes demenciais e outras doenças neurodegenerativas, etilismo, neoplasia terminal, amputações de membros), tenham incapacidade funcional básica ou sofram violência doméstica. Mesmo idosos independentes, mas que apresentem alguma dificuldade para realizar AIVD, são indivíduos com potencial para desenvolver fragilidade. Em todos esses casos, o idoso merece atenção específica dos profissionais de saúde e precisam ser atendidos mais frequentemente.[11]

Alguns fatores estão associados à fragilidade, como ser do sexo feminino, possuir baixa escolaridade, idosos longevos, ter apresentado queda no último ano, ter cuidador ou a presença de doenças como diabetes, cardiopatias e osteoarticulares.[19] O estilo de vida pode interferir na fragilidade e no declínio cognitivo. Hábitos não saudáveis como fumar, não praticar atividade física, além da presença de comorbidades contribuem para as duas condições. Assim, esses fatores interagem entre si de forma ainda não determinada, dificultando a associação causal entre a fragilidade e o declínio cognitivo[20] de idosos não demenciados, chamada de fragilidade cognitiva.[21]

A diminuição da massa e da força muscular nos membros inferiores são comumente observadas com o envelhecimento e impacta a mobilidade dos idosos, comprometendo a independência funcional,[22] que interfere na sua qualidade de vida e autonomia. Manter a capacidade funcional dos idosos afeta positivamente a sua independência e permanência no convívio familiar e na comunidade em que estão inseridos.[21]

Com o envelhecimento populacional observa-se uma tendência de cuidados para idosos mais velhos, que geralmente serão prestados por familiares, muitas vezes idosos e em vulnerabilidade social, fator que também está associado à fragilidade. Nesse sentido, as políticas públicas precisam ser atualizadas para incluir a atenção ao cuidador idoso no âmbito da Estratégia Saúde da Família. Os serviços de saúde precisam avaliar os recursos disponíveis para lidar com a fragilidade, capacitar profissionais para o diagnóstico precoce e instituir medidas de cuidados preventivos e/ou curativos dessa condição na comunidade.[11,19,21]

Na Atenção Básica a avaliação multidimensional rápida da pessoa idosa tem ênfase na capacidade funcional. A diminuição nas funções pode indicar a presença de doenças ou modificações ainda não diagnosticadas. Com essas avaliações é possível determinar as necessidades do idoso e os recursos disponíveis para o seu equilíbrio.[12]

AUTONOMIA

O envelhecimento pode ser modulado pelo estilo de vida que o indivíduo assume ao longo do ciclo vital. Ao praticar comportamentos saudáveis, permite-se vivenciar com maior frequência o declínio fisiológico e funcional natural da idade, a senescência, enquanto a senilidade é experimentada quando condições de sobrecarga como doenças, acidentes e estresse podem levar à necessidade de assistência.[12]

Otimizar as opções de saúde, participação e segurança para melhoria da qualidade de vida à medida que as pessoas envelhecem caracteriza o envelhecimento ativo, definido pela Organização Mundial da Saúde (OMS). Esse envelhecimento ativo deve envolver políticas públicas que promovam modos de vida mais saudáveis e seguros em todos os estágios de vida, assegurando a prática de atividade física, prevenindo situações de violência doméstica e urbana, reduzindo o tabagismo, garantindo a segurança alimentar e nutricional, além de outras ações. Essas medidas contribuem para um envelhecimento com qualidade e saúde.[23]

Nesse contexto, o idoso deixa seu papel comumente passivo e passa a ser agente ativo no processo de construção do seu envelhecimento, o que necessita uma mudança nos paradigmas atuais, responsabilizando e dignificando o idoso no exercício de sua participação nos processos políticos e na vida em comunidade, para a formulação e adoção de práticas promotoras de saúde.[12]

Observa-se com o envelhecimento frequências semelhantes de grupos de idosos com boa capacidade física e mental, outro com grau de deficiência significativo, mas que pode ser assistido pela comunidade, e outro que apresenta deficiência e dependência severas.[24]

O Ministério da Saúde instituiu em 2017 a Caderneta de Saúde da Pessoa Idosa, que tem por objetivo gerenciar o cuidado do idoso no âmbito da Atenção Básica, buscando melhor qualidade de vida no envelhecimento.[25]

A Caderneta foi proposta para ser utilizada e preenchida pela equipe de saúde, idosos, familiares e cuidadores na busca da construção de um plano de cuidados integrado. A Caderneta permite o acompanhamento, por cinco anos, e contém informações sobre dados pessoais, sociais e familiares, sobre as condições de saúde e hábitos de vida, identificando suas instabilidades, além de fornecer orientações para seu autocuidado.[25]

O processo da senescência acarreta mudanças na composição corporal, reduzindo o conteúdo de água, massa muscular e aumento da gordura corporal. Favorecer um envelhecimento ativo, baseado em práticas corporais e de alimentação saudável é uma forma de promover a saúde.[26]

Espaços destinados a práticas corporais e atividades socioculturais, como aulas de dança, jogos de tabuleiro, ou que estimulem a memória, crochê, tricô, corte e costura, cerâmica, canto, instrumentos, entre diversas outras possibilidades, gerenciados pelas iniciativas pública e privada, permitem o desenvolvimento e a manutenção da autonomia de seus frequentadores.

Ações de promoção de alimentação saudável dentro e fora das Unidades Básicas de Saúde, que valorizem os hábitos alimentares regionais e as questões culturais, podem evitar problemas alimentares, como excessos e monotonia alimentar, que estão relacionados com doenças crônicas não transmissíveis e com carências nutricionais.

A participação da comunidade, dos profissionais de saúde e dos familiares nas atividades promovidas nesses espaços permite troca de saberes entre os idosos e entre as gerações, valoriza o respeito mútuo, cria vínculos e empatia e aproxima as relações familiares e dos moradores do entorno.

O envolvimento da família, sociedade e cuidadores em atividades com idosos é imprescindível para difundir o conhecimento sobre o processo de envelhecimento, sensibilizando-os a estimular e/ou manter a autonomia desses idosos, respeitando seu direito de tomar as próprias decisões.[27]

As políticas públicas devem priorizar o envelhecimento saudável e ativo, visando a reduzir incapacidades funcionais com ações preventivas, tanto em grupo como individuais, objetivando a igualdade de oportunidades no atendimento à saúde e à segurança social.[28]

É preciso pautar as ações, cuidados e relações com o idoso, como sujeito atuante, evitando a infantilização em seu tratamento e acompanhamento.[8,29,30] Muitos idosos, para serem aceitos, negam sua própria identidade, assumindo comportamentos que os descaracterizam.[31]

Para minimizar alterações de comportamento e atitudes discriminatórias, os idosos devem ser mantidos no convívio com familiares e amigos, considerando-se o seu grau de dependência com as adaptações necessárias (levar o idoso cadeirante à mesa, organizar reuniões familiares considerando horários, condições do ambiente e acessibilidade). Refeições em família, datas comemorativas e reuniões devem ser realizadas, valorizadas e/ou preservadas, na busca pela prática efetiva dessas políticas e programas inclusivos.

REFERÊNCIAS

1. Políticas sociais: acompanhamento e análise. Brasília, DF: Instituto de Pesquisa Econômica Aplicada – IPEA, n. 13; 2007. Edição especial. Disponível em: http://www.ipea.gov.br/portal/images/stories/PDFs/politicas_sociais/BPS_13_completo13.pdf. Acesso em: 7 maio 2017.
2. Instituto Brasileiro de Geografia e Estatística (IBGE). Mudança demográfica no Brasil no início do século XXI: subsídios para as projeções da População. Rio de Janeiro; 2015. Disponível em: https://biblioteca.ibge.gov.br/visualizacao/livros/liv93322.pdf. Acesso em: 7 maio 2018.
3. Fiocruz. Escola Politécnica de Saúde Joaquim Venâncio. Dicionário da educação profissional em saúde. Verbetes. Cuidado em saúde. Disponível em: http://www.epsjv.fiocruz.br/dicionario/verbetes/cuisau.html. Acesso em: 16 abr 2018.
4. Orem DE. Nursing: Concepts of practice. 6.ed. St. Louis: Mosby; 2001.
5. Santos ZESA, Martins JO, Frota NM, Caetano JA, Moreira RAN, Barros LM. Autocuidado universal praticado por idosos em uma instituição de longa permanência. Rev Bras Geriatr Gerontol. 2012;15(4):747-54.
6. Tomey AM, Alligood MR. Teóricas de enfermagem e a sua obra. 5.ed. Loures: Lusociência; 2002.
7. Milhomem ACM, Mantelli FF, Lima GAV, Bachion MM, Munari BM. Diagnósticos de enfermagem identificados em pessoas com diabetes tipo 2 mediante abordagem baseada no Modelo de Orem. Rev Eletr Enf. 2008;10(2):321-36.
8. Junges JR. Uma leitura crítica da situação do idosos no atual contexto sociocultural. Estud Interdiscip Envelhec. 2004;6:123-44.
9. Moraes EN, Moraes FL, Lima SPP. Características biológicas e psicológicas do envelhecimento. Rev Med Minas Gerais. 2010;20(1):67-73.
10. Torres GV, Reis LA, Reis LA, Fernandes MH. Qualidade de vida e fatores associados em idosos dependentes em uma cidade do interior do Nordeste. J Bras Psiquiatr. 2009;58(1):39-44.
11. Brasil. Ministério da Saúde. Portaria n. 2.528, de 19 de outubro de 2006. Aprova a Política Nacional de Saúde da Pessoa Idosa. Disponível em: http://bvsms.saude.gov.br/bvs/saudelegis/gm/2006/prt2528_19_10_2006.html. Acesso em: 5 abr 2018.
12. Brasil. Ministério da Saúde. Secretaria de Atenção à Saúde. Departamento de Atenção Básica. Envelhecimento e saúde da pessoa idosa. Cadernos de Atenção Básica – nº 19. Brasília: Ministério da Saúde; 2006. Disponível em: http://189.28.128.100/dab/docs/publicacoes/cadernos_ab/abcad19.pdf. Acesso em: 5 abr 2018.
13. Mattos IE, do Carmo CN, Santiago LM, Luz LL. Factors associated with functional incapacity in elders living in long stay institutions in Brazil: a cross-sectional study. BMC Geriatric. 2014;14:47. Disponível em: https://doi.org/10.1186/1471-2318-14-47. Acesso em: 9 jul 2019.
14. Faustino AM, Gandolfi L, Moura LBA. Functional capability and violence situations against the elderly. Acta Paul Enferm. 2014;27(5):392-8.
15. Brasil. Ministério da Saúde. Resolução – RDC n. 283 de 26 de setembro de 2005. Aprova o Regulamento Técnico que define normas de funcionamento para as Instituições de Longa Permanência para Idosos, de caráter residencial, na forma do Anexo desta Resolução. Diário Oficial da União 2005; 26 set. Disponível em: http://bvsms.saude.gov.br/bvs/saudelegis/anvisa/2005/res0283_26_09_2005.html. Acesso em: 5 abr 2018.
16. Caldas CP. Envelhecimento com dependência: responsabilidades e demandas da família. Cad Saúde Pública. 2003;19(3):773-81.
17. Ono, LM. Capacidade funcional como preditor de mortalidade em idosos de Florianópolis: Estudo EpiFloripa Idoso [dissertação]. Florianópolis: Universidade Federal de Santa Catarina, Centro de Ciências da Saúde; 2015.

18. Janini JP, Bessler D, Vargas AB. Educação em saúde e promoção da saúde: impacto na qualidade de vida do idoso. Saúde Debate. 2015;39(105):480-90.
19. Carneiro JA, Ramos GCF, Barbosa ATF, Mendonça JMG, Costa FM, Caldeira AP. Prevalence and factors associated with frailty in non-institutionalized older adults. Rev Bras Enferm. 2016;69(3):408-15. Disponível em: http://dx.doi.org/10.1590/0034-7167.2016690304i. Acesso em: 9 jul 2019.
20. Nishiguchi S, Yamada M, Fukutani N, Adachi D, Tashiro Y, Hotta T, et al. Differential association of frailty with cognitive decline and sarcopenia in community-dwelling older adults. JAMDA. 2015;16(2):120-4.
21. Santos-Orlandi AA, Brito TRP, Ottaviani AC, Rossetti ES, Zazzetta MS, Pavarini SCI. Elderly who take care of elderly: a study on the Frailty Syndrome. Rev Bras Enferm. 2017;70(7):822-9. Disponível em: http://dx.doi.org/10.1590/0034-7167-2016-0474. Acesso em: 9 jul 2019.
22. Fernandes HCL, Gaspar JC, Yamashita CH, Amendola F, Alvarenga MRM, Oliveira MAC. Frailty assessment in the elderly assisted at a Family health unit. Texto Contexto Enferm. 2013;22(2):423-31.
23. Organização Mundial da Saúde (OMS). Envelhecimento ativo: uma política de saúde. Brasília: Organização Pan-Americana de Saúde; 2005. 60p. Disponível em: http://iris.paho.org/xmlui/bitstream/handle/123456789/7685/envelhecimento_ativo.pdf?sequence=1&isAllowed=y. Acesso em: 6 abr 2018.
24. Poon LW, Cohen-Mansfield J (eds.). Understanding well-being in the oldest old. Cambridge: Cambridge University Press; 2011.
25. Brasil. Ministério da Saúde. Secretaria de Atenção à Saúde. Departamento de Ações Programáticas Estratégicas. Caderneta de saúde da pessoa idosa. 4.ed. Brasília: Ministério da Saúde; 2017. 60p. Disponível em: http://portalarquivos2.saude.gov.br/images/pdf/2017/setembro/27/CADERNETA-PESSOA-IDOSA-2017-Capa-miolo.pdf. Acesso em: 16 abr 2018.
26. Brasil. Ministério da Saúde. Secretaria de Atenção à Saúde. Guia alimentar para a população brasileira: promovendo a alimentação saudável. Brasília: Ministério da Saúde; 2008. 210p. Disponível em: http://bvsms.saude.gov.br/bvs/publicacoes/guia_alimentar_populacao_brasileira_2008.pdf. Acesso em: 14 mar 2018.
27. Saquetto M, Schettino L, Pinheiro P, Sena ELS, Yarid SD, Gomes Filho DL. Aspectos bioéticos da autonomia do idoso. Rev Bioét (Impr). 2013;21(3):518-24.
28. Parahyba MI, Veras R. Diferenciais sociodemográficos no declínio funcional em mobilidade física entre os idosos no Brasil. Ciênc Saúde Coletiva. 2008;13(4):1257-64.
29. Segre M. Bioética. Definição de bioética e sua relação com a ética, deontologia e diceologia. In: Segre M, Cohen C (orgs.). Bioética. 3.ed. São Paulo: Edusp; 2002.
30. Moreira JO. Mudanças na percepção sobre o processo de envelhecimento: reflexões preliminares. Psicol Teor Pesqui. 2012;28(4):451-6.
31. Siqueira JE. Reflexões éticas sobre o cuidar na terminalidade da vida. In: Bertachini L, Pessini L. Encanto e responsabilidade no cuidado da vida: lidando com desafios éticos em situações críticas e de final de vida. São Paulo: Paulinas; 2011. p. 241-63.

Capítulo 50

INTEGRALIDADE DO CUIDADO À PESSOA IDOSA EM CUIDADOS PALIATIVOS: DO CUIDADO ALIMENTAR À SOCIABILIDADE E SENTIDO DE VIDA

Barbara Lobo Bianconi
Érica Pereira Bueno
Isabel Pinto
Fábio Luiz Pantaleão Abdalla

CUIDADOS PALIATIVOS: PRINCÍPIOS E ATUAÇÃO

Nas últimas décadas, temos assistido a um envelhecimento progressivo da população, assim como o aumento da prevalência de câncer e outras doenças crônicas. Diante desse cenário nos deparamos com pacientes em estágio caracterizado como "fora do ambiente de cura". Por muitas vezes são expostos, invariavelmente, em virtude do avanço tecnológico, à assistência quase sempre focada na tentativa de cura. Essas abordagens são ora insuficientes, ora exageradas e em alguns casos desnecessárias, quase sempre ignoram o sofrimento e são incapazes, por falta de conhecimento adequado, de tratar sintomas mais prevalentes, sendo o principal sintoma, e o mais dramático, a dor.[1,2]

Os cuidados paliativos (CP) despontam como uma alternativa para preencher essa lacuna nos cuidados ativos desses pacientes. Devemos, portanto, nos conscientizar do estado de abandono a que são expostos, inverter o atual panorama dos cuidados oferecidos e tentarmos implantar medidas concretas, como: criação de recursos específicos, melhoria dos cuidados oferecidos nos recursos já existentes, formação de grupos de profissionais, proporcionar assistência aos cuidadores e educação da sociedade em geral.[1,2]

A Organização Mundial da Saúde (OMS), revisada em 2002, define cuidados paliativos como:

> [...] uma abordagem ou tratamento que melhora a qualidade de vida de pacientes e familiares diante de doenças que ameacem a continuidade da vida,

através da prevenção e alívio do sofrimento por meio da identificação precoce, avaliação impecável e tratamento da dor e outros problemas físicos, psicossociais e espirituais.[1]

Segundo a Academia Nacional de Cuidados Paliativos (ANCP), o conceito não se baseia em *protocolos*, mas, sim, em *princípios*. Não se fala mais em *terminalidade*, mas em doença que *ameaça a vida*. Indica-se o cuidado desde o diagnóstico, expandindo o campo de atuação. Não falaremos também em *impossibilidade de cura*, mas na possibilidade ou não de *tratamento modificador da doença*, afastando a ideia de "não ter mais nada a fazer". Pela primeira vez, uma abordagem inclui a *espiritualidade* entre as dimensões do ser humano. A família é lembrada, e assistida também após a morte do paciente, no período de luto.[1,2]

Os cuidados paliativos são uma filosofia de cuidado e um sistema altamente estruturado para a prestação de cuidados a pacientes e famílias com doenças debilitantes e/ou que ameacem a vida.[3] Reconhecendo o potencial de sua ação quando implementados mais cedo na trajetória da doença, a OMS recomenda um modelo de intervenção em que as ações paliativas têm início já no momento do diagnóstico, e esse cuidado desenvolve-se de forma conjunta com as terapêuticas capazes de modificar o curso da doença.[1,3] Os CP podem também, por si só, ser o principal foco assistencial.[3]

Em alguns países ou contextos assistenciais específicos, os CP continuam muito associados à "terminalidade" e "fim de vida", e não a um modelo integrado de atuação perante a doença, sustentado pela OMS, fato que parece estar relacionado com o grau de desenvolvimento desse tipo de cuidado.[4] Alguns fatores podem contribuir para que esse paciente tenha acesso ao serviço tardiamente, como a falta de infraestrutura na saúde para diagnósticos precoces de determinados quadros clínicos.

Os pacientes e famílias em cuidados paliativos sofrem de um conjunto complexo de sintomas físicos, psicológicos, espirituais e sociais, pelo qual o trabalho em equipe é considerado como uma condição fundamental para a prestação de cuidados de qualidade.[5] Esses serviços devem organizar-se em torno de uma rede de ações que, dependendo da realidade onde se encontra inserida, poderá ser composta por unidades de internação, equipes de suporte (hospitalares e ambulatoriais), destinadas ao controle de ocorrências clínicas, ao apoio dos familiares e cuidados de fim de vida, entre outras.[1] Essa abordagem, desde sempre próxima à oncologia, tem sido transferida para outros cenários clínicos, beneficiando atualmente a assistência de outras doenças, como as neurológicas degenerativas, cardíacas e pulmonares avançadas e da síndrome da imunodeficiência adquirida. Os CP podem igualmente estar organizados em serviços de adulto ou pediátricos.[6]

Os princípios que orientam sua prática encontram-se resumidos no Quadro 1.

Quadro 1 Princípios que orientam a prática dos cuidados paliativos[1,2]

Oferecer alívio para dor e outros sintomas
Afirmar a vida e considerar a morte um processo normal
Não acelerar, nem retardar a morte
Integrar os aspectos psicológicos, sociais e espirituais nos cuidados do doente e sua família
Oferecer um sistema de apoio para ajudar os doentes a viver tão ativamente quanto possível até a morte
Oferecer um sistema de apoio à família durante a doença e o luto
Melhorar a qualidade de vida e influenciar positivamente a evolução da doença
Ser aplicável desde o início do curso da doença, em conjunto com outras terapias, que se destinam a prolongar a vida, tais como a quimioterapia ou terapia de radiação
Incluir as investigações necessárias para melhor compreender e tratar as complicações clínicas angustiantes

O TRABALHO EM EQUIPE EM CUIDADOS PALIATIVOS

Promover qualidade de vida mediante diagnóstico e/ou prognóstico grave é a questão central, com foco no controle da dor e alívio de sintomas, oferta de atenção ao paciente, cuidador, família, e luto.[2] Tal dinâmica ocorre com o suporte de uma equipe multiprofissional, que pode ser composta por médicos, enfermeiros, psicólogos, assistentes sociais, nutricionistas, fisioterapeutas, fonoaudiólogos, terapeutas ocupacionais, assistentes espirituais, dentistas, farmacêuticos,[2] quando disciplinarmente e abarcando a complexidade dos casos são avaliados os sintomas físicos, psicológicos, espirituais e sociais.

A abordagem multidimensional do paciente, cuidador e família é regida pelos princípios dos cuidados paliativos, além de comunicação sensível e empática com respeito à verdade e honestidade em todas as questões que envolvem o direito à informação, plano de cuidado e atuação em caráter interdisciplinar dos profissionais,[8] que prima pela complementação dos saberes, partilha de responsabilidades, tarefas e cuidados. Reconhecimento do homem como ser integral.[8,9]

A interdisciplinaridade é uma relação de reciprocidade, que pressupõe atitude diferente a ser assumida ante a doença, conhecimento, sofrimento, complexidade da vida. Preza por um ambiente onde saberes técnicos-científicos se complementam na busca por um objetivo comum[9] e promove espaços importantes na análise e compreensão do paciente e família em sua totalidade, com reuniões interdisciplinares, estudos de casos, prontuários coletivos, visitas domiciliares, atendimentos compartilhados e reuniões de família.

PAPEL DO NUTRICIONISTA NA EQUIPE DE CUIDADOS PALIATIVOS

Segundo a ANCP, todo o contexto dos CP não pode ser tratado por apenas um profissional. O médico paliativista atua com a equipe para que todos os incômodos sejam atenuados na melhoria da qualidade de vida de quem está enfermo e de sua família e amigos, pois entendem que uma doença grave atinge não só o paciente, mas também aqueles que o amam. Por esse motivo, seu papel é cuidar de todos, e a interdisciplinariedade atua para dar conta de uma extensa demanda de necessidades.[9]

Diante desse quadro, ressaltamos a importância do nutricionista na equipe de CP, considerando o cuidado alimentar e nutricional como uma vertente importante, dadas as necessidades dos pacientes paliativos. No entanto, também pode constituir uma fonte de dúvidas e dilemas éticos no processo de cuidar dessa população. A sua presença na equipe torna-se relevante no cuidado alimentar e nutricional oferecido no caso, mas também para o trabalho que é desenvolvido em equipe, e para a melhoria dos serviços oferecidos.[10,11]

Nesse contexto, podem contribuir no processo por meio da implementação de rotinas de avaliação e assistência nutricional, no aconselhamento alimentar e nutricional personalizado, na adaptação e flexibilização das rotinas alimentares institucionais e reforço do diálogo entre pacientes, familiares e outros profissionais.[10,11] O reduzido número de estudos na área indica que podem ter também um papel importante no âmbito da investigação e educação nessa área.[11-13]

Um recente estudo qualitativo realizado com nutricionistas de CP europeus indicou que sentiam seu trabalho valorizado pelos pacientes e familiares, por contribuir para o alívio da ansiedade e conflito em torno de questões alimentares e ser uma fonte de informação confiável, sobre controle de sintomas de impacto nutricional e síndrome da caquexia.[11]

Entendiam o fenômeno alimentar como multidimensional, permitindo trabalhar de forma mais íntima e dinâmica no bem-estar psicossocial do caso e aproximando-se das expectativas de melhoria de qualidade de vida, sendo uma das práticas norteadoras de seu trabalho nessa área.[11] Também evidenciou a importância da atuação em equipe, pois o processo é desenvolvido em conjunto e conduzido de acordo com o plano terapêutico definido pelo doente, família e equipe.[11] Em virtude da necessidade do cuidado alimentar e nutricional na assistência, a presença de nutricionistas nos serviços passa a ser discutida com maior frequência.

No entanto, algumas evidências sugerem que o número de nutricionistas presentes é ainda limitado, podendo enfrentar problemas relacionados a sua completa integração e reconhecimento profissional.[11,12] No Brasil não existem dados publicados, mas as evidências parecem indicar que esses profissionais são muito poucos nesse tipo de serviço.

A presença dos nutricionistas pode estar relacionada com o desenvolvimento do movimento paliativista, as características de funcionamento e acesso a recursos.[10,12,14,15] Do mesmo modo, o nível de integração e reconhecimento do processo de cuidado alimentar e nutricional no modo de cuidar também desempenham papel fundamental.[11,12,16,17]

O reduzido número de estudos que exploram sua ação e seu papel na qualidade assistencial é um importante aspecto nessa discussão, assim como o escasso trabalho desenvolvido em torno da determinação de práticas e competências profissionais específicas nessa área, o que pode contribuir para a existência de um importante "erro de percepção" do seu papel, por parte de outros profissionais de saúde e órgãos superiores de decisão administrativa.[11]

Segundo a ANCP, o nutricionista é um dos profissionais responsáveis por oferecer recursos e esclarecimentos aos pacientes e familiares. Portanto, é importante ter habilidade para se comunicar, assim como possuir conhecimento técnico dentro de sua especialidade, evidenciando ainda mais a importância de integrar a equipe multidisciplinar.[2]

DEFINIÇÃO DE PROCESSO DE CUIDADO ALIMENTAR E NUTRICIONAL EM CUIDADOS PALIATIVOS: SEUS OBJETIVOS E PAPEL CLÍNICO, SINTOMATOLÓGICO E PSICOSSOCIAL

Alguns sintomas são comuns tanto ao processo de envelhecimento como aos pacientes em CP, independentemente da faixa etária, como a inapetência, desinteresse pelos alimentos e recusa daqueles de maior preferência, assim como a disfagia e disgeusia. Esses quadros podem ocasionar baixa ingestão alimentar e perda ponderal de medidas antropométricas. Em contrapartida, os efeitos colaterais dos tratamentos medicamentosos podem causar náuseas, vômitos, diarreia, saciedade precoce, má absorção, obstipação intestinal, xerostomia, entre outros.[2]

Ainda não há evidências científicas quanto à decisão de alimentar ou não o paciente ao final da vida, por isso ainda é um assunto que gera conflitos, envolvendo contradições, mitos e emoções, sendo uma conduta a ser decidida pela equipe multidisciplinar, associada com o desejo dos pacientes e familiares, pois a alimentação está diretamente relacionada com valores culturais, estilo de vida, prazer, relações sociais e familiares e, ainda, inserida na cultura como símbolo de vitalidade.[2,18]

Para muitos profissionais que atuam nos CP, há um dilema em relação ao emprego da dieta via oral (VO), terapia nutricional enteral (TNE) e/ou nutrição parenteral (NP) como alternativas de tratamento,[2] pois questiona-se o objetivo principal do cuidado nutricional de assegurar a ingestão alimentar conforme as necessidades e recomendações nutricionais, por meio da orientação de dieta, avaliação e monitoramento do estado nutricional.[18]

Nos pacientes paliativos a nutrição possui diferentes significados, pois depende do indivíduo, hábitos alimentares, precedência e religião. Entre outros fatores, a alimentação pode envolver afeto, carinho e vida, acima do entendimento das necessidades energéticas, reforçando o valor do cuidado nutricional.[2] As diretrizes da European Society for Clinical Nutrition and Metabolism (Espen) definiram pela primeira vez nutrição paliativa como:

> [...] forma de cuidado nutricional e de terapia que é fornecida aos pacientes nas fases avançadas de uma doença terminal. O objetivo principal é melhorar a qualidade de vida sendo que restrições alimentares ou nutricionais devem ser evitadas. As medidas nutricionais são decididas de acordo com a fase paliativa. Na fase inicial, energia, proteínas e outros nutrientes são fornecidos pela melhor via. Na fase final do cuidado paliativo são priorizados cuidados psicossociais em torno das refeições e da ingestão de alimentos, tanto para os pacientes, quanto para os familiares. A nutrição parenteral pode ser considerada para reduzir o estresse diante da situação da refeição. O monitoramento do estado nutricional (por ex.: mudanças de peso corporal) deve ser evitado para não aumentar o estresse dessa fase final da vida.[19]

No entanto, essa interpretação tem sido alvo de críticas. Bozzetti argumenta contra a definição proposta, referindo-se em específico à sua definição e apresentação enquanto "nutrição paliativa",[20] pois alerta que essa definição distorce o verdadeiro e amplo potencial terapêutico do cuidado alimentar e nutricional dessa população, e que ela é obsoleta considerando a mais recente e recomendada perspectiva integradora de cuidados, em que o foco não está apenas na terminalidade, mas, sim, em fases mais precoces da doença.[12,20]

A Espen também descreve "nutrição paliativa" como uma forma de implementação do cuidado alimentar e nutricional, a par de outras como: modificação do ambiente onde as refeições são ingeridas e práticas de suporte e apoio às refeições, atribuição de uma dieta terapêutica específica, ou terapia nutricional, que inclui o uso de suplementos nutricionais, nutrição enteral e parenteral.[20] Essa interpretação só pode ser compreendida pressupondo que todas as formas de implementação do cuidado alimentar e nutricional podem ser oferecidas de modo intercambiável.[12]

A nutrição tem importante papel preventivo nos CP, pois possibilita meios e vias de alimentação, reduzindo efeitos adversos provocados pelos tratamentos, retardando a síndrome anorexia-caquexia e ressignificando o alimento. Alimentar-se exerce um papel essencial e está relacionado às recordações que algumas preparações alimentares despertam. A importância dada ao alimento não se altera com o passar do tempo ou com a instalação de uma doença grave. Porém, em uma condição de impossibilidades, o alimento é mais notado pela sua ausência ou dificuldades de ingestão do que pela presença e prazer proporcionados.[2]

Nesse sentido, a nutrição nos CP também auxilia no controle de sintomas, hidratação satisfatória e preserva o peso corporal. Ressalte-se que a desidratação nos últimos dias de vida não causa sofrimento. Estudos mostram que a maioria dos pacientes terminais que recebe o mínimo de nutrição não apresenta sensações de fome ou sede, e, quando há, podem ser aliviadas com pequenas quantidades de suco, alimento, lascas de gelo, molhar os lábios ou até mesmo higiene oral. Para os casos de desidratação, o uso da hidratação subcutânea pode oferecer alívio de sintoma com o mínimo de desconforto. O desconforto pode ser gerado quando os pacientes alimentam-se para agradar os familiares.[2]

No entanto, segundo o Manual de Cuidados Paliativos, a terapia de hidratação intravenosa nos pacientes terminais pode aumentar os fluidos gastrintestinais, levando a vômitos e à necessidade de sonda nasogástrica, distúrbios respiratórios com sufocamento e sensação de afogamento, resultando na retenção de fluidos nos pulmões, edema periférico e aumento da produção urinária, com necessidade de cateterização, fatores que levam ao desconforto do paciente e estresse dos familiares.[2]

Segundo a American Dietetic Association (ADA, 1992), a nutrição em cuidados paliativos deve oferecer conforto emocional, prazer, auxílio na diminuição da ansiedade, aumento da autoestima e independência, além de permitir maior integralidade e comunicação com os familiares.[21]

Portanto, deve-se priorizar e respeitar a qualidade de vida do paciente, considerando os sintomas relacionados à nutrição, adiar ou suspender a perda de autonomia, interagindo com as consequências psicológicas e sociais dos pacientes e familiares. Na medida do possível, a dieta VO será preferencial, desde que o TGI esteja íntegro e o paciente apresente condições clínicas para realizá-la e assim o deseje, pode estar associada com a TNE e NP. A relação custo-benefício é prioritária e a TNE é preferencial em relação à NP, desde que haja funcionalidade do TGI.[2]

O uso do suplemento nutricional oral (SNO) é indicado quando a ingestão alimentar total pela VO é insuficiente, e o paciente apresente condições de ingestão por essa via e haja integridade do TGI. Para quadros nos quais a ingestão alimentar é menor do que 60% e sem previsão de evolução, recomenda-se a TNE dentro dos três primeiros dias. Essa indicação em doenças avançadas ainda é controversa, pois para alguns há privação da sensação do paladar, favorecendo a diminuição de sua autoestima. Em geral, o uso de TNE nesses casos pode gerar agitação, desconforto e necessidade de sedação nesses pacientes.[22] Segundo a

American Geriatrics Society, em populações idosas vulneráveis, os tubos de alimentação não são recomendados, uma vez que há associação com reincidências de lesões por pressão e aumento dos cuidados em saúde.[22]

A TNP é pouco aplicada em indivíduos com doença avançada. Tem indicação quando a utilização da TNE não for possível (não há funcionalidade do TGI) e/ou segura, desde que contribua para a qualidade de vida do paciente. Além disso, é necessário avaliar seus reais benefícios, visto que pode estar associada à atrofia intestinal, hiperglicemia, aumento do risco de complicações infecciosas e de mortalidade em pacientes com doenças graves.[22]

É importante destacar que a consistência e a quantidade dos alimentos deve ser adaptada, assim como próteses dentárias, quando existentes, minimizando qualquer desconforto e facilitando a mastigação e deglutição.[18] A terapia nutricional envolve, portanto, diferentes aspectos, como as condições psíquicas, biológicas e socioeconômicas, devendo estar alinhada à integralidade do cuidado nessa fase da vida.

BIOÉTICA E CUIDADO

A bioética surgiu como um fenômeno cultural, em resposta a desafios éticos gerados pelos avanços técnicos e científicos em saúde. O termo bioética foi criado e posto em circulação em 1971, pelo autor norte-americano Van Rensselaer Potter, em sua produção: *Bioethics: Bridge to the Future*.[23]

Bioética, por Reich (1978), entende-se como um estudo sistemático da conduta humana, na área das ciências da vida e dos cuidados de saúde, quando se examina esse comportamento à luz dos valores e dos princípios morais.[23]

Em Cuidados Paliativos, a Bioética trata da interpretação dos princípios fundamentais da assistência: fazer o bem e não causar o mal, respeitando as deliberações pessoais, de modo justo.[24] A abordagem é interdisciplinar, servindo-se da colaboração, discussão e interação das disciplinas das ciências biológicas e humanas.[25]

A bioética, assim como os cuidados paliativos, é humanista e tende a ver a pessoa em sua globalidade, sempre contextualizando cada situação em busca da melhor resolutividade, sem, *a priori*, definir entre certo ou errado.[24]

Dentro da equipe, o nutricionista, nesse contexto, tem um papel importante, quando a sensibilidade e a criatividade farão a diferença durante a avaliação e o aconselhamento nutricional. O paciente deve ser respeitado e deve-se considerar os recursos terapêuticos para o controle dos sintomas, valorizando os alimentos preferenciais, a adequação da dieta e o desejo do próprio paciente por alimentos.[26]

Segundo Thomas et al., a nutrição em cuidados paliativos fundamenta-se nos princípios bioéticos, colocando o paciente como responsável pela tomada de decisão no que se refere à alimentação, reduzindo o sofrimento e evitando intervenções desnecessárias. Já os pacientes impossibilitados de se comunicar, com rebaixamento do nível de consciência ou confusão mental – por exemplo, idosos com quadro demencial avançado –, a opinião dos familiares deve ser considerada, juntamente com a da equipe de assistência.[27]

Desse modo, cuidar do outro requer um compromisso ético profissional, que no limiar da vida e da morte, diante de dilemas e fragilidades da condição humana, nos fazem recorrer a decisões acaloradas e dinâmicas, subsidiadas por conhecimento integrado e análise ampla por mediação da bioética.

CONSIDERAÇÕES FINAIS

O alimento permeia a vida humana, promove a nutrição orgânica, a qualidade de vida, o envelhecimento saudável e conjuga aspectos antropológicos, culturais e sociais.

As comidas típicas e tradicionais, os modos de preparo repassados entre gerações, o preparo da mesa posta e o tempo compartilhado junto a entes queridos constituem a alimentação como importante fator de sociabilidade, afeto e identidade, conforme descrito no capítulo "Resgate da cultura alimentar".

A relação que instituímos com o alimento e o momento de refeição atribui memórias afetivas relacionadas ao sabor, ao cheiro, ao prazer, ao compartilhar um momento de refeição com o outro. Os hábitos alimentares estão repletos de sentido, significado e emoção.

A alimentação nesse sentido nutre o corpo e a alma, alimenta memórias, resgata histórias de vida, identidade cultural e social. O prazer associa-se à recordação de sabores e momentos que tragam sentido àquele momento de vida, que pode caracterizar-se ao início de uma doença progressiva e/ou ameaçadora da vida, uma doença que prejudique o estado de consciência da pessoa, até mesmo ao momento da fase final de vida.

A recordação e o afeto atribuídos ao alimento estão intrinsecamente relacionados à experiência e trajetória de vida da pessoa idosa. Faz-se necessário, então, reconhecer o ato de alimentar-se como ato de nutrição orgânica, segurança alimentar, social e atribuída de sentido e significado de vida.

Para muitos idosos e/ou indivíduos com doenças progressivas e ameaçadoras da vida, o ato simbólico de fazer uma única refeição acompanhados de pessoas queridas e acolhedoras, ou de saborear, mesmo que em uma quantidade muito pequena, ofertada por meio de uma dieta de conforto um alimento ou preparação que lhes traga boas recordações, ainda que seja em ambiente hospitalar e acompanhados por uma equipe multidisciplinar, por exemplo, pode ressignificar o sentido da vida, considerando as novas necessidades de atenção nessa fase.

Consideramos que o processo de envelhecimento, assim como os indivíduos em CP devem ter suas histórias e memórias alimentares preservadas e respeitadas, principalmente pela equipe de saúde que os acompanha. Os cuidados nutricionais nessa fase devem ser baseados no quadro clínico do indivíduo, mas associados aos seus desejos e ao seu momento de vida, assim como com a participação de familiares e acompanhantes que tragam conforto nesse ciclo, preservando de tal forma a integralidade do cuidado no processo de finitude.

REFERÊNCIAS

1. Organização Mundial da Saúde (OMS). Definition of Palliative Care. Genebra; 2002. Disponível em: http://www.who.int/cancer/palliative/en/. Acesso em: mai 2016.
2. Carvalho RT, Parsons HA (orgs.). Manual de cuidados paliativos ANCP. 2.ed. ampl. e atual. Porto Alegre: Sulina; 2012.
3. Levy MH, Back A, Benedetti C, et al. Palliative Care Clinical Practice Guidelines in Oncology. J Natl Compr Canc Netw. 2009;7:436-73.
4. Hui D, Elsayem A, De la Cruz M, et al. Availability and integration of palliative care at US cancer centers. J Am Med Assoc. 2010;303:1054-61.
5. Lickiss JN, Turner KS, Pollock ML. The interdisciplinary team. In: Oxford Textbook of Palliative Medicine. Doyle D, Hanks G, Cherny N, Calman K (eds.). Oxford: Oxford University Press; 2005. p. 42-46.
6. Doyle D, Hanks G, Cherny NI, Claman K. Introduction. In: Oxford Textbook of Palliative Medicine. Doyle D, Hanks G, Cherny N, Calman K (eds.). Oxford: Oxford University Press; 2005. p. 1-4.
7. Bueno É. A prática profissional do Serviço Social mediante o perfil do paciente em Cuidado Paliativo. In: Andrade L. (org.). Cuidados Paliativos e Serviço Social: um exercício de coragem – Volume 2. Holambra-SP: Editora Setembro; 2017. p. 197-205.
8. Andrade L. Interdisciplinaridade: a base da intervenção em cuidados paliativos. In: Andrade L. (org.) Cuidados Paliativos e Serviço Social: um exercício de coragem. Holambra-SP: Editora Setembro; 2015. p. 69-84
9. Academia Nacional de Cuidados Paliativos. O que são Cuidados Paliativos Disponível em: http://paliativo.org.br/cuidados-paliativos/o-que-sao/. Acesso em: mar 2018.
10. Gallagher-Allred CR. The role of dietitian in palliative care. In: Gallagher-Allred CR (ed.). Nutritional Care of the Terminally Ill. 1.ed. Rockville, Maryland: Aspen; 1989. p. 99-114.
11. Pinto IF, Pereira JL, Campos CJ, Thompson JL. The dietitian's role in palliative care: a qualitative study exploring the scope and emerging competencies for dietitians in palliative care. J Palliat Care Med. 2016;6(2):253.
12. Pinto IF, Campos CJG. Os nutricionistas e os cuidados paliativos. Acta Port Nutr. 2016;7:40-43.
13. Oberholzer R, Hopkinson JB, Baumann K, et al. Psychosocial effects of cancer cachexia: a systematic literature search and qualitative analysis. J Pain and Symptom Manag. 2013;46(1):77-95.
14. Radbruch L, Payne S, Bercovitch M, et al. White paper on standards and norms for hospice and palliative care in Europe: part 1. Eur J Palliat Care. 2009;16(6):278-89.
15. Radbruch L, Payne S, Bercovitch M, et al. White paper on standards and norms for hospice and palliative care in Europe: part 2. Eur J Palliat Care. 2010;17(1):22-33.

16. Beck AM, Balknas UN, Furst P, Hasunen K, Jones L, et al. Food and nutritional care in hospitals: how to prevent undernutrition – report and guidelines from the Council of Europe. Clin Nutr. 2001;20:455-60.
17. Beck AM, Balknas UN, Camilo ME, Fürst P, Gentile MG, et al. Practices in relation to nutritional care and support-report from the Council of Europe. Clin Nutr. 2002;21:351-4.
18. Silva MLN, Marucci MFN, Roediger MA. Tratado de Nutrição em Gerontologia. 1.ed. São Paulo: Manole; 2016.
19. Cederholm T, Bosaeus I, Barazzoni R, et al. ESPEN Guidelines on definitions and terminology of clinical nutrition. Clin Nutr. 2017;36(1):49-64.
20. Bozzetti F. The definition of "Palliative Nutrition" is misleading. Clin Nutr. 2017;36(5):1451.
21. American Dietetic Association (ADA). Position of the American Dietetic Association: issues in feeding the terminally ill adult. J Am Diet Assoc. 1992;92(8):996-1002.
22. Castro JMF, Frangella VS, Hamada MT. Consensos e dissensos na indicação e continuidade da terapia nutricional enteral nos cuidados paliativos de pacientes com doenças crônicas não transmissíveis. 2017;42(1):55-9.
23. Oliveira RA, Carvalho RT. Bioética: refletindo sobre os cuidados. Cuidado Paliativo/Coordenação Institucional de Reinaldo Ayer de Oliveira. São Paulo: Conselho Regional de Medicina do Estado de São Paulo; 2008. p. 573-81.
24. Carvalho RT, Oliveira RA. Bioética em Cuidados Paliativos. Cuidado Paliativo/Coordenação Institucional de Reinaldo Ayer de Oliveira. São Paulo: Conselho Regional de Medicina do Estado de São Paulo; 2008. p. 583-94.
25. Goldim JR. Bioética e interdisciplinaridade. Educação, subjetividade e poder. 1997;4:24-8.
26. Benarroz MO, Faillace GBO, Barbosa LA. Bioética e nutrição em cuidados paliativos oncológicos em adultos. Cad de Saúde Pública, Rio de Janeiro. 2009;25(9):1875-82.
27. Thomas AC, et al. Abordagem nutricional em cuidados paliativos. In: Rosaneli CF. Contexto, conflitos e escolhas em alimentação e bioética. Curitiba: PUCPRESS; 2016. p. 141-56.

Capítulo 51
NUTRIÇÃO E DOENÇAS MENTAIS

Neide Feijó
Isabel Alves
Adília Lemos

INTRODUÇÃO AOS TRANSTORNOS MENTAIS

Neste capítulo, será apresentado inicialmente os aspectos principais dos distúrbios mentais no idoso, no que diz respeito à sua evolução, patologia e tratamento no contexto biopsicossocial; na sequência, destacaremos as questões nutricionais relacionadas com esses mesmos distúrbios, dando particular ênfase às demências.

A maioria dos problemas de saúde mental no idoso é de origem orgânica, especificamente as demências. Outros distúrbios psiquiátricos também são importantes no idoso, como é o caso do alcoolismo, depressão, esquizofrenia e outros transtornos psicóticos e delirantes.

Os sintomas psiquiátricos manifestados pelas alterações do pensamento, percepção, motricidade, personalidade e emoções, quer nas demências quer nos transtornos psiquiátricos propriamente ditos, são os principais responsáveis pela institucionalização dos indivíduos idosos, assim como pelos excessivos gastos em saúde dela decorrentes.[1]

Nos países em que a esperança de vida é alta, a prevalência das demências é de 5-10% na sétima década de vida e até 25% nas décadas seguintes.[2] Por esse motivo, neste capítulo, nos dedicaremos com mais ênfase aos transtornos demenciais, atualmente incluídos na classificação dos transtornos neurocognitivos (TNC).

Transtornos neurocognitivos/demências

As demências são TNC maiores, caracterizadas por déficit cognitivo adquirido, sendo as causas mais comuns a doença de Alzheimer (DA; a mais frequente) seguida das doenças vasculares, corpos de Lewy, doença de Parkinson, degeneração frontotemporal, traumatismo craniano, infecção por HIV, doença de Huntington e doença de príon.

Os fatores de risco para a demência de uma forma geral são a idade avançada, hipertensão arterial crônica, diabetes, tabagismo, obesidade, dislipidemia, doença cardíaca, traumatismos, déficits alimentares, depressão e alcoolismo.[1] Entre esses fatores podemos considerar as doenças endócrinas (principalmente hipotireoidismo), deficiências vitamínicas (B12, ácido fólico), infecções (HIV, sífilis, meningites), neoplasias e doenças associadas à toxicidade de alguns elementos (como cobre, alumínio, metais pesados), entre outros.[1,2]

Em sua maioria as demências são consideradas "irreversíveis" e têm por base causas degenerativas e/ou vasculares. A neurodegeneração na sequência da deposição de agregados de proteínas é comum à patologia de várias demências.

Apenas uma pequena parte dos casos de demência é familiar, principalmente os de início precoce. Algumas demências são mais comuns em mulheres, como a DA, e outras em homens, como é o caso das demências com corpos de Lewy.[1,2]

São vários os fatores e mecanismos moleculares associados ao processo de envelhecimento e, consequentemente, a diversos tipos de demência, como a hipóxia, disfunção mitocondrial, estresse oxidativo, neuroinflamação, neurodegeneração e resistência à insulina, assim como os danos vasculares, também considerados importantes fatores na maioria das demências;[3] abre-se, desse modo, caminho a algumas estratégias preventivas com base nos estilos de vida, com particular ênfase na nutrição.

Tomemos como exemplo a demência decorrente da DA, por ser um dos tipos mais prevalentes; cerca de 60% a mais de 90% das demências são atribuídas a essa doença.[2] Nesses casos, há evidências de declínio na memória e na aprendizagem, de forma insidiosa e gradual, sendo observada, portanto, uma sintomatologia no âmbito da cognição e comportamento. Com a evolução da doença há o agravamento da sintomatologia mental, com reações psicóticas, irritabilidade, agitação, agressividade, entre outras, acompanhadas de manifestações fisiológicas, como incontinência nas eliminações, mioclonia e convulsões.

É muito comum que os indivíduos com problemas de déficit cognitivo, como é o caso dos TNC, particularmente a demência, quer por esquecimento, confusão ou negligência pessoal, tenham carências alimentares (hídricas, proteicas, eletrolíticas, vitamínicas e de outros nutrientes). Esses problemas muitas vezes se traduzem em desidratação e desnutrição. Outro fator que contribui para essas carências é a agitação que pode estar presente em um quadro de demência, acarretando perdas hídricas e energéticas significativas.

As perturbações cognitivas, especialmente a diminuição de memória, acarretam problemas como o esquecimento de fazer compras de alimentos adequados e de como prepará-los.

A maioria das demências nos idosos é degenerativa e não há tratamento; o que se pretende é atrasar o desenvolvimento dos sintomas cognitivos e controlar as manifestações psiquiátricas. A maioria dos psicofármacos são de metabolização hepática e eliminação renal, e as funções desses sistemas podem já estar comprometidas, inclusive pela apresentação de comorbidades e pela utilização de outras classes farmacológicas.

As técnicas de reabilitação e treinos cognitivos específicos para a memória, atenção, linguagem e funções executivas, assim como a promoção da integração social, são centrais nas ações de intervenção junto aos indivíduos com demências e distúrbios psiquiátricos. Também se investe na prevenção e redução de risco por meio dos hábitos de vida saudáveis, incluindo alimentação e exercício físico.[1]

Transtornos psiquiátricos

Quadros psicóticos

Alguns transtornos psiquiátricos têm a idade avançada como fator de risco; é o caso dos transtornos do espectro psicótico, nos quais as ideias delirantes estáveis e não bizarras são a sua principal característica, geralmente não acompanhada de déficit cognitivo, como a memória. Apresentam, essencialmente, delírios, outras alterações do pensamento observáveis por meio do discurso desorganizado, alterações do comportamento motor, alucinações e alterações afetivas, com consequente desinteresse pelo meio social e relações interpessoais, podendo apresentar-se como diminuição da expressão emocional e embotamento afetivo. O isolamento social tem sido citado como um fator que pode predispor o idoso a um quadro psicótico, especialmente com ideação persecutória e paranoide.

Alguns estudiosos usam a terminologia "psicose de início tardio" para designar sintomas psicóticos que surgem mais tarde na vida, quando o diagnóstico primário não é demência nem um transtorno afetivo.[4]

Depressão

A depressão é caracterizada por humor deprimido, anedonia, lentificação da atividade motora, alterações do sono, alterações do apetite e do peso (em geral perda e diminuição), distorções cognitivas (dificuldade de concentração, atenção e outros) e ideação suicida.

Em se tratando de doenças mentais, não se fala em causas das doenças, mas de combinações de fatores predisponentes: psicológicos, ambientais, genéticos e biológicos.

A depressão é um quadro muito comum no idoso, e parte da sintomatologia poderá se assemelhar à demência, como a apatia, desinteresse pelas atividades diárias, negligência nos cuidados pessoais, avolia, diminuição da concentração, queixas mnésicas, lentidão do pensamento, entre outras. O suicídio e a tentativa de suicídio estão frequentemente ligados aos estados depressivos.[1]

No caso da depressão, o tratamento pode envolver diversas abordagens, como farmacológicas, especialmente antidepressivos; psicoterapia, sendo indicada a modalidade cognitivo-comportamental de grupo; entre outras terapias reeducativas incluindo hábitos de sono, consumo de substâncias e ingestão alimentar.

Alguns estudos demonstram que vários nutrientes têm papel específico na depressão, como os ácidos graxos poli-insaturados ômega 3, folatos, magnésio e zinco. Por isso, deve ser estimulada a adesão a uma dieta adequada de forma a evitar comorbidades (p. ex., síndrome metabólica).[1,2]

Tal como a demência, na depressão o indivíduo não tem vontade nem energia para processar a sua alimentação; de igual modo, os comportamentos agitados verificados nos quadros psicóticos também podem resultar em rápidas perdas hidroeletrolíticas e nutricionais.

Alcoolismo

No caso das pessoas idosas, o quadro de alcoolismo tem algumas particularidades, podendo existir fatores que favorecem o abuso e a dependência do álcool, tais como a solidão, a dor crônica e a insônia. Outras complicações se verificam com o alcoolismo nos idosos, como o aumento do risco de quedas e as interações medicamentosas, especialmente com o uso de benzodiazepinas. Também é necessário ter em consideração que nesses indivíduos a tolerância e a capacidade de metabolização do álcool estão diminuídas.[1]

O consumo de álcool tem uma forte relação com os aspectos da nutrição, podendo provocar anorexia e, consequentemente, desnutrição. Deve-se destacar a deficiência de tiamina e piridoxina, que acarreta problemas neurológicos, hematológicos e dermatológicos. Os suplementos vitamínicos (tiamina, piridoxina, vitamina A, ácido fólico e ferro) são recursos frequentemente indicados, devendo ser secundários, entretanto, a um regime nutricional equilibrado.[1]

O alcoolismo crônico afeta todos os sistemas orgânicos, acarretando problemas neurológicos, gastrintestinais, cardíacos, entre tantos outros. Por exemplo, verifica-se que cerca de 10-20% dos indivíduos que fazem uso crônico do álcool desenvolvem cirrose hepática e 32% desenvolvem problemas gastrintestinais.[1]

O tratamento do alcoolismo em idosos é complexo e deve incluir as vertentes biológica, psicológica e social durante todo o processo de desintoxicação, desabituação, reinserção e reabilitação social.

A NUTRIÇÃO E A SAÚDE MENTAL

No envelhecimento normal ocorrem diversas alterações fisiológicas que interferem no estado nutricional, especificamente um aumento da massa gorda e diminuição da massa muscular, podendo levar à sarcopenia, alterações do olfato, sabor, audição e visão. Destacam-se os problemas orais, incluindo a perda de dentes e as alterações gastrintestinais.[5] Por outro lado, o isolamento social, falta de independência e outros fatores psicossociais podem levar a uma diminuição do consumo de alimentos e à deterioração do estado nutricional dos idosos. Com a ocorrência de TNC verificam-se ainda mais acentuadamente alterações nutricionais.

Nutrientes e saúde mental

Os nutrientes contribuem para o fornecimento de energia para o cérebro e são precursores de neurotransmissores, responsáveis pela comunicação entre as células nervosas. A produção desses neurotransmissores requer nutrientes como aminoácidos, minerais e vitaminas, particularmente do complexo B.

Diversos estudos demonstram a influência de hábitos alimentares e estilos de vida na função cognitiva. Por exemplo, sedentarismo e maus hábitos alimentares contribuem para o estresse oxidativo, assim como para alterações cerebrais.[6] Os alimentos com propriedades anti-inflamatórias e que atuam como antioxidantes são fundamentais na manutenção da saúde mental e no processo de envelhecimento do cérebro, prevenindo o aparecimento de certas doenças e contribuindo para a qualidade de vida do idoso. A dieta mediterrânea (caracterizada por alto consumo de frutas, verduras e legumes, cereais e azeite; consumo moderado de peixe e bebidas alcoólicas e baixo consumo de produtos lácteos e carnes vermelhas) é considerada um exemplo de dieta saudável e está associada à diminuição do processo de declínio cerebral e do desenvolvimento de demência.[7]

Os ácidos graxos ómega 3 são os preferidos pelo cérebro e pelo sistema nervoso para o desempenho das suas funções. No entanto, não são sintetizados no organismo, devendo ser obtidos por meio da dieta, especialmente peixes gordos, tal como o salmão e o atum fresco.[5]

As vitaminas do complexo B, particularmente piridoxina (B6), folato (B9) e cobalamina (B12), têm uma função primordial no metabolismo da célula, incluindo um papel na função cognitiva. Deficiências de vitamina B12 e folato levam ao aumento de homocisteína, uma vez que essas vitaminas são essenciais para o metabolismo deste composto; níveis elevados de homocisteína têm sido associados com a morte de células neuronais e com o declínio cognitivo.[8]

Para além das vitaminas, realça-se a importância de certos minerais, como o zinco, selênio e crômio, na proteção do cérebro. Baixos níveis de selênio têm sido associados à diminuição da função cognitiva.[9] O zinco parece ter um papel importante na saúde do cérebro pelo fato de, além de melhorar a sensibilidade à insulina, ser também capaz de diminuir a inflamação e o estresse oxidativo.

Em suma, no sentido de promover a saúde mental no idoso, é recomendável uma alimentação saudável, contendo todos os nutrientes nas quantidades requeridas pelo organismo. Mais importante do que concentrar-se em um componente/nutriente da dieta é promover hábitos saudáveis ao longo do ciclo de vida.

Problemas alimentares associados à demência

Conforme já referido, são várias as consequências fisiológicas do envelhecimento, podendo ser agravadas pela presença de situações demenciais; a desnutrição e a perda de peso são as principais e estão frequentemente presentes ao longo de todas as fases da doença, agravando-se com a evolução do quadro demencial e podendo constituir um dos primeiros indicadores da doença.[10]

A perda de peso é complexa e multifatorial; na demência ocorre por vários mecanismos, que podem ser classificados em dois grupos principais: um que inclui os fatores que levam a uma diminuição da ingestão calórica e outro relativo aos fatores responsáveis pelo aumento das necessidades energéticas.[8]

Estados inflamatórios e aumento de atividade física em decorrência de alterações comportamentais estão associados a um aumento das necessidades energéticas. Por outro lado, danos cerebrais, sintomas psicológicos (apatia, depressão, tristeza), alterações de comportamento (agitação e agressividade), atitudes perante os alimentos, higiene e saúde oral e ainda fatores sociais podem levar a uma diminuição da ingestão calórica. Saliente-se, ainda, que dificuldades no processo de deglutição e de mastigação, disfagia, problemas de coordenação (dispraxia), alterações de preferências alimentares, incapacidade de reconhecer alimentos e objetos (agnosia), incluindo os utensílios usados na preparação, confecção e ingestão dos alimentos, constituem fatores importantes que também explicam a diminuição da ingestão de alimentos.[8,11] A perda de apetite que ocorre nesses indivíduos pode, em parte, ser justificada pela atrofia do cérebro, com repercussões em zonas que controlam o apetite, assim como pelos efeitos secundários de fármacos (Quadro 1) e suas interações com os alimentos, que podem levar à anorexia.

Quadro 1 Fármacos mais utilizados nos transtornos neuropsiquiátricos dos idosos e seus efeitos secundários relacionados com a nutrição

Fármacos mais utilizados	Efeitos secundários relacionados com a nutrição
Inibidores da acetilcolinesterase (rivastigmina)	Náuseas, vômitos, diarreia, anorexia
Antipsicóticos	Dislipidemia, hiperglicemia, retenção urinária, ganho de peso, boca seca (ou salivação excessiva), náuseas
Antidepressivos	Hiponatremia, boca seca, retenção urinária, prisão de ventre, ganho de peso (ou emagrecimento), enjoos

Apesar de a perda de peso ser uma característica da demência, é de extrema importância evitar a desnutrição, tendo em conta os seus efeitos negativos, como a maior suscetibilidade às doenças, aumento do tempo necessário para a sua recuperação, sarcopenia, maior fragilidade e risco de quedas e fraturas ósseas, perda da independência, aumento do risco de morbidade e mortalidade.[12,13]

INTERVENÇÃO NUTRICIONAL NA DEMÊNCIA

A avaliação nutricional feita a indivíduos com demência é semelhante à dos demais idosos e deve incluir: história alimentar (questionários de 24 horas e de frequência); dados antropométricos (pregas cutâneas, circunferências, peso – história de perda de peso e Índice de Massa Corporal [IMC]); dados bioquímicos com relevância nutricional (análises hematológicas, ureia, creatinina, glicose em jejum, eletrólitos, albumina, ferritina, vitamina B12 e B6); avaliação de comportamentos alimentares e atitudes perante alimentos, assim como a aplicação de instrumentos para detectar estados de desnutrição.

Existem vários instrumentos que foram desenvolvidos de forma a identificar problemas alimentares e de comportamento alimentar em indivíduos com níveis de demência entre o moderado e o grave, destacando-se a escala Blandford (The Aversive Feeding Behaviour Inventory – AFBI),[14] que agrupa os comportamentos e atitudes perante os alimentos em quatro categorias principais: disfagia orofaríngea, comportamentos de ingestão seletivos, comportamentos de resistência perante alimentos e dispraxia/agnosia. A avaliação de comportamentos alimentares e de atitudes perante alimentos permite detectar dificuldades alimentares como consequência da evolução da doença, por exemplo, disfagia, recusa em ingerir alimentos, necessidade de ajuda durante as refeições, entre outros. O questionário The Edinburgh Feeding Evaluation in Dementia Questionnaire (EdFED-Q) permite identificar problemas com alimentos e bebidas e planejar a devida intervenção.[15] A escala do comportamento alimentar – The Eating Behaviour Scale (EBS) – avalia a independência alimentar do indivíduo, permitindo verificar a necessidade de suporte durante as refeições.[16]

Existem também instrumentos que permitem fazer a avaliação nutricional para a identificação de risco de malnutrição, tais como a miniavaliação nutricional (MNA® – Mini Nutritional Assessment) e o instrumento universal de avaliação de malnutrição – MUST® – Malnutrition Universal Screening Tool. Essas ferramentas são particularmente importantes para indivíduos institucionalizados.

Vários estudos e modelos têm sido elaborados de forma a delinear e implementar estratégias que permitam melhorar a nutrição em indivíduos com demência; é o caso do modelo composto por: (i) formação e educação para os cuidadores; (ii) ambiente onde são servidas as refeições e modificação da rotina; (iii) suplementos nutricionais orais e (iv) assistência durante as refeições. O Quadro 2 apresenta causas de problemas que interferem com a ingestão alimentar assim como sugestões para permitir o seu aumento.[8]

Quadro 2 Problemas que ocorrem ao longo da demência e medidas para a sua melhoria

Problema • Causas/consequências	Sugestões para melhoria
Falta de apetite • Depressão • Problemas orais e de dentição	Estímulo do apetite por meio de • Refeições pequenas e frequentes • Tentar alimentos novos/diferentes sabores ou sabores fortes • Incluir os alimentos preferidos • Manter comida quente • Ambiente (local das refeições) agradável e confortável • Comer acompanhado (estímulo social) • Se possível, permitir ajuda na preparação das refeições (estimular os sentidos) • Refeições fáceis de mastigar e engolir
• Problemas de coordenação • Dificuldade de usar faca/garfo	• Cortar alimentos e usar colher • Providenciar alimentos que possam ser comidos com a mão (p. ex., pedaços de fruta, sanduíches)
Estado avançado de demência • Dificuldade de comunicação • Agitação • Disfagia	• Cuidador deve estar atento à comunicação não verbal (linguagem corporal, olhar) • Não pressionar para beber ou comer • Esperar que o indivíduo se acalme • Sentar o indivíduo de forma confortável e vertical

Os cuidadores (profissionais de saúde, familiares) precisam ter formação apropriada que lhes permita identificar problemas nutricionais associados à doença, bem como delinear formas de intervenção. Outros aspectos importantes a considerar para os programas de educação incluem informação sobre perda de peso e de apetite, necessidades nutricionais e estratégias de comunicação e interação a adotar durante a refeição.[11]

Indivíduos em fase intermediária/avançada de demência acabam por ser institucionalizados em virtude das suas limitações físicas, fisiológicas e psicomotoras. Alguns aspectos devem ser considerados com relação aos espaços de alimentação, como (i) instituições menores e com um ambiente familiar centrado no indivíduo, (ii) a natureza e uso do espaço, (iii) as áreas de convívio e de estar e (iv) a criação de espaços que permitam um grau de autonomia e independência dos residentes. Além dos aspectos relacionados com sala de jantar e a sua decoração, há necessidade de identificar espaços que sejam associados com atividades diferentes (cozinha, sala de jantar, sala de convívio), assim como o tamanho dessas divisões. Por exemplo, salas de jantar grandes são, frequentemente, muito barulhentas, o que contribui para um aumento da distração desses indivíduos, interferindo na ingestão alimentar.[8]

O suporte durante as refeições é considerado uma estratégia de intervenção junto aos indivíduos com alteração do comportamento em decorrência da demência avançada.[8] Essa ajuda pode ser complementada com o uso de pratos e canecas com cores de contraste especiais para os indivíduos com problemas visuais, uso de prato fácil de fixar e com divisões que permitam separar alimentos, entre outras medidas.

O uso de suplementos orais proteicos e energéticos não é incomum em idosos e também naqueles com demência, particularmente para melhorar o seu estado nutricional. Na literatura, é possível encontrar evidência para os benefícios desse tipo de suplementos, incluindo otimização do estado nutricional com melhoria do IMC e outros parâmetros antropométricos, melhoria do sistema imunitário, diminuição do tempo entre readmissões no hospital, levando a uma diminuição dos custos do sistema de saúde.[17] A European Society for Clinical Nutrition and Metabolism (Espen) publicou as estratégias para a intervenção nutricional para indivíduos com demência e refere que os benefícios do uso de suplementos orais estão bem evidenciados.[11]

As deficiências de nutrientes (especialmente micronutrientes) são comuns em idosos, sobretudo pela baixa ingestão alimentar, aumento da excreção e absorção insuficiente decorrentes de alterações fisiológicas e/ou interações com medicamentos. Os suplementos nutricionais não são recomendados a indivíduos que não apresentem deficiências. Nesse caso, deve-se unicamente recorrer a uma dieta equilibrada. No entanto, se existirem deficiências nutricionais, estas deverão ser corrigidas por meio de suplementos. A Espen não recomenda o uso de suplementos de ácidos graxos ômega 3, vitamina B1, vitamina B12, vitamina B6, folato, vitamina E, selênio, cobre e de vitamina D em indivíduos com demência com o objetivo de corrigir ou prevenir o agravamento do declínio da função cognitiva.[11]

Na fase mais avançada da demência os indivíduos apresentam alterações anatômicas e fisiológicas severas, incluindo enfraquecimento dos músculos linguais e da boca, o que acarreta dificuldade em mastigar, assim como redução da capacidade de sentir cheiro e sabor, bem como disfagia.[18]

Com o agravamento da disfagia, muitas vezes a alimentação oral tem de ser interrompida em virtude do risco de aspiração pulmonar. Dessa forma, deve-se recorrer à nutrição artificial (NA), que inclui alimentação entérica (AE) e nutrição parentérica. A Espen publicou a sua posição quanto ao uso de NA em indivíduos com demência e recomenda que a decisão para NA e hidratação deve ser feita individualmente, tendo em conta o prognóstico e as preferências do indivíduo; recomenda o uso de AE por períodos limitados de tempo em indivíduos com demência moderada, para ultrapassar períodos de ingestão alimentar insuficientes, e opõe-se ao uso de NA na fase terminal da doença.[11]

CONSIDERAÇÕES FINAIS

Neste capítulo, procuramos apresentar a importância da nutrição associada aos principais distúrbios mentais que acometem o idoso, especialmente as demências, deixando algumas indicações que podem fundamentar as boas práticas em saúde no que diz respeito à nutrição, tanto na vertente preventiva como no controle e atraso da evolução dessas doenças.

REFERÊNCIAS

1. Figueira ML, Sampaio D, Afonso P. Manual de psiquiatria clínica. Lisboa: Lidel; 2017.
2. American Psychiatric Association. Manual diagnóstico e estatístico de transtornos mentais. 5.ed. Porto Alegre: Artmed; 2016.
3. Raz L, Knoefel J, Bhaskar, K. Journal of Cerebral Blood Flow & Metabolism. 2016;36(1)172-86.
4. Hassett A. Esquizofrenia e transtornos delirantes com início na terceira idade. Rev Bras Psiquiatr. 2002;24(suppl.1):81-6. ISSN 1516-4446. http://dx.doi.org/10.1590/S1516-44462002000500015. Acesso em: 09 jul 2019.
5. Mahan LK, Raymond J. Krause's – Food & the nutrition care process. 14.ed. Elsevier; 2017.
6. Mattson MP. Energy intake and exercise as determinants of brain health and vulnerability to injury and disease. Cell Metab. 2012;16:706-22.
7. Van de Rest O, Berendsen AA, Haveman-Nies A, de Grooot LC. Dietary patterns, cognitive decline, and dementia: a systematic review. Adv Nutr. 2015;6:154-68.
8. Martin P, Albanese E, Guerchet M, Prina M. Nutrition and dementia. London: Alzheimer's Disease International (ADI); 2014.
9. Akbaraly NT, Hininger-Favier I, Carriere I, Arnaud J, Gourlet V, Roussel AM, et al. Plasma selenium over time and cognitive decline in the elderly. Epidemiology. 2007;18:52-8.
10. Hardwood RH. Feeding decisions in advanced dementia. J R Coll Physicians Edinb. 2014;44:232-7.
11. Volkert D, Chourdakis M, Faxen-Irving G, Frühwald T, Landi F, Suominen MH, et al. ESPEN guidelines on nutrition in dementia. Clin Nutrition. 2015;34:1052-73.
12. Agarwal E, Miller M, Yaxley A, Isenring E. Malnutrition in the elderly: a narrative review. Maturitas. 2013;76:296-302.

13. Lopez RP, Molony SL. Dementia: weight loss and meal time challenges. The journal for Nurse Practitioners. March 2018;14(3):153-9.
14. Blandford G, Watkins LB, Mulvihill MN, Taylor B. Assessing abnormal feeding behaviour in dementia: a taxonomy and initial findings. In: Vellas B, Riviere S, Fitten J, (eds.). Weight loss & eating behaviour in Alzheimer's patients: Research and Practice in Alzheimer's Disease. Paris: SERDI; 1998.
15. Watson R, Deary IJ. Measuring feeding difficulty in patients with dementia: multivariate analysis of feeding problems, nursing intervention and indicators of feeding difficulty. J Adv Nurs. 1994;20:283287.
16. Tully MW, Lambros Matrakas K, Musallam K. The eating behavior scale: a simple method of assessing functional ability in patients with Alzheimer's disease. J Nutr Health Aging. 1998;2: 119-21.
17. Allen VJ, Methven L, Gosney MA. A review of reviews: a new look at the evidence for oral nutritional supplements in clinical practice. Clin Nutr ESPEN. 2013;2(1):5-23.
18. Pivi GAK, Vieira NMA, Ponte JB, Moraes DSC, Bertolucci, PHF. Nutritional management for Alzheimer's disease in all stages: mild, moderate, and severe. Nutrire. 2017;42:1-6.

Capítulo 52

RESGATE DA CULTURA ALIMENTAR

Barbara Lobo Bianconi
Marcel Hiratsuka
Natalia Koren Simoni

ALIMENTAÇÃO: FONTE DE PRAZER, PRÁTICA SOCIAL E CULTURAL

É preciso comer todos os dias, durante toda a vida. A alimentação depende do local onde é realizada, cercados também de pessoas com hábitos e crenças particulares. Portanto, o que é aprendido sobre comida está inserido em um contexto de materiais culturais historicamente derivados. A comida e o ato de comer assumem, assim, uma posição central por sua natureza vital e essencial, embora rotineira.[1]

Mintz, em seu texto, descreve Marcel Proust, escritor francês cuja conclusão foi de que o olfato e o paladar têm o poder de convocar o passado. Ele atribuiu a uma *madeleine* (bolinho de limão em forma de concha) e uma xícara de chá o fato de ter recordado um período esquecido de sua infância. Ao se conectar com suas memórias, Proust produz a obra *Em busca do tempo perdido*, considerada um dos principais clássicos da literatura mundial. Sua vida recomeça com um gole de chá e um pedaço de bolo: "Mas no mesmo instante em que aquele gole, de envolta com as migalhas do bolo, tocou o meu paladar, estremeci, atento ao que se passava de extraordinário em mim".[2]

A neurociência comprovou que Proust estava certo. A psicóloga Rachel Herz, da Universidade de Brown (EUA), mostrou que os sentidos do olfato e do paladar são exclusivamente sentimentais.[2] Apenas com a utilização desses sentidos é possível diferenciar os alimentos que lhes são prazerosos daqueles considerados perigosos. Ambos estão relacionados às funções primitivas emocionais e comportamentais; a percepção e a sensação que eles produzem constituem o ponto de ligação entre o mundo físico e o psicológico.[3,4]

Sob essa perspectiva, é importante considerar as relações sociais entre os homens, com a natureza e juntamente com a herança cultural os responsáveis pelo desenvolvimento dos hábitos alimentares de uma população.[4] Hábitos alimentares podem mudar completamente quando crescemos, mas a memória e o peso do primeiro aprendizado alimentar, além das formas sociais aprendidas por meio dele permanecem, talvez para sempre, em nossa consciência, como atesta a amada *madeleine* de Proust.[1]

Segundo Brillat-Savarin, o gosto proporciona três diferentes sentimentos:[5]

- Sensação direta: nasce na boca, ainda na parte anterior da língua;
- Sensação completa: quando o alimento passa para o fundo da boca, impregnando todo o órgão com seu gosto e perfume;
- Sensação refletida: julgamento feito pela alma sobre as impressões que o órgão transmite.

Para Brillat-Savarin,

> as refeições, no sentido que damos a essa palavra, começaram com a segunda idade da espécie humana, ou seja, no momento em que ela cessou de se alimentar apenas de frutos. O preparo e a distribuição de carnes fizeram a família se reunir, os pais distribuindo aos filhos o produto de sua caça, e os filhos adultos prestando a seguir o mesmo serviço a seus pais envelhecidos.

Essas relações, portanto, não se limitaram apenas aos familiares, mas, com o tempo, estenderam-se gradativamente aos vizinhos e amigos.[5]

Cozinhar, portanto, foi o que transformou o homem no que ele é hoje. O domínio do fogo possibilitou o avanço da humanidade como civilização. Com o advento da cocção o homem não precisaria mais dispor de horas para mastigar alimentos crus, dessa maneira, ele poderia utilizar esse tempo disponível em outras atividades, e o hábito de sentar-se à mesa e partilhar uma refeição foi fundamental para a socialização.[6,7]

Pollan, em seu livro, cita a arqueóloga francesa Catherine Perlès,[8] que ressalta que cozinhar é um ato colaborativo, uma vez que foi o fogo que fez com que as pessoas se aproximassem umas das outras, desenvolvendo o autocontrole entre a paciência de esperar a carne cozinhar e a cooperação para partilhar a refeição.[7]

De todos os atos naturais, alimentar-se foi o único que o homem cercou de cerimonial e transformou lentamente em expressão de sociabilidade, ritual político, aparato de alta etiqueta. Compreendeu a significação vitalizadora e fez dela uma função simbólica de fraternidade, um rito de iniciação para a convivência, e a confiança na continuidade dos contatos.[9] Essa comensalidade é parte fundamental das diferenças que ocorreram durante a evolução quando se questiona o comportamento alimentar.[10]

Os hábitos de consumo auxiliam na organização das regras de uma sociedade, na imposição de limites e na construção de novas relações. Muitas vezes os costumes alimentares não podem ser debatidos, eles são somente aceitos. Nesse caso, eles são constituídos de símbolos, tornando a comensalidade um ato político ou religioso.[11]

Existem culturas que subdividem os alimentos em categorias: a dieta chinesa, alimentos *yin* (frios) e *yang* (quentes); a dieta do islã, comidas lícitas (*halal*) e ilícitas (*haram*); comida *kasher*, alimentos puros (*tahor*) e impuros (*tame*). Para os hindus a alimentação é outro fator utilizado para segmentar e fortalecer a sociedade de castas indiana, além disso, um quarto da população indiana é de vegetarianos. Porém, a exclusão de certos tipos de alimentos não é exclusiva dos vegetarianos, outras culturas costumam excluir de sua alimentação a carne de porco (islâmica e judaica), bebidas alcoólicas (sunitas), entre outros; também vale a pena citar o jejum católico (Páscoa) e o islâmico (Ramadã).[12]

Como as comidas são associadas a povos em particular, e muitas delas são consideradas inequivocamente nacionais, lidamos de forma frequente com questões relativas à identidade.[1] Mas a espantosa circulação global de comidas e a circulação paralela de pessoas levantam novas questões sobre comida e etnicidade.[1]

PANORAMA HISTÓRICO DO PADRÃO ALIMENTAR: TRANSIÇÃO DEMOGRÁFICA – MULHER NA SOCIEDADE, ROTINA ALIMENTAR, COMER COM COMPANHIA, CONSUMO E TRADIÇÕES

A partir da década de 1970, a população brasileira passou por transformações significativas em relação às suas características demográficas. A população que antes era, em sua maioria, constituída por jovens, com média de seis filhos por mulher, teve seus índices de natalidade, fecundidade e mortalidade reduzidos. Essas mudanças foram possíveis em consequência do maior acesso da população ao saneamento básico, campanhas de vacinação, e outras medidas de saúde pública que contribuíram para aumentar a expectativa de vida.[13]

As oportunidades e o papel da mulher dentro desse contexto foram fundamentais para que essas mudanças pudessem ocorrer. O aumento da escolaridade feminina e a sua entrada no mercado de trabalho são fatores que fizeram com que essa transição se desse de forma mais acelerada.[13] Isso porque a mulher ocupa um lugar de destaque no âmbito familiar, não somente por seu papel maternal como também por ser o elemento agregador do ambiente familiar. Em um estudo realizado em 2016, no Centro de Referência em Alimentação e Nutrição no Centro de Saúde Escola Geraldo de Paula Souza (CRNutri/CSEGPS), em que os participantes relataram suas lembranças da infância e adolescência em relação à alimentação, em todos os casos a figura feminina era o centro das memórias, como referência de preparo, cuidado e organização do ambiente familiar e das refeições.[14]

Porém, as inovações no campo da ciência, como os métodos contraceptivos, que permitiram à mulher a escolha de ter ou não filhos e em qual momento, fez também com que ela assumisse novos papéis que não somente o de progenitora.[15] O conceito de que o comum, natural, obrigatório e lógico para a mulher é saber *improvisar um jantar*, enfeitar o prato, disfarçar a fisionomia de cada espécie deglutível com a ciência nefasta dos colorantes mascaradores, das mistificações sugestivas, da incaracterização gustativa, sugerido até a década de 1960, passa então a ser desconstruído.[9]

Mas, apesar de não ser mais uma obrigação feminina, a constituição de lar e família, muitas vezes, ainda é a base familiar; e seu trabalho, a fonte de renda de muitas casas no Brasil. Em muitos lares, atualmente, a mulher é a única figura adulta, responsável por cumprir os papéis de provedora financeira e afetiva dos filhos, gerando uma sobrecarga que exige apoio psicológico e físico para que ela possa desempenhar adequadamente esses papéis.[16]

Diante desse contexto, nos deparamos também com as constantes mudanças dos padrões alimentares na grande maioria dos países, em particular nos economicamente emergentes. As principais mudanças envolvem a substituição de alimentos *in natura* e preparações culinárias por alimentos industrializados. Essas transformações, bastante observadas no Brasil, determinam, entre outras consequências, o desequilíbrio na oferta de nutrientes e a ingestão excessiva de calorias.[17] Portanto, podemos considerar que os "apetites são substituídos pelas fomes e a inquietação moderna impossibilita as lentas paciências operadoras realizando as maravilhas do paladar".[9]

Nesse cenário, o resgate da cultura alimentar não envolve somente as memórias e o ato de cozinhar, mas é capaz de despertar entre as gerações o olfato, o paladar e o tato, conforme descrito por Brillat-Savarin.[5]

Comer junto e partilhar a comida é um ato tão antigo como a história da humanidade, porém, com a alteração da vida nas sociedades modernas também verifica-se uma modificação nesse processo.[11] Em quase todas as culturas a comida é relacionada à saúde, por seu papel fundamental na sobrevivência dos indivíduos.[11]

Os hábitos alimentares são os pontos fundamentais que relacionam e fortificam a identidade de um indivíduo, seja com ele mesmo ou com os outros. A comida é, portanto, a vitrine das diferenças entre classes sociais, culturas e etnias, reforçando, assim, a identidade de um grupo específico.[12] Segundo Ramos e Stein, a família tem a responsabilidade por formar o comportamento alimentar da criança, pois o hábito alimentar e a percepção dos gostos se desenvolvem desde o nascimento.[18]

O que ocorreu com o passar dos anos foi o enfraquecimento da transmissão das habilidades culinárias pelos mais velhos para descendentes e conhecidos, em decorrência, entre outros fatores, do consumo em excesso de alimentos produzidos pela indústria de alimentos.[17] Além do que, a espantosa circulação global de comidas e a circulação paralela de pessoas levantam novas questões sobre comida e etnicidade.[1]

O processo de industrialização acompanhado da ruptura fundamental das relações humanas com o seu meio e lugar de memória possibilitou "mascarar" cada um dos atributos sensoriais, cheiro, textura, forma e sabor.[2]

Os estudiosos indicam que houve diminuição do ato de cozinhar em favorecimento de alimentação do tipo *fast-food*, ou seja, substituição das refeições feitas em casa pelos alimentos comprados prontos ou em restaurantes e lanchonetes.[11] Um estudo publicado em 2011 mostrou que, atualmente, a população dos estados Unidos passa 78 minutos do dia realizando "alimentação secundária", ou seja, comendo e bebendo enquanto realizam outro tipo de atividade como assistir TV, dirigir, entre outras.[19]

Apesar disso, Pollan verifica que transferir o preparo do alimento para a indústria teve pontos positivos no que diz respeito à sociedade atual. Um dos fatores mencionados pelo jornalista se deve à diminuição da obrigação das mulheres de cozinhar as refeições para a família, possibilitando que o tempo investido nessa atividade pudesse ser empregado fora do lar, como no exercício de uma profissão.[7] Outro ponto é a diversidade da alimentação para pessoas que dispunham de poucas habilidades culinárias, estas poderiam provar alimentos das mais diversas culinárias apenas com um aperto de botão no micro-ondas. Apesar dos benefícios, há que se olhar com cautela esses alimentos, uma vez que na atualidade muitos dos pesquisadores os relacionam com perda da saúde e bem-estar.[20]

Na revisão proposta por Mintz, ele sugere que países como China e Rússia teriam mais potencial de mudar suas estruturas políticas do que seus pratos tidos como principais, no entanto, relata que são países abertos a experimentar novas comidas, o que parece uma estranha congruência de conservadorismo e mudança que acompanha os estudos em comida,[1] mas, segundo o autor, não deve nos surpreender o fato de que certas comidas consideradas marcadores étnicos – como macarrão, *croissants*, *bagels*, pizza, *croque monsieur* – estejam perdendo esse rótulo, tornando-se, dentro do mercado global de alimentos, o que chamaríamos de comidas etnicamente neutralizadas, isto é, se tornam étnicas e também deixam de sê-lo.[1]

Além disso, ressaltamos a importância da autonomia do indivíduo para suas escolhas alimentares, reforçando o contexto de mantermos as tradições. Segundo o Guia Alimentar para a População Brasileira, escolhas mais saudáveis dependem do próprio sujeito, o que ele classifica como superação de obstáculos, isto é, que reflitam sobre a importância da alimentação em suas vidas, e que concedam maior valor ao processo de adquirir, preparar e consumir alimentos, além do ambiente onde ele vive, quando a remoção dos obstáculos depende de políticas públicas e ações regulatórias, seguindo o que foi estabelecido na Constituição Brasileira: é dever do Estado garantir o direito humano à alimentação adequada e saudável e, com ele, a soberania e a segurança alimentar e nutricional.[17]

Podemos classificar, portanto, como cuidado nutricional a dependência da capacidade individual de fazer escolhas, e as condições externas ao sujeito, como a forma de organização da sociedade, as leis, valores culturais e o acesso à educação e a serviços de saúde.

PROCESSO DE ENVELHECIMENTO: CAPACIDADE FUNCIONAL – FÍSICA, PSÍQUICA E SOCIAL, CAPACIDADE INTRÍNSECA E AUTONOMIA EM IDOSOS, SUAS CARACTERÍSTICAS E A RELAÇÃO COM O ACESSO À ALIMENTAÇÃO E MUDANÇAS COMPORTAMENTAIS

Para os idosos, a perda de capacidade funcional é um dos fatores que dificultam os hábitos alimentares, e, consequentemente, a preservação da cultura alimentar. É importante destacar que a alimentação, em qualquer fase da vida, significa mais do que a ingestão adequada de nutrientes, ela é a representação da cultura, dos hábitos, memórias, socialização e prazer em comer, portanto, não é relacionada apenas com preparo e ingestão dos alimentos.

A Política Nacional de Saúde da Pessoa Idosa caracteriza como capacidade funcional as habilidades mentais e físicas de se manter a autonomia na realização das atividades básicas e instrumentais de vida diária (ABVD e AIVD, respectivamente), classificadas pelos índices de Katz e Lawton, conforme descritos a seguir.[21,22,24,25] Sua avaliação torna-se essencial para o estabelecimento de um diagnóstico, prognóstico e julgamento clínico adequados, auxiliando na decisão dos tratamentos e cuidados necessários às pessoas idosas.[24,25]

Consideram-se ABVD para as seguintes atividades realizadas sem ajuda, com ajuda parcial e/ou ajuda total: tomar banho, vestir-se, ir ao banheiro, transferir-se, ter continência e alimentar-se;[21] e AIVD as atividades mais complexas da vida diária, também classificadas como sem ajuda, com ajuda parcial e/ou ajuda total: usar o telefone, conseguir ir a um local distante, usar algum transporte sem necessidade de planejamentos especiais, fazer compras, preparar a própria refeição, arrumar a casa, fazer trabalhos manuais domésticos, lavar e passar roupa, fazer uso de seus remédios na dose e horários corretos, cuidar de suas finanças.[22]

A OMS classifica como capacidade intrínseca o composto de todas as capacidades físicas e mentais em que um indivíduo pode apoiar-se em qualquer ponto do tempo, porém ela não é um fator isolado que determina o que o idoso pode fazer, pois há também interação ambiental, associada a recursos ou barreiras que podem definir se as pessoas com determinado nível de capacidade são capazes de fazer aquilo que consideram importante.[23]

A incapacidade para as ABVD e AIVD, por muitas vezes, pode estar relacionada às deficiências nutricionais dos indivíduos, em virtude do seu quadro físico, psíquico e ambiental, incluindo fatores socioeconômicos.[26] Fatores esses que interferem no resgate da cultura alimentar, pois a dependência parcial e/ou total para as atividades cotidianas, muitas vezes, impossibilita a realização daquelas que antes eram prazerosas, como comer com autonomia e o ato de cozinhar. Esses casos indicam a necessidade de uma intervenção interdisciplinar, buscando garantir a integralidade do cuidado nesse ciclo da vida.

A idade avançada provoca mudanças significativas, além das perdas biológicas, isso inclui alterações nos papéis e posições sociais, assim como a necessidade de lidar com perdas de relações próximas. Os idosos, no entanto, tendem a selecionar metas e atividades em menor número, porém mais significativas, otimizar suas capacidades existentes e compensar perdas de algumas habilidades encontrando outras maneiras de realizar as tarefas. Os objetivos, as preferências e as prioridades motivacionais também parecem mudar.[23]

Outro ponto que interfere no resgate da cultura alimentar nesse ciclo de vida, independentemente da capacidade funcional ser preservada ou não, é a inserção da indústria de alimentos e do *marketing* nutricional, conforme descrito anteriormente, pois o consumo de produtos ultraprocessados, por ser caracterizado pela alta palatabilidade, contém ingredientes pobres do ponto de vista nutricional, mas que proporcionam sabor mais acentuado, praticidade e baixo custo, reduzindo ainda mais o interesse pelo ato de cozinhar e, em algumas situações, promovendo autonomia ao indivíduo, tornando-se um possível fator para a mudança comportamental da alimentação. Esse fato pode ser associado à solidão familiar e social, ocasionando a falta de preocupação consigo mesmo, desestimulando a compra, preparo e consumo de alimentos saudáveis. Observa-se, portanto, maior consumo de alimentos como massas, chás e torradas, tornando as refeições ainda mais monótonas e não prazerosas.[17,26]

As práticas alimentares englobam o consumo, mas se diferenciam dele por envolver comportamentos relacionados à alimentação e opiniões, atitudes, valores e representações simbólicas.[27] Se queremos promover mudança de comportamento alimentar, é preciso entender que ele está relacionado ao que uma pessoa conhece e acredita sobre alimentação e nutrição, bem como o sentimento sobre a comida. Considerar as atitudes alimentares, ou seja, os comportamentos, as cognições e os afetos de um indivíduo ou grupo, supõe que o alimento não está somente situado em uma esfera fisiológica; é preciso considerar o encontro e também o indivíduo em sua totalidade, principalmente com os idosos, pois nessa faixa etária muitos dos hábitos alimentares já foram consolidados.[27]

É necessário, portanto, harmonizar as informações do ambiente externo – que podem ser relativas às características dos alimentos, do comedor, do ambiente, das crenças religiosas e aspectos socioculturais – com as informações fisiológicas e psicológicas.[27]

As atitudes não apenas modelam e informam o ato de comer em geral, mas têm impacto nas cognições e comportamentos relacionados à regulação da ingestão, aceitação e gerenciamento no contexto alimentar. A atitude normal para com o alimento envolve uma compreensão adequada de seu papel na vida: fisiológico, emocional e social. Não se pode ter uma definição rígida do que é alimentação adequada sem contextualizar para quem, quando e onde.[27] Para manter um bom estado nutricional, é fundamental estabelecer e manter atitudes alimentares positivas, confiantes, relaxadas, confortáveis e flexíveis.[27]

Diante dessas circunstâncias, devemos considerar a predominância desses aspectos no paciente idoso, muitas vezes fragilizado, emagrecido, sarcopênico, com problemas bucais e odontológicos, gastrintestinais, depressivo, demenciado, com problemas neurológicos, baixa renda, sem rede de apoio social, polifarmácia, disgeusia, inapetência, disfagia, dificuldade de cozinhar, entre outros, que o impedem de manter seus hábitos alimentares.

> [...] Hábito é o comportamento que determinada pessoa aprende e repete frequentemente sem pensar como deve executá-lo, e é geralmente inconsciente. O hábito difere do instinto, que é um comportamento inato, não aprendido.[27]

Brillat-Savarin descreve que "o apetite se anuncia por um certo largor no estômago e uma leve sensação de fadiga". Ao mesmo tempo, a alma se ocupa de objetos análogos às suas necessidades, a memória convoca as coisas que agradaram o gosto; a imaginação julga vê-las; existe nisso algo semelhante ao sonho. Esse estado tem seus encantos, e ouvimos milhares de adeptos exclamarem com alegria: "Que prazer ter um bom apetite, quando se tem a certeza de logo fazer uma boa refeição!".[5]

O reconhecimento da fome pode se dar por sinais internos, do estado biológico, e outros que, para comer, dependem de outros sinais, às vezes mais ambientais, como "é hora da refeição"; ou seja, a "fome" nunca é emocional (não é um sinal reativo a uma emoção).[27] Este último é bastante presente no idoso, em virtude das características já descritas anteriormente.

Além da fome fisiológica, temos a fome hedônica, ou apetite que corresponde ao desejo de comer um alimento ou grupo de alimentos em particular, e do qual se espera ter satisfação e prazer.[27] Algumas pessoas experimentam pensamentos, sentimentos e desejos frequentes sobre comida mesmo na ausência de déficit de energia de curto ou longo prazos.[27]

Para os idosos, a monotonia das refeições é bastante presente, principalmente pela redução da sensibilidade por gostos primários (doces, salgados, amargos, ácidos), dificuldade de cozinhar, problemas de saúde bucal (lesões na boca) e odontológicos (dentição e/ou prótese parcial ou total, ou mal adaptada), ocasionando mudança de consistência dos alimentos, reduzindo assim o aporte calórico e nutricional das refeições, aumento ou redução da salivação, disfagia, problemas gastrintestinais, constipação intestinal e quadros de diarreia, refluxo, úlcera péptica e polifarmácia, que por muitas vezes acarretam perda de peso, baixa ingestão de determinados micro e macronutrientes, principalmente um baixo aporte calórico-proteico, ocasionando, dessa maneira, perda de massa muscular e redução da força (sarcopenia), aumentando o risco de instabilidade de marcha, desnutrição, risco de quedas.[26] Doenças psicológicas, neurológicas e infecciosas também comprometem o estado nutricional do idoso, assim como seu comportamento alimentar.

Esses quadros são em boa parte responsáveis pela alteração da mudança do padrão alimentar nessa faixa etária, mudança essa que não é desejada pelo indivíduo, alterando, portanto, os hábitos alimentares de uma vida e que estão diretamente ligados à sua memória. Em alguns casos, essa mudança pode ser facilmente adaptada pela pessoa, mas em outros associa-se com fatores relacionados à perda do prazer agregado ao ato de alimentar-se e de estar reunido com pessoas próximas.[26]

O Guia Alimentar da População Brasileira indica a comida preparada em casa como uma das responsáveis por uma alimentação adequada e protetora da saúde. No estudo realizado no CRNutri/CSEGPS, os pacientes idosos relataram que o que mais se recordam da alimentação na infância era o momento de reunião familiar em que os membros se reuniam para trocar experiências e partilhar a refeição.[14,17]

Os idosos relataram que as receitas mais consumidas na infância eram receitas tradicionais da culinária de locais dos quais eles descendiam, um reflexo da variedade de culturas que compõem a população do estado de São Paulo, onde o estudo foi realizado.[14]

Outro ponto abordado nesse estudo foi que a comida pode remeter não somente a boas recordações, mas também a recordações negativas, isso se deve ao fato da associação de alimentos/refeições em situações difíceis e/ou desconfortáveis, apontando novamente a associação que fazemos entre alimentação e memória.[14]

Diante das mudanças comportamentais da alimentação, o Guia Alimentar para a População Brasileira propõe a disseminação das habilidades culinárias; para aqueles que a possuem, sugere-se desenvolvê-las e partilhá-las; e para os que não a possuem, procurar adquiri-las com as pessoas próximas que a dominam e/ou consultar livros, internet e acessar todos os meios que auxiliem nesse processo. Sempre que possível, cozinhar em companhia.[17]

CONSIDERAÇÕES FINAIS

Concluímos que em virtude de fatores históricos, principalmente em relação ao papel das mulheres na sociedade, o aumento da disponibilidade de alimentos industrializados e a perda da capacidade funcional dos idosos podem estar relacionados à redução do preparo dos alimentos pelos indivíduos e a não disseminação para as gerações posteriores. No entanto, observamos o poder da comida relacionado com nossas memórias, sentimentos e sentidos e como uma importante fonte de prazer. Entendemos o resgate da cultura alimentar na preservação das culturas e etnicidade, e também como um fator a ser expandido pela globalização, difundindo histórias, memórias e cultura, além de propiciar trocas de experiência e maior convívio intergeracional.

REFERÊNCIAS

1. Mintz SW. Comida e antropologia. Revista Brasileira de Ciências Sociais. 2001;16(47):31-9.
2. Dias J, Chiffoleau M. Segundo eixo: comida é memória, afeto e identidade. Fórum Brasileiro de Soberania e Segurança Alimentar e Nutricional (FBSSAN). 2015 jun. Disponível em: https://fbssan.org.br/2015/06/comida-a-mema%C2%B3ria-afeto-e-identidade/. Acesso em: 26 mar 2018.
3. Guyton AC, Hall JE. Tratado de fisiologia médica. 11.ed. Rio de Janeiro: Guanabara Koogan; 2006.
4. Diez-Garcia RW, Castro IRR. A culinária como objeto de estudo e de intervenção no campo da Alimentação e Nutrição. Ciência & Saúde Coletiva. 2011;16:91-8.
5. Brillat-Savarin JA. A fisiologia do gosto. São Paulo: Cia. das Letras; 1995.
6. Wrangham RW. Pegando fogo: por que cozinhar nos tornou humanos. Trad. de Maria Luiza X. de A. Borges. Rio de Janeiro: Zahar; 2010.
7. Pollan M. Cozinhar: uma história natural da transformação. Rio de Janeiro: Intrínseca; 2014.
8. Perlès C. As estratégias alimentares nos tempos pré-históricos. História da alimentação. 1998;3: 36-53.
9. Cascudo LS. História da alimentação no Brasil. 4.ed. São Paulo: Global; 2011.
10. Moreira SA. Alimentação e comensalidade: aspectos históricos e antropológicos. Cienc. Cult. 2010 Oct;62(4):23-6. Disponível em: http://cienciaecultura.bvs.br/scielo.php?script=sci_arttext&pid=S0009-67252010000400009&lng=en. Acesso em: 27 mar 2018.
11. Carneiro HS. Comida e sociedade: significados sociais na história da alimentação. História: questões & debates. 2005;42(1).
12. Castellani V. O mundo à mesa: preceitos, mitos e tabus da gastronomia. Campinas, SP: Saberes; 2011.
13. Vasconcelos AMN, Gomes MMF. Transição demográfica: a experiência brasileira. Epidemiologia e Serviços de Saúde. 2012;21(4):539-48.
14. Simoni NK. Culinária na promoção da saúde e prevenção de doenças: a educomunicação no resgate da memória alimentar e cultural da população idosa atendida no Centro de Saúde Escola Geraldo de Paula Souza. [relatório]. São Paulo: Faculdade de Saúde Pública da USP; 2016. Trabalho de conclusão do Curso de Aprimoramento em Nutrição e Saúde Pública.
15. Borsa JC, Feil CF. O papel da mulher no contexto familiar: uma breve reflexão. O portal dos Psicólogos. 2008;185:1-12.

16. Marín A, Piccinini CA. Famílias uniparentais: a mãe solteira na literatura. Psico. 2009;40(4):12.
17. Brasil. Ministério da Saúde. Secretaria de atenção à saúde. Departamento de atenção Básica. Guia alimentar para a População Brasileira/Ministério da Saúde, Secretaria de Atenção à Saúde, Departamento de Atenção Básica. 2.ed. Brasília: Ministério da Saúde; 2014.
18. Ramos M, Stein LM. Desenvolvimento do comportamento alimentar infantil. Jornal de Pediatria. 2000;76(Supl 3):S229-37.
19. Hamrick KS, Andrews M, Guthrie J, Hopkins, D, McClelland K. How much time do Americans spend on food. US Department of Agriculture, Economic Research Service, 2011.
20. Louzada MLDC, Martins APB, Canella DS, Baraldi LG, Levy RB, Claro RM, et al. Ultra-processed foods and the nutritional dietary profile in Brazil. Revista de Saúde Pública. 2015;49:38.
21. Katz S, Ford AB, Moskowitz RW, Jackson BA, Jaffe MW. Studies of illness in the aged. The Index of ADL: a standardized measure of biological and psychosocial function. JAMA. 1963;185:914-9. Disponível em: https://doi.org/10.1001/jama.1963.03060120024016. Acesso em: 9 jul 2019.
22. Lawton MP, Brody EM. Assessment of older people: self-maintaining and instrumental activities of daily living. Gerontologist. 1969;9(3):179-86.
23. Organização Mundial da Saúde (OMS). Resumo Relatório Mundial de Envelhecimento e Saúde (resumo executivo na internet). Genebra, OMS, 2015. P 12. Disponível em: http://www.who.int/ageing/publications/world-report-2015/en/. Acesso em: 20 mar 2018.
24. Secretaria do Estado de Saúde. Instituto Paulista de Geriatria e Gerontologia. Avaliação Funcional do Idoso. 2.ed. São Paulo; 2015. Disponível em: http://www.saude.sp.gov.br/resources/ipgg/guias-e-manuais/ipgg avaliacaofuncionaldoidoso.pdf. Acesso em: 18 mar 2018.
25. Brasil. Ministério da Saúde. Secretaria de Atenção à Saúde, Departamento de Atenção Básica; Envelhecimento e Saúde da Pessoa Idosa/Ministério da Pessoa Idosa-Brasília: Ministério da Saúde; 2006. Disponível em: http://bvsms.saude.gov.br/bvs/publicacoes/abcad19.pdf. Acesso em: 15 mar 2018.
26. Campos MTFS, Monteiro JBR, Ornelas APRC. Fatores que afetam o consumo alimentar e a nutrição do idoso. Revista de Nutrição. 2000;3(13):157-65.
27. Alvarenga M, et al. Nutrição comportamental. 1.ed. Barueri: Manole; 2015.

ÍNDICE REMISSIVO

A

Abordagem multidimensional 556
Academia Nacional de Cuidados Paliativos (ANCP) 555
Ácido fólico (vitamina B9) 158, 395, 439
Ácidos graxos 368
Acolhimento 417, 507
Acompanhamento nutricional 523, 529
Aconselhamento nutricional 198, 264, 302, 432, 522, 523, 524, 525
Acúmulo de trabalho 500
Adiposidade 255
Adoecimento 409, 546
Adolescência 291, 293, 295, 312, 313, 316, 319, 322, 325, 338, 341, 342, 347, 348, 349, 362, 385, 387, 390
Agência Nacional de Vigilância Sanitária (Anvisa) 89
Agitação 566, 570
Agressividade 566, 570
Agricultura 72
Álcool 265
Alcoolismo 566, 568
Aleitamento materno 160, 162, 168, 174, 195, 199, 213, 260, 451

Alergias alimentares 84, 85, 89
Alimentação 4, 12, 20, 24, 26, 31, 34, 41, 44, 68, 72, 78, 98, 106, 221, 203, 218, 222, 223, 231, 250, 291, 301, 332, 333, 336, 338, 349, 355, 358, 362, 396, 404, 455, 457, 459, 464, 471, 487, 488, 490, 492, 493, 496, 501, 505, 507, 510, 511, 515, 518, 519, 523, 528, 533, 542, 562, 576, 580, 584
Alimentação complementar 133, 173, 175, 178, 248
Alimentação da família 18
Alimentação infantil 278
Alimentação saudável 64, 258, 274, 298, 319, 347, 348, 429, 449, 464, 542, 551
Alimento 85, 512
Alimentos complementares 174
Alimentos de alta densidade energética 260
Alimentos industrializados 280, 585
Alimentos *in natura* 67, 74, 300, 428, 430, 431, 530, 579

Alimentos preferidos 572
Alimentos processados 67, 260
Alimentos ricos em gordura saturada 452
Alimentos saudáveis 258, 582
Alimentos ultraprocessados 67, 159, 257, 323, 325, 427, 452
Alteração clínica 538
Alteração glicêmica 425
Alterações de comportamento 570
Alterações do pensamento 567
Alterações fisiológicas 573
Alterações tireoidianas 444
Amamentação 79, 131, 139, 140, 142, 144, 162, 197, 198, 213, 417, 451, 453
Ambiente alimentar 176, 236, 322, 323, 324, 325, 327, 463
Ambiente de refeição 134
Ambiente de trabalho 492
Ambiente doméstico 234
Ambiente escolar 223, 236
Ambiente familiar 573
Ambiente intrauterino 130
Ambiente obesogênico 465
Ambiente perinatal 452
Ambiente seguro 542
Âmbito familiar 578

Anamnese 452
Anemias 414, 431
Anomalias cardiovasculares 410
Anomalias congênitas 410
Anorexia 359, 568, 570, 571
Ansiedade 264
Antidepressivos 568, 571
Antiepilépticos 395
Anti-hipertensivo 428
Antipsicóticos 571
Antropologia 22
Antropometria 187
Antroposofia 99, 100
Apatia 570
Apetite 570, 572
Apoio psicológico 579
Apoio psicossocial 264
Aptidão física 481, 482
Áreas rurais 460
Áreas urbanas 463
Aspecto comunicativo 136
Aspectos ambientais 18
Aspectos antropológicos 562
Aspectos biológicos 12
Aspectos biopsicossociais 12
Aspectos culturais 16
Aspectos nutricionais 541
Aspectos psicológicos 15
Aspectos simbólicos 25
Aspectos situacionais 17
Aspectos sociais 16
Assembleia Mundial de Saúde 5
Assujeitamento 107
Atenção ao comer 527
Atenção à saúde 94, 240, 363, 390
Atenção Básica 550
Atenção nutricional 455, 505
Atenção primária 449
Atendimentos ambulatoriais 383
Atitudes alimentares 237
Atividade física 73, 258, 260, 263, 342, 343, 348, 349, 378, 429, 460, 481, 483, 486, 487, 490, 570

Atividade intrapsíquica 314
Atividades cotidianas 545
Atividades do dia a dia 547
Atividades motoras 541
Atividades sedentárias 264
Atividades socioculturais 551
Ativismo político 23
Atletas 367
Ato de comer 22
Ato de cozinhar 514, 579
Atores sociais 454
Atores sociais 326
Atuação profissional 197
Autoconfiança 377
Autoconhecimento 411
Autocontrole 577
Autocuidado 548
Autocuidado 545, 546
Autoeficácia 24
Autoestima 24, 359, 377
Autonomia 362, 499, 501, 502, 505, 506, 508, 545, 547, 548, 550, 581
Autopercepção 346
Avaliação do crescimento 184, 189
Avaliação geral 537
Avaliação nutricional 55, 227, 296, 381, 451, 452, 571, 572
Avanços tecnológicos 519
Avidez 500
Avolia 568

B

Baby-led weaning 180, 181
Bactérias intestinais 396
Baixo peso 381, 424
Bebidas alcoólicas 220, 398
Behaviorismo 15
Beleza corporal 347
Bem-estar 3, 378, 412, 482, 524
Bens culturais 517
Biodisponibilidade 368, 369, 441, 442
Biodiversidade 325
Bioeducação física 108
Bioética 561
Biomedicina 391

Biotina (vitamina H) 158
Boca seca (ou salivação excessiva) 571
Brincadeiras 268, 269, 270, 273, 274
Bulimia 359
Bullying 264, 345

C

Cadeia respiratória mitocondrial 400
Caderneta de Saúde da Criança 206
Cálcio 152, 368, 403, 441, 442
Calor humano 524
Campanhas de vacinação 578
Câncer 554
Cantinas escolares 219, 220, 237
Capacidade funcional 581
Carboidratos 149, 436
Carências nutricionais 414, 417
Células neuronais 569
Cenário epidemiológico 332
Centro de Referência em Alimentação e Nutrição (CRNutri) 224
Centro de saúde escola 101
Ciclo menstrual 413
Ciência da nutrição 8
Cientificidade 4
Cirurgia bariátrica 265, 409, 410
Cobalamina (vitamina B12) 158, 569
Coesão social 463
Comensalidade 332, 518
Comércio 337
Comida 512
Comorbidades 396, 409, 415, 567
Complicação cirúrgica 420
complicações cardiovasculares 185
Componentes fisiológicos 12
Comportamento 377, 495, 540

Comportamento alimentar 6, 16, 234, 272, 299, 301, 325, 339, 460, 579, 584
Comportamento disfuncional 15
Comprometimento emocional 350
Compromisso ético 562
Comunicação de massa 25
Comunidade escolar 345
Condições socioeconômicas 235, 339, 462
Conjuntura social 501
Constipação intestinal 584
Constituição Federal de 1988 517
Consumo abusivo de álcool 473
Consumo alimentar 18, 272, 324, 377, 459, 506
Consumo alimentar inadequado 473
Consumo de alimentos 280, 332
Consumo energético 294
Consumo moderado 525
Consumo nocivo de álcool 476
Contato simbiótico 131
Contexto biopsicossocial 565
Contexto comportamental 300
Contexto econômico 17, 300
Contexto social 387
Contexto sociocultural 386
Contexto sociocultural e familiar 299
Continuidade da vida 554
Contracepção 418
Contracepção de emergência 389
Contraceptivos 389
Controle de peso corporal 345
Controle de saciedade 430
Convívio social 75
Convulsões 566
Corpo magro 359

Corpo perfeito 320
Corpos de Lewy 566
Costumes 519
Cozinha 516
Cozinha internacional 513
Crenças 377
Crescimento da criança 205
Crescimento da população 459
Crescimento físico 184, 186, 205, 208
Crescimento intrauterino 185
Crescimento pessoal 538
Crescimento populacional 120
Criança 260
Criança que não come 243
Crianças amamentadas 247
Crise hídrica 122
Cronobiologia 301
Crudivorismo 435
Cuidado alimentar 554, 558
Cuidado alimentar e nutricional 559
Cuidado ampliado 523
Cuidado à pessoa idosa 554
Cuidado integral 533
Cuidado nutricional 3, 4, 68, 87, 295, 298, 366, 373, 417, 457, 476, 482, 522, 581
Cuidados em saúde 561
Cuidados paliativos 554, 556, 557, 558, 561
Cuidados pessoais 568
Cuidados preventivos 549
Culinária 519
Culinária criativa 244
Cultura 510, 585
Cultura alimentar 18, 513, 520, 576, 581, 585
Curvas de crescimento 188, 208, 260

D

Dados bioquímicos 571
Danos cerebrais 570
Danos neurológicos 398
Declaração de Guimarães 467
Declínio cognitivo 569

Declínio fisiológico 550
Declínio funcional 549
Defeito do tubo neural 410
Deficiência auditiva 484
Deficiências nutricionais 148, 159, 582
Deficiências vitamínicas 566
Déficit cognitivo 565
Déficits alimentares 566
Deformidade 319
Degeneração frontotemporal 565
Delírios 567
Delivery 520
Demanda nutricional 395
Demência 565, 566, 567, 570, 571, 572, 573, 574
Densidade energética 336
Dependência 502, 545, 547, 548
Depressão 265, 566, 567, 568, 570, 572
Dermatite atópica 84
Desenvolvimento do embrião 395
Desenvolvimento humano 231
Desenvolvimento infantil 184
Desenvolvimento precoce 319
Desenvolvimento sexual 344
Desequilíbrio e equilíbrio ecológico 123
Desigualdades sociais 392, 463, 465
Desintoxicação 568
Desmame 144
Desnutrição 148, 235, 383, 411, 571, 584
Desordens metabólicas 341
Desvio de saúde 546
Diabetes 77, 109, 415, 464, 566
Diabetes gestacional 413
Diabetes melito 425, 426
Diarreia 571, 584
Dietary Reference Intake 298

Dietas 71, 317, 346, 359, 439, 449, 525, 569
Dietas diferenciadas 88
Dietas restritivas 430
Dietas vegetarianas 435, 441, 442
Diferenças regionais 392
Dificuldades socioeconômicas 453
Digestibilidade 367
Dilemas emocionais 415
Dimensão cultural 510
Dimensão sociocultural da alimentação 390
Dimensões subjetivas 526
Diminuição da concentração 568
Diretrizes alimentares recomendadas 477
Diretrizes Curriculares Nacionais 57
Diretrizes nutricionais 524
Discriminação racial 66
Discurso normativo 505
Disfagia 584
Disfunção mitocondrial 566
Dislipidemia 295, 566, 571
Disparidades geográficas 464
Disponibilidade materna 418
Distúrbios alimentares 366
Distúrbios hipertensivos 427
Distúrbios mentais 565
Doença cardíaca 566
Doença de Parkinson 565
Doenças 493, 538
Doenças cardiovasculares 464
Doenças comuns 424
Doenças crônicas 58, 461, 462, 465, 471, 493, 499, 519, 547
Doenças crônicas não transmissíveis (DCNT) 471
Doenças infecciosas 294
Doenças mentais 565, 567
Doenças progressivas 562
Domínio psicológico 541

Dor abdominal 420
Drogas ativas 265

E

Educação 74, 167, 219, 224, 235
Educação alimentar 53, 65, 268
Educação alimentar e nutricional (EAN) 51, 55, 326, 453, 455, 507, 542
Educação nutricional 260, 262, 366, 431
E-learning 47
Emagrecimento 27, 317, 519, 571
Emoções 34, 35
Empatia 524
Empoderamento 455, 503, 506
Empresa Brasileira de Pesquisa Agropecuária 512
Energia 436
Enjoos 571
Enterocolite 84
Entretenimento 376
Envelhecimento 385, 535, 545, 547, 549, 550, 558, 566, 569, 581
Epidemiologia 208
Equipe multiprofissional 556
Era da informação 42
Escassez de alimentos 515
Escola 218, 345
Escolaridade 338
Escolhas alimentares 212, 502, 505, 506
Esofagite eosinofílica 84
Espaço de socialização 391
Espiritualidade 540, 542
Esquema corporal 315
Estado nutricional 235, 256, 260, 280, 293, 323, 417, 451, 459, 573
Estágios da vida 344, 546
Estatuto da Criança e do Adolescente (ECA) 231, 386
Estilo de vida 265, 342, 348, 362, 459, 462, 481, 523, 540, 541, 549

Estimulantes do apetite 252
Estímulos hormonais 14
Estirão pubertário 261
Estratégia Global sobre Alimentação Saudável, Atividade Física e Saúde 5
Estratégia Mundial para a Saúde da Mulher, da Criança e do Adolescente 390
Estratégias alimentares 466
Estratégias alimentares e nutricionais 459
Estresse 264
Exames bioquímicos 405
Excesso de peso 254
Exercícios 346
Exercícios sistematizados 348
Expectativa de vida 499, 548, 578
Experiências de vida 9
Exposição solar 443

F

Família 345
Fármacos 571
Fase final de vida 562
Fase intrauterina 254
Fast-food 15, 19, 263, 279, 293, 301, 322, 324, 364, 366, 391, 580
Fatores ambientais 75
Fatores antinutricionais 437
Fatores biológicos 344
Fatores comportamentais 75
Fatores de risco 257, 547
Fatores históricos 585
Fecundidade 499, 578
Felicidade 541
Fenômeno alimentar 22, 557
Fenômeno cultural 561
Fenômeno social 53
Ferro 152, 368, 400, 431, 438, 439
Fertilidade 413
Feto 409
Fisiologia 15
Fissura palatal 410

Fitness 359
Fitoterapia 100
Folato 569
Fome 525, 526, 583
Fonte de prazer 576
Food deserts 463, 464
Forçar a comer 243
Formação da criança 218
Formação do profissional de saúde 101
Fórmulas infantis 89, 159
Fragilidade 548, 549
Função cognitiva 570
Funcionalidade 547
Funcionamento intestinal 452
Funções biológicas 526
Fundo das Nações Unidas para a Infância (Unicef) 87

G

Ganho de peso 378, 381, 382, 420, 571
Ganho ponderal 378
Gastos previdenciários 546
Gastrectomia 411
Gastrenterite eosinofílica 84
Gastrite eosinofílica 84
Gastronomia 516
Gemelaridade 197
Gestação 78, 373, 382, 395, 397, 400, 402, 411, 413, 414, 415, 417, 420, 424, 429, 451, 453
Gestante 185, 260, 375, 377, 383, 390, 409, 418, 436, 442, 444
Gestante bariátrica 415, 417, 420
Globalização 460, 518, 585
Goitrogênicos 444
Gordura insaturada 476
Gorduras 437
Gordura saturada 285, 476
Gravidez 375, 376, 378, 385, 387, 388, 390, 395, 454, 455
Guia Alimentar para a População Brasileira 28, 66, 284, 327, 347, 453, 527, 528, 529, 580, 584
Guia Alimentar para Crianças Menores de Dois Anos 29
Guias alimentares 63, 64
Guia sobre Programa de Controle de Alergênicos 90

H

Habilidades atléticas 482
Habilidades culinárias 31, 36, 38, 68, 432, 580
Hábitos 519
Hábitos alimentares 17, 47, 134, 274, 339, 341, 459, 460, 462, 473, 559, 577, 579
Hábitos de consumo 578
Hábitos saudáveis 342
Hemodiluição 397
Hemodiluição fisiológica 401
Hemorragias pós-parto 414
Hidrocefalia 410
Hiperglicemia 571
Hipermetilação 396
Hipertensão 77, 109, 295, 301, 413, 426
Hipertensão arterial crônica 566
Hipertensão arterial sistêmica 429
Hiponatremia 571
Hipotireoidismo 566
História da alimentação 38
HIV 566
Homeopatia 95
Homocisteína 569
Hormônios tireoidianos 443
Humanização 522

I

Idade avançada 566
Idade gestacional 399, 416
Idade reprodutiva 409, 410
Ideação suicida 567
Ideias delirantes 567
Identidade 362
Idosos 535, 540, 549, 582, 584
Imagem corporal 28, 312, 314, 315, 316, 317, 338, 343, 344, 345, 346
Imperfeições 320
Inatividade física 473
Incapacidades funcionais 551
Independência 547
Indicadores antropométricos 451
Índice de massa corporal (IMC) 206, 255, 342, 414, 429, 452, 482, 571
Índices antropométricos 207, 256, 257
Índices de natalidade 578
Individualismo 461
Indústria de alimentos 260, 580
Indústria farmacêutica 244
Industrialização 122, 580
Infância 231, 274, 342
Infecções 566
Inflamação crônica 476
Influenciadoras digitais 26, 27, 357
Influência midiática 314
Influências culturais 363
Informação 41, 47
Informação ao público 167
Ingestão alimentar 451, 568
Ingestão de alimentos 41
Ingestão de nutrientes 377
Ingestão hídrica 452
Ingredientes *in natura* 520
Inibidores da acetilcolinesterase (rivastigmina) 571
Inquérito Nacional de Alimentação 335, 337
Inquéritos alimentares 453
Insatisfação corporal 359
Insegurança alimentar 463, 478
Inserção social 320
Interesse pelo outro 524

International Food Information Council 45
Interrupção da gravidez 388
Intervenção nutricional 35, 227, 571
Iodo 154, 398, 443
Irritabilidade 566
Isolamento social 567

J

Jogos 268, 269, 270, 273, 274
Junk food 244

L

Lactação 449, 451
Lactante 451
Lactentes 148, 159
Lactovegetarianos 365
Lei Orgânica de Segurança Alimentar e Nutricional 238
Leite materno 197
Lentidão do pensamento 568
Linguagem 135, 136
Lipídios 151
Lombalgia 539

M

Macronutrientes 149, 497, 584
Macrossomia 410, 413
Magreza 381, 383, 519
Malformação fetal 417
Malnutrição 572
Manejo clínico 197
Manejo nutricional ampliado 127, 139
Manifestações psiquiátricas 567
Manipuladores de alimentos 275
Manual das Cantinas Escolares Saudáveis 220
Manual de Cuidados Paliativos 560
Manutenção da saúde 540

Marketing 278, 280, 286, 300, 324, 355, 582
Mastigação 262
Maternidade 387
Mecanismos moleculares 566
Medicalização 448
Medicina ayurvédica 95
Medicina tradicional chinesa 95
Meditação 99
Meios de comunicação 320
Meio social 218
Memórias alimentares 563
Meningites 566
Mercado de alimentos 365
Mercado de trabalho 376, 578
Metabolismo 139, 397
Método educativo lúdico 268
Microbioma humano 76
Microbiota 400
Microbiota intestinal 76, 79
Micronutrientes 152, 255, 334, 378
Microrganismos 399
Mídia 346
Mídias sociais 355, 356, 358
Mielinização 396
Mindful eating 99
Minerais 368
Ministério da Saúde (MS) 173, 205, 206, 220, 255, 296, 323, 334, 347, 390, 395, 425, 428, 448, 453, 499, 550
Mioclonia 566
Mobilidade 464, 549
Mobilidade populacional 121
Modelamento comportamental 343
Modernização 517
Modificações corporais 449
Modificações fisiológicas 450
Modismos 377
Modismos alimentares 519
Morbidade 424, 425, 432
Morbimortalidade 472

Mortalidade 432, 453, 473, 499, 578
Mortalidade fetal 424
Mortalidade materna 414, 424
Mortalidade perinatal 414, 431
Morte 549
Morte fetal 410
Movimento corporal 482
Movimento Infância Livre de Consumismo (Milc) 355
Movimento paliativista 558
Mudanças comportamentais 581, 584
Mudanças corporais 375, 376
Mudanças demográficas 499
Mudanças fisiológicas 417
Multidisciplinaridade 9
Mundialização 517
Mundo natural 511

N

Nascimentos pré-termo 416
Natureza 516, 520
Náuseas 397, 420, 571
Necessidades básicas 231
Necessidades energéticas 247, 570
Necessidades fisiológicas 546
Necessidades gestacionais 402
Necessidades nutricionais 209, 211, 246
Neoplasias 566
Neuropatia 398
Neurotransmissores 569
Neutralidade 525
Niacina (vitamina B3) 157
Nova nutrição 6
Novas tecnologias 43
Nutrição 3, 26, 34, 41, 44, 98, 110, 203, 223, 316, 375, 392, 416, 425, 453, 455, 457, 481, 507, 533, 560, 565, 566, 568, 569, 571

Nutrição clínica ampliada 522, 525, 531
Nutrição parentérica 574
Nutricionismo 48
Nutricionista 222, 227, 228, 432, 449, 455, 507, 522, 557
Nutrientes 364, 569, 581
Nutrientes essenciais 148
Nutriz 409, 418, 444, 451

O

Obesidade 34, 70, 76, 77, 79, 257, 261, 264, 295, 333, 341, 342, 344, 348, 349, 350, 409, 410, 412, 413, 421, 429, 464, 465, 476, 566
Obesidade infantil 192, 254
Objetificação 107
Objetivos de Desenvolvimento do Milênio (ODM) 118, 424
Objetivos de Desenvolvimento Sustentável (ODS) 118, 139, 390, 424
Objetivos educativos 57
Observação da mamada 143
oferta alimentar 460, 463, 464
Ômega 3 404, 573
Oncologia 555
Organismos governamentais 358
Organização das Nações Unidas 390
Organização das Nações Unidas para a Alimentação e a Agricultura (FAO) 63, 120
Organização Internacional do Trabalho (OIT) 493
Organização Mundial da Saúde (OMS) 70, 87, 94, 173, 205, 282, 348, 425, 437, 472, 488, 494, 535, 550, 554
Organização para a Cooperação e Desenvolvimento Econômico (OCDE) 459
Ortorexia 359
Osteoartrite 539
Ovolactovegetarianos 365
Ovovegetarianos 365

P

Paciente idoso 583
Pacto de Milão 466
Padrão alimentar 301, 334, 474, 500, 578, 584
Padrão dietético 477
Padrões alimentares 335
Padrões de beleza 346
Padrões de consumo alimentar 460, 462
Padrões dietéticos 478
Países em desenvolvimento 461
Parâmetros nutricionais 497
Participação familiar 319
Particularidades étnicas 524
Partilha do alimento 16
Parto 79, 449
Parto cesáreo 413
Parto induzido 410
Partos distócicos 410
Patologia 15
Patrimônio 516
Patrimônio cultural 329
Patrimônio imaterial 517
Percepções sensoriais 32
Perda de peso 486
Perda ponderal 451, 452
Perfil bioquímico 477
Período gestacional 376, 424, 426, 443
Período gravídico 424
Período pré-gestacional 376
Permeabilidade vascular 403
Pertencimento 24
Pescovegetarianos 366
Peso corporal 79, 359
Peso gestacional 451
Peso pós-parto 452
Peso pré-gestacional 449, 451
Pesquisa de Orçamentos Familiares (POF) 254, 333
Pesquisa Nacional de Saúde do Escolar (PeNSE) 342
Pesquisa Nacional por Amostra de Domicílios (PNAD) 356, 389
Pessoa idosa 533, 545, 547, 568
Pirâmide populacional 545
Piridoxina (vitamina B6) 157, 569
Planejamento reprodutivo 389
Pobreza 436
Polimorfismo 396
Política Nacional de Alimentação e Nutrição – PNAN 5, 284, 329
Política Nacional de Atenção Integral à Saúde da Mulher 454
Política Nacional de Promoção, Proteção e Apoio ao Aleitamento Materno 140
Política Nacional de Saúde da Pessoa Idosa 546, 581
Política Nacional de Segurança Alimentar e Nutricional (PNSAN) 5
Políticas nacionais 454
Políticas públicas 4, 545
Políticas sociais 495
Politização do consumo 24
Poluição atmosférica 75
População idosa 548
População mundial 459
Populações adultas 343
Populações rurais 461

Populações urbanas 461
Pós-parto 377, 450, 452
Prática alimentar 298
Prática profissional 195, 505
Práticas alimentares 9, 471, 499, 582
Práticas corporais 106, 108, 110, 551
Práticas educativas 51
Práticas integrativas 94
Prática social e cultural 576
Prazer 31, 581, 583
Preconcepção 418
Pré-eclâmpsia 413, 426, 428
Preferências alimentares 514, 570
Prematuridade 401, 410, 424
Pré-natal 213, 448
Prescrição dietética 445
Pressões culturais 316
Prevenção 70
Prevenção de doenças 453
Primeiros anos de vida 79, 127, 129
Prisão de ventre 571
Privação de sono 75
Probiótico 399
Problemas alimentares 570, 571
Problemas gastrintestinais 584
Problemas planetários 124
Processo educativo 18
Processos neurodegenerativos 548
Proctocolite 84
Produção de alimentos 120, 460
Produção de energia 150
Produtividade 492
Produto alimentício 280
Produto cultural 514
Produtos alimentares 461
Profissionais da saúde 200, 259, 273, 360, 379, 381, 391, 392, 501, 547, 551, 572
Prognóstico 574
Programa Bolsa Família 239

Programação metabólica 259
Programa de Assistência Integrada da Saúde da Mulher (Paism) 454
Programa de Controle de Alergênicos 90
Programa de educação alimentar e nutricional 274
Programa de Saúde da Família 53
Programa Nacional de Alimentação e Nutrição II (Pronan II) 496
Programa Nacional de Alimentação Escolar (Pnae) 211, 219, 221, 338
Programa Saúde na Escola (PSE) 223, 239, 319
Proibição 219
Promoção da saúde 323
Promoção de alimentação adequada e saudável 274
Propaganda 278, 338
Proteção legal à amamentação 140
Proteínas 150, 367, 436
Pseudonutrição 359
Psicose de início tardio 567
Psicoterapia 568
Puberdade 344
Publicidade 19, 28, 278, 284, 338
Puerpério 373, 417, 444, 448, 449, 451, 454

Q

Quadro demencial 570
Quadros psicóticos 567, 568
Qualidade da alimentação 529
Qualidade de vida 342, 461, 535, 560, 569
Qualidade nutricional 334, 335, 343
Quantidade de gordura 260

Queixas mnésicas 568
Questionário de frequência alimentar (QFA) 453
Questões ambientais 541

R

Racionalidade 4
Racionalidade nutricional 522
Reabilitação social 568
Reações adversas 86
Reações citotóxicas 84
Reações psicóticas 566
Receita 516
Recém-nascido 416, 452
Reconhecimento de si 501
Recursos públicos 495
Rede Cegonha 454
Refeições 527, 572, 580
Refeições vegetarianas 363
Refluxo 584
Região uterina 400
Relação familiar 347
Relação homem-natureza 512
Relações interpessoais 567
Relevância nutricional 571
Religião 559
Religiosidade 540, 542
Renda 74, 235
Representações midiáticas 346
Representatividade 378
Repulsa pelo alimento 13
Resíduos líquidos e sólidos 122
Resistência à insulina 295, 397
Responsabilidades 522
Responsabilidade socioambiental 25
Restrição calórica 264
Retardo de crescimento 148
Retenção urinária 571
Revisão puerperal 449
Revolução Industrial 517
Riboflavina (vitamina B2) 157
Risco cardiovascular 377, 410
Rotina alimentar 578

S

Saciação 14
Saciedade 14, 525, 526
Saneamento básico 578
Satisfação 583
Saúde 22, 224, 487, 453
Saúde das crianças 203
Saúde do trabalhador 492
Saúde mental 569
Saúde pública 483, 524, 578
Saúde sexual 390
Sedentarismo 343, 379
Segurança Alimentar e Nutricional (SAN) 26, 515
Senescência 551
Sensação completa 577
Sensação direta 577
Sensação fisiológica 525
Sensação refletida 577
Sensações internas 525
Sensibilidade gustativa 32
Sensibilização 513
Sentido de vida 554
Serviço de Alimentação da Previdência Social (Saps) 496
Serviços de alimentação 466, 496
Setor agroalimentar 461
Sexualidade 450
Shantala 98
Sífilis 566
Síndrome do ovário policístico (SOP) 255
Síndrome metabólica 295, 568
Sintomas gastrintestinais 86
Sintomatologia 566
Sistema alimentar 25
Sistema circadiano 301
Sistema de Cadastro Nacional de Estabelecimentos de Saúde (CNES) 95
Sistema imune 139
Sistema nervoso central 405
Sistemas alimentares 460, 462
Sistema Único de Saúde (SUS) 26, 108, 115, 425, 448, 452, 522

Sisvan 209
Situação emocional 350
Sobrepeso 295, 319, 333, 382, 421, 429
Sobrevivência 231, 579
Sociabilidade 554
Socialização 581
Sociedade 346
Sociedade Americana de Cirurgia Pediátrica 265
Sociedade brasileira 386
Sociedade Brasileira de Pediatria 262
Sociedade ocidental 312
Sociedades urbanas 461
Sociedade tradicional 231
Solidão 568
Status social 388
Status socioeconômico 350
Subjetividade 379
Substâncias bioativas 131
Suicídio 568
Superestrutura 510
Suplementação 395, 397, 398, 401, 402, 404, 405, 419, 431, 441
Suplemento nutricional oral (SNO) 560
Suplementos multivitamínicos 442
Suplementos nutricionais 395, 572
Suplementos vitamínicos 568
Suporte social 343
Sustentabilidade 118, 119
SustentAREA A Rede Alimentar 226

T

Tabagismo 76, 473, 566
Tabus alimentares 377, 450
Tecido adiposo 341
Técnicas culinárias 516
Tecnologia 75
Televisão 264
Temperatura ambiente 75
Tempo de tela 300
Tendências 359
Tentativa de suicídio 568
Territórios educativos 327

Tiamina (vitamina B1) 157
Trabalhadores 492, 495, 496, 497
Trabalho interdisciplinar 198
Tradição 516
Tradições 350, 578
Transformações biopsicossociais 362
Transformações físicas 344, 395
Transtornos alimentares 317, 359
Transtornos do espectro psicótico 567
Transtornos mentais 565
Transtornos neurocognitivos (TNC) 565
Transtornos neuropsiquiátricos 571
Transtornos psicóticos 265
Transtornos psicóticos e delirantes 565
Transtornos psiquiátricos 567
Tratamento cirúrgico 265, 409
Tratamento dietético 261
Tratamento medicamentoso 264
Trato gastrintestinal 14
Traumatismos 566
Treinamento regular 483
Treinos cognitivos 567
Tristeza 570

U

Úlcera péptica e polifarmácia 584
Unicidade do organismo 129
Unidades Básicas de Saúde (UBS) 196, 322, 386, 499
Urbanização 121, 337, 462

V

Valor calórico 512
Valor nutricional 291, 506
Veganos 365, 366
Vegetarianismo 362, 365, 366, 435

Vegetarianismo estrito 435
Vegetarianos 367
Vegetarianos estritos 365, 368
Vegetarianos puros 365
Velocidade no crescimento 248
Vida adulta 386
Vida cotidiana 546
Vida no pós-parto 425
Vida saudável 8, 260, 318
Vida urbana 459
Videogame 264
Vigilância alimentar 455
Vigilância alimentar e nutricional 208
Vigorexia 359
Vitamina A 154, 401, 402
Vitamina B12 440, 569
Vitamina C (ácido ascórbico) 156, 414
Vitamina D 155, 399, 414, 442
Vitamina D2 443
Vitamina D3 443
Vitamina E 156
Vitamina K 156
Vitaminas 370
Vitaminas do complexo B 157
Vômitos 397, 420, 571
Vulnerabilidade 231, 232, 233, 235, 238 240

Z

Zinco 153, 368, 402, 439